精神药理学

第3版

主　编　江开达

副主编　方贻儒　李晓白　刘登堂

人民卫生出版社

·北　京·

图书在版编目（CIP）数据

精神药理学 / 江开达主编. -- 3 版. -- 北京：人
民卫生出版社，2024. 10（2025. 5重印）.
ISBN 978-7-117-36904-6

Ⅰ. R964

中国国家版本馆 CIP 数据核字第 20242AP259 号

人卫智网	www.ipmph.com	医学教育、学术、考试、健康，购书智慧智能综合服务平台
人卫官网	www.pmph.com	人卫官方资讯发布平台

精神药理学
Jingshen Yaolixue
第 3 版

主　　编：江开达
出版发行：人民卫生出版社（中继线 010-59780011）
地　　址：北京市朝阳区潘家园南里 19 号
邮　　编：100021
E - mail：pmph @ pmph.com
购书热线：010-59787592　010-59787584　010-65264830
印　　刷：北京盛通印刷股份有限公司
经　　销：新华书店
开　　本：787 × 1092　1/16　　印张：50
字　　数：1280 千字
版　　次：2007 年 5 月第 1 版　　2024 年 10 月第 3 版
印　　次：2025 年 5 月第 2 次印刷
标准书号：ISBN 978-7-117-36904-6
定　　价：228.00 元

打击盗版举报电话：010-59787491　E-mail：WQ @ pmph.com
质量问题联系电话：010-59787234　E-mail：zhiliang @ pmph.com
数字融合服务电话：4001118166　E-mail：zengzhi @ pmph.com

编 者（按姓氏笔画排序）

于文娟（上海交通大学医学院附属精神卫生中心）

王　刚（首都医科大学附属北京安定医院）

王　振（上海交通大学医学院附属精神卫生中心）

王　涛（上海交通大学医学院附属瑞金医院无锡分院）

王　强（四川大学华西医院心理卫生中心）

王立伟（复旦大学附属华山医院）

王传跃（首都医科大学附属北京安定医院）

王高华（武汉大学人民医院）

王继军（上海交通大学医学院附属精神卫生中心）

王惠玲（武汉大学人民医院）

方贻儒（上海交通大学医学院附属瑞金医院）

司天梅（北京大学第六医院）

刘晓华（上海交通大学医学院附属精神卫生中心）

刘铁桥（中南大学湘雅二医院）

刘登堂（上海交通大学医学院附属精神卫生中心）

江开达（上海交通大学医学院附属精神卫生中心）

江文庆（上海交通大学医学院附属精神卫生中心）

杜　江（上海交通大学医学院附属精神卫生中心）

杜亚松（上海交通大学医学院附属精神卫生中心）

李　扬（中国科学院上海药物研究所）

李　霞（上海交通大学医学院附属精神卫生中心）

李华芳（上海交通大学医学院附属精神卫生中心）

李冠军（上海交通大学医学院附属精神卫生中心）

李晓白（中国医科大学附属第一医院）

李继涛（北京大学第六医院）

李清伟（同济大学附属同济医院）

肖世富（上海交通大学医学院附属精神卫生中心）

汪作为（上海市虹口区精神卫生中心）

宋立升（上海交通大学医学院附属精神卫生中心）

张　晨（上海交通大学医学院附属精神卫生中心）

陆　峥（同济大学附属同济医院）

陈　珏（上海交通大学医学院附属精神卫生中心）

陈　俊（上海交通大学医学院附属精神卫生中心）

陈　涵（上海交通大学医学院附属精神卫生中心）

邵春红（复旦大学附属华山医院）

苑成梅（上海交通大学医学院附属精神卫生中心）

范　娟（上海交通大学医学院附属精神卫生中心）

岳伟华（北京大学第六医院）

赵　敏（上海交通大学医学院附属精神卫生中心）

赵靖平（中南大学湘雅二医院）

姚志剑（南京医科大学附属脑科医院）

翁史旻（上海交通大学医学院附属精神卫生中心）

郭晓云（上海交通大学医学院附属精神卫生中心）

唐向东（四川大学华西医院）

曹秋云（南京大学医学院附属鼓楼医院）

崔东红（上海交通大学医学院附属精神卫生中心）

彭代辉（上海交通大学医学院附属精神卫生中心）

董　芳（首都医科大学附属北京安定医院）

程文红（上海交通大学医学院附属精神卫生中心）

学术秘书　刘晓华

前　言

1952 年科学家偶然发现氯丙嗪可以治疗躁狂症和精神分裂症，标志着精神药理学的诞生。迄今，药物治疗仍然是各种精神障碍（尤其重性精神障碍）的主要治疗方式，精神药物在控制及改善精神障碍的症状上发挥了重要作用，但无论是患者或临床医师，对精神障碍的治疗结局仍不满意。应进一步加强临床和基础研究，开发针对新的作用靶点的新药，从而提高临床治愈率，减少毒副作用，提高患者的生存质量。

近年来精神药理学领域发展迅猛，从过去有限的几种神经递质和受体扩展到大脑环路、神经影像学、遗传和信号转导级联研究。《精神药理学》（第 3 版）相较于第 2 版，删减了"精神障碍的神经生物学基础"篇，重点介绍精神药物的受体药理、遗传药理、药物作用靶点、有关神经回路等精神药理学基础理论；阐明精神药物的分类、药理学机制、临床使用、不良反应及药物相互作用，并增加常用药物介绍；特别介绍了国产 1 类新药研发的背景、药物的设计和筛选及临床前研究；全面解读了美国国立精神卫生研究所牵头的大型随机对照研究，以期基于循证医学证据的精神障碍治疗指南，规范精神药物的临床应用；精准医学强调基于生物标志物，精准地针对特定人群、特定疾病制订治疗方案，个体化用药也许会在将来取得突破。本书还讨论了精神药物治疗与心理治疗的关系，以及神经调控治疗技术的发展与应用。

本书内容新颖、知识面广，突出了临床实践，是一部科学、实用的精神科临床治疗学工具书，本书可作为从事精神病学、神经病学及神经科学研究人员使用，也可作为精神科临床医师、药师以及研究生的参考书。

本书的顺利出版应感谢本领域著名专家的合作及全体编委所付出的辛勤劳动，感谢上海交通大学医学院及上海交通大学医学院附属精神卫生中心的领导所给予的大力支持，感谢刘晓华主任医师协助审阅了全文并提出修改意见。

本书编写过程中虽然力求完美，但瑕疵和疏漏也在所难免，冀望广大读者不吝赐教，提出宝贵的意见，以不断提高我们的水平。

江开达

2024 年 5 月 30 日于上海

目 录

第二篇　精神药物的分类和药理学特点

第一篇　精神药理学基础

第一章

精神障碍的神经递质、受体和受体药理学

精神障碍（mental disorder）是一类具有诊断意义的精神方面的问题，特征为认知、情绪、行为等方面的改变，可伴有痛苦体验和 / 或功能损害。世界卫生组织（WHO）编写的《疾病及有关健康问题的国际分类》(*International Statistical Classification of Diseases and Related Health Problems*，ICD)，简称国际疾病分类，目前已出到第 11 版（2018 年），简称 ICD-11，其中第 6 章是关于精神、行为或神经发育障碍的分类。常见的精神障碍包括精神发育迟滞、精神分裂症、抑郁障碍、双相障碍、焦虑障碍、睡眠障碍、注意缺陷多动障碍、阿尔茨海默病等。

精神药物（psychotropic drugs）是指对中枢神经系统有高度亲和力，能改善患者病理性认知、情感和异常行为的药物。20 世纪 50 年代，氯丙嗪首先被用于治疗精神疾病并取得较好疗效，开创了现代精神药物治疗的新纪元。随后众多新的精神药物不断问世，品种繁多、结构不同的各类新的精神药物不断开发上市，为精神障碍患者带来福音。目前精神药物治疗已经成为精神障碍治疗的主要手段之一。

精神药物种类繁多，其分类主要遵循"临床应用为主，药理机制和化学结构为辅"的原则。精神药物主要包括抗精神病药（antipsychotics）、抗抑郁药（antidepressants）、心境稳定剂（mood stabilizers）或抗躁狂药（antimanic drugs，antimaniacs）、抗焦虑药（antianxiety drugs，anxiolytics）、促认知药（cognitive enhancer）和精神兴奋药（psychotonics）等。

精神药理学（psychopharmacology）的一个中心概念是药物通过增加和减弱一种或几种特异性递质、受体的功能而影响行为，改善精神疾病患者的功能状态。本章将介绍与精神疾病关系比较密切的主要神经递质、受体以及新型的受体药理学内容。

第一节　神 经 递 质

一、概念

神经递质是指一些小分子的极性化合物，在中枢神经系统内合成，并可以透过血 - 脑屏障，起到神经传导的作用。一种化学物质要被确认为神经递质，应符合下列条件：①在突触前神经元内具有合成递质的前体物质和相应的合成酶系，能够合成这一递质；②合成的递质贮存于突触小泡内以防止被细胞质内的其他酶系所破坏，当神经冲动抵达神经末梢时，小泡内的递质

能释放入突触间隙；③递质通过突触间隙作用于突触后膜或前膜的特异性受体，发挥其生理作用，用电生理微电泳方法将递质离子施加到神经元或效应细胞旁，以模拟递质释放的过程能引致相同的生理效应；④存在使这一递质失活的酶或其他环节如再摄取（re-uptake）机制；⑤用递质拟似剂或受体拮抗剂能加强或阻断这一递质的突触传递作用。但随着研究的深入，人们发现有些物质（如一氧化氮、一氧化碳等）虽不完全符合上述经典递质的5个条件，但所起的作用与递质完全相同，故也将它们视为神经递质。迄今，已经在脑内发现超过100种作用类似于神经递质的化学物质。它们与脑内各自的特异性受体结合，传递信息，发挥生理作用。根据它们的化学组成特点分为胺类、痕量胺、胆碱类、氨基酸类、嘌呤类和肽类等（表1-1-1）。本节主要涉及可能参与精神疾病发病机制或与药物治疗相关的神经递质，包括乙酰胆碱（acetylcholine，

表 1-1-1 神经递质的分类及合成部位

	合成前体	合成部位
胺类		
去甲肾上腺素	酪氨酸	CNS，交感神经元
肾上腺素	酪氨酸	部分 CNS 神经元和肾上腺髓质
多巴胺	酪氨酸	CNS
5- 羟色胺	色氨酸	CNS，消化道肠色素细胞，肠神经细胞
组胺	组氨酸	CNS
痕量胺		
苯乙胺	L- 苯丙氨酸	CNS
酪胺	酪氨酸	CNS
章鱼胺	酪胺	CNS
色胺	色氨酸	CNS
胆碱类		
乙酰胆碱	胆碱	副交感神经，CNS
氨基酸类		
谷氨酸	—	CNS
甘氨酸	—	椎管
γ- 氨基丁酸	谷氨酸	CNS
嘌呤类		
ATP	—	感觉神经元、肠道神经元和交感神经元
腺苷	ATP	CNS，外周神经元
肽类		
β- 内啡肽	—	CNS，外周神经元
P 物质	—	CNS，感觉神经元
促肾上腺皮质激素释放激素		下丘脑室旁核等部分 CNS 神经元
其他		
气体（一氧化碳、NO）	精氨酸	生殖泌尿道，CNS

注：CNS 为中枢神经系统；ATP 为三磷酸腺苷。

ACh）、去甲肾上腺素（norepinephrine，NE）、肾上腺素（adrenaline，A）、多巴胺（dopamine，DA）、5- 羟色胺（5-hydroxytryptamine，serotonin，5-HT）、谷氨酸（glutamate，Glu）和 γ- 氨基丁酸（γ-aminobutyric acid，GABA）。本节将介绍这些神经递质的生物合成、代谢以及代谢的影响因素和神经递质释放的调节。

二、神经递质的合成、存储、释放、清除与共存

（一）神经递质的合成

神经递质的生成主要有 3 种途径：①谷氨酸、甘氨酸、腺苷等小分子是神经元代谢过程中的原料或中间产物，从细胞质中直接摄入囊泡；②GABA、生物胺类等小分子在神经末梢经过一至数步酶反应生成；③神经肽类大分子在神经元胞体或树突的核糖体中合成，在光面内质网中加工并装入囊泡。

（二）神经递质的存储

神经递质通常存储在突触前神经元轴突末梢的突触囊泡内。按形态特征，突触囊泡可分为突触小囊泡（small synaptic vesicle）和致密核心大囊泡（large dense-core vesicle）。前者小而均一，直径约 50nm，主要存储各种小分子神经递质；后者大小不均，直径可达 100nm，在电子显微镜下呈现典型的致密核心，主要存储神经肽。然而，一些神经递质如代谢气体一氧化碳和一氧化氮是在动作电位后立即合成和释放的，而不会储存在囊泡中。

（三）神经递质的释放

神经递质释放通过胞裂外排方式发生。当动作电位传达到轴突末梢时，去极化导致电压门控钙通道开放，Ca^{2+} 内流，囊泡膜与突触前膜融合，神经递质释放入突触间隙。SNARE（soluble N-ethylmaleimide-sensitive factor attachment protein receptor）复合体介导此膜转运过程：囊泡运至突触前膜活性区域，囊泡相关膜蛋白 VAMP（vesicle associated membrane protein）与突触前膜蛋白 syntaxin、SNAP-25（synaptosomal-associated protein，25kDa）配对连接，构成稳定的 SNARE 复合体；之后，N- 乙基马来酰亚胺敏感因子（N-ethylmaleimide-sensitive factor，NSF）激活组成 SNARE 复合体的三种蛋白质，使其解体，促使囊泡膜与突触前膜融合，向突触间隙释放神经递质。突触囊泡可以通过内吞再循环利用。

（四）神经递质的清除

为了避免突触后或靶细胞上的受体持续激活，必须从突触间隙中去除神经递质。神经递质的清除通常有以下三种方式：①酶解——被突触间隙特异性降解酶水解后失去活性，乙酰胆碱、神经肽多通过此方式被清除；②再摄取——被突触前膜特异性蛋白（转运体）"再摄取"，或是一部分为后膜所摄取，在突触末梢储存起来以供重复使用，如单胺类（5- 羟色胺、多巴胺和去甲肾上腺素）、甘氨酸、GABA 等；③扩散——神经递质从突触间隙中漂移出来，被星形胶质细胞吸收，在神经胶质细胞中，神经递质被酶分解或泵回，如谷氨酸。

（五）神经递质的共存

药理学家 Henry Dale 曾提出一个假设——一种神经元只能合成、分泌某一种神经递质，该假说被称为"Dale 法则"。但后来发现某些神经元末梢可以释放一种以上神经递质。当两种或两种以上神经递质共存于同一神经元内，这种现象成为递质共存（neurotransmitter co-existence）。研究证实递质共存现象普遍存在，如皮质神经元同时表达 GABA 和生长抑素、交感神经内含 NE 和神经肽 Y、中缝核神经元内含 5-HT 和 P 物质等。递质共存的意义在于协调某些功能活动。

三、神经递质的分类

（一）乙酰胆碱

乙酰胆碱是最早被认定为神经递质的分子之一。胆碱能神经元主要分布于基底前脑（为投射神经元）、纹状体（为局部神经元），以及脑干和脊髓的运动神经元（为投射神经元）。

1. 乙酰胆碱的合成及合成调节因素　乙酰胆碱（acetylcholine，ACh）是由胆碱和乙酸形成的酯，含季铵离子，呈强碱性，在任何 pH 时都呈离子状态。ACh 在胆碱能神经元内由乙酰辅酶 A（acetyl coenzyme A，AcCoA）及胆碱在胆碱乙酰转移酶（choline acetyltransferase，ChAT）的催化下合成（图 1-1-1）。主要在神经末梢合成，只有少量来自神经元胞体。

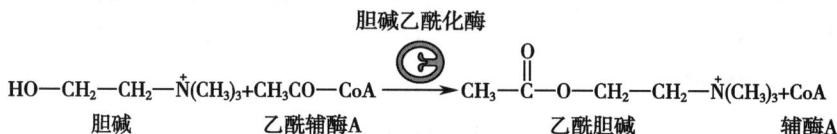

$$\text{HO—CH}_2\text{—CH}_2\text{—}\overset{+}{\text{N}}\text{(CH}_3\text{)}_3 + \text{CH}_3\text{CO—CoA} \xrightarrow{\text{胆碱乙酰化酶}} \text{CH}_3\text{—}\overset{\text{O}}{\overset{\|}{\text{C}}}\text{—O—CH}_2\text{—CH}_2\text{—}\overset{+}{\text{N}}\text{(CH}_3\text{)}_3 + \text{CoA}$$

胆碱　　　　　乙酰辅酶A　　　　　　　乙酰胆碱　　　　　辅酶A

图 1-1-1　乙酰胆碱的合成途径

ChAT 是一个蛋白质家族，由不同基因编码的多种亚型组成。ChAT 的活性区域有一个阴离子部位，是胆碱季铵离子的结合部位。疏水区是辅酶 A（CoA）及 AcCoA 的核苷酸部分的结合区域。ChAT 广泛分布于神经系统中，主要位于突触前神经末梢。ChAT 在神经元胞体中合成，而后经轴突转运机制运送到神经末梢的细胞质中。

乙酰胆碱合成的调控：神经细胞中 ACh 的生物合成是持续不断的，末梢自发的、随机的少量 ACh 释放及神经冲动到达时 ACh 的大量释放都需要合成的 ACh 的补偿。突触活动增强时，ACh 释放增多，随着 ACh 合成加快使神经末梢中的 ACh 迅速恢复到正常水平，或出现短暂的轻微升高，但最终的 ACh 总量并不增多。在 ACh 生物合成的过程中，胆碱的供应是限速环节。

ACh 合成受多种因素调控，如：① ACh 释放后，依质量作用定律使胆碱乙酰化过程加快。②突触内合成的 ACh 达到正常水平后，与高亲和性胆碱载体结合，使载体在 ACh 高浓度一侧固定化，胆碱转运则不能从细胞膜的另一侧进行。待 ACh 释放后，突触内的 ACh 浓度降低，载体的固定化被解除，载体又能转向膜的外侧作为胆碱的媒介。③ACh 降低末梢电化学梯度，减少胆碱的非饱和性摄取，从而减少 ACh 的合成。④神经冲动导致的 Ca^{2+} 内流使线粒体提供的 AcCoA 增多，从而可增强 ACh 的合成。线粒体外的 AcCoA 浓度也是 ACh 生物合成的一个限速因素。

2. 乙酰胆碱的释放调节及代谢　神经末梢中的 ACh 存在于囊泡内（每个囊泡约含 2 000 个 ACh 分子）和囊泡外（细胞质），以不同的机制释放。囊泡假说和闸门假说是目前主要的对这一机制的解释。

囊泡假说（vesicle hypothesis）的基本论点是突触囊泡相当于递质量子，囊泡内含物的释放相当于量子释放，囊泡外排作用和递质释放是同步的，一个囊泡释出一个量子。突触囊泡有两类：一类为活动囊泡，靠近突触前膜，处于递质释放及再充盈的活动区（H 囊泡）；另一类为储存囊泡，比较远离突触前膜（D 囊泡）。H 囊泡是准备释放的递质场所，D 囊泡是递质的储存库。新合成的 ACh 及 ATP 优先被新形成的囊泡吸取，这些新囊泡正位于活动区，因此总是 H 囊泡先释放，又是 H 囊泡先充盈。新合成的 ACh 先释放，而早合成的 D 囊泡中的 ACh 在非连续性刺激时却保持不变，只有在连续刺激时才被动员而释放。细胞质中合成的 ACh 可被突触囊泡膜上的吸取系统吸取到囊泡中，以充盈新生的囊泡，这是一个主动耗能过程，比较缓慢。因此，刺激引起 ACh 释放后，尽管囊泡数已经恢复至正常值，但 ACh 的装填却需要较长时间。而空囊泡膜有两个去向：①可逆性外排，即排空的囊泡立即重新封闭，退回到细胞质中；②不可逆性外排，即空囊泡与突触前膜融合并渗入其中，而后在远离突触间隙的地方借内陷作用再回到末梢中。

闸门假说（membrane-gate hypothesis）的基本论点是自发的及刺激神经释放的 ACh 直接来自细胞质中新合成的 ACh 库。末梢细胞质中存在约 50% 的 ACh，ChAT 位于细胞质内，ACh 在细胞质中合成；电刺激时细胞质内的 ACh 优先释放，细胞质中 ACh 耗竭后又再充盈，并不伴有 ACh 向囊泡的转移。囊泡中 ACh 的量在非连续刺激时保持不变。图 1-1-2 是囊泡递质释放的一个模式图。

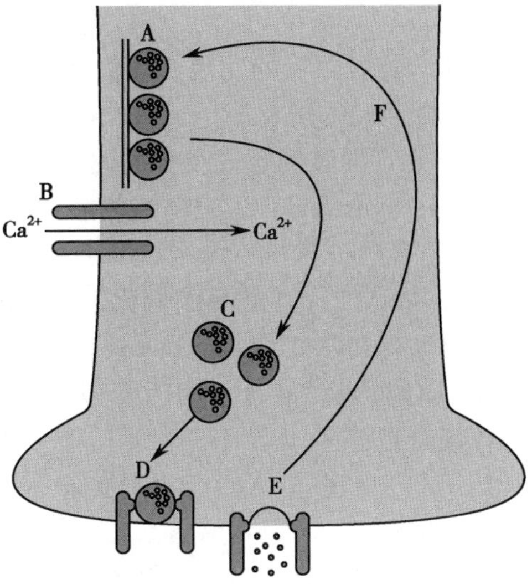

A. 递质合成后储存在囊泡内；B. 神经冲动到达后，钙通道打开，钙离子内流；C. 囊泡到达活动区；D. 囊泡到达突触前膜，囊泡膜与细胞膜融合；E. 递质被释放到突触间隙；F. 递质回吸收。

图 1-1-2 囊泡递质释放模式图

ACh 的失活有三种方式：酶水解、扩散和再摄取。酶水解是 ACh 的主要失活方式，降解酶为乙酰胆碱酯酶（acetylcholine esterase，AChE）（图 1-1-3）。AChE 在神经元中合成，而后被转运到整个神经细胞，主要存在于突触前、后膜及突触栅内。当 ACh 释出的瞬间，突触前膜邻近处的 ACh 浓度很高，对前膜上的乙酰胆碱酯酶产生过量的底物抑制效应，使 ACh 有机会到达突触后膜与位于突触后膜上的受体结合发挥生理效应而无明显损失。当突触前膜邻近处的 ACh 浓度下降时，底物抑制效应即被解除，AChE 能够迅速地降解 ACh，AChE 的催化效率极高，1 个酶分子在 1s 内可以催化分解 ACh 25 000μmol（K_{cat} 值）。一次神经冲动释放到突触间隙的 ACh 可被突触的 AChE 在数毫秒（ms）内全部分解。ACh 经 AChE 水解为乙酸和生理作用很弱的胆碱，从而维持正常的神经功能。

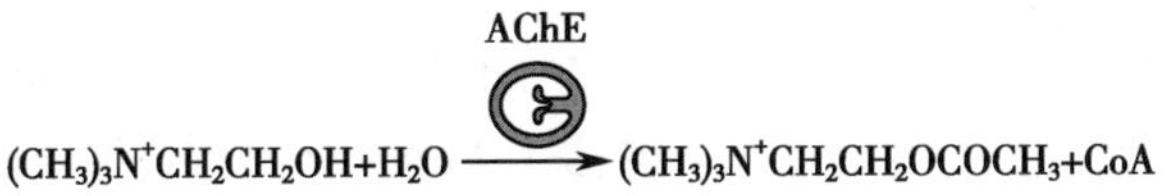

$$(CH_3)_3N^+CH_2CH_2OH+H_2O \xrightarrow{\text{AChE}} (CH_3)_3N^+CH_2CH_2OCOCH_3+CoA$$

图 1-1-3 ACh 的水解过程

酶水解是 ACh 的主要失活方式，其次是扩散失活。计算 ACh 从突触栅通过扩散降低浓度一半所需的时间为 0.5～2ms。ACh 再摄取在其生理失活过程中是微不足道的，只有在毒扁豆碱（physostigmine）或有机磷毒剂抑制 AChE 的条件下才表现得明显。ACh 再摄取和胆碱再摄取共用一个载体，两者可以产生竞争性抑制。但是，胆碱再摄取比 ACh 再摄取活跃得多，并且 AChE 催化 ACh 水解的速度比 ACh 再摄取的速度大 3 个数量级，所以 ACh 再摄取的概率很小。

（二）儿茶酚胺

儿茶酚胺（catecholamine，CA）包括多巴胺（DA）、肾上腺素（A）和去甲肾上腺素（NE）。多巴胺是神经精神疾病中研究得最多的脑内神经递质之一。1958 年，Carlsson 首先报道纹状体内的 DA 含量占全脑的 70%，提出 DA 可能是脑内独立存在的神经递质。20 世纪 50 年代，抗精神病药氯丙嗪的发现使人们认识了 DA 在神经精神疾病发病机制中所起的作用，为揭开人类思维活动的奥秘奠定了基础。

1. 儿茶酚胺的合成及合成调节因素　儿茶酚胺的合成由酪氨酸开始，经过酪氨酸羟化酶（tyrosine hydroxylase，TH）催化形成多巴，再经多巴脱羧酶催化形成多巴胺。多巴胺进入囊泡中，经多巴胺 β- 羟化酶作用而形成去甲肾上腺素。在肾上腺髓质尚有苯基乙醇胺 -N- 甲基转移酶（PNMT），在此酶的催化下，去甲肾上腺素进一步形成肾上腺素（图 1-1-4）。脑内的某些部位也有 PNMT。尽管 DA 被认为是 NE 的前体，但研究显示 DA 和 NE 分布在显著不同的区域。人脑内有 30 万～40 万个以 DA 为主要神经递质的神经元，主要分布于黑质致密部（A9 区）、腹侧被盖区（A10 区）和下丘脑弓状核。人脑以 NE 为神经递质的神经元约有 25 000 个，主要分布于蓝斑核（A6 区）和外侧被盖区（A1、A2、A5、A7 区）。

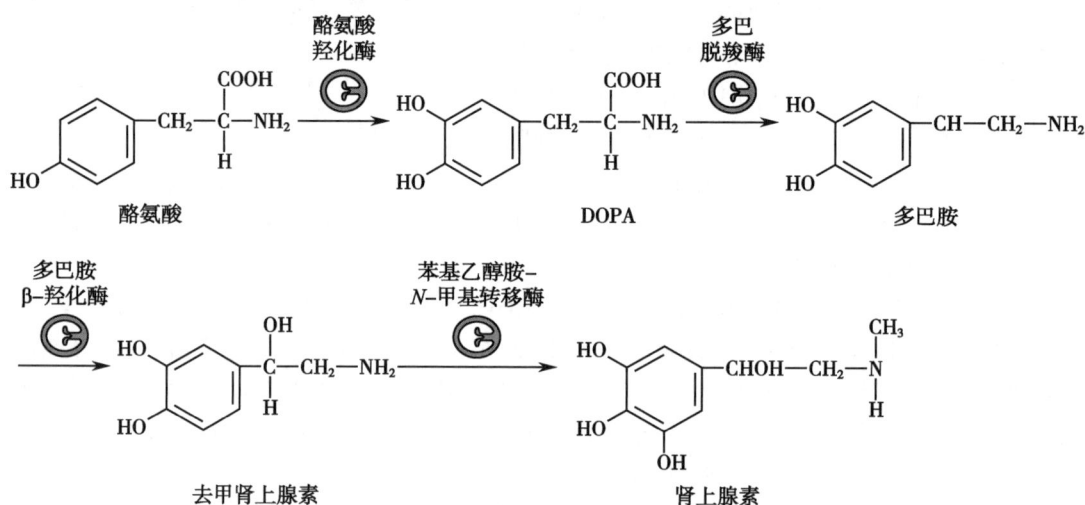

图 1-1-4　儿茶酚胺的合成途径

一般食物中含有充足的酪氨酸，去甲肾上腺素能神经元、肾上腺素能神经元和肾上腺髓质的嗜铬细胞可以从细胞外摄取酪氨酸，在细胞质内在一系列酶的作用下，催化合成儿茶酚胺。酪氨酸羟化酶即存在于这些细胞的细胞质内，该酶的专一性强、活性低，在神经元细胞质中的含量又较少，因此是 CA 合成过程中的一个限速因子。而多巴脱羧酶的含量较多，对底物的要求不太专一，凡芳香族左旋氨基酸，包括组氨酸、酪氨酸、色氨酸均可作为该酶的底物而进行脱羧，因此如果该酶被完全抑制，则不仅儿茶酚胺合成受阻，5-HT 合成也将受到影响。多巴胺 β- 羟化酶完全存在于囊泡内，一部分附着于囊泡膜内层，另一部分为可溶性，存在于囊泡内含液中，因此 NE 合成的最后一步只能在囊泡内进行。苯乙醇胺氮位甲基移位存在于肾上腺髓质的嗜铬细胞肾上腺素能神经元细胞质内，可使 NE N- 甲基化而形成肾上腺素。

CA 的生物合成中，酪氨酸羟化酶是限速因子，各种生理因素也可能对 CA 的合成产生影响，分为短周期调节和长周期调节。短周期调节多在突触水平进行，调节出现快，而且持续时间短。原理可能是：①细胞质内游离的 CA 增多可反馈抑制 TH 的羟基化作用；②神经冲动到来时，TH 活性增加，使 CA 合成加速。长周期调节在神经元胞体水平进行，作用发生慢而持久。当 CA 含量持续降低时，细胞内的腺苷酸环化酶活性增高，cAMP 合成增多，进而活化细胞核内的蛋白激酶，使合成 TH 的 mRNA 增多，以增加该酶的合成，最终使 CA 合成量增加。

2. 儿茶酚胺的释放调节及代谢 CA 的释放是一种量子释放,胞裂外排(exocytosis)是主要释放机制。动作电位到达神经末梢时,突触前膜通透性发生改变,Ca^{2+} 进入细胞内,促进囊泡附着于细胞膜,并使两层膜融合,继而在细胞膜上形成小孔。由于嗜铬颗粒蛋白的收缩,将囊泡内容物挤出到突触间隙。然后两层膜各自重新弥合,彼此分开。当 CA 释放过多,突触间隙的浓度过高时,可通过负反馈抑制 CA 释放。这种负反馈的调节来源于突触前膜的 α_2 受体,使负反馈可以非常及时而有效。

儿茶酚胺的代谢,即儿茶酚胺的消除途径包括再摄取和酶解失活。

再摄取:在单胺类神经末梢,再摄取的量占释出总量的 3/4,是单胺类递质终止其生理功能的主要方式。突触间隙或血液中的 CA 可以被突触前的神经组织摄取(称为第一类摄取,u_1),也可以被突触后膜和非神经组织摄取(称为第二类摄取,u_2)。u_1 是高亲和力的、须主动转运(能量依赖)的一种摄取,特异性强;u_2 的摄取必须达到较高浓度时才有较多摄取,亲和力较低,选择性差。一般神经末梢的 CA 主要是 u_1 类摄取方式,突触间隙的 CA 先通过细胞膜进入细胞质(膜摄取,u_m),这个过程需要被称为"膜泵"的 Na^+,K^+-ATP 系统提供能量;第二步再由细胞质进入囊泡(囊泡摄取,u_g),这个过程需要 Mg^{2+}-ATP 酶系统提供能量。这两个系统可以被不同的配体或药物阻断,影响递质再摄取。血液中的 CA 主要是 u_2 类摄取方式。

酶解失活(图 1-1-5):CA 释放后,生理作用的消失主要由于再摄取过程,最终失活主要靠酶解失活。主要有两种酶:单胺氧化酶(monoamine oxidase,MAO)和儿茶酚 -O- 甲基转移酶(catechol-O-methyltransferase,COMT)。单胺氧化酶是一种黄素蛋白,主要存在于神经和非神经组织内。神经元内的 MAO 主要存在于线粒体膜上,分为 A、B 两型。MAO-A 主要存在于交感神经末梢,作用于 NE 和 5-HT;而 MAO-B 主要存在于松果体等组织内,主要作用于苯乙胺。对 DA、酪胺和色胺,MAO-A 和 MAO-B 均有一定作用。MAO 的作用是催化单胺类递质氧化脱氨基成为醛类,然后很快地经醛还原酶还原为醇类,或经醛脱氢酶氧化成酸类。儿茶酚 -O- 甲基转移酶广泛存在于非神经组织内以及突触后膜,其作用是将甲基转移到儿茶酚胺苯环 3 位的氧上,成为 3- 甲氧基 -4- 羟基衍生物。因此,神经末梢突触间隙 CA 类递质的主要失活过程为首先大部分递质被突触前膜再摄取,进入细胞质后立即与线粒体膜表面的 MAO 相遇,经 MAO 代谢,然后经 COMT 代谢,生成最终产物 3- 甲氧基 -4- 羟基苯乙二醇(MHPG)。血液中的 CA 则先经 COMT 代谢,然后经 MAO 代谢,生成最终产物 3- 甲氧基 -4- 羟基苯乙醇。

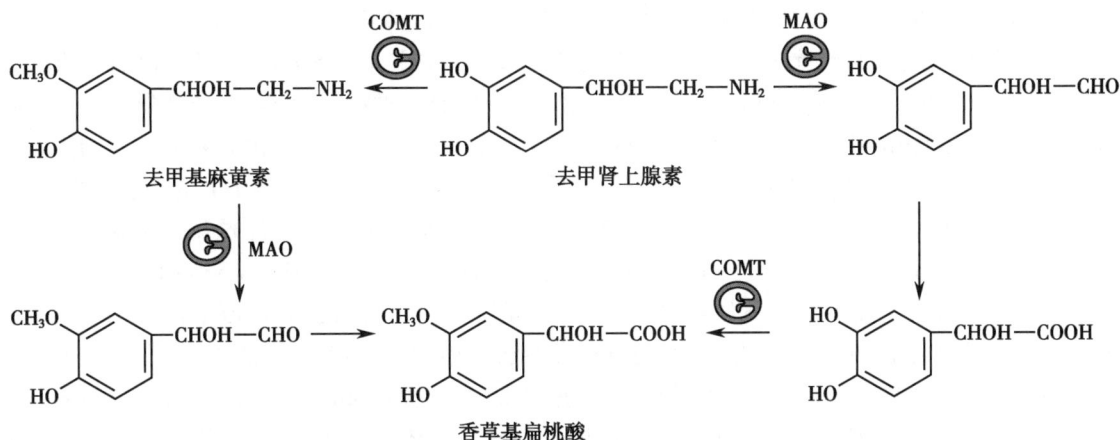

图 1-1-5 儿茶酚胺的酶解失活过程

（三）5-羟色胺

5-羟色胺（5-HT）的发现可追溯到 20 世纪 40 年代，有学者从血清中分离出一种缩血管物质，命名为血清素（serotonin），之后确定其结构为 5-HT。体内的 5-HT 约 90% 存在于消化道内，绝大多数在黏膜的肠嗜铬细胞中，少量存在于肌间神经丛内，参与肠蠕动的调节。从肠黏膜进入血液的 5-HT 主要被血小板摄取，血小板中的 5-HT 占全身含量的 8%～9%，中枢神经系统中的 5-HT 只占全身总量的 1%～2%。但是血液中的 5-HT 很难透过血-脑屏障进入中枢，因此中枢和外周的 5-HT 是两个独立的系统。脑内的 5-HT 能神经元主要分布于脑干的中缝核群，以及低位脑干网质区。

1. 5-羟色胺的合成及合成调节因素 5-HT 的合成是以色氨酸为前体，首先在色氨酸羟化酶（tryptophan hydroxylase，TPH）的作用下生成 5-羟色氨酸（5-hydroxytryptophane，5-HTP），然后在 5-HTP 脱羧酶（5-HTP decarboxylase，5-HTPDC）的作用下脱羧基后生成 5-HT（图 1-1-6）。

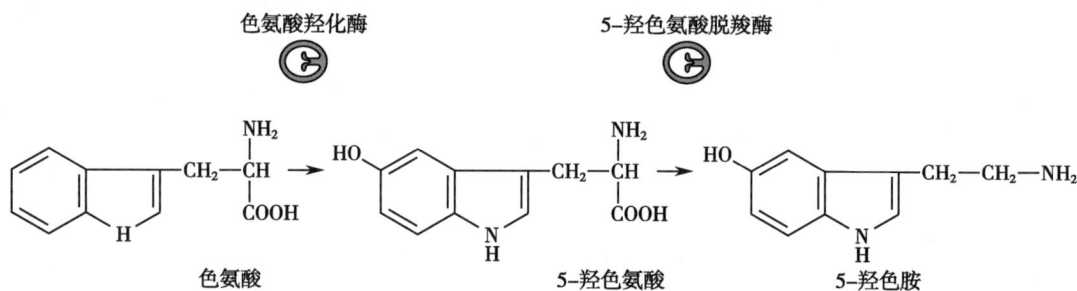

图 1-1-6　5-HT 的生物合成过程

色氨酸是一种人体必需氨基酸，必须从食物中获得。血液中的色氨酸透过血-脑屏障进入脑内，再透过细胞膜进入 5-HT 能神经元内。血液中的色氨酸与其他氨基酸的比例关系可以影响色氨酸进入大脑的速度。TPH 存在于 5-HT 能神经末梢的细胞质内，是一种氧化酶，血液中的氧饱和度降低时，该酶活性即下降。当 5-HT 能神经元冲动发放增多时，储存的 5-HT 便大量释放，同时神经末梢 TPH 的活性增强，使 5-HT 的合成加速，增加 5-HT 在神经末梢内的含量。使用抑制 5-HT 降解的药物后，增加 5-HT 的储存量，由于最终产物的反馈抑制，5-HT 的合成将变慢。因此，TPH 的数量和活性是决定 5-HT 生成的关键因素。色氨酸生成 5-HTP 后，立即被 5-HTP 脱羧酶脱羧生成 5-HT。5-HTP 脱羧酶活性强、脑内分布广，很多神经元内均含有此酶。因此，外源性注射 5-HTP 可在许多神经元内被转化为 5-HT，形成"伪递质"。

2. 5-羟色胺的释放调节及代谢 5-HT 能神经末梢摄取和储存 5-HT 的过程与 CA 很相似。在细胞质内合成的 5-HT 很快被囊泡摄取和储存。囊泡内有一种特异性 5-HT 结合蛋白（specific 5-HT binding protein，SBP），分子量约 45kDa。血小板是从神经外胚层演化而来的结构，被看成是一种游走的 5-HT 能神经末梢或放大的 5-HT 囊泡，也具有摄取和储存 5-HT 的功能。血小板内也有一种与 SBP 作用相似的 5-HT 结合蛋白，称为血小板 5-HT 结合蛋白（serotonectin）。神经冲动到达神经末梢，引起 5-HT 释放。脑组织内 5-HT 的含量是否减少，与冲动或刺激的强度和持续时间相关。短促的强刺激引起 5-HT 的含量降低，而温和的持续 30～60min 的刺激能够加速 5-HT 释放的同时，也加速 5-HT 的合成和释放，从而增加 5-HT 的含量。

5-HT 主要通过转运体再摄取过程终止其生理作用。当突触间隙的 5-HT 浓度较低（$<10^{-7}$mol/L）时，被 5-HT 能神经末梢特异性再摄取，转运体与 5-HT 有较高的亲和力，一部分被降解，另一部分被重新摄入囊泡。当浓度较高（$>8×10^{-6}$mol/L）时，其他神经末梢也参与 5-HT 再摄取，这是一种非特异性和低亲和性摄取，摄取后则被降解。神经末梢再摄取的 5-HT 一部分进入囊泡储存和再利用；另一部分经线粒体膜上的 MAO 作用，氧化脱氨基生成 5- 羟吲哚乙醛，又经醛脱氢酶作用氧化生成 5- 羟吲哚乙酸（5-hydroxyindole acetic acid，5-HIAA）（图 1-1-7）。

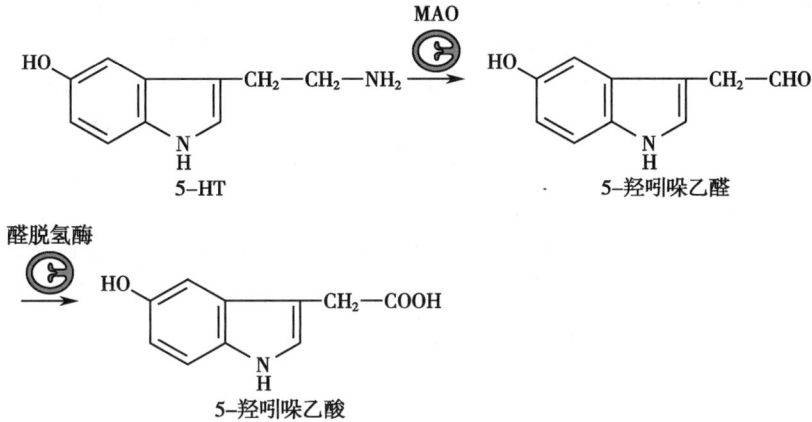

图 1-1-7　5-HT 的降解过程

（四）其他神经递质

1. 兴奋性氨基酸（excitatory amino acids，EAAs）　包括谷氨酸和天冬氨酸。谷氨酸是人脑内含量最高的游离氨基酸，谷氨酸能神经元是构成中枢神经系统网络的主神经元，占脑内总神经元的 50%。谷氨酸和天冬氨酸是不能透过血 - 脑屏障的非必需氨基酸，也不通过血液供给，必须由葡萄糖和其他前体物质经多条生物化学途径在脑内合成。谷氨酸和天冬氨酸可经葡萄糖合成中的 α- 酮戊二酸和草酰乙酸，通过转氨酶的作用分别合成，主要起代谢作用。在脑内发挥神经递质作用的谷氨酸主要来自谷氨酰胺合成酶这个合成通路。神经胶质细胞具有很强的氨基酸摄取能力，它们含有谷氨酰胺合成酶，能将摄取的谷氨酸转变为谷氨酰胺，再转运到神经末梢，经谷氨酰胺脱氨基过程形成谷氨酸，然后被储存，这一生理过程称为"谷氨酸 - 谷氨酰胺循环"（图 1-1-8）。这些通路合成的谷氨酸起神经递质的作用。

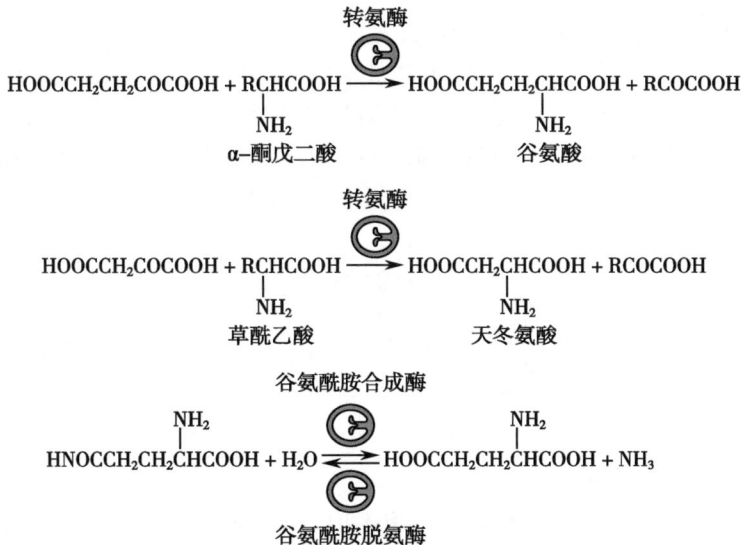

图 1-1-8　谷氨酸的生物合成过程

当神经冲动到达时，导致神经末梢释放谷氨酸或天冬氨酸，释放过程依赖钙离子。失活机制主要是再摄取过程。再摄取方式与 5-HT 近似，分为神经末梢（突触前膜）、突触后神经元及神经胶质细胞的高亲和性和低亲和性两种摄取系统，高亲和性再摄取是主要方式。

2. 抑制性氨基酸（inhibitory amino acids，IAAs） γ- 氨基丁酸（γ-aminobutyric acid，GABA）是主要抑制性氨基酸神经递质，人工合成已经有百余年历史，直到 1950 年，有学者发现 GABA 存在于哺乳动物脑内，方引起人们的关注。GABA 广泛存在于脑组织中，作用于特异性受体，产生抑制效应。脑内的 GABA 能神经元大多是投射范围小的局部中间神经元，与谷氨酸能神经元共同组成皮质兴奋 - 抑制平衡网络。也有部分以 GABA 为神经递质的神经元为投射神经元，如基底神经节的中型多棘神经元（medium spiny neuron）。

GABA 由脑内的谷氨酸经谷氨酸脱羧酶（GAD）脱羧形成（图 1-1-9）。GAD 主要以游离形式存在于轴突末梢的细胞内，在脑区的分布与 GABA 平行，主要存在于大脑灰质中。GABA 合成过多时，可以负反馈抑制 GAD 合成。

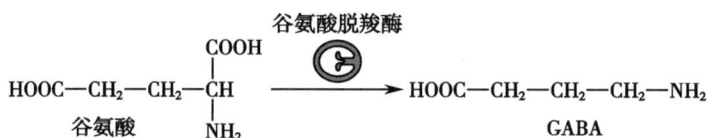

图 1-1-9 GABA 的合成途径

脑内的 GABA 在神经元细胞质内的浓度很高，可直接从细胞质内释放，也可储存在扁平型的突触小泡中。神经冲动到达时，引起 GABA 释放，这个释放过程依赖钙离子，新合成的 GABA 优先释放。GABA 的自发释放为非钙离子依赖方式。

GABA 的失活方式有酶解失活和再摄取两种方式。释出的 GABA 经过 GABA 转氨酶（GABA-T）的作用形成琥珀酸半醛（succinic semialdehyde，SSA），再经琥珀酸半醛脱氢酶（SSADH）氧化形成琥珀酸（SA），参加三羧酸循环；或经琥珀酸半醛还原酶（SSAR）还原成 γ- 羟基丁酸。GABA 的另一种失活方式是再摄取，GABA 能神经末梢具有高亲和性和高效能的再摄取功能。抑制 GABA 再摄取是增加突触间隙 GABA 含量的有效途径之一。

3. 组胺（histamine） 是一种有较强生物效应的活性物质，在脑内含量较低，形成独特的组胺能神经元系统，集中分布于下丘脑后区的结节乳头体核，参与多种脑功能的调节，起神经递质的作用。组胺不能透过血 - 脑屏障，脑内的组胺直接从组氨酸经组氨酸脱羧酶（histidine decarboxylase，HDC）催化生成，在下丘脑含量最高（图 1-1-10）。

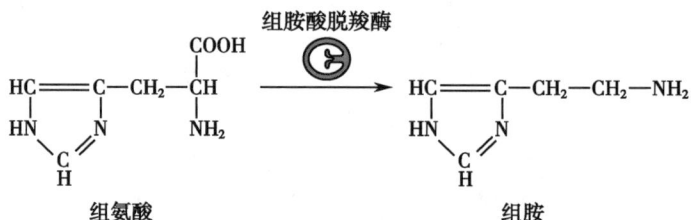

图 1-1-10 组胺的合成途径

神经末梢的组氨酸在组氨酸脱羧酶的催化下直接生成组胺，储存于在突触囊泡中。神经冲动到达后，神经末梢释放组胺，这个释放过程是钙离子依赖性的，低 Ca^{2+}、高 Mg^{2+} 能抑制其释放。组胺的主要失活过程是酶降解，脑内的组胺降解酶主要是组胺 -N- 甲基转移酶（histamine-N-methyltransferase，HNMT），生成 Tele- 甲基组胺，再经单胺氧化酶 B 氧化形成 Tele- 甲基咪唑乙酸。组胺是唯一的缺乏再摄取机制的单胺类递质。

第二节　受体和受体药理学

一、概念

受体药理学是分子药理学的一个分支学科，是在受体研究的基础上，研究包括药物在内的一些生物活性物质与机体发生相互作用的科学，其核心是对药物的作用机制进行研究。这是一门在分子生物学的基础上，结合药理学、神经生物学、酶学、细胞生物学、病理生理学等学科发展而形成的新型学科。

神经精神药理学主要是研究药物和内源性活性物质对神经系统的相互作用，以及药物通过这种作用机制影响神经系统的功能，改变情绪、认知和行为活动等。受体药理学理论贯穿于神经精神药理学研究的每个环节，是神经精神药理学研究的主要内容。

二、受体的发展与分类

（一）受体的发展

受体药理学的历史从受体的发现开始形成。早在 19 世纪末，有学者根据阿托品和毛果芸香碱对猫唾液流出实验的相互拮抗作用，提出化学物质启动或改变细胞反应是通过作用在专一的作用部位上的观点。1906 年，他在研究箭毒和烟碱对骨骼肌的作用时发现，当运动神经被切断变性后，如将烟碱用于神经早先终止的区域，仍可兴奋肌肉，而箭毒可以阻断烟碱的这一作用。但是在箭毒的阻断过程中，无论是有神经支配还是切断神经的肌肉，用电刺激直接刺激肌肉纤维，仍可引起收缩反应，说明烟碱和箭毒作用于既非神经又非肌肉的某些特殊物质。烟碱与此物质结合时可引起肌肉产生收缩反应；箭毒也能与此物质结合，但不引起收缩反应，它可阻断烟碱的作用。该学者设想这种与化合物结合的特殊物质为接受物质（receptive substance）。20 世纪初，另有学者根据抗体对抗原性物质具有高度特异性，提出受体的概念。他在研究化疗药物作用于锥虫的作用部位时提出"锁与钥匙"的配体 - 受体作用模型假说，认为药物必须与原生质中的某些物质的特定基团结合，才能发挥作用。1933 年，还有学者根据其乙酰胆碱作用于蛙心的量效关系研究中的观察，即乙酰胆碱只作用在细胞表面的极小一部分活性分子上，提出药物的作用主要是在细胞膜的表面，到细胞内作用就减小了，并认为在细胞表面存在活性区域。Clark 的研究为受体学说奠定了重要基础。

近年来，随着分子生物学和蛋白质化学研究不断取得进展，使受体分子的分离纯化成为可能。配体与受体的相互作用关系，以及不同受体具有的相应特性的研究对受体的概念进行了补充和完善。这种对特定的生物活性物质具有识别能力并可选择性结合的生物大分子称为受体（receptor），如多巴胺受体（$D_{1\sim5}$）。对受体具有选择性结合能力的生物活性物质称为配体（ligand），如苯丙胺是多巴胺 D_2 受体的配体。配体与受体结合后进而引发机体某一特定结构产生生物效应，这一特定结构称为效应器（effector）。配体和受体大分子中的一小部分结合,这个部位即结合位点或受点,如大多数苯二氮䓬类药物与苯二氮䓬受体 -γ- 氨基丁酸 $_A$ (GABA$_A$)受体 -Cl$^-$ 通道复合物(BZ-GABA$_A$-Cl$^-$)上的苯二氮䓬受体位点结合,主要结合在 α$_1$ 亚单位上的一个结合位点——组氨酸 101。与受体结合,并能产生生物效应的配体称为激动剂(agonist),如苯丙胺是 D$_2$ 受体激动剂,与 D$_2$ 受体结合后能激活 D$_2$ 受体,产生一系列生物效应。与受体结合,但不产生生物效应,并能与激动剂或其他配体在与受体结合过程中相互竞争的配体称为拮抗剂(antagonist),也称为阻断剂(blocker),如传统抗精神病药氟哌啶醇具有拮抗 D$_2$ 受体激动剂的作用,逆转精神分裂症患者的多巴胺功能亢进。产生最大反应作用的配体称为完全激动剂(full agonist),如地西泮为苯二氮䓬受体完全激动剂,与受体结合后,促使苯二氮䓬受体对 GABA 致敏,打开 Cl$^-$ 通道。只产生低于最大反应作用的配体称为部分激动剂(partial agonist),如第二代抗精神病药阿立哌唑。能与受体结合,产生与激动剂作用相反生物效应的配体称为反向激动剂(inverse agonist),也称为负性拮抗剂(negative antagonist),如苯二氮䓬类药物 β-CCE(ethyl β-carboline-3-carboxylate, CCE),其作用与激动剂地西泮完全相反,使 Cl$^-$ 通道不能打开,而产生与激动剂相反的药理作用,临床上可产生焦虑和惊厥等作用。

(二)受体的分类

根据传统的受体分类方法,将受体分为膜受体和细胞内受体(核受体)。膜受体又分为 G 蛋白偶联受体、离子通道受体、酪氨酸激酶受体和细胞因子受体等。

1. G 蛋白偶联受体(G protein-coupled receptor,GPCR) 在细胞跨膜信息传递过程中,有一个结构和功能极为相似的蛋白质家族,它们在受体和效应器之间起偶联蛋白的作用。它们都具有结合并水解鸟苷三磷酸(GTP)的特点,通常称为 GTP 结合蛋白或鸟苷酸调节蛋白,简称 G 蛋白。受体与细胞外信息物质结合后首先激活特殊的 G 蛋白,通过 G 蛋白各亚单位调节效应体系的活性,这类受体称为 GPCR。通常与 GTP 结合状态的 G 蛋白为活化形式,与 GDP 结合的形式为非活化形式。根据相对分子量的大小可将 G 蛋白分为两大类:小分子量 G 蛋白和大分子量 G 蛋白。G 蛋白种类繁多,形成 G 蛋白家族。其共同特点包括:①都是膜整合蛋白。②都由 3 个不同的亚单位组成,α 亚单位的分子量在 39~46kDa,决定 G 蛋白的特异性;β 和 γ 亚单位通常组成紧密的二聚体,共同发挥作用。目前已发现 23 种 α 亚单位、7 种 β 亚单位和 12 种 γ 亚单位。目前根据 G 蛋白的氨基酸序列和功能,将 G 蛋白分为 Gs(激活性 G 蛋白),主要激活腺苷酸环化酶(AC),产生重要的胞内信使 cAMP,还可以激活磷脂酶 C 和钙通道;Gi(抑制性 G 蛋白),主要抑制 AC,并调控一些离子的转运和磷脂酰肌醇的代谢,这一组 G 蛋白还包括 Gt 和 Go,其中 Gαi 和 Gαo 组成 G 蛋白 α 亚单位中最丰富的群体;Gp,与调节磷脂酶 C(PLC)活性有关,介导磷脂酶 C 的激活和多种胞内第二信使的产生及蛋白激酶 C 的激活。此外,G12(Gα12 和 Gα13)与凝血酶受体偶联,调节 Na$^+$/H$^+$。G 蛋白偶联受体是目前已经发现的种类最多的受体。GPCR 的效应体系为腺苷酸环化酶(adenylate cyclase)、离子通道(ion channel)、磷脂酶 C(phospholipase C,PLC)、磷脂酶 A$_2$、cGMP 磷酸二酯酶(cGMP phosphodiesterase)、磷脂酰肌醇 3 激酶(phosphoinositide 3-kinase)、β 肾上腺素受体激酶(β-adrenergic receptor kinase,β-ARK)。

精神药物和各种神经递质主要通过作用于膜受体产生相应的效应。所有儿茶酚胺受体,包括去甲肾上腺素和肾上腺素受体(α$_{1A}$、α$_{1B}$、α$_{1D}$、α$_{2A}$、α$_{2B}$、α$_{2C}$、β$_{1~3}$、D$_{1~5}$)、多巴胺受体(D$_{1~5}$)、大部分 5- 羟色胺受体(5-HT$_{1A}$、5-HT$_{1B}$、5-HT$_{1D}$、5-HT$_{1E}$、5-HT$_{1F}$、5-HT$_{2A}$、5-HT$_{2B}$、5-HT$_{2C}$、5-HT$_4$、5-HT$_{5A}$、5-HT$_{5B}$、5-HT$_6$、5-HT$_7$)、毒蕈碱型胆碱受体(M$_{1~5}$)、阿片受体(μ、δ、κ)、γ- 氨基丁酸受体(GABA$_B$)和组胺受体(H$_{1~3}$)均属于 GPCR 超家族,当体内的活性物质与这些膜受体结合

后,引起受体的构型改变,激活 G 蛋白(如 Gs、Gq/11 或 Gi/o)。通常 G 蛋白与离子通道或者第二信使系统偶联,包括 cAMP、磷酸肌醇、二酰甘油(DAG)及 Ca^{2+},将神经信息传递到细胞内的效应器(图 1-1-11)。

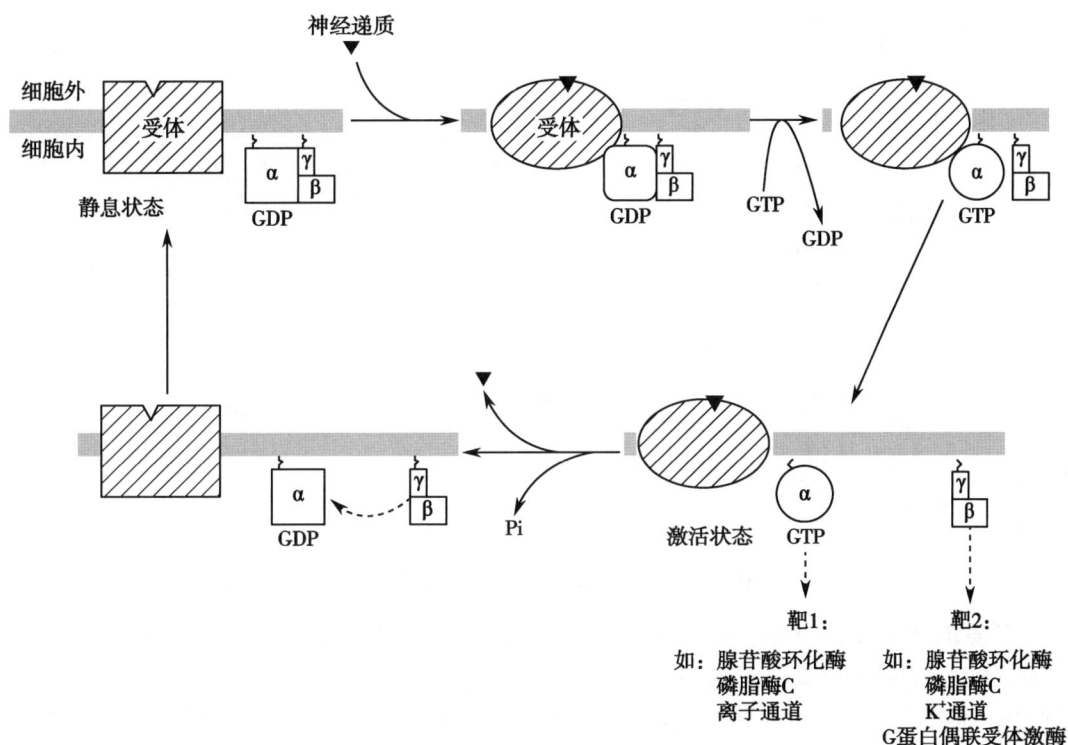

图 1-1-11 神经递质与 G 蛋白偶联受体

2. 离子通道受体(ion channel linked receptor) 负责快速突触传递的神经递质受体通常都是配体门控离子通道。几个亚型通过一定方式组合在一起,中心部位形成一条通道,识别特定离子穿过胞膜。神经递质与之结合后导致通道开放,特定的离子内流或外流,包括 Na^+、K^+、Ca^{2+}、Cl^-。这些离子在细胞内和细胞外的浓度差异较大,离子流动的方向和强度决定于离子在细胞内外的浓度梯度,另外还决定于细胞膜内外的电位差。几个离子通道的开放直接受神经递质的调节。这些通道称为递质门控离子通道或离子通道。这类受体负责脑内兴奋性和抑制性神经递质传递,包括谷氨酸受体如 α- 氨基 -3- 羟基 -5- 甲基 -4- 异噁唑丙酸(AMPA)受体和 N- 甲基 -D- 天冬氨酸(NMDA)受体、甘氨酸受体、GABA_A 受体以及烟碱型 N 胆碱受体(图 1-1-12)。5-HT$_3$ 受体为单胺受体中唯一的配体门控离子通道。每种受体都特异性地识别一种或几种离子通过,发挥兴奋性或抑制性调节作用。神经递质激活这些离子通道受体后,引起一个快速的、短暂的细胞膜去极化电流(Na^+ 和 K^+),诱导一系列生物效应。这些离子通道受体也是很多药物作用的靶点,如苯二氮草类药物和巴比妥类药物。兴奋性神经递质如烟碱型乙酰胆碱受体或谷氨酸受体包括 AMPA 受体或红藻氨酸(kainic acid,KA)受体,允许 Na^+ 进入细胞内和 K^+ 流出细胞,静息电位时以 Na^+ 内流为主,造成神经细胞去极化,神经递质产生兴奋性效应。但是神经递质离子通道的开放状态通常不稳定,可以自动出现失敏,即使神经递质与受体有很高的亲和性并持续和受体结合,仍可造成离子通道关闭。目前认为失敏是避免受体过度刺激的一种保护性机制。

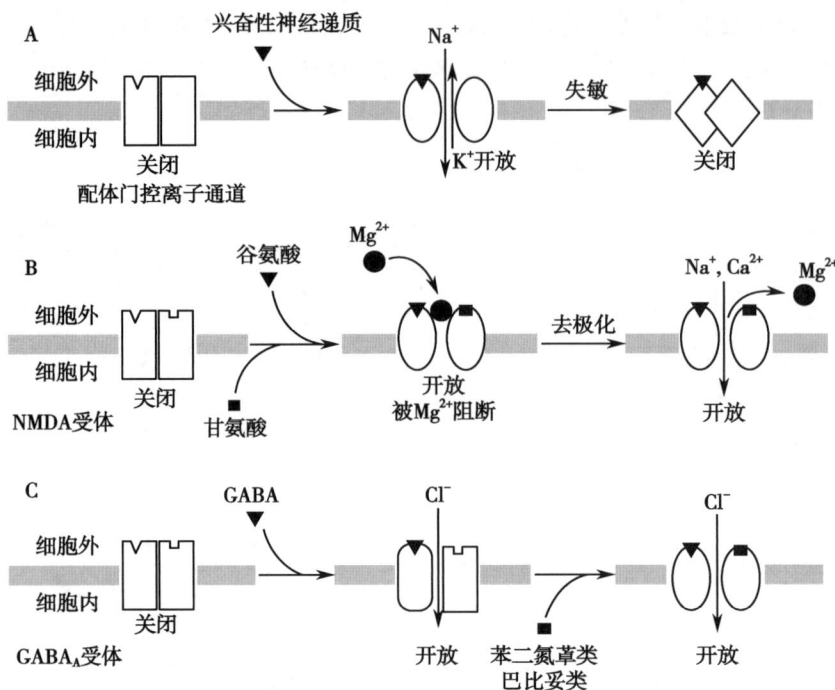

图 1-1-12 神经递质与配体门控离子通道

3. 酪氨酸激酶受体（tyrosine kinase-linked receptor） 某些受体本身即具有酶的活性。如位于细胞膜上的酪氨酸蛋白激酶由三部分组成：含有配体结合位点的细胞外结构域、单次跨膜的疏水 α 螺旋区、含有酪氨酸蛋白激酶（TPK）活性的细胞内结构域。当配体与受体结合后，受体二聚化，细胞膜内的酪氨酸激酶被激活，并发生自身磷酸化，进一步将靶蛋白的酪氨酸残基磷酸化，引起胞内一系列信号级联反应，从而改变效应器的活性。效应器包括许多与细胞增殖和分化有关的因子和许多其他信号转导体系的组成因子（图 1-1-13）。

目前已知的酪氨酸激酶受体有 50 多种，主要为神经营养因子受体、生长因子受体，如 TrkB（tropomyosin receptor kinase B）、ERBB4、INSR（insulin receptor）等。激动剂与受体结合，使受体聚合，形成二聚体，受体形成二聚体的过程对其激活有重大意义。激活的酪氨酸激酶受体通过蛋白磷酸化或蛋白质 - 蛋白质相互作用向细胞内传递信息。细胞内的其他蛋白质通过一段特殊结构（Src 同源区 2 或 3，Src homobox 2、3，即 SH2 区域、SH3 区域和 PH 区域）选择性地与酪氨酸激酶受体结合。SH 区域是一种蛋白质一级结构的遗传保守区域，广泛存在于多种与细胞内信息传递有关的蛋白质中。目前认为 SH2 区域和 SH3 区域在蛋白质 - 蛋白质相互作用中扮演非常重要的角色。目前研究显示大部分生长因子受体（包括一些细胞因子受体）被激活时，均以酪氨酸激酶受体模式发挥作用，即生长因子结合受体—受体二聚体化—受体自身酪氨酸残基磷酸化—与含 SH2 区域（或同时含 SH3 区域）的细胞质蛋白质结合—激活下游信号分子（图 1-1-14）。

4. 细胞因子受体超家族（cytokine receptor superfamily） 这类受体在结构上有明显的共性，常共用信号转导亚单位，并且有通用性。这类受体包括白介素 I 型受体（如 IL-2、IL-4 受体）、白介素 II 型受体（如干扰素受体、IL-10 受体）、免疫球蛋白超家族受体（如 IL-1、CSF-1）、肿瘤坏死因子受体超家族（如 CD27、CD30）、趋化因子受体（如 CXCL2、CCR1）及 TGF-β 受体家族（如 TGF-β_1、TGF-β_2）。

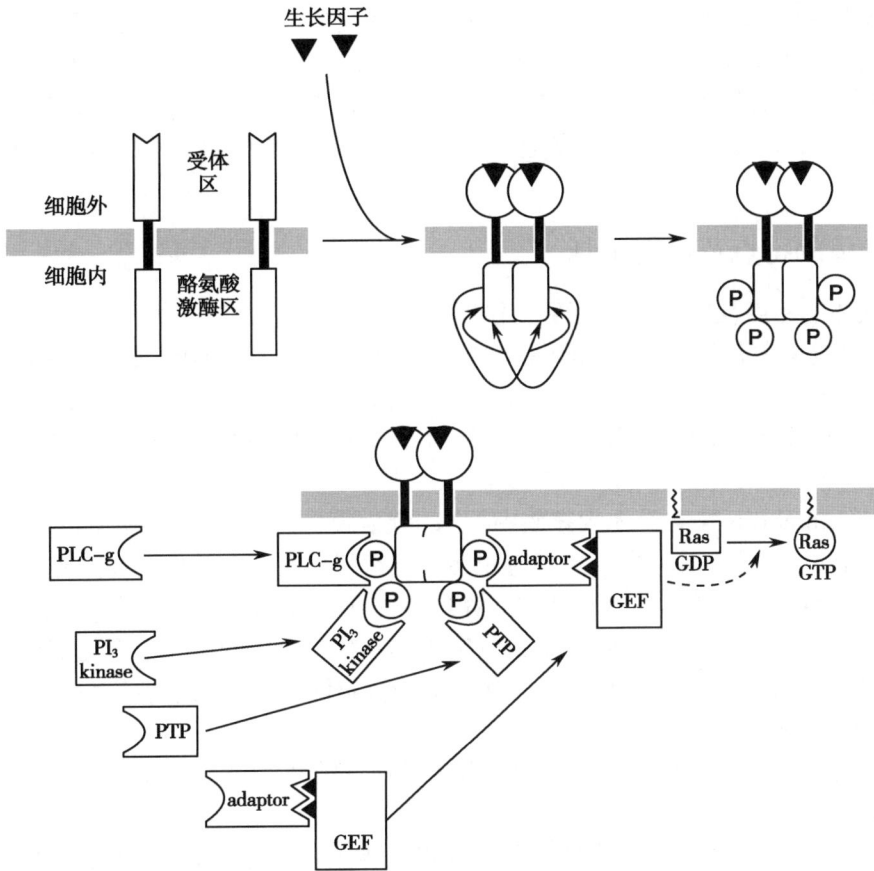

图 1-1-13　与细胞增殖和分化有关的因子

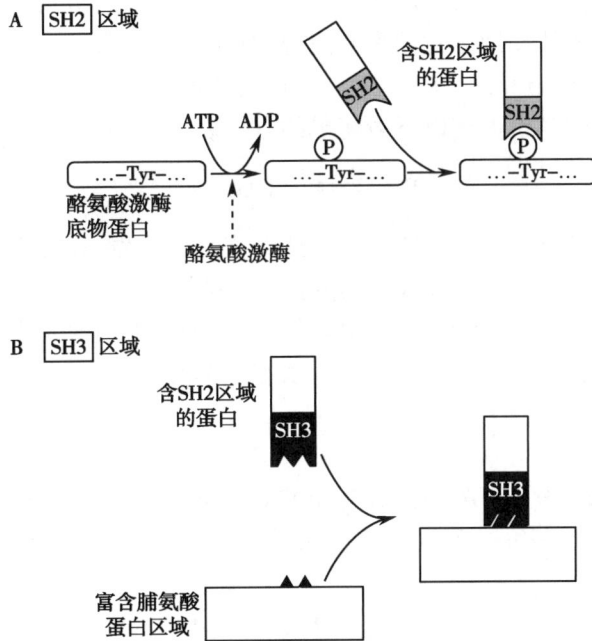

图 1-1-14　酪氨酸激酶受体模式

5. 细胞内受体(intracellular receptor) 也称为核受体,主要包括类固醇激素受体、视黄素受体、甲状腺素受体以及过氧化物酶体增殖物激活受体,这些受体的配体有较高的脂溶性,可以透过细胞膜进入细胞内,与核受体结合,形成复合物,在细胞核中发挥作用,调控基因表达、细胞生长和分化。在人类,核受体家族包含 48 个成员,例如 CRHR1、TRα、HNF4α、ERα、GR、RXR 等。

三、受体的特点及作用机制

(一)受体的特点及与配体的相互作用学说

随着蛋白质化学和分子生物学研究进展,目前很多受体已经能够分离纯化,并进行了深入研究。受体分子大都具有蛋白质的特点,与配体的结合具有饱和性、高亲和性、高选择性(包括立体专一性)、组织和亚细胞定位以及结合亲和力与其产生的药理强度之间具有规律性相关等特点。

饱和性(saturability):在受体大家族中,大部分为膜受体,位于细胞膜上,数量一定,因此配体与受体结合的剂量 - 反应曲线具有饱和性。通常特异性结合表现为高亲和性和低容量的特点,而非特异性结合表现为高亲和性和高容量的特点,其剂量 - 反应曲线呈非饱和性。

特异性(specificity):特异性结合是指特定配体与特定受体的结合。有的配体具有光学异构性,与受体的结合也具有立体专一性。具有结构特异性的配体在很小的剂量时即有较高的亲和性,可产生生物效应。

可逆性(reversibility):配体与受体的结合为可逆性结合,不仅可以解离,而且解离得到的配体为配体原型。

具有结构特异性的配体在很小的剂量时即可产生生物效应,这是由于配体与体内的专一性受体形成复合物的结果。有学者在研究乙酰胆碱对蛙心的作用时也曾提出,如果将降低心率 50% 的乙酰胆碱剂量的分子排列起来,其面积只能覆盖心肌细胞表面积的 0.016%。这些结果表明,结构特异性药物并非作用于机体所有分子上,而仅仅作用于一些特定分子,即受体。不少学者曾提出受体与配体作用方式的多种假说,现进行简要叙述。

1. 占领学说(occupation theory) 有学者提出占领学说,认为药物作用的强度与药物占领受体的数量成正比。受体学说可用以下最简单的方式表达:

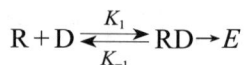

$$R + D \underset{K_{-1}}{\overset{K_1}{\rightleftharpoons}} RD \rightarrow E$$

式中,R 代表受体,D 代表药物分子,RD 代表药物 - 受体复合物,E 代表药理效应,K_1 及 K_{-1} 分别为结合和解离速率常数。根据 Clark 的理论,可以推出被占领的受体数量决定于受体周围的药物浓度及单位面积,或单位容积内的受体总数 R_t。当被占领的受体数量增加时,药物作用也随之增强;当受体被完全占领时,则可达到最大药理作用。

$$E = \frac{E_m[D]}{K_d + [D]}$$

式中,[D] 为药物浓度,K_d 为平衡解离常数(equilibrium dissociation constant),E 代表药理效应,而 E_m 代表最大药理效应。这一方程与大家所熟悉的酶与底物关系的经典 Michaelis-Menten 公式相同。

$$V = \frac{V_m[S]}{K_m + [S]}$$

式中，V 代表反应速率常数，而 V_m 为最大反应速率，[S]代表底物浓度，而 K_m 代表酶 - 底物复合物的解离常数。图 1-1-15 和图 1-1-16 分别代表药物 - 受体相互作用所产生的效应 E 对药物浓度[D]的关系，以及酶反应速率 V 对底物浓度[S]的关系。

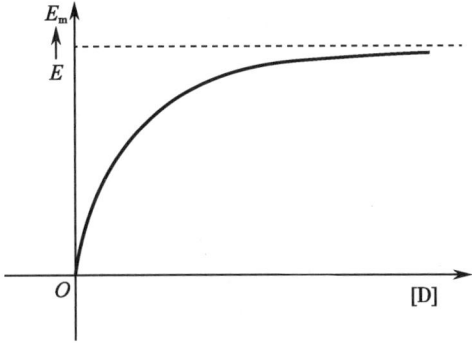

图 1-1-15　药物 - 受体相互作用所产生的效应(E)对药物浓度([D])的关系

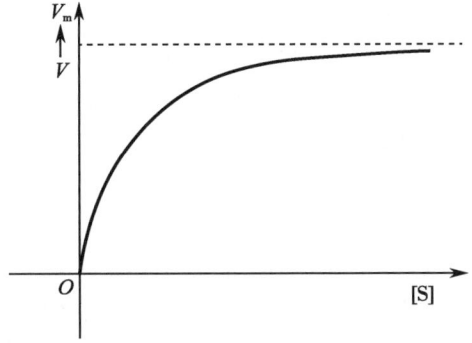

图 1-1-16　酶反应速率(V)对底物浓度([S])的关系

按照占领假说，反应的效应取决于被占领的受体数量，由于激动剂对受体的亲和力不完全相同，因而要使受体达到同等程度的占领就需要不同的剂量才能出现相同的反应。也有这样的情况，即不同的激动剂明显地作用于相同的受体部位却产生程度不等的最大反应。同样与同一受体部位具有相等亲和力的不同配体如果所用的浓度相同，按照占领学说，产生的效应也应相同，但事实上却有的相同、有的不同，甚至表现出拮抗作用。这些现象用此学说难以解释。为此，Ariens 和 Stephenson 对占领学说提出一些修正，他们提出药物与受体相互作用不仅与它们对受体的亲和力有关，还与 Ariens 提出的内在活性有关，只有配体具有内在活性，才能与受体结合后产生生物效应。Stephenson 又称这种内在活性为效能（potent）。

$$E_D = \alpha[DR] = \frac{\alpha[R_t]}{1+(K_d/[D])}$$

式中，E_D 为药物产生的效应，而 α 的范围在 0～1 之间。如果 $\alpha=1$，则药物为完全激动剂；当 $\alpha=0$ 时，药物为部分激动剂。拮抗剂虽然也能占领受体，并可能具有很强的亲和力，但是由于拮抗剂缺乏内在活性而不产生生物效应。完全激动剂不仅亲和力高而且具有很高的内在活性，可以产生生物效应。如以生物效应与药物浓度的对数作图，可得 S 形曲线，如一组药物的曲线有相同的高度，则认为具有相等的内在活性。药物亲和力越大，则产生同等效应所需要的药物浓度越低，即 K_d 值越小；反之亲和力越小，K_d 值越大。

近年来研究显示，体内受体的总数往往超过产生最大效应所需的数目，多余的受体就成为储备受体（spare receptor）。因此，储备受体是指一种激动剂不需要完全占据全部受体就可以引起最大效应的受体。储备受体假说的提出是表明对于作用强大的激动剂来说，只要有储备受体存在，即使有拮抗剂时，仍能产生很大的反应（拮抗剂的浓度必须在一定范围内）；对于弱的激动剂来说，由于弱激动剂效力低，要占领一定数量的受体后才能产生反应，尽管如此，还不能使组织产生最大反应，这提示只有少数或没有储备受体存在，使用拮抗剂可减弱其最大效应，使曲线不能平行偏移。

按照占领模型，如果用 QE 代表[DR]所产生的效应量，则

$$QE = \alpha[DR]$$
$$Q_{max} = \alpha[R_0]$$

式中，Q_{max} 为全部受体 $[R_0]$ 被占领时的最大效应。当 QE 为 Q_{max} 的一半（50%）时，则产生此效应时的浓度为 ED_{50}，此时占有的 R 应为 $[R_0]$ 的 50%。过去，平衡解离常数 K_d 值通过剂量 - 效应曲线测定，以测得的 ED_{50} 表示。现在已可以通过受体放射性配体结合分析（radioligand binding assay，RBA）直接测定 K_d 值。

但是占领学说尚不能满意地解释为什么药物的作用类型会有所不同，不能从分子水平用化学结构来阐明药物的作用机制，而且数学分析证明药物作用不能用简单的受体占领模型来解释。

2. 速率学说（rate theory） 有研究者认为药物的效应只表明在与受体接触的一瞬间的状况，在此基础上，有人提出速率学说。他认为药物作用并不与被占领的受体数量成正比，而是与单位时间内药物与受体接触的次数成正比，药物作用仅仅是药物分子与受体间的结合速率及解离速率的函数，而与形成药物 - 受体复合物无关。每次结合为生物效应构成一个刺激"量子"，对于激动剂来说，结合速率与解离速率都很快，而解离速率大于结合速率，可在单位时间内产生若干次"量子"；而拮抗剂结合速率快，解离速率慢；部分激动剂具有中等的解离速率。但此学说与占领学说一样，都不能解释在分子水平上发生的现象，不能进一步说明为什么一个药物是激动剂，而另一结构相似的药物却是拮抗剂。

3. 诱导契合学说（induced fit theory） 有学者对酶与底物、半抗原与抗体、药物与受体间的相互作用提出诱导契合学说。他根据酶与底物、药物与受体蛋白的相互作用可产生深刻的构象干扰的事实来解释药物的作用方式，认为药物与受体蛋白结合时可使蛋白质三级结构产生可逆性改变，这种别构作用（allosterism）可产生生物效应。以后，他又调整了他的学说，用于解释协同效应，即一个配体分子如与一个受体蛋白结合，可诱导其中一个亚基发生构象变化，这一亚基的构象变化可影响其他亚基的稳定性，使其余的亚基更易与配体结合。

4. 两态模型（two-state model） 另有学者分别于 1967 年提出受体的两态模型，即受体可存在活性状态 R* 与非活性状态 R 两种不同的构象，两者均可与药物结合，而 R* 和 R 之间也可以相互转化。一个激动剂主要与 R* 结合，使平衡向形成 AR* 的方向转移；一个拮抗剂主要与 R 结合，使平衡向形成 AR 的方向转移。部分激动剂与 R* 及 R 均可结合，视其与 R* 及 R 的亲和力比例而决定其作用。还有一种固定的两态模型（frozen two-state model），这个学说是根据一些实验结果提出来的。因一些受体与激动剂结合后，激动剂容易被取代，拮抗剂不易被取代；反之，如受体与拮抗剂结合后，激动剂不易被取代，而拮抗剂容易被取代，从而提出固定的两态模型。即受体存在两种不同的状态，互相不能转化，彼此独立存在，一种状态易与激动剂结合，而另一种状态易与拮抗剂结合，并分别产生激动作用和拮抗作用；部分激动剂可与此两种状态的受体结合，从而产生部分激动剂的生物效应。

（二）受体的作用机制

1. 蛋白磷酸化 很多膜受体与相应的配体结合后，发生受体蛋白或受体偶联蛋白磷酸化，将信息物质（配体）的信息传递到效应系列，从而发挥功能（图 1-1-17）。如酪氨酸蛋白激酶（TPK）

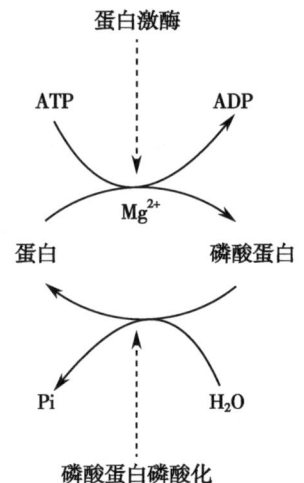

图 1-1-17 蛋白磷酸化过程

通过使底物蛋白中的酪氨酸磷酸化而发挥作用。细胞表面的多种受体、细胞骨架蛋白质、离子通道以及许多代谢酶都是通过这种方式传递信息和调节生物功能的，这种作用方式有利于细胞对外界的变化作出快速反应。蛋白磷酸化过程取决于两种酶，即蛋白激酶和磷酸酶，这两种酶都受到严格的调控，并且两者的活性决定蛋白质何时被磷酸化以及磷酸化状态持续多久。蛋白激酶被激活后将蛋白磷酸化，蛋白磷酸化可以发生在酶的活性部位，直接影响酶与底物的结合；也可能影响蛋白的立体构象，影响蛋白酶的功能；或者改变蛋白质在细胞内的位置，影响非酶蛋白质对蛋白酶的耐受能力或改变其与其他蛋白质发生相互作用的功能等。磷酸酶活化后，可以去除被磷酸化蛋白质上的磷酸根，使蛋白质的功能恢复到未被磷酸化时的状态。蛋白质被磷酸化后可以诱导多种生物反应，如递质或激素的释放、细胞的收缩及运动、细胞代谢的改变，并且也是细胞外信息影响细胞基因表达调控的重要通路。

根据氨基酸残基种类将蛋白激酶分为两类：使蛋白质丝氨酸或苏氨酸激酶残基发生磷酸化的丝氨酸/苏氨酸激酶（serine/threonine kinase）和使酪氨酸残基发生磷酸化的酪氨酸激酶（tyrosine kinase）。丝氨酸/苏氨酸激酶是信息传递过程中的关键物质。蛋白激酶通过识别底物蛋白质上的特有氨基酸序列来识别底物，蛋白质一级结构（氨基酸序列）和高级结构（空间构象）均能影响蛋白激酶对底物蛋白的识别，影响信息传递。许多跨膜信息传递产生的第二信使物质或由于胞外信息产生的物质能够激活丝氨酸/苏氨酸激酶，如cAMP依赖性蛋白激酶、cGMP依赖性蛋白激酶、依赖Ca^{2+}/钙调蛋白（calmodulin）的蛋白激酶以及二酰甘油（DAG）激活的蛋白激酶C（PKC）。酪氨酸激酶在调节细胞的生长和分化中起重要作用，酪氨酸激酶受体（receptor tyrosine kinase，RTK）是大多数生长因子的识别受体。当配体与受体结合后，受体自身的酪氨酸残基被磷酸化，这些磷酸化的酪氨酸残基为细胞质内的信号分子提供具有高度选择性的结合位点。这些细胞因子受体中有一个共同的酪氨酸激酶活性区，有共同的氨基酸序列。细胞质中的其他蛋白质分子通过一段特殊结构选择性地与RTK结合，将信息传递下去。蛋白激酶和蛋白磷酸酶的分类，以及蛋白激酶和蛋白磷酸酶调节的神经元蛋白质如表1-1-2、表1-1-3和表1-1-4所示。

表1-1-2 蛋白激酶的分类

磷酸化氨基酸	激活机制	蛋白激酶
丝氨酸/苏氨酸	cAMP	cAMP依赖性蛋白激酶
	cGMP	cGMP依赖性蛋白激酶
	Ca^{2+}/钙调蛋白	Ca^{2+}/钙调蛋白激酶Ⅰ、Ⅱ、Ⅳ，延伸因子2激酶
	Ca^{2+}、DAG、花生四烯酸	蛋白激酶C
	与Ras-GTP相互作用	Raf
	磷酸化	MAP激酶（ERK、JNK、p38-MAP激酶）
	胞外配体结合	TGF-β受体
酪氨酸	胞外配体结合	胰岛素或生长因子受体
	与受体相互作用	JAK、Src家族激酶
苏氨酸/酪氨酸	磷酸化	MAP激酶（或MEK）

表 1-1-3　蛋白磷酸酶的分类

作用底物	酶	激活条件
作用于磷酸丝氨酸和 / 或磷酸苏氨酸	蛋白磷酸酶 1	Ca^{2+}、钙调蛋白
	蛋白磷酸酶 2A	Mg^{2+}
	蛋白磷酸酶 2B	Ca^{2+}、钙调蛋白
	蛋白磷酸酶 2C	Mg^{2+}、Zn^{2+} 或 Mn^{2+}
	蛋白磷酸酶 4	尚不明确
	蛋白磷酸酶 5	Ca^{2+}、特定调节因子（尚不明确）
	蛋白磷酸酶 6	尚不明确
特异性细胞通路蛋白	靶向性蛋白磷酸酶	依赖于特定信号通路

表 1-1-4　蛋白激酶和蛋白磷酸酶调节的神经元蛋白质

调节蛋白	蛋白激酶	效应
离子通道		
Ca^{2+}（L 型）	cAMP 依赖性蛋白激酶	增加 Ca^{2+} 通透性
K^+	酪氨酸激酶	关闭通道
Na^+	PKC、cAMP 依赖性蛋白激酶	降低 Na^+ 通透性
递质门控离子通道		
谷氨酸（AMPA 亚型）	cAMP 依赖性蛋白激酶	增强效应
谷氨酸（NMDA 亚型）	PKC、酪氨酸激酶	增强效应
$GABA_A$	酪氨酸激酶	增强效应
G 蛋白偶联受体		
β 肾上腺素受体	β 肾上腺素受体激酶	增强效应
神经递质合成酶		
酪氨酸羟化酶	—	增加多巴胺合成
色氨酸羟化酶	—	增加血清素合成
突触囊泡蛋白		
突触囊泡相关蛋白（快速调节神经递质释放）	—	促进神经递质释放
转录因子		
CREB	—	调控基因表达，促进神经可塑性

注：cAMP 为环磷酸腺苷；CREB 为 cAMP 反应元件结合蛋白；GABA 为 γ- 氨基丁酸；AMPA 为 α- 氨基 -3- 羟基 -5- 甲基 -4- 异噁唑丙酸；NMDA 为 N- 甲基 -D- 天冬氨酸；PKC 为蛋白激酶 C。

2. 第二信使分子　是指一些特定的小分子物质，包括环磷酸腺苷（cyclic adenosine monophosphate，cAMP）、环磷酸鸟苷（cyclic guanosine monophosphate，cGMP）、二酰甘油（diacylglycerol，DAG）、肌醇三磷酸（inositol triphosphate，IP_3）、钙离子和一氧化氮（NO）等。其作用是将细胞外信息传递到细胞内，并在细胞内放大细胞外信息。

cAMP 是很多信号转导通路的中心环节，位于细胞内，是 ATP 在腺苷酸环化酶催化下生成的。cAMP 在细胞内的浓度受膜受体及其偶联的 G 蛋白调节。cGMP 是 GTP 在鸟苷酸环化酶催化下生成的。DAG 和 IP_3 是细胞膜中的肌醇磷酸酯（inositol phospholipid）在磷脂酶 C（phospholipase C）催化下生成的产物。钙离子能与激酶或钙结合蛋白上特定的位点结合，调节激酶或钙结合蛋白的功能。细胞外的钙离子内流进入细胞质或者细胞内钙储池中的钙离子外流到细胞质，引起细胞质内的钙离子浓度改变，影响激酶或蛋白质的活性，这些激酶或蛋白质是信息传递过程中的重要因子。因此，钙离子是信息传递中重要的第二信使之一。

3. 其他作用 包括受体介导的内吞作用和膜脂类代谢作用。受体介导的内吞作用是指配体与膜受体结合，随即引发细胞膜内陷，形成的囊泡将配体裹入并输入细胞内的过程。这是一种专一性很强的内吞作用，能使细胞选择性地摄入大量的专一性配体。如动物细胞摄取胆固醇的过程就是通过受体介导的内吞作用实现的。

膜脂类代谢是细胞膜表面受体与脂质双分子层相互作用的过程，膜脂类特别是磷脂代谢的变化在受体调节中起很重要的作用。现有研究表明，在激动剂的长期作用下，某些受体的失敏与膜磷脂酶 A_2（PLA_2）的激活密切相关。

四、受体药理学的研究方法

研究受体时最常用的方法有直接分离测定方法和间接推理方法。直接的方法对受体进行分离，随后根据已经确立的生物化学或物理方法，确定受体的一级、二级或三级结构，测定受体的大小、形状和密度，或者测定受体与药物的结合及作用机制。间接的方法即是根据药物产生的生物作用判断药物与受体的结合及作用机制。目前常用的方法包括进行离体器官生物检定法、受体放射性配体结合分析和应用分子生物学技术进行受体分析。

（一）离体器官生物检定法

这是测定配体生物效应的经典方法，既快速、简便，又可定量，可以观察药物直接作用于靶细胞并测定其生物效应。由于不同的离体器官含有不同的受体亚型，因此离体器官生物检定法也是鉴别不同亚型受体的很好的方法。在含有已知受体的离体器官标本，可以用来研究药物的作用特性。这一方法的缺点是对于一些需要通过生物转化才能形成活性形式的物质则不能使用。

1. 激动剂或拮抗剂的强度比较 要确定未知药物是否作用于某种受体、作用性质是激动还是拮抗，只要在富含某种受体的标本上试验，分析其作用性质，并与已知药物进行比较，便可知其结果。有时一个标本含有多种受体，此时需要特异性受体拮抗剂加以分析。激动剂的激动强度指标半数有效量（ED_{50}）可由浓度-效应曲线中求得，拮抗剂的作用强度以 pA_2 值表示。

2. 拮抗剂的解离常数和 pA_2 值 所谓 pA_2 值就是使激动剂浓度增加至 x 倍而效应仍保留在原水平的拮抗剂克分子浓度的负对数。用 A-S（Arunlakshana-Schild）作图法可测得 pA_2 值。Schild 的 pA_2 值是分析药物与受体作用的有力工具。如果两个激动剂作用于同一受体，则它们可被同一竞争性拮抗剂所拮抗，并且有相同的 pA_2 值；反之，同一拮抗剂对这两个激动剂的 pA_2 值不同，可推测这两个激动剂作用于不同的受体。

（二）受体放射性配体结合分析

受体放射性配体结合分析（radioligand binding assay，RBA）与经典的酶-底物相互作用的原理相似，这种方法是基于配体与受体分子之间的结合反应。包括结合饱和实验、结合竞争实验和结合或解离的动力学研究等。对于可逆性结合反应，可用下式表示：

$$[L]+[R] \underset{K_{-1}}{\overset{K_1}{\rightleftharpoons}} [RL]$$

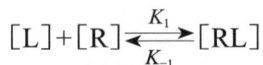

式中,[RL]为复合物的浓度,[L]为游离配体的浓度,[R]为未结合的受体浓度,在反应达到平衡时 $K_d = K_{-1}/K_1$,这里的平衡解离常数 K_d 代表配体与受体分子之间的亲和力,K_{-1} 为解离速率常数,K_1 为结合速率常数。为了减少配体和受体的非特异性结合,可选用高比度的标记物。目前 RBA 已经广泛用于研究药物和各种受体的相互作用,不仅可以测定配体与受体结合的 K_d 值,还可测定结合部位的总浓度(B_{max})。另外,根据非标记物与标记物对受体蛋白竞争性结合的原理,可用来比较各种非标记物取代剂对受体亲和力的大小,用于筛选药物。还可以作为一种微量测定方法,测定待测样品中非标记物的浓度。在取代实验中,常常用 IC_{50} 或 K_i 值表示配体与受体亲和力的大小,IC_{50} 是药物抑制 50% 的标记配体特异性结合所需要的浓度,而 K_i 值代表非标记配体的结合亲和常数,[L]是标记配体的浓度,K_d 值是标记配体的解离常数。实验数据可进行各种处理,如双倒数(Lineweaver-Burk)作图法、Scatchard 作图法和 Hill 作图法等。

$$K_i = \frac{IC_{50}}{1+[L]/K_d}$$

（三）应用分子生物学技术进行受体分析

近年来,分子生物学的飞速发展使人们更容易了解受体的结构特性、作用机制及药物与受体的作用机制。经典方法有互补 DNA(cDNA)克隆法、功能表达筛选法、低严谨杂交法以及利用位点定向突变和缺失突变等分子遗传学技术的方法。

1. cDNA 克隆法 以受体经过分离纯化并获得蛋白质的部分肽段的序列为基础,合成相应的核酸探针(probe),利用此探针在富有目标受体的组织中建成的 cDNA 文库(cDNA library)中钓取相关 cDNA,经过若干次筛选,获得受体蛋白的 cDNA 全链。在体外将 cDNA 逆转录为相应的 mRNA,用微量注射技术注入爪蟾的卵母细胞,使受体蛋白在卵母细胞内表达,并且组装在膜上。然后利用电生理技术或其他检测方法检验所获得的蛋白质是否确为目标受体。据此,将受体蛋白有关的 cDNA 全序列进行测定,并推出蛋白质一级结构的氨基酸序列。这一方法必须有部分纯化受体的结构为基础。

2. 功能表达筛选法 是从富含所研究受体的组织所建立的 cDNA 文库中将含有的 cDNA 在体外转录成相应的 mRNA 系列,然后将与此相关的各个 mRNA 注入爪蟾卵母细胞或将 cDNA 构建成质粒转染到其他表达细胞如 COS 细胞株中,测定其与受体相应的生理功能,从中筛选出阳性克隆,从而获得相应的 cDNA 全序列,并推导出受体蛋白的一级结构及氨基酸序列。

3. 低严谨杂交法 多用于受体亚型或与之相关的受体结构研究,已知一种受体亚型的结构后,以此 cDNA 结构为基础,利用部分片段,采用 PCR(polymerase chain reaction)技术及 RACE(rapid amplification of cDNA end)复制含有此片段序列的 DNA 分子,其中可能存在与此受体结构相似的亚型受体结构。

（四）受体药理学研究的应用

神经递质、激素和药物都是通过与受体结合而发挥作用的。受体药理学研究有助于阐明受体与配体的相互作用、作用过程、所产生的效应以及调节机制,是了解中枢神经系统调节机制、疾病发病机制、毒物或药物的药理作用的重要手段之一。目前主要用于:①阐明药物作用机制。受体研究可对药物的效应从器官和细胞水平深入了解药物(小分子)与生物大分子之间的相互作用。②新药设计和药物筛选。受体药理学研究已经成为神经科学和药物开发中的一项重要手段，是受体特异性药物分子设计的依据和这类药物活性筛选的基本模型。③研究疾病的病因和发病机制。④受体药理学研究方法也可用于测定生物样本或不同组织中内源性物质和药物的浓度，并且目前已经越来越多地用在寻找新的受体、受体亚型以及内源性配体的研究中。

五、主要神经递质受体及其功能

（一）乙酰胆碱受体及其功能

乙酰胆碱主要作用于两类受体，根据能够选择性激活它们的天然底物的特点命名为毒蕈碱型乙酰胆碱受体（muscarinic acetylcholine receptor，mAChR，M 受体）和烟碱型乙酰胆碱受体（nicotinic acetylcholine receptor，nAChR，N 受体）。

M 受体为 G 蛋白偶联受体超家族成员，存在于周围组织、自主神经系统以及中枢神经系统。目前已克隆出 5 种受体亚型（$M_{1\sim5}$）。M_1、M_3 和 M_5 受体与 Gq 蛋白偶联，激活磷脂酶 C，促进磷酸肌醇水解，引起兴奋作用；M_2 和 M_4 受体与 Gi 蛋白偶联，抑制腺苷酸环化酶（AC），抑制电压门控钙通道，激活内向整流钾通道，产生抑制作用。

M_1、M_3 和 M_4 受体主要位于大脑皮质和海马，可能介导 ACh 对学习和记忆的作用。纹状体内富含 M_1 和 M_4 受体，可能介导锥体外系运动回路中的胆碱能信号传递。M_2 受体集中在基底前脑的几个胆碱能神经核的部位，可能作为自身受体控制前脑胆碱能神经元的 ACh 合成和释放。M_5 受体的含量最少，在全脑的表达均较少。

M 受体激动剂和拮抗剂对亚型的选择性较差。常见的 M 受体激动剂有毒蕈碱、毛果芸香碱和槟榔碱。槟榔碱具有中枢兴奋作用，可引起流涎和出汗；有些 M 受体激动剂在临床上用于治疗青光眼和尿潴留。M 受体拮抗剂包括阿托品和东莨菪碱，阿托品可用作扩瞳药。其他 M 受体拮抗剂如苯甲托品和苯海索可用于治疗帕金森病或者抗精神病药所致的类帕金森病症状。M 受体拮抗剂在中枢可引起谵妄，在外周可引起口干和便秘。

N 受体为配体门控离子通道，位于神经肌肉接头、自主神经节、肾上腺髓质和 CNS。ACh 激活 N 受体，引起 Na^+ 和 Ca^{2+} 快速内流，引起细胞去极化。N 受体能够快速失敏，失敏的速度受到受体亚基磷酸化的调节。N 受体根据其分布部位不同，又分为神经元 N 受体和肌肉表达的 N 受体两类亚型，主要表现在亚基构成方面的差异。已发现 α（$\alpha_{1\sim9}$）、β（$\beta_{1\sim4}$）、γ 和 δ 共 4 种亚基，5 个亚基形成五聚体，构成跨膜离子通道。由于五聚体可能有上千万种亚基组合方式，故很难确定脑中自然出现的组合形式，近年来单个亚基在脑部的分布已经明确。多数脑区的 N 受体可能主要由 1 个 β_2 亚基和几个 α 亚基组成，可能与烟碱的强化（reinforce）效应和增强认知功能有关，同聚体 α_7 受体参与烟碱的感觉门控作用，含有 α_4 亚基的受体则介导烟碱的镇痛效应。肌肉表达的 N 受体参与外周神经肌肉的联系信号，调节肌肉收缩，与重症肌无力发病密切相关。

（二）儿茶酚胺受体及其功能

儿茶酚胺受体均属于 G 蛋白偶联受体超家族成员。配体与膜受体结合，引起受体构象改变，激活 G 蛋白，进而与离子通道或者第二信使系统偶联。根据受体与特异性配体的亲和力、激动后的信号转导机制和生物效应以及受体基因的结构和在染色体上的位置，对儿茶酚胺受体进行分类。

1. 肾上腺素受体及其功能　肾上腺素受体分为 α 受体和 β 受体。α 受体又分为 α_1（α_{1A}、α_{1B}、α_{1D}）和 α_2（α_{2A}、α_{2B}、α_{2D}）受体，β 受体又分为 β_1、β_2 和 β_3 受体。肾上腺素能神经递质与受体结合

后，使与受体偶联的腺苷酸环化酶（AC）系统活化而发生生理效应。α_1 受体与 Gq 蛋白偶联，活化后通过启动磷脂酰肌醇代谢过程，产生重要的化学信使物质如二酰甘油（DAG）、肌醇三磷酸（IP_3）等，并可能影响 K^+ 通道，使神经元兴奋，产生多种兴奋效应。α_2 受体通常与 Gi 蛋白及 AC 呈负偶联，抑制 AC 的活性，使 cAMP 生成减少，发挥自身受体的抑制作用，抑制其所在细胞的活性。自身受体抑制神经递质释放的机制可能是：①抑制电压门控钙通道；②激活内向整流钾通道；③抑制 AC 的活性。

所有 β 受体都与 Gs 蛋白正偶联，激活 AC 和 PKA，使不同类型的神经元兴奋或抑制。此外，cAMP 自身可不依赖 PKA 而激活一种 cAMP 门控离子通道。在皮质和海马的许多锥体细胞内，活化的 β 受体通过阻滞 Ca^{2+} 激活的 K^+ 通道而增强细胞兴奋性。在心脏，β 受体活化使电压门控钙通道磷酸化而激活，进而介导 NE 和肾上腺素对心脏收缩力和速率的刺激效应。

作用于肾上腺素受体的药物较多，多种作用与自主神经系统功能有关。α_1 受体激动剂如麻黄碱是常用的减充血药。α_1 受体拮抗剂哌唑嗪则能阻断儿茶酚胺对血管平滑肌的强力收缩作用，是有效的抗高血压药。α_2 受体激动剂对交感神经系统有较强的抑制作用，用于治疗高血压，也可用于治疗阿片类物质戒断的躯体症状。α_2 受体拮抗剂育亨宾是致焦虑药，临床上可治疗男性勃起功能障碍等。作用于 β 受体的药物从完全激动剂到完全反向拮抗剂构成一个连续谱系。β 受体激动剂可通过激活 Gs 蛋白和 cAMP 活化途径促进支气管平滑肌松弛，解除低位气道阻塞，用于治疗哮喘和其他阻塞性肺疾病。β 受体拮抗剂则通过减轻儿茶酚胺对心肌收缩的强直性影响而起作用，治疗高血压、心绞痛和快速型心律失常。部分 β 受体拮抗剂还可以降低青光眼患者的眼压、缓解焦虑以及焦虑伴发的交感神经系统过度兴奋症状。

2. 多巴胺受体及其功能 DA 受体也属于 G 蛋白偶联受体超家族成员。克隆的 DA 受体分为 D_1 样或 D_2 样两型受体。

D_1 样受体包括 D_1 和 D_5 受体，是脑内分布最广且表达水平最高的 DA 受体。D_1 受体 mRNA 在纹状体、伏隔核和嗅结节中的含量最高，其次为大脑皮质、边缘系统、丘脑和下丘脑。D_5 受体 mRNA 在脑内的表达水平较低，分布范围限定在边缘系统的海马、乳头体外侧核和丘脑室旁核。D_1 和 D_5 受体共同表达于额叶前部、运动前区、扣带回、内嗅皮质、海马和齿状回。D_1 样受体活化后与 Gs 蛋白偶联，使受体细胞内的 cAMP 水平增加。D_1 受体还能激活 PKA，使 L 型 Ca^{2+} 通道开放，改变细胞内的 Ca^{2+} 水平，并促使磷脂酰肌醇水解。此外，D_1 样受体还与霍乱毒素（CTX）敏感的 G 蛋白偶联，抑制 Na^+/H^+ 交换，促进 K^+ 外流。

D_2 样受体包括 D_2、D_3 和 D_4 受体，D_2 受体 mRNA 主要分布于纹状体、伏隔核、嗅结节以及黑质致密部（SNC）。D_2 受体主要表达于纹状体投射至苍白球的 GABA 内中间神经元。脑内的 D_3 受体数量少且分布较局限，主要位于腹侧被盖区（VTA）DA 能神经元投射的边缘脑区，如嗅结节、伏隔核、Calleja 岛和下丘脑等处。纹状体和大脑皮质有 D_3 受体 mRNA 表达，提示 DA 能系统与精神活动、情绪以及认知过程密切相关。SNC 和 VTA 表达的 D_3 受体是自身受体的一部分，反馈调节突触前 DA 释放。由于 D_3 受体所占的比例很小，所以其自身调节相对较弱。D_4 受体 mRNA 的高表达区在额叶皮质、延髓、杏仁体、下丘脑和中脑，低表达区在基底神经节。D_2 样受体与 Gi 蛋白偶联，抑制 AC 的活性，开放 K^+ 通道，同时关闭 Ca^{2+} 通道；由于 K^+ 通道开放，引起细胞膜超极化，阻止电压门控 Ca^{2+} 内流，并直接抑制电压门控钙通道。D_2 样受体还可与 Gi 蛋白共同抑制细胞膜上的 PLC 将磷脂酰肌醇二磷酸（PIP_2）水解为 IP_3 和 DAG，IP_3 和 DAG 均为第二信使，IP_3 作用于内质网上的 Ca^{2+} 通道，使钙库释放 Ca^{2+}。DAG 可激活 PKC。最终抑制 Ca^{2+} 动员 - 磷脂代谢，减少细胞内的 Ca^{2+} 浓度。另外，D_2 样受体还可促进花生四烯酸（arachidonic acid，AA）释放，可能由 D_2 或 D_4 受体介导。D_2 样受体位于 DA 能神经元上（包括 D_2 和 D_3 受体），作为 DA 能神经元的自身受体，反馈调节 DA 能神经元的功能。位于纹状体、苍白球和黑质网状部位 DA 能神经元胞体 - 树突上的 DA 自身受体调控 DA 能神经元放电活动，作用的靶细胞均为非 DA 能神经元。位于纹状体 DA 能神经末梢上的突触前 DA 自身受体（包括 D_2 和 D_3）通过负反馈机制调节 DA 的生物合成和释放。这些突触前的 D_2 自身受体与 Gi 蛋白偶联，抑制 AC 的活性，使 cAMP 水平下降，依赖 cAMP 的 PKA 活性随之减弱，使磷酸化的酪氨酸羟化酶（即活化的 TH）减少，限制多巴的生物合成。

多巴胺在脑内的主要功能是参与奖赏和强化机制、认知和情感以及运动的调节。中脑边缘皮质 DA 能系统与奖赏和强化机制有关。D_1 和 D_2 受体均参与自我给药（drug self-administration）行为，D_2 受体介导兴奋剂的增强效应，而 D_1 受体则发挥允许（permissive）作用，因而内源性 DA 对 D_1 受体的刺激为 D_2 受体介导的行为和基因调节所需要。目前 D_1 样受体激动剂可用于治疗可卡因依赖。近来还发现，D_3 受体激动通过增强可卡因的强化作用而抑制大鼠自用可卡因。D_1 和 D_2 受体还可能介导 DA 的学习和记忆效应。D_3 和 D_4 受体特定地表达于边缘系统和参与认知和情绪控制的皮质区，背侧纹状体也有少量表达，提示可能成为开发锥体外系不良反应较少的新型抗精神病药的靶部位。纹状体含有许多 ACh 中间神经元，与 DA 能神经末梢形成突触联系，通过 D_2 受体接受 DA 的抑制性调节，共同调节运动。

3. DA 受体激动剂 阿扑吗啡是 DA 受体激动剂，作用于 D_1 和 D_2 两种受体亚型，能兴奋延髓呕吐中枢的 D_2 受体而致呕吐，使动物出现刻板症（stereotypia）、旋转（rotation）等行为反应，以及抑制 A9 和 A10 区 DA 能神经元放电。另一个 D_2 受体激动剂是 2- 羟基 -N- 丙基去水吗啡，两种药物都是行为药理学研究中常用的 DA 受体激动剂的工具药。

选择性 D_1 受体激动剂有 SKF38393 和 SKF82526，是行为药理学研究中常用的工具药。对 D_2 受体有较强激动作用的物质依作用强度分别是培高利特（pergolide）、吡贝地尔（对 D_1 受体有弱激动作用）、麦角乙脲（lisuride）和溴隐亭（bromocriptine）（后两者对 D_1 受体有弱拮抗作用），已用在帕金森病的治疗中。金刚烷胺（amantadine）是一种抗流感病毒药，可通过对 NMDA 受体的弱拮抗作用，促进 DA 释放，作为帕金森病的辅助治疗药物。溴隐亭用于治疗抗精神病药所致的催乳素水平升高，金刚烷胺用在治疗抗精神病药所致的锥体外系不良反应中。喹吡罗（quinpirole）是 D_2 和 D_3 受体激动剂。S-（+）-PD128907 和 7- 羟基 -N- 双丙基胺四氢萘是选择性作用于 D_3 受体的激动剂。3-PPP 和 EMD23-448 是选择性作用于突触前 D_2 自身受体的激动剂，但是在突触后则为拮抗剂。

4. DA 受体拮抗剂 第一代抗精神病药主要是 D_2 受体拮抗剂，包括吩噻嗪类（phenothiazines）、硫杂蒽类（thioxanthenes）、丁酰苯类（butyrophenones）、二苯氧氮平类（dibenzoxazepines）和苯甲酰胺类（benzamides）。这些药物在脑内的作用为非选择性，同时对其他受体也有作用。选择性 D_1 受体拮抗剂为 SCH23390 和 SCH83566，属于苯二氮䓬类衍生物。选择性 D_2 受体拮抗剂为螺哌隆（spiperone）。舒必利对 D_3 受体有较高的亲和力。传统抗精神病药由于其 D_2 受体拮抗作用，具有较强的抗精神病疗效，主要是拮抗中脑 - 边缘系统的 DA 受体，也因为同时拮抗纹状体的 D_2 受体，导致出现锥体外系不良反应。新一代抗精神病药除了对 DA 受体具有一定作用外，对其他受体也具有特异性作用，为抗精神病药的发展引领了新的方向。

（三）5- 羟色胺受体及其功能

5-HT 受体家族庞大，目前已经克隆出 14 种 5-HT 受体亚型（$5-HT_{1A}$、$5-HT_{1B}$、$5-HT_{1D}$、$5-HT_{1E}$、$5-HT_{1F}$、$5-HT_{2A}$、$5-HT_{2B}$、$5-HT_{2C}$、$5-HT_3$、$5-HT_4$、$5-HT_{5A}$、$5-HT_{5B}$、$5-HT_6$ 和 $5-HT_7$）。除 $5-HT_3$ 受

体为配体门控离子通道外，其他受体均为 G 蛋白偶联受体，5-HT$_1$ 受体与 Gi 蛋白偶联，5-HT$_2$ 受体与 Gq 蛋白偶联，5-HT$_4$、5-HT$_6$ 和 5-HT$_7$ 受体与 Gs 蛋白偶联，5-HT$_5$ 受体偶联的蛋白质目前尚未确定。5-HT$_3$ 受体被 5-HT 激活后，开放一条非选择性阳离子通道，触发 K$^+$ 和 Na$^+$ 的变化，从而产生快速、短暂的去极化电流。

5-HT$_{1A}$ 为 5-HT 能系统的自身受体，位于 5-HT 能神经元胞体和树突部位，成为胞体 - 树突自身受体，活化该受体后能减少 5-HT 能神经细胞放电，减少 5-HT 合成和释放。在人类突触前神经末梢的 5-HT 自身受体可能是 5-HT$_{1D}$（啮齿类动物为 5-HT$_{1B}$），5-HT$_{1A}$ 和 5-HT$_{1D}$ 受体有高度同源性，均与 Gi 蛋白偶联，激活内向整流钾通道，抑制电压门控钙通道，并抑制腺苷酸环化酶（AC），发挥其抑制效应。

5-HT 受体激动剂或拮抗剂：5-HT$_{1A}$ 受体部分激动剂为丁螺环酮、伊沙匹隆、坦度螺酮、吉吡隆，目前用于治疗广泛性焦虑障碍。5-HT$_{1B/1D}$ 受体激动剂如舒马曲坦，目前用于治疗偏头痛。5-HT$_{2A}$ 受体部分激动剂是已知的致幻觉药，有 D- 麦角酸二乙酰胺、二甲胺、赛洛西宾、苯乙胺类等。目前的第二代抗精神病药如氯氮平、利培酮和奥氮平除了对 DA 能系统的作用外，对 5-HT$_{2A}$ 受体有很强的拮抗作用，目前高选择性 5-HT$_{2A}$ 受体拮抗剂已经作为新型抗精神病药开发的新靶点。选择性 5-HT$_3$ 受体拮抗剂目前用于治疗恶心和呕吐，如昂丹司琼、格拉司琼、雷莫司琼、阿扎司琼和托烷司琼等，这些药物还具有增强记忆和抗焦虑作用。作用于其他 5-HT 受体亚型的药物如 5-HT$_4$ 受体激动剂甲氧氯普胺能够治疗恶心和呕吐。三环类抗抑郁药同时对 5-HT$_5$、5-HT$_6$ 和 5-HT$_7$ 受体具有拮抗作用，目前人们尚未知这些作用是否介导药物的抗抑郁作用。

（四）其他神经递质受体及其功能

1. 谷氨酸受体 包括离子型谷氨酸受体（ionotropic glutamate receptor，iGluR）和代谢型谷氨酸受体（metabotropic glutamate receptor，mGluR）两大类。离子型受体是配体门控离子通道复合物，根据配体的特性可分为 3 种亚型：N- 甲基 -D- 天冬氨酸（N-methyl-D-aspartate，NMDA）受体、α- 氨基 -3- 羟基 -5- 甲基 -4- 异噁唑丙酸（α-amino-3-hydroxy-5-methyl-4-isox-azolepropionic acid，AMPA）受体和红藻氨酸（kainic acid，KA）受体。代谢型受体是 G 蛋白偶联受体超家族成员，现已克隆出 8 种 mGluR，分别为 mGluR$_{1\sim8}$。根据氨基酸序列同源性、激动剂的药理学和所介导的信号转导途径特点，将 mGluR 分为 3 种亚型，Ⅰ型包括 mGluR$_1$ 和 mGluR$_5$，Ⅱ型包括 mGluR$_2$ 和 mGluR$_3$，Ⅲ型包括 mGluR$_4$、mGluR$_6$、mGluR$_7$ 和 mGluR$_8$。各亚型内成员间的同源性约为 70%，亚型间的同源性为 45%。Ⅰ型受体主要通过 Gq 蛋白激活磷脂酶 C（PLC），使细胞内的磷脂酰肌醇二磷酸（PIP$_2$）水解为肌醇三磷酸（IP$_3$）和二酰甘油（DAG），使细胞中的 Ca^{2+} 通过 IP$_3$ 受体通道释放出来。由于Ⅰ型受体与 Gq 蛋白的亲和力不同，因此增加细胞内 Ca^{2+} 浓度的能力各异。DAG 与增高的细胞内 Ca^{2+} 协同激活蛋白激酶 C（PKC）。Ⅱ型和Ⅲ型 mGluR 通过与 Gi 蛋白偶联，抑制腺苷酸环化酶，并调节特异性 K$^+$ 和 Ca^{2+} 通道。

近年来对谷氨酸受体的生理作用和功能研究较多，谷氨酸能系统参与多种疾病的病理机制。离子型谷氨酸受体在脑内的生理功能包括兴奋性突触传递，起到离子通道的作用参与神经元的可塑性过程和神经毒性过程；代谢型谷氨酸受体的生理功能包括调节离子通道活性、介导突触前抑制、调节神经元兴奋性和抑制性神经递质传递，以及调节谷氨酸能神经功能。

离子型谷氨酸受体与突触间隙的谷氨酸结合后，开放突触后阳离子通道，产生兴奋性突触后电流（excitatory post-synaptic current，EPSC），使神经元去极化，后者达到一定阈值时即发放动作电位，整个时程仅持续数十毫秒，包括快速的 AMPA 成分和缓慢的 NMDA 成分。

NMDA 受体由于对谷氨酸的亲和力很高，且解离较慢，能引起 NMDA 受体通道的反复开放，所以 NMDA 受体介导的突触反应很缓慢，有利于突触后神经元进行时间上和空间上的整合。AMPA 受体对谷氨酸的亲和力很低，解离较迅速，并且 AMPA 受体激活后迅速进入失敏状态，导致 AMPA 介导的电流反应迅速衰减。AMPA 受体和 NMDA 受体为离子通道，被活化后引起单价阳离子 Na^+ 和 K^+ 的通透性非特异性升高，NMDA 受体对 Ca^{2+} 有很高的通透性，约比 Na^+ 高 10 倍。NMDA 受体通道开放可使细胞内的 Ca^{2+} 浓度短暂增高，激活突触后神经元的多种 Ca^{2+} 依赖性酶，包括依赖 Ca^{2+}/钙调蛋白的蛋白激酶、钙调磷酸酶、PKC、PLA_2、PLC、NOS 和一些蛋白酶，触发一系列生化改变，导致突触强度的变化，参与神经系统发育和突触形成，并与神经可塑性的产生密切相关。突触功能的持久改变称为突触可塑性（synaptic plasticity）。在哺乳动物的中枢神经系统中发现多种形式的突触可塑性，目前已经确定的是海马 CA1 区锥体神经元兴奋性突触反应的长时程增强（long-term potentiation，LTP）和长时程抑制（long-term depression，LTD）。LTP 和 LTD 反映突触传递效能的持久变化，在体内的持续时间可长达数周，目前认为 LTP 和 LTD 对突触强度的双向控制是某些形式学习和记忆的机制。小脑的 LTD 可能与运动功能的学习和记忆有关。

此外，谷氨酸能神经传导在神经元毒性机制中起关键作用。脑卒中、颅脑损伤和癫痫等疾病能够引起脑组织缺血、缺氧和血糖降低，引起神经元能量代谢障碍，抑制膜 Na^+，K^+-ATP 酶活性，使胞外的 K^+ 浓度明显升高和 Na^+ 浓度降低，破坏细胞膜内外的离子梯度，离子通道开放或关闭，Ca^{2+} 进入细胞内，激活第二信使系统，产生许多高水平的生化信号，使细胞蛋白酶和酯酶激活，导致神经元死亡。离子梯度的改变也促使神经元去极化，引起囊泡谷氨酸释放，谷氨酸进一步激活邻近的神经元使之去极化，发放动作电位，从而加重损害级联反应（cascade）。目前已经在开发一些谷氨酸 NMDA 受体拮抗剂，用于治疗脑损伤、癫痫或脑卒中。

突触后的代谢型谷氨酸受体主要调节中枢神经元表达的多种配体门控和电压门控离子通道；突触前的代谢型谷氨酸受体活化后能阻断兴奋性谷氨酸能和抑制性 GABA 能突触传递。GABA 和谷氨酸配体对突触后离子型受体的激活，调节神经回路系统内的兴奋性/抑制性平衡；代谢型谷氨酸受体可能是调节神经元兴奋性的机制。Ⅰ型代谢型谷氨酸受体主要位于突触后，通过与突触后过程（如离子型受体、离子通道）等相互作用，增强兴奋性Ⅱ型和Ⅲ型代谢型谷氨酸受体，主要位于突触前，发挥负反馈机制，抑制谷氨酸释放，以保持谷氨酸传递在生理范围内，防止过度兴奋损害大脑的正常功能。

Ⅱ型和Ⅲ型代谢型谷氨酸受体也存在于非谷氨酸能神经元突触，如在大脑皮质、海马、丘脑等组织，$mGluR_{2/3}$ 激动剂和 L-AP4 能可逆性地降低 GABA 介导的抑制性突触后电位的振幅，这种突触前调节可能是一种增强细胞兴奋性的机制。这些受体有突触前（异质性，heterogeneity）受体的作用。

谷氨酸 AMPA 受体和 KA 受体的内源性激动剂分别为 AMPA 和 KA，拮抗剂包括 CNQX（暂无中文药名，化学名为 6-cyano-7-nitroquinoxaline-2,3-dione）等。NMDA 受体的内源性激动剂有谷氨酸、天冬氨酸、高半胱氨酸和喹啉酸，其中天冬氨酸和喹啉酸是选择性激动剂，喹啉酸可能是一种内源性兴奋毒素。NMDA 受体拮抗剂包括竞争性拮抗剂和非竞争性拮抗剂，竞争性拮抗剂包括可透过血-脑屏障的 3-[(R)-2-羟基哌嗪]-丙基-1-膦酸[3-((R)-2carboxypiperazin-4-yl)-propyl-1-phosphonic acid，CPP]和 CGS19755 以及难以透过血-脑屏障的 D-2-氨基-5-膦酸基戊酸（D-2-amino-5-phosphonopentanoic acid，AP-5）和 D-2-氨基-5-膦酸基庚酸（D-2-amino-5-phosphonoheptanoic acid，AP-7）。

谷氨酸 NMDA 受体的一个重要的结合位点是苯环己哌啶（phencyclidine，PCP）及其相似物 MK-801 和氯胺酮结合位点。这些药物结合于 Mg^{2+} 结合位点或附近，阻滞 NMDA 受体通道，作为非竞争性受体拮抗剂。这些非竞争性受体拮抗剂的两个特点是激动剂依赖性和电压依赖性。激动剂依赖性是指只有在突触活动或外加激动剂时才产生拮抗作用，解除其拮抗作用也必须在 NMDA 受体激活的条件下才能实现。电压依赖性是指在膜电位呈负性时才产生拮抗作用，膜电位变正时拮抗作用明显减弱。由于 NMDA 受体介导许多重要的生理功能，过度活化时能引起细胞损伤和死亡，因此成为许多药物研发的靶目标，如治疗脑卒中、脑外伤及精神分裂症和老年痴呆等。

代谢型受体的内源性激动剂是谷氨酸和天冬氨酸，可激活几乎所有重组 mGluR，但是谷氨酸的极性限制了其被动弥散跨过生物膜的能力，必须由特异性转运体主动转运才能穿过生物膜。因此，许多合成的口服谷氨酸类似物的生物利用度很低，且不易透过血 - 脑屏障。近年来也发现一些小分子配体，如 LY354740 及其衍生物 LY379268 等可以激动 $mGluR_{2/3}$，也能透过血 - 脑屏障。关于 mGluR 拮抗剂，近年来主要用在药理研究中。

2. GABA 受体　GABA 受体分为 $GABA_A$、$GABA_B$ 和 $GABA_C$ 受体三种亚型。$GABA_A$ 和 $GABA_C$ 受体是由 GABA 门控的 Cl^- 通道，$GABA_B$ 受体是 G 蛋白偶联受体，激活后通过胞内信号转导系统调节离子通道的活性。

离子型 $GABA_A$ 受体是一种异寡聚蛋白复合物，含有一个与整个 Cl^- 通道偶联的 GABA 结合位点，同时该受体是苯二氮䓬类药物和镇静催眠药的作用位点。$GABA_A$ 受体主要分布于中枢神经元胞体，激活该受体能够使 Cl^- 通道开放，促使 Cl^- 内流，导致膜超极化，产生抑制性突触后电位（IPSP），从而抑制突触后神经元兴奋性。

$GABA_B$ 受体为 Gi/o 蛋白偶联受体超家族，属于代谢型受体，该受体的配体结合区和离子通道效应器不发生直接的联系。$GABA_B$ 受体表达于突触前和突触后膜，可开放 K^+ 通道，降低 Ca^{2+} 传导，抑制腺苷酸环化酶。与 $GABA_A$ 受体相比，突触后 $GABA_B$ 受体产生的抑制出现缓慢而持续时间较长，这种效应可能由内向整流钾通道开放引起。在海马、丘脑和皮质等结构，对抑制性中间神经元低强度刺激所诱发的 IPSP 全部由 $GABA_A$ 受体介导，而 $GABA_B$ 受体则需要强度更大或持续时间更长、频率更高的刺激方能介导 IPSP。研究提示 $GABA_A$ 受体可能就位于突触本身，直接面对 GABA 释放位点，较少的神经递质即可激活；而 $GABA_B$ 受体可能位于突触外，需要更强的或更持久的高频刺激，使 GABA 释放增加，并能弥散到突触间隙之外。

突触前的 $GABA_B$ 受体可能起自身受体的作用，抑制 GABA 能神经末梢进一步释放 GABA，另一些 $GABA_B$ 受体位于兴奋性神经末梢，抑制性突触释放的 GABA 以旁分泌（paracrine）的方式由突触溢出，弥散至邻近的兴奋性突触，激活位于兴奋性末梢的 $GABA_B$ 受体，抑制谷氨酸释放。突触前 $GABA_B$ 受体活化后还可能抑制其他神经递质释放，如去甲肾上腺素、多巴胺、5- 羟色胺和 P 物质等。

近来还发现一种既非 $GABA_A$ 受体也非 $GABA_B$ 受体的 GABA 受体，命名为 $GABA_C$ 受体。中枢的多个部位都发现这种 $GABA_C$ 受体，如视网膜、小脑、海马、视顶盖区和脊髓。该受体可能在视网膜内外网状层的信息加工和传导中起重要作用。

$GABA_A$ 受体激动剂包括 GABA、蝇蕈醇、异四氢烟酸等，拮抗剂包括生物碱牡丹碱、pitrazepin、抗惊厥药（一叶萩碱）、胺化酰亚胺甾类和哒嗪衍生物等。目前新开发的镇静催眠药、抗焦虑药等均以 $GABA_A$ 受体作为靶点之一。

GABA$_B$ 受体激动剂为巴氯芬，作为肌松药用于临床；拮抗剂有法克罗芬（phaclofen）和磺酸衍生物。这些药物不能透过血-脑屏障。目前又开发了"第二代"药物，包括 3- 氨基丙基次膦酸衍生物。研究提示 GABA$_B$ 受体拮抗剂可能有抗惊厥、抗抑郁和抗精神病作用，并可增强认知功能，刺激脑内生长因子的产生，具有神经保护作用。

GABA$_C$ 受体激动剂包括 GABA、蝇蕈碱和顺式 -4- 氨基丁烯酸（CACA）等，拮抗剂为拟 GABA 结构的咪唑 -4- 乙酸。

3. 组胺受体 目前有 3 种组胺受体（H$_{1\sim3}$），均为 G 蛋白偶联受体超家族成员。H$_1$ 受体与 Gq 蛋白偶联，H$_2$ 受体与 Gs 蛋白偶联，H$_3$ 受体与 Gi 蛋白偶联，作为自身受体调节神经末梢神经递质的释放。

H$_1$ 受体拮抗剂可用于治疗感冒和变态反应症状，产生镇静作用，也可治疗恶心和呕吐。如苯海拉明、美克洛嗪和茶苯海明，可透过血-脑屏障，因而具有头晕、嗜睡等中枢不良反应。第二代药物如氯雷他定和特非那定，不能透过血-脑屏障，因而没有头晕、嗜睡等中枢不良反应。作用于 H$_2$ 受体的药物主要作用于消化系统，抑制胃酸分泌。H$_3$ 受体拮抗剂可能增强醒觉，对认知障碍和肥胖可能有一定的治疗作用。H$_3$ 受体激动剂可以促进睡眠，可能用于治疗失眠。

（司天梅　李继涛）

参 考 文 献

[1] 江开达. 精神药理学 [M]. 2 版. 北京：人民卫生出版社，2011.

[2] 刘吉成，艾静. 精神药理学 [M]. 2 版. 北京：人民卫生出版社，2016.

[3] 张均田，张庆柱，张永祥. 神经药理学 [M]. 北京：人民卫生出版社，2008.

[4] 王晓良. 应用分子药理学 [M]. 2 版. 北京：中国协和医科大学出版社，2015.

[5] 邵福源，王宇卉. 分子神经药理学 [M]. 上海：上海科学技术出版社，2005.

[6] NESTLER E J, HYMAN S E, HOLTZMAN D M, et al. Molecular neuropharmacology: a foundation for clinical nruroscience[M]. 3rd ed. New York: McGraw Hill, 2015.

[7] BRUNTON L L, CHABNER B A, KNOLLMAN B. Goodman and Gilman's the pharmacological basis of therapeutics[M]. 12th ed. New York: McGraw Hill, 2010.

[8] STRADER C D, FONG T M, TOTA M R, et al. Structure and function of G protein-coupled receptors[J]. Annual review of biochemistry, 1994, 63: 101-132.

[9] WOOTTEN D, CHRISTOPOULOS A, MARTI-SOLANO M, et al. Mechanisms of signalling and biased agonism in G protein-coupled receptors[J]. Nature reviews molecular cell biology, 2018, 19（10）: 638-653.

[10] DAVENPORT A P, SCULLY C C G, DE GRAAF C, et al. Advances in therapeutic peptides targeting G protein-coupled receptors[J]. Nature reviews drug discovery, 2020, 19（6）: 389-413.

[11] BELLOCCHIO E E, REIMER R J, FREMEAU R J, et al. Uptake of glutamate into synaptic vesicles by an inorganic phosphate transporter[J]. Science, 2000, 289（5481）: 957-960.

[12] KELLY R B. Storage and release of neurotransmitters[J]. Cell, 1993, 72 Suppl: 43-53.

[13] PRADHAN T, JUNG H S, JANG J H, et al. Chemical sensing of neurotransmitters[J]. Chemical society reviews, 2014, 43（13）: 4684-4713.

[14] BRIDGES R J, ESSLINGER C S. The excitatory amino acid transporters: pharmacological insights on substrate and inhibitor specificity of the EAAT subtypes[J]. Pharmacology & therapeutics, 2005, 107（3）: 271-285.

[15] CHENG M H, BAHAR I. Monoamine transporters: structure, intrinsic dynamics and allosteric regulation[J]. Nature structural & molecular biology, 2019, 26（7）: 545-556.

[16] MADDEN D R. The structure and function of glutamate receptor ion channels[J]. Nature reviews neuroscience，2002，3（2）：91-101.

[17] GLADDING C M，FITZJOHN S M，MOLNÁR E. Metabotropic glutamate receptor-mediated long-term depression：molecular mechanisms[J]. Pharmacological reviews，2009，61（4）：395-412.

[18] WANG H B，BEDFORD F K，BRANDON N J，et al. GABA$_A$-receptor-associated protein links GABA$_A$ receptors and the cytoskeleton[J]. Nature，1999，397（6714）：69-72.

[19] LIU C，GOEL P，KAESER P S. Spatial and temporal scales of dopamine transmission[J]. Nature reviews neuroscience，2021，22（6）：345-358.

[20] BEAULIEU J M，GAINETDINOV R R. The physiology，signaling，and pharmacology of dopamine receptors[J]. Pharmacological reviews，2011，63（1）：182-217.

[21] NICOLA S M，SURMEIER J，MALENKA R C. Dopaminergic modulation of neuronal excitability in the striatum and nucleus accumbens[J]. Annual review of neuroscience，2000，23：185-215.

[22] LANGMEAD C J，WATSON J，REAVILL C. Muscarinic acetylcholine receptors as CNS drug targets[J]. Pharmacology & therapeutics，2008，117（2）：232-243.

[23] HILL S J，GANELLIN C R，TIMMERMAN H，et al. International Union of Pharmacology. XIII. Classification of histamine receptors[J]. Pharmacological reviews，1997，49（3）：253-278.

第二章

精神障碍的药物基因组学

近年来,精神药物的临床应用取得迅速发展。然而,临床上仍然存在经验化或试错法的用药模式,导致药物疗效呈现显著的个体差异,使得部分患者药物治疗无效,甚至产生药物不良反应。文献报道,25%~30%的患者在规律服用抗精神病药与抗抑郁药后仍出现疗效欠佳的情况。

遗传是影响药物疗效和不良反应个体差异的重要因素,基因多态性可解释抗精神病药或抗抑郁药治疗效应个体差异的42%~50%,为个体化用药奠定了基础。药物进入机体后,经过代谢酶、转运体和作用靶蛋白等的共同作用,完成药物代谢和药物效应动力学过程。影响药物代谢、转运和靶效应等药物反应相关基因多态性是影响药物适宜种类、有效剂量、药物效应和不良反应等的重要因素。随着药物基因组学研究的不断深入,多种不同类型的精神药物治疗反应相关基因陆续被发现和鉴定,同时遗传和基因组学检测技术也在快速发展,个体化用药遗传咨询已逐步应用于临床实践。药物基因组学的不断发展为个体化用药的开展奠定了理论和实践基础,开展基于药物基因组学循证依据的个体化用药检测将有效提高临床药物治疗的安全性、有效性和经济性。

第一节 药物基因组学概述

一、药物遗传学的概念及应用

药物遗传学(pharmacogenetics)研究遗传因素在药物反应个体变异中的作用,如遗传因素对药物代谢的影响,特别是由于遗传因素引起的异常药物反应,是药理学与遗传学相结合的边缘学科。机体内的药物代谢酶、药物转运体和药物作用靶点(受体)等由特定基因编辑合成,故遗传基因变异是构成个体对药物反应差异的决定因素。遗传因素引起的异常药物反应实质上就是遗传缺陷对药物在机体内代谢过程或对药物效应的影响。遗传因素在引起药物反应个体差异的多种因素(包括生理状态、性别、年龄、环境因素等)中发挥主要作用。

传统的药物遗传学包括药代动力学和药效动力学两个方面的内容。其中,药代动力学(pharmacokinetics)作用是由于个体在药物吸收、分布、代谢(包括前体药物的激活、活性分子的失活、药物产生有生物活性的衍生物)方面不同,导致血浆中的药物保持的有效治疗浓度不同,而不适当的药物浓度或代谢产物会导致药效下降或产生毒副作用。药效动力学(pharmacodynamics)作用与个体之间的药物效应不同有关。药物作用的靶分子或代谢途径发生DNA变异而影响药物作用。

二、药物基因组学的概念及应用

药物基因组学（pharmacogenomics）是综合药理学和遗传学、研究个体基因遗传因素如何影响机体对药物反应的交叉学科。在基因组水平上研究基因多态性与药物效应多样性之间的关系，即研究基因本身及其突变体对不同个体药物作用效应差异的影响，以此为平台开发药物，指导合理用药，提高用药安全性和有效性。

全球每年约 750 万人死于不合理用药，位居死亡人数第 4 位。我国每年因药物不良反应住院约 250 万人，直接死亡约 20 万人。我国每年发生药物性耳聋的儿童约 3 万多人，在 100 多万名聋哑儿童中 50% 左右是药物致聋。由于基因组学研究存在规模大、手段新、通量高、系统性强的特点，有助于更快、更直接地开展新药研发。由于新一代遗传标记的大规模发现及应用，推进多基因遗传病和常见病（往往是多基因复杂疾病）机制的基础研究，其研究成果可以为制药工业提供新的药靶。

药物基因组学是精准医疗（precision medicine）的一个分支，为"量体裁衣"式的个体化精准医疗提供了依据。依据患者基因组的生物学信息以及临床症状，对患者进行量身定制的医疗服务。美国奥巴马政府于 2015 年 1 月率先宣布了精准医疗计划，中国政府也投入 600 亿元开展精准医疗计划，相关研究已取得很重要的发现。

精准医疗一般需要借助临床研究资料，结合生物基因组学研究，目标是找到药物疗效、不良反应、用药安全性及预测效应等方面的生物标志物，重点关注基因组学、转录组学、蛋白质组学等相关的一些生物标志物。在这个过程中，临床研究的质量控制，包括遗传研究的质量控制都是非常重要的。

三、精神药物基因组学研究现状及前景

药物基因组学的不断发展为个体化用药的开展奠定了理论和实践基础，实施个体化用药可有效提高临床治疗的安全性、有效性和经济性，然而目前国内尚缺少个体化用药遗传咨询相关指南，影响药物反应相关基因检测结果的准确解读及其对临床个体化用药的有效指导。此外，临床医师和药师对药物反应相关基因检测的作用及适用范围普遍认识不足，从而限制了其在临床诊疗中的合理应用。而通过对现有药物基因组学研究证据进行归纳和整理，建立药物反应相关基因变异分类系统，定义药物反应相关基因变异等级划分标准和评价体系，可以为未来制定规范性、综合性和针对性的精神科个体化用药遗传咨询指南与临床路径，规范药物反应相关基因检测在临床实践中的应用等提供重要依据。

随着临床医学、药学和遗传学等学科的快速发展和相互交叉，个体化用药相关遗传咨询工作在日常诊疗中的重要性日益突出。个体化用药是指药物治疗方案因人而异，在充分考虑每个患者的种族、性别、年龄、体重指数、生理或病理特征、药物 - 药物相互作用、病程阶段、遗传因素等综合信息的基础上，制订安全、合理、有效和经济的药物治疗方案。遗传是药物反应个体差异的一个重要影响因素，也就是说患者的药物反应相关基因变异与药物反应的个体差异有关。

药物进入机体后，经过药物转运体、药物代谢酶和药物作用靶点等的共同作用，完成药物代谢动力学和药效动力学过程。代谢酶、转运体和靶点蛋白等是影响药效的重要因素，它们的编码基因也称为药物反应相关基因。若这些基因存在影响编码蛋白质功能的遗传变异，则可能导致药物在机体内的分布和代谢等过程产生个体差异，不仅会影响药物治疗效果，也可

能会引起严重不良反应。随着药物基因组学研究的不断深入，各种不同类型的药物反应相关基因陆续被发现和鉴定，同时其相关检测技术也获得快速进步与发展，个体化用药遗传咨询被逐步应用于临床实践中。

基因检测是对血液及其他体液或组织细胞等来源的遗传物质进行检测的过程，一般需经过核酸提取、基因扩增等过程，通过特定设备对受试者的核酸分子信息进行检测，分析相关基因的类型、状态及功能的方法。

常用的药物反应相关基因检测技术包括一代测序（Sanger测序）、荧光定量PCR、基因芯片、荧光原位杂交和焦磷酸测序等。近几年发展起来的以大规模、高通量、微型化和自动化为特点的二代测序和核酸质谱，以及高灵敏度、高准确度和绝对定量为特点的数字PCR作为基因检测的最新技术也开始应用于药物基因组学研究与实践。个体化用药相关基因检测规范化操作可参考其他相关指南与标准。

个体化用药遗传咨询常用数据库有：

（1）临床药物基因组学实施联盟（Clinical Pharmacogenetics Implementation Consortium，CPIC，www.cpicpgx.org）：由国际联盟创建，适时发布同行评议、基因-药物关联的临床实践指南、系统证据分级和临床建议。

（2）药物基因组学知识库（Pharmacogenomics Knowledge Base，PharmGKB，www.pharmgkb.org）：由斯坦福大学牵头建立，对基因型和表型（包括临床结果、药效动力学和药物反应、药代动力学及分子和细胞功能检测）的关系进行注释，提供人类遗传变异影响药物反应信息、临床可操作基因-药物关联和基因型-表型关系的知识。

（3）美国医学遗传学与基因组学学会（American College of Medical Genetics and Genomics，ACMG，www.acmg.net）联合美国分子病理学协会（Association for Molecular Pathology，AMP，www.amp.org）：制定并发布了最新版本《孟德尔遗传病基因序列变异解读标准和指南》（2015版），定义了28条证据（含独立、非常强、强、中等、支持性证据），建议基于典型数据类型（如人群数据、计算数据、功能数据、共分离数据、表型数据等）对遗传变异进行五级分类解读，包括致病性、可能致病性、意义未明、可能良性、良性。

（4）欧洲临床药理学与治疗学协会（European Association for Clinical Pharmacology and Therapeutics，EACPT，www.eacpt.org）：是服务于欧洲和全球临床药理学与治疗学界的协会，定期公布药物的基因标签注释、药物剂量滴定、不适用的替代药、药物相互作用和患者不良反应等信息。

（5）美国食品药品管理局（Food and Drug Administration，FDA，www.fda.gov/drugs）：提供美国批准人类使用的药物（含生物制品）信息，提供处方药品牌标注（如处方信息和FDA批准的患者标签）、监管信息、FDA药物安全性评估和有效性审查及药物标签的药物基因组学信息。在2020年公布的165种药物、222个遗传标记中有9%与精神科相关。

（6）荷兰药物遗传学工作组（Dutch Pharmacogenetics Working Group，DPWG，kennisbank.knmp.nl）指南：由荷兰皇家药剂师协会制定，旨在通过循证医学研究，为临床治疗提供药物基因组学证据；协助临床医师和药剂师将药物基因组学证据整合于医疗信息系统中，为药物选择、药物配伍、自动化药物监测等提供参考依据。

由于同一个体在基于不同背景和规模的研究中可能被多次重复报道，导致这些个体被重复计数，进而使变异频率出现偏倚。因此，在评估文献时若作者或其研究机构出现相互重叠时就需要谨慎、客观并进一步确认。

第二节　药物基因组学与基因多态性

一、药物代谢酶基因

精神药物个体间的血药浓度差异（即药代动力学差异）是由药物代谢酶的不同活性引起的。药物代谢酶活性可能随着年龄增长而降低，并受肝脏和肾脏疾病的影响。大多数精神药物经药物代谢酶——细胞色素P450（cytochrome P450，CYP450）催化氧化、还原或者水解反应进行代谢。CYP450有200多种同工酶，催化精神药物的最重要的同工酶有CYP1A2、CYP2B6、CYP2D6、CYP2C9、CYP2C19和CYP3A4/5等。

药物进入体内会在一系列生物活性酶的作用下被催化为极性分子，发挥药效或被正常代谢体系排出体外的过程即为药物代谢，这是机体的自我保护方式。药物代谢作为药理学的重要部分，研究药物在体内的代谢过程及其化学编号，对于阐释药理作用、毒性研究、结构修饰等有重要意义。而药物代谢过程中最重要的角色是参与其中的各种酶，包括CYP450、还原酶、过氧化物酶、单加氧酶、水解酶等。CYP450主要分布于肝脏和其他组织的内质网中，是一类血红蛋白偶联单加氧酶，其发挥作用需要辅酶NADPH和分子氧共同参与。CYP450最早在大鼠肝微粒体中发现，称为肝微粒体酶或药物代谢酶，因其与一氧化碳的混合物在450nm处有一特异性吸收峰而得名。CYP450作为主要的药物代谢酶系，90%以上的药物代谢都要通过CYP450，如果由于遗传因素或环境因素造成不同个体CYP450基因变异而造成CYP450的活性差异，则不同个体内由它催化的许多代谢效应就存在明显差异。因此，CYP450基因多态性是造成不同个体药物代谢差异的基础。在CYP450超家族中，人类编码CYP450基因分属于17个基因家族的42个家族。其中涉及体内大多数药物代谢的主要有3个基因家族（CYP1、CYP2、CYP3），通过测定催化特定底物的CYP450的活性，可用于分析比较不同个体中酶活性的差异，为临床个体化用药提供科学依据。

根据携带肝药酶基因中能影响酶活力的基因型不同，通常分为慢代谢型（poor metabolizer，PM）、中间代谢型（intermediate metabolizer，IM）、广泛代谢型（extensive metabolizer，EM）和超快代谢型（ultrarapid metabolizer，UM）4种不同的亚型。CYP450超家族基因多态性可解释药物疗效的个体差异，不同人群的药物清除率个体差异可达25%～200%。国际著名药物代谢相关网站PharmGKB对由包括临床药物基因组学实施联盟（CPIC）等专业学术机构制定的药物剂量指南进行编译、总结，并向包括美国FDA在内的各个政府食品药品监督管理机构提供依据。

根据CYP450代谢类型调整或滴定用药剂量有非常重要的临床意义，下面举一个较为实用的例子：既往文献表明，阿立哌唑主要经CYP2D6和CYP3A4代谢，其有效成分为阿立哌唑及其活性代谢产物去氢阿立哌唑。稳态时，阿立哌唑的药代动力学与剂量成正比，PM者的阿立哌唑血药浓度比EM者升高2倍，阿立哌唑和去氢阿立哌唑的总值比EM者升高1.7倍，去氢阿立哌唑无显著变化。阿立哌唑的血药浓度在CYP2D6的PM者中升高1.7倍，活性成分升高1.5倍，去氢阿立哌唑无显著变化。荷兰药物遗传学工作组（Dutch Pharmacogenetics Working Group，DPWG）建议，临床上有阿立哌唑适应证的患者应尽量检测CYP2D6基因型，对于野生型EM携带者可以使用药品说明书推荐的常规剂量，对杂合突变型IM携带者需减少至推荐剂量的100%～50%（注：杂合突变型患者服用剂量是标准剂量至标准半剂量），而纯合突变型PM携带者则建议减少至推荐剂量的50%，以达到安全有效的血药浓度。

除了 CYP450 系统外，尿苷 5′- 二磷酸葡糖醛酸转移酶（uridine 5′-diphospho-glucuronosyl transferase，UGT）也是重要的药物代谢酶之一。有案例分析报道，奥氮平主要经 CYP1A2 代谢，若患者为 CYP1A2 超快代谢型，则奥氮平的血药浓度降低，达不到有效治疗浓度，预示可能是导致奥氮平治疗效果不佳的原因；建议更换经尿苷 5′- 二磷酸葡糖醛酸转移酶 1A4（UGT1A4）代谢的阿塞那平，该药的代谢不会受到 CYP1A2 代谢型的影响，患者有望对药物应答较好。UGT 是催化毒性内源性物质胆红素葡糖醛酸化的酶，介导葡糖醛酸化反应为胆红素排出体外的必需步骤，与人体健康关系最为密切。

二、药物转运体基因

药物转运体还参与药物分配动力学。这些转运体是位于细胞膜上的 ABC（ATP-binding cassette）转运体，即 ATP 结合盒蛋白，起外向转运蛋白的作用，以保护器官免受外来生物侵害。对于许多抗精神病药，ABC 转运蛋白，尤其是 P 糖蛋白（P-glycoprotein，P-gp）、ABCB1 基因产物，如 ABCC1 编码的多药耐药蛋白（multidrug resistance protein，MRP）和 ABCG2 编码的乳腺癌耐药蛋白（breast cancer resistance protein，BCRP）被认为是主要的药物分配动力学的决定因素。作为 ABC 转运底物的药物通过被动扩散进入细胞，然后通过依赖 ATP 的构象变化，由 ABC 转运体转运进入细胞外空间。P-gp 在血 - 脑屏障和小肠中高表达，在药物进出不同器官的调节中起重要作用。动物实验研究表明，P-gp 控制了许多抗精神病药的脑内可用率，如利培酮等。P-gp 高功能是导致无效浓度的原因，而 P-gp 低功能与高药物浓度和耐受性问题有关。与 CYP450 类似，ABC 转运蛋白存在多种基因突变。此外，ABC 转运蛋白的表达可以通过多种方式上调或下调，如病理生理压力、外源性生物、激素或饮食因素等。

血 - 脑屏障（blood-brain barrier，BBB）的一个重要特点是在脑毛细血管内皮细胞膜上含有多种物质转运蛋白，它们大都与脑营养物质的跨膜转运有关，如葡萄糖转运体、肽转运体、转铁蛋白受体等，它们为外周血液与脑内物质交换提供必要条件。在生理条件下，BBB 的 ABC 转运体的外排作用影响药物进入脑内发挥疗效。在病理状态下，一方面多种因素导致 ABC 转运体过表达或者功能增强，进一步降低进入脑内的药物含量，影响 CNS 药物的疗效。如有临床研究表明，使用文拉法辛 8 周后，ABCB1 基因突变的抑郁症患者由于脑内的药物浓度较高，汉密尔顿抑郁量表（Hamilton depression rating scale，HDRS）测评的抑郁症状缓解明显，文拉法辛的效果更好。由于 BBB 的存在，一些治疗 CNS 疾病的药物发挥药效受到很大限制，因而如何促进药物跨 BBB 转运入脑成为近年来的研究热点，也是 CNS 药物开发亟待解决的难题。此外，葡萄糖转运体（glucose transporter，GLUT）、转铁蛋白受体、胰岛素受体（insulin receptor，IR）等具有多态性也在药理效应个体差异方面发挥重要作用。

三、药物靶受体基因

药效学候选基因研究更多关注常见神经递质（如多巴胺、5- 羟色胺）受体不同亚型基因多态性，通过影响脑内受体表达密度、亲和力或神经递质传递效率等与抗精神病药的疗效关联。其他疗效易感基因有 5- 羟色胺转运体、儿茶酚 -O- 甲基转移酶、离子型谷氨酸受体、肾上腺素受体、突触传递蛋白 25 等。精神药物不良反应的候选基因研究发现，除了关注可能与神经系统不良反应（如代谢综合征、锥体外系不良反应等）有关神经递质受体亚型基因多态性外，一些致死性不良反应更是其关注的重点。如携带人类白细胞抗原（human leukocyte antigen，HLA）HLA-B、HLA-DQB1 基因多态性突变型患者在服用卡马西平、奥卡西平、奥氮平等药物时，有可能引发致死性 Swyer-James 综合征等自身免疫病风险；而携带线粒体聚合酶 γ（polymerase gamma，POLG）突变型患者服用丙戊酸盐时，有可能增加肝衰竭和死亡风险，为此而被纳入 FDA 黑框警告。

常用基因多态性位点的基因分型检测方法包括实时荧光定量聚合酶链反应（polymerase chain reaction，PCR）、焦磷酸测序、Sanger 测序、限制性片段长度多态性（restriction fragment length pattern，RFLP）、基因芯片（gene chip）、二代测序（next-generation sequencing，NGS），其优缺点及适用性见表 1-2-1。

表 1-2-1　药物代谢酶和药物作用靶基因检测技术的优缺点及适用性

检测方法	适用性	优点	缺点
限制性片段长度多态性（PCR-RFLP）	适用于无条件购置贵重仪器设备的实验室开展小样本分型检测	无须昂贵的设备，成本较低，实验过程相对简单，可操作性强	通量低，仅适用于部分有 RFLP 内切酶的单核苷酸多态性（SNP）基因分型
实时荧光定量 PCR	适用于对相同位点、大样本标本检测，可用于 mRNA 表达检测	通量较高，操作简单，设备易普及	检测探针定制较昂贵
焦磷酸测序	适用于较大样本、少见等位基因频率 > 5% SNP 和甲基化位点检测	通量和灵敏度较高，可检测插入 / 缺失多态和未知突变	需要特殊设备，如 Mass-ARRAY 等
Sanger 测序（也称为 DNA 直接测序）	适用于各种 SNP 基因型检测，未知突变的筛查，验证其他基因分型的结果	可直接获得 DNA 系列，准确性高，可发现未知突变，是基因分型的金标准	测序成本高，通量低
基因芯片	适用于具备芯片检测能力的实验室对已知固定位点、较大样本标本进行基因型检测	通量较高	灵活度低，成本高，需要特殊的 DNA 测序仪设备
新一代测序（二代测序，NGS 技术）	适用于较大样本、快速基因型检测	成本较低，准确性较高，测序速度较快	NGS 序列读长短于一代测序，需要特殊的高通量测序仪设备

第三节　药物基因组学在精神障碍治疗中的应用

一、抗抑郁药的药物基因组学临床应用

抑郁症是目前最常见的精神疾病之一，我国社区成年人群中抑郁症的患病率约 6.8%。其主要临床特征为兴趣或愉悦丧失、情绪沮丧、认知功能受损、绝望、焦虑和睡眠障碍等。抑郁症的治疗药物主要包括：①三环类抗抑郁药（tricyclic antidepressant，TCA），如阿米替林、丙米嗪、氯米帕明等；②选择性 5- 羟色胺再摄取抑制剂（selective serotonin reuptake inhibitor，SSRI），如氟西汀、帕罗西汀、舍曲林、西酞普兰、艾司西酞普兰、氟伏沙明；③5- 羟色胺和去甲肾上腺素再摄取抑制剂（serotonin and norepinephrine reuptake inhibitor，SNRI），如文拉法辛、度洛西汀、米那普仑等；④去甲肾上腺素能和特异性 5- 羟色胺能抗抑郁药（norepinephrine and specific serotonin antidepressant，NaSSA），如米氮平；⑤去甲肾上腺素和多巴胺再摄取抑制剂（norepinephrine and dopamine reuptake inhibitor，NDRI），如安非他酮；⑥选择性去甲肾上腺素再摄取抑制剂（norepinephrine reuptake inhibitor，NRI），如瑞波西汀等。

抑郁症发病、治疗和预后不仅与环境因素有关，也有遗传因素的作用。目前研究显示，多个基因都参与这个过程。目前，抗抑郁药治疗的有效率为 50%～60%，个体间对药物反应存在较大差异，这一药物反应差异的主要影响因素是遗传因素。

药物进入人体后，需经过吸收、转运、代谢、受体结合等过程才能发挥作用。基因突变可能造成药物代谢过程中相关代谢酶、受体、转运体等的功能差异，这些差异的累积最终使药物效应呈现多样性，当然抗抑郁药也不例外。

文拉法辛主要通过 CYP2D6 进行代谢，临床研究表明 CYP2D6 基因多态性影响文拉法辛的代谢及药物反应。一项临床研究表明，CYP2D6 的 PM 者对于文拉法辛不耐受，服用 37.5mg/d 剂量的文拉法辛可引发不良反应而停止用药。其他抗抑郁药如帕罗西汀、氟伏沙明等也主要经 CYP2D6 代谢，其不同基因多态性对这些药物代谢的影响与文拉法辛相似。

西酞普兰、舍曲林等精神药物主要通过 CYP2C19 进行代谢，CYP2C19 基因多态性影响药物代谢，在 CYP2C19 的 PM 者在使用西酞普兰、舍曲林等药物时，由于酶活性降低，导致其血药浓度升高，药物在体内蓄积，易引发不良反应。有研究发现，CYP2C19 的 PM 者服用西酞普兰后出现 Q-T 间期延长的不良反应。另有学者对中国人群的研究表明，CYP2C19 的 PM 者服用西酞普兰后出现恶心、呕吐以及嗜睡的不良反应，这可能与突变者体内西酞普兰蓄积以及对西酞普兰的耐受性差相关；另外，一项针对中国患者的研究也得到相似的结果。对于 UM 者，服用这类药物后，由于 CYP2C19 的活性增强，药物代谢加快，可能影响治疗效果。

抗抑郁药主要通过作用于神经递质受体或者相关转运体发挥药效，其中主要包括 5- 羟色胺受体、多巴胺受体、谷氨酸受体、5- 羟色胺转运体等。SSRI 类抗抑郁药（氟西汀、帕罗西汀、氟伏沙明、舍曲林、西酞普兰、艾司西酞普兰等）主要通过抑制 5- 羟色胺转运体发挥药效。研究表明，ABCB1、SLC6A4、DRD_2 等相关靶点基因多态性可能与药物药效及不良反应相关。

目前，已发现 CYP2C19、FKBP5、CYP2D6、MC4R、ANKK1、SCN2A、ABCB1、UGT1A4、DRD_1、COMT、UGT2B15 等多个基因与舍曲林、西酞普兰、氟西汀、氟伏沙明、帕罗西汀、文拉法辛、托莫西汀、丙米嗪、氯米帕明、阿米替林、多塞平等药物的临床疗效及不良反应密切相关。大量的基础和临床研究已经发现 CYP450 基因多态性与多种精神药物有相关性。美国 FDA 已于 2005 年批准了对 CYP2D6、CYP2C19 进行基因检测，用于指导用药，并发布了部分精神科药物的不同 CYP450 基因型用药建议。

同时，国家药品监督管理局（National Medical Products Administration，NMPA）已经批准氟西汀、舍曲林、西酞普兰等药物基因检测试剂盒应用于临床，为抑郁症精准治疗提供有效工具。随着人类对基因组和抑郁症药物基因组学研究的深入，药物基因组学能更精准地帮助抑郁症患者提高药物疗效，同时减少或避免药物毒副作用。

国际上用于临床的商品化药物基因检测产品有瑞士的 AmpliChip CYP450，美国的 DMETTM、GeneSight、Genecept，澳大利亚的 Amplis，西班牙的 Neuropharmagen 等。GeneSight 精神科检测芯片的临床应用较广泛，检测基因包括 CYP1A2、CYP3A4、CYP2D6、5-HT 转运体、5-HT$_{2A}$ 受体、HLA-B*1502、HLA-A*3101 等药物代谢、药物转运和药物效应基因。多项研究表明临床药物基因检测产品对指导临床决策有重要意义，相比经验化常规药物治疗组（treatment as usual，TAU），GeneSight 等基因指导治疗方案组（gene-guided therapy，GGT）可提高抗抑郁药的临床应答率 2.26 倍、治愈率 2.5 倍、依从性 6.3%，不良反应发生率下降 17.1%，87% 的患者的生活质量改善，降低治疗费用（每年节约 3 764 美元 / 人），故 GeneSight 已纳入美国医疗保险体系。

二、抗精神病药的药物基因组学临床应用

基因组学的快速发展极大地助推了药物遗传学研究在精准医疗中的临床转化。美国梅奥诊所将药物基因组学数据整合入患者电子病历库，通过临床决策支持系统指导患者用药，提供抗抑郁药和抗精神病药的药动学 / 药效学处方指南，建立精神病学精准医疗规范，大大降低误诊和漏诊率，提高有效率。神经精神药理学与药物精神病学协会专家组于 2004 年发布了精神药物治疗药物监测指南，倡导治疗药物监测与药物基因组学联合用于临床实践。2017 年更新版治疗药物监测指南明确纳入多个抗精神病药基因检测如 CYP1A2、CYP2D6、CYP3A4、DRD$_2$、DRD$_4$、HTR$_{1A}$、HTR$_{2C}$、G 蛋白调节因子 2、HLA-B*1502、HLA-A*3101 等，治疗药物监测与药物基因组学联合临床应用必将成为未来的重点发展方向之一。

常用抗精神病药经 CYP1A2、CYP2D6、CYP3A4 等或多酶协同代谢。CYP2D6 代谢 40% 的抗精神病药，荷兰皇家药学促进协会发布了依据 CYP2D6 基因型指导抗精神病药剂量参考标准：慢代谢型患者使用阿立哌唑需降低最大治疗剂量至 10mg/d（或最大日剂量的 67%），使用氟哌啶醇需减少 60% 的用量或换替代药如喹硫平、奥氮平等；超快代谢型患者使用氟哌啶醇需监测血药浓度或换替代药如喹硫平、奥氮平等。CYP1A2 负责 20% 的抗精神病药代谢，酶活性易受咖啡因、尼古丁诱导出现交叉反应。CYP3A4 也负责 20% 的抗精神病药代谢，可解释抗精神病药干预有效性临床试验（Clinical Antipsychotic Trials of Intervention Effectiveness，CATIE）研究样本奥氮平血浆清除率的 10% 的变异。其他代谢酶系统如尿苷 5′- 二磷酸葡糖醛酸转移酶（UGT）多态性也对药物疗效及血药浓度有一定影响，但对抗精神病药治疗和剂量调整的临床相关性不如 CYP450 基因多态性显著。

药代动力学研究同样关注药物转运的影响因素，如多药耐药（multidrug resistance 1，MDR1）基因编码的 P 糖蛋白位于血 - 脑屏障和肠上皮，有能量依赖性"药泵"功能，可主动将药物外排而发挥门卫作用。MDR1 基因多态性显著影响脑内的奥氮平浓度及疗效，基因敲除小鼠脑内的奥氮平浓度是野生型小鼠的 3 倍；该基因还与氯氮平所致的粒细胞减少等关联。

药效学候选基因研究更多关注多巴胺受体 D 型（dopamine receptor D，DRD）和 5- 羟色胺受体（5-hydroxytryptamine receptor，HTR）等，如 DRD$_2$、DRD$_3$、HTR$_{1A}$、HTR$_{2A}$ 等，可通过影响脑内受体表达密度、亲和力或神经递质传递效率等与抗精神病药的疗效关联。其他疗效易感基因有 5- 羟色胺转运体、儿茶酚 -O- 甲基转移酶、离子型谷氨酸受体、肾上腺素受体、G 蛋白编码 β3、突触传递蛋白 25 等。

抗精神病药不良反应的候选基因研究发现，HTR$_{2C}$、瘦素受体、神经肽 Y、鸦片生长因子样受体等基因多态性与抗精神病药所致的体重增加不良反应关联。人类白细胞抗原（human leukocyte antigen，HLA）基因 HLA-DQB1 和 HLA-B 多态性与氯氮平所致的粒细胞缺乏关联。CYP2D6、MDR5、多巴胺转运体、腺苷受体基因等与锥体外系不良反应相关。CYP2D6、DRD$_2$、HTR$_{2A}$ 等与迟发性运动障碍风险关联。

药物基因组学研究发现 CATIE 研究样本中的接触蛋白关联蛋白样蛋白 5 基因与抗精神病药的疗效弱关联，促食欲素受体和线粒体基因等与药源性体重增加关联。药物基因组学研究发现黑皮质素 4 受体、蛋白酪氨酸磷酸酶 D 受体基因等与药源性体重增加关联。我国药物基因组学研究发现多种抗精神病药均与调节突触传递新基因如原钙黏着蛋白、谷氨酸转运体基

因等关联，多基因交互可预测 71.3% 的抗精神病药疗效个体差异；外显子组测序发现疗效差的精神分裂症患者中，谷氨酸受体通路基因上罕见、有害突变的发生率较高。基于全基因组关联分析的多基因风险评分和 DNA 甲基化等表观遗传因素也可能与抗精神病药的疗效相关，有望成为预测药物疗效的可靠指标。总之，多组学协同研究进展为精神分裂症的精准医疗和新药研发提供了崭新的思路。

三、精神药物基因组学临床应用的瓶颈及展望

精准医疗仍面临很大的挑战。目前来说，精神疾病的病因非常复杂，由遗传因素和环境因素交互作用导致。药物经口服、肌内注射、鼻腔吸入等不同的形式进入体内之后，还要透过血 - 脑屏障才能进入大脑，最后发挥一定的抗精神病效应。这个过程中有很多影响因素，包括身高、体重、脂肪分布情况、年龄与性别、具体合并症，还有吸烟情况也会影响药物的吸收与分布。所以除了病因复杂外，精神疾病的诊断目前还是基于症状的诊断，缺乏生物标志物。药物的个体差异比较大，包括疗效和不良反应的个体差异。

2019 年美国 FDA 对基因检测公司和医疗机构发出警告，限制商品化药物基因组学临床检测过热现象，可能的原因有：首先，FDA 担心基因测序公司、医疗机构或基因健康诊所以不恰当的方式刺激患者停药或更换他药；其次，目前基因检测多由临床医师建议、基因检测机构完成，医保公司无法获知合理的支付依据；最后，FDA 担心基因检测公司提供的药物基因组学建议循证级别不足，影响药物安全使用。所幸国际大型药物基因组学研究仍在不断发展壮大，美国精准医疗计划核心全民健康项目拟招募 100 万人，全面收集健康信息及遗传基因序列，随访 10 年，有望对未来精准医疗的应用提供重要证据。我国也启动了精准医疗计划和慢性疾病专项，拟基于大型临床队列评估及基因检测为临床提供精准医疗依据。

目前，精神分裂症的精准医疗仍面临多项挑战：首先是技术层面，临床研究的循证医学依据不足，如多数药物基因组学研究样本量较小（< 1 000 例）、临床队列量化评估不够规范全面、随访时间较短等，因此在全球范围内药物基因组学研究需要更高质量、更客观的量化评估和更大规模的临床队列，中国汉族人群循证医学数据也需加强；其次是临床层面，多数临床医师未接受精准医疗专业培训，对结果解读及精准临床决策能力仍需提高，专业遗传咨询师和临床药师欠缺影响结果解读及临床决策；最后是政策层面，目前药物基因组学检测费用仍较昂贵，且未能全面纳入医疗保险体系，使该检测只能保证部分患者获益，相关制度导向因素的影响仍不明朗，如医疗收费体系在一定程度上影响精准医疗的方向。

尽管如此，精准医疗近年来总体发展态势良好，临床检测技术平台日趋成熟和高效，临床采样后 3～5d 即可获得临床指导意义的个体药物基因组学信息。已有研究提示，无论对首次发病未用药患者、慢性疾病患者还是难治性患者，与现行经验化治疗方案相比，药物基因组学检测结合临床量化评估的基因指导治疗方案均具有不可替代的优势。国务院药品监督管理部门强化规范监管、医疗收费体系革新等也将起到重要的推动作用，以保障患者、家庭和社会均达到最大获益。而加强对精神科医师和临床遗传咨询药师的培训，或促进其与遗传咨询师、临床药师精诚合作，有助于药物基因组学尽快转化应用到临床实践中。

总之，精准医疗有望极大地改善当前的用药现状，并打造临床实践和科学研究无缝对接的新型医疗模式。精准医疗的全面实施仍需相当长的时间，高效基因检测与临床量化评估相结合将有助于加快精准医疗的实施进程。

（岳伟华）

参 考 文 献

[1] POUGET J G, SHAMS T A, TIWARI A K, et al. Pharmacogenetics and outcome with antipsychotic drugs[J]. Dialogues in clinical neuroscience, 2014, 16(4): 555-566.

[2] AGID O, SIU C O, PAPPADOPULOS E, et al. Early prediction of clinical and functional outcome in schizophrenia[J]. European neuropsychopharmacology, 2013, 23(8): 842-851.

[3] VARNAI R, SZABO I, TARLOS G, et al. Pharmacogenomic biomarker information differences between drug labels in the United States and Hungary: implementation from medical practitioner view[J]. Pharmacogenomics journal, 2020, 20(3): 380-387.

[4] SWEN J J, NIJENHUIS M, DE BOER A, et al. Pharmacogenetics: from bench to byte--an update of guidelines[J]. Clinical pharmacology & therapeutics, 2011, 89(5): 662-673.

[5] BIGOS K L, BIES R R, POLLOCK B G, et al. Genetic variation in CYP3A43 explains racial difference in olanzapine clearance[J]. Molecular psychiatry, 2011, 16(6): 620-625.

[6] WANG J S, TAYLOR R, RUAN Y, et al. Olanzapine penetration into brain is greater in transgenic Abcb1a P-glycoprotein-deficient mice than FVB1 (wild-type) animals[J]. Neuropsychopharmacology, 2004, 29(3): 551-557.

[7] ARRANZ M J, GONZALEZ-RODRIGUEZ A, PEREZ-BLANCO J, et al. A pharmacogenetic intervention for the improvement of the safety profile of antipsychotic treatments[J]. Translational psychiatry, 2019, 9(1): 177.

[8] GOLDSTEIN J I, JARSKOG L F, HILLIARD C, et al. Clozapine-induced agranulocytosis is associated with rare HLA-DQB1 and HLA-B alleles[J]. Nature communications, 2014, 5: 4757.

[9] MCCLAY J L, ADKINS D E, ÅBERG K, et al. Genomewide pharmacogenomic analysis of response to treatment with antipsychotics[J]. Molecular psychiatry, 2011, 16(1): 76-85.

[10] GONÇALVES V F, ZAI C C, TIWARI A K, et al. A hypothesis-driven association study of 28 nuclear-encoded mitochondrial genes with antipsychotic-induced weight gain in schizophrenia[J]. Neuropsychopharmacology, 2014, 39(6): 1347-1354.

[11] MALHOTRA A K, CORRELL C U, CHOWDHURY N I, et al. Association between common variants near the melanocortin 4 receptor gene and severe antipsychotic drug-induced weight gain[J]. Archives of general psychiatry, 2012, 69(9): 904-912.

[12] YU H, WANG L F, LV L X, et al. Genome-wide association study suggested the PTPRD polymorphisms were associated with weight gain effects of atypical antipsychotic medications[J]. Schizophrenia bulletin, 2016, 42(3): 814-823.

[13] YU H, YAN H, WANG L, et al. Five novel loci associated with antipsychotic treatment response in patients with schizophrenia: a genome-wide association study[J]. Lancet psychiatry, 2018, 5(4): 327-338.

[14] WANG Q, WU H M, YUE W H, et al. Effect of damaging rare mutations in synapse-related gene sets on response to short-term antipsychotic medication in chinese patients with schizophrenia: a randomized clinical trial[J]. JAMA psychiatry, 2018, 75(12): 1261-1269.

[15] HIEMKE C, BERGEMANN N, CLEMENT H W, et al. Consensus guidelines for therapeutic drug monitoring in neuropsychopharmacology: update 2017[J]. Pharmacopsychiatry, 2018, 51(1-02): 9-62.

[16] ALTAR C A, CARHART J, ALLEN J D, et al. Clinical utility of combinatorial pharmacogenomics-guided antidepressant therapy: evidence from three clinical studies[J]. Molecular neuropsychiatry, 2015, 1(3): 145-155.

[17] OLGIATI P, BAJO E, BIGELLI M, et al. Should pharmacogenetics be incorporated in major depression treatment? Economic evaluation in high- and middle-income European countries[J]. Progress in neuro-psychopharmacology & biological psychiatry, 2012, 36(1): 147-154.

[18] ARONSON S J, REHM H L. Building the foundation for genomics in precision medicine[J]. Nature, 2015, 526(7573): 336-342.

第三章

脑影像学在精神药理学研究中的应用

近年来非侵入性多模态脑影像成像技术（例如磁共振成像技术、脑磁图、近红外及脑电图等）的快速发展，以及和心理与脑认知科学、神经科学、分子生物学（例如分子遗传、神经生化、电生理等）等多学科的交叉融合，推动了精神疾病研究领域的迅猛发展，促进了人们对精神疾病在神经生物学机制方面的理解，并在精神药物研发、疗效评价与安全性评估等精神药物研究领域中发挥重要作用，给精神药物学的深入研究带来前所未有的机遇。此外，随着脑影像学与计算神经科学相结合，利用人工智能和深度学习等技术，在个体水平上预测患者对精神药物的治疗反应，并寻找与药物反应相关的客观生物标志物，以期为临床用药的风险管理和治疗决策提供参考和依据。因此，可预见脑影像学与计算神经科学将在精神药物研究方面具有重要作用和广阔前景。

第一节　脑影像技术概述

脑影像技术泛指能对大脑的结构、功能直接或间接成像的方法。从技术层面来说，人脑的解剖结构可以通过计算机断层成像（computed tomography，CT）和结构磁共振成像（structural magnetic resonance imaging，sMRI）来呈现，脑功能的信息则可以通过功能磁共振成像（functional magnetic resonance imaging，fMRI）、正电子发射断层成像（positron emission tomography，PET）、单光子发射计算机断层成像（single-photon emission computed tomography，SPECT）、磁共振波谱（magnetic resonance spectroscopy，MRS）、脑磁图（magnetoencephalography，MEG）、功能性近红外光谱技术（functional near-infrared spectroscopy，fNIRS）等获得。本节将主要阐述目前在精神疾病研究领域应用较为广泛的脑影像技术。

结构影像技术除了经典的 CT、MRI 外，弥散张量成像（diffusion tensor imaging，DTI）是 MR 技术领域中描述大脑白质结构的主要方法，通过 DTI 扫描可以采集脑白质纤维各个方向水分子的扩散情况，能较为准确地显示脑白质水分子的各向异性扩散，是当前最有效的观察和追踪脑白质纤维束的无创检查方法。在临床与研究领域常用的功能成像技术中，PET 通过扫描发射正电子的分子在大脑内的分布以观测大脑的功能活动；SPECT 类似于 PET，是利用放射性示踪剂显示大脑中某些分子的代谢情况来测评大脑的活动，SPECT 克服了 PET 的一些局限性，具有成本低、设备简单、易操作等优势。在当前的非侵入性成像技术中，fMRI 因为具有较高的时间、空间分辨率等特点使其在精神科领域的研究应用较为广泛；MRS 的原理是利用磁共振现象和化学位移作用，检测能反映大脑能量代谢、神经生化改变的化合物浓度等。fNIRS 是近年来常用于临床的一种无创光学成像技术，其利用近红外光通过大脑皮质时可被血液中的血红蛋白吸收的特点，检测大脑皮质的局部血流的改变，从而间接测量神经活动。

一、神经化学脑影像学

（一）正电子发射断层成像（PET）

PET 属于核医学科的成像技术，需要利用放射性示踪剂对靶组织进行定位及定量显像。最常用的放射性示踪剂同位素为碳 -11（^{11}C）、氧 -15（^{15}O）、氟 -18（^{18}F）、氮 -13（^{13}N）等。目前，PET 在精神疾病领域的研究应用通常可分为 3 类：局部脑组织的代谢、血流及受体。采用氟代脱氧葡萄糖[化学名称为：2- 氟 -2- 脱氧 -D- 葡萄糖（β-2-[18F]-Fluoro-2-deoxy-D-glucose），简称为 18F-flurodeoxyglucose，即 ^{18}F-FDG]，可以测量局部脑组织的葡萄糖代谢，广泛用于评估大脑的功能活动。采用 $H_2^{15}O$，可以测量脑局部血流的变化。采用放射性配体，可以研究特定受体在大脑中的分布情况，例如黑质纹状体多巴胺能神经通路的 PET 受体分子影像用于帕金森综合征、精神分裂症、抑郁症等疾病的评估与诊断。PET 在药理学研究中也发挥重要作用，采用放射性示踪剂直接或间接标记药物，以观测药物在机体中的组织分布和代谢情况，从而辅助评价药物的适用剂量、发挥作用的部位及机制、可能发生的药物毒副作用等。同时，还有助于观测药物与机体营养物质之间的相互作用、不同药物之间的相互作用、药物与体内代谢酶之间的相互作用等。

（二）单光子发射计算机断层成像（SPECT）

SPECT 是利用单光子核素标记药物对机体组织功能和代谢成像的一种检测技术。SPECT 和 PET 均是核医学科中常见的功能成像技术，其原理都是利用体内的放射性核素发射的伽马射线成像，故统称为发射型计算机断层成像。相较于 PET，SPECT 具有以下优势：SPECT 具有操作简单、花费低等优点；PET 的示踪剂常选用 ^{18}F-FDG，而 SPECT 的放射性示踪剂常选用锝 -99m、碘 -123、碘 -131 等，其物质更加稳定，且可较大剂量使用，易透过血 - 脑屏障，注射后即可快速进行影像学检查。然而相较于 PET，SPECT 也也存在一定的劣势，例如图像的对比度和空间分辨率较差等。

（三）磁共振波谱（MRS）

MRS 是利用磁共振化学位移现象来测定组织中的某种分子成分及其空间定位的一种检测方法，可以测定活体内特定组织中某类化合物的改变。MRS 具有以下特点：其采集的影像数据信息最终的呈现形式是某类代谢产物或者化合物的波谱信息，而非解剖图像信息；其检测到的代谢产物含量是相对的，通常以两种或多种代谢产物的含量比来反映组织的代谢变化。目前 MRS 检测的原子核有 ^1H、^{13}C、^{31}P、^{19}F、^{23}Na 等，其中以 ^1H、^{31}P 的临床应用较为常见。例如 ^1H-MRS 可检测组织内的一些微量代谢产物的改变，包括 γ- 氨基丁酸、谷氨酰胺、肌酸、胆碱、谷氨酸、N- 乙酰天冬氨酸和乳酸等。近年来，MRS 在精神疾病的病理生理变化、早期诊断、疗效、预后判断等方面的临床研究应用也得到快速发展。

二、神经生理脑影像学

（一）结构磁共振成像（sMRI）

sMRI 通过检测氢原子在外加梯度磁场中受到共振磁场激励脉冲激发后所发射出的电磁波，来绘制体内器官和组织的结构图像。在神经科学领域，sMRI 技术用于检测大脑的结构，目前已经广泛应用于检测孤独症、精神分裂症、双相障碍、抑郁症等精神疾病的脑形态学变化，如大脑皮质的体积、厚度、表面积及皮质折叠等；此外，sMRI 也应用于探究脑形态学变化与临床症状、评估、药物治疗反应等之间的相关性。

（二）功能磁共振成像（fMRI）

血氧水平依赖功能磁共振成像（blood oxygen level dependent-fMRI，BOLD-fMRI）是利用脑活动区域血液中的去氧血红蛋白浓度变化引起局部组织 T2 顺磁性的改变，从而检测大脑组织功能活动的一种 MR 成像技术。其具有以下优点：利用体内的去氧血红蛋白为天然"造影剂"，无创；数据采集过程简单，可全脑成像；可结合神经心理实验范式，观测实验任务相关的脑区神经活动。

近年来 MRI 技术和计算机科学、生物医学工程技术交叉，利用影像数据驱动的分析建模方法，探究脑影像标志物应用于疾病的诊断、治疗评价等，成为领域内的一个热点方向。相较于 sMRI 技术，fMRI 广泛用于探究各类精神疾病相对特异性的脑功能特征标记，有助于为疾病的早期发现、诊断、药物选择及疗效预测等临床过程提供相对客观的脑影像学依据。

（三）弥散张量成像（DTI）

DTI 利用水分子的弥散各向异性进行成像，以定量反映大脑微观结构的变化。其基本原理基于水分子的布朗运动，由于机体组织的类型、结构、完整性和组织屏障等原因，水分子在不同组织中的扩散度也不同，通过观测水分子弥散运动，可对其所在组织的方向和数量进行定量，从而获得各向异性等量化的信息。随着 DTI 分析技术的发展，可计算出机体组织每个体素的分子扩散速率、扩散方向、轴向和径向扩散率等指标。近年来，利用 DTI 数据分析精神疾病患者大脑微结构特征的改变研究增多，推进了疾病的脑机制、药物疗效评估等方面的研究。

（四）功能性近红外光谱技术（fNIRS）

fNIRS 是近年来新兴的一项非侵入性神经影像技术，其成像原理主要是利用大脑局部氧合血红蛋白和去氧血红蛋白对 600~900nm 的近红外光吸收率的差异特性，以实时动态监测大脑皮质的血流动力学变化，从而反映脑组织的神经活动。目前 fNIRS 设备、分析技术等不断改进，与 fMRI、脑电图（EEG）等脑影像成像技术一样，被广泛用于精神疾病的临床与研究领域。

（五）脑磁图（MEG）

MEG 的工作原理是基于大脑内神经元的突触后电位活动产生的生物磁场信号，利用置于头皮处的传感器在脑外记录下这种磁场变化，以获得脑功能图像。其具有以下优点：毫秒级的时间分辨率；可直接检测脑内的神经活动，尤其是突触后电流；其信号不受颅骨厚度等影响；可提供神经活动群的活动量化指标；信号统计分析相对简单等。MEG 作为一种非侵入性、直接探测大脑神经功能活动的最新技术之一，且具有高时空分辨率、无辐射、可多次重复测量等优点，在精神疾病的机制探索及精神药物的疗效及安全性评估等方面有很大的发展前景。

第二节 脑影像学与精神药物

一、脑影像学与精神药理学

神经影像技术可以用来探索药物对大脑结构与功能的影响，更好地了解精神药物的神经生物学机制。通过将影像与计算机技术相结合的机器学习算法，可以探寻与药物反应相关的影像学标志物。随着生物工程技术的发展，甚至可以在个体水平上预测患者对精神药物的治疗反应。这些研究进展使得临床上为药物决策提供影像学客观指标成为可能。

（一）脑影像学与抗精神病药

抗精神病药主要通过阻断中脑边缘通路内的多巴胺受体来减轻阳性症状；部分第二代抗精神病药还可以通过拮抗 5-HT$_{2A}$ 受体，同时间接增加中脑皮质通路内的多巴胺，从而改善阴性症状，通过 PET 影像技术可以为抗精神病药的这些药理作用机制提供证据。第二代抗精神病药还可能对抗中枢炎症、促进髓鞘形成等神经保护功能，从而改善精神病性症状。利用 DTI 可以探索抗精神病药治疗对患者脑白质的影响，DTI 的各向异性分数（FA）是反映脑白质完整性的指标，研究精神分裂症患者在治疗前后大脑各区域 FA 值的改变是定位抗精神病药的标靶脑区及其白质变化的重要依据。

有研究发现，与健康对照组相比，首发未用药的精神分裂症患者双侧前扣带回和额叶右前放射冠周围白质的 FA 值降低，经抗精神病药治疗后随访 6 个月时，症状缓解者右侧丘脑前辐射、右侧钩束、下额枕束、左下额枕束和下纵束的 FA 值上升。另外，以氟哌啶醇为代表的第一代抗精神病药可能有中枢神经毒性作用，其机制主要包括对炎症因子的影响、细胞凋亡等因素，影像学研究提示了相关证据。有研究发现部分第一代抗精神病药与精神分裂症患者的皮质厚度变薄有相关性；结构 MRI 的荟萃分析表明，精神分裂症患者在持续用药后总皮质的灰质体积减小，灰质体积的减小与抗精神病药的累积摄入量有关，研究还显示出使用第一代抗精神病药的患者灰质体积的减小较第二代抗精神病药更明显。精神分裂症患者还存在广泛的脑功能连接异常，异常的功能连接主要集中在默认网络和皮质边缘网络中；第二代抗精神病药可能通过调节丘脑皮质以及皮质边缘网络的脑功能连接，进而改善调节患者的脑功能连接。

（二）脑影像学与抗抑郁药

有学者提出与抗抑郁药药理学相关的脑功能区主要涉及两个神经回路：①以杏仁核和内侧前额叶皮质的不同亚区为中心，受 5-HT 调节的"内隐情绪"调节回路；②以腹侧纹状体和内侧前额叶皮质为中心，受多巴胺调节的"奖赏"神经回路。

"内隐情绪"调节包括自动行为控制、注意力控制和认知改变。人类脑影像学研究显示，杏仁核、海马体、腹内侧前额叶皮质、背内侧前额叶皮质、膝下前扣带回皮质、喙侧前扣带回皮质、背侧前扣带回皮质等脑区与不同的"内隐情绪"调节功能有关。5-HT 可以调节上述脑区，特别是杏仁核和内侧前额叶皮质的活动，5-HT 水平增加与该回路的活动下调有关，5-HT 水平降低则与该回路功能上调有关。选择性 5- 羟色胺再摄取抑制剂（SSRI）、5- 羟色胺和去甲肾上腺素再摄取抑制剂（SNRI）以及三环类抗抑郁药（TCA）等能通过改变 5-HT 在上述脑区突触间隙的浓度，通过调节"内隐情绪"神经环路活动的变化来发挥药理作用。"奖赏"神经回路的中心脑区为腹侧纹状体和内侧前额叶皮质。研究表明，服用左旋多巴，可以调节健康成人的腹侧纹状体活动以及影响奖赏相关的决策；服用右旋苯丙胺，增加多巴胺的水平可调节抑郁症患者的腹侧纹状体活动。这些药物的功能影像学特征为抗抑郁药的作用机制提供了间接线索。

研究提示抑郁症患者脑结构的影像学改变主要集中在边缘系统和前额叶皮质，不同研究报道的结果不尽一致。相对稳定的研究结果提示，抑郁症患者的海马、前扣带回皮质、背外侧前额叶皮质和基底神经节等情绪处理相关脑区的灰质体积（GMV）减小。但是，关于抗抑郁药对患者脑结构影响的研究结果有较大的异质性。以局部脑区的体积作为指标，部分研究结果显示经过抗抑郁药治疗，患者海马或前额叶的灰质体积显著增加，更多的研究结果反映抗抑郁药治疗前后海马或前额叶的灰质体积均无差异。以皮质厚度为指标，有研究发现抑郁症患者的海马、额叶、前扣带回以及颞叶皮质厚度与其对抗抑郁药的治疗反应相关，但是也有一些选择相同感兴趣脑区的研究未能发现抗抑郁药的治疗反应与其皮质厚度变化之间的相关性。

由于以 SSRI 为代表的影响中枢单胺类神经递质系统功能的药物起效较慢，且仍有部分难治性患者经过多种不同类别的抗抑郁药治疗无效，研究者们致力于探索能够快速起效的新型抗抑郁药。其中的代表药物氯胺酮是一种 N- 甲基 -D- 天冬氨酸受体（NMDAR）非竞争性拮抗剂，其中枢的药理作用机制有区域特异性。前扣带回皮质（ACC）是氯胺酮发挥抗抑郁的神经环路机制中起作用的关键部位之一。通过测量包括 BOLD-fMRI 信号、PET（H$_2$^{15}O）扫描的局部血流信号，在氯胺酮给药数分钟至数小时内，ACC 活动发生改变，这种变化与氯胺酮的抗抑郁作用相关；影像数据还提示患者在治疗前其 ACC 的白质结构和功能活动可以预测氯胺酮抗抑郁的疗效；除了对背侧和膝下 ACC 的调节外，氯胺酮的抗抑郁作用与其调节静息态脑功能磁共振成像影像数据构建的默认模式功能连接网络相关。此外，氯胺酮可以通过阻断外侧缰核的 NMDAR 依赖性放电快速改善动物模型的抑郁症状；人脑功能影像学研究也发现氯胺酮可能通过下调缰核与默认网络之间的异常功能连接，进而发挥其抗抑郁作用。同时，另一种潜在的快速抗抑郁药"裸盖菇素"的抗抑郁机制可能与其增加静息态脑功能磁共振成像影像数据构建的全脑功能连接网络的全局拓扑特性有关。

近年来，利用多中心、大样本的抑郁症队列数据库，将脑影像学和临床特征评估等多维度指标进行交叉分析来构建疗效预测模型，为抗抑郁药的个体化选择提供了可能性。例如一项基于 EMBARC 抑郁症临床试验数据库的研究将治疗前的任务态脑功能磁共振成像、临床评估和人口学数据用于"训练"抗抑郁药治疗反应的预测模型，发现所构建的舍曲林药物疗效模型及安非他酮疗效模型均具有较好的预测准确度。该项研究在奖励任务的功能影像数据中发现前额叶皮质和小脑脚 1 区的激活可以预测舍曲林的疗效，扣带回皮质、尾状核、眶额皮质和小脑脚 1 区的激活可以预测安非他酮的疗效。

（三）脑影像学与心境稳定剂

锂盐是应用广泛的经典心境稳定剂，本部分以锂盐为代表阐述心境稳定剂与脑影像学。研究提示锂盐治疗对患者的大脑结构和功能影像的拓扑特征有影响，这些研究有助于理解锂盐的某些药理作用机制。例如一项结构磁共振成像研究发现，应用锂盐治疗的双相障碍患者海马、杏仁核和前扣带回皮质的灰质体积增加，而且这些脑区灰质体积的增加与治疗反应呈正相关。

一些任务态脑功能磁共振成像研究采用不同类型的情绪图片任务作为线索，来探究锂盐治疗的患者的大脑情绪处理过程。研究发现，锂盐能调节患者 PFC、ACC 和杏仁核等脑区的激活，这些脑区在情绪处理过程中起关键作用；与接受丙戊酸盐治疗的双相障碍患者相比，接受锂盐治疗的患者在任务中的 ACC 和舌回的激活水平较高。另外，一项采用认知任务线索的 fMRI 研究发现，经过锂盐治疗，患者的中央前回、补充运动区和布罗卡区的平均脑激活水平降低。

多数静息态脑功能磁共振成像研究发现，双相障碍患者参与情绪和认知处理的"脑网络"中，各个脑区的自发活动和功能连接模式会发生变化；采用锂盐治疗后，双相障碍患者的杏仁核、内侧眶额皮质、额上回等脑区的活动和脑功能连接特征发生改变，治疗期间的症状缓解与脑功能网络的改变相关。此外，研究提示锂盐对脑功能网络连接性的影响因患者用药前的情绪状态而有所不同：基线时在处于轻度躁狂发作的患者中观察到，以杏仁核为中心的"脑网络"在锂盐治疗过程中功能连接性降低；而在基线时处于抑郁发作的患者中，则发生相反的功能

连接改变。虽然既往研究的结果并不一致，但功能影像学研究被认为可能提供心境稳定剂对整体大脑神经环路调节的药理学证据。

（四）脑影像学与抗焦虑药

苯二氮䓬类药物是最常用的抗焦虑药，其中枢作用主要与脑内不同区域的 γ-氨基丁酸受体结合有关，药物和受体结合、激活受体以后，通过氯离子大量进入细胞内引起细胞膜超极化，从而降低神经兴奋性。苯二氮䓬类药物作用的受体广泛分布于整个中枢神经系统，这表明此类药物能够调节的脑区比较多且对应的脑网络也比较复杂。有学者假设苯二氮䓬类药物通过作用于中枢神经系统不同区域的受体来发挥其药理作用，边缘系统中的受体可能介导抗焦虑作用，皮质和边缘系统中的受体可能介导抗惊厥作用，而小脑、网状结构和脊髓中的受体则可能介导肌肉松弛作用。

所有脑区中，杏仁核在焦虑症状的产生中发挥重要作用。既往研究发现，社交焦虑障碍、创伤后应激障碍、广泛性焦虑障碍患者的杏仁核过度激活，苯二氮䓬类药物可能通过减弱杏仁核的活动来发挥其抗焦虑作用。例如有任务态脑功能磁共振成像研究发现，劳拉西泮以剂量依赖性方式降低健康受试者在面部情绪识别过程中杏仁核和岛叶的激活水平；在识别恐惧面孔时，地西泮减弱健康受试者右侧杏仁核和右侧眶额皮质的激活，增强右侧前扣带回皮质的激活。静息态脑功能磁共振成像的脑网络研究显示，苯二氮䓬类药物能增强多个脑网络的功能连接，例如有研究发现在口服地西泮 7d 后，健康受试者的内侧视觉网络和中下颞网络的连接增强；口服唑吡坦后 45min，感觉、运动和边缘脑区环路内的功能连接增强；静脉注射咪达唑仑后，视觉、听觉和运动皮质内的 BOLD 信号同步性增强。

（五）脑影像学与其他精神类药物

中枢兴奋剂哌甲酯是注意缺陷多动障碍（ADHD）的一线治疗药物，与苯二氮䓬类药物相反，哌甲酯能降低伏隔核和基底神经节、内侧前额叶皮质和颞叶皮质之间的功能连接，表明哌甲酯可能通过影响奖赏回路发挥其药理作用。这些结果提示脑功能连接增加可能与抗焦虑、镇静和意识水平降低有关，而药物引起的警觉性和兴奋性增高可能反映在关键脑网络的连接性降低上。

胆碱酯酶抑制剂多奈哌齐和 NMDAR 非竞争性拮抗剂美金刚是经典的痴呆对症治疗药物。短期的多奈哌齐治疗可以增强轻度认知障碍患者在工作记忆任务中额叶回路的激活水平；长期服用多奈哌齐可能减缓阿尔茨海默病患者的脑萎缩过程；美金刚也可能延缓痴呆患者的海马萎缩过程，具有一定的神经保护作用。

综上所述，不同类别的药物可能会根据其特定的作用机制影响中枢神经系统的结构和功能，而借助脑影像技术探索精神药物的具体作用途径仍需深入研究。

二、脑影像学与精神药物的靶点研究

脑影像技术中，PET、SPECT 技术通过利用放射性配体与受体结合，使药物结合的受体在中枢神经系统的分布可视化，在定位的基础上量化分析，可以间接提示精神药物的作用靶点，深入研究药物疗效与不良反应的关系，可能阐明精神药物的作用机制。

（一）脑影像学与抗精神病药的靶点

理论上，纹状体的多巴胺功能亢进是精神分裂症阳性症状的基础，前额叶皮质的多巴胺能不足可能是阴性症状及认知功能减退的基础。几乎所有抗精神病药都能不同程度地作用于多巴胺能系统，与不同脑区的多巴胺受体的不同亚型结合。对阳性症状的干预效应，主要是由于药物在临床有效剂量下阻断纹状体多巴胺 D_2 受体。PET 研究发现，当多巴胺 D_2 受体占有率超过 50% 时能产生抗精神病效应。同时，抗精神病药的副作用也与多巴胺受体拮抗作用有关。D_2 受体占有率超过 75% 与高催乳素血症的副作用有关；当 D_2 受体占有率超过 80% 时会产生锥体外系不良反应风险；多巴胺受体占有率升高还与继发性阴性症状以及患者主观体验的快感下降有关。D_2 受体占有率在 60%～80% 时可能为一个合适的治疗窗。氯氮平的锥体外系和催乳素水平升高等不良反应的风险很低，可能由于其具有较低的多巴胺 D_2 受体占有率（16%～68%）。虽然多巴胺受体部分激动剂阿立哌唑的多巴胺受体占有率超过 80%，但其发生锥体外系不良反应和催乳素水平升高的风险仍低于第一代抗精神病药氟哌啶醇，可能由于其对 D_2 受体有部分激动作用。除 D_2 受体外，目前的分子影像学研究尚未证明选择性 D_1、D_3、D_4 受体拮抗剂具有确切的抗精神病疗效。

作用于 5-HT 受体的抗精神病药一直是领域内关注的焦点。早期有人提出，氯氮平的 $5-HT_{2A}$ 受体结合力可能在其抗精神病疗效中起到重要作用。然而，5-HT 受体拮抗剂在抗精神病疗效中的作用仍有争议，包括奥氮平、利培酮、阿立哌唑、氨磺必利等第二代抗精神病药的中枢受体占有率成像研究，并不支持 $5-HT_{2A}$ 受体拮抗作用是抗精神病药起效的必要因素。研究提示，奥氮平在低于临床治疗剂量时其 $5-HT_{2A}$ 受体占有率就超过 90%，利培酮在低剂量时也具有较高的 $5-HT_{2A}$ 受体占有率，阿立哌唑在临床治疗剂量下的 $5-HT_{2A}$ 受体占有率较低（约 50%），氨磺必利几乎不与 $5-HT_{2A}$ 受体结合。同时，有研究提示选择性 $5-HT_{2A}$ 受体拮抗剂对精神分裂症的治疗无效。另外的研究发现，$5-HT_{1A}$ 受体激动作用可能增加抗精神病药的疗效，抗精神病药卡利拉嗪和依匹哌唑除作用于多巴胺受体外，还具有 $5-HT_{1A}$ 受体亲和力。

当前，分子影像技术还用于探索其他作用靶点，例如谷氨酸和 γ- 氨基丁酸（GABA）能的新型抗精神病药的药理学机制。

（二）脑影像学与抗抑郁药的靶点

包括 SSRI 和 SNRI 在内的多数抗抑郁药能通过阻断 5-HT 转运体抑制 5-HT 再摄取，从而增强中枢单胺类神经递质系统的功能。在 PET 和 SPECT 扫描中，使用与 5-HT 转运体具有强亲和力的放射性配体，可以量化用药前的受体结合力以及用药后抗抑郁药的 5-HT 转运体占有率。目前研究中被证实对 5-HT 放射性配体具有强选择性的放射性配体包括 ^{11}C-DASB、^{123}I-ADAM 和 ^{11}C-MADAM。有学者对 17 项抗抑郁药剂量 - 占有率关系的 PET 和 SPECT 研究进行分析，发现 5-HT 转运体占有率与 SSRI 和 SNRI 的剂量均呈双曲线关系，即在药物剂量较低时，转运体占有率迅速随着剂量增加而升高；当剂量上升至推荐最小治疗剂量的 80% 时，转运体占有率达到平台期，不再明显上升，这为临床中抗抑郁药剂量递增后疗效增加并不明显的现象提供了可能的解释。

值得一提的是，有研究比较了部分抗抑郁药的颅内 5-HT 占有率和血浆药物浓度下降速度，发现艾司西酞普兰、西酞普兰和舍曲林在脑内的 5-HT 转运体占有率下降速度较其在血浆中的药物浓度下降速度更慢，中枢转运体占有率延迟下降可能与这些药物的撤药效应相关，部分解释了抗抑郁药撤药症状产生的机制，在较低的剂量范围内，即使很小的药物剂量变化也可能造成突触中的转运体占有率大幅下降，因此可能需要设定更符合转运体占有率 - 抗抑郁药剂量关系的减药方案来避免停药反应。

除 5-HT 转运体外，以文拉法辛为代表的 SNRI 类抗抑郁药还能通过阻断去甲肾上腺素（NE）转运体来发挥其药理作用。文拉法辛在低剂量时仅有 5-HT 再摄取阻滞作用，在中、高剂量时能同时抑制 5-HT 和 NE 再摄取。使用 ^{18}F-FMeNER-D_2 放射性配体检测文拉法辛的 NE 转运体占有率,发现在临床相关剂量(37.5～300mg/d)下,其脑内 NE 转运体占有率为 8%～61%,并以剂量和血浆浓度依赖性方式增加;而在 75mg/d 剂量下,其 5-HT 转运体占有率已经达到 80%,并且在更高的剂量下达到平台期。

抗抑郁药阿戈美拉汀是褪黑素 M_1 和 M_2 受体激动剂以及 5-HT$_{2C}$ 受体拮抗剂。由于缺乏可靠的褪黑素受体的特异性放射性配体,人类大脑中褪黑素受体的分布和阿戈美拉汀在人脑中的作用部位尚不明确。未来需要开发与褪黑素受体选择性结合的放射性示踪剂,帮助我们进一步理解褪黑素受体激动剂在人体内的药理作用。

(三)脑影像学与抗焦虑药的靶点

苯二氮䓬类药物主要作用于 GABA 受体、苯二氮䓬受体和 Cl^- 通道的复合物。长期使用苯二氮䓬类药物可能会影响使用者的神经认知功能,增加患阿尔茨海默病的风险。然而,有脑影像学研究提示,苯二氮䓬类药物也可能具有神经保护作用。脑淀粉样蛋白沉积是阿尔茨海默病的重要病理机制之一,通过放射性配体 ^{18}F-florbetapir 与淀粉样蛋白结合,再进行 PET 扫描,数据提示与未使用苯二氮䓬类药物的人群相比,长期使用苯二氮䓬类药物的人群具有更低的淀粉样蛋白负荷;结构磁共振成像研究也发现,苯二氮䓬类药物使用者具有更大的海马体积,且短效 BZD 对海马体积的影响较长效 BZD 更显著。这些研究结果说明 GABA 能系统可能成为阻断脑淀粉样蛋白沉积和海马萎缩的靶点,从而减轻阿尔茨海默病的症状。

综上所述,脑影像技术已经用于探索精神药物的神经生物学机制、对患者的疗效与副作用、预测个体对药物的反应以及开发新药等药理学研究中。各种影像技术有不同的局限性,PET 和 SPECT 技术的成本过高、受到放射性配体特异性的限制且具有放射性损害的风险;MRI 技术相对成熟且具有价格优势,但其研究结果受到多重比较和混杂因素的影响较大,不同研究的结果不稳定。因此,要谨慎地解释脑影像学与精神药理学研究的结果。脑影像学的分析技术、模型构建等领域在持续发展中,将影像技术用于精神药理研究在精神病学领域发展中所起到的作用会更加广泛。

(彭代辉)

参 考 文 献

[1] HÖFER P, LANZENBERGER R, KASPER S. Testosterone in the brain: neuroimaging findings and the potential role for neuropsychopharmacology[J]. European neuropsychopharmacology, 2013, 23(2): 79-88.

[2] DWORKIN J D, SHINOHARA R T, BASSETT D S. The landscape of NeuroImage-ing research[J]. NeuroImage, 2018, 183: 872-883.

[3] KALIN N H. Understanding the Value and limitations of MRI neuroimaging in psychiatry[J]. American journal of psychiatry, 2021, 178(8): 673-676.

[4] ARAKAWA R, TAKANO A, HALLDIN C. PET technology for drug development in psychiatry[J]. Neuropsychopharmacology report, 2020, 40(2): 114-121.

[5] MALHI G S, VALENZUELA M, WEN W, et al. Magnetic resonance spectroscopy and its applications in psychiatry[J]. Australian and New Zealand journal of psychiatry, 2002, 36(1): 31-43.

[6] ZHUO C J, LI G Y, LIN X D, et al. The rise and fall of MRI studies in major depressive disorder[J]. Translational psychiatry, 2019, 9(1): 335.

[7] EHLIS A C, SCHNEIDER S, DRESLER T, et al. Application of functional near-infrared spectroscopy in psychiatry[J]. NeuroImage, 2014, 85 Pt 1: 478-488.

[8] PIZZO F, ROEHRI N, VILLALON S M, et al. Deep brain activities can be detected with magnetoencephalography[J].

Nature communications，2019，10（1）：971.

[9] WANG Q，CHEUNG C，DENG W，et al. White-matter microstructure in previously drug-naive patients with schizophrenia after 6 weeks of treatment[J]. Psychological medicine，2013，43（11）：2301-2309.

[10] SERPA M H，DOSHI J，ERUS G，et al. State-dependent microstructural white matter changes in drug-naive patients with first-episode psychosis[J]. Psychological medicine，2017，47（15）：2613-2627.

[11] CHOPRA S，FRANCEY S M，O'DONOGHUE B，et al. Functional connectivity in antipsychotic-treated and antipsychotic-naive patients with first-episode psychosis and low risk of self-harm or aggression：a secondary analysis of a randomized clinical trial[J]. JAMA psychiatry，2021，78（9）：994-1004.

[12] PHILLIPS M L，CHASE H W，SHELINE Y I，et al. Identifying predictors，moderators，and mediators of antidepressant response in major depressive disorder：neuroimaging approaches[J]. American journal of psychiatry，2015，172（2）：124-138.

[13] PESSIGLIONE M，SEYMOUR B，FLANDIN G，et al. Dopamine-dependent prediction errors underpin reward-seeking behaviour in humans[J]. Nature，2006，442（7106）：1042-1045.

[14] ENNEKING V，LEEHR E J，DANNLOWSKI U，et al. Brain structural effects of treatments for depression and biomarkers of response：a systematic review of neuroimaging studies[J]. Psychological medicine，2020，50（2）：187-209.

[15] ALEXANDER L，JELEN L A，MEHTA M A，et al. The anterior cingulate cortex as a key locus of ketamine's antidepressant action[J]. Neuroscience and biobehavioral reviews，2021，127：531-554.

[16] YANG Y，CUI Y H，SANG K N，et al. Ketamine blocks bursting in the lateral habenula to rapidly relieve depression[J]. Nature，2018，554（7692）：317-322.

[17] WANG M，CHEN X，HU Y，et al. Functional connectivity between the habenula and default mode network and its association with the antidepressant effect of ketamine[J]. Depression and anxiety，2022，39（5）：352-362.

[18] DAWS R E，TIMMERMANN C，GIRIBALDI B，et al. Increased global integration in the brain after psilocybin therapy for depression[J]. Nature medicine，2022，28（4）：844-851.

[19] HAFEMAN D M，CHANG K D，GARRETT A S，et al. Effects of medication on neuroimaging findings in bipolar disorder：an updated review[J]. Bipolar disorders，2012，14（4）：375-410.

[20] BERGAMELLI E，DEL F L，DELVECCHIO G，et al. The impact of lithium on brain function in bipolar disorder：an updated review of functional magnetic resonance imaging studies[J]. CNS drugs，2021，35（12）：1275-1287.

[21] DEL-BEN C M，FERREIRA C A，SANCHEZ T A，et al. Effects of diazepam on BOLD activation during the processing of aversive faces[J]. Journal of psychopharmacology，2012，26（4）：443-451.

[22] LICATA S C，NICKERSON L D，LOWEN S B，et al. The hypnotic zolpidem increases the synchrony of BOLD signal fluctuations in widespread brain networks during a resting paradigm[J]. NeuroImage，2013，70：211-222.

[23] RAMAEKERS J G，EVERS E A，THEUNISSEN E L，et al. Methylphenidate reduces functional connectivity of nucleus accumbens in brain reward circuit[J]. Psychopharmacology（Berl），2013，229（2）：219-226.

[24] DUBOIS B，CHUPIN M，HAMPEL H，et al. Donepezil decreases annual rate of hippocampal atrophy in suspected prodromal Alzheimer's disease[J]. Alzheimer's & dementia，2015，11（9）：1041-1049.

[25] KAAR S J，NATESAN S，MCCUTCHEON R，et al. Antipsychotics：mechanisms underlying clinical response and side-effects and novel treatment approaches based on pathophysiology[J]. Neuropharmacology，2020，172：107704.

[26] SØRENSEN A，RUHÉ H G，MUNKHOLM K. The relationship between dose and serotonin transporter occupancy of antidepressants-a systematic review[J]. Molecular psychiatry，2022，27（1）：192-201.

[27] ARAKAWA R，STENKRONA P，TAKANO A，et al. Venlafaxine ER blocks the norepinephrine transporter in the brain of patients with major depressive disorder：a PET study using [^{18}F]FMeNER-D$_2$[J]. International journal of neuropsychopharmacology，2019，22（4）：278-285.

[28] BDAIR H，SINGLETON T A，ROSS K，et al. Radiosynthesis and in vivo evaluation of four positron emission tomography tracer candidates for imaging of melatonin receptors[J]. ACS chemical neuroscience，2022，13（9）：1382-1394.

[29] GALLET Q，BOUTELOUP V，LOCATELLI M，et al. Benzodiazepine use and neuroimaging markers of Alzheimer's disease in nondemented older individuals：an MRI and ^{18}F Florbetapir PET study in the MEMENTO cohort[J]. Neuropsychopharmacology，2022，47（5）：1114-1120.

[30] 江开达. 精神药理学 [M]. 2 版. 北京：人民卫生出版社，2011.

第四章

精神障碍的药物靶点研究

目前抗精神疾病的靶标和研发难点，首先期望是高效低毒，重点期待能够改善阴性症状和认知功能，为精神分裂症、难治性抑郁症及双相障碍提供有潜力的靶标和理论机制。越来越多的证据表明，单胺能系统，尤其是多巴胺 D_2/D_3、5-羟色胺（5-HT）、去甲肾上腺素（NE）受体以及多重单胺类转运体依然是药物研发的重点靶标。近年来关于抗精神障碍的多靶标优化机制和创新机制取得很大的进展，尤其是氯胺酮、大麻、致幻蘑菇等麻醉药和致幻觉药的临床研究，拓宽了抗精神疾病的研发思路。通过对已知疗效的反向药理学研究，将会在新靶标和新机制上取得新的突破，预期会形成新的理论和假说。

基于神经突触可塑性和兴奋-抑制平衡学说的研究取得突飞猛进的进展，研究的靶标涵盖位于突触末梢的谷氨酸受体、GABA 受体、离子通道以及多种 G 蛋白偶联受体，同时磷酸二酯酶（PDE）、BDNF/TrkB 等信号通路也成为药物研发的热门靶标。随着近年来大量冷冻电镜三维结构的解析，更多的配体复合物和计算机辅助药物设计也提出更多的正构及别构调控位点。其中，神经类固醇和神经活性类固醇与膜蛋白的复合物结构为精神疾病的病理机制和药物研发提出新的思路。神经类固醇的经典作用是通过基因组机制发挥作用，影响蛋白质合成，但它们也表现出快速作用的非基因组机制，包括通过 γ-氨基丁酸（GABA）能递质系统，调节大脑神经元兴奋性。同时，神经类固醇具有多靶点作用，可以通过减轻兴奋性毒性、脑水肿、炎症过程、氧化应激和神经退行性变过程，在中枢和外周神经系统中具有神经保护作用。有证据表明，特别是孕烯醇酮和脱氢表雄酮是一种有前途的治疗选择，对精神分裂症的认知改善在动物模型中得到证实，在学习和记忆上显示出积极的影响。

越来越多的研究发现，炎症和免疫失调在精神分裂症的发展中起重要作用。针对治疗精神障碍的靶点和新药物的研究不能忽视症状学的高表型异质性，这是由高度的神经生物学多样性决定的。鉴于精神疾病的复杂性和异质性，基因诊断、基因治疗和细胞治疗等都展现出巨大的潜力。下面将分六节内容介绍近 10 年来抗精神疾病的靶点和新药研发的主要进展。

第一节　受体、转运体及酶

一、单胺类受体及多靶点机制

（一）靶向多巴胺 D_1 受体

多巴胺受体都属于 G 蛋白偶联受体家族。D_1 样受体（D_1 和 D_5 受体）激活环磷酸腺苷（cAMP）信号通路，而 D_2 样受体（D_2、D_3 和 D_4 受体）抑制 cAMP 信号通路。D_1 受体在前额叶皮质的中皮质投射中表现出相对较高的表达，这是控制认知决策和情绪控制的关键高级脑区，包括工作记忆、学习与记忆、注意力、行为抑制、情绪控制、决策和执行功能高级功能。

皮质 D_1 受体功能低下假说认为，前额叶皮质 D_1 受体功能低下是精神分裂症阴性症状的病理基础。前额叶皮质部位的 D_1 受体对于维持大脑的认知功能有重要意义，研究发现向恒河猴的前额叶皮质局部注射选择性 D_1 受体拮抗剂 SCH23390 和 SCH39166 后，实验猴在完成与记忆相关的任务时的出错率明显增加，反应速度明显变缓。由于 D_1 受体和 NMDA 受体存在相互作用和功能偶联，D_1 受体功能受损也影响 NMDA 功能。临床研究显示，精神分裂症患者的前额叶皮质部位 D_1 受体密度低于正常人群。D_1 受体激动剂有利于改善精神分裂症的认知障碍。D_1 受体完全激动剂（SKF-81297）能够有效改善精神分裂症动物模型的工作记忆障碍。临床前研究显示，作用于 D_1 受体的别构调节剂（LY-3154207）显示出良好的安全性和耐受性，在睡眠剥夺的健康志愿者中起到改善注意力、维持觉醒状态的积极作用。该药用于治疗路易体痴呆和帕金森病（临床研究注册号：NCT03305809），改善运动症状，但对认知功能改善不显著。另一个 D_1 受体调节剂（ASP4345）在一项 I 期临床研究（临床研究注册号：NCT03557931）中改善精神运动功能和视觉注意，提示信息处理的改善，然而 ASP4345 未能改善精神分裂症的认知障碍。

（二）靶向多巴胺 D_2/D_3 受体

经典的安定剂以多巴胺 D_2 受体为核心；第三代安定剂以多靶标和部分激动剂为特点，优势主要是改善阴性症状和低毒副作用。D_2/D_3 受体在奖赏、动机与情绪控制相关的纹状体、伏隔核、中脑腹侧被盖区等脑区中高表达，参与认知功能，提示有改善患者认知障碍的潜力。几种选择性 D_3 受体拮抗剂在动物模型中表现出改善认知缺陷的药效。

D_3 受体拮抗剂能促进额叶皮质乙酰胆碱的释放，从而改善认知损伤。卡利拉嗪（cariprazine）已获得 FDA 批准用于精神分裂症及躁狂发作的急性期治疗，并可用于成人精神分裂症患者的维持治疗。卡利哌嗪是 D_2/D_3 受体拮抗剂，对 D_3 受体的亲和力更高，D_3/D_2 受体选择性 > 10，能较好地改善认知损伤而不会引起锥体外系不良反应（EPS）。依匹哌唑（brexpiprazole，OPC-34712）是多巴胺 /5- 羟色胺能系统调节剂，对 D_2、D_3、$5-HT_{1A}$、$5-HT_{2A}$ 受体有高亲和力，动物实验表明其具有显著改善精神分裂症认知损伤的作用，且优于阿立哌唑。依匹哌唑的适应证包括精神分裂症和重性抑郁症。依匹哌唑和卡利拉嗪尽管对 D_2/D_3、5-HT 受体有很高的亲和力，但是都是部分激动剂，在功能上可能改善脑内兴奋 - 抑制不平衡。

（三）靶向 5-HT 受体

5-HT 能系统是第二代抗精神病药和抗抑郁药的主要作用靶点，$5-HT_{1A}$、$5-HT_{2A}$ 受体是近年来备受关注的第二代抗精神病药和抗抑郁药的靶点。激动 $5-HT_{1A}$ 受体可增加皮质 DA 的释放，进而有助于改善精神分裂症的阴性症状和认知症状。临床研究证实，D_2 受体拮抗活性联合 $5-HT_{1A}$ 受体激动活性是广谱抗精神分裂症药物研发的新靶点，并且降低代谢副作用和锥体外系不良反应。MIN-101 是新型 $5-HT_{2A}$ 及 σ_2 受体拮抗剂，对多巴胺受体、毒蕈碱受体、胆碱受体和组胺受体的亲和力极低或无亲和力，对精神分裂症的阴性症状有潜在治疗作用，而不会引起多巴胺能突触后阻断效应。结果显示，两个治疗组均可显著改善阴性症状，耐受性较好，体重增加或其他代谢异常、镇静和锥体外系不良反应对比安慰剂组没有显著改变。

除了 $5-HT_{1A}$ 和 $5-HT_{2A}$ 受体外，$5-HT_6$ 和 $5-HT_7$ 受体也是药物研发的热点。AVN 211 是新型高选择性 $5-HT_6$ 受体拮抗剂，用于改善精神分裂症的认知障碍。一项双盲 II 期临床试验在近 50 名第二代抗精神病药治疗稳定的患者中进行，结果显示 AVN 211 增加抗精神病药的疗效并对认知（注意力）有一定作用，且耐受性良好。

（四）靶向去甲肾上腺素受体

去甲肾上腺素在中枢的主要受体是 α_1 和 α_2 受体。α_1 受体与 Gs 蛋白偶联，分布于突触后膜；而 α_2 受体则与 Gi 蛋白偶联，分布于突触后膜，同时作为自身受体也分布于突触前膜。通过抑制突触前 α_2 受体，α_2 受体激动剂可乐定促使内侧前额叶皮质大量释放 DA，激活 D_1 受体。米氮平通过阻断中枢突触前自身和异源 α_2 受体，同时加强去甲肾上腺素能和 5-羟色胺能神经传导，也称为去甲肾上腺能抗抑郁药。α_2 受体拮抗剂能够增强工作记忆，托莫西汀和哌甲酯抑制 NE 再摄取和促进多巴胺释放，从而发挥抗注意缺陷多动障碍作用。α_2 受体激动剂右美托咪定和可乐定发挥镇定、镇痛作用，在临床上得到广泛应用。

（五）多受体靶点

阿立哌唑、伏硫西汀、卡利拉嗪都是典型的多靶点药物，Lu AF35700 是靶向 DA 受体、5-HT 受体和 α 受体的拮抗剂，对多巴胺 D_1 受体的亲和力高于对多巴胺 D_2 受体的亲和力。在难治性精神分裂症中，多巴胺 D_1 与 D_2 受体活性的比值较高，可产生良好疗效和耐受性，而可避免与多巴胺 D_2 受体拮抗相关的副作用如锥体外系不良反应。在一项Ⅲ期随机双盲试验（DAYBREAK）中评估该药的疗效和安全性。在为期 10 周的试验中，有 964 例难治性精神分裂症（TRS）患者接受 Lu AF35700 或对照药（利培酮或奥氮平）治疗。虽然药物显示出良好疗效，但临床未达到首要终点，即与对照药相比，没有统计学意义上的优势。Lu AF35700 在 10mg 和 20mg 剂量的耐受性良好，没有未预料到的副作用出现。TRS 的临床需求远未满足，Lu AF35700 的良好耐受性或有市场机会。

卢美哌隆（lumateperone，Caplyta）是一种"first-in-class" 5-HT_{2A} 受体拮抗剂，具有 D_1 受体部分激动活性，同时也是多巴胺受体蛋白磷酸化调节剂（DPPM）、突触前多巴胺 D_2 受体部分激动剂、突触后多巴胺 D_2 受体拮抗剂，而且还是一种 5-HT 再摄取抑制剂。临床前研究表明，卢美哌隆作为谷氨酸受体活性的间接调节剂，通过哺乳动物雷帕霉素靶蛋白（mTOR）途径增强 NMDA 和 AMPA 受体的活性，其机制被预测具有快速抗抑郁作用。美国 FDA 批准卢美哌隆用于成人精神分裂症，于 2021 年 12 月又批准了一个新的适应证，即作为单药疗法及锂盐或丙戊酸盐的辅助疗法用于治疗成人双相Ⅰ型或Ⅱ型障碍患者抑郁发作。卢美哌隆可同时调节 5-羟色胺、多巴胺及谷氨酸这 3 种涉及严重精神疾病的神经递质通路。

有学者基于药物作用机制，提出"第三代抗精神病药"，其核心学术思路是部分激动剂，针对前额叶皮质以 5-HT_{1A} 受体部分激动、D_1 受体部分激动为主体，针对皮质下结构有 5-HT_{2A} 受体拮抗、5-HT_{1A} 受体部分激动、D_2/D_3 受体拮抗，这样的复合式双重作用与脑区多巴胺功能不平衡假说相匹配。5-HT_{1A} 和 D_1 受体部分激动作用与前额叶皮质脑区的阴性症状和认知功能低下相匹配，D_1 受体激动作用机制已为较丰富的论据所支持，而 5-HT_{1A} 受体部分激动作用研究较薄弱。已有资料指出 5-HT_{1A} 受体激动通过 D_1 受体改善前额叶皮质的 NMDA 功能调控，也可直接作用于谷氨酸能神经的 NMDA 受体的离子通道而实现。

近年来越来越多的研究支持前额叶皮质 D_1/NMDA 受体功能降低和皮质下结构（中脑和边缘系统）D_2 受体功能亢进是精神分裂症的核心神经生物学机制，同时伴随着 5-HT 和 GABA 能神经元功能异常。有学者基于对左旋千金藤啶碱（l-SPD）的多年研究，发现 SPD 具有 D_2/D_3 受体拮抗、D_1/5-HT_{1A} 受体部分激动的独特药理学特点，能够改善精神分裂症的阴性症状和阳性症状，以阴性症状改善较快，且无明显的锥体外系不良反应；并在此基础上提出匹配治疗的学术假设，即通过皮质下结构的 D_2/D_3 受体拮抗治疗阳性症状，通过前额叶皮质的 D_1/5-HT_{1A} 受体部分激动改善阴性症状和认知功能。第二代抗精神病药阿立哌唑对 5-HT_{1A}、5-HT_{2A}、D_2

和 D_3 受体均有高亲和力，为 D_2、D_3 和 5-HT$_{1A}$ 受体部分激动剂及 5-HT$_{2A}$ 受体拮抗剂。2015 年 FDA 批准的依匹哌唑（brexpiprazole）和卡利拉嗪（cariprazine）具有多靶点、高亲和力及部分激动 / 拮抗作用，适应证为成人精神分裂症和抑郁症及双相障碍的辅助治疗。

上述新药研发和作用靶点的研究进展表明，第三代抗精神病药涵盖多巴胺、5-HT 和去甲肾上腺素受体的多个靶点，具有高亲和力及部分激动 / 拮抗的特点，显示出改善精神分裂症的阳性症状、阴性症状及情绪障碍等适应证的优势。这些进展不仅拓宽了药物研发的靶点，也为揭示精神疾病的神经机制和脑区功能提供了新的证据。

二、单胺氧化酶的选择性抑制剂

单胺氧化酶（monoamine oxidase，MAO）能够催化氧化体内的胺类物质，包括神经递质多巴胺、去甲肾上腺素（NE）、5- 羟色胺（5-HT）、酪胺、苯乙胺（PEA）等。人体内含有两种单胺氧化酶：单胺氧化酶 A（MAO-A）和单胺氧化酶 B（MAO-B）。单胺氧化酶 A 主要分布在儿茶酚胺能神经元中；单胺氧化酶 B 主要分布在 5- 羟色胺能神经元、组胺能神经元和神经胶质细胞中。单胺氧化酶抑制剂（monoamine oxidase inhibitor，MAOI）能够通过抑制单胺氧化酶对单胺类物质的氧化活性，从而提高体内单胺类递质的浓度，改善精神疾病和帕金森病的症状。MAOI 可分为非选择性 MAOI、MAO-A 抑制剂和 MAO-B 抑制剂等，这 3 类药物又可分为可逆性和不可逆性抑制剂。

（一）非选择性 MAOI

主要有苯异丙肼、苯乙肼、异卡波肼和反苯环丙胺等，其中苯异丙肼是第一个抗抑郁药，于 1957 年试用于抑郁症患者并获得成功。其主要作用是使脑内单胺类递质的浓度提高，但是同时使体内酪胺的代谢受抑制，导致血压升高、心动过速、头痛以及呕吐等副作用。因这些药物可与一些食物和药物相互作用，引起高血压危象和急性黄色肝萎缩等严重不良反应而被淘汰。

（二）MAO-A 抑制剂

MAO-A 抑制剂是一类能选择性抑制 MAO-A 的药物，主要用于治疗抑郁症。其作用机制是其能够可逆性且选择性抑制 MAO-A，阻止脑内 5-HT 和 NE 的降解，同时增加脑内突触间隙 5-HT 和 NE 的浓度，起到抗抑郁作用。

吗氯贝胺是新一代 MAO-A 抑制剂，用于治疗抑郁症，特别适用于老年患者。本品的副作用较小，耐受性好，用药期间不必禁食含酪胺的食品。氯吉兰（clorgiline）能可逆性地抑制 MAO-A，使 5-HT 在神经末梢部位显著增加，用于治疗抑郁症。

（三）MAO-B 抑制剂

沙芬酰胺（safinamide）是第三代单胺氧化酶 B 抑制剂，是一种新型、高效、可逆和专一性很强的 MAO-B 抑制剂。其对 MAO-B 的抑制作用是可逆性的，停药后 8h 即可完全恢复生理功能。多项关于沙芬酰胺的随机双盲对照试验显示，每日服用 50～100mg 沙芬酰胺可以有效控制帕金森病症状。另外，有研究表示沙芬酰胺缓解帕金森病症状的机制不仅是对 MAO-B 的抑制，其还有许多额外的作用机制，如通过抑制谷氨酸盐释放和抑制 Na$^+$ 通道开放等改善精神症状，其机制尚未明确，有待今后进一步深入研究。

（四）抑制 MAO-B 的天然产物

很多中药有效成分、天然产物、生物碱、黄酮类也是 MAO-B 抑制剂，如含吲哚结构的天然产物是数目最多的生物碱，具有重要的药理作用。吲哚的氧化物靛红是一个可逆性 MAOI，对 MAO-B 的选择性抑制作用强。靛红的 5- 取代或 6- 取代苯乙烯基、苄氧或苯氧衍生物对

MAO-B 具有选择性且可逆性抑制作用。

目前 MAOI 在治疗抑郁症、帕金森病和阿尔茨海默病领域具有重要作用。针对新型结构的 MAOI 的设计合成和研究在不断进行中，以期能找到临床药效显著、副作用小、可逆以及选择性强的 MAOI，更好地用于治疗各类神经精神疾病。

三、再摄取抑制剂的新模式

经典单胺假说认为抑郁症的发生与脑内突触间隙 NE 和 5-HT 功能低下有关，该假说指导主要一线抗抑郁药的研发，但无法解释抗抑郁药起效延迟及部分有效等一系列问题。现代单胺假说认为，抗抑郁药的作用与单胺能神经元突触前膜自身受体和非单胺能神经元上的异源受体（如 5-HT$_{1A/1B}$、α_2 受体）适应性调节有关，服用 SSRI 和 SNRI 等一线药物通过提高突触间隙 5-HT/NE 的升高，导致单胺能自身受体和异源受体失敏，从而使 5-HT/NE 持续释放并产生抗抑郁疗效，这一失敏过程需要 2~4 周，这部分揭示了抗抑郁药起效延迟的问题。通过再摄取抑制剂和 5-HT$_{1A}$ 受体激动剂的优化组合，使自身受体和异源受体快速失敏（如 5-HT$_{1A}$ 受体部分激动剂），可实现加快起效并减少药物不良反应。多重再摄取抑制剂（DA、5-HT、NE）可能具有更好的治疗潜力。

（一）多靶标及多重再摄取抑制剂

优化的多靶标单胺策略是目前快速低毒抗抑郁药研发的主流方向，主要包括 5-HT 能多靶标调节药物、5-HT/NE/DA 三重再摄取抑制剂、DA 受体激动剂、第二代抗精神病药与抗抑郁药联合等，其中以维拉唑酮和伏硫西汀为代表的 5-HT 能多靶标药物具有起效相对较快和低毒副作用等优点，两者都涉及 SSRI 活性以及 5-HT$_{1A/1B}$ 受体等 5-HT 自身受体调节。这些受体对于前额叶皮质（prefrontal cortex，PFC）和海马等效应脑区的调控也发挥重要作用，除了通过 SSRI 提高 5-HT 水平外，也可以直接调控突触末梢的 GABA 中间神经元、Glu 锥体神经元等对非单胺能神经元，从而调控突触可塑性和神经再生。

AXS-05 是右美沙芬（dextromethorphan）和安非他酮（bupropion）组成的复合物，具有多靶标和多模式特性。AXS-05 作为一种新型口服 N- 甲基 -D- 天冬氨酸（NMDA）受体拮抗剂，用于治疗抑郁症和其他中枢神经系统疾病。AXS-05 的右美沙芬组分是一种 NMDA 受体非竞争性拮抗剂，也称为谷氨酸受体调节剂，也是 σ_1 受体激动剂、烟碱型乙酰胆碱受体拮抗剂、5- 羟色胺和去甲肾上腺素转运体抑制剂。AXS-05 的安非他酮成分可提高右美沙芬的生物利用度，是去甲肾上腺素和多巴胺再摄取抑制剂及烟碱型乙酰胆碱受体拮抗剂。

盐酸托鲁地文拉法辛是 5-HT/NE/DA 三重再摄取抑制剂（缓释片），2013 年获得 CFDA 批准的临床批件，也是我国首个 1.1 类抗抑郁化药临床批件，目前已经完成Ⅲ期临床研究，并于 2022 年 11 月获批上市。与传统药物相比，该药具有起效较快、缓释长效、可改善性功能、副作用小等特点。2013 年该药也已获得美国 FDA 的临床批件。

（二）其他快速起效抗抑郁药的靶点调节机制

1. 痕量胺相关受体（trace amine-associated receptors，TAARs）**1 激动剂** TAAR1 是一种由痕量胺激活的 G 蛋白偶联受体，在哺乳动物大脑的多个区域表达，与情绪、注意力、记忆、恐惧和成瘾有关，是有潜力的新靶标。研究表明，TAAR1 作为多巴胺能、谷氨酸能和 5- 羟色胺能神经传导的变阻器，被认为是精神分裂症、抑郁症和成瘾性疾病的一个新的治疗靶点。临床前研究显示，TAAR1 激动剂调节多巴胺能的能力可能是通过 TAAR1 与 DA 受体的相互作用，也可能与多巴胺转运体有关。SEP-363856 或 SEP-856 表现出一种复杂的机制，包括

TAAR1 和 5-HT_{1A} 受体激动作用。FDA 授予其用于精神分裂症的突破性治疗认定。Ⅲ期临床试验显示出积极的正面结果。

2. M_1 受体别构调节剂 毒蕈碱型乙酰胆碱受体（muscarinic acetylcholine receptor，mAChR）的 M_1 受体亚型被认为与认知功能相关。对 $D_{2/5-HT2A}$ 受体兼有高活性的 M_1 受体激动剂在动物实验中能够抑制阿扑吗啡诱导的小鼠高自发活动，且在治疗剂量下未观察到僵住行为，提示其可能不会引起 EPS。另外，M_1 受体别构调节剂 PF-06764427、VU-0184670 和 VU-0357017 也处于临床前研究阶段。

3. α7 烟碱型乙酰胆碱受体别构调节剂 α7 烟碱型乙酰胆碱受体（α7 nicotinic acetylcholine receptor，α7 nAChR）主要位于海马和大脑皮质，对于认知和感觉起十分重要的调节作用。研究表明，α7 nAChR 激动剂、部分激动剂或别构调节剂对精神分裂症和 AD 的认知功能缺损有治疗效果。尼古丁作为非选择性 nAChR 激动剂，在临床前和临床研究中对于注意力和认知功能都有很好的治疗效果，这使得很多制药公司开始专注开发选择性 nAChR 激动剂，以避免外周神经系统不良反应。EVP-6124 对 α7 nAChR 具有高亲和力（$K_i = 4.3nmol/L$）和高选择性。在大鼠的新物体识别模型中，EVP-6124 能够逆转莨菪碱诱导的健忘，增强长时程记忆。目前该化合物处于Ⅲ期临床试验中。另外，α7 nAChR 激动剂 GTS-21 和 AQW-051 针对精神分裂症的治疗处于Ⅱ期临床试验中。

4. 组胺 H_3 受体调节剂 组胺 H_3 受体主要位于大脑皮质、纹状体和海马区域，可调节组胺、多巴胺、5- 羟色胺、乙酰胆碱和去甲肾上腺素的合成和释放。H_3 受体拮抗剂可用于改善睡眠障碍、认知障碍。化合物 pitolisant 作为 H_3 受体反向激动剂表现出高选择性，其对 H_3 受体的 K_i 值为 5.3nmol/L，为其他 3 个亚型的组胺受体的 220 倍以上。在临床试验中对嗜睡症有良好的治疗效果，目前已被批准上市。

5. 神经激肽 3（NK3）受体拮抗剂 神经激肽（neurokinin，NK）由神经激肽 A（NKA）、神经激肽 B（NKB）和 P 物质（SP）组成，它们作为神经递质 / 神经调节剂作用于 NK1、NK2 和 NK3 受体 3 种神经激肽受体，从而发挥其生理功能。其中 NK3 受体除了在外周组织如肠道、肺和膀胱有很少分布外，主要在中枢神经系统集中表达，并参与其他神经递质的释放。临床前研究表明，NKB/NK3 介导的激动作用能增强纹状体的多巴胺释放。给予 NK3 受体拮抗剂 talnetant 能增强内侧前额叶皮质的多巴胺能和去甲肾上腺素能。NK3 受体拮抗剂可能是治疗精神分裂症的一个潜在靶标。

6. 复方制剂 由于单一药物很难覆盖精神分裂症的多种症状，复方制剂不仅有望获得更好的症状改善效果，还有可能降低副作用。ALKS3831 是一种新型的每日口服 1 次的第二代抗精神病药，是由新分子实体 samidorphan（新型选择性 μ 阿片受体拮抗剂）与已上市的抗精神病药奥氮平共同组成的复方制剂。奥氮平的副作用之一是体重增加，有导致 2 型糖尿病的风险，通过奥氮平与 samidorphan 联合使用，可缓解体重增加的副作用。

近年来关于氯胺酮（ketamine，Ket）、东莨菪碱的研究揭示非单胺靶标 [如 GABA 能和谷氨酸（glutamate，Glu）能等调节] 在快速抗抑郁中具有更为重要的调节作用。基于神经元兴奋性调节的非单胺策略正在成为快速抗抑郁药研发的重要方向，可以预见未来会形成单胺 - 非单胺结合的多靶标全新策略，这可能是未来新药研发的趋势。此外，抑郁症较为公认的假说还包括下丘脑 - 垂体 - 肾上腺轴（hypothalamic-pituitary-adrenal axis，HPA 轴）负反馈障碍假说、神经营养假说、脑内奖赏通路障碍假说、神经炎性损伤假说等，这些假说也主要是集中于非单胺层面，尽管有大量研究，但至今尚无基于这些假说的新药上市。

第二节 离子通道

一、谷氨酸受体

谷氨酸受体功能水平紊乱，和多巴胺能系统的相互作用异常或许是精神分裂症的主要病理机制之一。有人提出谷氨酸（glutamate，Glu）是精神分裂症病因的始端作用，通过中间神经元 γ- 氨基丁酸（GABA）调控多巴胺能神经元功能，或者再作用于 5- 羟色胺（5-hydroxytryptamine，5-HT）能神经元。

长期以来，新药研发和治疗策略依然以单胺靶标为中心，靶向谷氨酸受体的药物研发进展缓慢。苯环己哌啶（PCP）是作用于 N- 甲基 -D- 天冬氨酸（NMDA）受体通道的非竞争性拮抗剂，使健康受试者产生具有典型阳性症状、阴性症状和认知症状的精神分裂症。甘氨酸转运蛋白 -1（GlyT-1）在大脑中与 NMDA 受体的表达模式有关，通过 GlyT-1 拮抗作用抑制细胞外甘氨酸的摄取，从而提高细胞外甘氨酸的含量，可以促进 NMDA 受体的活化。GlyT-1 已被确定为治疗精神分裂症阴性症状的一个潜在靶点，尽管有些临床评估结果不理想。

重度抑郁症患者的抑郁症状如情绪低落、快感缺失和自杀意愿等会严重影响其社会、生活功能，甚至导致自残及自杀。随着氯胺酮作为 NMDA 受体抑制剂获批为治疗难治性抑郁症的新药，靶向谷氨酸受体的基础研究和新药研发成为领域内的研究热点。

（一）靶向 NMDA 受体

针对艾司氯胺酮（S-Ket）的结构改造和仿制在国内外有大量研究，研究显示 R-Ket 具有更好的治疗潜力和更低的毒副作用，目前国内也有多家制药公司在开展多种剂型的 R-Ket 临床研究。AVP-786 是氘代右美沙芬 deudextromethorphan（NMDA 受体非竞争性拮抗剂、σ_1 受体激动剂、5- 羟色胺和去甲肾上腺素转运体抑制剂）和低剂量奎尼丁组成的复方药物。目前已完成一项多中心随机双盲安慰剂对照的 II 期临床研究，目的是评估 AVP-786 作为残余精神分裂症辅助治疗的有效性、安全性和耐受性。针对 AD 激越的 III 期临床研究和创伤性脑损伤、精神障碍的 II 期临床研究在进行中。

Gly 对 NMDA 有激动作用。BI-425809 是勃林格殷格翰推出的 GlyT-1 抑制剂，已在两项 I 期临床试验的健康志愿者中验证了其安全性、耐受性和药代动力学特点。该药具有良好的耐受性，没有严重副作用发生。目前该药针对精神分裂症和阿尔茨海默病的 II 期临床研究在进行中。

CTP-692 是氘代 D- 丝氨酸，是 NMDA 受体的内源性、必需共激动剂。一项在澳大利亚进行的 I 期临床试验中，评估单次口服 CTP-692 与 D- 丝氨酸的安全性、耐受性和药代动力学。CTP-692 比 D- 丝氨酸的血浆暴露增加。CTP-692 的耐受性良好，没有严重不良事件报告。截至 2024 年 8 月，该药的临床试验仍在进行中。

（二）靶向 AMPA 受体

AMPAR 是抗精神疾病和抗癫痫的重要药物靶点，氯胺酮的药理作用能够增强 AMPAR 的功能。BIIB104 是 α- 氨基 -3- 羟基 -5- 甲基 -4- 异噁唑丙酸（AMPA）受体正向别构调节剂，用于治疗与精神分裂症相关的认知障碍。该药在 I b 期临床研究中对认知的各个方面已表现出一种可接受的安全性及治疗作用趋势，其 IIb 期临床试验正在进一步研发中。

（三）代谢型谷氨酸受体（mGluR）

Pomaglumetad methionil（DB103）是代谢型谷氨酸受体 II/III 型激动剂 LY404039 的前药。

DB103 在全球已完成 30 多项临床试验，但临床初期研究提示该药可能对精神分裂症有效，但不宜作为急性精神分裂症的单一治疗药物。

二、GABA 受体

γ- 氨基丁酸 $_A$ 受体（GABA$_A$R）是一种离子型受体和配体门控离子通道，其内源性配体是 γ- 氨基丁酸（GABA），是中枢神经系统中的主要抑制性神经递质。该蛋白质由五个组合亚基、氯离子（Cl⁻）通道、α_1 和 β_2 界面处的两个 GABA 活性结合位点以及苯二氮䓬（BDZ）别构结合位点组成。该受体还含有许多不同的正构及别构结合位点，间接调节受体的活性。这些别构位点是各种药物的作用靶点，包括苯二氮䓬类药物、非苯二氮䓬类药物、神经活性类固醇、巴比妥类药物、酒精、吸入麻醉药和印防己毒素等。

GABA 受体是镇静催眠、抗抑郁、抗焦虑及癫痫和成瘾的重要靶标，已有 20 多种靶向 GABA 受体的药物获批上市。目前注册临床试验的靶向 GABA 受体的药物有 70 多种，预期会出现更多的新药上市和新适应证。Zuranolone 是一种非单胺类创新型口服神经活性类固醇 GABA$_A$ 受体别构调节剂，正在开发用于治疗重性抑郁障碍（MDD）和产后抑郁（PPD）。GABA$_A$ 系统是大脑和中枢神经系统（CNS）的主要抑制性信号通路，对调节 CNS 功能有重要作用。Zuranolone 之前已被美国 FDA 授予用于 MDD 的突破性治疗认定，目前已经正式获批上市。

三、受体调控的离子通道

离子通道是仅次于 G 蛋白偶联受体的第二大药物靶点，细胞膜离子通道功能异常与精神分裂症、抑郁症、心脑血管疾病、阿尔茨海默病等的发生与发展密切相关。

离子通道可分为钠通道、钾通道、氯通道和钙通道等。离子通道主要是调节神经兴奋性和动作电位的发放频率，也能调节突触受体和信号通路。很多抗精神病药也能非特异性地抑制离子通道，达到多个方面的协同作用。研究表明，精神障碍的发病机制与钠通道、钙通道、钾通道等离子通道密切相关。

（一）电压门控钠通道（VGSC）

电压门控钠通道（VGSC）阻滞剂（拉莫三嗪）被认为是抗精神病药的一种辅助疗法。NW-3509 是一种 VGSC 阻滞剂，可抑制谷氨酸的突触释放，从而降低前额叶皮质和海马的过度兴奋性，促进认知功能，在多种精神病动物模型中得到证实。其临床试验中，通过药物联用，添加利培酮或阿立哌唑，临床耐受性良好，并优于安慰剂。研发公司于 2021 年 4 月宣布了 Ⅱ 期临床研究（临床研究注册号：NCT04461119）的结果，并证实了该药的安全性。另一项 Ⅱ/Ⅲ 期临床研究于 2021 年 9 月启动，2024 年在临床 Ⅱ/Ⅲ 期取得良好结果。

（二）双孔钾通道（K2P 通道）

K2P 通道在生理静息膜电位状态下可以持续开放，可以产生背景泄漏电流（Ileak），因此 K2P 通道也称为背景 K⁺ 通道。背景泄漏电流对于维持静息电位，减缓膜电位后超极化并影响神经电信号的发放频率发挥重要作用。近年来研究发现，双孔钾通道——TREK-1 通道在诸多神经精神类疾病，如抑郁症、大脑局部缺血、癫痫和疼痛中是重要的潜在药物靶点。*kcnk2*（TREK-1 的基因）基因敲除小鼠表现出抑郁抵抗的特点，以及癫痫发作和脑缺血的易感性增加。

TREK-1 通道受多种因素调节，有独特的药理学特点，G 蛋白偶联受体调控 TREK-1 通道，是应答各种生理和病理输入的信号整合器。研究表明，氟西汀、奥氮平、文拉法辛、地西泮等均能抑制 K⁺ 通道,选择性 5- 羟色胺再摄取抑制剂(SSRI)艾司西酞普兰能以浓度依赖性方式可逆性地抑制 TREK-1 通道电流,并降低 TREK-1 基因 mRNA 和蛋白质在卒中后抑郁(PSD)大鼠海马和前额叶皮质中的表达。Spadin 是一种神经降压素受体 -3 相关的天然肽,能特异性地阻滞 TREK-1 通道,并显示出显著的抗抑郁药特性,联合氟西汀治疗能增强小鼠中氟西汀的保护作用,相关的新药研发已进入 II 期临床试验。国内也有多项靶向 TREK-1 通道的临床前研究。

(三)钙通道

基础和临床证据表明 L 型钙通道阻滞剂可用于治疗双相障碍、精神分裂症、抑郁症等一系列神经精神疾病,Cav1.2 和 Cav1.3 特异性分子与啮齿动物的情绪(焦虑、抑郁)、社交行为、认知和成瘾有关。电压门控钙通道可调节细胞内的钙离子浓度,进一步抑制钙离子与下游分子的结合,同时钙离子浓度降低还可抑制坍塌反应调节蛋白 -2(collapsin response mediator protein 2,CRMP2)的活性,从而参与神经元发育和凋亡过程。

(四)P2X7 受体(P2X7R)

P2X7R 是一种 ATP 门控选择性阳离子通道,主要存在于小胶质细胞上,少量存在于星形胶质细胞和神经元上。P2X7R 可介导 Ca²⁺ 和 Na⁺ 内流以及促炎性细胞因子释放,P2X7 再循环可增强小胶质细胞和星形胶质细胞的谷氨酸突触传递功能。基于小胶质细胞释放的促炎性细胞因子可能导致多种 CNS 疾病的假说,P2X7 成为潜在的 CNS 药物靶标,其机制可能通过调节 IL-1β 加工和释放来影响神经元细胞死亡。研究表明,P2X7 基因与重度抑郁症和双相障碍有关,P2X7 活化可介导抑郁样行为。焦虑性抑郁模型中 P2X7R 基因敲除小鼠表现出抗抑郁样行为,习得性无助抑郁模型中 P2X7R 缺陷小鼠的突触可塑性降低。有研究发现,大黄酚可能通过抑制 P2X7/NF-κB 信号通路来发挥其抗抑郁作用,P2X7R 拮抗剂 BBG 或 A438079 均能阻止由慢性不可预测应激引起的大鼠抑郁样行为。

(五)TRP 通道家族

TRP 通道可能是抗抑郁药的新靶点。TRPV1 激动剂辣椒素(capsaicin,Cap)和奥伐尼(olvanil)在动物抑郁模型中可以起到抗抑郁的药效。有研究指出,TRPV1 缺失能够改变脑内 5-HT 受体、NMDA 受体、GABA 受体等与情绪相关的神经递质受体的分布情况。低剂量 TRPV1、TRPV2 调节剂 RTX 诱导的抑郁样行为可以被抗抑郁药阿米替林(amitriptyline)和氯胺酮所逆转。

近年来针对大麻素类化合物的广泛研究,使得人们发现新的潜在抗抑郁药和抗抑郁靶点。大麻素类化合物可以激活包括 TRPV1、TRPV2、TRPM8 等 TRP 通道,也有 TRP 通道与 CB1/2 受体协同作用的报道。例如 CB1 基因敲除小鼠表现出抑郁状态、焦虑增加、对奖赏不敏感等性状,而 TRPV1 基因敲除小鼠则表现出与之相对的焦虑减缓、抑郁抵抗等性状。基于 TRPV2 在脑内有更高的表达量、更具特色的分布模式,以及对大麻素类物质更为敏感的特性,提示 TRPV2 可能是抗抑郁的潜在靶标。

TRPV1 抑制剂辣椒衍生物(capsazepine,CPZ)能够降低大鼠在高架十字迷宫试验中开放臂的停留时间,提示 TRPV1 在调节焦虑样行为中起到积极作用。TRPV2 可能也参与抗焦虑过程。除了推测的与 TRPV1、CB1/2 进行协同作用外,TRPV2 还可能通过参与下丘脑 PVN、SON 上的催产素能神经元活动,发挥抗焦虑效果。如前所述,OXT 可以通过引起下丘脑神经元的钙振荡,产生抗焦虑的药效,而 TRPV2 很可能是介导下丘脑神经元钙振荡的重要离子通道。研究表明 TRPC4 缺失导致一种类似于焦虑症的症状,而 TRPC4 与焦虑有关。还有许多

TRP 家族成员作为精神疾病的潜在靶点，例如 TRPM2 和 TRPC3 在双相障碍中发挥功能。总之，作为通透 Ca^{2+} 或受 Ca^{2+} 调控的 TRP 通道，在抗精神疾病的靶标研究和新药研发领域受到更多关注。还有超极化激活的环状核苷酸门控（hyperpolarization-activated cyclic nucleotide-gated，HCN）通道、酸敏感离子通道（acid-sensing ion channels，ASIC）、氯离子通道等被报道与精神疾病有关，也有可能成为潜在的药物靶标。

第三节 信 号 通 路

一、BDNF/TrkB/mTOR 相关的神经再生及突触可塑性通路

许多精神疾病的生物学基础仍不清楚，患者可以表现出不同的症状，而精神障碍在其发展过程中涉及不同的机制。临床上使用的很多药物，特别是抗抑郁药涉及脑源性神经营养因子（BDNF）和 BDNF/TrkB 信号通路及突触可塑性相关信号通路。

BDNF 与精神疾病的发生密切相关。研究表明，大脑海马中的 BDNF 水平降低后使得体内神经发生减少、神经分化受影响，导致抑郁行为的发生。在大量精神障碍的研究中都发现 BDNF 的异常表达，此外还有研究发现 BDNF 与神经性疼痛以及内脏高敏感具有密切联系，提示 BDNF 可能在疾病发生与发展中发挥重要作用。

$PI_3K/AKT/mTOR$ 信号通路广泛存在于各种神经细胞中，PI_3K 在细胞膜接受细胞外的刺激，进而激活下游的 AKT/mTOR，能够激活或者抑制胞内的多种蛋白磷酸化，调控神经突触再生或者凋亡、自噬、增殖分化以及突触可塑性等过程。当 $PI_3K/AKT/mTOR$ 信号通路受抑制时，神经细胞突触可塑性受损，导致抑郁症的发生。$PI_3K/AKT/mTOR$ 信号通路在多个节点调控神经细胞突触可塑性，在抑郁状态下该通路的活性明显下降。研究表明，抑郁症患者相较于健康人，其前额叶的该通路蛋白质表达降低。易患抑郁症患者群海马组织中的该通路也会被显著抑制，经过治疗，通路的靶点蛋白活性恢复正常水平。大部分抗抑郁药都能够提高海马及前额叶的 $PI_3K/AKT/mTOR$ 信号通路的活性，研究表明雷帕霉素能够通过抑制 mTOR 的表达抵消上述抗抑郁作用，抑郁与 $PI_3K/AKT/mTOR$ 信号通路密切相关。

PI_3K/AKT 与 BDNF/TrkB 存在双向调节的闭环回路，PI_3K 抑制剂能降低 BDNF 基因表达，同时 BDNF 与 TrkB 结合后，又使得 TrkB 能进一步促进 AKT 磷酸化，两条通路的表达相互影响。有实验发现在小鼠抑郁症的造模过程中，BDNF 蛋白先上调，再下调，最后又上调，因此可以推测 BDNF 的表达不是一成不变的，而是在动态变化的，在机体受到刺激后 BDNF 可能先适应性上调以保护神经元。

BDNF 是氯胺酮和传统抗抑郁药发挥治疗作用的共同下游靶标，提示 BDNF 是一个潜在的生物标志物。单胺能系统抗抑郁药能够增加皮质和海马 BDNF 和 TrkB 的表达。在前脑条件性敲除 BDNF 或 TrkB 会使对抗抑郁药的效应减弱，这提示 BDNF/TrkB 信号转导不一定参与抑郁症的病理生理过程，但它可能是抗抑郁药反应的关键通路。

二、TrkB 参与抗抑郁反应的机制

BDNF 在不同区域的抗抑郁反应也有不同，在齿状回内注入和敲除 BDNF 分别诱导和减弱抗抑郁反应，而海马 CA1 突触后 TrkB 受体则对氯胺酮诱导的突触增强和快速抗抑郁作用有影响。典型和快速作用的抗抑郁药直接与 TrkB 受体结合，促进 BDNF 激活 TrkB 受体。抗

抑郁药会增加 BDNF 的表达，进而激活 TrkB 受体。因此，选择性 TrkB 受体激动剂被认为是潜在的治疗方法，BDNF 在抗抑郁药机制中发挥重要作用。

三、cAMP/PKA 和 cGMP/PKG 信号通路与磷酸二酯酶家族

G 蛋白偶联受体（GPCR）是一类介导信号传递的细胞膜蛋白受体，在很多疾病中 GPCR 都是重要的药物靶标，统计数据表明 GPCR 占据 30% 的药物靶标。传统观念认为特定的 GPCR 只与单一的 G 蛋白亚型结合，因此作用于 GPCR 激动剂或部分激动剂只能激活单一的下游信号通路。随着对疾病认识的加深，人们发现单一的激动剂能激活多个下游信号通路，这一现象在多巴胺和 5- 羟色胺受体家族中尤其常见。典型的 GPCR 偶联的下游通路包括 cAMP/PKA、cGMP/PKG 和 β-arrestin 信号通路。

β-arrestin 蛋白质家族对于信号转导的调节发挥重要作用。哺乳动物细胞中，β-arrestin 主要分布在神经系统和淋巴系统中，作为 GPCR 信号的负调节因子，在受体脱敏、受体内吞、细胞凋亡及多种细胞信号转导中起重要作用。

配体的功能选择性是指在激活不同的信号通路时会呈现出偏向性，即可选择性增强或减弱 GPCR 信号网络中的某些通路。GPCR 功能选择性配体可能是阐明药物药效和不良反应的重要工具，近年来药物研发的新策略之一就是开发 GPCR 功能偏向性配体。通过对阿立哌唑的结构改造获得一系列 β-arrestin 功能偏向性 D_2 受体激动剂，在 PCP 诱导的小鼠高自发活动实验中显示出很强的抗精神病药效，且没有引起僵住症状的副作用，在 β-arrestin 基因敲除小鼠上这种作用明显减弱或完全消失。

磷酸二酯酶（PDE）是一种广泛分布的酶，通过水解 cAMP 和 cGMP 在细胞信号转导中发挥重要作用。cAMP 和 cGMP 是许多受体的次级信使，这些受体的功能低下与精神疾病相关（如多巴胺或谷氨酸受体）。抑制 cAMP 和 cGMP 的破坏可以改变突触可塑性和突触后信号传递，因此 PDE 被认为是一类成药性较高的药物靶标。

目前，在已知的 11 个 PDE 家族中，PDE4 和 PDE10 是研究热点。PDE4 与精神分裂症中的 DISC1 基因相互作用，该基因参与神经发生，其功能障碍与精神分裂症有关。罗氟司特作为 PDE4 抑制剂，目前用于治疗慢性阻塞性肺疾病，在动物实验中都表现出改善认知功能的作用。在精神分裂症患者中，250μg 罗氟司特对一些脑电图生物标志物有显著改善，言语记忆也有显著改善。国内外有多项靶向 PDE4 的抗抑郁研究。

PDE10A 在大脑中高表达，PDE10A 调控 cAMP/PKA 和 cGMP/PKG 信号级联，从而增强多巴胺 D_1 受体信号，抑制 D_2 受体信号，以及改善谷氨酸能神经元功能障碍。因此，抑制 PDE10A 被认为是治疗精神分裂症的一种新靶点。动物模型的初步研究支持 PDE10A 抑制剂对精神分裂症的阳性症状、阴性症状和认知症状具有良好作用。另有研究指出，精神分裂症患者重要脑区内的 PDE10A 无显著改变，这提示 PDE10A 通路可能只是一条代偿通路，而非主要的病理学因素。目前已有多个候选药物进入临床，Lu AF1116 和 OMS824 在 II 期临床研究中。

除了 PDE4 和 PDE10 抑制剂外，其他 PDE9 和 PDE1B 抑制剂也有报道用于研发治疗精神分裂症的认知障碍。

四、内啡肽及内源性大麻受体通路

内源性大麻素系统包括大麻素 CB1、CB2 受体。CB1 受体主要表达于中枢神经系统；而 CB2 受体主要表达于免疫细胞中，在大脑中的密度较低。四氢大麻酚是大麻中的主要精神活

性成分,作为 CB1 受体部分激动剂,可产生强大的认知改善能力。大麻植物中最普遍的生物活性成分是大麻二酚(CBD),俗称大麻素,来自临床前研究的证据表明,CBD 具有神经保护、镇痛和抗氧化作用,并对急性认知障碍有保护作用。已报道 CBD 有 60 多种其他分子靶点,是典型的多靶标作用化合物。有两项系统综述报道了 CBD 在减轻精神症状和认知障碍方面的潜力。至今已有 9 项 II 期临床试验正在研究 CBD 对精神分裂症患者认知功能的影响。

随着氯胺酮和大麻素获批上市,针对麻醉药和致幻觉药的研发受到重视。针对氧化亚氮(笑气)、裸盖菇素治疗难治性抑郁症的临床研究获得美国 FDA 授予的突破性治疗认定,并且 II 期临床研究结果达到主要终点,对难治性抑郁症的疗效显著,且其副作用低于氯胺酮。尽管具体的药理作用机制尚不清楚,但是针对大麻素及裸盖菇素的结构优化成为领域内的研究热点。

第四节　炎症与免疫因子

在应激状态下,交感神经系统和下丘脑 - 垂体 - 肾上腺轴(hypothalamic-pituitary-adrenal axis,HPA 轴)持续激活,诱导外周炎症。机体的免疫系统会在短时间内迅速作出反应,响应外周免疫,因此形成更多的促炎性细胞因子。在长时间的慢性应激作用下,免疫系统功能水平降低,外周炎症细胞和炎症因子会侵袭中枢神经系统,增强中枢神经小胶质细胞的活性,导致炎症的出现,引发精神障碍。

大部分抑郁症患者都存在炎症症状,在脑脊液和外周血中的不同促炎性细胞因子等表达水平升高。外周血中大量表达白介素(IL-6、IL-8)以及 I 型干扰素(interferon I,IFN-I),长期影响机体会引起系统性炎症反应。自杀死亡的抑郁症患者的大脑中,IL-1β、IL-6、肿瘤坏死因子(tumor necrosis factor,TNF)以及 Toll 样受体 -3(TLR3)和 Toll 样受体 -4(TLR4)等炎症介质的表达水平明显高于正常。炎症因子可作为多种精神障碍的生物标志物,如焦虑障碍、抑郁症及双相障碍等,机体的炎症水平也可以用来评估抑郁症的治疗效果。

近年来,免疫系统被认为是治疗双相抑郁和单相抑郁的新靶场。研究提示疲劳、厌食、睡眠障碍和快感缺乏与全身炎症反应密切相关。在炎症的情况下,促炎性细胞因子可以进入中枢神经系统并与大脑中的细胞因子相互作用,从而影响与行为相关的大脑功能,包括神经递质代谢、神经内分泌功能和情绪控制、运动障碍等。除了影响情绪症状外,还影响认知功能,如注意力、执行功能、学习和记忆,这可能是改善抑郁症患者的认知障碍的新靶标。因此,抗炎药用于治疗精神疾病的研究也是基础和临床研究的热点。

一、细胞因子抑制剂

传统的抗抑郁治疗方式会导致各种细胞因子的表达发生变化,其表达水平是衡量治疗效果的指标之一。通过抗体抑制细胞因子的作用也可能是潜在的抗抑郁新靶标。英夫利西单抗和依那西普均属于 TNF-α 特异性抑制剂,两者都能够有效降低 TNF-α 的活性。TNF-α 特异性抑制剂阿达木单抗,以及细胞因子 IL-12、IL-23 特异性抑制剂优特克单抗用于治疗银屑病时,发现患者的抑郁症状显著减轻。

二、非甾体抗炎药

非甾体抗炎药能够有效抑制环氧合酶 -1 和环氧合酶 -2,特别是环氧合酶 -2 特异性抑制剂塞来昔布在抗抑郁方面表现十分突出。但也有研究指出，仅接受塞来昔布或萘普生治疗的老年患者的抑郁症状并未得到显著减轻。还有研究指出，非甾体抗炎药和 SSRI 合用，导致后者的抗抑郁作用减弱。

三、其他抗炎制剂

在抑郁症与神经炎症靶点的临床实践研究中，除细胞因子抑制剂和非甾体抗炎药外，很多天然产物以及合成的化合物也同时兼具抗炎和抗抑郁的双重功效。抗氧化剂白藜芦醇在抗炎方面表现突出。研究表明，抗氧化剂白藜芦醇能够提高线粒体功能、抑制炎症因子分泌、减轻外周和中枢炎症，实现良好的抗抑郁效果。姜黄所含的姜黄素能够促进机体释放更多的中枢生物胺，抑制外周环氧合酶 -2 和一氧化氮合酶，降低外周 TNF-α、IL-1 和 NF-κB 的表达。食物中广泛分布的多不饱和脂肪酸，如二十碳五烯酸、二十二碳六烯酸等通过参与 NF-κB 的核转位，激活转录因子 PPARγ，抑制环氧合酶 -2、TNF-α、IL-6 的表达等途径发挥抗炎和抗抑郁的功效。基于抑郁症的细胞因子假说，结合动物实验结果表明，抗抑郁药和甘草酸合用能够在更短的时间内更有效地减轻抑郁症状。

抑郁症的致病机制十分复杂，临床研究存在众多假说。近年来，不同学科加速融合，神经免疫学和免疫精神病学研究成果日益丰富，通过抗炎途径确定抑郁症的生物标志物和治疗靶点是很有潜力的研究方向。

第五节　脑肠轴与肠道微生物及糖类药物

目前脑肠轴成为基础研究及药物研发的热点领域，大量研究提示脑肠轴在抑郁症、焦虑症、帕金森病和阿尔茨海默病等神经精神疾病中发挥重要作用。

胃肠道是由中枢神经系统、自主神经系统和肠神经系统共同控制的。肠神经系统来源于神经嵴细胞，分布于两个互相连接的神经丛及肌间神经丛和黏膜下神经丛。肠神经系统是外周神经系统的一部分，也是控制胃肠道功能的自主神经系统，可以自主调节消化系统局部的生理状态，称为"第二脑"。

脑肠轴是肠道与大脑之间进行信息交流的一种通信网络，包括中枢神经系统、自主神经系统、肠神经系统、神经内分泌系统和免疫系统。脑肠轴是一种双向调节通路，胃肠道通过迷走神经和脊髓纤维与大脑连接，而大脑也通过传出迷走神经和脊髓纤维与肠道进行互动，即大脑可以影响肠道功能，肠道变化也可以改变脑功能。肠内分泌细胞及其释放的激素、神经肽以及肠道生态环境都可以与中枢神经系统进行交流并影响其功能。

一、脑肠轴的神经、体液和免疫双向调节

肠神经系统通过交感神经系统和副交感神经系统的运动和感觉神经纤维与中枢神经系统连接。研究表明，一方面迷走神经的神经末梢分布于肠道黏膜中，胃肠道可通过其感觉纤维将信息投射到孤束核进而传递给大脑；另一方面肠道中存在的一种单层上皮细胞——肠内分泌细胞可与感觉神经纤维形成突触连接，而且其释放的激素可以透过血 - 脑屏障作用于下丘脑弓状核或通过迷走神经作用于脑干的孤束核，从而调控大脑的饥饿和饱腹感中枢。除了神经内分泌、免疫等间接途径外，肠道和大脑之间的直接联系是当前的研究热点。

肠内分泌细胞分泌的激素、细胞因子和肠道微生物的代谢产物均可通过体液途径影响脑

功能。肠内分泌细胞分泌胰高血糖素样肽 -1（GLP-1）、肽 YY、生长素释放肽、成纤维细胞生长因子等，可经血液循环运送至中枢神经系统。肠道微生物也可以通过血液循环影响脑功能，如肠道微生物产生的短链脂肪酸可以透过血 - 脑屏障来促进小胶质细胞的成熟，维持稳态下小胶质细胞的功能。

体液调节主要通过依赖神经递质及激素来发挥作用，目前已发现的胃肠激素有 60 余种，常见的引起平滑肌收缩的兴奋性神经递质和激素有乙酰胆碱（ACh）、P 物质（SP）、胃动素（MTL）、促胃液素（GAS）、胆囊收缩素（CCK）等，引起平滑肌舒张的抑制性神经递质和激素有一氧化氮（NO）、血管活性肠肽（VIP）、生长抑素（SS）、神经降压素（NT）。目前研究已发现的参与调节胃肠道的受体主要包括 5-HT 受体、组胺受体、M 胆碱受体、多巴胺受体、α 和 β 肾上腺素受体以及多种胃肠激素受体，受体类型之多主要与胃肠道细胞种类多及这些细胞具有多种调节因子有关。在调节过程中，不论是兴奋性神经递质的增多或减少还是抑制性神经递质的增多或减少，均会使两者原有的相对平衡遭到破坏，变成失衡状态，从而影响胃肠平滑肌舒缩活动甚至出现紊乱，导致一系列临床症状。

肠道信号可通过免疫途径调节脑功能，免疫途径包括先天免疫和适应性免疫。肠道微生物以及高盐饮食可以通过免疫途径调节脑的免疫细胞和免疫反应。①先天免疫：肠道微生物是决定肠屏障和血 - 脑屏障发育和功能的重要因素。微生物缺失引起的屏障受损会增加对各种疾病的易感性，包括过敏和炎性肠病。异常的微生物不仅会导致肠道渗漏和大脑渗漏，而且还可能诱发与压力相关的疾病和神经退行性变性疾病。在大脑中，肠道细菌产生的色氨酸代谢产物通过作用于星形胶质细胞中的芳香烃受体抑制中枢神经系统的炎症。②适应性免疫：肠道的适应性免疫反应通过增加循环中的 IL-17 影响脑血流量和认知功能。研究证明，高盐饮食诱导分泌 IL-17 的辅助性 T 细胞 17（Th17）在肠道中聚积，导致循环中的 IL-17 增加，增加的 IL-17 作用于脑血管内皮细胞以抑制内皮的一氧化氮（NO）产生，导致认知障碍。肠道微生物调节 T 细胞和 B 细胞的分化和功能，影响免疫球蛋白（Ig）的合成和分泌。肠道微生物促进 T 细胞分化发挥促炎作用，或者分化为调节性 T 细胞发挥抗炎作用。

二、脑肠轴在精神疾病中发挥的重要作用

肠道炎症、肠道生态环境以及肠道微生物可以通过脑肠轴作用于大脑，导致中枢神经系统疾病的发生和发展，而改善肠道功能可以促进中枢神经系统疾病的恢复。大量证据证明，肠道内稳态有助于维持肠道和大脑的健康。慢性肠道炎症会损害大脑健康，并导致多种疾病的发展，如精神疾病和神经变性等。近年来，研究者们更加关注肠道微生物在肠道和大脑之间发挥的调节作用。调节肠道微生物将有望成为治疗中枢神经系统疾病的新靶点。

多项研究表明，在模型小鼠实验中，应激、焦虑、抑郁等不良情绪和精神状态会增加肠道通透性、降低机体免疫力，这两种因素都会使微生物的种群数量改变，微生物也会因为减弱的肠道免疫保护而发生位移。最终，肠道菌群的组成和分布都会受到影响。除了应激、焦虑、抑郁这些经典模型外，人们也开始关注其他包括精神分裂症和孤独症等神经精神症状的小鼠模型和人群的肠道微生物情况。

三、糖类药物

近年来，文献报道寡糖及糖类药物通过菌群 - 脑肠轴影响脑认知功能。例如低聚果糖（fructo-oligosaccharide，FOS）作为一种益生元被发现能维持菌群群落的多样性和稳定性，改善

AD 样动物的记忆和学习能力。甘露寡糖（mannooligosaccharide，MOS）通过重塑肠道菌群和增加短链脂肪酸的形成，抑制中枢神经系统的炎症和氧化应激，以及平衡 HPA 轴的多重效应，改善 5xFAD 小鼠的认知障碍和精神缺陷。

寡糖通过调节肠道菌群结构和菌群代谢产物影响脑功能。值得注意的是，有研究提示，寡糖对脑认知的调节作用还可能与肠道内分泌以及迷走传入神经有关。例如 FOS 可通过 GLP-1/GLP-1 受体途径对 APP/PS1 转基因小鼠的脑认知障碍发挥有益作用，而迷走神经切断术抑制岩藻糖在关联学习相关范式和海马功能中的作用。肠道菌群及其代谢产物如短链脂肪酸（SCFA）、吲哚等对肠内分泌细胞和迷走神经均有调控作用。例如 SCFA 在体内外均能促进肠道内分泌细胞（enteroendocrine cells，EECs）释放 5-HT 调控胃肠道功能，吲哚也具有激活迷走传入神经的效应，类似研究还有鼠李糖乳杆菌增加迷走传入神经的放电频率。

因此，在体内复杂的环境中需要考虑多种因素相互作用的结果。有实验数据显示，在小肠部位 GV-971 很可能通过激活肠道内分泌 - 迷走传入神经通路来调节 AD 小鼠的脑认知功能。在 AD 动物模型中，巴恩斯迷宫实验验证了 GV-971 处理后减少早期 AD 小鼠的逃避潜伏期，一定程度地改善了早期 AD 小鼠的认知障碍。研究还发现甜味受体抑制剂 lactisole 能够一定程度地减弱 GV-971 改善 AD 小鼠认知障碍的效应。

第六节　干细胞及基因疗法

一、基因治疗

近年来随着基因测序的发展及人们对全基因转录组学的深入研究，发现大量的单核苷酸多态性（single nucleotide polymorphism，SNP）和非编码 RNA 与精神障碍有关，尤其微 RNA（miRNA）、长链非编码 RNA（long noncoding RNA，lncRNA）和环状 RNA（circular RNA，circRNA）不仅与精神疾病的症状相关，也是重要的生物标志物和潜在的治疗新靶点。非编码 RNA（ncRNA）可通过介导细胞凋亡、细胞自噬、氧化应激、炎症反应、血管新生和血 - 脑屏障破坏等途径参与疾病进展与转归。

最近，美国 FDA 批准 RNA 干扰（RNAi）疗法的 vutrisiran（Amvuttra）上市。Vutrisiran 每 3 个月皮下注射 1 次，用于治疗成人遗传性甲状腺素转运蛋白介导的淀粉样多发性神经病。Vutrisiran 是一种皮下给药的双链干扰小 RNA（siRNA），通过靶向突变型和野生型甲状腺素转运蛋白（TTR）信使 RNA（mRNA），阻断野生型和突变型甲状腺素转运蛋白（TTR）的产生。Vutrisiran 使用 Alnylam 的增强稳定性化学（ESC）-GalNAc 结合物递送平台，增加了效力和代谢稳定性。Vutrisiran 是 FDA 批准的首款能逆转 hATTR 淀粉样多发性神经病的 RNAi 疗法。尽管在精神疾病领域还没有基因治疗药物上市，但是随着给药途径的改进和安全性的提高，基因疗法已经成最热的新药研发靶场。

二、干细胞治疗

经过在干细胞领域的多年研究，如今利用干细胞治疗多种人类疾病已经取得长足进展，在干细胞基础研究领域也取得相应的成果。来自中国科学院的研究人员在世界上首次宣布发现了一种无转基因、快速和可控的方法，将人类多能干细胞转化为真正的细胞阶段全能胚胎样细胞，为器官再生和合成生物学的进步铺平了道路。全能胚胎样细胞将来可能用于再生医学,以使已经生病的人类器官再生,减少世界对器官捐赠的依赖。

干细胞治疗在许多神经系统疾病中也取得很大的进展,其治疗的主要机制包括诱导分泌多种营养因子、减少神经免疫反应和内源性细胞凋亡、促进神经元和神经胶质细胞自我更新等。目前研究集中在动物实验模型阶段,少部分已进入临床试验初期。干细胞治疗在抑郁症和孤独症研究中取得进展,在一定程度上可改善和修复神经系统的结构和功能。在难治性抑郁症模型大鼠的研究中发现,可在大鼠脑中检测到干细胞,并实现受损的 GABA 能神经元回路的再生,显著改善杏仁核和海马区的小白蛋白(PV)中间神经元的密度,突触后致密区 95(PSD-95)水平上调,从分子水平表明干细胞疗法具有改善模型大鼠的抑郁行为的潜力。

随着干细胞基础研究以及诱导分化和移植技术的发展,可以预期利用干细胞移植技术将会在精神疾病的治疗领域取得新的突破。

三、外泌体

"细胞囊泡运输调节机制"在 2013 年获得诺贝尔生理学或医学奖后,外泌体(exosome)逐步成为全球生物医学领域的研究热点。原核生物和真核生物的所有细胞均会释放胞外囊泡(extracellular vesicle,EV)。外泌体可以包含细胞的许多成分,包括 DNA、RNA、脂质、代谢产物以及细胞质和细胞表面蛋白。外泌体与免疫反应、病毒致病性、妊娠、心血管疾病、中枢神经系统相关疾病和癌症进展有关。外泌体在调节复杂的细胞内通路中的内在特性推进其在许多疾病的治疗控制中的潜在效用,包括神经退行性变性疾病和癌症。外泌体可以被改造成递送不同的治疗有效负荷,包括干扰小 RNA、反义寡核苷酸、化疗药物和免疫球蛋白。外泌体的脂质和蛋白质组成可影响其药代动力学特点,其天然成分可能在增强生物利用度和最小化不良反应中发挥作用。

外泌体生物发生和神经元细胞中分泌囊泡调节之间的相互作用,为外泌体与神经精神疾病的病理机制提供新的假说。外泌体可能促进或限制未折叠和异常折叠蛋白质在大脑中的聚集。外泌体可以参与对错误折叠蛋白质的清除,从而发挥解毒和神经保护功能;或参与错误折叠蛋白质的聚集,有效促进蛋白质聚集体的"传染性",有助于疾病进展。

外泌体生物发生机制也可能具有神经保护作用。外泌体可能损害神经毒性低聚物的形成或外泌体可能将其携带出细胞。最近,过表达淀粉样前体蛋白(amyloid precursor protein,APP)的小鼠大脑外泌体分泌 β- 淀粉样蛋白(β-amyloid protein,Aβ)与毒性淀粉样蛋白有关。外泌体在神经退行性变性疾病中的功能集中在外泌体控制错误折叠蛋白质的积累,核酸和其他成分可能与恶化或改善其他神经系统疾病有关。

外泌体在神经退行性变性疾病和精神疾病的病理生理学中的作用需要更多的研究,但其用于治疗开发的研究受到热捧,外泌体作为药物或作为药物递送载体的治疗潜力正在取得快速的进展。与脂质体相比,注射的外泌体可有效地进入其他细胞,甚至透过血 - 脑屏障。此外,外泌体的治疗应用前景广阔,因为它们已被证实耐受性良好。来源于间充质细胞及上皮细胞的外泌体在小鼠中重复注射时不会诱导毒性。大型研究机构正在积极开展外泌体的研发,包括外泌体药物、外泌体诊断以及外泌体药物递送等。外泌体可将核酸类药物递送至难以到达的组织,从而成为治疗肿瘤、神经退行性变性疾病以及精神疾病的新靶标和新型药物。

(李　扬　刘晓华)

参 考 文 献

[1] MACALUSO M, PRESKORN S H. Antidepressants: from biogenic amines to new mechanisms of action[M]. Cham, Switzerland: Springer, 2019.

[2] SAKURAI H, YONEZAWA K, TANI H, et al. Novel antidepressants in the pipeline(phase Ⅱ and Ⅲ): a systematic review of the US clinical trials registry[J]. Pharmacopsychiatry, 2022, 55(4): 193-202.

[3] LIU Y, CHANG X, HAHN C G, et al. Non-coding RNA dysregulation in the amygdala region of schizophrenia patients contributes to the pathogenesis of the disease[J]. Translational psychiatry, 2018, 8(1): 44.

[4] 金国章, 李扬. 金国章院士集 [M]. 北京: 人民军医出版社, 2014.

[5] WATMUFF B, BERKOVITCH S S, HUANG J H, et al. Disease signatures for schizophrenia and bipolar disorder using patient-derived induced pluripotent stem cells[J]. Molecular and cellular neuroscience, 2016, 73: 96-103.

[6] LUO Q C, CHEN L P, CHENG X, et al. An allosteric ligand-binding site in the extracellular cap of K2P channels[J]. Nature communications, 2017, 8(1): 378.

[7] WESTON-GREEN K. Antipsychotic drug development: from historical evidence to fresh perspectives[J]. Frontiers in psychiatry, 2022, 13: 903156.

[8] WANG Y, AMDANEE N, ZHANG X. Exosomes in schizophrenia: pathophysiological mechanisms, biomarkers, and therapeutic targets[J]. European psychiatry, 2022, 65(1): e61.

[9] VESELINOVIĆ T, NEUNER I. Progress and pitfalls in developing agents to treat neurocognitive deficits associated with schizophrenia[J]. CNS drugs, 2022, 36(8): 819-858.

[10] SPARK D L, FORNITO A, LANGMEAD C J, et al. Beyond antipsychotics: a twenty-first century update for preclinical development of schizophrenia therapeutics[J]. Translational psychiatry, 2022, 12(1): 147.

[11] SOUSA T R, REMA J, MACHADO S, et al. Psychedelics and hallucinogens in psychiatry: finding new pharmacological targets[J]. Current topics in medicinal chemistry, 2022, 22(15): 1250-1260.

[12] ROYSE S K, LOPRESTI B J, MATHIS C A, et al. Beyond monoamines: Ⅱ. novel applications for PET imaging in psychiatric disorders[J]. Journal of neurochemistry, 2023, 164(3): 401-443.

[13] RASMUSSON A M, PINELES S L, BROWN K D, et al. A role for deficits in GABAergic neurosteroids and their metabolites with NMDA receptor antagonist activity in the pathophysiology of posttraumatic stress disorder[J]. Journal of neuroendocrinology, 2022, 34(2): e13062.

[14] RAHIMIAN R, PERLMAN K, CANONNE C, et al. Targeting microglia-oligodendrocyte crosstalk in neurodegenerative and psychiatric disorders[J]. Drug discovery today, 2022, 27(9): 2562-2573.

[15] NAIR P C, MINERS J O, MCKINNON R A, et al. Binding of SEP-363856 within TAAR1 and the 5HT(1A) receptor: implications for the design of novel antipsychotic drugs[J]. Molecular psychiatry, 2022, 27(1): 88-94.

[16] MATSUZAKA Y, YASHIRO R. Extracellular vesicles as novel drug-delivery systems through intracellular communications[J]. Membranes(Basel), 2022, 12(6): 550.

[17] MANTAS I, SAARINEN M, XU Z-Q D, et al. Update on GPCR-based targets for the development of novel antidepressants[J]. Molecular psychiatry, 2022, 27(1): 534-558.

[18] MANOSSO L M, ARENT C O, BORBA L A, et al. Natural phytochemicals for the treatment of major depressive disorder: a mini-review of pre- and clinical studies[J]. CNS & neurological disorders-drug targets, 2023, 22(2): 237-254.

[19] LOPRESTI B J, ROYSE S K, MATHIS C A, et al. Beyond monoamines: Ⅰ. novel targets and radiotracers for Positron emission tomography imaging in psychiatric disorders[J]. Journal of neurochemistry, 2023, 164(3): 364-400.

[20] LING S, CEBAN F, LUI L, et al. Molecular mechanisms of psilocybin and implications for the treatment of depression[J]. CNS drugs, 2022, 36（1）: 17-30.

[21] HOWES O D, THASE M E, PILLINGER T. Treatment resistance in psychiatry: state of the art and new directions[J]. Molecular psychiatry, 2022, 27（1）: 58-72.

[22] HARRISON P J, MOULD A, TUNBRIDGE E M. New drug targets in psychiatry: Neurobiological considerations in the genomics era[J]. Neuroscience and biobehavioral reviews, 2022, 139: 104763.

[23] BORBÉLY É, SIMON M, FUCHS E, et al. Novel drug developmental strategies for treatment-resistant depression[J]. British journal of pharmacology, 2022, 179（6）: 1146-1186.

[24] SONNENSCHEIN S F, GRACE A. Emerging therapeutic targets for schizophrenia: a framework for novel treatment strategies for psychosis[J]. Expert opinion on therapeutic targets, 2021, 25（1）: 15-26.

[25] PARDIÑAS A F, OWEN M J, WALTERS J. Pharmacogenomics: a road ahead for precision medicine in psychiatry[J]. Neuron, 2021, 109（24）: 3914-3929.

[26] MELAS P A, SCHERMA M, FRATTA W, et al. Cannabidiol as a potential treatment for anxiety and mood disorders: molecular targets and epigenetic insights from preclinical research[J]. International journal of molecular sciences, 2021, 22（4）: 1863.

[27] LUMLEY L, NIQUET J, MARRERO-ROSADO B, et al. Treatment of acetylcholinesterase inhibitor-induced seizures with polytherapy targeting GABA and glutamate receptors[J]. Neuropharmacology, 2021, 185: 108444.

[28] KORNHUBER J, GULBINS E. New molecular targets for antidepressant drugs[J]. Pharmaceuticals（Basel）, 2021, 14（9）: 894.

[29] KOHTALA S. Ketamine-50 years in use: from anesthesia to rapid antidepressant effects and neurobiological mechanisms[J]. Pharmacological reports, 2021, 73（2）: 323-345.

[30] KANTROWITZ J T. Trace amine-associated receptor 1 as a target for the development of new antipsychotics: current status of research and future directions[J]. CNS drugs, 2021, 35（11）: 1153-1161.

[31] JURUENA M F, JELEN L A, YOUNG A H, et al. New pharmacological interventions in bipolar disorder[J]. Current topics in behavioral neurosciences, 2021, 48: 303-324.

[32] HOLSBOER F, ISING M. Hypothalamic stress systems in mood disorders[J]. Handbook of clinical neurology, 2021, 182: 33-48.

[33] GONDA X, DOME P, NEILL J C, et al. Novel antidepressant drugs: beyond monoamine targets[J]. CNS spectrums, 2023, 28（1）: 6-15.

[34] GOMES F V, GRACE A A. Beyond dopamine receptor antagonism: new targets for schizophrenia treatment and prevention[J]. International journal of molecular sciences, 2021, 22（9）: 4467.

[35] DODD S, F C A, PURI B K, et al. Trace amine-associated receptor 1（TAAR1）: a new drug target for psychiatry?[J]. Neuroscience and biobehavioral reviews, 2021, 120: 537-541.

[36] CHILDRESS A C, BELTRAN N, SUPNET C, et al. Reviewing the role of emerging therapies in the ADHD armamentarium[J]. Expert opinion on emerging drugs, 2021, 26（1）: 1-16.

[37] BRITCH S C, BABALONIS S, WALSH S L. Cannabidiol: pharmacology and therapeutic targets[J]. Psychopharmacology（Berl）, 2021, 238（1）: 9-28.

[38] BASU T, MAGUIRE J, SALPEKAR J A. Hypothalamic-pituitary-adrenal axis targets for the treatment of epilepsy[J]. Neuroscience letters, 2021, 746: 135618.

[39] SRINIVASAN V, KORHONEN L, LINDHOLM D. The unfolded protein response and autophagy as drug targets in neuropsychiatric disorders[J]. Frontiers in cellular neuroscience, 2020, 14: 554548.

[40] SHAHCHERAGHI S H, TCHOKONTE-NANA V, LOTFI M, et al. Wnt/beta-catenin and PI3K/Akt/mTOR

signaling pathways in glioblastoma: two main targets for drug design: a review[J]. Current pharmaceutical design, 2020, 26(15): 1729-1741.

[41] NOTARAS M, VAN DEN BUUSE M. Neurobiology of BDNF in fear memory, sensitivity to stress, and stress-related disorders[J]. Molecular psychiatry, 2020, 25(10): 2251-2274.

[42] HARE B D, DUMAN R S. Prefrontal cortex circuits in depression and anxiety: contribution of discrete neuronal populations and target regions[J]. Molecular psychiatry, 2020, 25(11): 2742-2758.

[43] DREVETS W C, BHATTACHARYA A, FUREY M L. The antidepressant efficacy of the muscarinic antagonist scopolamine: Past findings and future directions[J]. Advances in pharmacology, 2020, 89: 357-386.

[44] DEAN B, SCARR E. Muscarinic M1 and M4 receptors: hypothesis driven drug development for schizophrenia[J]. Psychiatry research, 2020, 288: 112989.

[45] AMIDFAR M, DE OLIVEIRA J, KUCHARSKA E, et al. The role of CREB and BDNF in neurobiology and treatment of Alzheimer's disease[J]. Life sciences, 2020, 257: 118020.

[46] KROGMANN A, PETERS L, VON HARDENBERG L, et al. Keeping up with the therapeutic advances in schizophrenia: a review of novel and emerging pharmacological entities[J]. CNS spectrums, 2019, 24(S1): 38-69.

[47] VAZQUEZ G H, CAMINO S, TONDO L, et al. Potential novel treatments for bipolar depression: ketamine, fatty acids, anti-inflammatory agents, and probiotics[J]. CNS & neurological disorders-drug targets, 2017, 16(8): 858-869.

第五章

药代动力学和药效动力学原理

第一节　药代动力学和药效动力学的关系

药代动力学（pharmacokinetics）和源于希腊单词 pharmacom，意为药物或毒物，是摄入 - 反应的关系的两个过程。药代动力学过程揭示随时间变化时药物的摄入与药物浓度之间的关系，药效动力学过程揭示随时间变化时药物浓度与所产生的治疗效果及不良反应之间的关系。简言之，药代动力学可以视为机体对药物的作用，药效动力学可视为药物对机体产生的生物效应，两者的关系体现在药物剂量和作用之间的关系上，见图 1-5-1。药代动力学和药效动力学有助于定量评价药物在体内的表现，为药物选择和给药方案设计提供合理的基础，有助于评价体内的事件和解释随后得到的数据，为患者合理的初始给药和个体化给药提供一种方法。

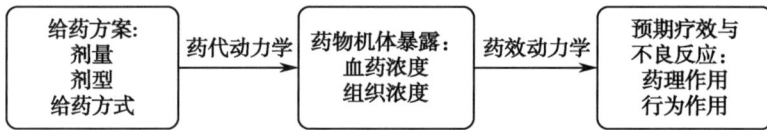

图 1-5-1　药代动力学和药效动力学的关系图

第二节　药代动力学及其影响因素

药代动力学是研究体内药物浓度随时间变化的动态规律，用数学原理和方法定量地描述药物在体内的吸收（absorption）、分布（distribution）、代谢（metabolize）和排泄（excretion）过程的学科。掌握药代动力学的基本原理和方法，可以更好地了解药物在体内的变化规律，为合理用药提供科学依据。

在新药的研发过程中，药代动力学研究不可或缺，通过临床前动物实验获得新药在动物体内的药代动力学参数，为临床试验研究提供重要参考。在临床中，通过研究人体对于药物处置的动力学过程以及各种临床条件的影响，通过计算与预测血药浓度，制订给药方案、剂量和给药频率，指导合理用药。部分精神药物存在治疗窗较窄或治疗指数较低（如锂盐、抗惊厥药和氯氮平等），或药物的个体差异较大的情况，此时对药物的药代动力学的评价尤为重要。当缺乏个体药代动力学参数数据时，群体药动学参数也具有重要的参考价值。药物的消除半衰期有助于了解一种药物在体内需多少时间排出体外，可用于预测药物换药时交替的时间。如临床应用氟西汀时，药物在体内的代谢产物去甲氟西汀的消除半衰期为 4～16d，这就使得在换用单胺氧化酶抑制剂时至少需要停药 1 个月，以避免产生 5-HT 综合征。此外，对特殊人群（如老年人、儿童、孕妇和肝肾功能不全者等）而言，他们独特的生理或病理特征会对药物的体内过程产生影响，药代动力学研究有助于为其制订个体化用药方案，提高他们用药的有效性和安全性。

药物在体内随着时间推移而变化的动态过程归纳起来可分为两大部分：一是药物在体内的位置变化，即生物转运，如药物的吸收、分布和排泄；二是药物的结构变化，即生物转化，也称为狭义的药物代谢。药物的代谢和排泄，作为原型药在体内不复存在，通常称为药物的消除（elimination）。由于药物在体内转运和转化同时发生，以致药物在体内的药量或血浆内和组织内的浓度发生一系列变化。

一、吸收

吸收是指药物自用药部位进入血液循环的过程。除了药物的理化性质（极性、解离度、脂溶性）外，给药途径和药物制剂也是影响药物吸收的主要因素。不同的给药途径有不同的吸收过程和特点。

（一）给药途径

大多数精神药物为脂溶性化合物，口服吸收良好，故以口服给药为主。药物主要在胃肠道内以简单扩散的方式吸收。药物的吸收受患者的生理病理状态、药物制剂、合并用药、是否空腹、药物与胃肠道内容物相互作用等因素的影响。当临床需要药物快速发挥作用时，药物吸收速率就显得尤为重要。一般情况下，食物会降低药物峰浓度并使达峰时间延迟，但药物的总吸收量不一定会受到影响。多数药物在空腹时吸收最好，食物或抗酸药通常会减少药物的吸收。但有些药物例外，例如舍曲林和食物同服时血药浓度可升高约 25%，盐酸齐拉西酮与食物同服时其血药浓度约增加 1 倍。这可能是食物减慢胃排空速度，使药物持续释放至小肠上段的效果；也可能是进食时肝血流量增加，减弱首过效应（first-pass effect）的影响。

许多药物在由胃肠道进入系统循环之前被广泛代谢，例如药物通过胃肠黏膜和肝脏代谢，这一过程称为首过效应或系统前消除。首过效应通常表现为进入系统循环的原型药减少或代谢产物增加。药物的首过效应与细胞色素 P450（cytochrome P450，CYP450）关系密切，其中 CYP3A4 约占 70%，许多精神药物是该酶的底物。肝脏含 CYP3A4 的量为小肠的 2～5 倍，然而小肠 CYP3A4 对代谢的作用更明显，高达 43% 的口服药物通过小肠黏膜中的酶代谢。葡萄柚汁可能会抑制小肠 CYP3A4 的作用，一些营养剂也可能影响肝脏 CYP450 的作用。可以通过同服 CYP3A4 抑制剂以减少首过效应，从而提高药物的生物利用度。

静脉注射能确保药物迅速而准确地进入全身血液循环，药物的生物利用度为 100%，但是能用于静脉注射的精神类药物很少。在临床实践中，采用肌内注射主要经毛细血管以简单扩散和滤过方式吸收，一般较口服给药起效快速。例如氟哌啶醇、齐拉西酮和劳拉西泮等注射剂型可肌内注射用于快速控制急性精神障碍的兴奋激越症状。肌内注射给药的吸收受注射部位的解剖结构（皮下脂肪和肌肉的分布）、所选针头的长度、药物的物理性质等因素的影响，生物利用度也因人而异。

与口服制剂和普通注射剂相比，长效注射剂的疗效确切、安全性和耐受性良好，可以解决患者用药依从性的问题，为临床提供更多的治疗选择。目前精神类药物长效注射剂的应用主要聚焦在第二代抗精神病药上，注射用利培酮微球是第一个长效第二代抗精神病药，兼有口服第二代抗精神病药和长效抗精神病药的优点。肌内注射后，微球在注射部位逐渐降解释出药物长时间维持血药浓度，对稳定期和复发性精神分裂症以及分裂情感性精神病具有良好疗效和安全性。

（二）药物制剂

当药物的作用与其最小有效浓度（minimal effective concentration，MEC）有关时，其制剂组成在药物的吸收中起决定作用，如图 1-5-2 所示。当快速静脉注射药物时，其血药浓度-时间曲线为一条浓度从高到低的曲线（曲线Ⅰ）；口服药物没有首过效应时，药物完全吸收，为曲线Ⅱ；曲线Ⅲ为口服药物不完全吸收时的药-时曲线；曲线Ⅳ为缓释制剂的吸收曲线。当某制剂的生物利用度低下时，可造成血药浓度低于 MEC；而吸收缓慢的制剂可使药物作用延迟。安非他酮、帕罗西汀和文拉法辛都通过改变制剂而提高临床作用。一般情况下，口服制剂吸收快慢的顺序如下：溶剂、混悬液、片剂、肠溶片或薄膜包衣片、胶囊剂。不管何种药物制剂，其最后时段的消除是一致的，因为药物消除不受吸收速度和程度的影响。

总之，根据药物制剂和服用途径控制药物的首过效应和进入系统循环的速率，当药物峰浓度与药物不良反应相关时，可以通过使用缓释制剂延迟达峰时间和降低峰浓度以减少不良反应的发生。例如锂盐和帕罗西汀缓释制剂可以减少药物胃肠道不良反应。

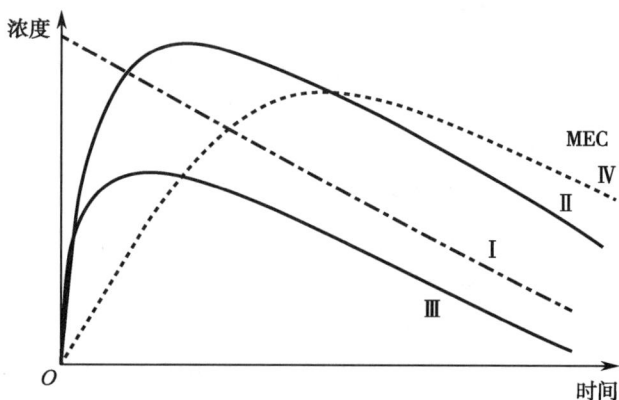

图 1-5-2　不同制剂的药-时曲线图

二、分布

分布是指药物吸收后从血液循环到达机体各个器官和组织的过程。通常药物在体内的分布速度很快，几乎在药物吸收入体循环的同时就开始向组织分布。这种分布发生的速率主要影响药理作用的起效时间。药物抵达效应部位的速率取决于膜的通透性、组织器官的血流分布以及药物的生物化学特性等因素。药物的生物化学特性包括脂溶性、解离度以及与血浆蛋白和组织成分的结合力等影响药物的分布。例如地西泮是一种脂溶性高的药物，它在口服给药后数分钟内即可进入大脑，故迅速起效。由于药物的再分布，地西泮一次给药后在其效应部位的药物浓度会很快下降，这种下降速度要快于药物消除的速率。药物在体内的分布很大程度上取决于药物与血浆蛋白的相对结合力以及组织的成分和与药物的结合能力，只有未与血浆蛋白结合的药物才能在血浆与组织间交换。例如不同的抗抑郁药有不同程度的血浆蛋白结合率，难以确定药物在作用部位发挥有效药理作用的程度（DeVen，1994）。此外，如果与血浆蛋白结合的药物被替换会导致药物相互作用，使更多的非结合药物分布到组织并作用于受体部位，引起药物效应（有益的和有害的）增强。然而，关于精神活性药物在使用过程中发生这种相互作用并导致明显临床效应的情况并不多见，推测机体可能具有代偿功能以缓解药物相互作用的效应。另外，药物与血浆蛋白的结合也限制药物自肾脏和肝脏的清除，使得血浆中游离药物浓度的升高多为一过性的，因为游离药物被快速清除，其增强的药理效应随即消失，药物总浓度（结合型和游离型）仍回到替代前的水平。血浆蛋白结合药物被替换引起的相互作用在精神药理学药物作用的变异性中不是主要的。

虽然在不同组织中的药物浓度有很大的不同，但最终血浆和组织药物浓度之间会达到平衡（图1-5-3）。药物在脑组织中的浓度与血浆中有根本差异（高或低），但药物自肾脏和肝脏清除导致的药物浓度下降可以反映脑和其他组织中的药物浓度下降的规律。因此，终末血浆 MEC 可以反映效应部位的 MEC。药物与组织成分的非特异性结合使药物与血浆蛋白结合差异的解释更为复杂。与组织结合的药物无法在体内直接测量，只能通过数学模型加以推算或通过体外研究方法进行测量或估算。

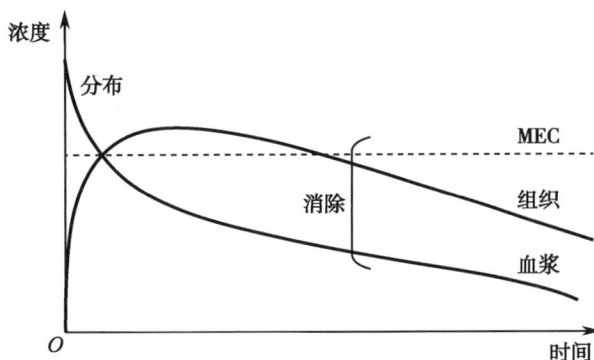

图 1-5-3　药物浓度在血浆和组织中的变化图

通常情况下，当首次用药的疗效将消失时再次服药，那么药物的药理作用强度和维持时间都要超过首次用药，这就是药物动力学中的二次剂量效应（second-dose effect）（Devane 和 Liston，2001）。如果在初始给药的药物从体内消除之前重复给药，第 2 次和随后给药产生会比初始给药更大的效应，但是随后给药的效应增加程度逐渐减小。不论药物的半衰期长短，只要重复给药就会产生二次剂量效应。

单剂量快速静脉注射药物后血浆和组织中的药-时曲线如图 1-5-3 所示。药物的血药浓度随着药物自体循环向外周分布很快下降，同时组织中的药物浓度很快升高，药物进入组织并非立即产生药理作用，只有当效应部位的药物浓度高于 MEC 才会产生药理作用。最终血浆和组织中的药物达到平衡，此时药物浓度的下降与药物的消除达到平衡。

三、代谢

代谢是指药物吸收后在体内经酶或其他作用发生一系列化学反应，导致药物化学结构上的转变，又称为生物转化（biotransformation）。绝大多数药物在体内被代谢后极性增大，有利于排出体外，因此代谢是药物在体内消除的重要途径。

引起药物代谢个体差异的影响因素主要包括遗传因素和合并用药，此外种族、肝功能等也能引起药物代谢的个体差异。遗传因素的影响主要体现在药物代谢酶基因多态性方面，不同个体间由于药物代谢酶基因多态性可以导致药物代谢酶活性的差异。肝脏是最主要的药物代谢器官，胃肠道、肺、皮肤、肾、脑也有药物代谢作用。绝大多数精神药物都是通过 CYP450 在肝脏从活性物质代谢为非活性物质的［利培酮除外，是从低活性的利培酮代谢为高活性的帕利哌酮（9- 羟基利培酮）］。编码 CYP450 的基因具有基因多态性，同一种属的不同个体间某一 CYP450 的活性存在较大差异，按代谢速度快慢分为慢代谢型（poor metabolizer，PM）、中间代谢型（intermediate metabolizer，IM）、广泛代谢型（extensive metabolizer，EM）和超快代谢型（ultrarapid metabolizer，UM）。目前发现参与精神类药物代谢的 CYP450 主要有 CYP2D6、CYP2C19、CYP3A4、CYP1A2，其中 CYP2D6 和 CYP2C19 具有高度基因多态性。

迄今为止，已在 CYP2D6 的编码基因上发现 100 个以上的变异，而且这个数字还在增长。这些变异包括点突变、缺失或插入、基因重排和整个基因缺失或复制，可以导致酶活性的增强、减弱或完全缺失。同时，CYP2D6 是 CYP450 中唯一不能被诱导的酶，因此个体之间酶活性的差异主要由遗传变异决定。对多数依赖 CYP2D6 将活性药物代谢为非活性物质的药物来讲，UM 个体的血浆活性药物浓度低，要增加剂量而获得一定的药物治疗效应；而 PM 个体往往在常规剂量时血浆活性药物浓度增高，甚至达到中毒浓度，出现严重不良反应。例如 UM 个体每日服用去甲替林 75～150mg 可以达到治疗血药浓度（200～600nmol/L），而 PM 个体每日服用 75mg 则血药浓度就可能高达 1 300nmol/L，UM 个体需每日服用 300～500mg 或更大剂量能达到治疗血药浓度。但对依赖 CYP2D6 将非活性药物代谢为活性物质的药物来讲，UM 个体的常规剂量可能导致中毒，而 PM 个体则需要增加剂量以达到治疗效果，如可待因可依赖 CYP2D6 转换成为活性物质吗啡。部分抗抑郁药主要依赖 CYP2C19 进行代谢，目前已发现 40 余种 CYP2C19 的功能性变异，与 CYP2D6 类似，CYP2C19 基因多态性分布也具有明显的种族和地域差异。PM 在高加索和非洲人群中占 3%～5%，在亚洲人群中占 18%～23%。研究发现，口服单胺氧化酶抑制剂吗氯贝胺后，PM 者的血药浓度是 EM 者的 3 倍。

许多药物长期应用时对药物代谢酶具有诱导或抑制作用，改变药物作用的持续时间与强度。酶诱导剂能使药物代谢酶活性增高或酶含量增加，药物代谢加快；酶抑制剂则使药物代谢酶活性降低，药物代谢减慢。

四、排泄

排泄是指药物以原型或代谢产物的形式经不同途径排出体外的过程。精神类药物及其代谢产物主要经肾脏从尿液排泄，其次经胆汁从粪便排泄。

肾脏对药物的排泄涉及肾小球滤过、肾小管主动分泌和重吸收。滤过速度受药物分子大小、血浆内的药物浓度以及肾小球滤过率影响。近曲小管细胞能以主动方式将药物自血浆分泌入肾小管内。经同一机制分泌的药物可竞争转运体而发生竞争性抑制，通常分泌速度较慢的药物能更有效地抑制分泌速度较快的药物。部分药物到达肾小管后被重吸收，主要是被动重吸收，其吸收程度取决于药物的脂溶性和解离度。

药物可通过胃肠道壁脂质膜自血浆内以简单扩散的方式排入胃肠道，位于肠上皮细胞膜上的 P 糖蛋白（P-glycoprotein，P-gp）也可直接将药物及其代谢产物从血液内分泌排入肠道。P-gp 是由多药耐药 1（multidrug resistance 1，MDR1）基因编码的能量（ATP）依赖性膜蛋白，可发挥外排系统作用，能将细胞内的化合物逆浓度梯度转运至细胞外。P-gp 在人体肝、肾、肠道、胎盘、血 - 脑屏障等均有表达，能限制药物从血液循环摄入脑、胎盘细胞内，限制肠腔内的药物摄入肠细胞，将肝细胞、肾小管细胞、肠上皮细胞中的药物排至近腔隙，从而加快药物从这些组织部位的消除。MDR1 基因也是一个具有高度基因多态性的基因，目前已发现的多态性就超过 1 000 种，虽然大部分都不具有改变氨基酸和基因功能的作用，其中的 G2677T/A 和 C3435T 是两个被发现的与基因功能改变有关的多态性。有研究发现含 G2677T 的 T 等位基因的个体对奥氮平治疗的反应优于不携带 T 等位基因的个体，也有研究发现在溴哌利多（bromperidol）的治疗中 C3435T 的 T 等位基因与认知功能的改善有关。当碱性药物的血药浓度很高时，消化道排泄途径十分重要。如大量应用吗啡（pK_a 7.9）后，血液内的部分药物经简单扩散进入胃内酸性环境（pH 1.5～2.5）后几乎完全解离，重吸收极少，洗胃可清除胃内的药物；如果不洗胃将其清除，则进入相对碱性的肠道后会再被吸收。

上述 4 个过程中，代谢和排泄都属于药物消除的途径。清除率（clearance，Cl）是指机体消除器官在单位时间内清除药物的血浆容积。药物的清除率类似于肾脏对肌酐的清除率。

药物通过血流输送到肝脏和其他具有消除功能的器官，血液流入器官时药物就被摄入。被肝脏和其他具有消除功能的器官摄入的药物未达到 100%，所以未被清除的药物则以原型进入体循环。如前所述,药物与血浆蛋白的结合就能限制这类器官的摄入过程。如果一个药物被完全摄入,清除率就等于该器官的血流量。肝脏的平均血流量为 1 500ml/min,当药物被多个器官清除,总清除率就是几个器官清除率的总和。一些精神药物的清除率高于 1 500ml/min,反映药物的首过效应。如果药物的剂量和生物利用度不变,清除率就是一个确定药物在体内蓄积程度的药代动力学参数。相对而言,消除半衰期(half life, $t_{1/2}$)反映药物蓄积的速率。

消除半衰期的定义是体内药物的总量(或药物浓度)下降到 50% 所需的时间。这个参数通常来自单次用药或多次用药停药后的药代动力学研究,两种研究方法均可以通过多次采样的方法监测血药浓度的下降过程。药物的消除半衰期数据可用于设计多次给药方案。

精神疾病的药物治疗通常需要多次给药。在多次给药的治疗方案中,通常是在首剂量药物完全消除前很快服用第 2 次和以后的药物,这个过程导致药物蓄积。当药物消除符合线性或一级消除过程时,随着时间延长,药物消除的总量与可消除的药物成一定比例。药物不会在体内无限制性地蓄积,当进入体内的药物总量和排出体外的药物总量达到平衡时就会达到稳态。就实用意义来说,稳态的含义是在一段时间的连续给药后,体内保持一个稳定的药物池,每日消除的药物量被相同量的新摄入药物替代。从首次服药后经过相当于 4~5 个药物消除半衰期的时间后达稳态血药浓度(steady state concentration, C_{ss})。当药物的每日剂量调整(加量或减量)或停用药物后,也需要同样的时间后血药浓度达到新的稳态(图 1-5-4)。

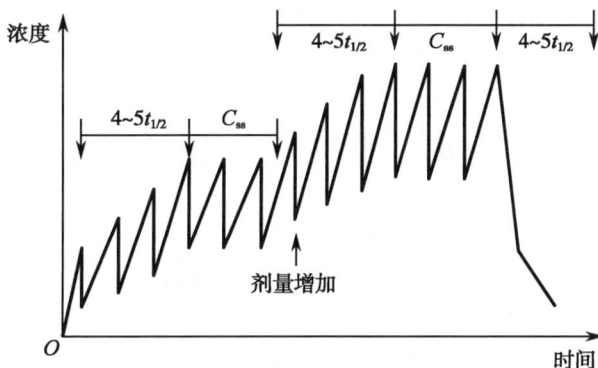

图 1-5-4 多次用药后的血药浓度变化情况图

真正的药物稳态血药浓度仅出现在以恒定速度静脉注射药物时。口服给药后血浆和组织中的药物浓度处在持续的变化中,在每次给药的间期中出现 1 次峰浓度和谷浓度,稳态血药浓度均值出现在 2 个浓度极端的某一处,同时取决于每日剂量和机体对药物的总清除率。

当达稳态血药浓度时,平均浓度和峰、谷浓度的数值可以依照药代动力学公式来加以推算。图 1-5-5 显示每 24h 给药 1 次时血药浓度变化的预测值。这个药物剂量不能产生足够高的平均血药浓度,达不到一个介于 MEC 和与毒性作用风险增加相关的阈浓度的浓度范围。通过药物剂量加倍并连续给药,平均血药浓度逐渐升高,但是峰浓度和谷浓度数值的升高有所不同。

线性是指在常用剂量范围内维持稳定的清除率。在线性范围内,药物剂量的增加导致稳态血药浓度成比例的增高(图 1-5-5)。药物剂量的改变在理论上会达到一个新的药物峰、谷浓度水平。在图 1-5-5 中,将药物剂量加倍可以达到足够高的平均血药浓度,但是新的血药浓度峰值使发生

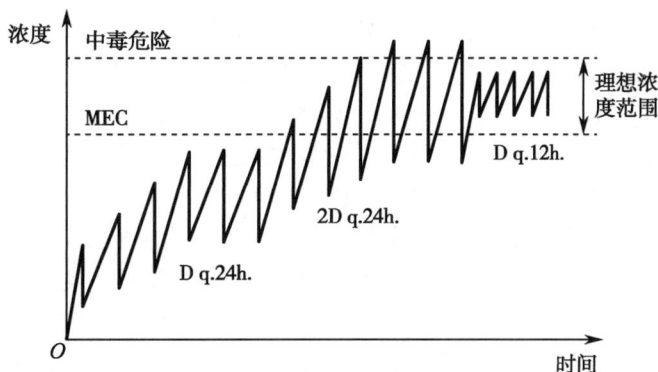

图 1-5-5 多次用药后的血药浓度变化趋势图

毒性反应的风险增加，并且同时在每次服药间隔中其较低的谷浓度低于 MEC，这时可以增加每日总剂量并分为多次服用加以调整，可以采用先前的剂量由每 24h 改为每 12h 服用 1 次。这时的稳态血药浓度均值可以保持在期望的范围内，峰浓度和谷浓度之间的波动幅度也可以接受。

选择一个合适的给药方案需要同时考虑服药的总剂量和次数。一些药物尽管有足够长的半衰期可以每日服用 1 次，但因为单剂量用药后峰浓度的突然增高会产生毒性反应，故并不适合每 24h 服用 1 次，如锂盐、安非他酮和氯氮平。锂盐每日 1 次的服用方法会导致胃肠道不良反应增加，甚至难以耐受；安非他酮和氯氮平的剂量分为每日 2 次或 2 次以上服用可以避免过高的峰浓度诱发癫痫发作。

通常采用房室模型定量描述药物在体内的动力学过程。房室概念实际上与解剖部位及生理功能并无关系，只是代表药代动力学上的几个药物"储存库"。当摄取或消除药物的速率常数相似时，可归为同一房室。房室的划分取决于器官组织的血流量、膜的通透性以及亲和力等因素。药物进入体内后向全身体液分布，使药物在血液与各组织器官之间保持平衡，为均一单元。如果药物进入体循环后瞬间即形成均一单元，即为一室模型；如果在达到动态平衡之前有一明显的分布过程，则为多室模型。

第三节　药效动力学

药效动力学（pharmacodynamics）（简称药效学）的可变性可能超过药代动力学的可变性（图 1-5-6）。对不同的患者而言，药物的有效剂量和药物浓度有很大差别；同样，相似的血药浓度产生的药理效应也有明显不同。

当设计药物给药方案时，更要考虑效应部位的药物浓度和产生的效应强度之间的关系，多数已知的过程符合图 1-5-6 所示的关系曲线。药物在低剂量和低药物浓度时仅产生微弱的效应，随着药物剂量和浓度的增高，效应逐渐增强直到最大效应（E_{max}），也就是在浓度 - 效应曲线的平台部位的效应，再增加药物剂量将不会产生更大的效应。

图 1-5-6 的药物剂量 - 效应关系在精神药理学中较实用。药物剂量的增加能引起药物效应的增强：量效曲线的形状和陡峭程度能帮助判断药物增加后的剂量在曲线的相应位置，以了解产生的药效。在低剂量和药物浓度时，需要加量才能达到一定的效应。处在量效曲线的线性部分时，效应会随着药物剂量的增加成比例地增强，但当达到较高剂量和药物浓度时，剂量进一步增加将不会产生明显的效应增强，产生这种现象的原因可能是由于在临界的药物浓度以上时酶或受体结合部位达到饱和。

通常的药物浓度和效应或作用强度的关系如图 1-5-6 所示。效应（E）通常以变化的百分比或与基线相比的改变来加以测量，C 是药物浓度，EC_{50} 是产生相当于 E_{max} 的一半效应时的药物浓度。药动学 - 药效学模型在精神药理学中得到广泛应用，例如在药物浓度和脑电图参数的关联、精神运动作用时间和药物滥用的个体效应之间的关系等方面。

药物很少只作用于一种受体和产生单一的药理作用，通常对多种受体具有不同的亲和力，因此一种药物具有多个理论上的浓度 - 效应关系。图 1-5-7 是浓度 - 效应曲线中治疗作用和轻度、严重毒性反应的图示，反映治疗作用和毒性反应的两条曲线之间的距离越大，药物就越安全，即可以通过增加药物剂量达到治疗目的。药物研发阶段的临床前动物研究和 I 期临床试验结果可以估计疗效和毒性反应之间的关联。在临床使用阶段，疗效和毒性反应曲线分离程度和陡峭程度在不同的个体内和个体间有一定的变异性。并发疾病者常易发生不良反应，因

为其浓度 - 毒性反应曲线左移，使治疗浓度与毒性浓度相差减少。图 1-5-7 中的 EC_{50} 时产生的毒性反应常可忽略，为获得更强的效应，增加剂量和使药物浓度升高仅带来轻度毒性反应。但当剂量和药物浓度进一步增加时，疗效达到一个平台后药物浓度的轻微增高所致的毒性反应呈现不成比例的增强。

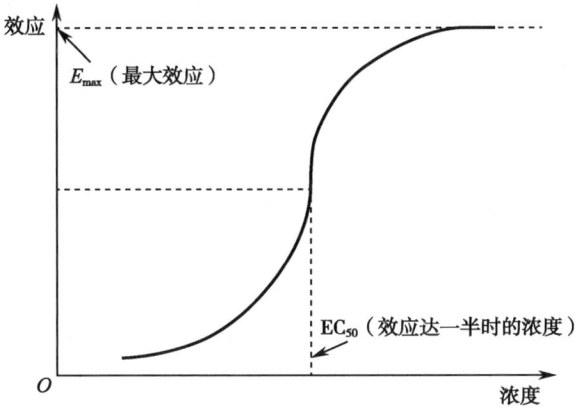

图 1-5-6　药效和药物浓度的关系图　　　　　图 1-5-7　浓度 - 效应曲线图

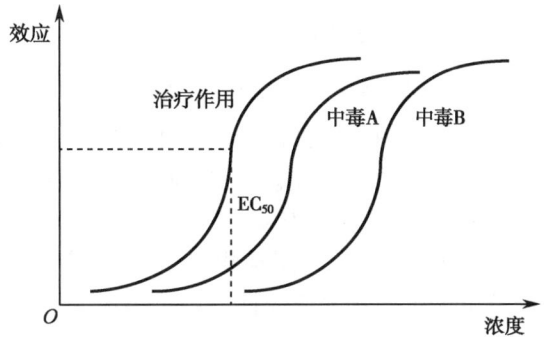

　　当药物效应与血药浓度密切相关时，两者之间的关系遵循图 1-5-7 所示的曲线。而图 1-5-8A 中的曲线说明浓度和效应的关系是随着时间而改变的。这种类型的关系常反映药物作用于单一受体的直接作用，精神药理学中通常不存在这样简单的浓度 - 效应关系。图 1-5-8B 中的曲线显示药物浓度开始下降之前药物的效应就开始减弱，这种类型的图称为顺时针滞后作用曲线。这种现象的产生可能是由于机体的耐受性增高所致。精神药物产生耐受所需的时间在几分钟至几周之间，例如一次可卡因的使用就可产生对欣快效应的急性耐受。对多种药物镇静作用的耐受可能需要数周时间。耐受性增高的机制包括神经递质的快速消耗、受体敏感性改变和受体激动剂 / 拮抗剂的作用。

　　血浆药物浓度下降时，机体仍能增强或维持药物效应，这可能是药物效应相对于药物浓度在时间上反应延迟的缘故。这种药物效应延迟，即尽管药物的血药浓度已开始下降，但在效应部位的浓度仍高于 MEC，可能是药物效应更多地依赖多种"下游"受体的作用。例如在一次静脉注射阿普唑仑后的血浆药物浓度和血浆激素水平增高之间的变化就符合这种延迟反应，如图 1-5-8C 显示的逆时针滞后作用曲线。当药物代谢产物产生效应时，尽管药物浓度下降，药理效应仍增强。具有活性代谢产物的精神药物不少，例如氟西汀、舍曲林、利培酮、文拉法辛等。

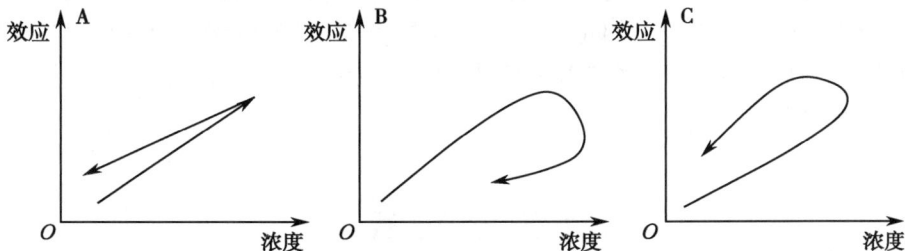

A. 药物与受体作用为直接的和可逆性的；B. 顺时针曲线提示药物耐受性的产生；
C. 逆时针曲线提示药物间接作用或出现活性代谢产物。

图 1-5-8　药物浓度与药物效应的不同关系图

第四节 影响药物效应的因素

药物在机体内产生的药理作用和效应是药物和机体相互作用的结果，两者的相互作用受药物和机体多种因素的影响。这些因素可能导致药代动力学或药效动力学的差异，甚至对两者均产生影响。

一、药物因素

（一）药物制剂和给药途径

药物可制成多种剂型并采用不同的给药途径，这会导致药物的生物利用度产生较大差异。例如静脉给药没有吸收过程，血药浓度很快达峰值，然后逐渐下降。

（二）药物相互作用

两种或两种以上药物同时或先后序贯应用时，药物之间的相互影响可改变药物的体内过程及机体对药物的反应性，从而使药物效应或毒性发生变化（详见第七章）。

二、机体因素

（一）年龄

年龄对药物作用的影响主要表现在：①新生儿和老年人体内的药物代谢与肾脏排泄功能较低，大部分药物可能产生较强和更持久的作用；②药物效应靶点的敏感性发生变化；③机体组成发生变化；④老年人常需服用更多药物，发生药物相互作用的概率相应增加。

（二）性别

女性的体重一般轻于男性，在使用治疗指数低的药物时，为维持相同的效应，女性可能需要较小剂量。女性的脂肪比例比男性高，水分所占的比例较低，可影响药物的分布和作用。孕妇除了维持妊娠的药物外，其他药物的应用应慎重，因为进入母体内的药物也可能透过胎盘屏障进入胎儿体内。

（三）遗传因素

目前研究发现基因多态性对血药浓度的影响涉及药物在体内的各个环节，包括与药物转运有关的蛋白质、药物作用的受体以及药物代谢酶系等。不同种族与同种族不同个体之间的体内药物代谢酶活性存在先天差异，使群体中的药物代谢呈现多态性。

（四）长期用药引起的机体反应性变化

耐受性导致机体在连续多次用药后对药物的反应性降低。依赖性使机体对长期使用的药物产生生理或心理依赖和需求。如对吗啡类药物产生依赖性的患者在停药后可发生精神和躯体一系列特有的症状，因此，药物滥用尤其是兴奋剂或麻醉药滥用是引起药物依赖性并具有社会影响的重要原因。

（张　晨　宋立升）

参 考 文 献

[1]　江开达. 精神药理学 [M]. 2 版. 北京：人民卫生出版社，2011.

[2]　DEVANE CL. Principles of pharmacokinetics and pharmacodynamics[M]//Schatzberg and Nemeroff's textbook of psychopharmacology. 3rd. Washington DC：American Psychiatric Press，2004.

[3] 李家泰. 临床药理学 [M]. 北京：人民卫生出版社，1991.

[4] CARSON S W, OUSMANOU A D, HOYLER S L. Emerging significance of P-glycoprotein in understanding drug disposition and drug interactions in psychopharmacology[J]. Psychopharmacology bulletin, 2002, 36（1）: 67-81.

[5] CHEYMOL G. Effects of obesity on pharmacokinetics implications for drug therapy[J]. Clinical pharmacokinetics, 2000, 39（3）: 215-231.

[6] DEVANE C L. Clinical significance of drug binding, protein binding, and binding displacement drug interactions[J]. Psychopharmacology bulletin, 2002, 36（3）: 5-21.

[7] WILKINSON G R. The effects of diet, aging and disease-states on presystemic elimination and oral drug bioavailability in humans[J]. Advanced drug delivery reviews, 1997, 27（2-3）: 129-159.

[8] INGELMAN-SUNDBERG M, SIM S C, GOMEZ A, et al. Influence of cytochrome P450 polymorphisms on drug therapies: pharmacogenetic, pharmacoepigenetic and clinical aspects[J]. Pharmacology & therapeutics, 2007, 116（3）: 496-526.

[9] MAIER W, ZOBEL A. Contribution of allelic variations to the phenotype of response to antidepressants and antipsychotics[J]. European archives of psychiatry and clinical neurosciences, 2008, 258 Suppl 1: 12-20.

[10] 曾苏. 临床药物代谢动力学 [M]. 北京：人民卫生出版社，2007.

[11] ROWLAND M, TOZER T N. 临床药代动力学与药效动力学: 第 4 版 [M]. 陈东生，黄璞，译. 北京：人民卫生出版社，2012.

[12] 邵志高. 治疗药物监测与给药方案设计 [M]. 南京：东南大学出版社，2010.

[13] 杨宝峰，陈建国. 药理学 [M]. 9 版. 北京：人民卫生出版社，2018.

[14] HIEMKE C, BERGEMANN N, CLEMENT H W, et al. Consensus guidelines for therapeutic drug monitoring in neuropsychopharmacology: update 2017[J]. Pharmacopsychiatry, 2018, 51（1-02）: 9-62.

第六章

精神药物的血药浓度监测

药物治疗作用的强弱与维持时间的长短取决于作用部位或受体部位活性药物的浓度。精神药物作用于中枢神经系统，很难直接测量药物作用的部位（如大脑），通常选择血液来研究药物在体内的代谢情况。药物在血液中以多种形式存在：溶于血浆中并可以自由透膜转运的游离药物；与血浆蛋白或组织蛋白结合，暂时失去药理活性的结合药物；进入血细胞中的药物。游离药物可以自由跨膜转运，与其他形式转换，达到动态平衡。对于能向血细胞转运的药物，则必须测量全血中的药物浓度。血浆与血清都是通过采集全血，离心分离其他部分如红细胞、白细胞和血小板而得到的。两者的药物浓度相同，但是血清采集不加抗凝剂，凝血过程中所有的纤维蛋白原和相关的蛋白质都通过沉降和血清分离，相对来说，血清比血浆含有更少的蛋白质，样品更为干净。选取血浆样品用于生物分析的好处是全血采集后可以立即离心，减少溶血的发生。如果分析物欠稳定，用血浆较血清为佳就是因为可以快速得到血浆样品，立刻进行冷冻保存。一般而言，用于分析血浆样品的方法用来分析血清样品是完全可行的；反之，用于分析血清样品的方法用来分析血浆样品可能产生问题。因此，本章以血浆为例介绍精神药物血药浓度的常用检测方法。

第一节　概　　述

治疗药物监测（therapeutic drug monitoring，TDM）是 20 世纪 70 年代发展起来的一项临床药学专业技术。它以药物代谢动力学、药理学理论为基础，应用现代分析技术测定体液中的药物浓度，研究药物浓度与疗效和毒性之间的关系，为临床设计和调整给药方案，实现给药方案个体化提供科学依据。

TDM 检测方法的兴起和发展与现代分析技术的飞跃发展密不可分。在 20 世纪五六十年代只能采用比色法和分光光度法测定体液中的药物浓度，受到灵敏度低、特异性差的限制。20 世纪 60 年代末期开始利用气相色谱法进行血药浓度分析，这在 TDM 发展史上是一次突破。气相色谱法的使用促进了临床药理学发展，使 TDM 从实验室研究进入临床试验研究，使之成为一种为临床服务的常规性工作。20 世纪 70 年代随着高效液相色谱法的普及和发展及气相色谱 - 质谱联用测定体内的多种药物，使定性、定量分析的精确度和特异性有了极大的提高。20 世纪 80 年代出现的荧光偏振免疫分析仪使 TDM 的测定工作更加简便、快速、准确，90 年代后高效毛细管电泳色谱法、液相色谱 - 质谱联用技术开始应用于临床，满足了 TDM 工作中某些特殊的测定要求。近年来又有二维液相色谱及乳胶免疫比浊法及 LDT 试剂盒陆续在研发中。

第二节　精神药物血药浓度的检测方法与结果解读

精神药物作用于中枢神经系统，通常需要长期服用，因其具有治疗窗窄、个体差异大、毒副作用大、易中毒等特点，通常需要进行 TDM。通过对药物特性、患者特征和 TDM 检测结果综合考虑，可针对不同患者进行合适的剂量调整，以便获得最佳的疗效、更好的耐受性，同时还可降低中毒和不良反应的发生风险。

一、常用的治疗药物监测方法

TDM 的方法主要有：①免疫分析法，包括放射免疫分析法（几乎不再用）、酶免疫分析法和荧光免疫分析法。②光谱分析法，包括比色法、紫外分光光度法、原子吸收分光光度法和荧光法。③色谱分析法，包括高效液相色谱法、气相色谱法、色谱 - 质谱联用及高效毛细管电泳色谱法等。

每种分析方法都有其自身的优缺点，通常需根据待测药物的理化性质（如脂溶性、酸碱的 pK_a 值、挥发性、紫外吸收、荧光及电化学特性、化学稳定性等）、人体药物动力学特点（有助于选择有针对性的检测方法达到合适的灵敏度）以及药物在体内的代谢产物等因素（有药理活性应分别测定，无药理活性的代谢产物也必须分离）综合选择。

（一）免疫分析法

免疫分析法是利用抗原 - 抗体特异性结合反应的原理，特异性识别和结合目标分析物的一种分析方法。免疫分析法样本预处理简单，自动化程度高，对工作人员的技术要求较低，适合高通量样本快速测定。但缺点是不可避免地存在交叉反应，不能同时测定药物代谢产物，也不能同时测定多种药物；需要专门的试剂盒和设备，品种有限。

（二）光谱分析法

光谱分析法是利用物质的光谱定性、定量和结构分析的方法，简称光谱法。有学者报道过使用原子吸收光谱法和火焰发射光谱法测定精神障碍患者的唾液锂浓度和血锂浓度。现已经很少单独使用光谱法进行检测，常与色谱法联合使用。

（三）色谱分析法

色谱分析法简称色谱法或层析法，始于俄国化学家次维特首次采用碳酸钙作固定相、石油醚作流动相的柱层析法分离叶绿素。19 世纪 60 年代末引入气相色谱的理论与实验方法，按流动相与固定相的分子聚集状态分为气相色谱法、高效液相色谱法、高效毛细管电泳色谱法和超临界流体色谱法及色谱 - 质谱联用等方法。

1. 气相色谱法及气相色谱 - 质谱联用　气相色谱法（gas chromatography，GC）是以惰性气体为流动相，以熔融石英毛细管柱为固定相的柱色谱法。固定相可以是低极性、中间极性或高极性的。气相色谱法是具有分离和分析两种功能的测定技术，同时具有选择性好、灵敏度高等优点。但只适用于分子量相对较低的挥发性物质，极性化合物不能用这一技术分析。用于测定挥发性差的物质需要衍生化或裂解制备样品，此外也要求样品具有一定的热稳定性。有学者用气相色谱法测定血中的丙戊酸浓度。1957 年首次气相色谱法（GC）与质谱法（mass spectrometry，MS）联合使用，而后气相色谱 - 质谱联用（gas chromatography-mass spectrometry，GC-MS）技术作为一门成熟的分析鉴定技术被广泛使用。气相色谱仪具有极强的分离能力，而质谱仪具有灵敏度高、特异性强的优点。因此，GC-MS 技术适合于挥发性强、热稳定性高的药物的分离，可用于获得复杂混合物中单一成分的波谱图，有利于药物、药物代谢产物和内源性化合物的分离与鉴定，定量测定生物体液中的药物及其代谢产物。尽管 GC-MS 联用仪是最成熟的联用装置，但受样品挥发性的限制，应用范围不如 LC-MS 广。

2. 高效毛细管电泳色谱法 电泳法是依据带电粒子（离子或胶粒）在水相介质中受到电场作用迁移速度的不同而分离分析的技术，现已较少使用。

3. 高效液相色谱法、液相色谱 - 质谱联用、高效液相色谱 - 串联三重四极杆质谱及二维液相色谱等 高效液相色谱法（high performance liquid chromatography，HPLC）是利用高压输液泵将适当的流动相输入装有填充剂的色谱柱进行物质分离测定的色谱方法。HPLC 是 20 世纪 60 年代末迅速发展成熟的一种分离分析技术，具有高灵敏度、高选择性、高分离效能及应用范围广等特点，适用于沸点高、极性强、热稳定性差、分子量大的高分子及离子型化合物，近年来在治疗药物监测工作中具有不可或缺的重要地位。按分离原理分为吸附色谱法、分配色谱法、离子交换色谱法和分子排阻色谱法、毛细管电泳色谱法；按检测器类型分为紫外检测器、荧光检测器、电化学检测器、离子检测器、质谱检测器等。

液相色谱 - 串联三重四极杆质谱（liquid chromatograph-triple quadrupole mass spectrometry，LC-MS/MS）有足够的灵敏度和选择性、分析快速、样品前处理简便等特点，是当前普遍采用的分离分析方法之一。其原理是通过先对目标化合物进行液相色谱分离，而后对分离组分质谱碎片离子进行多级质量分析。LC-MS/MS 集色谱的高分离效能与质谱的高鉴定性能于一体，可以直接分析不挥发性化合物、极性化合物、热不稳定化合物和大分子化合物，分析范围广，时间短，具有其他分析方法所不能比拟的优点，如灵敏度高（检测水平通常可达 pg 级）、特异性高、测试速度较快及精密度好。缺点是检测信号批间差异大，每个分析批均需定标；样本前处理需要手工操作多，费时费力，易于产生误差和差错；基质效应明显；附属设备多，占地面积大；工作噪声大；设备昂贵。

近年来，为了减轻高效液相色谱法必须进行复杂烦琐的样本前处理等问题，二维液相色谱或色谱 - 质谱联用（2D-LC-UV/2D-LC-MS/MS）的出现大大提高了分离效率，实现了复杂基质或多组分样品分析的灵敏度、重现性和准确性。二维液相色谱是将分离机制不同而又相互独立的两支色谱柱串联起来构成的分离系统，通过柱切换技术完成样品在二维色谱柱之间的流动。二维液相色谱技术具有峰容量大、显著降低复杂样品的基质效应和残留现象、实现样品分析的自动化、利用柱切换节省后台平衡时间等特点，已成为生物样品分离分析的有力工具，是色谱法的新向标。

（四）样品的前处理

过去几十年，液相色谱或者液相色谱 - 串联质谱（LC-MS/MS）技术已经成为生物样品分析的标准检测手段。但大部分生物样品在没有预处理的情况下不能直接进行 HPLC 或 LC-MS/MS 分析，因此选择合适的提取方法也是很重要的。常用的前处理方法有液 - 液萃取（liquid-liquid extraction，LLE）、蛋白质沉淀（protein precipitation，PPT）、固相萃取（solid phase extraction，SPE）。

1. 液 - 液萃取（LLE） 基于目标分析物在互不相溶的溶剂之间分配不同，将化合物从水相中萃取至与水不相容的溶剂中。常用的有机溶剂有甲基叔丁基醚、乙酸乙酯、正己烷或者两种溶剂的混合，根据分析物的极性和溶解度选用合适的有机溶剂，改变有机溶剂、调节 pH 或者缓冲液的离子强度，可以有效地将目标化合物从水相萃取至有机相中，而将大部分基质组分（磷脂、蛋白质、无机盐）留在水相中。提取的样品更干净，减少基质效应造成的离子抑制，是一种选择性较强的提取方法，但如果待测物是亲水性化合物或者需要提取多个具有不同亲脂性的化合物时就不太适用。大多数抗抑郁药和中枢神经抑制药都是作为一种碱性化合物的盐来使用的，在碱性 pH 下它们可溶于有机溶剂，它们的代谢产物更亲水，在有机溶剂中的回收率往往低于母体化合物。

2. 蛋白质沉淀（PPT） 可以通过加入水溶性有机溶剂（乙腈、乙醇、甲醇）、酸（三氯乙酸）、盐（硫酸铵）、金属离子（硫酸锌）作为沉淀剂，沉淀剂和血浆的比值不同，沉淀效率也不同，有研究显示比值分别为 1.5（乙腈）、3（乙醇）、2.5（甲醇）和 3（饱和硫酸铵）可以从大鼠、犬、小鼠和人血浆中去除超过 90% 的蛋白质。为了简化处理过程、改善样品通量，一些基于膜的 PPT 过滤板应运而生，它们能从血浆和血清中去除蛋白质。还有一些特殊材质制成的 PPT 板可以通过键合保留磷脂。全套 PPT 操作均可在 96 孔板上进行，不需要离心和转移上清液等步骤，从而缩短样品预处理时间，同时提高回收率。

3. 固相萃取（SPE） 基于液相色谱法的原理，将生物样品上样至键合固相吸附剂的 SPE 小柱 / 提取板 / 提取柱上，目标分析物通过不同的作用机制与键合相发生相互作用而被保留。干扰基质可能在上样过程中直接流过吸附剂，在淋洗时被洗脱，或者在淋洗后仍保留在固定相中。而目标化合物被保留在固定相中，用合适的洗脱液洗脱出来，和色谱分析一样，还是需要结合具体化合物选择不同的填料和洗脱方法，精神药物常用的是反相和离子交换机制相结合。从早期的单个小柱手动或者负压抽真空到全自动正压 96 孔板及固相微萃取（SPME）、填充吸附剂微萃取（MEPS）等逐渐发展，满足了临床的高通量及洗脱剂少等需要。

此外，二维液相色谱也可以实现在线自动前处理，近年来被广泛使用。通过柱阀切换的方式，可以同时测定样品中的多个药物，操作简单，无须样本前处理，对操作人员的要求低。其优点是选择性强、灵敏度高、分辨率好。

（五）常见精神药物的治疗药物监测方法

精神类药物包括抗精神病药、抗抑郁药、抗焦虑药、心境稳定剂等。传统抗精神病药主要是吩噻嗪类（氯丙嗪等）、硫杂蒽类（氯普噻吨等）、丁酰苯类（氟哌啶醇等）、二苯氧氮平类（氯氮平等）和苯甲酰胺类（舒必利等）等；第二代抗精神病药（如利培酮、奥氮平、喹硫平、齐拉西酮、氨磺必利、帕利哌酮和阿立哌唑等）由于临床作用谱广、锥体外系不良反应发生率低等优势近年来在临床上获得广泛应用。抗抑郁药主要包括三环类（丙米嗪、阿米替林、多塞平等）、四环类（马普替林等）、单胺氧化酶抑制剂（苯乙肼等）、选择性 5- 羟色胺再摄取抑制剂（舍曲林、西酞普兰、氟西汀、帕罗西汀等）、去甲肾上腺素能和特异性 5- 羟色胺能抗抑郁药（米氮平）和其他类（文拉法辛、曲唑酮、度洛西汀）。抗焦虑药如阿普唑仑、地西泮等。心境稳定剂如碳酸锂、丙戊酸钠、卡马西平等。一些比较老的药物由于副作用大等因素逐渐不再使用，各国仍在不断推出不同新药。这些药物的化学结构也各不相同，因此很难有一种分析技术可以同时检测和测量所有的精神活性物质。与此同时，这些不同种类的精神药物会在某些情况下联合使用，导致急性和慢性中毒。然而，这些化合物在化学和分析上有如此多的相似性，以至它们通常可以在一次测试中确定或通过一个系统进行筛选。

精神科用药物一般是杂环类化合物，或多或少具有亲脂性，代谢广泛，分布量大，在剂量和剂量频率、预期血药浓度、治疗指数和毒性方面有很大差异；它们在肝内密集代谢（通过细胞色素 P450），有些具有系统前代谢。临床工作中通常根据实验室条件选择不同的检测方法，理想的 TDM 检测方法应满足灵敏度高、专一性强、准确性和精密度好等基本要求，同时还应具备操作简便、测定快速和价格适中的优点。大部分精神类药物具有较好的紫外吸收，均可

采用高效液相色谱 - 紫外检测器检测。但有些药物如利培酮、奥氮平口服剂量小，血浆中的母药及代谢产物含量低，紫外检测方法的灵敏度不够，通常采用色谱 - 质谱联用技术（包括液相色谱 - 质谱联用及气相色谱 - 质谱联用）。有些药物需要衍生化提升灵敏度或者达到可以检测的要求。LC-MS/MS 技术因其高灵敏度、高选择性、上样量小、检测快速等优点，近年来被广泛使用在临床精神科治疗药物监测工作中。因其可短时间内同时检测几百种药物，也被用于精神药物中毒筛查。

定量分析和大部分其他定量方法一样需要建立校正曲线，标准品需要配制在与未知样品一样的基质如空白血浆或空白血清中，因为前处理复杂，避免样品转移、吸附，通常在样品前处理时加入内标。内标可以采用结构类似物，在 LC-MS/MS 检测时需要使用稳定同位素标记内标。首次使用需进行方法学验证，可以根据《中国药典》规定的《药物制剂人体生物利用度和生物等效性试验指导原则》，主要参数包括准确度、精密度、选择性 / 专属性、灵敏度、重现性、稳定性。根据欧洲药品评价局（EMEA）规定的《生物利用度与生物等效性研究指导原则》，主要参数还要包括回归线性、回收率、内标正常化的基质效应，质谱还需要考察残留。

二、精神药物血药浓度检测结果解读

开展 TDM 工作，不仅意味着提供准确的血药浓度测定值，而且需要对数值进行分析并作出合理解释。正确地解释 TDM 结果，才能正确地指导临床用药。为了达到这一目的，TDM 考虑药效动力学和药代动力学方面的问题，具体包括：①药物浓度是否在有效血药浓度范围内，从药效动力学角度对 TDM 结果进行解释；②血药浓度是否与规定的剂量相符合，以判断药物的药代动力学是否异常，从药代动力学角度对 TDM 结果进行解释。

（一）有效血药浓度范围

临床上通常把能够获得治疗效果的最低血药浓度称为最小有效浓度，把产生毒副作用的最低血药浓度称为最小中毒浓度，这两个浓度之间的范围称为有效血药浓度范围。药物治疗的基本原则就是使患者体内的血药浓度尽快达到有效血药浓度范围，并尽可能控制在这一范围内，维持足够长的时间。需要指出的是，有效血药浓度范围是一个相对的概念，即在此浓度范围内产生希望的临床反应的概率相对较高，产生毒性反应的概率相对较低。

对血药浓度与临床疗效相关的精神药物来说，例如锂盐、利培酮、去甲替林等，需要通过血药浓度监测以判断药物治疗的有效性和安全性。当实际测得的血药浓度低于有效血药浓度范围的下限时，意味着药物疗效不足；当实际测得的血药浓度高于有效血药浓度范围的上限时，意味着存在出现药物不良反应或药物中毒的风险。当出现这些情况时，需要结合患者的临床表现，从各个方面寻找实际血药浓度偏离有效血药浓度范围的原因并决定是否需要调整药物剂量。例如在药师方面，应对测定方法、操作、报告填写是否准确进行核查。此外，很多其他因素（如个体差异、合并用药、病理变化等）都可能改变血药浓度与药理效应之间的相关性，致使有效血药浓度范围在个体内产生显著的偏差。

为了避免生搬硬套有效血药浓度范围造成的治疗失误，近年来提出目标浓度范围（target concentration range）这一新的概念。与有效血药浓度范围不同，目标浓度范围没有绝对的上、下限，也不是群体治疗数据的统计结果，而是根据患者的具体病情和药物治疗的目标效果为具体患者设定的血药浓度目标值。目标浓度范围的设定必须考虑治疗指征、患者的各种生理病理学参数、该类患者以往的救治经验以及患者反应等。相比而言，目标浓度范围显然更加注重血药浓度与药理效应之间相关关系的个体化。

（二）剂量相关参考范围

在进行 TDM 之前，药师通常会根据患者所服的药物剂量对患者的血药浓度结合药代动力学理论，计算出一个预期的血药浓度范围。当不存在联合用药或药物遗传异常等因素影响时，患者的预期稳态血药浓度均值（Cav）可通过每日维持剂量（Dm）、给药间隔（di）、已知总清除率（Cl）和生物利用度（F）计算得到，计算公式为 Cav =（Dm/di）×（F/Cl）。需要注意的是，该方法存在一定的局限性。当药物的消除半衰期较给药间隔长时，该方法是有效的。然而当消除半衰期较短且给药间隔长于消除半衰期时，该方法对用于 TDM 下限值的预测能力较差。此外，剂量相关参考范围的有效性不能轻易通过测量来验证是该方法的另一个局限性。

将预期血药浓度范围与实际测量的药物浓度进行比较，当患者 TDM 测得的药物浓度在剂量相关参考范围内时，定义为正常；当浓度高于或低于该范围时被认为存在潜在的药代动力学异常。当实际测得的血药浓度与预期血药浓度范围不相符时，应从各个方面查找原因。在患者方面，应充分考虑患者的病理、生理状态以及个体特征等相关信息，如患者是否按医嘱服药、是否同时患有其他疾病或肝肾功能不全等。在药物方面，应明确初始给药方案、清楚影响血药浓度的各种因素的作用，如药物制剂的生物利用度是否存在变化；合并用药是否存在药物相互作用；患者对药物敏感性的个体差异等。

第三节　精神药物血药浓度监测与精准医疗

一、精神药物血药浓度监测的临床价值

精神药物存在药物代谢的个体差异大、患者依从性差、治疗指数低以及常需联合用药等情况，而药物的疗效、不良反应及中毒与血药浓度的关系密切，因此血药浓度监测对于提高精神科临床实践中药物治疗的安全性和有效性具有重要价值。血药浓度监测在精神科临床实践中的价值主要体现在以下几个方面：

（一）精神科临床诊疗的科学依据和辅助治疗手段

血药浓度监测可用于判断用药方案是否能使血药浓度处于适合的浓度范围内，兼具有效性和安全性，还可用于判断患者在服用药物方面的依从性，是精神科临床诊疗的科学依据和辅助治疗手段。药物治疗作用的强弱与维持时间的长短在理论上取决于作用部位或受体部位活性药物的浓度，大量实验和临床研究都证实药物作用与作用部位的药物浓度具有相关性。虽然在多数情况下不可能直接测定人体作用部位的药物浓度，但由于许多药物的药理作用与血药浓度存在较好的相关性，所以血药浓度的变化可以反映作用部位的浓度变化。例如有学者测定了 101 例服用固定剂量奥氮平的精神分裂症患者 6 周后的血药浓度，发现患者的血药浓度 >23.3ng/ml 时有 52% 的患者临床疗效评定为有效，而 <23.2ng/ml 者中仅 25% 的患者有效。此外，通过定期的血药浓度监测可帮助临床医师判断患者是否按时服药，若未按时服药，可及时督促患者服药。

（二）协助制订个体化给药方案

将精神科血药浓度监测与影响血药浓度的因素相结合，可协助制订个体化给药方案。精神药物在体内的血药浓度受到多种因素的影响，包括患者的生理病理因素、药物代谢酶基因多态性、患者依从性等。例如利培酮是 CYP2D6 的底物，而 CYP2D6 在人群中存在正常代谢型、中间代谢型和慢代谢型等，不同人群的血药浓度存在显著性差异，所以应该结合 TDM 指

导个体化给药。有研究者分析发现，服用利培酮的患者经剂量校正后，中间代谢型人群中的稳态血药浓度是正常代谢型人群的 2.35 倍，慢代谢型人群中的稳态血药浓度是正常代谢型人群的 6.20 倍。这种情况下可根据血药浓度对不同人群的用药方案进行调整，减少中间代谢型人群和慢代谢型人群的服药剂量或者换为经其他酶代谢的抗精神病药。

（三）指导联合用药

精神科临床实践过程中常常需要联合用药，而血药浓度监测可提前警示药物 - 药物相互作用（drug-drug interaction，DDI）的发生，可用于指导联合用药。精神药物与酶抑制剂或诱导剂合用时，药物的血药浓度会增加或减少，引起 DDI，可能导致药物不良反应增加或疗效减弱。此时若结合血药浓度监测可判断血药浓度是否在合适范围内并及时根据结果调整用药方案，以提前规避 DDI 的风险。例如阿立哌唑主要经 CYP2D6 和 CYP3A4 代谢，而帕罗西汀是 CYP2D6 强抑制剂，当两者合用时帕罗西汀会抑制 CYP2D6 对阿立哌唑的代谢，使得阿立哌唑的血药浓度升高。有研究者发现在阿立哌唑在与 10mg 帕罗西汀合用后，通过 TDM 发现血药浓度上升至合用前的 1.5 倍。根据这一结果和药代动力学特点进行剂量调整，可降低由于 DDI 导致药物不良反应的风险。

（四）药物中毒的预防与诊断

当药物的治疗指数低，药物中毒症状与疾病临床症状相似，临床无法鉴别时，需要借助血药浓度监测进行药物中毒的预防或诊断。以锂盐为例，在双相障碍的治疗过程中，锂盐是经济且有效的选择，但是它的治疗窗窄，并且具有神经毒性、肾毒性以及对心脏有损害作用，一旦发生锂中毒会对患者生命造成威胁。既往研究表明，TDM 能帮助临床医师及时调整锂盐剂量，避免疗效不足或者锂中毒的发生。

二、精神药物血药浓度监测在精准医疗中的意义

在精神药物治疗中，抗抑郁药和心境稳定剂（如锂盐、丙戊酸钠和卡马西平）的血药浓度监测具有既定的作用。此外，在精神障碍患者的药物治疗中，血药浓度监测可作为实现精准医疗的工具之一，为不同群体或个体设计出与他们的生理病理特征相适应的用药方案，以更好地满足患者的用药需求。通过综合考虑血药浓度定量测定结果、针对不同患者的药代动力学参数特征，设计能达到并维持有效血药浓度范围的合理给药方案，计算出诸如首次剂量、维持剂量、剂量间隔时间以及两种途径的复合用药方案等。同时针对不同的生理和病理状态，如老年人药物代谢能力下降、肝肾功能不全等特殊情况，修正给药方案，使血药浓度维持在有效血药浓度范围内，从而提高药效，防止毒性反应发生。

利用血药浓度监测促进精准医疗，首先需要确定不同精神药物的有效血药浓度范围。一种药物的有效血药浓度范围未建立，血药浓度监测就无意义。建立某药物安全有效的血药浓度范围不是一件易事，需要周密的临床观察和熟练的精确判断，其成功与否直接关系疗效指标的意义。从血药浓度与疗效的关系中求得有效血药浓度范围，可用需要确定治疗有效和可耐受的血液药物浓度的下限和上限。在下限以下，药物效果与安慰剂没有显著性差异。目前还不存在一种普遍接受的评估这些限度的方法，正电子发射断层成像（positron emission tomography，PET）研究对确定抗精神病药和抗抑郁药的限度最有帮助。然而，PET 技术非常昂贵，而且只有少数研究中心具有该设备。固定剂量研究是确定治疗参考范围的最合适的方法，对于部分抗精神病药，在临床试验中根据血药浓度与治疗反应的关联建立治疗参考范围。例如氯氮平的参考范围是通过一个里程碑式的前瞻性试验确定的，该试验将患者随机分配到

3 个不同的氯氮平血药浓度范围,并提供严格的数据进行验证。表 1-6-1 列举了常见精神药物的有效血药浓度范围。

表 1-6-1　常见精神药物的有效血药浓度范围

药物名称	有效血药浓度范围 /(ng/ml)	证据等级
氯氮平	350～600	1 级
氟哌啶醇	1～10	1 级
奥氮平	20～80	1 级
阿米替林 + 去甲替林	80～200	1 级
西酞普兰	50～110	1 级
阿立哌唑	100～350	2 级
利培酮 + 帕利哌酮(9- 羟基利培酮)	20～60	2 级
喹硫平	100～500	2 级
氯丙嗪	30～300	2 级
帕利哌酮	20～60	2 级
齐拉西酮	50～200	2 级
安非他酮 + 羟基安非他酮	850～1 500	2 级
度洛西汀	30～120	2 级
艾司西酞普兰	15～80	2 级
氟伏沙明	60～230	2 级

此外,血药浓度监测能在实施方案过程中针对一些特殊问题进行剂量调整,减少药物代谢动力学引起的个体差异,有利于制订个体化给药方案。由"精神药物血药浓度结果解读"部分可知,血药浓度监测会结合药代动力学方法,计算得到理论上预期的药物浓度范围并将其与测量的药物浓度进行比较,当后者高于或低于预期范围时被认为存在潜在异常,如患者依从性差、药物代谢酶基因多态性、药物 - 药物相互作用(DDI)或涉及药物消除的器官疾病等。这种情况下需要对剂量进行相应的调整,在选定一个剂量后,保证足够长的给药时间,通常需要 4～5 个生物半衰期($t_{1/2}$),以便血药浓度上升到稳态值(C_{ss})。如果在稳态时取样测定血药浓度,则后面的给药方案调整就简单地改变给药剂量,使期望浓度与测定浓度的比率成正比,或与整个比率成反比的方式调整剂量的间隔时间。这种方法适用于大多数药物,对少数具非线性动力学的药物例外。如果通过剂量调整无法达到预期治疗效果或避免严重药物不良反应,可以考虑换药以继续治疗。

（张　晨　宋立升）

参 考 文 献

[1] ANDERSEN S, HALVORSEN T G, PEDERSEN-BJERGAARD S, et al. Liquid-phase microextraction combined with capillary electrophoresis, a promising tool for the determination of chiral drugs in biological matrices[J]. Journal of chromatography A, 2002, 963(1-2): 303-312.

[2] ANSERMOT N, BRAWAND-AMEY M, KOTTELAT A, et al. Fast quantification of ten psychotropic drugs

and metabolites in human plasma by ultra-high performance liquid chromatography tandem mass spectrometry for therapeutic drug monitoring[J]. Journal of chromatography A, 2013, 1292: 160-172.

[3] ASCALONE V, RIPAMONTI M, MALAVASI B. Stereospecific determination of amisulpride, a new benzamide derivative, in human plasma and urine by automated solid-phase extraction and liquid chromatography on a chiral column. application to pharmacokinetics[J]. Journal of chromatography B biomedical, 1996, 676(1): 95-105.

[4] BAUMANN P, HIEMKE C, ULRICH S, et al. The AGNP-TDM expert group consensus guidelines: therapeutic drug monitoring in psychiatry[J]. Pharmacopsychiatry, 2004, 37(6): 243-265.

[5] FERNÁNDEZ P, GONZÁLEZ M, REGENJO M, et al. Analysis of drugs of abuse in human plasma using microextraction by packed sorbents and ultra-high-performance liquid chromatography[J]. Journal of chromatography A, 2017, 1485: 8-19.

[6] FERREIRA A, RODRIGUES M, OLIVEIRA P, et al. Liquid chromatographic assay based on microextraction by packed sorbent for therapeutic drug monitoring of carbamazepine, lamotrigine, oxcarbazepine, phenobarbital, phenytoin and the active metabolites carbamazepine-10, 11-epoxide and licarbazepine[J]. Journal of chromatography B: analytical technologies in the biomedical and life sciences, 2014, 971: 20-29.

[7] GONÇALVES V, RODRIGUES P, RIBEIRO C, et al. Quantification of alprenolol and propranolol in human plasma using a two-dimensional liquid chromatography (2D-LC)[J]. Journal of pharmaceutical & biomedical analysis, 2017, 141: 1-8.

[8] GRADINARU J, VULLIOUD A, EAP C B, et al. Quantification of typical antipsychotics in human plasma by ultra-high performance liquid chromatography tandem mass spectrometry for therapeutic drug monitoring[J]. Journal of pharmaceutical & biomedical analysis, 2014, 88: 36-44.

[9] HALVORSEN T G, PEDERSEN-BJERGAARD S, RASMUSSEN K E. Liquid-phase microextraction and capillary electrophoresis of citalopram, an antidepressant drug[J]. Journal of chromatography A, 2001, 909(1): 87-93.

[10] METHANEETHORN J. Population pharmacokinetic analyses of lithium: a systematic review[J]. European journal of drug metabolism and pharmacokinetics, 2018, 43(1): 25-34.

[11] MOBED A, AHMADALIPOUR A, FAKHARI A, et al. Bioassay: a novel approach in antipsychotic pharmacology[J]. Clinica chimica acta, 2020, 509: 30-35.

[12] NEMOTO K, MIHARA K, NAKAMURA A, et al. Effects of paroxetine on plasma concentrations of aripiprazole and its active metabolite, dehydroaripiprazole, in Japanese patients with schizophrenia[J]. Therapeutic drug monitoring, 2012, 34(2): 188-192.

[13] PATTEET L, CAPPELLE D, MAUDENS K E, et al. Advances in detection of antipsychotics in biological matrices[J]. Clinica chimica acta, 2015, 441: 11-22.

[14] PERRY P J, LUND B C, SANGER T, et al. Olanzapine plasma concentrations and clinical response: acute phase results of the North American olanzapine trial[J]. Journal of clinical psychopharmacology, 2001, 21(1): 14-20.

[15] SCHORETSANITIS G, KANE J M, CORRELL C U, et al. Blood levels to optimize antipsychotic treatment in clinical practice: a joint consensus statement of the American society of clinical psychopharmacology and the therapeutic drug monitoring task force of the arbeitsgemeinschaft für neuropsychopharmakologie und pharmakopsychiatrie[J]. Journal of clinical psychiatry, 2020, 81(3): 19cs13169.

[16] TIIHONEN J, MITTENDORFER-RUTZ E, MAJAK M, et al. Real-world effectiveness of antipsychotic treatments in a nationwide cohort of 29 823 patients with schizophrenia[J]. JAMA psychiatry, 2017, 74(7): 686-693.

[17] DRA U，JMH C. Chapter 7：antidepressants and antipsychotics[M]//Handbook of analytical separations. Amsterdam：Elsevier Science B.V.，2000.

[18] VANDERZWAAG C，MCGEE M，MCEVOY J P，et al. Response of patients with treatment-refractory schizophrenia to clozapine within three serum level ranges[J]. American journal of psychiatry，1996，153（12）：1579-1584.

[19] WEN Y G，NI X J，ZHANG M，et al. Simultaneous determination of blonanserin and its metabolite in human plasma and urine by liquid chromatography-tandem mass spectrometry：application to a pharmacokinetic study[J]. Journal of chromatography B：analytical technologies in the biomedical and life sciences，2012，903：46-52.

[20] WILLE S M，VAN HEE P，NEELS H M，et al. Comparison of electron and chemical ionization modes by validation of a quantitative gas chromatographic-mass spectrometric assay of new generation antidepressants and their active metabolites in plasma[J]. Journal of chromatography A，2007，1176（1-2）：236-245.

[21] ZHANG L，BROWN S J，SHAN Y，et al. CYP2D6 genetic polymorphisms and risperidone pharmacokinetics：a systematic review and meta-analysis[J]. Pharmacotherapy，2020，40（7）：632-647.

[22] 李文魁，张杰，谢励诚. 液相色谱 - 质谱（LC-MS）生物分析手册：最佳实践、实验方案及相关法规 [M]. 北京：科学出版社，2017.

[23] 邵志高. 治疗药物监测与给药方案设计 [M]. 南京：东南大学出版社，2010.

第七章

精神药物的相互作用和药物不良反应监测

本章主要介绍两部分内容，包括精神药物的相互作用和药物不良反应监测，内容都与药物的安全性密切相关，对指导临床安全用药有重要意义。药物-药物相互作用（drug-drug interaction，DDI）是通过改变合并用药中各自的药代动力学或药效动力学，使得其中一种或多种药物的临床效应发生变化。半衰期长的药物（如氟西汀及其代谢产物去甲氟西汀）刚停用时也可能参与药物相互作用。临床中合并用药主要是为了增效、治疗共病与不良反应，了解精神药物的相互作用可以指导在临床实践中合理联合使用精神药物、预防与减少因药物相互作用引起的不良反应与药物毒性损害。而且药物相互作用越来越受到临床医师重视并引起研究的兴趣，因为它也是近代药物治疗学中精准治疗的重要内容。近年来对精神药物相互作用的产生机制与临床效应的研究取得不少进展，常用抗精神病药、抗抑郁药和心境稳定剂之间相互作用的利弊需要临床医师认识与掌握。预测与识别一些罕见而严重的、常见而隐蔽的药物相互作用，在考虑患者治疗成功且安全的前提下，临床医师可将药物相互作用的不良影响降到最低。本章第二节介绍的药物不良反应监测对发现和报告药物引起不良反应的发生率与导致的不良临床结局具有重要意义，是一种发现少见而严重药物不良反应的重要方法，是全面评价药物安全性的重要手段，了解药物可能引起哪些不良反应，特别是有危及生命风险的严重不良反应并进行防治对指导临床安全用药有重要意义。

第一节　精神药物的相互作用

临床上经常遇到患者存在共病和合并用药的情况，当两种或两种以上药物同时使用时就可能产生单种药物所没有的药理作用或不良反应，称为药物相互作用（drug interaction）。药物相互作用可以改变药物的疗效、安全性和耐受性，如引起药效增强或减弱、毒副作用增强或减弱、药物理化性质变化、出现新的始料不及的毒性反应或使原有的毒性反应加剧等，对临床治疗造成有益的、有害的或无关的影响。其他外源性物质如烟、酒或毒品、食物中所含有的某种成分或添加物质也可以影响药物的血药浓度和效应。

药物相互作用一般分为药动学相互作用和药效学相互作用两个方面。药动学相互作用表现在药物在机体内的药代动力学过程（吸收、分布、代谢、排泄）被另一种药物所影响，影响血浆药物浓度而发生的一系列变化。药效学相互作用关注的是药物对机体产生的生物学效应，它发生在受体或生物活性部位，当两种或多种药物同时使用时，它们可能会在药效上产生相互影响，表现为药效的协同、相加或拮抗作用。在合并使用药物时，应力求避免毒性增强与疗效降低，并关注可能产生的新的、意想不到的毒副作用，尽可能有利于患者的治疗。

一、影响药代动力学的药物相互作用

药物在人体内的代谢过程包括药物的吸收、分布、代谢和排泄等环节,在这些环节均可能发生药物相互作用,其后果是影响药物在作用靶位的浓度而改变药物的作用强度。其中以药物代谢这一环节的药物相互作用最为多见与复杂,对临床合理用药有重要意义。

(一)影响药物的吸收

药物从用药部位进入全身血液循环的过程称为药物的吸收过程。最常见的给药方法是口服,药物经口服通过胃肠道吸收进入血液循环而发挥治疗作用。药物在胃肠道吸收过程中有可能发生药物相互作用,一种药物可影响另一种药物的吸收或肠道内的代谢,或者抑制药物进入肝肠循环。此外,由于胃肠道内不同部位的 pH 不同、活性分泌物的性质不同及受食物或药物影响胃肠排空速度等因素,都会影响药物相互作用的程度。如果药物相互作用表现为降低血药浓度,会使治疗指数低的药物(如锂盐)达不到预期疗效。如果因药物相互作用而提高某种药物的血药浓度,如大麻的抗胆碱能作用可使锂盐的血药浓度升高,则可能出现锂中毒。一般药物吸收的相互作用往往是改变药物的吸收速率与达峰时间,延长或缩短消除半衰期。下列影响药物吸收的因素都有可能参与药动学相互作用。

1. 胃肠道 pH 药物在胃肠道的吸收主要通过被动扩散的方式,药物的脂溶性是决定这一被动扩散过程的重要因素。药物的非解离部分的脂溶性较高,其解离部分的脂溶性低;前者易扩散通过胃肠黏膜,后者的扩散能力则较差。pH 对药物的解离程度有重要影响,酸性药物在酸性环境以及碱性药物在碱性环境中的解离程度低,药物的非解离部分占多数,因而脂溶性较高的药物较易扩散通过黏膜而被吸收。

口服药物多为弱酸性或弱碱性药物,根据药物吸收的 pH 分布理论,任何一种弱酸性或弱碱性药物都有自己的最佳吸收 pH 范围。如胃蛋白酶活性最强的 pH 为 1.5～2.5,当服用复方氢氧化铝片(胃舒平)等抗酸药时,胃中的 pH 可升到 8.5,胃蛋白酶完全失去治疗活性。氯氮草在酸性条件下释放去甲地西泮而显示出药理活性,在碱性条件下则无法表现活性。此外,药物片剂的崩解和溶出速度也受到胃肠道 pH 的影响,因此在合用药物时要考虑到胃肠道 pH 的影响。

2. 吸附作用 一种药物被另一种药物吸附,使活性药物不能透过胃肠道黏膜吸收而失去治疗作用。药用炭与白陶土是常用的吸附剂,对精神药物有很强的吸附作用,常用于药物过量中毒的抢救。若精神药物与吸附剂合用,可降低精神药物的生物利用度和血药浓度,在正常情况下应避免合用。

含镁或铝的抗酸药在胃肠道对吩噻嗪类抗精神病药发生吸附作用,一些症状得到控制的患者因在服用氯丙嗪的同时加服氢氧化铝凝胶而复发,原因是这些联合用药的患者体内氯丙嗪的血药浓度降低 20% 左右。除吸附以外,还应考虑药物间的化学反应在肠中形成不溶物而影响吸收,如咖啡因与抗精神病药、抗抑郁药等多种精神药物在肠内形成难溶性沉淀而难于吸收。

3. 胃肠运动 胃排空速度能影响药物到达小肠部位的时间,因此会影响主要在小肠吸收的药物发挥作用的快慢。如甲氧氯普胺、多潘立酮可使胃排空速率加快,药物在胃及十二指肠部位停留的时间缩短,使某些吸收部位限于十二指肠的主动运转的药物由于快速通过吸收部位而减少吸收。抗胆碱药可使胃排空速率减慢,药物通过胃肠道的时间增加。抗胆碱药苯海索可使氯丙嗪等药物在胃肠道降解的机会增多而使氯丙嗪的血药浓度降低。联合用药还往往影响胃肠道黏膜外的酶，从而影响药物的吸收，如叶酸与苯妥英钠的相互作用。

4. 食物　一般情况下食物只延缓药物的吸收，不影响药物的吸收量。但有些药物与食物同服可增加药物的吸收速度，提高生物利用度。例如抗精神病药齐拉西酮与食物同服，其生物利用度约增加100%。

不同的食物对药物吸收的影响是不同的。大量的脂肪食物对胃肠蠕动功能有很强的抑制作用，降低胃排空速率，这样既可增加某些药物的吸收速率，也可增加某些药物在胃肠道降解的机会。高脂肪在肠道形成一种脂溶性环境，可增加脂溶性药物的吸收。脂肪还有加速胆汁分泌的作用，而胆汁可使许多药物增溶而易于吸收。高蛋白食物能产生大量氨基酸，可阻碍左旋多巴的吸收。含维生素 B_6 较多的食物（豆类、包心菜、鱼肉、肝）也不宜与左旋多巴同用，因为维生素 B_6 是多巴脱羧酶的辅酶，可加速左旋多巴在外周循环中转化为多巴胺，后者不易进入血 - 脑屏障而降低疗效。富含酪胺的食物与 MAOI 类抗抑郁药同服可引起去甲肾上腺素聚集过多而导致严重的高血压危象，需谨慎食用。

（二）影响药物的分布

对药物分布的影响主要表现为相互竞争血浆蛋白结合，改变游离药物与结合药物的比例。药物吸收后，有一部分与血浆清蛋白发生可逆性结合，为结合药物；未与蛋白结合的部分为游离药物。结合药物具有以下特点：①不呈现药理活性；②不能透过血 - 脑屏障；③不被肝脏代谢灭活；④不被肾脏排泄。只有游离药物才能发挥药理活性。当同时服用两种或两种以上药物时，它们有可能在血浆蛋白结合部位发生竞争，结果使某种药物从血浆蛋白结合部位被置换出来变成游离药物，使该药的游离型比例增高，增强药物的药理作用，也可能增加药物的毒性反应。一般情况下，被置换后的药物出现药理作用明显加强时往往需具备以下特点：①分布容积小；②量效曲线的斜率大；③起效快。例如地西泮在成人血清中的游离型浓度为2%，结合型浓度为98%；若从结合型中置换出4%，则游离型浓度达6%，是基础水平的3倍，作用明显增强可能出现毒副作用。又如苯巴比妥，其血浆蛋白结合率仅51%，若置换出4%，游离型也只有53%，对机体影响不大。因此，对分布容积小的药物在使用过程中应十分谨慎。例如联合使用去甲替林与华法林或 D-860 时，由于竞争结合可使游离的华法林或 D-860 增多而造成出血倾向或严重的低血糖现象，而且没有先兆征象。

临床上还应注意的例子，如阿司匹林可从血浆蛋白结合部位置换出卡马西平，使游离卡马西平浓度升高，有中毒的危险。水合氯醛在体内被代谢为具有活性的三氯乙酸，后者具有很高的血浆蛋白结合率，可将华法林从血浆蛋白结合部位置换出来，使游离华法林浓度升高，出现短时间的不良反应。

此外，还应注意疾病可以影响血浆清蛋白的浓度。当血浆清蛋白浓度明显降低时，会使游离药物浓度急剧上升，有导致药物中毒的可能性。例如严重烧伤后，血浆中的清蛋白浓度明显降低，与血浆蛋白结合率高的药物如地西泮、华法林、苯妥英钠等的游离药物浓度会增加。

（三）影响药物的代谢

药物代谢是药物在机体内部通过酶的作用而改变为另一种化合物使药物失活的过程，通过影响药物代谢而改变体内活性药物的浓度进而影响药物效应，是药物相互作用产生药物效应个体差异的一个重要环节。肝微粒体酶由细胞色素 P450 和 NADPH 细胞色素 P450 还原酶两种成分组成。细胞色素 P450 是一组含有亚铁血红素蛋白的酶，是微粒体混合功能氧化酶系中最重要的一组氧化酶，在外源性化合物的处理以及内源性化合物的代谢中起重要作用，称为药物代谢酶。大部分精神药物通过 CYP450 代谢。

CYP450 分为家系、亚家系和同工酶。第 1 个阿拉伯数字表示家系（家系中 >40% 的序列是相同的），大写字母表示亚系（同一亚系中 >59% 的序列相同）；第 2 个阿拉伯数字表示同工酶。人类与药物代谢有关的细胞色素酶来自第 1、第 2 和第 3 家系，常见的为 CYP1A2、CYP2C9、CYP2C19、CYP2D6 和 CYP3A4 等。CYP450 的活性由基因决定，且存在种族差异，但也受环境因素的影响。导致药物效应个体差异的原因一部分是基因多态性的结果，这属于酶的遗传基因变异。携带大量减少活性酶的基因多态性的人属于"慢代谢型患者"，药物剂量大时有较高的导致药物毒性的风险；而那些"超快代谢型患者"则可能通过加快药物的代谢，从而导致药效减弱。基因多态性及预测药物反应的研究发展很快，是精准医疗研究的一部分。除了锂盐直接通过肾脏排泄外，多数精神药物是通过细胞色素 P450 代谢的。

酶可催化药物的代谢，而药物也可影响酶活性和数量；即两药合用时，一种药物可通过对肝药酶的干扰而影响另一种药物的代谢，表现为以下两种形式。

1. 酶诱导作用 药物促使肝微粒体酶合成加速、数量增多或降解减少而导致药物代谢加速或增强，这种现象称为酶诱导作用。具有酶诱导作用的物质很多，常见药物有苯巴比妥、氯氮䓬、卡马西平等。酶诱导作用的结果是加快药物代谢，减少游离药物和总体药物的血浆浓度，使治疗作用下降或失败。如苯巴比妥或苯妥英钠是较强的酶诱导剂，能使多种药物代谢加速。药物的酶诱导作用可以使某些治疗药物的血药浓度降低而导致药物效应减弱。

2. 酶抑制作用 合并用药时一种药物可抑制药物代谢酶，使另一种药物效果增强或作用时间延长，甚至产生蓄积作用，这种作用称为酶抑制作用。这类药物有氯霉素、西咪替丁、环丙沙星、雌激素、红霉素、哌甲酯、甲硝唑、奥美拉唑、普萘洛尔、布洛芬、三环类抗抑郁药（TCA）、吩噻嗪类药物、选择性 5-HT 再摄取抑制剂（SSRI）等。MAOI 与 TCA 的相互作用就属于这类性质。MAOI 使生物胺免受破坏，TCA 抑制去甲肾上腺素（NE）及 5-HT 再摄取。当先使用 MAOI，再使用 TCA 时，NA 与 5-HT 会大量积聚，产生严重不良反应如极度兴奋躁动、瞳孔散大、肌肉震颤、血压升高和意识丧失，严重者可引起死亡。

药物代谢过程引起的相互作用受以下因素影响：①药物相关因素，包括抑制剂与诱导剂的潜在作用和浓度、底物的治疗指数、底物的代谢程度、活性代谢产物的出现等；②个体相关因素，包括个体遗传获得的酶活性（基因多态性）、个体出现不良反应的危险程度；③流行病学因素，同时使用具有相互作用药物的概率。

细胞色素 P450（CYP450）诱导剂及抑制剂见表 1-7-1。

（四）影响药物的排泄

1. 肾脏是药物排泄的主要器官。药物在肾脏中的转运过程如下：

（1）肾小球滤过：游离药物及低分子量药物可通过肾小球滤过进入肾小球管腔，结合药物不能通过肾小球滤过。

（2）肾小管分泌：肾小管通过两种特殊转运系统分别将酸性与碱性药物分泌到肾小管管腔内。

（3）肾小管主动重吸收：肾小管通过上述两种特殊转运系统分别将酸性和碱性药物主动重吸收。

（4）肾小管被动重吸收：在肾小管管腔内的药物可通过被动扩散的方式（取决于脂溶性）重吸收。

2. 不被肾小管重吸收的药物由尿液排出体外。药物在肾脏排泄过程中产生的相互作用有以下几种情况：

表 1-7-1　细胞色素 P450（ CYP450 ）诱导剂及抑制剂

	CYP1A2	CYP2D6	CYP3A3/4
诱导剂[a]	氨茶碱 阿米替林 咖啡因 氯氮平（部分） 环苯扎林 氟他胺 丙米嗪 利鲁唑 雷美替胺 茶碱	多数安定类药物 苯丙胺 可待因 多奈哌齐 恩卡尼 氟卡尼 加兰他敏 脂溶性 β 受体拮抗剂 美西律 羟考酮 三环类抗抑郁药[b] 曲马多 曲唑酮 I c 类抗心律失常药 文拉法辛	对乙酰氨基酚 阿普唑仑 胺碘酮 抗心律失常药 钙通道阻滞剂 卡马西平 环孢素 多奈哌齐 右佐匹克隆 乙琥胺 加兰他敏 HMG-CoA 还原酶抑制剂 拉莫三嗪 利多卡因 咪达唑仑 多数抗肿瘤药 口服避孕药 奥卡西平 磷酸二酯酶抑制剂 匹莫齐特 普罗帕酮
抑制剂[c]	西咪替丁 环丙沙星 依诺沙星 氟伏沙明 葡萄柚汁 洛美沙星 诺氟沙星	安非他酮 西咪替丁 度洛西汀 氟西汀 帕罗西汀 奎尼丁 利托那韦 舍曲林	地尔硫䓬 氟伏沙明 葡萄柚汁 咪唑类抗真菌药 部分大环内酯类 奈法唑酮 蛋白酶抑制剂 维拉帕米

注：HMG-CoA ＝羟甲基戊二酰辅酶 A。

a. 药物和物质通过这些酶代谢；b. CYP2D6 是三环类抗抑郁药代谢的最终共同通路；c. 可能增加底物水平。

表综合于 Callahan et al. 1996；Cozza et al. 2003；Greenblatt et al. 1998，1999；Michalets 1998.

Adapted from MARANGELL L B，MARTINEZ J M. Concise Guide to Psychopharmacology. 2nd ed. Arlington，VA：American Psychiatric Publishing，2006.

（1）改变尿液的酸碱度：酸性和碱性药物的解离度与它们所处环境的 pH 有关，酸性药物在酸性环境中及碱性药物在碱性环境中时，药物从肾小管重吸收增加，尿中的排泄量减少；反之亦然。例如尿液 pH 对丙米嗪、苯丙胺、阿米替林的排泄有影响，如服用氯化铵、维生素 C 等药物使尿液酸化，可增加丙米嗪等药物的排泄；升高 pH 可延长这些药物的半衰期。

（2）干扰药物从肾小管分泌：药物合用时，有可能在肾小管分泌药物的两种特殊转运系统上发生相互竞争。两种酸性药物或两种碱性药物合用时，将分别竞争酸性或碱性转运系统，妨碍其中一种药物向肾小管管腔分泌。

（3）血浆蛋白结合率的改变：与血浆蛋白结合的药物难以透过肾小球滤膜，而游离药物则较易透过。如果改变药物的血浆蛋白结合率，也就是被其他药物从血浆蛋白结合部位置换出来，游离药物的比例增加，从肾小球滤过的浓度也相应增加。

（4）影响肾小管重吸收：锂盐在体内不与血浆蛋白结合，也不被转化为其他代谢产物，以离子型存在，绝大部分由肾脏排泄。有许多因素影响锂盐在肾脏的消除过程。锂的重吸收受钠离子转运系统控制，当钠的重吸收增加时，也增加锂的重吸收。噻嗪类利尿药与锂盐合用能降低锂盐的清除率。噻嗪类利尿药本身不影响锂盐的肾小管吸收，而是增加钠离子在近曲小管重吸收，同时也带动锂离子的重吸收。中等剂量的噻嗪类利尿药可提高 60%～70% 的血锂浓度。吩噻嗪类抗精神病药可促使锂盐从尿中的排泄量增加，导致血锂浓度降低。突然停用吩噻嗪类药物，可使锂盐的血药浓度上升，甚至出现锂中毒，应注意。

二、影响药效动力学的药物相互作用

药物的作用机制多种多样，在药效学方面的药物相互作用方式也呈多样化。药效学相互作用是合用药物在相同或相互关联的生物活性位点上（如受体）相互作用的结果，主要药物相互作用有以下几种方式。

（一）影响药物在靶位（靶点）的作用

1. 干扰神经递质摄取过程 神经突触往往是药物的作用靶位，当不同药物合用时，就有可能影响药物对神经递质的再摄取。

2. 抑制神经递质灭活酶 单胺氧化酶抑制剂可抑制单胺类神经递质的灭活，引起这类神经递质在神经末梢大量堆积。在先使用单胺氧化酶抑制剂的情况下，若加用利血平，后者的神经递质释放作用将促使堆积的递质大量进入突触间隙，可使抑郁症患者转为躁狂状态。单胺氧化酶抑制剂和 TCA 都是抗抑郁药，当两者合用时，也会使突触间隙内单胺类神经递质浓度大大增加，可出现意识障碍、惊厥、体温上升、心率增快等严重不良反应。

3. 拮抗受体 药物的作用是通过受体来实现的，受体是药物发挥作用的生理基础。诱导药物除对受体有亲和力外还有内在活性，能引起受体激动或兴奋，称为受体激动剂。而有的药物虽与受体结合但无内在活性，起抑制或阻断作用，称为受体拮抗剂或阻断剂。还有一些药物与受体结合而激动作用较弱，称为部分激动剂。药物是通过对突触化学传递物质的干扰而发挥作用的。合并用药时，由于化学传递物质的相互干扰，会增强或减弱药物对受体的作用。如左旋多巴有拮抗抗精神病药的作用，左旋多巴阻断突触后膜多巴胺受体而增加多巴胺可降低抗精神病药拮抗多巴胺的作用。

（二）作用于同一生理系统或生化代谢系统

药物作用于同一系统有可能产生相加、增强协同作用或对抗（拮抗）作用。例如氯丙嗪增强多种中枢神经抑制药的镇静作用。

三、临床中需要关注的药物相互作用

药物相互作用涉及在相近的时间内使用两种或两种以上药物导致药物浓度与药物疗效的改变（或两者都有）。大多数药物相互作用因数分钟至数小时内使用多种药物而产生，但一些药物因半衰期长（如氟西汀），或对药物代谢酶作用时间长（如卡马西平），药物相互作用可持续停药后数日或数周。一些精神药物的相互作用是有致命危险的，如 MAOI 与强效 5- 羟色胺激活剂（如哌替啶）或拟交感神经药（如苯丙醇胺）共同使用在临床上是绝对禁止的。有一些精神药物的相互作用以隐蔽的方式出现，因药物不良反应（例如直立性低血压、镇静、躁动）导致药物的耐受性和依从性、疗效（包括急性期和维持期疗效）下降，精神状态改变，血药浓度过高或过低。熟悉精神药理学中一些少见的药物相互作用很重要，这些药物相互作用虽然罕见但有潜在的致命后果，包括药物相关的室性心律失常、高血压危象、5-羟色胺综合征、Stevens-Johnson 综合征、癫痫发作和严重骨髓抑制。此外，当患者使用治疗指数低的药物（锂盐、地高辛或法华林）或治疗窗口窄的药物（去甲替林或环孢素）时，需要重点考虑药物相互作用，因为有可能危及患者安全。有调查显示，65 岁以下患者中的 56% 和 65 岁以上患者中的 73% 有过合并用药，在美国每年有 47 000 人死于药物相互作用。预测与识别一些隐蔽但常见的药物相互作用，可以将药物相互作用的不良影响降到最低。

临床上，有些药物组合对有些患者是有用的，可以提高疗效，尽管可能对其他患者也能产生严重不良反应。对于难治性精神障碍患者，联合药物治疗方案越来越为人所接受。这些联合用药可以产生药代动力学或药效动力学的协同或促进作用，可能提高难治性精神障碍患者的疗效，但仍然要了解、预防与监测不利的药物相互作用。

药物相互作用在共病患者（包括不同精神疾病的共病和精神疾病与普通内科疾病的共病），特别是老年患者、疾病复杂的患者往往接受多种药物治疗，增加多种药物相互作用的复杂性。很多情况下，患者常常会忘记告诉医师他们正在服用的其他药物或非处方药。当精神药物治疗无效时，要仔细评估患者当前正在使用的其他非精神药物。例如一例惊恐症患者服用足剂量的苯二氮䓬类药物无效时是否使用了 β 受体激动剂或拟交感神经药。因躯体疾病正在使用激素可以使双相障碍稳定期服用锂盐的患者出现轻躁狂症状。

（一）抗精神病药的药物相互作用

第一代抗精神病药如吩噻嗪类药物为 CYP2D6 强抑制剂，在联合用药时可影响 CYP2D6 的底物代谢。第二代抗精神病药如利培酮、奥氮平、喹硫平、齐拉西酮、氨磺必利等在药物相互作用方面的危险性相对较少、较轻，它们对 CYP450 只有轻微抑制作用，但与抑制或诱导 CYP450 的药物合用时，第二代抗精神病药的血药浓度会升高或降低，可能引起不良反应或疗效的改变。特别是维持治疗的患者使用低剂量抗精神病药，联用酶诱导剂会减少药物的吸收，降低抗精神病药的血药浓度在有效临床界值以下，导致疾病复发。

1. 氯氮平　在肝脏的代谢较为复杂，主要代谢过程为 N-去甲基化和 N-氧化，形成 N-去甲氯氮平和 N-氧化氯氮平，前者有一定的药理活性。研究提示有多种 CYP450 参与该药的代谢，包括 CYP1A2、CYP3A4、CYP2D6 和 CYP2C19，与这些酶相关的抑制剂和诱导剂合用时均会引起药物血药浓度的变化。当血药浓度超过 1 000ng/ml 时，发生中枢神经系统（CNS）中毒的频率增加（例如癫痫发作、意识障碍、谵妄等）。当氯氮平与 SSRI 特别是氟伏沙明合用时易产生药物相互作用，氟伏沙明对 CYP1A2 和 CYP2C19 有很强的抑制作用，对 CYP3A4 有中度抑制作用，可引起氯氮平的血药浓度升高达 5～10 倍，并很可能出现中毒症状。因此氯氮平与 SSRI 合用时，需监测药物的血药浓度。

咖啡因对氯氮平的血药浓度也有一定影响，可引起氯氮平血药浓度的升高，因为咖啡因为 CYP1A2 抑制剂。其他一些药物如环丙沙星、红霉素等都能引起氯氮平血药浓度的升高。具有 CYP450 诱导作用的抗癫痫药如卡马西平、苯妥英、苯巴比妥等均能降低氯氮平的血药浓度，主要原因是这些药物对 CYP1A2 和 CYP3A4 有诱导作用。

吸烟对氯氮平的血药浓度也有影响。研究提示，吸烟者的血药浓度比非吸烟者要低，可能的原因是吸烟对 CYP1A2 有诱导作用。

2. 利培酮　主要代谢途径为 9-羟基化，形成帕利哌酮（9-羟基利培酮），而经 7-羟基化和氧化途径的量相对较小。利培酮羟基化为帕利哌酮的酶为 CYP2D6，与 CYP3A4 也有关。帕利哌酮和利培酮一样具有药理活性，所以当对其代谢酶有抑制或诱导作用时，影响原型药和代谢产物的比例，但不影响其活性药物的总量，因此临床意义不明显。

利培酮与氟西汀或帕罗西汀合用时可引起利培酮的血药浓度升高，而对帕利哌酮的血药浓度没有明显影响，总活性药物浓度升高，可能使锥体外系不良反应（extrapyramidal side effect，EPS）加重。所以，利培酮与这两种 SSRI 合用时应适当降低剂量。

当利培酮与酶诱导剂如卡马西平合用时，可使利培酮和帕利哌酮的血药浓度显下降，在临床上有可能降低疗效，加重精神症状。

3. 奥氮平　与氟伏沙明和环丙沙星合用时，可引起奥氮平药代动力学参数的变化。与 CYP1A2 诱导剂合用时，可加速奥氮平的代谢。与卡马西平合用时，导致奥氮平的峰浓度、AUC 和半衰期分别下降 24%、33% 和 20%，而清除率增加 46%。

4. 喹硫平　在肝脏通过 CYP3A4 代谢。当与 CYP3A4 抑制剂合用时，可导致喹硫平的峰浓度（C_{max}）、药-时曲线下面积（AUC）明显增加，清除率明显下降，需减少喹硫平的剂量；相反，当与酶诱导剂合用时，可加速喹硫平的代谢，从而降低血药浓度，使临床疗效下降，此种情况需增加喹硫平的剂量，以维持药物疗效。

5. 齐拉西酮　代谢途径中 CYP3A4 为主要同工酶。当齐拉西酮与 CYP3A4 抑制剂合用时，引起齐拉西酮的 C_{max}、AUC 中等程度升高，分别为 34% 和 33%；而与 CYP3A4 诱导剂合用时，C_{max} 和 AUC 分别下降 27% 和 36%。

6. 抗精神病药与其他药物合用时的相互作用需要注意的情况

（1）酒、镇静催眠药能加重抗精神病药的镇静、动作不协调及恶化 EPS，特别是老年人有较高的过度镇静风险。

（2）抗精神病药氯氮平、奥氮平与 TCA、苯甲托品、苯海拉明联用可加强抗胆碱能作用，引起外周与中枢抗胆碱能不良反应，甚至严重的抗胆碱综合征。

（3）大部分抗精神病药与抗高血压药、血管扩张药联用时，因为阻断 α 肾上腺素受体，可产生低血压反应；与 TCA 或 MAOI 联用也有低血压反应。低效价抗精神病药硫利达嗪、齐拉西酮能延长 Q-T 间期，与 Ⅰ 类抗心律失常药（如奎尼丁、普鲁卡因胺）联用可能出现严重的心脏传导阻滞、致命的室性心律失常；与 TCA 联用也有此风险。

（4）抗精神病药（特别是氟哌啶醇）与锂盐联用可能出现罕见的不可逆性神经毒性反应，表现为意识改变、EPS、小脑征和高热，增加神经阻滞剂恶性综合征的发生风险。

（5）氯氮平引起粒细胞缺乏症的风险较高，应避免与其他有骨髓抑制的药物（如卡马西平）联用。氯氮平有引起癫痫发作的风险，应避免与降低癫痫发作阈值的药物（如马普替林）联用。

7. 抗精神病药与抗抑郁药、心境稳定剂的相互作用　见表 1-7-2。

表 1-7-2　抗精神病药的相互作用

药物配伍	药代动力学结果	药物相互作用的发生机制	对临床的影响
1. 吩噻嗪类抗精神病药			
＋西酞普兰	增加吩噻嗪类的血药浓度	西酞普兰抑制 CYP2D6	增加 EPS 及其他副作用
＋氟西汀	增加吩噻嗪类的血药浓度	氟西汀抑制 CYP2D6、CYP3A4	增加 EPS 及其他副作用
＋氟伏沙明	增加吩噻嗪类的血药浓度	氟伏沙明抑制 CYP1A2、CYP2D6、CYP3A4	增加 EPS 及其他副作用

续表

药物配伍	药代动力学结果	药物相互作用的发生机制	对临床的影响
+帕罗西汀	增加吩噻嗪类的血药浓度	帕罗西汀抑制 CYP2D6	增加 EPS 及其他副作用
+TCA	增加 TCA 的血药浓度	吩噻嗪类药物抑制 CYP2D6	增加 TCA 所致的心律失常风险及抗胆碱能作用
+苯妥英	降低吩噻嗪类的血药浓度	苯妥英诱导 CYP3A2 及 UGT1A2	可能降低吩噻嗪类的疗效
+锂盐	降低吩噻嗪类的血药浓度,同时锂盐的浓度增加	氯丙嗪可升高红细胞内的血锂含量,并影响锂盐的排泄,导致体内锂盐蓄积;锂盐可降低消化道吸收功能,导致吩噻嗪类药物的浓度降低	降低氯丙嗪的疗效,并增加锂中毒的风险
+巴比妥类	吩噻嗪类与巴比妥类的浓度均下降	可能与巴比妥类自身诱导 CYP 有关	可能导致药效的降低
+卡马西平	降低吩噻嗪类的血药浓度	卡马西平诱导 CYP1A2、CYP3A4 及 UGT1A4	降低吩噻嗪类的疗效
+红霉素	增加吩噻嗪类的血药浓度	红霉素抑制 CYP3A4	增加吩噻嗪类的疗效
2. 氟哌啶醇			
+氟伏沙明	增加氟哌啶醇的血药浓度	氟伏沙明可抑制 CYP1A2、CYP3A4	增加 EPS 或其他副作用发生率
+TCA	TCA 与氟哌啶醇的血药浓度同时增加	氟哌啶醇抑制 CYP2D6	增加心律失常的风险及抗胆碱能作用
+苯妥英	降低氟哌啶醇的血药浓度	苯妥英诱导 CYP3A4	导致氟哌啶醇的药效降低
+卡马西平	降低氟哌啶醇的血药浓度	卡马西平诱导 CYP1A2、CYP3A4	导致氟哌啶醇的药效降低
+利福平	降低氟哌啶醇的血药浓度	利福平对 CYP 体系中的多个同工酶均具有诱导作用	导致氟哌啶醇的药效降低
3. 氯氮平			
+氟西汀	增加氯氮平的血药浓度(40%~70%)	氟西汀抑制 CYP1A2、CYP2C9、CYP2C19、CYP3A4、CYP2D6	导致更明显的镇静作用、抗胆碱症状,增加诱发癫痫发作的风险
+氟伏沙明	增加氯氮平的血药浓度(300%~400%)	氟伏沙明可抑制 CYP1A2、CYP2C9、CYP2D6、CYP3A4	导致更明显的镇静作用、抗胆碱症状,增加诱发癫痫发作的风险
+帕罗西汀	增加氯氮平的血药浓度(20%~50%)	帕罗西汀可以抑制 CYP2D6	导致更明显的镇静作用、抗胆碱症状,增加诱发癫痫发作的风险
+MAOI	—	MAOI 抑制去甲肾上腺素的代谢通路,同时氯氮平的 α_2 受体拮抗作用使得血清去甲肾上腺素水平升高	导致高血压
+卡马西平	降低氯氮平的血药浓度(50%)	卡马西平诱导 CYP1A2、CYP2C9、CYP3A4 及 UGT1A4	导致氯氮平的药效降低

续表

药物配伍	药代动力学结果	药物相互作用的发生机制	对临床的影响
+苯妥英	降低氯氮平的血药浓度（20%～50%）	苯妥英诱导 CYP2C19、CYP3A4 及 UGT1A4	可能导致氯氮平的药效降低
+苯巴比妥	降低氯氮平的血药浓度（30%～40%）	苯巴比妥诱导 CYP1A2、CYP3A4 及 UGT	导致氯氮平的药效降低
+华法林	增加氯氮平的血药浓度	华法林竞争血浆蛋白	可能导致更明显的镇静作用、抗胆碱症状，增加诱发癫痫发作的风险
+红霉素	增加氯氮平的血药浓度	红霉素抑制 CYP1A2、CYP3A4	可能导致更明显的镇静作用、抗胆碱症状，增加诱发癫痫发作的风险
+西咪替丁	增加氯氮平的血药浓度	西咪替丁抑制 CYP1A2	可能导致更明显的镇静作用
+奥美拉唑	降低氯氮平的血药浓度	奥美拉唑诱导 CYP1A2	导致氯氮平的药效降低
+丙戊酸	轻度增加或降低氯氮平的血药浓度	机制不明	可能存在潜在的临床作用
+环丙沙星	增加氯氮平的血药浓度（20%～50%）	环丙沙星抑制 CYP1A2	增加副作用发生率
4. 奥氮平			
+氟伏沙明	增加奥氮平的血药浓度（200%）	氟伏沙明抑制 CYP1A2、CYP2D6	导致镇静作用增强及 EPS 发生率增加
+卡马西平	降低奥氮平的血药浓度（30%～70%）	卡马西平诱导 CYP1A2 及 UGT1A4	可能导致奥氮平的疗效降低
+苯妥英	降低奥氮平的血药浓度	苯妥英诱导 UGT1A4	可能导致奥氮平的疗效降低
+奥美拉唑	降低奥氮平的血药浓度	奥氮平的清除率增加	可能导致奥氮平的疗效降低
+苯二氮䓬类	奥氮平的血药浓度无改变或轻度增加	机制暂不明确	可能存在潜在的临床作用
5. 喹硫平			
+卡马西平	喹硫平的血药浓度降低（80%），卡马西平活性代谢产物的浓度升高	卡马西平可诱导 CYP3A4，喹硫平对卡马西平的影响机制未明	导致喹硫平的疗效降低，同时可能增加卡马西平导致的共济失调、构音障碍及镇静作用
+苯妥英	降低喹硫平的血药浓度（80%）	苯妥英诱导 CYP3A4	降低喹硫平的疗效
+丙戊酸	增加喹硫平的血药浓度（70%～80%）	丙戊酸竞争血浆蛋白	可能存在潜在的临床作用
+华法林	—	两者竞争血浆蛋白，相对延长华法林的半衰期	华法林的抗凝作用增强，可能导致出血风险增加
6. 利培酮			
+氟西汀	增加利培酮及其代谢产物的血药浓度	氟西汀抑制 CYP2D6 及 P-糖蛋白（P-glycoprotein，P-gp）	引起 EPS 及由利培酮引起的催乳素分泌增加

续表

药物配伍	药代动力学结果	药物相互作用的发生机制	对临床的影响
+帕罗西汀	增加利培酮及其代谢产物的血药浓度	帕罗西汀抑制 CYP2D6 及 P-gp	引起 EPS 及由利培酮引起的催乳素分泌增加
+舍曲林	微弱增加利培酮的血药浓度	舍曲林抑制 CYP2D6	可能存在潜在的临床作用
+苯妥英	降低利培酮的血药浓度	苯妥英诱导 CYP3A4	可能导致利培酮的疗效降低
+卡马西平	降低利培酮的血药浓度（50%～70%）	卡马西平诱导 CYP3A4	可能导致利培酮的疗效降低

7. 齐拉西酮

+TCA	—	—	导致 Q-T 间期延长，心律失常风险增加
+MAOI	—	去甲肾上腺素及 5-HT 的代谢通路被 MAOI 抑制，同时齐拉西酮抑制去甲肾上腺素再摄取	可导致 5-HT 综合征及高血压
+苯妥英	降低齐拉西酮的血药浓度	苯妥英诱导 CYP3A4	可能导致齐拉西酮的疗效降低
+卡马西平	降低齐拉西酮的血药浓度（20%～40%）	卡马西平诱导 CYP3A4	可能导致齐拉西酮的疗效降低

8. 阿立哌唑

+氟西汀	增加阿立哌唑的血药浓度	氟西汀抑制 CYP2D6	可能存在潜在的临床作用
+卡马西平	降低阿立哌唑的血药浓度	卡马西平诱导 CYP3A4	可能降低阿立哌唑的疗效
+苯妥英	降低阿立哌唑的血药浓度	苯妥英诱导 CYP3A4	可能降低阿立哌唑的疗效
+丙戊酸	降低阿立哌唑的血药浓度（20%～30%）	两者竞争血浆蛋白，加快阿立哌唑的代谢	可能存在潜在的临床作用

（二）抗抑郁药的药物相互作用

抗抑郁药的药物相互作用最常见的是单胺氧化酶抑制剂（MAOI）与三环类抗抑郁药（TCA），MAOI 与其他药物联用时引起高血压危象与 5- 羟色胺综合征的风险较高，但 MAOI 临床已很少使用，在此不做主要介绍。常用抗抑郁药的药物相互作用如下：

1. 选择性 5- 羟色胺再摄取抑制剂　SSRI 是临床应用最为广泛的抗抑郁药，尽管这类药物在安全性方面优于三环类药物，但当与其他药物合用时，对药物代谢的影响仍会产生一些临床作用。其中最主要的因素是对 CYP450 的影响。SSRI 在肝脏可被广泛氧化代谢，对 CYP450 有影响的物质就可能抑制或诱导药物的代谢，由此造成血药浓度的改变。需引起关注的是 SSRI 自身对 CYP450 有抑制作用，这种抑制作用与血药浓度相关。

SSRI 的主要药物相互作用包括：①与 MAOI 合用可引起 5-HT 综合征的严重不良反应；②可显著升高 TCA 的血药浓度，有引起 TCA 中毒的风险；③可升高抗精神病药利培酮、阿立哌唑、氯氮平和奥氮平的血药浓度；④可升高 Ic 类抗心律失常药（恩卡尼、氟卡尼）的血药浓度。

各种主要的 SSRI 类药物相互作用介绍如下：

（1）氟西汀：可使三环类抗抑郁药的血药浓度升高 2～4 倍，与氟西汀和其活性代谢产物去甲氟西汀对 CYP2D6 的抑制作用有关。三环类抗抑郁药的血药浓度升高会增强药物的毒副作用，例如迟滞、镇静、口干、记忆力减退等。

氟西汀还会增加抗精神病药氟哌啶醇、奋乃静的血药浓度，使锥体外系不良反应增加和精神运动能力受损。与第二代抗精神病药合用时，可使利培酮的血药浓度增加4倍。

（2）氟伏沙明：与多种CYP450有相互作用，为CYP1A2和CYP2C19强抑制剂，对CYP2C9和CYP3A4有中度抑制作用，对CYP2D6有轻微抑制作用。因此，氟伏沙明的药物相互作用较为复杂。

氟伏沙明可增加一些抗抑郁药的血浆浓度，通过CYP2C19能抑制TCA的羟基化作用，当TCA与氟伏沙明合用时，血药浓度可增加4倍左右。氟伏沙明还能增加米氮平的血药浓度约4倍。

该药对抗精神病药的生物转化也有明显影响。与氟哌啶醇合用时，血药浓度可增加1.8～4.2倍，主要是因为氟伏沙明抑制CYP1A2和CYP3A4。与氯氮平合用，可使其血药浓度增加5～10倍，易导致毒性反应。因此，当与这两种药物合用时，需密切监测血药浓度，主要是由于氟伏沙明抑制CYP1A2、CYP2C19和CYP3A4。另外，氟伏沙明能使奥氮平的血药浓度约升高2倍，对苯二氮䓬类药物的代谢也有抑制作用。

（3）帕罗西汀：在肝脏被广泛代谢，主要通过CYP2D6和CYP3A4。帕罗西汀是CYP2D6强抑制剂，所以当帕罗西汀与CYP2D6的底物合用时产生明显的药物相互作用，类似于氟西汀，帕罗西汀与TCA合用时可抑制TCA的代谢。

帕罗西汀与一些抗精神病药合用时，也可能影响这些药物的消除。例如与奋乃静合用时，可使其血药浓度升高2～13倍，与药物不良反应（镇静、EPS和精神运动性行为受损）有关。利培酮与20mg/d帕罗西汀合用时，可使利培酮的血药浓度升高3～9倍，使有些患者的EPS发生率升高。当与抗癫痫药卡马西平、苯妥英或丙戊酸盐合用时，对其血药浓度无明显影响。与华法林合用时，可能出现出血倾向。

（4）舍曲林：主要代谢途径为去甲基化而形成 N- 去甲舍曲林，该代谢产物对5-HT再摄取的抑制能力弱于原型药。CYP3A4是主要同工酶，CYP2D6也可能参与代谢。与其他SSRI相比，舍曲林50mg/d对TCA血药浓度的影响较小。然而，该药对CYP2D6的抑制作用与剂量之间有依赖关系，当使用更高剂量的舍曲林时，对TCA血药浓度的影响会增加。

（5）西酞普兰：有消旋西酞普兰和 S- 西酞普兰。西酞普兰的主要代谢途径为 N- 去甲基化，形成 N- 去甲西酞普兰，与此代谢相关的酶主要为CYP2C9和CYP2D6。体外研究显示西酞普兰对CYP2D6有轻度抑制作用，而对CYP1A2、CYP2C19和CYP3A4几乎没有抑制作用。从药动学相互作用方面考虑，西酞普兰可能是SSRI中最安全的药物。

2. 文拉法辛　主要代谢为具有药理活性的代谢产物 O- 去甲文拉法辛，另一种代谢产物为 N- 去甲文拉法辛。体内外研究表明 O- 去甲文拉法辛主要经CYP2D6代谢，而CYP3A4可能与形成 N- 去甲文拉法辛有关。文拉法辛对CYP2D6有较轻的抑制作用，比SSRI弱。

3. 安非他酮　主要通过CYP2D6代谢，当安非他酮与此酶的底物抑制剂合用时，易发生药物相互作用。体外研究提示，帕罗西汀、舍曲林、去甲氟西汀、氟伏沙明合用时，可抑制安非他酮的羟基化。

卡马西平、苯巴比妥、苯妥英对安非他酮的代谢有诱导作用。安非他酮是CYP450诱导剂，但没有证据表明该药的自身诱导作用。体外研究提示安非他酮是CYP2D6抑制剂，所以可能对通过CYP2D6代谢的药物有影响。例如当安非他酮和地昔帕明合用时，地昔帕明的C_{max}、AUC和半衰期分别增加约2倍、5倍和2倍。与MAOI合用可增加安非他酮的急性毒性作用，因此两者不能合用。

4. 三环类抗抑郁药　TCA 的药物相互作用较多，TCA 与 SSRI、度洛西汀或安非他酮合用时应监测 TCA 的血药浓度与心电图，尤其是有传导阻滞风险的患者。TCA 还应要注意以下药物相互作用：

（1）与镇痛药阿片类、美沙酮合用：氯米帕明能加强吗啡的镇痛作用，阿米替林、地昔帕明、舍曲林也有类似作用。三环类对吗啡的加强作用能被美西麦角、育亨宾、苯妥拉明所拮抗。右丙氧芬（镇痛药）能抑制多塞平的代谢，一名 89 岁的老年患者服用多塞平 150mg/d 的同时使用右丙氧芬 65mg/6h，多塞平的血药浓度升高，患者出现昏睡。地昔帕明可抑制美沙酮和吗啡的代谢，而美沙酮也能抑制地昔帕明的代谢。右丙氧芬在健康志愿者试验中有抑制氧化代谢的作用，可加强 5-HT 能系统的功能，提高镇痛药的效果，当使用 5-HT 拮抗剂时则作用相反。三环类抗抑郁药本身就有减轻疼痛的作用，常用于治疗头痛，与阿片类药物起协同作用，可减少阿片类药物的剂量。

（2）与抗胆碱药合用：三环类抗抑郁药和马普替林均有明显的抗胆碱功能。与苯甲托品、苯海索合用可显著加强阿托品样作用，如焦虑、激动不安、记忆减退、幻觉、抑郁、定向障碍、言语障碍、体温上升、皮肤干热而红、肠功能减低及尿潴留等，老年人对此反应更敏感。为了避免上述情况，可改用 SSRI 或安非他酮、文拉法辛等抗胆碱能作用小的抗抑郁药。如已发生严重的抗胆碱能反应，可静脉注射或肌内注射毒扁豆碱 1~2mg 以对抗。外周抗胆碱能反应可用新斯的明治疗，它不能透过血 - 脑屏障，对中枢抗胆碱能反应没什么作用。

（3）与抗癫痫药合用：①苯妥英。报道结论不尽相同，有的认为其与三环类抗抑郁药合用没有相互作用，有的报道认为丙米嗪可升高苯妥英的血药浓度达 1 倍之多。由于与血浆蛋白竞争结合，也可升高丙米嗪的血药浓度。②丙戊酸。有报道指出阿米替林或去甲替林与丙戊酸同时使用时，可使阿米替林的血药浓度升高。③卡马西平。可降低阿米替林或去甲替林的血药浓度达 50%。其机制可能是卡马西平的酶诱导作用加快肝脏代谢，使药物的血药浓度下降。

（4）与抗高血压药合用：早年曾有多篇报道指出三环类抗抑郁药可逆转胍乙啶、异喹胍、甲基多巴等药物的抗高血压作用。马普替林也有上述作用，但不影响可乐定的抗高血压作用。近年来对曲唑酮、米安色林影响可乐定的抗血压作用也有报道。

胍乙啶的抗高血压效应是作用于去甲肾上腺素能神经，促使 NE 再摄取。而三环类抗抑郁药阻断此作用，使胍乙啶不能发挥作用。地昔帕明可拮抗或抑制可乐定对中枢肾上腺素递质的作用。

（5）与抗微生物药合用：去甲替林 175mg/d 加用利福平及异烟肼时，去甲替林的血药浓度为 193mmol/L；停用利福平及异烟肼，血药浓度很快上升至 671mmol/L，并出现不良反应。合用氟康唑数日后，能使去甲替林的血药浓度从 149ng/ml 上升至 252ng/ml。利福平为强效酶诱导剂，氟康唑作用于 CYP3A4 而抑制某些药物的代谢。当与三环类抗抑郁药合用时，应监测三环类药物的血药浓度。

（6）与雌激素合用：丙米嗪与炔雌醇合用可增加不良反应，如震颤、低血压及乏力感。有研究报道，10 例妇女用雌激素长期低剂量避孕，后加服一次剂量的丙米嗪 50mg，其生物利用度增加，即明显降低清除率而不改变消除半衰期。其机制可能是雌激素影响丙米嗪的 N- 氧化和去甲基化代谢。

（7）与 H_2 受体拮抗剂合用：西咪替丁可影响三环类抗抑郁药的代谢，升高血药浓度而出现毒性反应。有报道患者用西咪替丁 1200mg/d 和丙米嗪 125mg/d 时出现严重的抗胆碱能反应，丙米嗪的血药浓度从 187ng/ml 上升到 341ng/ml。西咪替丁也能提高多塞平的血药浓度。

（8）与 MAOI 合用：这两类药物合用时可产生 5- 羟色胺综合征的严重不良反应，甚至死亡。表现为脸红、出汗、头昏、震颤、反射亢进、发热、坐立不安、意识模糊、低血压、呼吸困难、幻觉、抽搐以及昏迷。其机制是 MAOI 阻止去甲肾上腺素降解，使神经递质的总释放量增加；而三环类抗抑郁药抑制 5-HT 及 NE 再摄取，其协同作用产生 5- 羟色胺综合征。吗氯贝胺是一个新的可逆性 MAOI，它选择性作用于 MAO-A，比传统的 MAOI 安全，但也有引起 5- 羟色胺综合征的风险。SSRI 与 MAOI、升高 5- 羟色胺的药物（L- 色氨酸、TCA、文拉法辛），以及具有5- 羟色胺能特性的药物（锂盐、米氮平、右美沙芬、曲马多、哌替啶）联用时，都会增加发生 5-羟色胺综合征的风险。

（三）心境稳定剂的药物相互作用

1. 锂盐 不通过肝脏代谢，经过肾小管滤过与重吸收，95% 从尿液排泄。老年人，肾脏疾病、心脏病、脱水、低血钾患者因为排泄减少，锂中毒的风险增加。最常见的药物相互作用涉及锂的药代动力学，锂的治疗指数低，容易出现有临床意义与潜在危险的药物相互作用。

噻嗪类利尿药阻碍钠在远曲肾小管重吸收，反过来增加锂的吸收，降低锂的清除，增加血锂浓度，导致锂中毒的风险。服用锂盐的患者应监测血钾，低血钾增加锂盐的毒性。

锂盐与很多非甾体抗炎药（包括布洛芬、吲哚美辛、双氯芬酸、萘普生等）联用可使血锂浓度升高 50%～60%，应监测血锂浓度并调整锂盐的剂量，其机制是通过肾小管前列腺素依赖机制抑制锂通过肾脏清除。环氧合酶（COX）-2 抑制剂（如塞来昔布和罗非昔布）也可升高血锂浓度。

2. 丙戊酸 是一种简单的支链羧酸，具有情绪稳定作用。丙戊酸与卡马西平联用会出现复杂的药物相互作用，丙戊酸抑制卡马西平与活性代谢产物的代谢，增加卡马西平的神经毒性作用。丙戊酸与 SSRI 联用时，其血药浓度会增加。

3. 拉莫三嗪 是一种苯基三嗪类抗惊厥药。拉莫三嗪与丙戊酸联用时，出现包括过敏反应和震颤在内的不良反应的风险增加。丙戊酸可使拉莫三嗪的血药浓度增加 2～3 倍，这与丙戊酸抑制代谢拉莫三嗪的葡糖醛酸有关，联用时应降低拉莫三嗪的剂量。

4. 卡马西平 是一种结构与三环类药物丙米嗪相似的抗惊厥药。卡马西平的药物相互作用很多，临床上应高度注意。卡马西平可以使包括丙戊酸、苯妥英钠、乙琥胺、拉莫三嗪、阿普唑仑、氯硝西泮、抗抑郁药、抗精神病药、多西环素、四环素、甲状腺激素、糖皮质激素、口服避孕药、美沙酮、茶碱、华法林、环孢素在内的药物代谢增加。卡马西平与上述任何药物联用可能显著降低药物的血药浓度，导致疗效不理想。

卡马西平可引起骨髓抑制，应该避免与其他干扰血细胞产生的药物（包括氯氮平）联用。

大环内酯类抗生素（如红霉素、克拉霉素）、异烟肼、氟西汀、丙戊酸、达那唑、钙通道阻滞剂维拉帕米和地尔硫草在内的几种药物能抑制卡马西平的代谢，由于治疗指数低，当这些药物与卡马西平联用时，卡马西平出现毒性反应的风险增加。

第二节 药物不良反应监测

药物不良反应（ADR）监测的产生与发展，是从 1961 年因沙利度胺（反应停）灾难性事件后逐渐发展并不断在完善之中。1962 年，世界卫生大会责成世界卫生组织（WHO）卫生总干事研究防治药物灾难性事件的有效措施，并"确保将药物严重不良反应迅速通报到各国卫生行政机构"。于是在美国成立了药物不良反应合作监测的国际组织，试行一段时间后，于 1971 年在瑞士日内瓦建立全球 ADR 数据库,1978 年搬迁到瑞典的乌普萨拉市。

合理、安全有效地用药,首先必须对某一药物所可能发生的 ADR 谱有明确的认识。由于新药上市前各种因素的制约,对其 ADR 的认识非常局限,必须通过上市后的 IV 期临床试验,包括上市后药物监察(post-marketing surveillance,PMS),以完成对一个新药的全面评价。监测药物罕见的严重不良反应是上市后药物监察的重要内容。

药品不良反应报告与监测是指药品不良反应的发现、报告、评价和控制的过程。主要目的是尽早发现药品的各类不良反应,研究其因果关系和诱发因素,采取预防措施保证用药安全。我国对药物不良反应监测非常重视,有国家药物不良反应监测系统与药物不良反应杂志,国家药品监督管理局会每年发布药品不良反应监测年度报告。我国《药品不良反应报告和监测管理办法》经卫生部部务会议审议通过,自 2011 年 7 月 1 日起施行,目的是加强药品的上市后监管,规范药品不良反应报告和监测,及时、有效控制药品风险。特别是近年来培养了大量的临床药师,在医院内与临床医师密切联系,对监测药物不良反应、临床合理与安全用药起重要作用。

一、药物不良反应监测的基本概念

1. 药物不良反应(adverse drug reaction,ADR) 广义的 ADR 是指因用药引起的任何对机体的不良反应。我国《药品不良反应报告和监测管理办法》对 ADR 的定义为合格药品在正常用法用量下出现的与用药目的无关的有害反应。这一定义排除有意或意外的过量用药和用药不当所致的不良反应,将其限定为伴随正常药物治疗的一种风险,以消除报告者的疑虑,从而便于 ADR 监测报告制度的建立和工作的开展。该定义也符合世界卫生组织对 ADR 的定义,即质量合格药品在正常用法用量情况下出现的与用药目的无关的或意外的有害反应。应注意与以下情况相区别:药物滥用(吸毒)、超剂量误用、伪劣药品和差错、事故(未按规定方法用药)。

2. 药源性疾病(drug-induced disease) 当药物引起的 ADR 持续时间比较长,或者发生的程度比较严重,造成某种疾病状态或组织器官发生持续的功能性、器质性损害而出现一系列临床症状和体征,则称为药源性疾病。与 ADR 不同的是,引起药源性疾病并不限于正常的用法和用量,它还包括过量和误用药物所造成的损害。

3. 不良事件 / 药物不良事件(adverse event,AE/adverse drug event,ADE) 不良事件是指治疗期间所发生的任何不利的医疗事件,若发生于药物治疗期间则称为药物不良事件,但该事件并非一定与用药有因果关系。这一概念在药物,特别是新药的安全性评价中具有实际意义。因为在很多情况下,药物不良事件与用药虽然在时间上关联,但因果关系并不能马上确立。为了最大限度地降低人群的用药风险,本着"可疑即报"的原则,对有重要意义的 ADE 也要进行监测,并进一步明确与药物的因果关系。

4. 信号(signal) 是指关于一种不良事件与某一药品间可能存在因果关系的报道信息。信号的意义是可以形成假说供进一步研究,并使 ADR 得到早期警告。通常需要两个以上合格的不良反应个案报告才能形成一个信号。产生信号是不良反应监测工作的一项基本任务。

5. 非预期不良反应(unanticipated adverse reaction) 是指不良反应的性质和严重程度与药品说明书或上市批文不一致,或者根据药物的特性无法预料的不良反应。这类不良反应在上市前的临床试验中未被认识,往往在上市后造成损害,是上市后 ADR 监测的重点。

6. 严重不良事件(serious adverse event,SAE) 凡在药物治疗期间出现下列情形之一,称为严重不良事件:①死亡;②立即威胁生命;③导致持续性的或明显的残疾或功能不全;④导致先天异常或出生缺陷;⑤引起身体损害而导致住院治疗或延长住院时间。一般情况下必须在严重不良事件发生后24h内向有关部门报告。

二、药物不良反应的临床表现

1. 副作用(side effect) 是指在治疗剂量时出现的与用药目的无关的不适反应。一般都较轻微,多为一过性、可逆性功能变化。

2. 毒性反应(toxic reaction) 是指由于患者个体差异、病理状态或合用其他药物引起敏感性增加,在治疗剂量时造成某种功能或器质性损害(因服用剂量过大而发生的毒性作用不属于药物不良反应监测范围)。

3. 后遗效应(residual effect) 是指停药后血药浓度已降至有效浓度以下,仍遗留的生物效应。

4. 变态反应(allergic reaction) 是指药物作为半抗原或全抗原刺激机体而发生的非正常的免疫反应。这种反应的发生与药物剂量无关或关系甚少,治疗剂量或极小剂量都可发生。

5. 继发反应(secondary reaction) 是指由于药物的治疗作用所引起的不良后果,又称为治疗矛盾。如二重感染(double infection)不是药物本身的效应,而是其治疗作用诱发的反应。

6. 特异质反应(idiosyncratic reaction) 是指因先天性遗传异常,少数患者用药后发生与药物本身药理作用无关的有害反应。

7. 药物依赖性(drug dependence) 是指连续使用一些作用于中枢神经系统的药物后,用药者为追求欣快感而要求定期连续地使用该药(心理依赖),一旦停药会产生严重的戒断症状(躯体依赖)。

8. 致癌(carcinogenesis) 是指化学物质诱发恶性肿瘤的作用。总的发生率较低,而且要确定与用药的因果关系往往需要进行大量、长期的监测。

9. 致突变(mutagenecity) 是指引起遗传物质 DNA 的损伤性变化。为实验室结论,可能是致畸、致癌的原因,一般仅有参考价值。

10. 致畸(teratogenesis) 是指药物影响胚胎发育而形成畸胎的作用。畸胎有一定的自然发生率,因果判断困难,一般通过估计致畸危险度指导孕妇临床用药。

三、药物不良反应的监测方式

1. 自发呈报系统(spontaneous reporting system) 自发呈报(自愿报告)是指医务人员在医疗实践中,对某种药物所引起的 ADR 通过医药学文献杂志进行报道,或填写 ADR 报告表直接呈报给药政机构、制药厂商等。

自发呈报是药物上市后 ADR 监测的最简单也是最常用的形式,其具有监测范围广、参与人员多、不受时间和空间限制的优点,是 ADR 的主要信息源。自发呈报至今仍是上市后药物监察(PMS)最重要的方法之一。WHO 药物不良反应合作监测中心每年收到各成员国的约20 万份 ADR 报告,目前总部的数百万份可疑 ADR 报告绝大多数是以自发呈报为主。但是,自发呈报也存在缺点。自发呈报最大的缺陷是漏报,不能计算 ADR 发生率且对自发呈报的 ADR 进行适宜解释的暴露人群的资料缺乏。由于对 ADR 报告率的差异,在同等条件下可影响医师对治疗药物的选择。此外,报告的随意性也易导致资料偏差,主要有过度归因(本身不是药物不良反应却归属为药物不良反应)、低归因(本身是药物不良反应而不认为是药物不良反应)、报告的信息不完善、难以确定因果关系等。

自发呈报的基本作用是发现 ADR 信号。尽管呈报的 ADR 报告没有详尽的因果关系判断，但基于这样一种假设（如果某药物确实会产生某 ADR，只要可疑即报），则在国家 ADR 中心或全球 ADR 中心必然会收到大量有关该药的 ADR 报告，当报告累计多到一定程度时，则强烈提示该药会引起该 ADR，一一对应之因果关系自然明了。

乌普萨拉 ADR 监测中心利用 Bayesian 统计学理论每个季度定期筛选计算"药物 -ADR"的配对比例及其置信区间，当该比例超过 WHO 不良反应数据库的背景比例时，常提示药物与 ADR 的因果关系，再用数据挖掘方法对所有"药物 -ADR"配对进行自动分析，作为中心的常规工作。

自发呈报在药物不良反应监测中占有极其重要的位置。自发呈报的监测范围广、时间长、药物上市后就自然而然地加入被监测行列，且没有时间限制；可以极早地发现潜在的 ADR 信号，从而形成假说，使药物不良反应得到早期警告；对于罕见 ADR 的发现，自发呈报是唯一可行的方式。因此该方法可称得上是发现任何药物的罕见的、新的、发生在特殊人群中的，以及和其他药物合用引起的 ADR 的最经济的方式。在今后相当长的时期内，仍将是 ADR 监测的主要方式。当务之急是提高医务人员对此的充分认识和责任感。

2. 处方事件监测（prescription-event monitoring，PEM）　最初是在沙利度胺事件后，由英国统计学家 David Finney 于 1965 年首先提出的，强调对药物不良事件（ADE）而非药物不良反应的报道。即凡确认为不良反应的症状以及怀疑为不良反应的症状或因发现症状而到医院就诊等都包含在"事件"之列。例如医师在病历上记载的"发疹""血压 170/110""贫血倾向""黄疸"等均属于"事件"。这样，在"处方事件监测"中，"事件监测"都是按照医师的主观判断而作出的报告，然后在患者病历中抽出客观的"事件"，就可对其用药的相关性进行审查。

PEM 的操作过程：选定一个研究药物；在一定范围内搜集出开过此药的处方；贮存处方资料并向开过该药处方的医师发出调查表（征询暴露于该药后患者的结果）；回收调查表进行资料分析。

PEM 的优点：迅速从所有处方过监测药物的医师处获得报告，非干预性，对医师的处方习惯、处方药物无任何影响；对所发生的药物不良反应高度敏感；基于人群资料，无外源性选择偏倚；可探测潜伏期较长的不良反应；相对于前瞻性队列研究费用较少；在一定时期内药物暴露和不良反应发生数较为可信。PEM 的缺点：治疗分配未进行系统性随机，用于随机临床研究中的资料处理的统计方法不适用于 PEM，PEM 研究的可信性取决于医师调查表的回收率。

3. 医院集中监测（hospital intensive monitoring）　是指在一定的时间（数月或数年）、一定的范围内对某一医院或某一地区内所发生的 ADR 及药物使用详细记录，以探讨 ADR 的发生规律。既可以是患者源性或药物源性集中监测，也可以是专科性集中监测，从而计算相应的 ADR 发生率并探讨其危险因素，资料详尽且数据准确可靠。集中监测由于是在一定的时间、一定的范围内进行，故得出的数据代表性较差，缺乏连续性，且费用较高，应用受到一定限制。我国在 ADR 监测初期阶段曾进行多次集中监测，但规模较小，资料难以共享。医院集中监测是自发呈报系统的有效补充，并具有后者不具备的明显优点。一些学者建议每隔数年进行 1 次大规模的医院集中监测，以对 ADR 的发生概况及药物使用进行全面的药物流行病学研究。

将处方事件监测与医院集中监测的优点结合起来的综合性医院药物监测（comprehensive hospital drug monitoring），即住院患者的药物不良反应事件监测具有独到之处。研究结果表明，所开发的事件监测系统可定量分析住院患者的药物不良反应的发生情况，随着患者资料的积累,可用于研究住院患者的药物安全性及其疗效。

4. 病例对照研究(case-control study)　是指通过调查一组发生某种 ADE 的人群(病例)和一组未发生该 ADE 的人群(对照),了解过去有无使用过(或称暴露于)某一可疑药物的历史,然后比较两组暴露于该药的百分比(暴露比),以验证该药与这种 ADE 间的因果关系。如果病例组的药物暴露比显著高于对照组,则提示该药的使用与这种 ADE 的发生间有很强的因果联系。这是一种由"果"(ADE)及"因"(药物)的研究方法。

5. 队列研究(cohort study)　是指将人群按是否使用某药物分为暴露组与非暴露组,然后对两组人群同样地追踪随访一定时期,观察在这一时期内两组的 ADE 发生率,从而验证因果关系的假设。如果暴露组的某 ADE 发生率显著高于非暴露组,则说明该药与此 ADE 的发生有关。这是一种由"因"(药物)及"果"(ADE)的研究方法,它比上述病例对照研究提供更直接、更有力的因果关系的判断。

6. 记录联结(recorded linkage)　由于对新药上市有更加严格的审查制度,一些潜在的发生率较低的 ADR 已难以从小样本人群中观察到。药物与 ADR 的因果关系假设检验常要依靠大型记录数据库,借助记录联结技术,把患者分散的诊断、用药、剂量、不良反应及其他信息(如收费记录等),通过患者唯一的确认号码联结起来,进而可以开展各种形式的流行病学研究,以发现与药物有关的不良事件。它可以充分利用计算机技术和现有的医疗信息资源,高效率地获取 ADR 监测所需的数据,而且不干扰正常的医疗活动。

常用的药物不良反应监测方式及其特点见表 1-7-3。

表 1-7-3　常用的药物不良反应监测方式及其特点

方式	优点	缺点
自发呈报系统	监测范围广,参与人员多,不受时间、空间限制,是 ADR 的主要信息源	最大的缺陷是漏报,不能计算 ADR 发生率,报告的随意性易导致资料偏差,如过度归因与低归因
处方事件监测	迅速获得报告,非干预性;对所发生的药物不良反应高度敏感;无外源性选择偏倚;可探测潜伏期较长的不良反应;相对研究费用较少;在一定时期内药物暴露和不良反应发生数较为可信	治疗分配未进行系统性随机,用于随机临床研究中的资料处理的统计方法不适用于 PEM,PEM 研究的可信性取决于医师调查表的回收率
医院集中监测	可计算 ADR 发生率并探讨其危险因素,资料详尽,数据准确可靠	数据代表性较差、缺乏连续性、费用较高,应用受到一定限制
病例对照研究	研究样本需要量少、耗时短,适合罕见及长潜伏期 ADR 研究,可同时对多个可疑药物进行调查研究,费用低,易组织实施	不能计算 ADR 发生率和相对危险度,只能近似计算比值比(odds ratio,OR),易发生回忆偏倚、选择偏倚,影响资料的准确性
队列研究	能计算 ADR 发生率及相对危险度和归因危险度,可对同一药物的多个可疑 ADR 进行研究,前瞻性研究易于控制偏倚,结果较准确	样本量大、耗时长、费用高,不适合发生率低、潜伏期长的 ADR 研究,因失访、改变用药方案等造成研究实施困难
记录联结	代表高效率进行药物流行病研究的发展方面;充分利用现有的医疗信息资源,缩短研究周期,能进行大样本、长时程、各种设计类型的研究	受医疗数据电子化程度等诸多因素限制,前期工作量大;需多部门协作,组织实施复杂

(赵靖平)

参 考 文 献

[1] 江开达. 精神药理学 [M]. 2 版. 北京：人民卫生出版社，2011.

[2] STERN T A, FRICCHIONE G L, CASSEM N H, et al. 麻省总医院精神病学手册：第 6 版 [M]. 许毅，译. 北京：人民卫生出版社，2017.

[3] RENDIC S, DI CARLO F J. Human cytochrome P450 enzymes: a status report summarizing their reactions, substrates, inducers, and inhibitors[J]. Drug metabolism reviews, 1997, 29(1-2): 413-580.

[4] SPINA E, SCORDO M G, D'ARRIGO C. Metabolic drug interactions with new psychotropic agents[J]. Fundamental & clinical pharmacology, 2003, 17(5): 517-538.

[5] 李家泰. 临床药理学 [M]. 2 版. 北京：人民卫生出版社，1999.

[6] TUBERT-BITTER P, BEGAUD B, MORIDE Y, et al. Comparing the toxicity of two drugs in the framework of spontaneous reporting: a confidence interval approach[J]. Journal of clinical epidemiology, 1996, 49(1): 121-123.

[7] 王大猷，王永铭. 药物不良反应监察自愿报告方式的进展 [J]. 临床药学, 1995(3): 24-29.

[8] HEMERYCK A, BELPAIRE F M. Selective serotonin reuptake inhibitors and cytochrome P-450 mediated drug-drug interactions: an update[J]. Current drug metabolism, 2002, 3(1): 13-37.

[9] PRESKORN S H, FLOCKHART D. 2004 guide to psychiatric drug interactions[J]. Primary psychiatry, 2004, 11(2): 39-60.

[10] NIEUWSTRATEN C, LABIRIS N R, HOLBROOK A. Systematic overview of drug interactions with antidepressant medications[J]. Canadian journal of psychiatry, 2006, 51(5): 300-316.

第八章

新药临床研究与试验

为鼓励创新药物研发,满足临床用药需求,同时推进药品监管与国际接轨以增强国内医药企业的国际化和全球化,近10年来国家在监管和法规层面有显著改变。2013年3月22日国家食品药品监督管理局(State Food and Drug Administration,SFDA)改名为国家食品药品监督管理总局(China Food and Drug Administration,CFDA),结束食品安全过去多头分段管理的局面。2017年6月14日经报国务院批准国家食品药品监督管理总局正式确认加入国际人用药品注册技术协调会(The International Council for Harmonisation of Technical Requirements for Pharmaceuticals for Human Use,ICH),成为其全球第8个监管机构成员。2018年3月在改革监管体系的大背景下,考虑到药品监管的特殊性,国家单独组建了国家药品监督管理局(National Medical Products Administration,NMPA),由国家市场监督管理总局管理,国家食品药品监督管理总局(CFDA)则不再保留。2018年6月7日中国国家药品监督管理局正式入选为ICH管理委员会成员,此次正式加入ICH成员标志着我国药品审评审批制度改革以及医药产业水平的能力得到国际社会的认可。中国药品注册管理制度加速与国际接轨,2020年3月30日国家市场监管总局以总局27号令公布了最新修订的《药品注册管理办法》。2020年4月23日NMPA联合国家卫生健康委员会发布了新版《药物临床试验质量管理规范》(Good Clinical Practice,GCP)。

第一节　精神药物新药的分类

2020年新版《药品注册管理办法》中药品注册仍按照中药、化学药和生物制品等进行分类注册管理,按照创、改、仿的路径对注册分类进行重新表述。从药品研发的创新程度出发,对化学药、中药、生物制品实行较为统一的新药注册分类方法,同时兼顾到各类药的特性。

一、中药

新版中药注册分类调整较大,从九大类调整至四大类。中药注册按照中药创新药、中药改良型新药、古代经典名方中药复方制剂、同名同方药等进行分类,前三类均属于中药新药。中药注册分类不代表药物研制水平及药物疗效的高低,仅表明不同注册分类的注册申报资料要求不同,《中药注册分类及申报资料要求》做了详细说明。中药创新药是指处方未在国家药品标准、药品注册标准及国家中医药主管部门发布的《古代经典名方目录》中收载,具有临床价值,且未在境外上市的中药新处方制剂。中药改良型新药是指改变已上市中药的给药途径、剂型,且具有临床应用优势和特点,或增加功能主治等的制剂。关于古代经典名方中药复方制剂,古代经典名方是指符合《中华人民共和国中医药法》规定的,至今仍广泛应用、疗效确切、具有明显特色与优势的古代中医典籍所记载的方剂。古代经典名方中药复方制剂是指来源于古代经典名方的中药复方制剂。经典名方复方制剂实行简化审批，可减免药效学实验及临床试验。同名同方药是指通用名称、处方、剂型、功能主治、用法及日用饮片量与已上市中药相同，且在安全性、有效性、质量可控性方面不低于该已上市中药的制剂。新版注册分类更加体现中药特点，注重强调临床价值，弱化化学属性。新版《药品注册管理办法》明确指出要提升中药临床试验水平，将助推中药新药开展安全性、有效性研究并获取证据，建立以循证为基础的中药新药体系。

二、化学药

新版化学药品注册分类分为五大类，《化学药品注册分类及申报资料要求》中作了详细说明。1 类为境内外均未上市的创新药，2 类为境内外均未上市的改良型新药，3 类为境内申请人仿制境外上市但境内未上市原研药品的药品，4 类为境内申请人仿制已在境内上市原研药品的药品，5 类为境外上市的药品申请在境内上市。已上市药品增加境外已批准境内未批准的适应证按照药物临床试验和上市许可申请通道进行申报。药品上市申请审评期间，药品注册分类和技术要求不因相同活性成分的制剂在境内外获准上市而发生变化。药品注册分类在提出上市申请时确定。

三、生物制品

生物制品是指以微生物、细胞、动物或人源组织和体液等为起始原材料，用生物学技术制成，用于预防、治疗和诊断人类疾病的制剂。为规范生物制品注册申报和管理，将生物制品分为预防用生物制品、治疗用生物制品和按生物制品管理的体外诊断试剂三大类。《生物制品注册分类及申报资料要求》中有具体说明。按照产品成熟度的不同，预防用生物制品分为 1 类创新型疫苗、2 类改良型疫苗、3 类境内或境外已上市的疫苗；治疗用生物制品分为 1 类创新型生物制品、2 类改良型生物制品、3 类境内或境外已上市的生物制品；按生物制品管理的体外诊断试剂则分为 1 类创新型体外诊断试剂和 2 类境内外已上市的体外诊断试剂。相较于上版，预防与治疗用生物制品由原来的 15 类调整至三大类，新增按生物制品管理的体外诊断试剂的注册分类。

第二节 临床试验及其分期

药物临床试验是指以人体（患者或健康受试者）为对象的试验，意在发现或验证某种试验药的临床医学、药理学以及其他药效学作用、不良反应，或者试验药的吸收、分布、代谢和排泄，以确定药物的疗效与安全性的系统性试验。临床试验的基本特征是利用较少的受试者得出的结果，对以后具有相似条件的患者总体作出统计推断，给这些患者的治疗方案提出指导性意见。药物临床试验分为Ⅰ期临床试验、Ⅱ期临床试验、Ⅲ期临床试验、Ⅳ期临床试验以及生物等效性试验。根据药物特点和研究目的，研究内容包括临床药理学研究、探索性临床试验、确证性临床试验和上市后研究。

一、Ⅰ期临床试验

Ⅰ期临床试验（人体药理研究）是指初步的临床药理学及人体安全性评价试验。观察人体对于新药的耐受程度和药代动力学，为制订给药方案提供依据。包括：

1. 耐受性试验 目的是初步了解试验药对人体的安全性情况，观察人体对试验药的耐受性及不良反应。尽管通过体外（in vitro）研究或动物模型研究已经获得部分临床前资料，但来自人体试验的资料不可或缺。因此，药物临床试验的第一阶段是研究药物在小范围受试者中的耐受性，探索受试者的最大耐受剂量（maxium tolerate dose，MTD），并通过研究提出安全有效的新药给药方法。

Ⅰ期临床试验设计须由有经验的临床药理研究人员和临床医师根据临床前药理研究结果进行周密的试验设计和观察，在具备试验条件下进行。一般选择健康成人（少数情况下选择患者）作为受试者，应对受试者的健康和安全负责，具备抢救措施和人员。

为确保受试者安全，确定新药的起始剂量必须慎重，应由有经验的临床药理研究人员和医师参考动物实验的资料和数据，按照相关的计算原理和技术指导原则估算人用的起始剂量和最大耐受剂量，同时需注意人和动物存在的种属差异。根据药物特点和预期适用人员特点，预先制订终止试验的标准。

2. 药代动力学试验　目的是了解人体对试验药的处置，即对试验药的吸收、分布、代谢、消除等情况。由于生物样品一般来自全血、血清、血浆、尿液或其他临床生物样品，具有取样量少、药物浓度低、干扰物质多（如激素、维生素、胆汁以及可能同服的其他药物等）以及个体差异大等特点，因此必须根据待测物质的结构、生物介质和预期的浓度范围，建立灵敏、专一、精确、可靠的生物样品定量分析方法，并对方法进行确证。生物样品的分析一般首选色谱法，这类方法的灵敏度、特异性、准确性一般都能适应临床药代动力学研究的需要，多数实验室也具备条件，因此应用最广。

二、Ⅱ期临床试验

Ⅱ期临床试验（治疗探索）是对治疗作用的初步评价阶段，包括治疗剂量探索和安全性评价，通过Ⅰ期临床试验确定药物的 MTD 后，接着需设计临床试验来评价药物是否具有生物活性或疗效并估计不良事件发生率，故Ⅱ期临床试验用于初步评价药物对目标适应证患者的治疗作用和安全性，也为紧接着的Ⅲ期临床试验研究设计和给药剂量方案的确定提供依据。此阶段的研究设计可以根据具体的研究目的，采用多种形式。为避免偏倚，Ⅱ期临床试验一般设对照组进行盲法随机对照试验，常采用双盲随机平行对照试验（double-blind，randomized，parallel controlled clinical trial）。

三、Ⅲ期临床试验

Ⅲ期临床试验（治疗确认）是治疗作用的确证阶段，也是为药品注册申请获得批准提供依据的关键阶段。在Ⅰ、Ⅱ期临床研究的基础上，将试验药用于更大范围的患者身上，进行扩大的多中心临床试验，进一步评价药物的有效性和耐受性（或安全性）。Ⅲ期临床试验的目标是增加患者暴露于试验药的机会，既要增加受试者的人数，还要增加受试者用药的时间，对不同的患者人群确定理想的用药剂量方案，评价试验药在治疗目标适应证时的总体疗效和安全性。Ⅲ期临床试验一般为具有足够样本量的盲法随机对照试验。Ⅲ期临床试验将对试验药和安慰剂（不含活性物质）或已上市药品的疗效和安全性进行比较，试验结果应当具有可重复性。有时除了对成年患者研究外，还要研究药物对老年患者及儿童和青少年等特殊人群的安全性问题。Ⅲ期临床试验中对照试验的设计要求原则上与Ⅱ期盲法随机对照试验相同，但Ⅲ期临床试验不仅扩大Ⅱ期临床试验的病例数，还应根据试验的目的和要求进行详细的设计，并作出周密的安排，才能获得科学的结论。

四、Ⅳ期临床试验

Ⅳ期临床试验为新药上市后由申办方进行的应用阶段的研究，其目的是考察药物在广泛应用条件下的疗效和不良反应、评价在普通或者特殊人群（老年人、儿童或躯体疾病患者等）中使用的利益与风险关系以及改进给药剂量等。Ⅳ期临床试验多为上市后开放试验，一般不要求设对照组，但也不排除根据需要对某些适应证或某些试验对象进行小样本随机对照试验。Ⅳ期临床试验虽为开放试验，但有关病例入组标准、排除标准、退出标准及疗效评价标准、不良反应评价标准、判定疗效与不良反应的各项观察指标等可参考Ⅲ期临床试验的设计要求。

第三节　临床试验技术指导原则

为鼓励和推动精神药物研发，规范临床研究设计，提供可参照的技术规范，在国家药品监督管理局的部署下，药品审评中心在借鉴国内外的相关指导原则和同类产品研发经验的基础上，与临床专家和部分企业专业人员进行了充分讨论，汇总业内对该类药物临床试验技术的考虑要点，组织制定发布了一系列精神药物临床试验技术指导原则。

一、抗抑郁药的临床试验技术指导原则

2018 年 2 月 27 日，国家药品监督管理局药品审评中心发布了《抗抑郁药的药物临床试验技术指导原则》。本指导原则主要适用于在我国研发的抗抑郁创新药，着重对确证性临床试验设计的考虑要点提出建议。与其他各类创新药研发有共性原则的内容，例如临床药理学研究、探索性临床试验、上市后研究的要求等，本指导原则未涵盖在内。应用本指导原则时，还需同时参考 GCP、ICH 和其他国内外已发布的相关技术指导原则。本指导原则从基本原则、确证性试验设计考虑要点（包括研究目的、受试人群、对照药、评估指标、试验类型、合并治疗、数据管理和统计分析等）、特殊考虑（包括特殊人群试验、增效治疗试验、数据和安全监察、客观检测指标的应用等）等方面详细阐述。

研发理想的抗抑郁药不仅需要关注急性期治疗和一次发作期间的持续疗效，即预防复燃（relapse）；还需要关注预防新的发作，即预防复发（recurrence）。每项临床试验实施前须根据已知的抗抑郁药特性而制订临床研究计划，同时也需考虑抑郁症的疾病特点。抑郁症全程治疗包括急性期治疗、巩固期治疗和维持期治疗，旨在控制症状和预防复燃 / 复发。目前，预防复发的临床试验尚未成为申请"治疗抑郁症"适应证的强制要求。如果申请"预防抑郁症复发"的适应证，则须进行专门的临床研究。对急性期疗效的持续作用须通过至少一项为期 6 个月的随机停药试验或一项为期 6 个月的扩展试验予以证明。还要进行有效病例数和缓解病例数的分析，并充分论证其临床意义。建议尽量同时使用一种合适剂量的阳性药物（公认的标准药物）作对照，即三臂设计。这种设计的优点在于除了期望试验结果的差异在统计学上存在显著性意义外，还可以充分评价试验结果的临床意义。具体细节见该指导原则。

二、双相障碍治疗药物的临床试验技术指导原则

2018 年 11 月 6 日，国家药品监督管理局药品审评中心发布了《双相障碍治疗药物的临床试验技术指导原则》。本指导原则主要适用于在我国研发的创新的双相障碍治疗药物，着重对确证性临床试验设计的考虑要点提出建议。本指导原则从基本原则、确证性试验设计考虑要

点（包括研究目的、受试者、试验类型、评估指标、对照药、合并治疗、数据管理和统计分析等）、特殊考虑等方面详细阐述。

基于美国《精神疾病诊断与统计手册》（第 5 版）（*Diagnostic and Statistical Manual of Mental Disorders*，5th edition，DSM-5）诊断系统，存在双相Ⅰ型障碍和双相Ⅱ型障碍两种分型。在双相障碍治疗药物的确证性临床试验中，应根据研究目的选择受试者。如果研究目的是证明药物对双相障碍抑郁发作的治疗作用，可以选择双相Ⅰ型抑郁发作或双相Ⅱ型抑郁发作患者。如果研究目的是证明药物对双相障碍躁狂发作的治疗作用，应选择双相Ⅰ型躁狂发作患者。双相障碍治疗药物的确证性临床试验的研究目的可以划分为以下四种情况：第一种，证明单药（试验药）对双相障碍双相发作（躁狂发作和抑郁发作）均具有治疗作用；第二种，证明单药（试验药）对双相障碍单相发作（躁狂发作或抑郁发作）具有治疗作用；第三种，证明联合用药（试验药与基础治疗药物合用）对双相障碍双相发作（躁狂发作和抑郁发作）均具有治疗作用；第四种，证明联合用药（试验药与基础治疗药物合用）对双相障碍单相发作（躁狂发作或抑郁发作）具有治疗作用。原则上，四种情况均需要在确证药物缓解发作相急性期症状且短期安全性良好的基础上，进一步开展证明药物预防双相障碍反复发作和相对长期安全性的临床试验。具体细节见该指导原则。

三、抗精神病药的临床试验技术指导原则

2018 年 11 月 6 日，国家药品监督管理局药品审评中心发布了《抗精神病药物的临床试验技术指导原则》。本指导原则主要适用于在我国研发的抗精神病创新药，着重对确证性临床试验设计的考虑要点提出建议，供药物研发的申办者和研究者参考。治疗精神分裂症药物的临床试验除了要遵循药物临床试验的一般规律以外，还要考虑到疾病和药物自身所具有的一些特点及其对临床试验的可能影响，例如精神分裂症的病程长、反复发作、慢性进展；部分患者短期内症状可能波动；疾病诊断和疗效判断缺乏生物学指标；此类药物除了用于疾病的急性期治疗外，同时也往往用于预防复发的长期治疗；大部分药物能改善疾病的症状，但难以达到逆转病程的效果。

对于治疗精神分裂症药物的一些特殊适应证如阴性症状、认知功能、急性激越等，在试验方案设计、实施和结果分析时需充分考虑这些特点。对于阴性症状不仅需要明确阴性症状，还需要排除疾病之外的原因导致的阴性症状变化。不能依靠统计分析方法本身来区分试验药对阴性症状的疗效，而需要在试验方案中预先设定以阴性症状为主的精神分裂症患者为受试者，这样的设计才能保证得出试验药治疗阴性症状疗效结论的相对可靠。要确立试验药对精神分裂症患者认知功能的有效性，应设立特定的试验方案，并且在相关的认知功能评估工具中对受试人群加以明确定义。对认知功能的疗效评价应以认知功能量表在基线期和治疗终末期的变化来证实。存在激越症状的精神分裂症患者病情通常较重，且观察药物对激越症状作用的时间通常较短，因此设计治疗精神分裂症急性激越（兴奋躁动状态）药物临床试验入组标准时应尽可能选择住院患者。具体用到时可参照该指导原则。

四、注意缺陷多动障碍治疗药物的临床试验技术指导原则

2021 年 9 月 13 日，国家药品监督管理局药品审评中心发布了《注意缺陷多动障碍（ADHD）药物临床试验技术指导原则（试行）》。本指导原则主要适用于在我国研发的 ADHD 创新药，着重对确证性临床试验设计的考虑要点提出建议。需要开展确证性临床试验的 ADHD 改良

型新药,以及需要开展验证性临床试验的仿制药,也可参考本指导原则中技术标准进行试验方案的考量或优化。与其他各类创新药研发有共性原则的内容,本指导原则也未涵盖。本指导原则从基本原则、儿童 ADHD 患者为受试者的确证性试验设计考虑要点(受试者选择、试验设计、评估指标)、特殊考虑(4 岁至不满 6 岁儿童 ADHD 患者试验、扩展成人 ADHD 适应证、安慰剂的使用、数据和安全监察、客观检测指标的应用等)等方面详细阐述。

ADHD 为儿童期起病的疾病,ADHD 药物研发有所不同,建议在获得充分的健康成人药代动力学和耐受性研究结果之后,再进入儿童参与的研究阶段,可在儿童 ADHD 患者中完成药代动力学研究和全面的剂量探索与疗效确证研究,安全性证据也从儿童 ADHD 患者中直接获得。ADHD 是一种慢性神经发育障碍,临床按照慢性疾病管理策略进行管理,应用长期治疗计划。因此,建议 ADHD 药物在批准上市前提供至少 6 周的短期疗效研究证据和至少 6 个月的维持疗效研究证据,以及至少 1 年的长期安全性研究证据,并且建议在上市后进行长期安全性随访研究。根据 ADHD 疾病特征及目前对于 ADHD 药物研发的认识,在观察患者临床症状缓解的同时,应特别关注药物对患者功能损害的改善作用。因此,在 ADHD 药物的临床研究中,将症状改善纳入主要疗效终点分析的同时,功能改善的评估应作为关键次要终点进行观察,特别是在维持疗效研究中。具体细节见该指导原则。

应用国家药品监督管理局药品审评中心(Center for Drug Evaluation,CDE)发布的技术指导原则时,应同时参考 GCP、ICH 和其他境内外已发布的相关技术指导原则。本指导原则仅代表药品监管机构当前的观点和认识,不具有强制性的法律约束力。随着科学研究的进展,技术指导原则中的相关内容将会不断完善与更新。关于其他精神障碍治疗药物(例如抗焦虑药、治疗强迫症的药物、治疗抽动障碍的药物等),尚未发布相关的临床试验技术指导原则。

第四节　精神药物临床试验的伦理学

一、原则及指南

任何临床试验首先应以符合伦理学要求,确保受试者能从中获益作为根本原则。为加强对药物临床试验伦理审查工作的指导和监督管理,规范伦理委员会对药物临床试验的伦理审查工作,保证药物临床试验符合科学和伦理道德要求,各国对临床试验的伦理审查工作都有严格的要求,对于独立的伦理委员会(Independent Ethics Committee,IEC)的组成架构、职责、伦理审查方式和流程等有严格的规定。为保护药物临床试验受试者的合法权益,我国根据《药品注册管理法》和《药物临床试验质量管理规范》(GCP),以及世界医学大会《赫尔辛基宣言》、世界卫生组织《生物医学研究审查伦理委员会操作指南》、国际医学科学组织委员会《涉及人的生物医学研究国际伦理准则》和 ICH GCP 的要求,2010 年 11 月印发了《药物临床试验伦理审查工作指导原则》,2021 年 3 月国家卫生健康委员会发布了《涉及人的生命科学和医学研究伦理审查办法(征求意见稿)》,2022 年 3 月中共中央办公厅、国务院办公厅印发了《关于加强科技伦理治理的意见》,2023 年 2 月国家卫生健康委、教育部、科技部、国家中医药管理局又联合印发了《涉及人的生命科学和医学研究伦理审查办法》。中国在这些方面起步较晚,近年来虽有明显进步,但国内伦理审查工作的独立性、权威性和实际审查能力等方面仍有待提高。

各地可根据需要设立区域伦理委员会,指导临床试验机构伦理审查工作,可接受不具备伦理审查条件的机构或注册申请人委托对临床试验方案进行伦理审查,并监督临床试验的开展情况。根据改革任务分工,国家卫生健康委员会会同有关部门研究完善伦理委员会机制,加强对区域伦理委员会工作的管理和业务指导,主要考虑一是各省级卫生健康行政部门根据辖区内生物医学研究发展需要,统筹规划、探索设置区域伦理委员会,并负责区域伦理委员会备案管理;二是区域伦理委员会可接受不具备伦理审查能力的医疗机构委托,承担生物医学研究方案科学性和伦理合理性审查,并指导、监督委托单位进行跟踪审查;三是不具备伦理审查能力的医疗机构可以委托有能力的机构或区域伦理委员会进行生物医学研究方案科学性和伦理合理性审查,并在其指导、监督下进行跟踪伦理审查。

二、特别关注点

临床试验安慰剂的使用不仅关乎研究的科学性也是重要的伦理学问题,安慰剂对照是精神药物临床试验中常用的方法之一。安慰剂的物理特性如外观、重量、味道等与试验药一致,尽管安慰剂并不含有治疗某种疾病的活性成分,但在临床试验甚至临床应用中发现安慰剂仍有一定疗效。对于易受暗示等心理因素影响的个体或者以主观性症状(如情绪问题、疼痛、乏力等不适主诉)为主的精神心理疾病类型时,安慰剂的疗效更不可忽视。与疗效相对应的是服用安慰剂的受试者同样可以出现不良事件。

活性药物本身在其药理作用之外同时还具有安慰剂效应,对部分精神心理疾病而言安慰剂效应对药物疗效和安全性评价的影响较大,如果告知受试者他/她所接受的是一种昂贵的新型药物,那么疗效会更好、安慰剂效应常更明显。因此如果要观察这种药物"真正的"疗效和不良事件必须除外安慰剂效应,故一般采用安慰剂对照的临床试验设计,将受试者随机分入试验组和安慰剂对照组,经过一阶段治疗后评价两组的疗效和安全性,两组所测得结果的差异就是在这种条件下药物的实际作用。采用安慰剂对照试验,也能最大限度地减少受试者和研究者的偏倚,可以更明确地判断新药的疗效和安全性,所以在评估新药的临床疗效和不良反应时有必要采用安慰剂对照。

在安慰剂对照的临床试验中,有部分受试者会被随机分配至安慰剂组,可能在一定程度上会延误治疗,为保护受试者的权益,应谨慎采用安慰剂对照的试验设计。在一种新药用于尚无肯定有效药物治疗的疾病,或者这种疾病进展缓慢如阿尔茨海默病,给予一定时间的安慰剂也不会明显影响疾病的转归时,这时临床试验采用安慰剂对照通常很少存在伦理学方面的问题。即便如此,临床试验中也应尽可能减少受试者暴露在安慰剂组的机会。

如果受试者的疾病存在有效治疗药物时,或者病情进展快,不及时治疗影响疾病预后带来明显不良后果时,这时采用安慰剂对照的临床试验就须预先考虑伦理学、可接受性及可行性等方面的问题。如果设计活性药物对照的"头对头"(head-to-head)研究能达到研究目的时,可不采用安慰剂对照研究;或者设计为两组受试者都采用某种"标准"治疗的基础上,试验组加用新型药物而对照组加用安慰剂的加药(add-on)研究方案,通过分析两组疗效和安全性的差异判断新药的疗效,这样更加符合伦理学要求,也更易被接受。

关于在治疗精神分裂症的临床试验中使用安慰剂存在争议。然而,如果不包括安慰剂组,即使在精心设计执行的试验中也无法保证检测灵敏度。由于该疾病的概念、诊断标准和疗效标准发生了变化,历史对照(之前抗精神病药的疗效)对当前的临床试验参考价值低。在最近的精神分裂症试验中,积极治疗和安慰剂之间的疗效差异往往小于过去的差异。因此,安慰剂对照也被认为是非劣效性试验的内部验证所必需的,将新药与对照药进行比较是非常可取的,以便能够确定产品的"绝对"效应(疗效和不良反应)。为了避免给患者和其他人带来不必要的风险,安慰剂对照研究应在受控的环境下进行,并严格遵循预先确定的急救标准、急救药物和终止标准。

三、特殊人群的研究

1. 儿童和青少年 儿童和青少年作为特殊群体,在罹患精神心理疾病时更应得到保护。临床试验方案设计时,在伦理学、试验安全及使受试者可能遭受的伤害和痛苦最小化等方面应有更高的要求。当前部分儿童和青少年期精神障碍并无比较可靠的治疗方法,供临床用药参考的药物资料和数据多来自成人,如果能实施设计合理的对照试验,则得出的结论将更具有科学意义。另外,儿童和青少年期精神疾病病情相对多变,实际操作难度较高,例如难以获得患儿和监护人的认可,在试验设计时需充分考虑这些因素。

儿童和青少年难以准确理解临床试验的目的,也无法判断临床试验的风险和获益,一般难以很好地理解知情同意书的内容。一般情况下,除了监护人签署知情同意书外,需拟定专用于儿童和青少年的知情同意书或赞同书,用其能理解的语言和方式告知受试者相关信息并签署。

2. 女性 试验过程中应特别注意试验药对女性受试者妊娠、哺乳等特殊生理状态的影响,以及女性的特殊生理状态对试验的影响。多数精神药物对胎儿,尤其是在妊娠早期可能有致畸作用,精神药物也可能通过乳汁分泌而影响婴儿,因此从安全和伦理角度出发,在临床试验中如果纳入育龄妇女,在知情同意书中应明确要求在试验阶段甚至在试验结束后的一段时期,受试者应无妊娠计划并采取可靠的避孕措施,否则不能入组。临床试验筛查阶段应仔细询问停经史、行妊娠试验避免妊娠期患者入组。如患者在试验过程中意外妊娠,应及时终止试验并给予后续观察或处理。哺乳期患者一般不能作为临床试验的受试者。

3. 老年人 老年人尤其是痴呆患者常难以准确理解知情同意书的内容,也无法对临床试验的风险和获益作出正确判断,因此一般不能独立签署知情同意书,应主要由监护人签署。老年人常伴有躯体疾病,用药后发生不良事件和不良反应的机会增多,在设计阶段更应关注试验的安全性,必须有更充分的前期资料,药物的起始剂量应低、增量应缓慢,在试验过程中密切监测不良事件,给予及时干预。治疗痴呆药物的临床试验往往周期长,出现住院甚至死亡等严重不良事件的机会较大,对此应在试验方案和知情同意书中给出特别规定或说明。

4. 精神疾病患者 精神疾病患者在伦理学方面的特殊性首先体现在知情同意过程中。抑郁症、神经症或睡眠障碍患者一般理解能力好、具有决策能力,这些患者往往具有知情同意的能力,一般本人签署知情同意书后可参加临床试验。但对于缺乏自知力、拒绝治疗的重性精神疾病患者如何获得知情同意,如何保障患者的权益是一难点。通常情况下,需根据临床试验受试人群的特点(例如是否有精神病性症状、是否具有自知力、是否有行为能力等),以最大程度地保护受试者的权益为目的,规定知情同意及签署的要求和程序。在当前的环境下,对于住院患者或有精神病性障碍的患者,患者本人和监护人同时签署知情同意书更能体现对受试者权益的保护。

精神疾病患者的理解能力、决策能力对临床试验的影响不仅体现在知情同意环节,在临床试验实施环节也较为关键,例如受试者在试验过程中受精神症状的影响导致服药不依从、随意退出试验等情况,这可能会影响试验的质量和结果。所以在试验设计时,需充分考虑这些因素。

四、措施和保障

一般情况下,精神疾病患者属于弱势群体,受精神症状或特殊精神状态的影响,常影响其

判断临床试验过程中的获益和风险,因此须采用适当的措施保护其权益,避免遭受不适当的风险。以下措施不可或缺:

1. 独立的伦理委员会(IEC)尽职尽责保护受试者的权益,应审查涉及临床试验的研究者手册、知情同意书、研究方案和病例报告表(case report form,CRF)等相关资料。2020 年版 GCP 中定义伦理委员会是指由医学、药学及其他背景人员组成的委员会,其职责是通过独立地审查、同意、跟踪审查试验方案及相关文件、获得和记录受试者知情同意所用的方法和材料等,确保受试者的权益、安全受到保护。伦理委员会的委员应当从生物医学领域和伦理学、法学、社会学等领域的专家及非本机构的社会人士中遴选产生,人数不得少于 7 人,并且应当有不同性别的委员,少数民族地区应当考虑少数民族委员。必要时,伦理委员会可以聘用独立的顾问。IEC 应具有独立性,其审查工作不受任何机构、团体和个人的影响,主要负责审查药物临床试验项目的科学性、伦理合理性,旨在保证受试者尊严、权利、安全和福利,促进药物临床试验科学、健康地发展,增强公众对药物临床试验的信任和支持。

2. 研究对象的招募应规范,应严厉禁止以任何方式诱导和胁迫患者及其家属同意参加临床试验,临床试验中可以提供适量的交通费等费用补偿,但不得以金钱或其他方式吸引和招募受试者。

3. 知情同意,精神疾病患者参加临床试验或临床用药应根据法律规定从患者本人和 / 或监护人处得到充分的知情同意。研究者实施知情同意,应当遵守《赫尔辛基宣言》的伦理原则,符合 GCP 的要求。研究者应当使用经伦理委员会同意的最新版的知情同意书和其他提供给受试者的信息。应用易理解的语言和书面方式向患者 / 监护人提供研究的相关信息,如同意参加临床试验应在知情同意书上签名并标注日期。研究人员不得采用强迫、利诱等不正当的方式影响受试者参加或者继续临床试验。应告知受试者及其监护人在任何情况下都有权拒绝或退出试验,而他们的权益将不会因此受到任何损害。研究者获得可能影响受试者继续参加试验的新信息时,应当及时告知受试者或者其监护人,并做相应记录。

4. 尽可能使研究的风险和受试者的痛苦最小化。不论一项研究如何重要、科学价值如何,即便是这项研究对整个患者群十分有利,作为一项临床试验都应避免或尽量减少受试者个体可能遭受的伤害,对精神疾病患者而言这一点十分重要。在临床试验方案设计、实施过程中应尽量保证受试者获益,在试验的任何阶段如果研究者能明确判断受试者即使继续治疗也很难获益时,应及时终止。研究者应详细了解试验药的临床前研究资料,遵循良好的研究设计、评价客观准确的原则,应尽量减少受试者的数量和研究步骤。必须有预案保证万一出现未预期的危害时能够立即中断试验并进行相应处理。

应在研究设计阶段设法减小侵害性操作,以免加剧患者的恐惧和不安,如尽量少抽血,可以放置静脉留置针减少穿刺痛苦;给受试者提供安静、相对舒适的环境;等等。

第五节　临床试验监管

一、监管现状

为深化药品审评审批制度改革,鼓励创新,进一步推动我国药物临床试验规范研究和提升质量,于 2020 年 7 月 7 日经国家市场监督管理总局审议通过《药物临床试验质量管理规范》。这也标志着沿用将近 20 年的 2003 年版 GCP 告别了历史舞台。2020 年 3 月 30 日国家市场监管总局以总局 27 号令公布了最新修订的《药品注册管理办法》,这是继 2007 年 10 月国家食品药品监督管理局发布《药品注册管理办法》13 年之后再次更新。2020 年版《药品注册管理办法》进一步构建完善审评审批框架体系,进一步明确药品、注册、核查、检验环节以及注册申请人(上市许可持有人)等各部门、各参与主体的职责以及权利与义务。新版《药品注册管理办法》优化了审评审批程序,建立以审评为主导,检验、核查、监测与评价等为支撑的药品注册管理体系,提高审评审批效率,减小企业压力。推进简政放权、放管结合、优化服务,以公开、公平、公正为原则,以临床价值为导向,鼓励企业药品研制机构研究和创制新药,积极推动仿制药发展。在加快新药好药上市注册的同时,各部门协调合作提升对药品研制和上市后全生命周期的监管能力,形成职责明确、流程清晰、运行规范的监督管理体系。

1. GCP 的原则和实施　GCP 是最重要的法规文件,是临床试验全过程(包括方案设计、组织、实施、监查、稽查、记录、分析总结和报告)的标准规定。药物临床试验是药品在人体进行的安全性与疗效评价,为保证药物临床试验结果科学可靠,保护受试者的合法权益,药物临床试验应遵循 GCP 的原则,这是药物临床试验过程规范的重要保证。因此,参与药物临床试验的医疗机构、研制单位和合同研究组织应充分认识到实施 GCP 的重要性和必要性。

2017 年 10 月中共中央办公厅、国务院办公厅印发《关于深化审评审批制度改革鼓励药品医疗器械创新的意见》(厅字〔2017〕42 号,以下简称《意见》),在改革临床试验管理中,提出临床试验机构资格认定实行备案管理、完善伦理委员会机制等内容,同时明确改革措施涉及法律修改或需要取得相应授权的,按程序提请修改法律或由立法机关授权后实施。2017 年 11 月国家食品药品监督管理总局向国务院报送《中华人民共和国药品管理法修正案》,全国人大常委会审议修改《中华人民共和国药品管理法》后,实施药物临床试验机构备案管理,并采取措施加强事中、事后监管。

实施药物临床试验的机构需遵循 GCP 的原则及要求,完善组织机构,制定或优化标准操作规程、管理机制和运行机制,确保临床试验的质量。参与药物临床试验的新药研制单位(申办方)也需根据 GCP 的要求建立必要的管理制度,配置专业人员,确保在药物临床试验中切实按照 GCP 的要求履行自己的职责。

2. 监查　一般由试验申办者或者合同研究组织(contract research organization,CRO)派出监查员前往各试验中心履行监查的职责。首要任务是保证临床试验中试验记录与 CRF 的数据准确、完整、真实、及时、合法等,在试验过程中遵循现行法规和 GCP 的要求,符合研究方案;其次是保证试验材料齐备,试验进度和入组速度符合计划,及时解决试验过程中出现的相关问题。监查员根据监查计划进行监查并记录。

3. 稽查　是指对临床试验相关活动和文件进行系统的、独立的检查,以评估确定临床试验相关活动的实施及试验数据的记录、分析和报告是否符合试验方案、标准操作规程和相关法律法规的要求。稽查是临床试验质量保证不可缺少的重要部分。ICH 在批准新药申请的指南中推荐对临床试验进行稽查,并要求稽查报告递交管理部门。一般情况下,全球多中心临床试验常需稽查。GCP 未对稽查的频次和时间进行规定,往往取决于申办者。申办方可根据试验分期、试验单位数量、受试者数量、预期风险等情况安排稽查。

稽查包括以下必要步骤:明确试验方案中的关键因素;确定资料来源;准备资料数据收集清单;制订稽查实施计划;收集试验单位信息;评估原始的数据资料;编辑、编码、制表和分析数据;提出意见建议;准备报告草案;完成最终报告。

4. 视察　分为专业视察和项目视察,由监管方派员对药物临床试验实施机构或某个临床试验项目进行检查或核查。专业视察主要针对机构,对其人员组成和要求、管理制度及标准操作规程(standard operating procedure,SOP)、药物保存、仪器设备和质量保证体系等方面进行检查。项目视察一般在试验结束后进行,对该项目的研究队伍、相关文件、知情同意书、实施过程、受试者保护及严重不良事件(serious adverse event,SAE)报告、原始资料和CRF填写、数据管理、药物管理、质量管理和资料保存等方面进行检查。

国家药品监督管理局食品药品审核查验中心(Center for Food and Drug Inspection of NMPA,CFDI)基于风险决定是否开展药品注册研制现场核查。药物临床试验现场核查作为药品注册核查,主要目的是通过对注册申报材料与临床试验的原始记录和文件的核对和/或实地确证,评价试验实施、数据记录和结果报告是否符合试验方案和药物临床试验相关法规,核实相关申报资料的真实性、一致性,同时关注受试者保护。药物临床试验现场核查包括药物Ⅱ、Ⅲ期临床试验现场核查,生物等效性试验和药物Ⅰ期临床试验现场核查。

《药物临床试验数据现场核查要点》共63条,除关注数据真实性、原始数据与注册申报资料的一致性之外,还关注影响药物有效性、安全性的重要数据,以及影响受试者权益的知情同意书签署等内容。要点包括临床试验、生物样本检测、数据管理和统计三部分。《药品注册核查要点与判定原则(药物临床试验)(试行)》涵盖生物等效性试验(bioequivalence,BE)及Ⅰ期和Ⅱ/Ⅲ期临床实验,主要针对各期临床试验的特点、2020年版GCP的要求和既往药物临床试验数据核查发现的主要问题,参考美国FDA、欧盟、日本等GCP检查的要点。关于核查的判定原则要点,不通过包括以下几种情况:临床试验数据造假、关键研究活动数据无法溯源、申报资料与原始记录不一致且影响结果评价、其他严重数据可靠性问题、拒绝或不配合核查导致无法继续进行现场核查、法律法规规定的其他不应当通过的情形等。对于未发现问题或发现的问题不构成以上不通过情形的核查认定为"通过"。其中发现的问题对数据质量和可靠性可能有影响的需审评重点关注。

新药临床试验核查的对象包括临床试验机构/研究者、中心实验室、分析测试单位、独立的评估机构等。核查范围包括临床试验实施全流程,从伦理审查、知情同意、筛选入组、随访、记录和报告、数据管理、统计分析、总结报告、监查和稽查等,必要时可延伸检查。现行的核查标准为《药品注册核查工作程序(试行)》。核查重点包括主要疗效指标、重要安全性指标相关数据核实、溯源及方案执行、数据管理和受试者安全权益。结果处理包括通过/不通过的核查结论,对于违反相关法律法规的报送药品注册司、机构相关专业整改、纳入合规历史、录入机构备案管理平台等。今后有望从药物试验机构监督管理、监管科学课题研究、远程核查等新的核查模式的探索完善、检查员队伍建设和能力提升、世界卫生组织(World Health Organization,WHO)的国家监管体系(National Regulatory Authority,NRA)评估等方面建立科学、规范的临床试验核查体系,更好地支撑药品审评需要。

二、新药研发注册管理

新药的临床试验注册是指在试验的起始阶段将试验的重要信息在公开的临床试验注册机构进行登记,以向公众、卫生从业人员、研究者和申办者提供可靠的信息,使临床试验的设计和实施透明化。2005年8月,WHO国际注册平台成立并发布公告认为临床试验注册具有伦理和科学意义。公开正在进行和已完成试验的信息是试验研究者的义务和道德责任,并可提高公众对临床研究的信任和信心。全球统一的临床试验注册制度对临床医学发展具有全方位和深远的影响。2007年5月,世界卫生组织国际临床试验注册平台(World Health Organization

International Clinical Trial Registration Platform，WHO ICTRP）正式运行。目前国际上比较重要的注册机构有美国 Clinical Trails 注册资料库、英国国立研究注册库（Britain's National Research Register，BNRR）、澳大利亚 - 新西兰临床试验注册中心（Australian and New Zealand Clinical Trials Registry，ACTR）、美国国立医学图书馆临床试验注册中心（National Library of Medicine Clinical Trials.gov）、英国国际标准随机对照试验号注册库（International Standard Randomised Controlled Trial Number Register，ISRCTN）和 Trial Central 注册库等。WHO ICTRP 的正式运行，标志着按统一标准对临床试验进行注册并颁发统一注册号的临床试验注册制度正式在全球建立并运行。中国临床试验注册中心（Chinese Clinical Trial Registry，ChiCTR）是代表我国的 WHO 临床试验注册机构，并通过 WHO ICTRP 认证，成为第 4 个 WHO ICTRP 一级注册机构，是国际统一注册号在中国的接口。ChiCTR 负责中国的临床试验注册、公布研究设计信息、国际统一注册号的接口、审核研究设计、中心随机分配以保障注册临床试验的质量。

国家药品监督管理局主管全国药品注册管理工作，负责建立药品注册管理工作体系和制度，制定药品注册管理规范，依法组织药品注册审评审批以及相关的监督管理工作。其中国家药品监督管理局药品审评中心负责药物临床试验申请、药品上市许可申请、补充申请和境外生产药品再注册申请等的审评。地方药品监督管理部门负责行政区域内境内生产药品再注册申请的受理、审查和审批，药品上市后变更的备案、报告事项管理等。2015 年以来药品审评审批工作的理念和具体审评工作流程都进行了重大调整，鼓励创新、突出申请人和上市许可持有人责任主体地位、优化审评审批程序、问题和风险导向、加快"好药新药"上市的特征越发明显。

现行版《药品注册管理办法》将申请人资质放宽为能够承担相应法律责任的企业或者药品研制机构。新增对疫苗临床试验开展机构的要求，重构疫苗监管体系，严格疫苗风险管控。进一步加强药品的研发监管力度，对药品研究质量的提高和药品研究环节秩序的进一步规范起到积极的促进作用。申请人完成支持药品上市的药学相关研究，确定质量标准，并完成商业规模生产工艺验证后，可以在药品注册申请受理前向中检院或者省、自治区、直辖市药品监督管理部门提出药品注册检验。在提交注册申请进入药品审评环节后，药品审评人员如发现需要通过检验确定的问题，有可能发起补充检验的通知。注册检查核查中，如果发现问题需要检验的，也有可能发起抽样和检验。完整的申请路径为申请人在完成支持药品上市注册的药学、药理毒理学和药物临床试验等研究，确定质量标准，完成商业规模生产工艺验证，并做好接受药品注册核查检验的准备后，提出药品上市许可申请。仿制药、按照药品管理的体外诊断试剂以及其他符合条件的情形，经申请人评估，认为无须或者不能开展药物临床试验，符合豁免药物临床试验条件的申请人可以直接提出药品上市许可申请。符合条件的非处方药也可以直接提出上市许可申请。工作流程上将原来的药品审评与注册核查、检验的关系由"串联"改成"并联"，同时检验还可在上市许可申请受理前提出，进一步简化程序，提高实效。

现行版《药品注册管理办法》开辟了更加多元的、以临床价值为导向的加快上市注册的程序，包括临床试验阶段的突破性治疗药物、附条件批准程序、上市许可阶段的优先审评审批程序以及特别审批程序，对进入"快速通道"的申请人将获得由药监部门、药品审评中心等提供必要的技术指导、沟通交流、优先配置资源、缩短审评时限等政策和技术支持。对药品注册不仅局限为上市的申请审批，还包含药物临床试验、药品上市许可、再注册等申请以及补充申请，范围涵盖从临床试验申请开始直至上市后的补充申请，体现药品全生命周期管理的理念。药物临床试验应当在具备相应条件并按规定备案的药物临床试验机构开展，化学仿制药生物等效性研究应当报药品审评中心备案。国家药品监督管理局成为国际人用药品注册技术协调会（ICH）管理委员会成员，对于使用境外研究资料和数据支持的药品注册申请，其来源、研究机构或者实验室条件、质量体系要求及其他管理条件等应当符合 ICH 通行原则，并符合我国药品注册管理的相关要求。

三、研发全球化

中国的精神药物临床研究发展历史并不长。20 世纪 80 年代开始的一些临床试验大多存在样本量小、方案要求简单和操作欠规范等问题。国内的精神药物临床试验更多局限在仿制药的安全性和疗效确证或者是国外已上市产品的国内注册临床试验，真正国内原研药的临床试验非常有限。得益于 GCP 的颁布执行和国际化的推动，临床试验越来越规范，受试者的权益保护及临床试验结果的科学性和可靠性都得以保障。近年来，在我国开展的国际多中心和创新药临床研究项目日益增加，精神药物临床研究的整体水平和质量也有长足进步，并逐步缩小与美国、欧盟等发达国家的差距。

中国具有人口众多、病例资源丰富的优势，且将来的药物市场前景广阔。在某些全球多中心临床试验中，中国的研究中心入组病例多、数据全、完成质量高、速度快。和其他国家相比，我国经济持续发展，相对低廉的成本和丰富的患者资源、经过良好培训的研究人员是我国在全球多中心临床试验和创新药研发中的优势。

众所周知，药物研发的投入巨大、周期长。如果像以往一样，新药上市前在每个注册地都进行临床试验，必将进一步增加成本，大大延缓新药上市进程，导致患者无法得到更加安全有效的治疗。全球同步研发和开展临床试验可以满足不少国家的医疗需求，加快新药上市进程，使患者及早接受更好的药物治疗。2017 年国家食品药品监督管理总局加入 ICH，并于 2018 年当选为 ICH 管理委员会成员，中国的药品注册管理制度加速与国际接轨。中国通过发布 ICH 指导原则适用及推荐适用公告、ICH 指导原则中文版等形式，转化实施 ICH 技术指导原则。国家药品监督管理局坚持科学化、法治化、国际化、现代化的发展道路，持续深化改革创新、完善指导原则体系，加速 ICH 指导原则在中国的落地实施；全面深化与国际监管机构和工业界的交流合作，推进国际监管数据共享和互认。加入 ICH 药品监管体制改革有力推动了中国药品开发和医药创新，开启中国医药创新发展的新篇章，创新药的临床试验申请数量和获批上市数量明显增加，越来越多的创新药实现在中国境内和境外同步上市。

2008—2020 年推出国家重大科技专项——"重大新药创制"计划，对标 ICH GCP 等要求在全国建立重大疾病领域的新药临床评价技术平台，使开展的临床试验能实现数据互认，促进我国新药创新和研发，促进新药研发全球同步化，满足日益增长的临床需求。

（于文娟　李华芳）

参 考 文 献

[1] 江开达. 精神药理学 [M]. 2 版. 北京：人民卫生出版社，2011.

[2] 王平，杨胜，张建武. 新时代药品注册管理体系的设计与构建——2020 年版《药品注册管理办法》的新理念、新内容、新要求及实施进展 [J]. 中国食品药品监管，2021（6）：8-17.

[3] 王婧璨，张晓东，温宝书，等. 新版《药品注册管理办法》修订内容研究与思考 [J]. 中国新药杂志，2021，30（7）：590-595.

[4] 周吉银. 2020 版 GCP 对伦理委员会的要求及对策 [J]. 医学与哲学，2020，41（14）：1-5.

[5] 蒋璐灿，陈勇川. 我国药物临床试验中心伦理审查的实践瓶颈与路径探析——2020 版 GCP 相关规定的启示 [J]. 医学与哲学，2020，41（15）：20-24.

[6] XIAO S F，CHAN P，WANG T，et al. A 36-week multicenter，randomized，double-blind，placebo-controlled，parallel-group，phase 3 clinical trial of sodium oligomannate for mild-to-moderate Alzheimer's dementia[J]. Alzheimer's research & therapy，2021，13（1）：62.

[7] MI W F，YANG F D，LI H F，et al. Efficacy，safety，and tolerability of ansofaxine（LY03005）extended-release tablet for major depressive disorder：a randomized，double-blind，placebo-controlled，dose-finding，phase 2 clinical trial[J]. International journal of neuropsychopharmacology，2022，25（3）：252-260.

[8] YU W，LEI L，YU Y，et al. Model-based analysis of therapeutic efficacy of blonanserin and risperidone in schizophrenia patients and effects on prolactin：a randomized double-blind study[J]. Human psychopharmacology，2020，35（1）：e2717.

第九章

精神药物临床研究方法

精神药物临床研究是指任何在人体进行的精神药物系统研究,目的是确定试验用药物的疗效与安全性。在国外这是一门需要系统学习的专门课程,而国内目前对相关内容的介绍尚不全面而深入。随着精神药物的新药研发、注册程序、药品监管与国际化接轨程度的加深,国家药品监督管理局连任国际人用药品注册技术协调会(ICH)管理委员会成员,我国的精神药物临床研究有了更多的机会走向国际。由过去被动参与国际多中心临床研究实施到现在参与方案设计,或者国内申办方主动发起国际多中心临床研究,研究人员对于精神药物临床研究方法的学习需求也日益突出。

临床研究的质量和结论是对药物是否安全有效的最关键、最权威的评价,与大众的健康息息相关。质量源于设计,药物临床研究的结果要具有代表性、可信可靠。在设计之初,不仅要考虑科学性,是否符合伦理原则以及实际操作的可行性也是必须考虑的要素。建议从临床研究方案撰写的准备阶段开始,就由申办方、方法学专家、精神科专家、伦理学专家、临床研究管理部门及研究团队多方参与讨论,从不同维度共同完善方案设计,使临床研究的试验设计、实施操作、结果统计分析等全过程更加顺畅。

第一节 概 述

临床研究设计是一个复杂的问题,精神药物临床研究尤其如此,由于受试对象大多数为精神疾病患者,需要考虑其疾病的特殊性、症状与病程特点及患者的认知功能、配合程度、自知力等。设计时根据研究目的决定是否选用诊断工具,哪些精神科评定量表能很好地评估疗效与安全性,提高受试者依从性的措施等。限于篇幅的原因,本章节难于面面俱到。在此,仅讨论观察研究(observational study)和实验研究(experimental study)的相关问题。

在临床研究设计中,需要预先确定一个基本问题——究竟采用何种设计方法。在观察研究中,研究者扮演的是一个相对被动的角色,作为一个旁观者观察事件在研究人群中的发生情况;而在实验研究中,研究者需要主动地给研究人群施加干预措施,并且观察干预措施所产生的效应。在观察研究中,有 3 种最常采用的研究设计方法:其一为队列研究(cohort study)或称为群组研究,研究者对一组受试者进行一段时间的随访观察;其二为横断面研究(cross-sectional study),研究者在某一特定时点展开观察;其三为病例对照研究(case-control study),研究者将一组患有某种疾病或具备某种症状的受试者与另一组不患有该种疾病或不具备某种症状的受试者加以比较。其中的队列研究和病例对照研究属于分析性研究,而横断面研究属于描述性研究。在实验研究中,最常采用的就是随机对照试验(randomized controlled trial,RCT)的设计方法。表 1-9-1 列举了常见的临床药物研究分类。

表 1-9-1　常见的临床药物研究分类

临床药物研究分类	研究设计		研究方法
观察研究	描述性研究	横断面研究	普查 抽样调查 典型调查
	分析性研究	生态学研究 纵向调查 队列研究 病例对照研究	
实验研究	随机同期对照试验 非随机同期对照试验 前-后对照试验 交叉试验		

没有任何一种试验方法永远优于其他方法，需要根据所要研究的问题选择最具效率的研究方法。虽然随机对照试验，特别是随机盲法对照试验被视为确定因果关系和治疗有效性的金标准设计，但在很多情况下，观察研究才是更好的选择，或者说是更为可行的选择。

临床精神药理学研究的根本目的就在于遵循循证医学的原则，将研究结果运用于临床而指导临床，最终推动临床治疗的进步。然而，目前大多数中国患者对新药临床研究相关知识的获取途径稀少，对临床研究的总体认知以及参与度不高。以心境障碍患者为例，在阅读药物临床研究相关知识后，愿意参加者仅为 21.15%，不愿参加者占 37.22%，其余为视情况而定，少部分有参与意愿的患者在签署知情同意书后还要经过筛选过程。而随机对照临床研究中，为了排除混杂因素的影响，大都设定严格的入组和排除标准。以精神分裂症研究为例，只有 9%～13% 的精神分裂症患者可以满足随机对照临床研究的要求，可以作为合格的受试者参与试验。再以双相障碍研究为例，患者共患其他疾病的比例较高，特别是物质滥用和人格障碍等，共患率可以高达 50% 以上，为了排除这些共患因素的干扰，双相障碍的临床药理学研究大都在设定受试者标准时排除了上述患者。另外，临床上抑郁症急性期患者时常会出现自杀意念或行为，而几乎所有抗抑郁药临床研究在设置排除标准时会有高自杀风险的条目，将伴有高度自杀风险的患者排除在外。

在新型抗精神病药的研究问题上，位于伦敦的临床研究机构 National Institute for Health and Care Excellence（NICE, London）就特别指出，"由于干预研究不能对有关非典型抗精神病药疗效的许多关键问题提供答案，因此需要开展更高质量的观察研究"。2005 年 9 月发表于《新英格兰医学杂志》（*New England Journal of Medicine*），在国际上引起很大反响的抗精神病药干预有效性临床试验（CATIE）研究比较多种抗精神病药治疗精神分裂症的有效性。这一试验正是很好地综合了随机对照试验和观察研究的方法，更接近自然状态下的日常临床实践，因而具有较好的临床指导意义。美国国立精神卫生研究所资助的抑郁症序贯治疗（STAR*D）研究是迄今为止评估抑郁症治疗规模最大、时间最长的研究，该研究采用 4 个阶段治疗方法，每个阶段治疗后未达到临床痊愈或不能耐受的患者进入下一阶段治疗；如患者达到临床痊愈或对疗效满意，可进入为期 12 个月的随访研究以观察长期疗效。该研究已发表的论文使临床医师和抑郁症患者能够获得直接比较各种治疗策略的大规模长期研究数据，被誉为"抑郁症治疗里程碑式研究"。

由此可见,观察研究与实验研究都有各自的优势和劣势,根据研究目的和研究条件选择适当的研究方法或研究方法的组合尤为必要。从研究的序贯性上来说,通常是以观察研究起始的。这类研究往往也称为描述性研究,着重探求大致的概貌,例如人群中的疾病或某种医学相关问题的分布情况。描述性研究之后大多继以分析性研究,以便评估与因果关系有关的相关性。研究的最后一步往往是实验研究,以确定干预措施的效应。实验研究通常位于研究序列的最后阶段,因为这种研究的难度大、费用相对高昂、回答的问题范围狭窄,而这些问题往往来自前期观察研究的发现。因此,在研究的不同阶段合理地选择研究方法非常重要。

表 1-9-2 以绝经后女性接受激素治疗能否预防抑郁症状为例,说明了几种常见的临床研究设计方法。

表 1-9-2 常用的临床研究设计举例

研究设计	主要特点	举例
观察性设计		
队列研究	对一组人群进行一段时间的随访	对一组女性进行数年的随访,观察服用激素者与不服用激素者抑郁症状的出现概率
横断面研究	在某一特定时点对一组人群进行考察	对一组女性进行一次考察,了解服用激素者与不服用激素者抑郁症状的出现概率
病例对照研究	根据结局划分的两组人群	考察一组有过抑郁症状的女性(病例),将她们与一组健康女性(对照)对比,询问激素的使用情况
试验性设计		
随机对照试验	通过随机化的方法产生两个组,分别进行干预	将女性随机分配至激素治疗组和安慰剂治疗组,对这两组女性进行数年的随访,观察抑郁症状的出现概率

第二节 精神药物临床研究的设计

一、观察性设计

在观察性设计中,影响被观察者的因素是客观存在的,研究者只能被动地观察和如实地记录;观察时研究条件难以控制,一般只有通过合理分组、设置对照等手段尽可能减少干扰。表 1-9-3 列举了观察性设计的主要类型和特点。

(一)队列研究

队列研究要求对群组受试者进行一段时间的随访。主要目的有两个:其一是描述性目的,通常是对某种特定结局的发生率进行描述;其二是分析性目的,也就是分析预测因素与上述结局之间的相关性。为此有两种基本的设计方法,一是前瞻性队列研究,研究者在某种结局发生之前定义样本的来源,并对预测变量展开评估;二是回顾性队列研究,研究者在某种结局发生之后确定样本,并收集与预测变量有关的数据。

1. 前瞻性队列研究 队列(或称为群组)一词来自罗马语,是指行进中的一组士兵。在临床研究中,一个队列是指一组经过一段时间随访的受试者。在前瞻性队列研究中,研究者选择或定义受试者样本,并且评定每例受试者的特征,这些特征有可能预测后续的结局。研究者对受试者进行随访,定期评估结局指标。

表 1-9-3 观察性设计的主要类型和特点

设计分类	优势	缺陷
队列研究		
前瞻性队列研究	①更好地控制受试者的选择；②更好地控制评估过程；③避免评估预测变量偏倚；④确定某种事件发生率和潜在形成因素的有效方法；⑤在研究致死性疾病的形成因素方面具有特殊价值	①周期较长；②费用高昂且效率不高（特别是研究罕见结局方面）
回顾性队列研究	①与前瞻性队列研究相同，可以确定预测变量先于结局出现这样一种时间序列关系；②与前瞻性队列研究相比，花费小得多，耗时也显著短于前者；③工作量减少，受试者已经被人为集中在一起，基线评估和后续随访都已经完成	①不好控制受试者的选择；②不好控制评估过程
横断面研究	①可以研究多个变量；周期相对较短；②适于作为队列研究的第一步；③可以得到患病率和相对患病率	①不能确定事件的顺序；②不适于研究罕见预测变量或罕见结局变量；③不能得出发病率或真实的相对危险度
病例对照研究	①适于研究罕见事件；②研究周期短；③费用相对低廉；④规模相对较小；⑤产生比值比	①产生偏倚；不能确定事件的顺序；②仅有一个结局变量；③不能得出患病率或发病率

以下是一个前瞻性队列研究的实例。

2014 年我国开始建立统一的住院医师规范化培训制度，上海交通大学建立了住院医师前瞻性研究队列，旨在调查住院医师规范化培训期间抑郁症的发生与发展和相关因素。试验的基本步骤如下：

（1）构建群组：选取上海交通大学医学院 12 家住院医师规范化培训基地 2016—2018 级新招录的住院医师，通过电子邮件发放邀请，受邀者中 1 213 名（39.04%）住院医师同意参加研究。

（2）评估预测变量和潜在的混杂变量：研究者给同意参加研究的住院医师发出问卷，在住院医师培训开始前 1~2 周收集研究对象的基线心理概况，随后以 3 个月为一期，共 4 次随访来评估抑郁症状的变化。在要求他们填写 9 项患者健康问卷（patient health questionnaire-9，PHQ-9）的同时，询问可能对住院医师的情绪造成影响的事件发生情况，如医疗差错、医患矛盾等。

（3）随访群组及评估结局：受调查的住院医师 PHQ-9 抑郁症状得分在基线时为 4.09 分 ± 4.06 分，至 3 个月、6 个月、9 个月和 12 个月时迅速上升，33.69% 的调查对象至少在一次随访中抑郁评分达到 Kroenke 等制定的抑郁症诊断标准。培训类型为学位衔接、基线抑郁症状、个人抑郁症病史以及培训期间的因素是住院医师在培训过程中抑郁症状显著上升的危险因素。

前瞻性队列研究是确定某种事件发生率和潜在形成因素的有效方法。当研究者针对某一个疾病的研究而构建一个群组时，常常排除掉已经患有该种疾病的受试者。通过排除这些受试者，研究者假设在研究开始时被评估的预测变量尚未受到结局的影响。然而，有时会出现预料之外的情况，如抑郁症队列在随访的过程中患者出现转躁情况，更改诊断为双相障碍。可以通过两种方法将这种潜在问题限制在最低程度：第一，可以采用敏感度较高的检测手段筛查并排除掉未来可能发生"转躁"的受试者，如借助简明国际神经精神障碍交谈检查表（MINI）诊断工具的应用；第二，研究者可以扩展研究的时间窗，在基线时尽量纳入复发而非首次发作的抑郁症患者。

2. 回顾性队列研究　设计方法基本上与前瞻性队列研究相同,对一组受试者进行一段时间的随访,在研究开始时评估潜在的预测变量,随后确定后续的结局。差别在于队列的构建、基线评估、随访和结局都是已经发生的事件。只有当受试者队列的疾病结局和危险因素的资料非常完备时,这种类型的研究才可能得以实施。

以下是一个回顾性队列研究的实例。

本研究评估双相障碍疾病本身与骨质疏松的相关性。实施这项研究的基本步骤如下:

(1)确定一个合适的队列:丹麦全国于1996—1999年之间被诊断为双相障碍的全部22 912名患者,并以1∶5的比例纳入年龄及性别匹配的114 560名一般人群对照。

(2)采集预测变量的资料:通过查阅患者的医疗记录收集当初确定诊断时的相关信息,其中包括性别、年龄、精神药物使用种类及累积剂量,以及骨质疏松的危险因素。

(3)采集后续结局的相关资料:研究者从医疗记录中收集患者的资料,确定他们是否患有骨质疏松。

(4)结论:锂盐与双相障碍患者的骨质疏松风险显著降低有关,且呈现出明确的量效关系。

(二)横断面研究

前面介绍的队列研究中,评估顺序与因果关系顺序在时间上是一致的:首先是预测变量,随后是结局指标。接下来讨论的横断面研究以及病例对照研究在原因推断上则有所不同。

横断面研究的结构类似于队列研究,但全部评估仅进行一次,没有随访期。研究者在单个时点完成全部评估,从整个人群中采集一个样本,考察变量在样本内的分布情况,随后研究各种来源变量之间的相关性,确定预测变量和结局变量,并推断因果关系。这种设计非常适合于描述变量及其分布模式的研究目的。例如双相障碍的药物治疗往往不是单药治疗,为了解精神专科和综合医院精神心理科的处方习惯,国内一些研究者开展了一些诸如某某地区的双相障碍用药分析的研究,在某一个固定的时点收集医院的用药情况资料。这些研究就是典型的横断面研究。

横断面研究也可以用于考察两者的相关性,但是预测变量和结局变量的确定往往取决于研究者的因果关系假设,而非研究设计。然而,对于年龄和种族这样的构成因素,作出上述预测变量和结局变量的选择相对容易一些,这些变量通常不会受到其他变量的影响而发生改变,因此可以作为预测变量。对于多数变量来说,作出这样的判断就困难得多。例如一项横断面研究发现双相障碍患者与物质滥用的共病率约为42.3%,双相障碍发病与物质滥用具有相关性。那么问题就随之出现——究竟是双相障碍发病导致物质滥用,还是物质滥用导致双相障碍发病呢?

下面简要介绍我国第一项国家级的精神障碍横断面研究实例,有助于大家对这种设计方法的理解。中国精神卫生调查起自2012年,包含精神疾病流行病学、医疗设施使用情况、相关社会精神危险因素分析以及一些中国特有情况。该研究涵盖心境障碍、焦虑症、酒精和药物滥用、精神分裂症和其他精神障碍、进食障碍、冲动控制障碍和痴呆。研究数据来自中国31个省157个以人群为基础的国家疾病监测点。2013年7月22日—2015年3月5日共32 552名受试者参与研究,研究方式为面对面访谈,诊断标准包括DSM-Ⅳ、痴呆的社区筛检及老年人精神健康状况检查。研究结果于2019年2月发表于 *Lancet Psychiatry*。研究者统计发现,受试者在访谈前12个月内患有各种精神疾病(不包括痴呆)的比重占9.3%(95%CI 5.4～13.3),访谈前的终生患病率为16.6%(13.0～20.2)。其中情绪障碍、焦虑症、物质滥用和冲动控制障碍的终生患病率为 18.3%(15.8～20.9)，时点患病率为 11.2%(9.5～12.8)；进食障碍、精神分裂症或其他精神疾病的终生患病率为 0.8%(0.3～1.3)，时点患病率为 0.6%(0.1～1.1)。焦虑症的时点患病率和终生患病率都是最高的(5.0%,4.2～5.8;7.6%,6.3～8.8)，≥65 岁人群中患有痴呆的比重为 5.6%(3.5～7.6)。

(三)病例对照研究

病例对照研究通常是回顾性的。研究者确定一组患病的受试者以及另一组不患病的受试者，然后进行回顾性考察，发现两组之间预测变量的差异，以便解释为什么病例组罹患疾病而对照组不患病。该研究需要在一开始便确定疾病的危险因素，因此用以确定病例组和对照组状态的结局指标通常是某种疾病的有无。"病例"通常是指患有某种疾病的受试者。

病例对照研究的独特之处在于稳妥适度，风险较低，且耗资非常少，有时会带来出乎意料的好结果。因为存在大量产生偏倚的机会，其设计富于挑战性。病例对照研究的方法不能用于估算发病率或者患病率，因为患病受试者的数量和比例是研究者根据研究的需要来确定的，而不是基于他们在人群中所占的比例来确定的；但该方法能够提供病例特征的描述性信息，更为重要的是可以估算预测变量与患病或不患病之间的相关性强度。这种估算是以比值比(odds ratio,OR)的形式体现的，近似反映某种疾病的相对危险度。

服药依从性对于抑郁症患者在全病程治疗中的疗效非常重要。为了探讨影响抗抑郁药在抑郁症患者中应用依从性的相关因素，研究者选取 2015 年 1 月—2016 年 6 月在某精神专科医院住院治疗的抑郁症患者 160 例作为研究对象，比较依从性不同的两组在年龄、性别、受教育程度、抑郁症的病程、婚姻、居住地、家庭环境、工作、经济状况、对抑郁症的认知水平、药物因素、护患关系等方面的差异。对 160 例抑郁症患者随访 6 个月。研究发现，抗抑郁药口服依从性好者有 110 例(68.75%,110/160)，依从性差者有 50 例(31.25%,50/160)。影响抑郁症患者口服抗抑郁药依从性的因素包括缺少家庭支持(OR = 4.59,95%CI 1.13～30.25)、对抑郁症的认知差(OR = 4.11,95%CI 1.84～28.25)、抗抑郁药不良反应(OR = 3.42,95%CI 2.28～25.16)、护患关系一般(OR = 2.87,95%CI 1.36～19.42)。从而认为影响抑郁症患者口服抗抑郁药依从性的因素复杂，应针对影响因素实施有效对策以提高依从性。

二、试验性设计

实验研究就是通常说的临床试验。在临床试验中，研究者施加一种治疗(干预)，随之观察对某种结局的影响。随机分配的干预措施能够消除混杂变量的影响，盲法有助于防止在干预效果的判断上发生偏倚。

临床试验的优势是能够证明因果关系，但是通常耗资较大、耗时较长，且回答的临床问题范围较窄，有时还使得受试者暴露于潜在伤害之中。正因如此，它最适合于回答相对成熟的研究问题，只有当观察研究或者其他方面的证据表明某种干预措施可能有效，但是需要更强有力的证据以指导临床时再考虑采用临床试验的方法。并非所有的研究问题都需要靠试验性设计来回答。

下面重点讨论随机对照试验(RCT)的基本设计。

RCT 遵循随机、对照和重复的三项原则，利用统计学知识，通过设定一系列研究程序如设置盲法以及制定管理措施，消除医师和患者对药物疗效的主观影响，达到与已经上市的药物之间的有效比较，进而对其有效性和安全性作出相对客观的评价。

1. 随机(randomization) 是指每个个体都有同样的机会进入不同的试验组或对照组中，

以排除分配偏倚,均衡不同试验组之间可能影响试验结果的各种因素,克服来自主观或客观因素的影响,以提高临床试验的可信度。

2. 对照(control) 对照是比较的基础。对照原则是指使对照组与试验组的非处理因素相同,也就是除研究因素外,对照组具备与试验组对等的一切因素。对照组的设置可根据试验目的不同而异,主要有空白对照、安慰剂对照和阳性对照。

在药物临床试验中,一般很少用空白对照。安慰剂对照是证明试验药有效性和安全性的理想对照方法。在实际工作中,对新药选择安慰剂对照时,应从医学和伦理角度综合考虑。

3. 重复 是指临床试验经过一定数量的病例重复观测,以提高试验的可靠性。其应用体现在临床试验病例数的估计上。通过足够数量病例的临床试验,其结果才具有普适性,才可能为其他研究者在同样研究条件下重复获得。样本量大小应根据统计学原理计算。

4. 盲法(blind method) 其实施是为了消除研究者或受试者的主观因素对试验结果评价的影响。主要包括单盲(single blinded)试验、双盲(double blinded)试验等。单盲试验是仅研究者知道每个受试者用药的具体内容,虽可以避免来自受试者主观因素的偏倚,但仍未能防止来自研究者方面的影响。双盲试验是研究者和受试者都不知道每个受试者分在哪一组,也不知道何组接受试验治疗,此法的优点是可以避免来自受试者与研究者的偏倚。

盲法设置时,一定要考虑精神药物不良反应的特殊性,如试验药有明确的镇静作用,而对照组仅为安慰剂对照时,设计不合理造成的破盲的风险极大。如试验药和对照药有对实验室指标的不同影响,如抗精神病药试验药引起催乳素水平升高,而对照药无此副作用,试验过程中为保持盲法,催乳素的检测结果也应对研究者设盲。

第三节 安慰剂效应与反安慰剂效应

在现代药物研发和试验过程中,采用随机双盲对照试验是公认的标准策略。治疗效应的"加法模型"是结论推导的基础,即通过将患者随机分配到试验药组或安慰剂组,保证其他所有因素(疾病自然进程、向均数回归、偏倚等)在组间的均衡,以获得试验药的净效果。在确认药物疗效和安全性的探索性和验证性临床研究阶段,安慰剂对照是一种常见的选择。安慰剂效应是精神疾病临床研究方法学中非常广泛的问题,尤其是近年来,安慰剂效应有扩大化趋势。这一问题可能推迟新疗法的临床应用,增加研发成本,阻碍精神药物研究发展等。

一、安慰剂效应

(一)安慰剂与安慰剂效应

在理解和讨论安慰剂效应之前,需要理解安慰剂和安慰剂效应的区别。安慰剂一词最早出现在 14 世纪,直到 18 世纪晚期才在医学领域中得到应用,当时被描述为无特定疗效的方法或药物。安慰剂(placebo)是指非活性物质,不具备特定疗效,但在临床研究中它却可以带来预期寻求的效果。有学者将安慰剂效应定义为给予安慰剂干预后,排除药理学或特定性质的效果之外,归因于安慰剂干预引起的效应。在临床研究中所观察到的治疗效果包含安慰剂效应和独立效应,如疾病自然进程和自发改善。真正的治疗效应是观察到的治疗效果减去真正的安慰剂效应和疾病进展的独立效应。

安慰剂通过心理社会因素影响临床结果,即受试者因为对疗效的预期而产生的症状改善。虽然目前尚不清楚安慰剂效应是否在所有疾病中都产生相同的效果,但是这种影响在精神疾病中非常显著。精神疾病是以心理（精神）活动异常为主要表现的一大类疾病，生物因素、心理因素、社会文化因素在精神疾病的发生、发展和转归过程均起到重要作用。对于精神疾病的诊断与评估尚缺乏公认的客观指标，疾病症状严重程度的变化与患者心理因素的关系非常密切。因此，要评价精神药物是否有效，即是否具有真正的药理学治疗效果，必须最大限度地降低安慰剂效应的影响。

决定精神药物临床研究中安慰剂效应的四个主要因素包括患者、研究者、疾病特征和研究设计。患者性别差异、特定的心理特征（神经质、外向）、家属作为结局评价者等均为安慰剂效应的影响因素。从研究者角度来看，持续性对研究者进行信息沟通的规范化培训是有必要的，因为研究者本身对于治疗效果的预期影响其与患者之间的沟通，尤其是在精神科临床研究中使用主观评价的情况下。因此，采取独立的评分员进行标准化评估，并采用中心化质量控制等措施是目前广泛推荐用于降低偏倚的措施。疾病严重程度、病程和既往治疗史与安慰剂效应高度关联。在几乎所有 meta 分析中，疾病严重程度较轻与较高的安慰剂效应相关，病程短的患者也出现较高的安慰剂反应。在研究设计角度，试验周期的长短、试验组与安慰剂组的分配比例都与安慰剂效应的高低有关。

（二）控制安慰剂效应的措施

为控制安慰剂效应对精神药物临床研究的影响，目前有以下几个方面的措施：

1. 试验设计方法 有研究者开发了序贯安慰剂平行对照设计（SPCD），是适用于精神疾病的双盲安慰剂对照试验，相比传统的平行设计组设计、交叉设计，该方法对于降低总体安慰剂应答率和减少样本量的效果较好，且结果较为理想。另一个常用策略是设置安慰剂导入期，即可以在双盲阶段筛选并排除可能对安慰剂有反应的患者。然而，在导入阶段临床医师通常知道患者正在接受安慰剂治疗，这种设计可能会导致临床医师在导入阶段低估症状改善，并对患者进行期望值较低的语言/非语言沟通（例如向患者强烈强调在治疗的第 1 周预计不会有临床效果）。即便设置双盲，使得临床医师不知道安慰剂导入阶段的确切持续时间，在抑郁症治疗中由于抗抑郁药起效需要一段时间，在试验的最初几周，临床医师对症状改善的期望值仍然很低。对 1981 年 1 月—2000 年 12 月在抑郁症患者中进行的 75 项双盲试验的分析显示，在抑郁症研究中，使用安慰剂导入阶段的研究与没有使用安慰剂导入阶段的研究在对药物疗效的评估中没有统计学上的显著性差异。

2. 标准化研究程序 使用结构化访谈来诊断精神疾病是目前监管部门提出的有助于解决这一问题的手段。然而，在诊断访谈时使用音频或录像还不能完全解决这个问题。因为临床医师对试验效果的期待偏倚，可能会引导受试者作出相应的回答。有学者建议缩短研究周期和单次评估的时间，并限制评估内容，以将安慰剂效应降至最低；同时他们还建议在临床中心和研究人员的选择上做到少而精，但很难找到能同时满足高质量入组大量患者的临床中心。另外，在临床症状评分方面，建议从受试者入组评估开始，对同一受试者的评估由同一评分员完成，这可以在一定程度上减少不同评分员之间评估差异导致的偏倚。

3. 重视"检测敏感度"对疗效评价试验的意义 受试人群的病情严重程度、治疗依从性等问题对干预策略的绝对疗效评价可能存在影响。如入组的受试者病情过重或过轻，不仅不能保证研究人群的代表性和研究结果的可靠性，而且还可能造成偏倚。

4. 严格规范知情同意过程 知情同意对于受试者的权益具有保护作用。在知情同意过程中应避免对试验方案避重就轻，避免诱导和强迫，确保患者充分了解研究相关信息并且自愿参与。

二、反安慰剂效应

心理因素不仅影响对药物疗效的客观评价,同样会影响对药物不良反应的客观评价。与安慰剂效应相反,在研究中与干预措施相关的非特异性治疗效果下降或不良反应风险增加称为反安慰剂效应。

反安慰剂效应是近年来发现在药物临床研究中某些不良反应不能明确归因于相关药物的药理作用,也不呈现剂量-反应关系。典型症状主要表现为注意力不集中、嗜睡、恶心、头晕、疲劳、头痛等,这些症状多程度较轻且持续时间短暂,无须进行有针对性的治疗,但是会导致患者不依从、疾病负担和心理压力,甚至有可能降低药物的有效性。国外学者提出在精神科经常使用非自愿治疗,患者在非自愿治疗环境下的治疗预期往往不如自愿情况下积极。因此,强制治疗过程中安慰剂效应降低,而增大反安慰剂效应,导致治疗在非自愿环境中的整体有效性下降。在药物临床研究中,随机到安慰剂组的患者有4%~26%可能由于不良事件的发生而提前退出,导致临床研究的推论遭到质疑。与安慰剂相关的不良反应发生率可能降低对于干预药物的评估,并阻碍其进一步的研发。

影响反安慰剂效应出现和大小的因素包括患者特征、心理社会背景、医患沟通等多个方面复杂互动。在抑郁症患者中,相比男性患者,女性出现恶心等不良反应的比例更高;在伴随焦虑和躯体症状的患者中更有可能出现反安慰剂效应,严重焦虑患者报告的非特异性不良反应主要是躯体焦虑相关的症状(心动过速、多汗等)。医患关系和知情同意过程是影响反安慰剂效应出现的关键因素,在知情同意过程中,研究者向患者提供的药物相关信息可能会导致患者出现对治疗的忧虑或负面预期。一方面研究者必须告知患者可能的不良事件;另一方面必须增强患者的治疗积极性,将患者治疗的非特异性不良反应风险降到最低。

第四节 优效性、等效性及非劣效性研究

一、概述

(一)定义

优效性、等效性及非劣效性研究是以临床研究中采用的具体统计检验方式命名的。

优效性(superiority)检验是研究一种药物的疗效是否优于另一种药物(或安慰剂),即其差异大于预先设定的优效界值,差异有临床实际意义。通常情况下,以安慰剂为对照的试验应当做优效性检验。

等效性(equivalence)检验是检验试验药与对照药是否等效,即差异不超过预先设定的界值区间,差异在临床可接受范围内。等效性检验通常用于阳性对照药的试验,如某仿制药与原药进行疗效比较,如果达到等效性,则仿制药可被接受。近几年,国家药品监督管理局为推动仿制药质量提升,持续推进仿制药一致性评价工作,其涉及的临床研究就是等效性研究,而通过一致性评价的仿制药被认为其在生物等效性上与原研药一致。又如研究能否以小剂量代替大剂量、以疗程短的药物代替疗程长的药物等,均可采用等效性试验。

非劣效性(non-inferiority)检验是检验试验药是否不劣于对照药,但差异小于预先设定的非劣效界值,即差异在临床可接受范围内。非劣效性检验通常只用于阳性药物对照的试验中。采用非劣效性检验时,阳性药物应为具有明确疗效的上市药物,试验药应在其他方面对阳性

药物具有一定优势,如不良反应低、给药方便、耐受性好、价格便宜等。

(二)优效性、等效性及非劣效性研究的差异

关于上述界值和差异,可以用图示更好地说明,帮助大家直观地理解。在直线上从左到右标注四个点,分别为 $-\delta$、δ、下限、上限。

其中,δ 表示预先设定的界值(如 10%);$[-\delta, \delta]$ 表示界值区间;下限和上限表示试验产品与对照产品疗效差异的 95% 置信区间,如某试验药与对照药差异的 95% 置信区间为[16.14%,42.00%]。因为两组药物差异的 95% 置信区间的下限即 16.14%> 10%(即界值区间的上限),则说明试验药与对照药的差异大于预先设定的界值,则认为试验药的疗效优于对照药,即进行了优效性试验(superiority trial)。如图 1-9-1 所示。

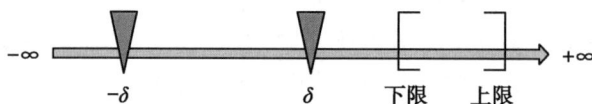

图 1-9-1　优效性检验

如果试验药与对照药差异的 95% 置信区间为[-3.14%, 9.10%],落在界值区间[-10%, 10%]范围内,即差异不超过预先设定的界值,则认为试验产品的疗效与对照产品相同,即进行了等效性试验(equivalence trial)。如图 1-9-2 所示。

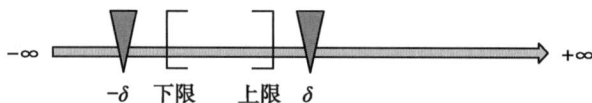

图 1-9-2　等效性检验

非劣效性试验(non-inferiority trial)是目前临床研究使用最多的设计类型,它关注的主要是试验产品与对照产品差异的 95% 置信区间的下限。如图 1-9-3 所示。

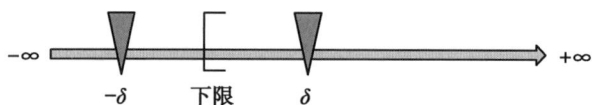

图 1-9-3　非劣效性检验

以上三种试验都是临床研究常见的研究假设。在临床研究的具体应用中,研究者要明确三种试验的不同之处,并结合自身的研究设计和研究目的来选择正确的试验方法以及相对应的统计分析技术,以期得到合理的统计推断与研究结论。

二、研究设计

(一)优效性试验(superiority trial)

用来证实新药 A 的效果好于旧药 B,来判断新药 A 上市的情况。

研究目的:A 药的效果好于 B 药。

研究假设:①无效假设,A－B≤δ;②备择假设,A－B>δ。

统计检验:一般选取双侧 0.05 显著性水平或双侧 95% 置信区间来判断。

对照药:阳性药或安慰剂。

注意事项：当计算优效性试验的样本量时，差异参数的选择应该具有临床意义，临床医师和统计学专家沟通选用适当的两组量表得分的差值。

安慰剂对照的优效性试验在临床研究的发展进程中起到鼻祖的作用，以前对于某种疾病还没有治疗药物时，一种新药物的出现往往会选择安慰剂对照来证实疗效。

（二）等效性试验（equivalence trial）

等效性试验是检验某种药物是否与另一种药物疗效"相等"的试验（实际为相差不超过某个指定的界值）。例如研究仿制药与原药的疗效是否"相等"、较低剂量来替代原剂量的疗效是否"相等"、短疗程药物来替代长疗程药物的疗效是否"相等"。为了说明"等效"，需要同时进行两次非劣效性检验，分别推断。仅当既说明试验药非劣效于对照药，又说明对照药非劣效于试验药时，才能得出两药"等效"的结论。

研究目的：A 药的效果等于 B 药。

研究假设：①无效假设：$A-B \leqslant -\delta$ 或 $A-B \geqslant \delta$；②备择假设：$-\delta < A-B < \delta$。

统计检验：采用单侧或双侧置信区间；生物等效性试验一般比较药代动力学参数的 90% 置信区间，而临床等效一般是 95% 置信区间。

对照药：同一活性成分的药物。

（三）非劣效性试验（non-inferiority trial）

非劣效性试验是目前应用最广的研究设计。在非劣效性试验中的试验药如与标准治疗的对照药相比具有某个特定方面的优势，如更便宜、副作用少、更安全、更方便、依从性好、能更好地改善生活质量，获得上市批准的可能性会大大增加。

研究目的：A 药的效果不差于 B 药。

研究假设：①无效假设：$A-B \leqslant -\delta$；②备择假设：$A-B > -\delta$。

对照药：必须是广泛应用的且已被之前的优效性临床研究证实疗效的标准用药，理论上作用机制相同或类似。

统计检验：非劣效性试验通常采用单侧 95% 置信区间，不完全依赖 P 值。如果两组疗效差值的 95% 置信区间的下限 $>-D$，则推断为非劣效。

注意事项：确定非劣效界值非常重要，非劣效界值的确定取决于临床实践，必须由临床医师作出，统计师负责给予统计理论指导。确定非劣效界值必须基于临床判断和统计理论的结合；界值必须小于阳性对照药和安慰剂之间疗效的差异且不能高于最小的临床有意义的差异值。

（四）试验设计间的转换

试验设计是计划，但实际药物的疗效是不可知的。实际临床研究中，可能存在试验类型的转换情况，一般从非劣效到优效的转换比较多。

如本来设计成非劣效性试验，试验结果却显示是优效，但这种转变必须在方案中说明。如试验设计为非劣效性试验，首先证实非劣效，然后在非劣效的基础上，满足特定条件，进一步推断为优效。

三、实施

（一）优效性试验

抗抑郁药的 II、III 期临床研究常选用安慰剂对照的优效性试验设计。以"多中心随机双盲安慰剂对照临床研究验证盐酸托鲁地文拉法辛缓释片治疗抑郁症的有效性和安全性"为例说明。

试验分类：安全性和有效性。

试验分期：Ⅲ期。

设计类型：平行分组。

试验药：盐酸托鲁地文拉法辛缓释片。

对照药：盐酸托鲁地文拉法辛缓释片模拟剂。

主要终点指标及评价时间：治疗终点时蒙哥马利 - 艾森贝格抑郁评定量表（MADRS）10 项评分总分较基线的变化。

试验药品分类：1 类新药。

作用机制：5- 羟色胺 - 去甲肾上腺素 - 多巴胺三重再摄取抑制剂（SNDRI）。

试验共纳入 558 例符合 DSM-5 诊断标准的中国成人抑郁症患者，按照 1∶1∶1 的比例随机接受试验药 80mg、160mg 或安慰剂的为期 8 周的双盲治疗。结果表明，试验药治疗抑郁症安全有效，可全面改善抑郁症状，尤其体现在缓解快感缺失、改善认知功能和不影响性功能方面，具有三重再摄取抑制剂的特征。

（二）等效性试验

生物等效性试验（BE）是等效性试验中的特殊类型，仿制药的临床研究常选用 BE 设计。以"草酸艾司西酞普兰片人体生物等效性试验"的随机开放性研究为例说明。

试验分类：生物等效性试验 / 生物利用度试验。

试验分期：其他。

设计类型：交叉设计。

试验药：草酸艾司西酞普兰（仿制药）。

对照药：草酸艾司西酞普兰片（原研药）。

终点指标及评价时间：AUC 和 C_{max}（主要）；体格、生命体征（血压、脉搏、呼吸、体温）、心电图和实验室安全性检查（次要）；给药后 156h。

该试验于 2014 年 8 月 4 日签署第 1 例知情同意书，纳入 24 例健康受试者，于 2014 年 9 月 4 日完成试验，历时仅 1 个月。2019 年 11 月 7 日，该品种顺利通过仿制药一致性评价。

（三）非劣效性试验

适应证为精神分裂症急性期的药物试验一般采取非劣效性设计。此类受试者不同于抑郁症、焦虑症急性期患者，如不使用阳性对照药，研究期间病情难以控制，造成冲动伤人或自伤风险增加，从受试者保护角度来看，非劣效性试验很好地解决了这一问题。由于研究中采用两种不同的活性药物进行干预，两种药物从外观上很难做到完全一致，一般采用双盲、双模拟的形式对试验药和阳性对照药均设置模拟剂。下面以"一项评价依匹哌唑（brexpiprazole）片用于治疗成人急性期精神分裂症的疗效和安全性的多中心随机双盲阳性对照Ⅲ期临床试验"为例说明。

试验分类：安全性和有效性。

试验分期：Ⅲ期。

设计类型：平行分组。

试验药：依匹哌唑片 / 阿立哌唑模拟安慰剂。

对照药：阿立哌唑片 / 依匹哌唑模拟安慰剂。

主要终点指标及评价时间：阳性和阴性精神症状评定量表（PANSS）总分从基线至第 6 周的变化。

部分次要终点指标及评价时间：临床总体印象 - 疾病严重程度（CGI-S）评分从基线至第 6 周的变化；锥体外系不良反应的评价；异常不自主运动量表（AIMS）；Simpson-Angus 量表（SAS）；Barnes 静坐不能量表（BARS）；哥伦比亚自杀严重程度评定量表（C-SSRS）。

该试验目标入组人数为 370 例，考虑到入组难度、试验进度及多中心试验质量保障问题，由国内 22 家药物临床研究机构实施。主要终点指标采用的是精神分裂症疗效评定的经典量表 PANSS；因药物可能出现锥体外系不良反应，在次要终点指标中采用三个经典的 EPS 评估量表；因精神分裂症患者可能出现自杀风险，采用权威的自杀风险评估量表 C-SSRS 评估自杀风险，保证受试者的安全性。

四、优效性、等效性及非劣效性研究的优势与局限性

新研发的试验药一般需要与安慰剂进行优效性试验，以比较其真正的疗效和安全性，来判断其上市的利益与风险。如果当前已有经过优效性试验证实的有效药物，常常还需进行试验药与有效药物的非劣效性比较研究，并判定试验药的疗效至少不差于（非劣于）已有的有效药物作为其上市的最低标准。

而等效性试验的应用多见于对同一活性成分的生物等效性以及血浆无法测定时的临床等效验证，常用于仿制药研究。

非劣效性试验通常用于与已上市的有效药物或标准治疗方案进行比较以求能提供一个新的治疗选择，少数情况下当安慰剂对照不被允许或违反伦理时，用以间接证明试验药优于安慰剂。非劣效性试验中阳性对照药相对于安慰剂的疗效无法在本试验中直接观察，因此需要假定阳性对照药有确切疗效。非劣效性试验应确保具有足够的检定敏感性，即具有区分阳性对照药为有效、低效或无效的能力。应着重考虑以下几个方面：

1. 阳性对照药疗效的既往证据 对于精神类适应证如抑郁症、焦虑症等，在既往试验中难以获得阳性对照药相对于安慰剂的稳健疗效差异，应谨慎使用非劣效性试验，或者在伦理许可的前提下采用包含安慰剂的三臂非劣效性试验。

2. 恒定假设 在非劣效性试验中应尽可能确保阳性对照药的疗效与既往临床研究保持一致。当恒定假设难以验证时，谨慎使用非劣效性试验。

3. 良好的研究质量 临床研究质量是非劣效性试验具有足够的检定敏感性的基础。各种试验质量缺陷都有可能导致试验药与阳性对照药的疗效差异估计出现偏倚。这些试验质量缺陷在优效性试验中通常不利于优效结论成立，但在非劣效性试验中却可能有利于非劣效结论成立。因此，在非劣效性试验的设计和实施阶段保证研究质量尤为重要。在精神药物试验中，由于没有客观的诊断指标，尤其要注意受试者诊断的正确性。建议使用诊断工具明确诊断和排除不适合的合并诊断；加强人员培训，包括但不限于评分员的量表培训、不断强化研究者的GCP 意识；对于特殊适应证，例如难治性抑郁症，纳入的受试者应避免比例过高的年轻人。

如果对试验药的疗效有充分的把握，且伦理角度可以设置安慰剂对照，优效性试验所需要的样本量较小，相应的试验周期、总体费用等各方投入也是最少的；如果为仿制药的注册，不需要做大规模的临床研究，选择等效性试验即可；对于多数新药研发，当申办方对试验药无绝对疗效把握时，非劣效性试验就是常见的选择。虽然非劣效性试验在临床研究中的应用越来越广泛，在识别具有临床价值的创新药方面发挥重要作用，但应该认识到非劣效性试验的结果不如优效性试验可信，其面临的技术挑战隐藏着固有的偏倚风险，可能会导致高估试验药的真实疗效。

第五节　真实临床"生态"下实效性临床研究

一、概述

传统的精神药物临床有效性和安全性研究评价以随机对照试验（RCT）作为"金标准"。RCT 在严格的试验环境下，严格控制研究人群，进行随机分组，研究结论具有较高的内部真实性，所形成的证据可靠性较高，普遍为监管机构和学界采用。但是 RCT 有其局限性：① RCT 的研究结论在外推到临床实际应用时面临挑战，如 RCT 严格控制入组和排除标准，保证参与研究的对象在临床特征等方面高度同质化，但是试验人群不能充分代表目标人群；②研究评价的措施标准且单一，合并或禁止用药等诸多限制造成干预措施不能充分反映复杂和多样的临床诊疗环境；③研究有限的样本量和较短的随访周期导致对罕见不良事件监测不足等；④开展 RCT 的时间成本和费用巨大，扩大患者群体或在特定群体中开展多项研究的效率较低，不利于新药或新技术的推广应用。目前开展 RCT 进行效力评价越来越难以满足临床需求。

在这个背景下，真实世界数据（real world data，RWD）来源于临床诊疗电子病历数据库等途径，具有可及性强、体量大、研究易于开展等特点，为开展研究提供极大的便利。真实世界研究（real world study，RWS）和真实世界证据（real world evidence，RWE）因其产生于真实临床"生态"中，具有研究标准较为宽泛、研究结论外部推广性强等优势，已经成为全球监管机构、医药产业界和学术界共同关注且具有挑战性的领域。

真实世界证据应用于支持药物和医疗器械监管决策，涵盖上市前临床研发以及上市后再评价等多个环节，为新药注册上市提供有效性和安全性证据。例如针对某些缺乏有效治疗措施的罕见病和危及生命的重大疾病，采用基于真实世界证据作为外部对照的单臂临床研究；为已上市药物的药品说明书变更提供证据，包括增加或者修改适应证、改变剂量、给药方案或用药途径、增加新的适应人群、添加实效比较研究的效果、增加安全性信息等；此外，在儿童用药等领域，利用真实世界证据支持适应证人群的扩大也是可能适用的情形之一。

实效性临床研究（pragmatic clinical trial，PCT）旨在通过比较两种或两种以上干预措施，并评价这些干预措施在真实世界临床实践中的效果，回答真实临床"生态"下临床医师、患者和监管者关注的重要问题。研究人员利用电子病历、移动电子设备等方式，采用宽泛的入组和排除标准，从各级各类医疗机构、社区招募患者，最大程度地确保参与研究的患者类型与最终研究结论应用推广的患者群体一致。在 PCT 实施中，患者所接受的医疗措施与常规医疗实践接近，不会因参与研究而使"生态"医疗方案产生较大的变化。在这类研究中，研究结局的范畴更广泛，包括长期治疗结局、生活质量、功能、罕见不良反应等，并可以开展卫生经济学方面的评价。

二、研究设计

真实世界研究通常用于回答病因、诊断、治疗、预后及临床预测等问题，包括观察研究和实验研究。其中观察研究可以分为描述性研究（个案报道、病例系列研究、横断面研究）和分析性研究（病例对照研究、队列研究），实验研究即实效性随机临床研究（pragmatic randomized clinical trial，PRCT）。

有统计学家提出解释性试验和实效性临床研究之间的区别。其中解释性试验的目的是确证一种生理学机制或临床假设；PCT 的目的是在真实世界临床实践中提供干预策略的证据。另有学者发表了《提高实效性临床试验报告的质量——〈CONSORT 声明〉的扩展》。随后，临床研究专家和方法学专家组成的研究团队开发出 PRECIS（pragmatic-explanatory continuum indicator summary）工具，从研究的 9 个维度出发，用于帮助临床医师、患者、研究者、决策者等评价和区分解释性和实效性临床研究。

又有学者改进了 PRECIS 工具（PRECIS-2）（图 1-9-4），增加各个维度量化评分，对实效性的要求放宽，并提出对 CONSORT 声明的扩展（表 1-9-4）。

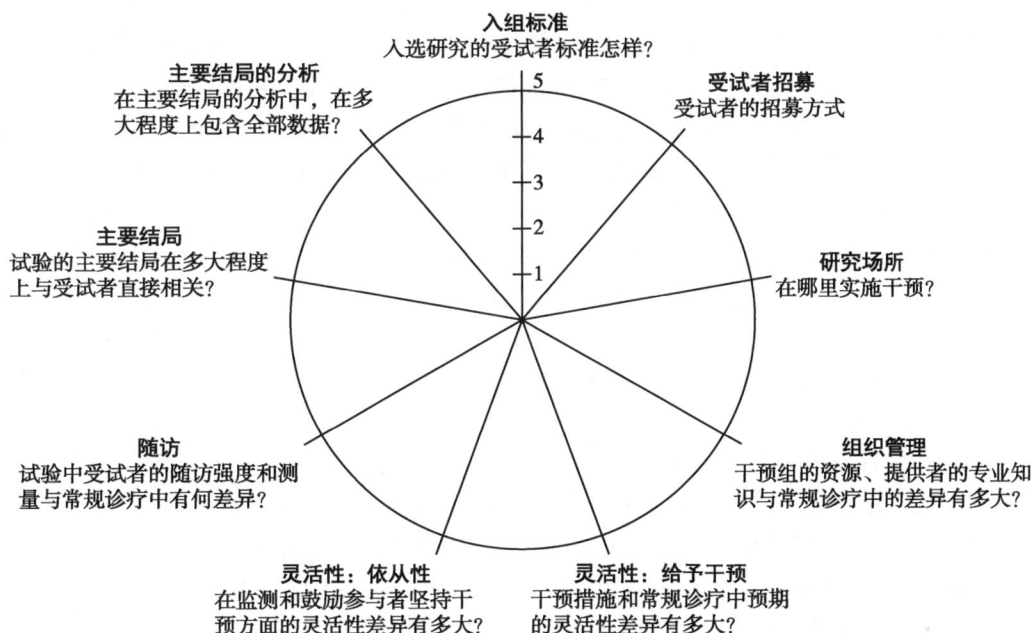

图 1-9-4 PRECIS-2 示意图

表 1-9-4 PRECIS-2 推荐的评估实效性水平的 9 个维度描述

维度	评估内容
研究者、受试者招募	
入组标准	参与研究的受试者特征和常规诊疗中可能接受干预措施的患者特征之间的相近程度
受试者招募	除了日常诊疗过程中可及的患者之外，还需要付出多少额外的工作来招募参与者
研究场所	研究环境和场所与日常诊疗过程的差异有多大
干预措施	
组织管理	研究中干预组的资源、研究人员的专业程度和组织管理与日常诊疗中的差异有多大
干预实施的灵活性	干预实施的灵活性与日常诊疗中干预的差异有多大
依从性的灵活性	监测和鼓励患者坚持干预的灵活性与日常诊疗中的差异有多大
随访	研究随访频率和周期与日常诊疗过程中的差异有多大
结局的定义、决定因素和分析	
主要结局	研究的主要结局与患者本身的直接关系有多大
主要结局的分析	在主要结局的分析中，有多大程度上包含全部数据

PCT 的主要目的在于评估比较干预措施在真实临床"生态"下的效果,这一目的决定其在设计和实施过程中的特点。

1. 研究对象的选择　在 PCT 中,患者群体与实践中预期接受新疗法治疗的患者类似,包括疾病特征、合并疾病、年龄、合并用药等。招募反映真实"生态"的患者群体是 PCT 设计的关键要素之一,目的在于确定异质性患者群体以优化研究结果的可推广性。通常在足够样本量的基础上,应从疗效、不良事件和治疗依从性等因素方面考虑应纳入的代表性患者群体。然而,该设计仍旧会受到样本量和选择偏倚的限制。如在比较长效注射剂和口服抗精神病药治疗时,由于患者不愿意接受长效注射剂治疗,可能会降低这一类群体参加试验的意愿并使脱落的风险增加,从而降低试验人群的代表性。此外,患者对治疗的态度和依从性、疾病特征(包括症状严重程度、疾病稳定性、随访持续时间、现病史等因素)与治疗结局是相关的,因此在研究对象的选择中,如何识别目标对象队列,以及如何保证之后的研究依从性需要充分考虑。一般来说,建议使用最少的入组和排除标准来确定研究群体,如同时参加其他研究的患者也符合参与现实世界人群的一部分。

2. 干预措施　PCT 的干预措施具有高度灵活性以反映真实世界的实践,并允许临床医师作出选择更广泛的决策。受试者可以随时终止,调整治疗方案或者从随机分配的治疗组间进行切换,以提高疗效和耐受性。同时,PCT 也不强调受试者对于研究方案的依从性,甚至会将依从性作为一个关注的结局指标。这些事件的发生可能会降低研究结果的实用性特征,并可能影响研究结果的推导。

3. 随机化和对照组　随机分组是 PCT 的关键,用于提高组间可比性,减少选择偏倚。一般情况下对照组很少选择安慰剂,通常选用常规治疗或者目前公认最佳的临床治疗方法。如由英国国家医疗服务体系(NHS)资助的一项研究,旨在确定长期精神分析治疗对于治疗慢性抑郁症的效果,对照组选择英国国家卫生与临床优化研究所(NICE)指南中的抑郁症治疗策略。

4. 研究结局的选择　PCT 通常使用客观评级的主要结局指标,如在长效注射剂与口服抗精神病药的比较中常使用住院率和复发时间等指标。最终测量在预先计划的时间段内的结局变化,无论在此期间患者对于治疗的依从性如何。

精神分裂症的研究常使用"复发"或"复发时间"作为主要结局指标,但是这些结局指标在使用上存在很多挑战。首先,对于"复发"没有一个普遍的金标准定义,研究者可以选择住院作为复发的替代性指标,但是住院这一事件可能与诊疗环境有关,并且会随着时间推移而发生变化。此外,"复发"是单一维度的,不能完全涵盖各种结局(如组间复发率没有差异,但是一组中的患者获得更好的症状改善,并且具有更好的长期结局或者功能康复良好)。临床医师、患者和决策者通常对在一个固定时间范围内可能发生的全部结局感兴趣,或者对于具有更严重影响的结局感兴趣,而非单一结局的发生。因此研究结局的选择应更丰富,能够回答真实临床"生态"下各方对于结局的问题。

5. 研究场所和环境　PCT 的开展场所应类似于患者在真实临床"生态"中接受治疗的环境。在纳入研究机构和场所评估时,人员的研究经验通常并不是必需的。不同的机构和临床医师对于疾病的诊疗管理(如合并治疗、治疗方案调整等方面)本身存在差异,且会随着时间发生改变;研究中心、临床医师和就诊人员的特征差异会影响实效性临床研究的结果。因此在开展实效性临床研究之前,有必要了解①患者在不同机构就诊的差异性;②不同地区和机构治疗目标疾病临床惯例的种类;③不同时间或时期疾病治疗指南和政策的变化情况。并且在结果分析和推导阶段,考察异质性可能对结果产生的影响,以提高结论的时效性和外推性。

三、真实临床"生态"下实效性临床研究与随机对照试验的比较

实效性临床研究在真实世界研究中属于实验研究的范畴,融合随机化和真实世界数据的优势,能够较好地控制偏倚而提高进行因果推断的效力。实际上,临床研究的设计体现实效性或随机对照研究的系列方法,很少有一项临床研究是完全纯粹的随机对照试验或实效性的。

随机对照试验通常会进行密集、频繁和标准化的评估来评价干预措施在同质性人群中的差异,而 PCT 常在真实临床"生态下"衡量高度异质性人群的有效性和安全性。对于实效性临床研究和随机对照试验的比较可以从几个设计要素方面进行描述(表 1-9-5):①患者群体的选择;②研究场所的选择、研究人员的资质和经验;③评估期间对干预措施的灵活度要求和限制;④主要和次要结局的测量和数据来源;⑤患者对于干预和评估的依从性要求;⑥受试者是否随机分配到不同的治疗干预组。

表 1-9-5 实效性临床研究与随机对照试验的比较

	实效性临床研究	随机对照试验
研究目的	研究目的多样,包括效果(effectiveness)研究,通常包含卫生经济学研究的内容	确定疗效和安全性,以效力(efficacy)研究为主
适用范围	常用于药物或医疗器械上市后的实际效果和安全性评价,为医疗卫生决策提供依据	常用于药物和医疗器械早期临床效力和安全性的探索和验证
研究人群	真实临床实践中的患者,宽泛的入组标准,最小化排除标准	严格控制入组和排除标准的高度同质化患者人群
样本量	根据真实世界数据资源或统计学公式计算获得,样本量不固定,通常较大	根据研究假设使用统计学公式计算获得
研究周期	短期或长期(以获得所有治疗以及长期临床或健康结局为终点)	较短(多以评估短期结局指标为终点)
干预措施	高度灵活,接近医疗实际,干预方案灵活、可调整	灵活性有限,干预治疗的变化可能会导致终止
随机化	通常使用随机化	随机分配干预组
研究实施场景	真实世界:医疗机构、社区、居家	高度标准化的研究场所
数据来源及采集	来源多样,数据异质性高	标准化,严格的收集过程
研究结果的真实性	外部真实性高,内部真实性较弱	内部真实性高,外部真实性较弱

四、真实临床"生态"下实效性临床研究的优势与不足

相比高成本、复杂干预措施的验证性随机对照试验,PCT 由于其以真实临床场景作为研究环境,更具有应用推广价值。研究所评价的干预措施的风险一般较小,且基本不存在空白治疗对照的情况,更容易满足伦理保护的要求。来源于电子病历的数据库结合便捷的电子数据采集设备,为开展研究提供良好的基础和环境。增大研究的样本量的累积,提高统计效能的同时更容易发现罕见的干预不良反应。且因为研究标准较为宽泛,能够获得更丰富的患者特征和疾病亚型,可以根据不同特征开展亚组分析,回答特定或者特征性人群的风险/获益问题。由于 PCT 的研究周期可以较长或者持续进行,因此能够选择更具有临床或者公共卫生

意义的结局指标进行评价,包括生存率、复发率、社会功能、生活质量等情况,进一步补充干预措施的长期效应。

但是,虽然理论上 PCT 能够产生高质量的证据,但实际上仍旧存在诸多不足。

1. 数据源和质量保障问题 实效性临床研究的数据通常来源于电子病历系统或其他可及性高的数据库,这些数据库多分散存储,并因为主要满足卫生管理和业务管理等需求,与所研究的问题相关性弱,且基本上都存在完整性、准确性等问题。尤其是精神疾病临床诊疗中,关于疾病特征等的记录为非结构化的文本信息,数据常不完整,准确性低,研究可利用性差。因此,如何链接不同功能和不同机构的数据库、如何准确和完整获取数据、如何处理非结构化信息是利用常规诊疗数据进行 PCT 亟待解决的技术性问题。

2. 分析和结果推导问题 PCT 以牺牲内部效度为代价提高结论的外部效度。患者群体的异质性高,地区机构的差异大,医师治疗的灵活性高都有可能成为混杂因素。尽管研究采用随机对照的设计方法,且样本量大,但是偏倚的风险依然存在。

3. 伦理学问题 即使 PCT 一般评价的是风险较低或者是临床已经应用的干预措施,但是仍旧存在诸多伦理学挑战:①因为干预措施的低标准化,医师可以灵活调整治疗方案,也有可能带来包括超适应证、超说明书用药等安全性风险;②传统的临床研究中研究者只能在获得患者的知情同意后才能入组,而 PCT 为了包含更广泛的患者群体,可能允许患者在入组后签署知情同意书,这种方式是否存在违背医学伦理原则,仍值得探讨。

最后,作为真实世界研究的一种重要设计类型,PCT 在利用现实世界大数据的基础上,可以提高随机对照试验的效率和质量,在研究干预措施的安全性、长期结局等方面发挥督导的作用,能够为循证临床实践和医疗决策提供直接证据。近年来,国内外开展 PCT 的需求增加,并扩大到精准 PCT 范畴。因此对于其概念、设计要素和适用范围有清醒的认识和理解,仔细考虑其优缺点以及减小局限性的潜在策略对于改进其设计和评估具有重要意义。这需要专家协力探索和解决目前存在的问题,从而推动更好的应用。

第六节　药物临床研究中的注意事项

一、样本量计算

样本量的估计是临床研究设计阶段最重要的工作之一,它直接决定研究能否对研究问题提供可靠的答案,也决定参与试验的受试者数量和试验成本。在研究者确定受试者、研究设计和研究内容之后,就必须考虑研究需要纳入多少受试者。即使是严格执行的研究,如果样本量太小,也不能回答研究问题;如果样本量过大,对于研究费用和研究管理都造成更大的困难。因此,需要根据研究假设和目的进行样本量的估计,既能使研究样本统计量能够真实估计总体效应大小,又能同时保证研究的可行性。通常情况下,样本量由试验的主要目的确定,如果由其他要素确定,需要说明理由。如基于安全性问题或同时需要给予关键次要目的确定的样本量,可能比给予主要疗效结局确定的样本量更大。

样本量的估算受到诸多因素的影响,包括研究设计、研究假设、显著性水平、假设检验的统计效能、疗效比较和差异、治疗差异的方差估计、应对退出和违背方案的处理方法等。

通常,预期的疗效差异及方差需要通过既往数据或临床及统计学专家咨询获得。临床研究需要严格控制假设检验中的第一类错误率以防止假阳性结果的出现,并需要达到足够的统计效能以确保检验出具有临床意义的疗效差异。试验应该明确定义能够反映治疗效果的主要结局变量，不同类型的结局变量和不同的设计类型都需要使用不同的样本量估计方法。

以"不同起始剂量盐酸米那普仑片治疗抑郁症的有效性和安全性试验"为例说明。

设计类型：平行对照临床试验。

试验药：25mg/d 起始剂量组。

对照药：50mg/d 起始剂量组。

终点指标：治疗 6 周时汉密尔顿抑郁评分相对于基线的变化值。

比较类型：非劣效。

样本量估算方法：选取非劣效标准界值 2.5，根据前期盐酸米那普仑片临床试验结果，预计合并标准差为 5.4 分，取单侧检验水平 0.025，把握度 80%。计算每组样本量 75 例。

既往研究和当前试验的研究环境和患者群体通常存在某些差异，从而影响样本量估计中的某些参数取值的准确性。如果高估疗效差异或者低估方差大小，会造成估计的样本量偏小，从而无法在当前试验中检测出不同组间的真实疗效差异。因此在研究设计阶段，可以有计划地根据数据估算样本量大小，以达到预先设定的检验效能。然而，这种样本量的再估计策略需要更严谨的统计方法以及更复杂的试验设计，以控制试验的整体第一类错误率。

在试验进程中，可能会出现各种未预期的事件。如试验的中期分析显示患者的临床获益已经远超过预期效果，或者患者的临床获益估计达不到预期效果的最低水平。通常研究设计应该能够在试验进程中因干预策略显示出足够强的临床获益，或者疗效欠佳，或者严重不良事件超出预期，而作出早期终止试验的决策。从统计学角度，试验设计在增强其灵活性与适应性的同时严格控制第一类和第二类错误率，以保证研究的可靠性。

对于临床研究中的样本量估计，可以咨询统计学家或参考药物临床研究统计学专著。

二、偏倚

在临床研究中必须考虑研究结果的真实性。整个临床研究的过程由于受到各种因素的影响，所获得的结果与真实的情形往往存在差异，甚至可能出现相反的结论。因此，为了获得真实可靠的研究结果，应充分认识影响研究质量的有关因素，并从研究设计、执行和总结分析的全过程中制定控制措施。

影响研究结果真实性的要素主要包括两个方面：其一是随机误差（random error），又称为偶然（chance），反映研究结果的精确度；其二是系统误差（systematic error），也称为偏倚（bias），反映研究结果的准确度。随机误差是在个体差异存在的前提下，由于抽样造成样本指标与总体参数之间的差异。随机误差不可避免，一般使用统计方法进行测量和控制，如采用增大样本量、分层抽样等措施减少随机误差。偏倚是测量结果系统地向一个方向发生偏差而导致不能反映目标对象的真实情况。偏倚的来源复杂、形式多样，在整个研究流程中均需要采取多种措施避免偏倚的发生，保证研究结果的真实性。

目前国际上尚无统一的偏倚分类标准，有学者根据偏倚在研究过程中出现的阶段和产生的原因归纳分为三类，即选择偏倚、信息偏倚和混杂偏倚。

选择偏倚（selection bias）是指由于选择研究对象的方法有误，使得被选入的研究对象与未选入的受试者的某些特征之间具有系统的差别，从而导致研究结果和真实情况之间产生偏差。这种偏倚可以发生在研究的设计阶段、样本选择阶段及研究访视阶段，包括入院率偏倚（又称为 Berkson's bias）、现患 / 新发病例偏倚（又称为 Neyman bias）、无应答偏倚 / 失访偏倚、随访时间偏倚等。在描述性研究中，选择偏倚造成样本对总体的代表性差；在分析性研究中，导致结果推断有偏倚的估计。选择偏倚的控制措施包括严格控制研究对象纳入和排除标准、采用随机抽样/分配方法、开展多中心研究、采取多种措施提高应答率和降低失访率等。

信息偏倚（information bias）是指在研究实施阶段从研究对象获取研究所需的信息（准确性和完整性）时产生的系统误差。主要类型包括回忆偏倚、测量偏倚、错分偏倚、生态学谬误、向均数回归等类型。信息偏倚的控制主要采取标准评估策略和测量方法，采取质量控制措施、盲法的实施，并在研究中引进客观指标等策略。

混杂偏倚（confounding bias）是指在进行研究结论推导时，对所关心的干预措施与目标结局之间的关联进行定量估计时，由于其他因子的影响，导致干预和结局之间关联的真实性被扭曲，出现假关联或者关联强度放大/缩小。引起混杂偏倚的其他因子成为混杂因素（confounding factor）。应在研究计划阶段识别可能存在的混杂因素并进行信息资料的采集，并需要通过对疾病生理病理机制的掌握，结合文献学习尽可能识别可能的混杂因素。在研究设计阶段，可以通过采取随机化、匹配、对照等设计方法尽量均衡组间的混杂因素分布。在数据分析阶段，采用分层分析、多元回归模型、倾向性评分、工具变量等分析策略进行混杂因素的控制。

三、统计方法

围绕精神科药物评价的临床问题开展临床科研，在此过程中需要进行数据材料的收集、整理、处理和分析，这个过程构成科研过程的核心。利用统计方法对数据资料进行系统的归纳和总结，进行研究结论的推导是临床科研中的关键环节。

当设计一个临床研究时，数据统计分析特征的基本原则和主要要求应该在方案的统计分析章节进行事先描述和规定。这一部分应包括试验所提出的主要指标确证性分析的所有主要特征，以及解决预期分析问题所使用的防范措施。对于探索性试验，这一部分可描述一般性原则和方向。

分析数据集是指专门用于某项临床科研且经过审核的统计分析资料。分析数据集应该在设计阶段事先确定纳入哪些患者进行分析，这是试验结果分析必须考虑的问题。全分析集（full analysis set，FAS）是指主分析尽可能遵守意向性治疗（intention-to-treat，ITT）原则，纳入所有经随机的病例。在一些有限的情况下可以将随机化受试者从全分析集中排除，包括未能满足主要入组标准、未服用过至少一次试验药以及缺乏随机化后的任何数据。符合方案集（per protocol set，PPS）是指全分析集中与方案高度相符的病例，也称为"有效病例"或"有效性"样本或"可评价的受试者"样本。在任何情况下将病例排除，应在设计方案中事先予以说明，同时在正式分析前确定数据缺失的处理方式。安全数据集（safety set，SS）：是指所有经过分组，接受至少一次试验药物并具有安全性评价的病例，构成安全性数据集。

在临床研究的不同比较类型中，全分析集和符合方案集发挥的作用不同。在优效性检验中，选择全分析集作为主要分析集，因为它倾向于避免符合方案集所导致的对有效性的过度乐观估计；而在等效性或非劣效假设检验中，应谨慎考虑全分析集的作用。当全分析集和符合方案集得出实质上相同的结论时，会增加研究结果的可信度。但是符合方案集排除大比例的受试者，会给试验的整体真实性造成一些顾虑。

使用适宜、正确的统计方法是统计结论真实可靠的重要保证。统计分析包括两个方面：统计描述和统计推断。统计描述多应用于人口学资料、基线资料和安全性资料，同时也可对主要指标和次要指标等进行统计描述。描述方法包括统计图表和定量指标，图表和指标类型的选择取决于资料的性质和研究目的等。统计推断旨在用样本信息推断总体特征，包括参数估计和假设检验。统计推断方法的正确选择应综合考虑研究目的、资料类型、设计类型、样本大小、特定假设条件等。

在精神科临床试验中，通常建议以试验观察终点主要疗效指标（量表评分）相对于基线的变化值作为最主要的统计学分析对象，其统计学分析结果作为评价药物疗效的最主要的依据。有效率、缓解率和复发率作为人群获益的指标，在药品上市后的临床诊疗实践中具有重要的指导与参照意义。因此，基于主要疗效指标（量表评分）计算所得的有效率、缓解率和复发率通常作为关键次要疗效指标，是评价药物疗效的支持性依据。

在临床科研中，除了目标评价策略之外，主要指标通常系统性地与其他影响因素相关，如可能与年龄和性别等协变量相关。为了评价干预措施的效果，可能会按照患者的临床特征如一般人口学、疾病严重程度或伴随症状进行分层分析或亚组分析，对于判断干预措施是有所帮助的。在有些情况下，对协变量影响的调整或者对亚组效应的调整是分析计划不可缺少的部分，但是要注意分层或亚组分析也应该在研究设计之初进行预设，否则事后分析会增大第一类错误率。对于探索性分析，应谨慎解释分析结果，仅基于探索性亚组分析的治疗有效性或安全性的结论都不太可能被接受。

（王 刚）

参 考 文 献

[1] KÖHLER-FORSBERG O, ROHDE C, NIERENBERG A A, et al. Association of lithium treatment with the risk of osteoporosis in patients with bipolar disorder[J]. JAMA psychiatry, 2022, 79(5): 454-463.

[2] 陈丽红，赵卓，SEN S，等. 住院医师培训期间抑郁的发展和相关因素：一项前瞻性队列研究 [J]. 中国临床心理学杂志，2021, 29(5): 1019-1022.

[3] KROENKE K, SPITZER R L, WILLIAMS J B. The PHQ-9: validity of a brief depression severity measure[J]. Journal of general internal medicine, 2001, 16(9): 606-613.

[4] 王金莲，高惠华. 抑郁症患者服药依从性的相关因素病例对照研究 [J]. 当代护士：中旬刊，2017(9): 87-89.

[5] 李新旭，周军，高丽丽，等. 非劣效临床试验的总结与思考 [J]. 中国新药杂志，2020, 29(13): 1469-1477.

[6] DE CRAEN A J, KAPTCHUK T J, TIJSSEN J G, et al. Placebos and placebo effects in medicine: historical overview[J]. Journal of the royal society of medicine, 1999, 92(10): 511-515.

[7] CAO B, LIU Y S, SELVITELLA A, et al. Differential power of placebo across major psychiatric disorders: a preliminary meta-analysis and machine learning study[J]. Scientific reports, 2021, 11(1): 21301.

[8] WELLS R E, KAPTCHUK T J. To tell the truth, the whole truth, may do patients harm: the problem of the nocebo effect for informed consent[J]. American journal of bioethics, 2012, 12(3): 22-29.

[9] 周佳，冯媛，丰雷，等. 心境障碍患者药物临床试验参与意愿及相关因素分析 [J]. 中国临床药理学杂志，2020, 36(11): 1592-1594.

[10] 余立平，曹羽明，张元珍. 影响公众参与药物临床试验的原因及对策分析 [J]. 中国社会医学杂志，2017, 34(3): 233-236.

[11] 江开达. 精神药理学 [M]. 2 版. 北京：人民卫生出版社，2011.

[12] STEPHEN B, STEVEN R, WARREN S, et al. Designing clinical research[M]. Philadelphia: Lippincott Williams & Wilkins, 2001.

[13] LIEBERMAN J A, STROUP T S, MCEVOY J P, et al. Effectiveness of antipsychotic drugs in patients with chronic schizophrenia[J]. New England journal of medicine, 2005, 353(12): 1209-1223.

[14] POST R M，LUCKENBAUGH D A. Unique design issues in clinical trials of patients with bipolar affective disorder[J]. Journal of psychiatric research，2003，37（1）：61-73.

[15] BALDESSARINI R J. Treatment research in bipolar disorder: issues and recommendations[J]. CNS drugs，2002，16（11）：721-729.

[16] FRIEDMAN L M，FURBERG C D，DEMETS D L. Fundamentals of clinical trials[M]. 3rd. New York：Springer，1998.

[17] 王瑞莲. 新药临床研究实用手册：设计、执行和分析 [M]. 北京：化学工业出版社，2003.

[18] QUITKIN F M. Placebos，drug effects，and study design: a clinician's guide[J]. American journal of psychiatry，1999，156（6）：829-836.

[19] 彭新贤. 精神科治疗中的安慰剂效应 [J]. 国外医学：精神病学分册，2001（4）：227-230.

[20] TEMPLE R J. Placebo controlled trials and active controlled trials: ethics and inference. In: GUESS H A，KLEINMAN A，KUSEK J W et al. The Science of the Placebo: Toward an Interdisciplinary Research Agenda [M]. London: BMJ Books；2002：209-226.

[21] MICHELS K B，ROTHMAN K J. Update on unethical use of placebos in randomised trials[J]. Bioethics，2003，17（2）：188-204.

[22] CPMP. Note for guidance on the clinical investigation of medicinal products in the treatment of schizophrenia[R]. CPMP/EWP/559/95，The European Agency for the Evaluation of Medicinal Products，1998.

[23] FDA C. Guidance for industry E10: choice of control group and related issues in clinical trials[J]. ICH，2001.

[24] World Medical Association. Declaration of Helsinki，amended by the 52nd WMA general assembly[J]. JAMA，2000，284（23）：3043-3045.

[25] World Medical Association. World Medical Association Declaration of Helsinki. Ethical principles for medical research involving human subjects[J]. Bulletin of the World Health Organization，2001，79（4）：373-374.

[26] KHAN A，WARNER H A，BROWN W A. Symptom reduction and suicide risk in patients treated with placebo in antidepressant clinical trials: an analysis of the Food and Drug Administration Database[J]. Archives of general psychiatry，2000，57（4）：311-317.

[27] 马玉全，周俊，周爱平，等. 非劣效试验中对照的选择和界值确定方法 [J]. 中国临床药理学与治疗学，2009，14（9）：961-965.

[28] MCMAHON R P，KELLY D L，BOGGS D L，et al. Feasibility of reducing the duration of placebo-controlled trials in schizophrenia research[J]. Schizophrenia bulletin，2008，34（2）：292-301.

[29] LOUDON K，TREWEEK S，SULLIVAN F，et al. The PRECIS-2 tool: designing trials that are fit for purpose[J]. BMJ，2015，350：h2147.

[30] 唐立，康德英，喻佳洁，等. 实效性随机对照试验：真实世界研究的重要设计 [J]. 中国循证医学杂志，2017，17（9）：999-1004.

[31] 刘玉秀，杨友春. 临床试验疗效的等效性评价 [J]. 中国临床药理学与治疗学杂志，1999，4（3）：220-223.

第二篇 精神药物的分类和药理学特点

第一章

抗精神病药

抗精神病药（antipsychotics）是一组用于治疗精神分裂症及其他精神病性障碍的药物。通常的治疗剂量并不影响患者的智力和意识，却能有效地控制患者的精神运动性兴奋、幻觉、妄想、敌对情绪、思维障碍和异常行为等精神症状。

精神分裂症是一组严重的、致残性精神疾病，起病于青壮年并且症状持续从而导致严重的功能损害，患病率较高，常危及家庭和社会。直到 1952 年临床实践中发现氯丙嗪具有抗精神病疗效和改善精神分裂症患者的精神症状，才开始精神分裂症等精神病性障碍的现代治疗。

以氯丙嗪为代表的第一代抗精神病药的疗效谱相对局限，锥体外系不良反应严重。第二代抗精神病药以氯氮平为代表，在有效控制精神病性症状的基础上，对患者的阴性症状和认知症状也有一定效果，锥体外系不良反应少见，但部分药物导致糖脂代谢异常较为常见。目前第一代抗精神病药正在逐渐被第二代抗精神病药取代。

本章重点介绍抗精神病药的简史、分类、药理学特点、常用药物以及长效注射剂等内容。

第一节 抗精神病药的简史

氯丙嗪是在 1952 年被引入精神科临床的第一个抗精神病药，它的临床应用预示了精神分裂症临床治疗学的革命性突破，被誉为与血型、DNA、抗生素、避孕药齐名的对人类影响最大的五大医学发现之一。

氯丙嗪属于吩噻嗪类药物，其母核最早于 19 世纪后期即已合成，20 世纪 30 年代曾被用作驱虫剂和防腐剂。1937 年人们发现其衍生物异丙嗪具有较强的抗组胺和镇静作用，于是被用于外科手术以减少麻醉药的用量、减少休克的发生和促进术后恢复。在寻找其他抗组胺药的过程中，法国吩噻嗪类药物专家 Paul Charpentier 在 1950 年合成一种全新的吩噻嗪类衍生物——氯丙嗪（氯异丙嗪）。法国外科医师最早将氯丙嗪用于外科患者，发现其抗组胺作用弱，却具有强镇静作用，可引起"人工冬眠"，可让患者表现出安静放松、对环境和创伤明显淡漠、失去体温调控，但却没有意识丧失，且维持患者的精神功能和智力状态。为此，得到氯丙嗪推荐的两位法国精神科医师在临床治疗中有效控制了一位年轻女患者的兴奋躁动状态。他们进而对一小组住院精神病患者单独使用氯丙嗪治疗,并在医学心理学年会上报道了氯丙嗪的神奇治疗效果。由此,氯丙嗪的使用很快推广到了加拿大,在一项大样本的为期4~5周的急性精神分裂症的短期临床试验中,患者的精神病性症状几乎完全消失。在美国波士顿Mclean医院使用氯丙嗪治疗精神病,他们报道了首个成功应用氯丙嗪治疗精神分裂症的开放性临床试验的分析结果,并发表于《新英格兰医学杂志》。精神障碍的治疗从此开创了历史的新纪元,合成的或者从天然物质中提取的化学物质通过对中枢神经系统的作用而影响人类的精神活动,从而缓解各种精神症状,极大地改善精神障碍患者的预后。

氯丙嗪的问世引发了药物学家们对此类药物的极大兴趣,以后有更多的吩噻嗪类药物成功研制,主要只是限于结构上的细小变化,但都同样具有抗精神病性效应。1957年氟哌啶醇和替沃噻吨(氨砜噻吨)进入临床,最后一个经典抗精神病药是1975年进入临床的吗茚酮(吗啉酮)。此外,利血平曾于1954年被引进临床,1957年后因其低微的抗精神病疗效和较多的不良反应而被淘汰,但仍作为难治性精神分裂症治疗中可考虑选择或合并使用的药物之一。

在以后的30多年间,氯丙嗪、氟哌啶醇等一直应用于临床,并称之为"经典抗精神病药(classic antipsychotics)",其主要作用机制与拮抗中枢多巴胺 D_2 受体有关,但因疗效谱的局限和各种突出的不良反应,特别是严重的锥体外系不良反应(extrapyramidal side effect,EPS)导致患者持续的功能损害、病耻感和治疗依从性差而复发及反复住院。EPS的罹患率高达60%,包括药源性帕金森综合征、急性肌张力障碍、静坐不能和迟发性运动障碍。同时还发现,经有效治疗后减少经典抗精神病药的剂量可减少EPS发生,但疗效也随之减弱,复发率增加。而且对精神分裂症的疗效主要限于阳性症状,至少50%的患者在治疗情况下仍持续存在各种精神症状和功能缺陷,至少20%的患者在接受治疗剂量的经典抗精神病药治疗时仍出现复发,以致反复住院,社会医疗资源负担加重和患者预后不良。

氯丙嗪和其他经典抗精神病药能较有效地控制精神病性症状(幻觉、妄想和怪异行为),对以往长期慢性住院患者的治疗改善产生深刻而又广泛的影响,也促使了"去机构化"(deinstitutionalization)的进程,大量患者经治疗后能够出院转入社区康复(community based rehabilitation)。但由于患者对锥体外系不良反应不能耐受,患者对药物的不依从性也逐渐显露出来,并导致疾病复发,通常使患者再度入院[即所谓的"旋转门(revolving door)"现象]。许多患者在出院后不久即自行停药,宁愿选择终身患病也不愿忍受药物引起的各种不良反应。于是,长效制剂于1970年被引入以帮助减少由于药物不依从性而引起的疾病复发,但只有少数患者肯接受。对更安全、同时具有良好耐受性的药物的迫切需要,最终促使第二代、新型非典型抗精神病药的出现和发展。近年来,经典抗精神病药[又称为第一代抗精神病药(first generation antipsychotics,FGA)或传统抗精神病药(traditional/conventional antipsychotics)]的临床使用逐渐减少,特别是在美国更为显著。

1959年合成的氯氮平在化学结构上属于二苯氧氮平类药物,是第一个既有较强的抗精神病作用而又不引起锥体外系不良反应的药物,也称为第二代抗精神病药(second generation antipsychotics,SGA)或非典型抗精神病药(atypical antipsychotics)。1972年氯氮平在欧洲上市后不久,就因为有几例报道发生严重的致命性粒细胞缺乏症而很快被撤出临床。1989年氯氮平在北美的大样本临床试验结果证明对难治性精神分裂症患者有明显的治疗效果而再度上市,但同时要求每周监测粒细胞计数。至此,氯氮平作为第二代抗精神病药的先驱而激起精神药理学界寻找新药的强烈兴趣。

第一个合成的三环类抗抑郁药丙米嗪是在吩噻嗪的化学结构基础上改造而得来。在开发新的三环类抗抑郁药的过程中合成出氯氮平,最初试用于抑郁症的治疗,发现其抗抑郁作用不强,但有强的抗精神病活性。由于化学结构上的渊源和相似,氯氮平也具有强的抗胆碱能、抗肾上腺素能及抗组胺能等作用所导致的相关不良反应。现有的抗精神病药中,氯氮平的受体拮抗作用最为复杂,安全性差,但抗精神病疗效方面是设计和开发新一代抗精神病药的化学结构或治疗靶点的最佳参照,并且已经成功开发出安全性更好、疗效相当的新型抗精神病药利培酮、奥氮平和喹硫平等。在 20 世纪 90 年代后,逐渐推出的新型抗精神病药被认为具有广谱的临床效应和较少的锥体外系不良反应风险,但部分第二代抗精神病药如氯氮平、奥氮平等可导致体重增加及糖脂代谢紊乱的风险增加。同时,部分第二代抗精神病药对多巴胺受体的过度阻断也可继发阴性症状及认知损害等。

抗精神病药的发展推动着人们对精神分裂症病理机制的认识。自氯丙嗪问世以来,多巴胺功能异常一直是精神分裂症病理机制研究领域的重点。近年来,随着神经科学技术的应用,越来越多的基础和临床研究证据表明精神分裂症的核心病理生理机制可能还涉及谷氨酸能、5- 羟色胺能及 γ- 氨基丁酸能等多种递质系统信号转导的异常。在此背景下,精神药物的研发也从"意外发现"走向"靶向合成",不断有一些新型化合物被研发,如 2019 年美国 FDA 批准上市治疗成人精神分裂症的新型药物卢美哌隆,即是一个药理学上的创新。该药通过 5- 羟色胺能、多巴胺能及谷氨酸能系统的协同作用发挥效应,能在不产生锥体外系不良反应的条件下治疗阴性症状并改善患者的社会功能。

第二节 抗精神病药的分类

一、抗精神病药分类的发展

在 20 世纪 90 年代之前,抗精神病药又称为强安定剂(major tranquilliser)或神经阻滞剂(neuroleptic),是根据其化学成分进行分类的。第一个抗精神病药氯丙嗪是一种吩噻嗪类化合物,即一种包含氮和硫原子的三环结构。一系列吩噻嗪类药物被开发出来并上市销售,还有化学结构类似的硫杂蒽类如氟哌噻吨等。后来根据药理作用靶点和特性发展了完全不同的化学结构,这些药物包括丁酰苯类如氟哌啶醇、二苯丁哌啶类如匹莫齐特及苯甲酰胺类如舒必利和氨磺必利。

由于现有的化学实体范围太广,而且对有些新药的结构 - 活性关系缺乏明确的了解,化学分类似乎显得有些多余。然而学界认为化学分类仍然有其存在的意义,一些经典药物的化学性质确实与它们引起运动障碍的倾向有关。哌嗪类吩噻嗪(如氟奋乃静、三氟拉嗪)、丁酰苯类和硫杂蒽类最有可能引起锥体外系不良反应,而哌啶类吩噻嗪(如哌泊噻嗪、硫利达嗪)和苯甲酰胺的可能性最小;二甲胺类吩噻嗪(如氯丙嗪)和二苯丁哌啶类(如匹莫齐特)可能介于两者之间。

锥体外系不良反应的相对易感性最初是典型 / 非典型(typical/atypical)分型背后的主要因素。氯氮平长期以来被认为是一种非典型抗精神病药,其原因是其引起 EPS 的可能性低,且在动物抗精神病药筛选试验中失败。它在 1990 年的重新上市标志着一系列新药的开始,所有这些新药都声称具有"非典型性"。但在这些药物中,只有氯氮平、喹硫平被认为是完全非典型的,因为它们很少引起 EPS。其他药物则显示出剂量相关效应,但与典型药物不同的是,治疗作用通常可以在没有 EPS 的情况下实现,这可能是典型和非典型药物之间的真正区别。剂量的选择容易(在许可剂量范围内),这样的剂量有效且不会引起 EPS(如氟哌啶醇与奥氮平相比较）。典型/非典型的二分法并不能很好地将 EPS 倾向于中间位置的抗精神病药归类。硫利达嗪在 20 世纪 80 年代被广泛认为是非典型的，但它是一种"传统的"吩噻嗪类。舒必利有效剂量范围宽，低剂量改善阴性症状，中高剂量缓解阳性症状，加至高剂量时容易引起 EPS，因此也一度被认为是非典型的，但由于其主要作用于多巴胺 D_2 受体，对 5-HT 相关受体没有作用，故目前仍被归类为典型的。利培酮当时在美国使用的最大剂量为每日 16mg，该剂量下是一种"典型"的药物。困难不仅是这些，关键问题是还没有任何药理或化学方法能将这些所谓的非典型药物明确地归类在一起，除了对纹状体外的 D_2 受体的偏好这一普遍而非共同的发现。非典型药物并未在疗效上超越典型药物（氯氮平除外），其特点更多体现在不良反应上的优势，但也并非所有的不良反应，如在高催乳素血症的发生，利培酮、帕利哌酮和氨磺必利通常比典型药物更为明显。最后，在美国上市了一些药物，具有抗精神病活性，不会引起 EPS，如匹莫范色林，该药对多巴胺受体几乎没有结合作用，是一个 $5HT_{2A}$ 受体的反向激动剂，对 $5HT_{2C}$ 受体和 sigma 1 受体的结合亲和力较低，在化学、药理或不良反应方面与其他非典型药物几乎没有任何共同之处，这也对典型和非典型药物的分类方法带来了挑战。

为了解决这些问题，典型和非典型药物分别被重新归类为第一代或第二代抗精神病药（first or second generation antipsychotics，FGA/SGA）。自 1990 年以来上市的所有药物都被归类为 SGA，但新的命名法没有任何关于非典型的内涵，无论非典型可能意味着什么。然而，FGA/SGA 的分类仍然存在问题，因为仅仅由上市时间定义，没有任何除此以外的依据，这不符合复杂的药理学分类系统。或许更重要的是，上市的日期往往与首次合成的日期相差甚远。氯氮平是最古老的抗精神病药之一（1959 年合成），而奥氮平在 1971 年首次获得专利，但这两种药物显然是 SGA，即是最现代的抗精神病药。

保留 FGA/SGA 的区别更多是因为惯例，而不是一些科学基础。此外，大多数人都知道哪些药物属于哪一类，因此它是一个有用的标识。然而，在选择处方药物或与患者和照料人员讨论时，考虑个别抗精神病药的特性显然更明智。考虑到这一点，强烈建议使用基于神经科学的命名法（neuroscience-based nomenclature，NbN），即一种反映药理活性的命名系统。

精神药物的 NbN 分类主要聚焦神经元靶点而不是临床适应证，体现精神疾病研究和临床实践的跨诊断趋势。这种分类的目标是帮助临床医师面对药物治疗的不耐受或难治性时，如何选择神经元靶点药物开启第一个治疗步骤或下一个治疗步骤。另一个重要的目标是帮助患者接受针对特定靶症状的处方治疗，这种靶症状可能与最初的适应证不同。NbN 的基础首先是药理作用靶分子和作用模式。临床医师都知道有 11 个药理作用靶分子，包括 5- 羟色胺、多巴胺、乙酰胆碱和 γ- 氨基丁酸等；有 10 种常见的作用模式，如激动剂、拮抗剂、再摄取抑制剂和酶抑制剂等。NbN 平台还提供 4 个层面的信息：第一层列举政府等监管机构认可的正式适应证。第二层陈述来自随机对照试验或大量循证临床数据的疗效以及副作用。第三层是注意事项，如药物相互作用、代谢问题和特定的警告等。因此，这两层旨在简化临床医师的角色，为患者提供与药物最相关的信息。最后一层对实验动物和人的神经生物学效应进行总结。然而，精神药物的 NbN 分类系统尚未在临床实践中推广应用，目前临床上仍沿袭惯例按照 FGA/SGA 对抗精神病药进行分类。

二、第一代和第二代抗精神病药的分类

考虑抗精神病药出现的时间顺序和药理作用特点，目前主要分为第一代抗精神病药和第二代抗精神病药。

（一）第一代抗精神病药

第一代抗精神病药（first generation antipsychotics，FGA）又称为经典或传统抗精神病药、多巴胺受体拮抗剂（dopamine receptor antagonist），其主要药理作用为拮抗中枢多巴胺 D_2 受体，治疗中可产生锥体外系不良反应和催乳素水平升高。国外上市的第一代抗精神病药达到 50 种以上，国内只有部分药物上市。代表药物为氯丙嗪、奋乃静、氟哌啶醇、舒必利等。第一代抗精神病药进一步还有以下分类：

1. 按效价分类　第一代抗精神病药根据 D_2 受体拮抗程度的差别，可进一步分为低、中、高效价（potency）三类。①低效价高剂量类：以氯丙嗪为代表，镇静作用强、抗胆碱能作用明显、对心血管和肝脏的毒性较大、锥体外系不良反应较小、治疗剂量较高；②中效价中剂量类：以奋乃静为代表，抗幻觉妄想作用较强、镇静作用较弱、对心血管和肝脏的毒性较小、锥体外系不良反应较大、治疗剂量较低；③高效价低剂量类：以氟哌啶醇为代表，抗幻觉妄想作用突出、镇静作用弱、对心血管和肝脏的毒性小、锥体外系不良反应大、治疗剂量低。

2. 按化学结构分类　第一代抗精神病药按化学结构分为八类。

（1）吩噻嗪类（phenothiazines）：①二甲胺或脂肪胺（aliphatic）侧链，如氯丙嗪（chlorpromazine）；②哌啶（piperidine）侧链，如哌泊噻嗪（pipotiazine）、硫利达嗪（thioridazine）；③哌嗪（piperazine）侧链，如氟奋乃静（fluphenazine）、奋乃静（perphenazine）、三氟拉嗪（trifluoperazine）。

（2）丁酰苯类（butyrophenones）：氟哌啶醇（haloperidol）、氟哌利多（droperidol）。

（3）硫杂蒽类（thioxanthenes）：氯普噻吨（chlorprothixene）、氯哌噻吨（clopenthixol）、氟哌噻吨（flupentixol）、珠氯噻醇（zuclopenthixol）。

（4）二羟基吲哚类（dihydroindolones）：吗茚酮（molindone）。

（5）二苯氧氮平类（dibenzoxazepines）：洛沙平（loxapine）。

（6）二苯丁哌啶类（diphenylbutylpiperidines）：匹莫齐特（pimozide）、五氟利多（penfluridol）。

（7）苯甲酰胺类（benzamides）：舒必利（sulpiride）、奈莫必利（nemonapride）、瑞莫必利（remoxipride）、硫必利（tiapride）。

（8）亚氨基二苄类（iminodibenzyls）：氯卡帕明（clocapramine）。

（二）第二代抗精神病药

第二代抗精神病药（second generation antipsychotics，SGA）又称为非传统抗精神病药、非典型抗精神病药、新型抗精神病药等。第二代抗精神病药在治疗剂量时较少产生锥体外系不良反应，但少数药物导致的催乳素水平升高仍明显，某些药物导致的糖脂代谢异常和体重增加等副作用较为常见。迄今，已经上市的第二代抗精神病药不足 20 种。第二代抗精神病药的进一步分类如下：

1. 按药理作用分类　①5- 羟色胺和多巴胺受体拮抗剂（serotonin-dopamine receptor antagonist，SDA）：布南色林、伊潘立酮、帕利哌酮、利培酮、舍吲哚、齐拉西酮、佐替平；②多受体作用药（multi-acting receptor targeted agent，MARTA）：阿塞那平、氯氮平、卢美哌隆、奥氮平、喹硫平；③选择性多巴胺 D_2/D_3 受体拮抗剂（selective dopamine D_2/D_3 receptor antagonist）：氨磺必利；④多巴胺受体部分激动剂（dopamine receptor partial agonist）：阿立哌唑、依匹哌唑、卡利拉嗪；⑤多巴胺 D_2 受体拮抗剂和 $5\text{-}HT_{1A}$ 受体部分激动剂（dopamine D_2 receptor antagonist and $5\text{-}HT_{1A}$ receptor partial agonist）：鲁拉西酮、哌罗匹隆；⑥$5\text{-}HT_{2A}$ 受体反向激动剂（$5\text{-}HT_{2A}$ receptor inverse agonist）：匹莫范色林。

2. 按化学结构分类　按化学结构分为五类。①二苯氧氮平类 / 二苯并硫氮䓬类（dibenzoxazepines or benzothiazepines）：阿塞那平（asenapine）、氯氮平（clozapine）、奥氮平（olanzapine）、喹硫平（quetiapine）、佐替平（zotepine）；②吲哚酮和二酮类（indolones and diones）：阿立哌唑（aripiprazole）、布南色林（blonanserin）、依匹哌唑（brexpiprazole）、伊潘立酮（iloperidone）、帕利哌酮（paliperidone）、利培酮（risperidone）、舍吲哚（sertindole）、齐拉西酮（ziprasidone）；③苯甲酰胺类（benzamides）：氨磺必利（amisulpride）；④阿扎哌隆类（azapirones）：鲁拉西酮（lurasidone）、哌罗匹隆（perospirone）；⑤其他：卡利拉嗪（cariprazine）、卢美哌隆（lumateperone）、匹莫范色林（pimavanserin）。

第三节　抗精神病药的药理学特点及临床应用

一、第一代抗精神病药的药理学特点

（一）结构-作用的相关性

1. 吩噻嗪类　该类化合物都含有一个共同的母核——吩噻嗪环，由 3 个苯环构成主结构。其后又相继发现对精神分裂症具有治疗作用的其他 10 多个衍生物，这类药物统称为吩噻嗪类抗精神病药。3 个苯环的 R_1 和 R_2 侧链上可有不同的侧支变化。一般来说，R_1 多是以单个或数个元素的变化为主，如—Cl、—Br、—CF_3 等，这些不同的元素可以使吩噻嗪类具有不同强度的抗精神病作用，但作用的变动范围不大，因此可以说 R_1 的变化是药物作用强度的"量的改变"。R_2 的侧支上往往有较长的链，按其链的不同组成成分，可分为二甲胺或脂肪胺类、哌嗪类和哌啶类。这些侧链的变动可以使药物的抗精神病作用强度有 10 倍至几十倍的差距，因此可以说 R_2 的变化是药物作用强度的"质的改变"。吩噻嗪类药物对多巴胺受体具有很强的亲和力。

二甲胺类的主要代表药物是氯丙嗪，因其较高的抗胆碱能作用、抗 α 肾上腺素能作用和抗组胺能作用，而具有较强的镇静作用，可以较好地控制兴奋躁动、情绪激动、易激惹及敌对情绪等，对幻觉妄想或淡漠退缩的作用中等或较微弱。在中、小剂量时不产生明显的锥体外系不良反应，但对心血管系统的影响较显著，如可引起心动过速、直立性低血压等，也较易引起自主神经反应如口干、便秘和腹胀等。

哌嗪类药物的结构中有哌嗪环，具有较强的多巴胺 D_2 受体拮抗作用，对毒蕈碱受体（M 受体）、α 肾上腺素受体和组胺受体的亲和力相对较低。主要代表药物有氟奋乃静、奋乃静和三氟拉嗪等，其抗幻觉妄想作用突出，几乎不具有镇静作用和导致直立性低血压的危险性，但锥体外系功能失调却十分常见，并有较弱的心血管系统影响。

哌啶类药物由于对黑质纹状体通路的多巴胺 D_2 受体的低效应，从而使锥体外系不良反应发生率降低，但心血管系统不良反应较重，具有镇静催眠、中度控制幻觉妄想等作用。主要代表药物是硫利达嗪和哌泊噻嗪，但因对心血管系统可能导致严重的安全性问题，使其应用受到限制。

2. 硫杂蒽类　以一碳链取代吩噻嗪类中心苯环结构中氮的位置，其结构较像哌嗪类，因此在不良反应方面也表现相似。主要代表药物有氯普噻吨，其特点是有中度镇静和抗幻觉妄想作用，同时有较好的催眠和抗焦虑作用，也有一定程度的抗抑郁作用。对氯普噻吨进行化学结构修饰后可得到氯哌噻吨和氟哌噻吨。

3. 丁酰苯类　代表药物为氟哌啶醇，是在镇痛药哌替啶的结构改造过程中发现的一种抗精神病药。该药既有较强的镇静作用又有明显的抗幻觉妄想作用，但极易引起锥体外系不良

反应,而对心血管系统的影响较小。随后又对其醇羟基酯化制成癸酸氟哌啶醇等长效制剂。

4. 二苯氧氮平类 以氯氮平为代表,其特点是有很强的控制兴奋躁动及抗幻觉妄想作用,并有较强的镇静催眠效果,几乎不产生锥体外系不良反应。在对氯氮平结构改造后可得到洛沙平和阿莫沙平(amoxapine)。洛沙平的中间产物即为阿莫沙平,也已上市,并被作为具有抗精神病效应的抗抑郁药应用于临床。

5. 二羟基吲哚类 吗茚酮是这类药物中唯一在美国应用的药物,其突出之处在于它是第一代抗精神病药中唯一不引起体重增加和降低癫痫发作阈值的药物。

6. 二苯丁哌啶类 匹莫齐特(pimozide)是这类药物中唯一在美国应用的药物,经临床试验证实为唯一可用于治疗抽动秽语综合征(Gilles de la Tourette syndrome,简称"Tourette 综合征")的抗精神病药,并因其在所有传统药物中具有对 D_2 受体的高亲和力而具有突出的特性。同类药物还有长效药物五氟利多,目前在美国已不再用于临床。

(二)长效制剂

抗精神病药的长期维持治疗在预防精神分裂症复发中的作用已被肯定,抗精神病药长效制剂的问世对维持治疗十分有益。常用第一代抗精神病药长效制剂的特点见表 2-1-1。

表 2-1-1　第一代抗精神病药长效制剂

药物名称	作用时间	给药方式	剂量 /(mg/ 次)
丁酰苯类			
五氟利多(penfluridol)	1 周	口服	30～60
癸酸氟哌啶醇(haloperidol decanoate)	4 周	肌内注射	50～200
吩噻嗪类			
棕榈酸哌泊噻嗪(pipotiazine palmitate)	4 周	肌内注射	50～200
癸氟奋乃静(fluphenazine decanoate)	3 周	肌内注射	12.5～25
庚氟奋乃静(fluphenazine enanthate)	2 周	肌内注射	12.5～25
庚奋乃静(perphenazine enanthate)	2 周	肌内注射	10～50
硫杂蒽类			
癸氟哌噻吨(flupentixol decanoate)	2～3 周	肌内注射	20～40

抗精神病药长效制剂的作用和不良反应与其母药的特点基本相同,但镇静作用却不强,而锥体外系不良反应较常见,通常在注射后 1～10d 内应予以抗胆碱药或抗震颤麻痹药来减缓 EPS。

抗精神病药长效制剂主要用于长期维持治疗中依从性不佳的患者,也可用于治疗不合作者。作为治疗性用药时,应注意给药剂量和给药间隔,以防止蓄积中毒的发生。

(三)药理学特点

第一代抗精神病药由于其在不同的神经递质通路中所表现的不同拮抗作用而产生多种药理生理效应。长期以来,抗精神病药的疗效被认为主要是对多巴胺 D_2 受体的拮抗作用。对 D_2 受体的拮抗被认为是治疗精神病的主要机制,尽管氯氮平的出现,其显著疗效和对 D_2 受体的低拮抗效应被认为是对这一经典理论的极大质疑,但 D_2 受体拮抗假说至今仍占据十分重要的地位,至少到目前为止,临床所证实的具有明确疗效的抗精神病药都与 D_2 受体拮抗有关。

同样对 D_2 受体的拮抗作用也是发生药物不良反应,特别是 EPS 的主要原因。

第一代抗精神病药能作用于中枢神经系统的主要的 4 个多巴胺能通路,包括中脑皮质(mesocortical)通路、中脑边缘(mesolimbic,A10 区)通路、下丘脑结节漏斗(tuberoinfundibular,A12 区)通路和黑质纹状体(nigrostriatal,A8 和 A9 区)通路。

对中脑皮质和中脑边缘系统的多巴胺通路的 D_2 受体拮抗效应是第一代抗精神病药的主要作用机制,但对这些通路的过度拮抗则被认为是对认知和行为产生不良反应的主要原因。这些不良反应在动物实验和临床用药过程中都能观察到,如对环境表现出相对淡漠,并导致行为抑制和情感反应明显减弱,对环境的逃避和其他习得性行为的抑制也可以在大鼠实验模型中得到验证。精神分裂症患者中使用可卡因自我注射的病例相对增加,在临床使用第一代抗精神病药的患者也表现出可卡因滥用倾向,由此可认为对中脑皮质的多巴胺通路的 D_2 受体拮抗作用可引起认知迟钝或减退,即所谓的神经阻滞剂诱发的认知缺陷综合征(neuroleptics induced cognitive deficit syndrome),并且在临床上很难和精神分裂症本身的原发性阴性症状和认知症状相鉴别。

虽然第一代抗精神病药表现出"镇静"作用,但并不会导致昏迷或感觉缺失。对下丘脑结节漏斗部位的多巴胺受体的拮抗可投射至垂体,导致多种神经内分泌系统不良反应,催乳素的释放增加实际上是对催乳素释放的脱抑制作用的反应。对下丘脑结节漏斗通路的多巴胺能系统明显拮抗后,催乳素的释放不再被阻止,而其他垂体激素的释放也不再增多。高水平的催乳素加上卵泡刺激素和黄体激素的降低常常导致月经紊乱(闭经)、泌乳、男子乳腺发育、骨密度降低、性欲受损和男性勃起不能等。

对黑质纹状体通路的多巴胺 D_2 受体高水平拮抗(大约超过 80%)时,经投射至基底节后可引起一系列不良反应,包括运动障碍及锥体外系不良反应如静坐不能、静止性震颤、肌强直和运动不能。高水平的 D_2 受体拮抗还可以引起急性肌张力异常、紧张症和僵硬、木僵状态,甚至还可伴有蜡样屈曲。

(四)药代动力学特点

由于对第一代抗精神病药的药代动力学特点所知有限,且这些药物所具有的高血浆蛋白结合率和高体内分布的特性,药物的致死浓度和中毒剂量往往因人而异,血清药物治疗浓度和中毒浓度往往模糊不清,存在极大的个体差异。

1. 用药和吸收 许多药物可通过口服或肌内注射使用。在以前的临床实践中,氟哌啶醇、氯丙嗪和其他一些药物采用静脉内使用的方式相当普遍,但一直并未被正式认可。

口服给药可充分吸收,但吸收率并不完全相同。含钙食物或制酸药、咖啡和大剂量尼古丁的使用可减少胃肠道吸收。一般在口服 1~4h 后可达峰浓度水平,体液中的浓度也很快达到这一水平。传统药物大多为高脂溶性,在大脑组织中的分布较血浆中更迅速。口服后大致在首过效应后由肝脏代谢,然后经门静脉循环运输,并经包括糖基化、氧化、还原和甲基化等代谢反应,一般在 4~5 个半衰期后达稳态血药浓度水平。

肌内注射吸收更为快捷、完全,通常 30~60min 后即可达峰浓度,15min 内可快速出现临床效应。肌内或静脉用药由于没有肝脏首过效应,其血浆药物浓度可能为口服的 4~5 倍。

目前在美国,第一代抗精神病药只有氟哌啶醇和氟奋乃静有长效注射剂。癸氟奋乃静的半衰期在 7~10d,一般每 2~3 周注射 1 次;而癸酸氟哌啶醇的半衰期更长,故只需每 3~4 周给药 1 次。这些制剂一般经 3~6 个月(半衰期的 4~5 倍时间)可以达稳态血药浓度水平。在停止用药后的几个月内都可检测到血浆中的药物浓度,它们的生物活性较口服给药要高 2 倍。

现在所使用的第一代抗精神病药的药代动力学特点尚未完全明确，但大部分药物都有相似的化学结构和药代动力学特点。以氯丙嗪为例，口服和肌内注射的生物利用度约为32%，使用药物2～3h后达峰浓度，并于4～6h后急速下降（分布至周边脂肪组织和神经系统内）。这也是儿童对吩噻嗪类药物过量较为敏感的原因，大部分吩噻嗪类药物分布至周边脂肪组织和神经系统的浓度可达到血浆浓度的10倍之多。大部分第一代抗精神病药的中间产物也为活化物质，所以药物的半衰期很难评估。这些药物可从胆汁、尿液排出。

2. 分布 大部分第一代抗精神病药呈高血浆蛋白结合率特点，血浆蛋白结合率为85%～90%，当与其他高脂蛋白结合药物合用时会引起游离药物浓度增加至中毒范围的风险。第一代抗精神病药多为高脂溶性，可使药物未结合部分稳定地透过血-脑屏障，从而使大脑中的浓度可2倍于外周血液循环。妊娠期用药，药物还可透过胎盘屏障渗透到婴儿体内，并可在母乳中发现。

药物的脂溶性特征使绝大部分药物能蓄积于躯体组织内（如脂肪、肺、肝、肾和脾），呈高显著分布容积，一般在10～40L/kg范围内。

3. 代谢 第一代抗精神病药经肝脏羟基化和去甲基化代谢，趋于更可溶性和更易被肾脏代谢，或以粪便形式排泄。许多药物经进一步糖基化后仍保持多巴胺受体拮抗剂的活性。由于这些药物有许多活跃的代谢及代谢产物，因此很难观察到药物的血浆浓度和临床疗效之间的相关性。如氟哌啶醇只有一种已知的代谢产物羟基化氟哌啶醇，它的代谢产物部分被转换还原为其母体化合物，这种代谢的复杂性使得血药浓度与临床疗效并不一定完全相关。另外，年龄、基因型和合并用药等因素都可导致不同个体的药物血浆水平差异很大（10～20倍）。

大多数第一代抗精神病药经细胞色素P450（cytochrome P450，CYP450）的CYP2D6和CYP3A4亚型代谢。由于CYP2D6是这些药物代谢中最为关键的生物转化酶，CYP2D6代谢率的遗传差异性就会起到相当的作用，特别是因为大多数第一代抗精神病药都能抑制CYP2D6的活性。据估计，5%～10%的高加索人和不足1%的黄种人呈CYP2D6慢代谢型，而非洲、美洲人群中则呈较高的代谢型。CYP2D6超快代谢型在其他种族人群中也有报道。

4. 排泄 第一代抗精神病药主要通过尿液和粪便排出。这些药物还可以通过汗液、唾液、泪液和胸腔乳糜的形式排出，因半衰期不同，一般在18～40h内从体内清除。老年患者因其肾清除率低而需低剂量用药。由于这些药物的半衰期较长、清除率较低，达稳态血药浓度水平后一般只需每日服用1次即可。

（五）药理作用机制

最初的假设集中于作为精神病性症状的主要病理生理因素——多巴胺（dopamine，DA）。有学者证实第一代抗精神病药使用后体内的多巴胺代谢产物增加，这一增加被认为是多巴胺能拮抗的结果。苯丙胺中毒被认为是药物引起精神分裂症阳性症状的生物学模型。由于多巴胺能拮抗剂的多巴胺受体拮抗作用能有效控制精神分裂症的阳性症状，在以往的半个多世纪，多巴胺拮抗假说在精神分裂症的精神神经药理学中占据主导地位。药物拮抗多巴胺受体，特别是D_2受体，表现出强大的亲和力和抗精神病效应。用药起始，多巴胺的转换逐渐增大，可从中枢神经系统中的高香草酸水平增高得以显现出来。据认为，强大的亲和力可使受体超敏而使DA功能拮抗作用持续增强，最终抑制多巴胺的转换。

丙嗪和氯丙嗪的临床效应的不同在于氯丙嗪与D_2受体的高亲和力，虽然丙嗪在结构上类似于氯丙嗪，但丙嗪与D_2受体的亲和力较弱，导致其镇静作用明显强于抗精神病效应。尽管氯丙嗪较丙嗪更具治疗优势，但对D_2受体的拮抗仍呈低等强度。100mg氯丙嗪的相对亲和力仅相当于 1～2mg 氟哌啶醇。

采用正电子发射断层成像（PET）技术的研究资料显示，D_2 受体占有率与抗精神病效果存在的阈值关系为 60%～70%，能起到最大抗精神病效应，D_2 受体占有率进一步增高并不能引起进一步的治疗效应。而锥体外系不良反应的出现则在 D_2 受体占有率至 78% 时明显增多，发生率明显上升。研究显示氯氮平的 D_2 受体占有率为 6%～71%，利培酮为 91%，奥氮平为 92%，齐拉西酮、喹硫平也超过 80%。氟哌啶醇的有效治疗剂量为 6～20mg/d，而剂量在 2～3mg/d 时 D_2 受体占有率为 60%，剂量在 4mg/d 时 D_2 受体占有率为 65%。如果治疗剂量更高，则易发生更多的副作用，故氟哌啶醇的推荐治疗剂量以 2～6mg/d 为宜。

对 5-HT_2 受体的拮抗可能减轻锥体外系不良反应，并能进一步控制精神分裂症的阴性症状，继而研发出第二代（非典型）抗精神病药。

（六）适应证

第一代或经典抗精神病药的临床疗效是肯定的，同时因其价格低廉，不良反应也可用相应的药物对抗，故在边远或经济落后地区仍被临床广泛应用。

1. 精神分裂症和分裂情感障碍　第一代抗精神病药可用于精神分裂症的精神病性症状（尤其是阳性症状）的急性期治疗和维持治疗。其主要作用机制假说是对于中脑皮质和中脑边缘通路的 D_2 受体的拮抗。在许多精神分裂症个体中，通过这一拮抗作用可使阳性精神症状减少，包括幻觉、妄想和言行紊乱。但阴性症状并不能得到有效治疗，甚至由于对中脑皮质通路的拮抗反而更恶化加重，并损害认知功能和导致抑郁。第一代抗精神病药不能改善阴性症状，甚至加重认知损害是其一大缺陷。它对阳性症状的疗效也是有限的，如难治性患者，只对首发或急性加重时疗效显著。

2. 物质滥用所致精神障碍　第一代抗精神病药可逆转急、慢性苯丙胺中毒和可卡因滥用所致精神障碍。但应该充分认识到这一人群中发生急性肌张力异常的危险性较高，因为其多巴胺受体功能的下调，最终导致对快速 D_2 受体拮抗的超敏感性。第一代抗精神病药对并非多巴胺机制引起的药源性精神症状难以有满意的疗效，但对苯环己哌啶（phencyclidine，PCP）所致精神障碍有效。

3. 人格障碍　在应激状态下，有些人格障碍患者可出现短暂的精神症状，对阵发的症状可短期使用高效价抗精神病药，并能得到很快的缓解。但通常并不主张长期使用第一代抗精神病药，因为患者会对药物治疗极不依从，并可能带来迟发性运动障碍的风险。

4. 心境障碍　第一代抗精神病药还可用于心境障碍的治疗。一些药物（如硫利达嗪）被认为也可用于抑郁和焦虑症状的治疗，第一代抗精神病药也还被视为心境稳定剂用于双相障碍特别是躁狂发作的治疗。但随着第二代抗精神病药的出现，这样的临床用药方法有被逐渐取代的趋势。

5. Tourette 综合征　Tourette 综合征（Tourette syndrome，TS）的抽动症状是由于多巴胺能系统的超敏状态所致，多巴胺受体拮抗剂治疗后可获得改善。匹莫齐特是美国唯一可用于这一症状治疗的第一代抗精神病药。

6. Huntington 综合征　对 Huntington 综合征至今尚无特效治疗药物，但对其引发的精神症状和舞蹈样动作可用多巴胺受体拮抗剂缓解或减轻。

7. 恶心、呕吐和呃逆　低效价第一代抗精神病药显示出对 H_1 受体的拮抗作用，可直接有效地减少恶心、呕吐。很多镇吐药如异丙嗪（promethazine，非那根）和吩噻嗪类药物的结构类似。另外，氯丙嗪也可用于顽固性呃逆，视其严重程度可予以口服、肌内注射或静脉应用。

（七）不良反应

第一代抗精神病药能有效拮抗中枢神经系统中的 4 种神经递质受体系统：多巴胺 D_2 样受体（D_2、D_3 和 D_4 受体）、毒蕈碱受体（M 受体）、α 肾上腺素受体（α_1 和 α_2 受体）和组胺受体（H_1 受体）。

阳性症状的缓解是由于对中脑边缘系统的多巴胺通路的 D_2 受体拮抗的结果。对中脑皮质、黑质纹状体和结节漏斗系统的 D_2 受体拮抗则可引起相应的不良反应。低效价药物如氯丙嗪需要较高剂量才能达到疗效，但同时也对其他受体系统产生更大的不良反应。高效价药物如氟哌啶醇可引起更多的拮抗 D_2 受体相关的运动障碍和高催乳素分泌水平，但却少有胆碱能、抗肾上腺素能和抗组胺能不良反应。抗胆碱能反应通常表现为口干、视物模糊、便秘、尿潴留、窦性心动过速、QRS 间期延长、谵妄、认知损伤、开角型青光眼和嗜睡。拮抗 α_1 肾上腺素受体可引起直立性低血压、Q-Tc 间期延长、室性心动过速、眩晕和镇静。拮抗 α_2 肾上腺素受体可引起鼻黏膜充血和男性射精抑制。拮抗组胺 H_1 受体可导致过度镇静、嗜睡和体重增加。

1. 认知损害 主要表现为过度镇静、注意力不集中、记忆损害和谵妄。抗组胺能和抗胆碱能作用可能导致过度镇静和迟缓的精神状态。这些反应大都由于低效价药物（如氯丙嗪）的使用引起，症状可在治疗早期表现较严重，之后会逐渐耐受。抗胆碱能作用是药物引起谵妄的主要原因，由于谵妄有较高的致残率和致死率（高于 20%），因此对抗胆碱能作用敏感的人群在用药时应当十分小心，特别是老年人群。此外，每种经典抗精神病药，特别是低效价药物都可能降低癫痫发作阈值而诱发癫痫发作。

2. 锥体外系不良反应（EPS） 是由于第一代抗精神病药对黑质纹状体多巴胺通路的 D_2 受体的过度拮抗而引起的。当多巴胺 D_2 受体拮抗或药物的 D_2 受体占有率超过 78%～80% 时，EPS 发生率明显升高。EPS 在高效价药物如氟哌啶醇等使用情况下尤易发生。

（1）急性锥体外系不良反应：包括药源性帕金森综合征、急性肌张力障碍和静坐不能。①药源性帕金森综合征（drug-induced Parkinsonism）约发生在 15% 的患者的用药早期，以女性和超过 40 岁的中老年患者较易发生，老年患者可因淡漠、抑郁或痴呆而误诊。以动作缓慢或者运动不能、静止性震颤及肌张力增高为特征。开始常表现为运动过缓，体征以手足震颤和肌张力增高为特征，严重者有协调运动能力丧失、僵硬、佝偻姿势、慌张步态、面具脸、粗大震颤、流涎和皮脂溢出。②急性肌张力障碍（acute dystonia）一般在治疗刚开始后不久即很快出现，多见于青少年，男性和儿童比女性更常见。特别是带有氟基的第一代抗精神病药（丁酰苯类、哌啶类、哌嗪类药物）尤易引起肌张力增高。其主要特征是双眼上翻、斜颈、吐舌、面肌痉挛、角弓反张和脊柱侧弯等，临床症状很容易被误认为是做作样行为，如表现为眼、面、口、颈、躯干局部肌肉痉挛所致的怪异表现，常见的有动眼危象、颈 - 面综合征等。常至急诊就诊，易误诊为破伤风、癫痫、癔症等，如曾有近期服用第一代抗精神病药病史者常有助于诊断的确立。肌内注射氢溴酸东莨菪碱 0.3～0.5mg 或异丙嗪 50～100mg 后，上述症状可迅速缓解。③静坐不能（akathisia）的发生率可达 20%～40%，以中年女性为多，且多发生于开始用药的第 2～3 周时，表现为无法控制的激越不安、不能静坐或静卧、反复走动或原地踏步走，可伴有不自主运动、自伤或攻击行为。易误诊为精神病性激越或精神病性症状加剧，从而错误地增加抗精神病药的剂量，从而使上述症状进一步恶化。静坐不能是直接导致患者服药不依从性的主要原因，并会增加患者自杀发生的风险。

（2）迟发性锥体外系不良反应：迟发性运动障碍（tardive dyskinesia，TD）是长期大剂量服用第一代抗精神病药引起的特殊而持久的锥体外系不良反应，一般在服药 3 个月后才可能发生,发生率为 15%～40%,女性多于男性患者,并随着年龄增长而增加,40 岁以上人群明显增多。临床上以不自主的、有节律的刻板运动为特征,其严重程度波动不定,睡眠时常消失,情绪激动时则加重。最早出现的症状常是舌或口唇周围的轻微震颤,称为口 - 舌 - 颊三联征,重者可致构音不清、影响进食;也可表现为肢体不自主摇摆、舞蹈指划样动作、手足徐动或四肢和躯干扭转等。

(3)神经阻滞剂恶性综合征(neuroleptic malignant syndrome,NMS):是一种少见而又严重的不良反应,发生率仅为 0.5%～1.5%。主要临床表现包括锥体外系功能失调即骨骼肌高张力、自主神经调节异常、体温过高、意识改变,并可能伴随横纹肌溶解和肾衰竭。最常见于氟哌啶醇、氯丙嗪和氟奋乃静等药物治疗时,但氯氮平等第二代抗精神病药和抗抑郁药也可导致 NMS 的发生。药物剂量加得过快、用量过高、非口服途径用药,患者存在脱水、营养不足、合并躯体疾病以及气候炎热等因素可能与 NMS 的发生、发展有关。实验室检查可以发现肌酸激酶(creatine kinase,CK)浓度明显升高,但这并不是确诊的必要条件,CK 的变化与症状严重性一致,可作为临床疗效的动态观察指标。处理原则是应首先停用抗精神病药,同时给予积极的支持治疗,可以使用肌松药丹曲林和促进中枢多巴胺功能的溴隐亭治疗来缓解肌强直和高热等症状。

3. 心血管系统症状 主要是造成心律不齐和低血压,尤以吩噻嗪类药物最为明显,而氟哌啶醇在这方面的影响较小。抗精神病药的抗胆碱能作用可造成窦性心动过速,也可发现类似于奎尼丁的效应。吩噻嗪类药物可造成 Q-T 间期和 P-R 间期延长,并使 T 波倒置和 U 波增高,收缩力下降。房室传导阻滞和室性心动过速也时有发生,一经发现,宜停药并给予对症处理。

直立性低血压较常见,多见于治疗初期,尤其是用药后第 1 周内,与药物拮抗外周 α 肾上腺素受体而躯体尚未建立有效的代偿机制有关。

4. 药源性抑郁 第一代抗精神病药所致的药源性抑郁也时有发生,但是临床评价时较为困难,因为在不经药物治疗的精神分裂症患者中也可以出现抑郁、焦虑等临床表现。应在充分评估后,适当地给予新型抗抑郁药治疗,可避免自杀等问题的发生。

5. 胃肠道不良反应 第一代抗精神病药可引起平滑肌肌张力降低,长期过量服药时易发生麻痹性肠梗阻。

6. 对造血系统的影响 第一代抗精神病药所致的造血系统不良作用较少见,药物所致的粒细胞减少症发生率为 0.1%～0.7%;以第二代抗精神病药氯氮平所致的比例为高,属于免疫有关的变态反应。早期诊断,及时处理,多数预后良好,严重而又处理不当者可能造成死亡。

7. 皮肤症状 常为过敏所致,大多发生于治疗的第 1～4 周内,一般表现为红色丘疹,开始于手与面等暴露部位,也可扩及躯干,呈对称性分布,严重者可发生疱疹、剥脱性皮炎和皮肤糜烂等,一旦怀疑,应立即停药。氯丙嗪等吩噻嗪类药物可导致对光的过度敏感,可以在角膜、晶状体和皮肤上形成紫灰色色素沉着,在热带生活的人群和女性中较多见。

8. 肝损害 氯丙嗪等所致的胆汁淤积性黄疸发生率约为 0.1%,而无黄疸性肝炎较之更为常见。其发生是过敏所致,停药 1～2 周后可恢复,临床上应与传染性肝炎相鉴别。

9. 特殊人群中的不良反应 某些患者当服用第一代抗精神病药尤其是氯丙嗪时可以出现体重增加,在某些女性患者中可以诱发溢乳和闭经。在老年患者中,直立性低血压是一个严重不良反应。某些吩噻嗪类药物尤其是氯丙嗪能降低抽搐阈值而诱发癫痫发作或加重癫痫发作程度,氟哌啶醇和氟奋乃静用于治疗伴有癫痫的精神病患者时可能相对较为安全。

第一代抗精神病药使用至今,还未发现明确的致畸作用,然而在孕妇中应慎用。

（八）药物相互作用

第一代抗精神病药可以增加三环类抗抑郁药的血药浓度，诱发癫痫发作，加剧抗胆碱能副作用；也可以加重抗胆碱药的抗胆碱能副作用；可以逆转肾上腺素的升压作用；可以减弱抗高血压药胍乙啶的降血压作用，增加β受体拮抗剂及钙通道阻滞剂的血药浓度而导致低血压；可以加强其他中枢神经抑制药如酒精以及利尿药的作用。

抗酸药影响抗精神病药的吸收。吸烟可以降低某些抗精神病药如氯氮平的血药浓度。卡马西平通过诱导肝脏药物代谢酶，明显降低氟哌啶醇、氯氮平的血药浓度而使精神症状恶化；或增加氯氮平发生粒细胞缺乏的危险性。某些选择性5-羟色胺再摄取抑制剂（SSRI）如氟西汀、帕罗西汀和氟伏沙明可抑制肝脏药物代谢酶，增加抗精神病药的血药浓度，可能导致不良反应发生或加剧。

二、第二代抗精神病药的药理学特点

第一代抗精神病药的主要药理作用与边缘系统和纹状体的多巴胺 D_2 受体拮抗有关，其中对边缘系统多巴胺 D_2 受体的拮抗被公认为抗精神病作用的药理学基础，而对纹状体多巴胺 D_2 受体的拮抗则与EPS发生密切相关，并因拮抗下丘脑-垂体轴特别是结节漏斗部位的多巴胺 D_2 受体而导致高催乳素血症。第二代抗精神病药的药理作用大都不同于第一代抗精神病药，除氨磺必利和阿立哌唑外，都仅对多巴胺 D_2 受体产生较弱的亲和力，并且更明显地与 $5-HT_{1A}$、$5-HT_{2A}$、$5-HT_{2C}$、$5-HT_3$、$5-HT_6$、$5-HT_7$、α_1、α_2 受体产生较强的亲和力，部分还具有调节谷氨酸受体的作用。目前对所谓的"非典型性"较为一致的观点认为，$5-HT_{2A}$ 和 D_2 受体拮抗的高比率特性是第二代抗精神病药的重要特征；其次还包括药物对不同脑区神经核的相对特异性，如更明显地影响边缘叶和额叶皮质区的神经化学活动，而对纹状体的影响甚弱也是特征之一；在临床作用方面表现为对阳性症状、阴性症状、情感症状和认知症状都能产生不同程度的改善，而EPS明显减少甚至缺如。但须强调，到目前为止，所有临床疗效明确的抗精神病药都具有一定程度的中枢多巴胺 D_2 受体亲和力，反之则不具备明显的抗精神病作用。

与第一代抗精神病药的关键不同之处是，第二代抗精神病药存在明显的药理学特点的多样性或异质性，如奥氮平、喹硫平和佐替平在化学结构上与氯氮平较为相似，而利培酮、齐拉西酮和舍吲哚的化学结构与氯氮平截然不同，但却具备"非典型性（atypicality）"的关键特点，这些抗精神病药的临床作用与其药理学特点密切相关，总体上反映它们对不同神经递质受体的亲和力。基础研究也证实第二代抗精神病药在神经行为学方面不同于第一代抗精神病药，第二代抗精神病药之间在行为学效应方面也有所不同，包括对产生抗精神病疗效的预示剂量和产生EPS的预示剂量都存在宽泛的界限，在药物区分研究（drug-discrimination studies）中奥氮平和喹硫平反映出氯氮平样的行为学特点，而利培酮、齐拉西酮和舍吲哚则表现出不同于氯氮平，但相互间却较为相似的行为学特点，氨磺必利却与其他非典型或第一代抗精神病药都有所不同。因此，所谓第二代或非典型抗精神病药并不具备完全一致的药理学特点，而是可能存在不同的药理作用机制。主要抗精神病药的受体药理学特点见表2-1-2。

三、药物治疗目标

1. 抗精神病药治疗的临床目标 随着对精神分裂症临床病理症状的不断认识，目前将其主要症状群分为4个主要维度并结合复发预防、生活质量、敌对/攻击性和耐受性等内容作为临床治疗目标和疗效判定指标。

表 2-1-2　主要抗精神病药的受体药理学特点（K_i, nmol/L）

	D₂	D₁	D₃	5-HT_{2A}	5-HT_{1A}	α₁	α₂	H₁	M₁
氟哌啶醇	1	25	2.7	78	7 930	46	1 200	3 630	1 475
氯氮平	120	85	280	12	770	7	33	6	1.9
利培酮	3	75	14	0.6	490	2	5.1	155	>5 000
帕利哌酮	1.6	—	3.5	1.1	380	—	3.9	—	—
奥氮平	11	31	49	4	>1 000	19	170	7	1.9
喹硫平	160	455	340	220	2 450	7	1 000	11	120
齐拉西酮	4.5	9.5	7.2	0.4	3.4	10	310	47	>10 000
阿立哌唑	0.34	410	0.8	3.4	1.7	26	24	25	6 780
氨磺必利	3	>1 000	3.5	>5 000	>10 000	>100	—	>1 000	>1 000
鲁拉西酮	1.6	262	15.7	2	6.8	48	10.8	>1 000	>1 000
布南色林	0.14	1 070	0.49	0.81	804	27	35	765	100
哌罗匹隆	1.3		4.4	0.22	1.3	—	—	—	—
阿塞那平	1.3	—	0.42	0.07	—	—	0.33	1.0	—
卡利拉嗪	0.49		0.085	18.8	2.6	155		23.2	>1 000
依匹哌唑	0.3	—	1.1	0.47	0.12	0.17	0.59	19	10 000
卢美哌隆	32	52	—	0.54	—	73	—	>1 000	>1 000

（1）阳性症状：主要是指与感知、思维内容、行为或思维过程等精神活动有关的领域出现破坏或脱离现实的症状特点，包括妄想、幻觉、整体行为紊乱和思维联想松弛等。

（2）阴性症状：是指以一些正常的精神体验或功能出现明显的削弱或丧失为特点的临床症状，包括情感迟钝或淡漠、动机缺失、愉快感缺乏、社会性退缩、矛盾症状及思维和言语贫乏等。与阳性症状不同，阴性症状极少导致住院的加速或急症处理，而是在很大程度上造成患者功能丧失，除与精神分裂症本身的病理机制有关外，还可继发于其他因素如药物和社会歧视等。

（3）认知/神经心理学症状：精神分裂症存在广泛的神经认知障碍，其严重程度甚至超过阴性症状，与患者的功能受损密切相关。在以阴性症状为主的病例中，认知损害可能是疾病的首发症状，也可能继发于其他因素如药物治疗。

（4）情感症状：主要是指精神分裂症的临床症状中所表现出的心境障碍，如抑郁、焦虑和心境不稳定。目前认为，精神分裂症的情感症状突出或持久是预后不良的临床证据，意味着高自杀风险和治疗依从性较差。

（5）敌对/攻击性：通常是指与阳性症状如妄想、幻觉密切相关的敌对或攻击行为，以急性发作时尤为多见。因涉及精神分裂症急性期的有效治疗，有人建议将其作为独立的症状维度进行评估。

（6）总体疗效和复发预防：是精神分裂症治疗的重要目标。精神分裂症的复发常表现为精神症状和行为的明显恶化而导致住院治疗，因复发常发生于社区而可能严重危及患者的社会和职业功能。同时，精神分裂症是一组高复发疾病，研究表明，在有效治疗 2 年后中断药物治疗，约2/3的患者出现复发。

（7）生活质量：主要是指除精神症状有效缓解后，患者的社会、家庭和职业能力的保持，除与疾病本身的病理过程有关外，也可能继发于药物治疗的影响，如严重的 EPS。

（8）耐受性和依从性：对药物治疗的耐受性是获得有效治疗的关键因素，大多数患者中断治疗与药物所致的不良反应有关，仅 50% 的首发病例在住院治疗后继续门诊随访，药物所致的 EPS、镇静、体重增加等均为耐受性评价的重要内容。同样，依从性也是关系到治疗是否成功的重要因素，目前多数研究认为第二代抗精神病药在依从性方面总体优于第一代抗精神病药，但结论并非一致。

（9）其他：睡眠障碍和自杀也是精神分裂症的重要症状，常作为疗效评价的重要指标。

2. 抗精神病药治疗的神经药理学目标 精神分裂症作为一种复杂的大脑疾病，无论中枢神经组织、细胞或分子结构、功能还是神经生化都已发现存在许多异常或病理改变，尽管一些神经生物学研究的结果不尽一致，但有关精神分裂症的某些症状的神经病理学基础已不断被认识。从神经生化学角度来看，多巴胺假说在精神分裂症的生化和药理学研究中已主导了半个多世纪，尽管已发现不具备多巴胺拮抗作用特性的药物具有临床治疗价值，但已上市的抗精神病药的临床疗效几乎都直接与其对多巴胺 D_2 受体的亲和性有关，不过至今尚未发现直接影响多巴胺功能的证据。近年来，已开始对其他重要的神经递质系统及其与多巴胺能系统的相互作用进行了大量研究，并提出多巴胺 -5- 羟色胺、多巴胺 - 谷氨酸、多巴胺 - 乙酰胆碱及多巴胺 - 谷氨酸 -5- 羟色胺等相互作用假说，其中以 5-HT 能神经通路的作用尤为突出，即高 $5-HT_{2A}$ 受体拮抗（超出对 D_2 受体的拮抗）成为新一代非典型抗精神病药的主要特征。

四、抗精神病药治疗的安全性评估

1. 锥体外系不良反应（EPS） 急性 EPS 包括药源性帕金森综合征、急性肌张力障碍和静坐不能，以及迟发性运动障碍的发生危险性显著减少。各种随机对照试验和临床实践都已证明，特别在以氟哌啶醇作为对照药时更为确切；利培酮、奥氮平、齐拉西酮和氨磺必利在高剂量时静坐不能发生率增加，存在剂量依赖关系；而氯氮平、喹硫平在临床治疗中的 EPS 发生率与安慰剂无显著性差异。但有学者认为，来自随机对照试验的研究大都以氟哌啶醇为阳性对照药，且治疗剂量有过高之嫌，可能导致 EPS 发生率过高的评价。

2. 高催乳素血症（hyperprolactinemia，HPRL） 由于对多巴胺 D_2 受体的强有力的拮抗，特别是对结节漏斗部位的多巴胺能神经元的相对高选择性作用，以氟哌啶醇、硫利达嗪和氯丙嗪为代表的第一代抗精神病药常易导致治疗中血清催乳素水平升高，部分患者出现相应的躯体症状如女性闭经、泌乳和性欲减退，男性性欲减退和勃起困难。第二代抗精神病药中，利培酮、帕利哌酮和氨磺必利与第一代抗精神病药氟哌啶醇所致的高催乳素血症发生率相近，氯氮平、奥氮平和喹硫平的此类不良反应发生率明显减少，齐拉西酮和阿立哌唑尚需进一步的临床研究来证实。不过，关于高催乳素血症与临床生殖系统和性功能异常具有相关性，部分研究认为两者并不平行，即血清催乳素（prolactin，PRL）水平升高与生殖系统症状之间并不呈正相关，部分患者的血清 PRL 水平明显升高未出现相应的临床症状，而另一些患者的血清 PRL 水平未明显升高却又产生相应的临床症状。因此，有人认为生殖系统症状的产生与患者机体本身的易患倾向密切相关。

3. Q-Tc 间期延长等严重心律失常 长期临床治疗中，氯丙嗪、硫利达嗪及氟哌啶醇等都有可能引起严重心律失常，包括致死性 Q-Tc 间期延长，其中以硫利达嗪最为突出。第二代抗精神病药在上市前和上市后的临床试验中发现，舍吲哚因具有导致 Q-Tc 间期延长发生的高危险性而被撤市，齐拉西酮也在经过扩大样本的多种药物平行对照的双盲试验结果证实 Q-Tc 间期延长的发生率极低后才获美国 FDA 批准上市。此外，氯氮平也可能导致心肌炎症或损害并引发 Q-Tc 间期延长，但发生率较低。至今为止，利培酮、喹硫平和奥氮平尚未发现引起临床致死性 Q-Tc 间期延长的病例报道。近年上市的鲁拉西酮在心脏 Q-Tc 间期延长最为安全。

4. 体重增加及代谢障碍　吩噻嗪类抗精神病药如氯丙嗪、硫利达嗪在长期治疗中可导致患者体重增加，糖脂代谢异常的发生危险性增加。随着第二代抗精神病药的广泛应用，目前已发现氯氮平和奥氮平可明显增加体重增加和代谢障碍的发生危险性，包括 2 型糖尿病或糖尿病并发症、高脂血症和脑卒中；利培酮、喹硫平和阿立哌唑则引起轻、中度体重增加，各种代谢障碍并发症的发生危险性相对较低；来自随机对照试验的资料显示齐拉西酮仅轻微增加体重，与安慰剂比较无显著性差异，但有待于临床实践进一步证实。

5. 其他　一些严重不良反应如粒细胞缺乏或减少症、癫痫发作、直立性低血压，以及一些常见不良反应如口干、便秘、恶心、呕吐、视物模糊也常作为安全性评价的重要指标。

第四节　常用抗精神病药

一、第一代抗精神病药

（一）氯丙嗪

氯丙嗪（chlorpromazine）属于二甲胺或脂肪胺族吩噻嗪类药物，是最早用于临床的抗精神病药，是第一代抗精神病药的代表药物。

1. 药理作用　氯丙嗪可拮抗脑内的多巴胺受体，此外尚可拮抗 α 肾上腺素受体、M 胆碱受体和组胺受体。该药拮抗中脑边缘系统和中脑皮质系统神经通路的多巴胺受体与其抗精神病作用有关；拮抗延髓化学催吐感受器的多巴胺受体与其镇吐作用有关；拮抗结节漏斗通路的多巴胺受体与其影响内分泌功能有关；拮抗黑质纹状体通路的多巴胺受体与其锥体外系不良反应有关。由于还可抑制脑干网状结构的上行激活系统而产生镇静作用，拮抗外周 α 受体和 M 受体与其直立性低血压、口干、便秘等不良反应有关。

口服或肌内注射后均易吸收，与食物和碱性药物同服时吸收明显减少。肌内注射可避免肝脏首过代谢消除，生物利用度比口服时高 3～10 倍。单次口服达峰时间（t_{max}）为 2～4h。血浆蛋白结合率约 96%。亲脂性高，易透过血 - 脑脊液屏障及胎盘屏障，可经乳汁分泌。体内分布广，以脑、肝等器官中的浓度较高，脑中的药物浓度是血药浓度的数倍。主要在肝脏由细胞色素 P450（CYP450）催化进行氧化或结合代谢，代谢产物有 160 种以上，其中 7- 羟基氯丙嗪等有生物活性。代谢产物主要经肾脏排泄，少量从粪便排泄。单次服药半衰期（$t_{1/2}$）约 17h；恒量、恒定间隔时间多次服药，5～10d 达稳态血药浓度水平（C_{ss}），此时半衰期（$t_{1/2}$）约 30h。有效血药浓度为 500～700ng/ml。

2. 适应证　主要用于治疗精神分裂症、分裂样精神病、分裂情感性精神病、偏执性精神障碍、躁狂症、心因性精神障碍等，尤其对精神运动性兴奋、幻觉、妄想、思维形式障碍、敌对情绪、怪异行为、冲动、木僵等症状疗效较好。小剂量氯丙嗪可慎用于器质性精神障碍。还有镇吐、治疗顽固性呃逆的作用。

3. 用法与用量　氯丙嗪是盐酸盐制剂。盐酸氯丙嗪片有 12.5mg、25mg 和 50mg 三种规格，盐酸氯丙嗪注射液有 1ml∶10mg、1ml∶25mg 和 2ml∶50mg 三种规格。

对于精神分裂症患者，口服成人治疗剂量通常为 200～600mg/d，分次服用，依治疗需要和耐受情况逐渐递增给药。年老或体弱者应从小剂量开始，以后根据耐受情况缓慢增加剂量。成人肌内注射每次 25～50mg，控制严重兴奋躁动时可根据治疗需要和耐受情况间隔数小时重复用药 1 次，或与氯硝西泮注射液等交替肌内注射。静脉注射也可使用 25～50mg，用氯化钠注射液稀释至 1mg/ml，然后以每分钟不超过 1mg 的速度缓慢注入。一般采用静脉滴注而避免静脉注射，以防意外。年老或体弱者均应注意从小剂量开始，注射时尤应注意耐受情况，缓慢给药。对于呕吐或顽固性呃逆的治疗，成人口服每次 12.5～25mg，每日 2～3 次；如不能控制，可肌内注射每次 25mg。

用量须从小剂量开始，按照个体化给药的原则，调整与增加剂量。经长期治疗需停药时，应在几周之内逐渐减少剂量。骤停用药可促发迟发性运动障碍，后者在老年患者中发生最多，而且不容易缓解。骤停用药有时也可产生一过性头昏、胃部不适或恶心、呕吐等停药反应。氯丙嗪溶液与皮肤接触可产生接触性皮炎，应注意防止。少数患者口服药物时产生胃部刺激症状，可与食物同服，也可多饮水或牛奶。注射给药只限于急性兴奋躁动患者，需密切观察与监视，防止发生低血压。肌内注射时应缓慢深部注射，注射后至少应卧床半小时。老年人或儿童注射给药时，更应密切观察可能发生的血压降低与锥体外系不良反应。静脉注射目前临床中极少使用。

4. 不良反应 神经系统常见急性肌张力障碍、药源性帕金森综合征（震颤、齿轮样强直、动作迟缓）、静坐不能、迟发性运动障碍等，并可引起过度镇静、乏力、头晕；个别患者可诱发癫痫发作。心血管系统常见直立性低血压、心动过速、心动过缓、心电图改变（可逆性非特异性 ST-T 波改变、T 波平坦或倒置、Q-T 间期延长）；偶见阿 - 斯综合征，甚至猝死。消化系统可见肝功能异常，如一过性谷丙转氨酶和谷草转氨酶升高。内分泌系统常见催乳素水平升高、溢乳、月经紊乱或闭经、性功能改变。血液系统可见白细胞及粒细胞减少至缺乏。抗胆碱作用包括外周抗胆碱作用，表现为口干、视物模糊、眼压升高、便秘和尿潴留等，偶可发生肠梗阻；中枢抗胆碱作用，表现为谵妄、意识障碍、出汗、震颤和认知障碍等。可以发生 NMS，表现为肌强直、高热、意识障碍、自主神经系统症状（大汗、心动过速、血压不稳等）；白细胞升高、尿蛋白阳性、肌红蛋白尿、磷酸激酶活性增高、肝脏氨基转移酶升高和血铁、镁、钙降低等。少数患者可发生皮疹、畸胎等，刚出生的婴幼儿可发生过度镇静。长期使用可引起皮肤、角膜及晶状体色素沉着。

5. 注意事项 对一种吩噻嗪类药物过敏者，往往对另一种吩噻嗪类药物也有交叉过敏反应。老年人易发生直立性低血压、过度镇静以及不易缓解的迟发性运动障碍等不良反应。用量应小，加量应慢。有时会影响免疫妊娠试验，出现假阳性反应。尿胆红素测定也可出现假阳性反应。用药期间应注意检查白细胞计数及分类、肝功能、心电图，长期使用时应进行眼科检查。

禁用于严重心、肝、肾疾病患者，对本品有过敏反应者，哺乳期妇女。下列情况应慎用：骨髓抑制，肝肾损害，心血管疾病，严重呼吸系统疾病，青光眼，前列腺肥大，帕金森病等。

6. 药物相互作用 与酒精或中枢神经抑制药，尤其是与吸入全身麻醉药或巴比妥类等静脉全身麻醉药并用时可彼此增效，用量应减少。与苯丙胺类药物并用时，由于氯丙嗪具有 α 受体拮抗作用，前者的效应可减弱。与制酸药或止泻药并用，可抑制口服氯丙嗪的吸收。与抗惊厥药并用，氯丙嗪不能使抗惊厥药增效，反而可降低惊厥阈值。与抗胆碱药并用时，抗胆碱作用相互加强。与肾上腺素并用时，由于氯丙嗪拮抗 α 受体，仅显示激动 β 受体肾上腺素的效应，从而导致明显的低血压和心动过速。与胍乙啶类药物并用时，氯丙嗪可抵消其降血压效应。与左旋多巴并用时，氯丙嗪可对抗其抗帕金森病作用。与三环类抗抑郁药并用时，两者的抗胆碱作用可相互增强。

（二）奋乃静

奋乃静（perphenazine）属于哌嗪族吩噻嗪类药物，镇静作用较弱，可产生较重的锥体外系不良反应。药理作用类似于氯丙嗪，适应证同氯丙嗪。

奋乃静片有 2mg 和 4mg 两个规格，奋乃静注射液的规格则为 1ml：5mg 和 2ml：5mg。主要用于精神分裂症。①口服：成人住院患者的治疗剂量为每日 20～40mg，分 2～4 次服用，或根据治疗需要和耐受情况调整剂量。门诊患者开始时可缓慢加药，逐步增至需用量。②肌内注射：成人每次 5～10mg，每 6h 1 次或根据治疗需要和耐受情况逐步调整。③静脉注射：成人每次 5mg，用氯化钠注射液稀释至 0.5mg/ml，注射速度不得超过每分钟 1mg。对于呕吐或焦虑的治疗，成人口服每次 2～4mg，每日 2～3 次。

年老或体弱者应从小剂量开始，缓慢增至可以耐受的每日口服剂量和注射剂量。年龄超过 12 周岁的小儿可参考成人用量；12 岁以下的用量未见规定，应慎重用药，视病情需要和耐受情况逐步调整至有效剂量。一般建议尽量口服给药。

（三）氟奋乃静

氟奋乃静（fluphenazine）属于哌嗪族吩噻嗪类药物，镇静作用较弱，但具有很强的锥体外系不良反应，镇吐作用较弱。药理作用类似于氯丙嗪，适应证是精神分裂症。制剂包括盐酸氟奋乃静片 2mg，盐酸氟奋乃静注射液 1ml：2mg 和 2ml：10mg。成人口服常用剂量每次 2mg，每日 1～2 次；逐渐递增，最大日剂量可达 20mg。年老或体弱者应从最小剂量开始，然后每日剂量递增在 1～2mg 之间。

（四）三氟拉嗪

三氟拉嗪（trifluoperazine）属于哌嗪族吩噻嗪类药物，具有很强的锥体外系不良反应，但镇静作用较弱。药理作用类似于氯丙嗪，主要用于治疗精神分裂症。

只有口服制剂盐酸三氟拉嗪片，规格为 1mg 和 5mg。成人口服常用剂量开始时 5mg，每日 1～2 次，然后根据治疗需要和耐受情况调整至每日 20～40mg。年老或体弱者宜谨慎选用本品，开始宜用小剂量，然后递增。根据患者耐受情况调整用药剂量。

（五）硫利达嗪

硫利达嗪（thioridazine）的曾用名为甲硫达嗪，属于哌啶族吩噻嗪类抗精神病药。药理作用类似于氯丙嗪。镇吐作用弱，镇静作用较强，并有中度降血压作用和抗胆碱作用，锥体外系不良反应较少。主要用于治疗精神分裂症。

只有口服制剂硫利达嗪片，规格为 25mg 和 50mg。成人口服开始时 25～100mg/ 次，每日 3 次；然后根据耐受情况和病情需要逐渐增至充分治疗剂量 100～200mg/ 次，每日 3 次。年老和体弱者从小剂量开始逐渐增加，每日总剂量低于成人。

不良反应可见困倦、口干、视力调节障碍、眩晕、直立性低血压、鼻塞、过敏性皮炎、尿失禁、射精障碍、溢乳等症状。锥体外系不良反应很少。较易出现心电图改变，如 Q-T 间期延长，偶见阿 - 斯综合征，甚至猝死。

（六）氟哌啶醇

氟哌啶醇（haloperidol）为丁酰苯类抗精神病药。

1. 药理作用　氟哌啶醇的药理作用及机制类似于氯丙嗪。锥体外系不良反应强，而镇静作用、α 受体和 M 受体拮抗作用较弱。受体药理学特点见表 2-1-2。药代动力学特点为口服

70% 被吸收，达峰时间（t_{max}）为 3～6h（口服）或 10～20min（肌内注射）。血浆蛋白结合率高。在肝内代谢，单次口服后约 40% 在 5d 内随尿液排出，其中 1% 为原型药，少量通过胆汁排泄。半衰期（$t_{1/2}$）约为 21h（13～35h）。

2. 适应证 用于治疗急、慢性精神分裂症，躁狂症，其他具有兴奋、躁动、幻觉、妄想等症状的精神病。还可用于治疗儿童抽动秽语综合征（Tourette 综合征）。

3. 用法与用量 氟哌啶醇片的规格为 2mg 和 4mg，氟哌啶醇注射液的规格为 1ml∶5mg。成人口服常用剂量开始时每次 2mg，每日 1～2 次，然后根据治疗需要和耐受情况调整剂量。成人每日常用剂量为 6～20mg，严重或难治性患者最大剂量可加至每日 40mg。年老和体弱者开始时每次 1～2mg，每日 1～2 次，然后根据耐受情况调整剂量。肌内注射成人常用剂量为精神病急性期开始时每次 5mg，根据治疗需要和耐受情况，可每 8～12h 重复 1 次，使症状得到控制。

4. 不良反应 锥体外系不良反应最为常见，随着用量增加，出现的概率增多。可见颈部与四肢肌肉僵直，双手或手指震颤或发抖，头面部、口部或颈部抽动，静坐不能即不停蹀步等。较少见的不良反应包括排尿困难、直立性低血压、头昏、晕眩、有轻飘或晕倒感、迟发性运动障碍（早期表现为舌在口中转动）以及皮疹等。罕见不良反应有粒细胞减少、咽部疼痛、发热和黄疸。少数患者可出现情绪低落，为药源性抑郁。

5. 注意事项 使用本品时必须注意药物用量的个体化，宜从小剂量开始，一般需经过 3 周左右显示较好疗效。经服用有效剂量巩固治疗后，可逐渐减少至最小有效剂量，根据临床需要进行维持治疗。

锥体外系不良反应为氟哌啶醇治疗初期最常见的不良反应，有不少病例与用量有关，调整剂量后可使这些不良反应减轻。有时在治疗中配合中枢性抗胆碱药如苯海索可使锥体外系不良反应减轻。但若长期联合使用，会增加迟发性运动障碍的风险。

长期使用氟哌啶醇或用量较大时，应注意观察迟发性运动障碍的早期症状，尤其是老年女性患者。迟发性运动障碍的症状常持续存在，不易控制，主要表现为口舌、颜面与下颌出现节律性的不自主运动；舌头在口内蠕动或颤抖，口部不断咀嚼，下颌呈咀嚼状。其中，舌部蠕动为识别这种症状的先兆。

恶心为氟哌啶醇毒性先兆之一，有时会被同用的镇吐药掩盖而不易识别，需加以注意。接触氟哌啶醇水溶液时，可能发生接触性皮炎。氟哌啶醇可控制双相障碍躁狂发作，突然停药有时会促发抑郁发作。长期用药者需停药时，应在几周之内逐减药量，骤然停药易出现迟发性运动障碍。

治疗期间应注意随访检查白细胞计数，大量或长期服用时需定期检查肝功能，密切注意迟发性运动障碍的早期症状。用药过量以及中毒先兆的表现为呼吸困难、严重精神萎靡或疲乏无力、肌肉颤抖或粗大震颤，以及肌无力或僵直等。过量中毒时无特殊拮抗剂，应给予洗胃、支持治疗与对症治疗，血压降低时可用去甲肾上腺素，但不得使用肾上腺素。

6. 特殊人群 动物实验显示，给予 2～20 倍的成人最大日剂量时，可降低受孕概率，导致滞产与死胎；尽管对人类的试验性研究不多，但用于育龄妇女与孕妇时应慎重。但相对于其他抗精神病药，妊娠期可选氟哌啶醇，支持其安全性的资料最多。老年人在开始时宜用小剂量，然后缓慢加药，调整剂量，以免出现锥体外系不良反应及持久的迟发性运动障碍。

凡患有帕金森综合征和任何病因引起中枢神经抑制状态者皆不宜使用。本品可自乳汁中排出，造成婴幼儿镇静和运动功能失调，哺乳期妇女不宜服用。有下列情况时应慎用：心脏病，尤其是心绞痛；药物引起的急性中枢神经抑制；癫痫；青光眼；肝损害；甲亢或毒性甲状腺肿;肝功能不全;肾功能不全以及尿潴留。

7. 药物相互作用 饮酒过多可促使酒精中毒,易产生严重低血压和深昏迷。与苯丙胺并用,氟哌啶醇可降低前者的作用。与巴比妥在内的抗惊厥药并用时,可改变癫痫的发作形式;并不能使抗惊厥药增效,但可改变或提高发作阈值,不应减少抗惊厥药的剂量;可使氟哌啶醇的血药浓度降低。与抗高血压药并用时,可使血压过度降低。与抗胆碱药并用时,可减少锥体外系不良反应,但可能使眼压升高,或降低氟哌啶醇的血药浓度。可加强其他中枢神经抑制药的中枢抑制效应。饮茶或咖啡可影响氟哌啶醇的吸收,降低其疗效。氟哌啶醇溶液中加入咖啡时易产生沉淀。与肾上腺素合用,由于氟哌啶醇拮抗 α 受体,显示出肾上腺素激动 β 受体的效应,导致血压降低。与锂盐合用时,需注意观察有无神经毒性。与甲基多巴并用时,可产生意识障碍、思维迟缓与定向障碍。

(七)五氟利多

五氟利多(penfluridol)属于二苯丁哌啶类化合物,化合结构近似于氟哌啶醇,为长效口服抗精神病药。用于治疗精神分裂症,更适用于病情缓解者的维持治疗。制剂为口服五氟利多片,规格为 5mg 和 20mg。成人口服剂量为每次 10~40mg,每周 1 次,以后根据病情递增至每周 60~120mg。

药理作用类似于氟哌啶醇,抗精神病作用起效慢、持续时间久,一次服药作用达 1 周之久。动物实验表明五氟利多可抑制由苯丙胺引起的刻板动作及阿扑吗啡产生的呕吐。五氟利多的脂溶性高,可贮存于脂肪组织并从中缓慢释放,逐渐进入脑组织和从其中排出,故起效慢、作用久。达峰时间(t_{max})为 24~72h,停服药 7d 后仍可自血中检出。

不良反应主要为锥体外系不良反应。一次服药过多或耐受性差者可在服药次日出现急性肌张力障碍,如斜颈、动眼危象或扭转痉挛。出现较重的锥体外系不良反应时,常产生焦虑与睡眠障碍。五氟利多不适用于年老、体弱或并发躯体疾病者。

五氟利多与各种短效抗精神病药有协同和互相强化作用,故使用五氟利多时不宜再并用其他短效抗精神病药,以防止锥体外系不良反应的发生。五氟利多适用于口服短效抗精神病药病情缓解后的维持治疗。若用于从未经系统口服短效抗精神病药治疗者,应从小剂量开始,然后根据耐受情况每周调整剂量 1 次。

(八)氯普噻吨

氯普噻吨(chlorprothixene)的曾用名即商品名为泰尔登(Tardan),为硫杂蒽类抗精神病药。药理作用和机制类似于氯丙嗪,抗精神病作用较氯丙嗪弱,镇静作用较强。其镇吐和镇静作用在硫杂蒽类药物中较显著。主要用于治疗精神分裂症、躁狂症以及伴有兴奋或情感症状的其他精神障碍。口服后吸收快,达峰时间(t_{max})为 1~3h。主要在肝内代谢,大部分经肾脏排泄。半衰期($t_{1/2}$)约为 30h。肌内注射后作用持续时间可达 12h 以上。

口服制剂氯普噻吨片的规格为 25mg。成人口服常用剂量,治疗精神分裂症时开始时每次 25~50mg,每日 2~3 次,然后根据临床需要与耐受程度增至每日 400~600mg。年老体弱者须从小剂量开始,缓慢增至可耐受的较低治疗剂量。小儿常用剂量为 6~12 岁每次 10~25mg,每日 3~4 次。必须注意剂量个体化,不宜使用大剂量。治疗应从小剂量开始,经数日至数月达到临床疗效时应巩固治疗数月,然后逐渐减量到较低的维持治疗有效剂量。长期接受治疗者须停药时,应注意在几周内缓慢减量,骤然停药有时会引起迟发性运动障碍、恶心、呕吐、震颤或头晕。大剂量用药或长期用药时,尤其对老年女性,常出现迟发性运动障碍,应注意防止。避免皮肤与药接触,以防止发生接触性皮炎。

大量或增加药量时容易出现的不良反应包括低血压,甚至晕倒;肌肉僵直,颈背部尤为明显;不停踱步;双手或手指震颤或抖动;头面、口部或颈部肌肉抽搐等。较少见的不良反应有迟发性运动障碍,以及皮疹或接触性皮炎。罕见不良反应为粒细胞减少症、眼部细微沉积物和黄疸等。

凡对吩噻嗪类、硫杂蒽类或其他药物过敏者,有可能对本品呈交叉过敏。妊娠期及哺乳期内使用本品对胎儿及婴儿的确切影响尚未被肯定,在使用中应慎重。可产生心电图改变如 Q 波与 T 波变化,免疫妊娠试验可得假阳性反应,尿胆红素也可呈假阳性。下列情况应慎用:骨髓抑制;心血管疾病;肝损害;青光眼;帕金森综合征;前列腺肥大;儿童呼吸系统疾病;尿潴留及溃疡病等。用药期间应定期随访检查,使用大剂量或持续治疗时应定期检查白细胞计数、肝功能,有可疑黄疸时应检查尿胆红素;长期用药者要定期做眼部检查,了解角膜与晶状体有无沉积物。

氯普噻吨能加强中枢神经抑制药如吸入全身麻醉药或巴比妥类等静脉全身麻醉药的药效,合用时应将中枢神经抑制药的用量减少到常用剂量的 1/4～1/2。氯普噻吨与苯丙胺合用,可降低后者的效应。同时合用抗酸药或泻药时,可减少氯普噻吨的吸收。氯普噻吨可降低惊厥阈值,因而使抗惊厥药的作用减弱,不宜用于癫痫患者。与抗胆碱药合用时,抗胆碱作用可加强。与肾上腺素合用,由于氯普噻吨拮抗 α 受体,显示出肾上腺素激动 β 受体的效应,导致血压降低。与胍乙啶合用,可降低胍乙啶的抗高血压作用。与左旋多巴合用时,可抑制后者的抗帕金森病作用。三环类药物或单胺氧化酶抑制剂与氯普噻吨合用,镇静及抗胆碱作用可更显著。氯普噻吨可掩盖某些抗生素的耳毒性。

(九) 舒必利

舒必利(sulpiride)为苯甲酰胺类抗精神病药。适用于精神分裂症等精神病性障碍的系统治疗,或用于顽固性恶心、呕吐的对症治疗。

舒必利是一种特异性多巴胺 D_2 受体拮抗剂,对其他受体的亲和力小。具有与氯丙嗪相似的抗精神病效应,对精神分裂症的阴性症状有一定疗效,同时能镇吐并抑制胃液分泌。该药口服吸收慢,生物利用度低。血浆蛋白结合率低于 40%,迅速分布到组织中,可从乳汁中分泌,但不易透过血 - 脑脊液屏障。主要以原型药从尿液排出,一部分从粪便排出。半衰期($t_{1/2}$)为 6～9h。

口服制剂舒必利片的规格为 10mg 和 100mg,舒必利注射液的规格为 2ml∶50mg 和 2ml∶100mg。治疗精神分裂症口服用药,开始时每次 100mg,每日 2～3 次;然后缓慢增加治疗剂量至通常每日 400～800mg,分次服用。镇吐口服用药,每次 50～100mg,每日 2～3 次。治疗精神分裂症也可肌内注射,每次 100mg,每日 2 次。对木僵、违拗患者可用本品 100mg 稀释于 250～500ml 葡萄糖氯化钠注射液中缓慢静脉滴注,每日 1 次,滴注时间不少于 4h。

舒必利的镇静与锥体外系不良反应较氯丙嗪为轻,但催乳素水平升高及相关不良反应多见。可致迟发性运动障碍。少数患者可产生兴奋、激动与睡眠障碍或血压升高。禁用于嗜铬细胞瘤患者和哺乳期妇女,高血压患者慎用。

二、第二代抗精神病药

(一) 氯氮平

氯氮平(clozapine)于 1958 年首先在瑞士合成,20 世纪 60 年代开始临床应用,当时的精神科领域对这一较少引起肌张力增高的药物是否可以成为有效的抗精神病药,多数人都持相当怀疑的态度。根据当时抗精神病药的"传统信条",认为抗精神病药的基本特征必须同时引起锥体外系不良反应,而氯氮平并不具有此特征。然而,有学者挑战了此"传统信条",并在德国推广应用氯氮平。在20世纪60年代末,氯氮平成为当时欧洲治疗精神分裂症的主要用药之一。

有研究者于1975年报道,芬兰有13例服用氯氮平的患者出现粒细胞缺乏症,其中8例患者死亡,这导致临床上氯氮平应用的显著减少,也阻碍了对氯氮平的继续研究。然而许多患者在换药时会引起精神症状的恶化,这些患者在定期监测白细胞计数的前提下,又重新开始应用氯氮平。不久又证实氯氮平所致的粒细胞缺乏症并非是不可逆性的,有人认为可以在患者出现感染症状之前停用该药,还是相对安全的。研究还显示,氯氮平对于一些精神症状严重、经典抗精神病药治疗无效的患者可能产生特殊的疗效。

这些观察性研究的结果使得在美国有一些学者试图获得对经典抗精神病药治疗无效的患者应用氯氮平的疗效认证。1987年有学者研究评估氯氮平与氯丙嗪对治疗同时伴有TD或EPS的精神分裂症的疗效,也发现氯氮平对各类精神症状均有较好疗效,比氯丙嗪的疗效更佳。1988年另有学者在北美进行一项国际多中心临床研究,研究对象为住院的精神分裂症患者,对至少3种抗精神病药足剂量、足疗程治疗无效,然后随机进入氯氮平组和氯丙嗪组,分别接受6周的对照研究。结果显示,氯氮平对各类精神症状包括阴性症状、阳性症状均有更明显的疗效,这种改善的广度显示出氯氮平比氯丙嗪更为有效。这些研究结论促使1990年美国FDA同意氯氮平可用于难治性患者,而美国的认证也被推广到其他许多国家。

氯氮平极少引起EPS,同时却有很好的临床治疗效果,这一重新评价引发新一代抗精神病药的发展方向。通过对氯氮平的药理机制的深入研究和不断了解,对于我们认识精神分裂症的病因学和药理学机制都具有十分重要的意义。

1. 药理作用

(1)结构-作用相关性:二苯氧氮平类药物是具有三环类结构的化合物,此类药物的结构特征为具有中央七元环,代表性药物包括氯氮平、洛沙平。正是由于对氯氮平的深入研究,直接加速了喹硫平、奥氮平的成功研发。

(2)药理学特点和作用机制:氯氮平的主要药理作用特点为对D_1、5-HT$_2$受体的阻断作用明显大于D_2受体,同时有较强的D_3、D_4、5-HT$_{2A}$、5-HT$_{2C}$受体拮抗作用及抗胆碱能和抗肾上腺素能作用。相对特异性地对中脑边缘DA能系统的作用较显著,而对黑质纹状体的作用相对较弱。氯氮平对D_4受体的高亲和力特点至今未获得与抗精神病作用有关的证据。

氯氮平的低EPS发生率主要是由于其在治疗剂量时D_2受体占有率较低,仅为20%~67%。正电子发射断层成像(PET)研究证实,当D_2受体占有率达到80%时EPS明显增多,因此氯氮平较少引起EPS。其治疗效应更多地与其他多种受体的作用相关,包括5-HT$_{2A}$、5-HT$_{1C}$、NE、胆碱和谷氨酸NMDA等受体调节。黑质纹状体的5-HT受体拮抗可调节DA能神经元而减少EPS发生。此外,另一理论假设认为氯氮平及其他第二代抗精神病药如喹硫平与D_2受体结合后具有快速解离的特点。短期使用氯氮平后,DA的释放增多,但反复用药后,因产生去极化阻滞,而引起DA能神经元失活。氯氮平通常只引起边缘叶和皮质DA细胞失活(去极化阻滞),表明对中脑边缘系统特别是腹侧被盖区(ventral tegmental area,VTA)具有相对的选择性,这也可以解释氯氮平有较强的抗精神病作用而很少出现EPS。氯氮平的受体药理学特点见表2-1-2。

精神分裂症动物模型研究包括条件化反应的潜伏抑制(latent inhibition of the conditioned response)、前脉冲抑制(prepulse inhibition,PPI)和P50门控等都提示氯氮平与精神分裂症临床相关性之间的独特作用，氯氮平拮抗条件性回避反应，从而显示出抗精神病效应。精神分裂症动物模型的理论基础之一是认为患者对不相关的内在或外界刺激的信息过滤能力受损而表现为刺激过度的体验泛滥，采用震惊反射的 PPI 门控抑制试验就是一种直观的方法，精神分裂症时严重的思维障碍和精神病性症状与 PPI 的缺陷有高度相关性，DA 受体激动剂、5-HT$_2$ 受体激动剂、NMDA 受体拮抗剂和隔离喂养都可引起 PPI 受损，氯氮平等抗精神病药能使大鼠恢复因阿扑吗啡和 NMDA 受体拮抗剂氯胺酮所致的 PPI 损害，而且显著优于经典抗精神病药。

（3）药代动力学特点：经口服吸收快而完全，单次或多次剂量服用 1～4h 后达峰浓度，其吸收不受食物限制。生物利用度因肝脏首过代谢的影响，约为口服剂量的 50%，但是个体间存在很大差异。代谢酶主要为细胞色素 P450（CYP450）1A2，CYP2D6、CYP3A3 也参与代谢。精神分裂症患者每日用药 0.5～1.2mg/kg 时，剂量和稳态血药浓度呈显著相关性。治疗时血药浓度阈值为 350ng/ml，大于此阈值时才可能获得较好疗效，在剂量为 300～400mg/d（5mg/kg）时血药浓度可达 200～400ng/ml，过高的血药浓度如 600ng/ml 时疗效并不明显提高，而不良反应却明显增多。精神分裂症患者使用同等剂量时的血药浓度在不同个体间或同一个体在不同时间的差异颇大，还受性别、年龄、体重和吸烟行为等因素的影响，男性比女性的血药浓度约低 30%，中年比青壮年约高 2 倍；吸烟者的血药浓度明显低于不吸烟者，尤其是男性。血浆蛋白结合率约为 90%，男性的表观分布容积约为 5L/kg。

氯氮平在体内代谢广泛，主要代谢产物为无活性的 N- 氧化氯氮平和活性较弱的 N- 去甲氯氮平。50% 经尿液排出，30% 由粪便排出。消除 $t_{1/2}$ 约为 12h，使用 1 周内可达稳态血药浓度。

2. 适应证 氯氮平通常作为对标准治疗无效的难治性精神分裂症患者最有效的治疗药物。氯氮平已显示对严重迟发性运动障碍患者有益。氯氮平抑制这些运动障碍，但当氯氮平停用时异常运动又会出现。这种运动抑制作用是真实存在的，不过氯氮平在罕见的情况下也可能会导致迟发性运动障碍。氯氮平可用于治疗对其他药物引起的 EPS 不耐受的精神病、难治性躁狂、严重精神病抑郁、特发性帕金森病、亨廷顿病，以及有自杀倾向的精神分裂症或分裂情感障碍患者。其他对氯氮平有反应的难治性疾病包括广泛性发育障碍、儿童孤独症和强迫症（单独或联合 SSRI）。

从临床角度分析，氯氮平的主要优势如下：①对 30%～60% 的难治性精神分裂症患者可能有效，对其他第一代抗精神病药仅部分有效的患者也可能有效；②EPS 少见；③TD 极少见；④依从性相对较好，有利于维持治疗；⑤对阳性症状和阴性症状有效，对原发性抑郁症状也可能有一定效果而适用于有自杀危险性的患者。因存在粒细胞缺乏症、心肌损害和癫痫发作等严重甚至致死性潜在危险，故应只限于二线甚至三线用药，即主要针对难治性病例。但无论氯氮平的剂量多大、疗程多长，估计仍有约 1/3 的患者使用氯氮平治疗的效果并不明显。

中国自 20 世纪 80 年代初起临床广泛使用氯氮平，各种临床报道无论在疗效还是安全性方面都与国外相似，但整体而言缺乏大样本双盲对照研究，对氯氮平所致严重不良反应的认识仍缺乏应有的警惕和重视，一些地区和医师常将氯氮平作为精神分裂症首次发作、多次发作伴急性恶化时的一线选择，增加患者因心肌病变而猝死、代谢障碍所致的糖尿病并发症、粒细胞缺乏症及谵妄的发生风险。

3. 用法与用量 氯氮平治疗在实施前应详细进行体格、血常规、血压、ECG、EEG 和肝功能检查。通常有效剂量为 200～400mg/d，对缺乏疗效反应或部分疗效反应者剂量加至 500～800mg/d 时可能会取得较大进步。应分次服用，因镇静作用强，晚上服用的剂量宜大些。所谓最佳剂量取决于患者的临床疗效反应、不良反应和对药物的耐受性。基于心动过速、直立性低血压等心血管反应的考量，氯氮平治疗时剂量增加每 2d 不应超过 50mg。

氯氮平的血药浓度与治疗反应呈线性相关。有学者测定了 29 例服用氯氮平的难治性精神分裂症患者，发现在固定剂量 4 周后，患者的血药浓度 >350ng/ml 时有 73% 的患者临床疗效评定为有效，而 <350ng/ml 者中仅 17% 的患者有效。

4. 不良反应

（1）运动系统：和第一代抗精神病药比较，氯氮平治疗中的 EPS 发生率明显较低，其中静坐不能发生率约 6%、震颤为 6%、僵硬为 3%，至今无急性肌张力障碍的报道，也没有临床肯定的 TD 发生。相反，部分患者可明显减轻或完全消除原有的 EPS 和 TD 症状。单用氯氮平时，很少有典型的 NMS 发生的报道。氯氮平的某些不良反应如发热、谵妄、多汗、流涎、心动过速、肌酸激酶增高和白细胞增多与 NMS 十分相似，故应特别警惕。有报道氯氮平出现 NMS 的病例，但无肌强直症状，而肌强直缺如可排除 NMS 的诊断，说明两者的鉴别诊断确实较困难。

（2）中枢神经系统：镇静、嗜睡和乏力较常见，也可出现头痛、头晕。多见于治疗早期，可产生耐受性而渐趋减轻或消失。镇静作用与药物具有较强的抗组胺和抗肾上腺素能作用有关。EEG 异常如 α 节律不规则，尖波及慢波活动较第一代抗精神病药要多见。氯氮平可降低痉挛阈值，可引起或诱发抽搐发作。氯氮平所致的癫痫发作、意识障碍的发生存在剂量依赖关系，一般多出现在 450mg/d 以上的剂量，<300mg/d 者的发生率约为 1%，300～600mg/d 者的发生率为 2.7%，>600mg/d 者的发生率升至 4.4%，是最易发生癫痫的剂量范围。癫痫的发生还与剂量增加过快有关，氯氮平所致癫痫发作的原因尚不清楚。凡有痉挛易患体质、脑外伤、EEG 异常或癫痫史者最好不要选用氯氮平。治疗中宜缓慢加量，如发生抽搐，应减量或停用，同时予以抗惊厥药如丙戊酸钠等处理能有效控制氯氮平所致的癫痫发作，但须注意应避免使用卡马西平。谵妄和其他意识障碍与中枢抗胆碱能作用有关，与剂量也有关。老年人、脑损伤或与其他抗胆碱药联用时发生的可能性较高。

近年来已注意到氯氮平治疗过程中可出现或加重强迫症状，可能与 5-HT$_2$ 受体拮抗有关，如确由药物引起，可考虑换药或同时合用抗强迫药物治疗。自主神经系统方面也易受影响，氯氮平虽然是一种抗胆碱能作用较强的药物，但矛盾的是往往引起流涎过多，常见于治疗早期，且往往持续存在，晚上或睡眠时更明显，枕边常遗留大量口腔分泌物并可能导致吸入性肺炎。此外，尚有口干、便秘、多汗和视物模糊等不良反应。

（3）心血管系统：氯氮平治疗过程中直立性低血压、窦性心动过速和其他心电图（EKG）改变较常见，一般出现在治疗早期。窦性心动过速与剂量相关，心率增快的幅度为 20～25 次 /min，可能因胆碱能拮抗作用导致继发性迷走神经兴奋有关。一般情况下，患者多可产生耐受性，如持续存在，最好给予减量或加用 β 受体拮抗剂，必要时甚至换药。窦性心动过速是最常见的 EKG 改变，偶可见可逆性非特异性 ST-T 波改变、T 波平坦或倒置，多数情况下可不必处理。治疗早期还可出现直立性低血压，可伴有昏厥，偶有循环虚脱合并呼吸抑制或停止的报道，故应从小剂量开始，逐渐增量，也有少数报道认为可能引起高血压。但以直立性低血压和心动过速最为常见，且有潜在危险性，应严密监测。氯氮平是否引起心肌炎或心肌病也越来越受到关注，此类心肌损害可能致命，但发生率极低，80% 的心肌病发生于 50 岁以下患者。

氯氮平治疗相关心脏毒性的临床症状表现多样而缺乏特异性，易被忽视。猝死是氯氮平治疗中必须予以高度关注的问题，其原因与剂量突然增加导致室性心律失常有关，专家建议氯氮平治疗时剂量增加每 2d 不应超过 50mg。

（4）消化、泌尿和生殖系统：偶有恶心、呕吐。便秘较常见，多在治疗初期，数周后往往产生耐受性，严重者可引起肠梗阻，这是因为药物的抗胆碱能作用导致肠蠕动减少的缘故。临床处理较困难，应鼓励增加饮水及进食纤维含量高的饮食，加强身体锻炼和运动，还可预防性地使用山梨醇。氯氮平治疗中有 50% 以上的患者出现唾液分泌过多，其原因至今未明，可能与 α_2 受体拮抗的调节有关，有人使用 α 受体拮抗剂可乐定和抗胆碱药苯甲托品治疗取得一定疗效，但可能增加低血压、便秘等不良反应。对肝脏的毒性也较明显，特别是多种抗精神病药联合治疗时，30%～50% 的接受氯氮平治疗的患者可能出现无症状性氨基转移酶升高，最常见者为 GPT 升高，继而出现 GOT 升高，一般为良性，可继续治疗，但应监测并服用保肝药。此外，也有尿频、尿急或尿潴留的报道。大剂量氯氮平治疗时仅引起一过性血清催乳素水平升高，因而少有闭经等继发症状。

（5）体温调节障碍：治疗头几周，有些患者可能出现发热（体温上升 1～2℃），多为良性和自限性过程，可伴有外周血中嗜酸性粒细胞的增多，一般无特殊临床意义，但可与继发于粒细胞缺乏症的炎症相混淆，或与 NMS 或其他情况的发热相混淆，故需注意监测。相反，多数患者（87%）可表现为轻度体温过低。很多抗精神病药都可以干扰下丘脑体温调节中枢和抑制外周血管运动，导致发热和低体温状态，氯氮平也不例外。

（6）体重增加与糖脂代谢异常：氯氮平是所有抗精神病药中最易引起代谢异常的药物。越来越多的研究还发现，氯氮平长期使用易致体重明显增加、高脂血症和糖尿病，且对年轻患者更具危险性，这是因为氯氮平有较强的 $5-HT_{2C}$ 受体亲和力，对组胺 H_1 受体的拮抗也很突出。体重增加还与疗程有关，长期治疗时比较明显。如出现肥胖而控制饮食又无效，可能需停药或换药，但应充分权衡利弊，以免精神症状复发。氯氮平所致的体重增加并未显示剂量相关性。肥胖的定义为体重指数（body mass index，BMI）达到 $27kg/m^2$ 以上；男性的腰围达到 102cm、女性的腰围达到 88cm 时提示有代谢综合征，并强力预示糖尿病、心脏病和睡眠呼吸障碍的存在。

糖尿病是与体重增加关系最为密切的后果之一，氯氮平所致新发糖尿病的报道越来越多。氯氮平和奥氮平治疗与糖尿病发生的病因学机制仍未明了，现有研究结果倾向于氯氮平等所致的体重增加可能引起胰岛素抵抗、对葡萄糖不能耐受，氯氮平可使血糖、胰岛素和 C 肽升高的研究证据支持与胰岛素抵抗增加有关。因此，服用氯氮平和奥氮平的患者应密切监测血糖和其他代谢指标，应在用药前、用药后每 3 个月检查血糖、血脂和胆固醇。临床经验还提示，第二代抗精神病药相关的糖尿病和糖尿病酮症酸中毒在停用药物后血糖和糖尿病都可能恢复正常。

氯氮平和奥氮平治疗可明显增加患者的血甘油三酯水平。血甘油三酯水平升高的临床意义除了增加体重、心脑血管疾病外，有些研究认为能影响 5-HT 的作用，增加脑细胞膜通透性使突触前 5-HT 再摄取增加、突触后 5-HT 作用减弱，从而增强第二代抗精神病药的治疗作用。还有人认为血甘油三酯水平与心境变化有关，血甘油三酯水平升高可减少敌对性、攻击性和自杀行为的发生。

（7）造血系统：氯氮平最大的缺点是对骨髓造血功能的抑制，白细胞生成可减少 2%～3%，并可能进一步发展为粒细胞缺乏症。粒细胞缺乏症是指白细胞绝对计数 $<500/mm^3$，是一种致死性严重不良反应。氯氮平所致的粒细胞缺乏症发生率一般为 1%～2%，在连续用药至少 6 个月以上的患者中为 0.8%，美国的调查结果为低于 1%。粒细胞缺乏症明确的病因学机制尚待阐明。氯氮平在临床应用早期（6 个月内）易发生粒细胞缺乏症，且死亡率较高，约为 40%。

自 1975 年起建立了常规的白细胞监测系统后，使死亡率大为减少。如不能早期诊断，则死亡率较高。也可引起白细胞增多（0.6%）、嗜酸性粒细胞增多（1%）或血小板减少症（罕见）。用药时应注意①凡已知能抑制骨髓功能的药物（如卡马西平）不应同时联用。②不宜与长效抗精神病药联用，以免增加潜在的骨髓抑制作用。否则，一旦出现粒细胞缺乏症，不能及时将长效药物清除。③治疗前应检查外周血白细胞，不正常者应避免使用。④治疗开始后 6 个月内应每周进行血象监测，以后至少每 2 周或每月 1 次，此措施虽可大为减少粒细胞缺乏症的发生，但并未彻底消除粒细胞缺乏症的风险。⑤应告知患者及其家属，一旦出现皮肤症状、发热或任何感染症状，白细胞计数明显升高或减少，应及时找医师就诊或予以停药。⑥如白细胞计数 < 3 000/mm^3、中性粒细胞 < 1 500/mm^3 时应立即停药，并每日检查血象和给予积极治疗，包括粒细胞集落刺激因子和各种支持治疗。粒细胞减少症时停用氯氮平后 14～24d 可恢复正常，通常无明显的后遗症，但在以往曾发生过粒细胞缺乏症的患者如再度使用氯氮平时几乎完全会再次发生，且严重程度更显著、更易致死。

5. 药物相互作用 氟伏沙明作为一种 CYP1A2 强抑制剂，可能引起氯氮平的血药浓度明显升高；帕罗西汀和氟西汀也可能抑制 CYP2D6，使氯氮平的血药浓度升高。这些药物与氯氮平合用时应慎重并密切观察药物反应，有条件则应检测药物的血药浓度。

对于双相障碍患者，单用氯氮平可能缺乏疗效或不能很好地控制情感症状时，可与锂盐、丙戊酸盐或抗抑郁药联用，可能有助于进一步控制症状。但氯氮平合用锂盐时，神经系统不良反应可能增多。虽然各种抗抑郁药都可与氯氮平合用，但一般而言，SSRI 的不良反应如抗胆碱能副作用、低血压、过度镇静和心脏传导障碍等发生率较低而应首先考虑。但有报道称，氟西汀可能显著升高氯氮平的血药浓度，并可能导致中毒。三环类抗抑郁药与氯氮平之间也有这种药动学相互作用，临床使用时应予注意。

氯氮平的镇静作用强，不宜与苯二氮䓬类如地西泮等联用，因可能引起呼吸抑制。又因可引起粒细胞减少症，故禁止与卡马西平联用。使用安非他酮因明显增加癫痫发生率，与氯氮平合用也属于禁忌。

氯氮平作为第二代或非典型抗精神病药的原型药，在精神分裂症和其他严重精神病性障碍的治疗中具有重要地位，对我们认识精神分裂症的病因学机制也具有历史性意义，但由于严重的安全性问题包括粒细胞缺乏症、心脏损害、癫痫发作和体重明显增加等而不得不严格限制处方，主要限于难治性患者。目前，国内越来越多的临床医师已认识到氯氮平治疗中的安全性问题，在病例选择、剂量安排和合并用药方面已有许多改变，氯氮平已成为临床二线选择。

（二）利培酮

利培酮（risperidone）属于苯丙异噁唑衍生物，是继氯氮平之后的第二个第二代抗精神病药。早在氯氮平上市前 10 年，已有制药公司着手研究 5-HT 在精神分裂症治疗中的潜在意义，早期临床前研究集中于 5-HT$_2$ 受体拮抗剂对 DA 受体激动剂的行为效应和氟哌啶醇所致木僵的调节作用。有研究者合成了一种选择性 5-HT$_{2A}$ 和 5-HT$_{2C}$ 受体拮抗剂利坦色林（ritanserin），具有减轻 EPS 的作用，并在焦虑动物模型中显示活性作用和部分缓解麦角酸二乙酰胺（LSD）的行为效应，与经典抗精神病药合用能改善阴性症状和 EPS，由此推断 5-HT$_2$ 受体拮抗作用可提高 D$_2$ 受体拮抗剂的疗效（特别是对于阴性症状）和减轻 EPS。在广泛的临床前研究的基础上，有研究者使用氟哌啶醇与利坦色林化合而成的新化合物即利培酮，临床试验取得重要证据并发表了临床试验报道，认为该药同时具有 5-HT$_{2A}$ 和 D$_2$ 受体拮抗作用。此后又进行了很多大样本临床随机对照研究并获得肯定疗效和较好的安全性,于 1994 年获美国 FDA 批准上市,现已成为发达国家处方使用最多的抗精神病药之一,我国于 1997 年引入精神科临床,现为使用最多的一线用药。

1. 药理作用

(1)药理学特点:与氯氮平作用机制的相同之处是利培酮具有一种很强的拮抗 5-HT 受体、较强的拮抗 DA 受体和肾上腺素受体的作用,特别是高 $5\text{-HT}_{2A}/D_2$ 受体拮抗比率也是目前第二代抗精神病药最为重要的药理作用之一,其 5-HT_{2A} 受体拮抗比率显著大于 D_2 受体拮抗。体外研究显示,5-HT_{2A} 受体拮抗能力为 D_2 受体拮抗能力的 $10\sim20$ 倍,体内研究发现在纹状体的 D_2 受体拮抗只有在 10 倍剂量以上才可能超出对 5-HT_2 受体的拮抗,5-HT_{2A} 受体的拮抗也比对其他 5-HT 受体亚型要高出 100 倍。虽然对 D_2 受体的拮抗作用较 5-HT_2 受体的拮抗作用要低,但是仍保留 D_2 受体拮抗的这一抗精神病作用的典型特点。其主要代谢产物帕利哌酮(9- 羟基利培酮)具有相似的受体药理学特点。利培酮对 5-HT_{2A} 受体的亲和力是氯氮平的 20 倍、氟哌啶醇的 170 倍,对 D_2 受体的亲和力是氟哌啶醇的 $20\%\sim50\%$、氯氮平的 50 倍。在第二代抗精神病药中,利培酮和奥氮平都是相对较强的 D_2 受体拮抗剂,而氯氮平和喹硫平则相对更弱。

利培酮对 D_2 受体的亲和力在大鼠中脑边缘叶和纹状体大致相似。在人胚胎肾细胞克隆后 D_2 受体长序列和短序列的表达也无明显差异。利培酮和帕利哌酮对 D_4 和 D_1 受体的亲和力与氯氮平和氟哌啶醇相似。利培酮对 α_1、H_1 受体呈中度拮抗作用,对 α_1 受体的拮抗与氯丙嗪相似,但是氯氮平的 $5\sim10$ 倍。利培酮无 M_1 胆碱受体拮抗作用,其活性代谢产物帕利哌酮对 H_1 受体的拮抗作用极低。相对于其他抗精神病药,利培酮对 α_2 受体的亲和力较高,其抑制大鼠 D_2 受体介导的阿扑吗啡所致刻板行为的半数有效量(ED_{50})为 0.5mg/kg,此剂量时约 40% 的 D_2 受体被占有,而 80% 的 5-HT_{2A} 受体、50% 的 H_1 受体、38% 的 α_1 受体和 10% 的 α_2 受体同时被占有。

有关精神分裂症患者脑内 D_2 受体和 5-HT_{2A} 受体占有的研究通过 PET 和 SPECT 技术得到证实。D_2 受体占有率在 $63\%\sim89\%$,利培酮的剂量为 0.8mg/d 时 D_2 受体占有率为 50%,剂量为 6mg/d 时 D_2 受体占有率为 79%。利培酮的剂量为 $2\sim4$mg/d 时,5-HT_{2A} 受体最大占有率可达 95% 以上。临床前试验也证实利培酮比利坦色林的 5-HT 受体拮抗作用更强,对 D_2 受体的拮抗作用与氟哌啶醇等同,但致木僵作用的剂量要高出氟哌啶醇 18 倍,水平和垂直运动的抑制作用所需的剂量为氟哌啶醇 $2\sim3$ 倍,对精细运动的抑制所需的剂量为氟哌啶醇的 30 倍。利培酮的受体药理学特点见表 2-1-2。

(2)药代动力学特点:利培酮经口服吸收迅速而完全,$1\sim2$h 内即达峰浓度,在 $0.5\sim25$mg/d 剂量范围内利培酮的代谢呈线性动力学特征,食物和吸烟并不影响其吸收。在血液中与血浆蛋白和 α_1- 酸性糖蛋白结合,利培酮的血浆蛋白结合率为 90%,帕利哌酮的血浆蛋白结合率为 70%。利培酮及其活性代谢产物的生物利用度几乎接近 100%,在体内分布迅速,分布容积为 $1\sim2$L/kg。主要在肝脏代谢,主要代谢酶为 CYP2D6,如同时服用 CYP2D6 抑制剂则可引起利培酮的血药浓度升高,使不良反应增多。对肝功能不全者,利培酮的游离部分增加,作用会增强。羟基化和 N- 去烷基为主要代谢途径,重要的活性代谢产物为帕利哌酮,其具有母药的药理活性。因此,利培酮在体内的抗精神病活性药理分子为母药和帕利哌酮。利培酮的消除半衰期为 3h,帕利哌酮为 $20\sim22$h。血浆中母药和其主要代谢产物的浓度与利培酮的剂量呈平行关系(相关系数分别为 0.59 和 0.88),分别在 1d 和 $4\sim5$d 内达稳态血药浓度水平。单次剂量投药后，在 1 周内约 70% 从尿液排出，14% 由粪便排出。老年患者和肾功能不全者的清除率分别下降 30% 和 60%。在肝功能不全者中的血药浓度基本正常，但利培酮未结合部分平均增加 35%。在儿童体内的药动学与成人相似。

（3）作用机制：利培酮的作用机制主要是以 5-HT$_{2A}$ 和 D$_2$ 受体特异性地联合拮抗、5-HT$_{2A}$ 和 D$_2$ 受体拮抗的高比率为特征。这种选择性 5-HT$_{2A}$ 受体拮抗作用在一些动物模型中已显示出抗精神病效应，包括拮抗苯丙胺和苯环己哌啶（PCP）所致的水平运动增强的作用、地佐环平（dizocilpine，MK-801）所致的 PPI 异常，说明利培酮的 5-HT$_{2A}$ 受体拮抗作用可能改善谷氨酸能功能异常，这也是第二代抗精神病药与第一代抗精神病药的重要区别。5-HT$_{2A}$ 受体拮抗作用能增强 D$_2$ 受体拮抗剂对条件性回避的拮抗作用，也说明 5-HT$_{2A}$ 和 D$_2$ 受体特异性地联合拮抗能产生明显的抗精神病作用，同时却减少 EPS 发生的可能性。

利培酮和其他第二代抗精神病药改善精神分裂症的阴性症状、认知缺陷和减少 EPS 的机制之一，与其 5-HT$_{2A}$ 对 DA 能神经元冲动发放和皮质 DA 释放的调节作用有关。前额叶 DA 功能低下已被认为与精神分裂症的阴性症状、认知缺陷的产生密切相关，氯氮平和利坦色林都已显示出增加前额叶 DA 释放的作用，利培酮长期服用后能增强前额叶和背侧纹状体 DA 的转换，而氟哌啶醇并无此效应。利培酮还调节腹侧被盖区 DA 能神经元冲动发放，拮抗抑制性 GABA 中间神经元的 5-HT$_2$ 受体，从而影响皮质锥体神经元活动。

此外，利培酮的另一个独特机制是 α 受体拮抗作用，与精神病性症状和阴性症状的改善有关。因此，利培酮至少具有第二代抗精神病药的两种重要机制，即 5-HT$_{2A}$ 受体拮抗能部分地保护 D$_2$ 受体拮抗所致的神经系统不良反应及通过调节中脑皮质 DA 活动改善阴性症状和认知功能；α 受体拮抗作用可进一步增强前额叶皮质活动并通过调节中脑边缘叶 DA 活动增强抗精神病效应。但由于对 D$_2$ 受体呈"紧密结合"而非"快速解离"，故在高剂量时可能容易导致 EPS 和高催乳素血症。

2. 适应证　利培酮适用于成人精神分裂症的急性治疗和维持治疗，以及 13～17 岁青少年精神分裂症的治疗。利培酮也用于治疗急性躁狂，或成人、儿童和 10～17 岁青少年双相 I 型障碍混合发作。利培酮联合锂盐或丙戊酸钠用于双相 I 型障碍急性躁狂发作或混合发作的急性治疗。利培酮也用于治疗 5～16 岁儿童和青少年孤独症谱系障碍的易激惹，包括对他人的攻击性症状、故意的自我伤害、发脾气和快速变化的情绪。

美国 FDA 发布黑框警告，利培酮和其他第二代抗精神病药禁用于老年痴呆伴发的精神行为障碍。因为缺乏有关胎儿安全性的确切证据，对孕妇应禁用或慎用；严重心、肝、肾损害及癫痫患者慎用。

3. 用法与用量　常用剂量通常为 2～6mg/d，此时中枢 D$_2$ 受体占有率为 70%～80%，此剂量范围足以产生抗精神病效应而 EPS 相对最少。一般从 0.5～1mg/d 开始，间隔 3～4d 增加 0.5～1mg，每日 1～2 次，如服药后出现困倦可以改为晚上服用。剂量最好逐渐加至 4mg/d，如 2 周后疗效仍不明显时再进一步上调剂量，任何推荐剂量都不能取代临床观察，医师应在临床观察评估后再对每个患者进行剂量微调。约 75% 的患者的治疗剂量为小于或等于 4mg/d。年老或体弱者的剂量应减半，起始剂量也应减小，如从 0.25mg/d 开始。一般不主张和其他抗精神病药合用，如果患者出现焦虑、激越、失眠，可合并苯二氮䓬类如氯硝西泮、劳拉西泮等口服或肌内注射。

利培酮长效肌内注射剂是第一个第二代抗精神病药长效制剂，采用以可分解的微球分子为载体的新的高科技技术，在注射 3 周后开始起效，可维持疗效至少 2 周。剂量为 25mg、

37.5mg 和 50mg，适用于急性症状控制后的巩固维持治疗、改善依从性和减少复发。

4. 不良反应　开始服用时可出现轻度恶心、呕吐或腹痛，治疗中的主要不良反应为失眠、激越、焦虑、静坐不能、头昏、低血压、反射性心动过速以及体重增加、月经周期紊乱、溢乳、阳痿和射精障碍，少数患者可引起 Q-Tc 间期延长，少数患者还可出现氨基转移酶轻度升高和低钠血症。治疗剂量时的 EPS 发生率比经典抗精神病药明显要低，以静坐不能多见，约 20% 的患者需要同时服用抗帕金森病药或抗胆碱药。多数研究认为，利培酮导致 EPS 的发生危险性呈剂量依赖关系，剂量 >6mg/d 时的 EPS 发生率可能升高，也可以出现急性肌张力障碍和静坐不能；当剂量升至 12mg/d 以上时，EPS 发生率与氟哌啶醇相似。利培酮可能引起部分患者体重增加，但增加程度明显低于氯氮平和奥氮平，其中以儿童和青少年患者更具高危险性。有研究报道，利培酮比氟哌啶醇更易导致血清 PRL 水平升高。此外，利培酮治疗中出现镇静和直立性低血压也有报道，特别是发生于治疗初期，故应在治疗开始时采取逐渐加量的方法来避免这些情况的发生。利培酮所致的 TD 发生率约为 0.6%/ 年，NMS 发生率约为 0.019%/ 年。

利培酮总体上具有良好的耐受性，镇静作用轻微，仅引起中等程度的体重增加。利培酮可引起血清催乳素水平升高，但血清催乳素水平与临床症状的相关性仍不清楚，可能存在剂量依赖关系。

（三）帕利哌酮

帕利哌酮（paliperidone，9- 羟基利培酮）是利培酮的主要活性代谢产物，药理作用与利培酮相似，但锥体外系不良反应、血清催乳素水平升高及镇静等常见副作用较利培酮小，且极少通过肝脏代谢，对肝损害患者是较优选择。有多种剂型如帕利哌酮缓释片（paliperidone sustained-release tablets，商品名为芮达、Invega）、帕利哌酮长效注射剂（每月 1 针、每 3 个月 1 针和每 6 个月 1 针）。目前国产帕利哌酮缓释片有艾兰宁。

帕利哌酮缓释片已被美国 FDA 批准上市，2009 年引入我国广泛应用于临床。该药采用高纯度的帕利哌酮成分，运用独特的 24h 渗透性给药系统 OROS 缓释技术，该技术利用渗透性压力保证准确、恒定的 24h 药物释放过程，无须起始剂量滴定。由于帕利哌酮为利培酮的主要活性代谢产物，如将利培酮与帕利哌酮缓释片同时使用，可能会出现帕利哌酮暴露量累积。

1. 药理作用

（1）药理学特点：帕利哌酮是利培酮在体内经肝脏 CYP2D6 代谢后的活性代谢产物，结构上与利培酮较为接近，由于其 9 位羟基，因此与各种神经递质受体的亲和性均与利培酮表现出较大差异，表现出的临床效应也并不相同。帕利哌酮对多巴胺（DA）D_2 受体、5- 羟色胺（5-HT）$5-HT_{2A}$ 受体有较强的拮抗作用（亲和性 K_i 值分别为 1.6nmol/L、1.1nmol/L），帕利哌酮的血浆水平到 7.5ng/ml 时可以占据纹状体 65%～80% 的 D_2 受体，充分发挥出抗精神病作用。另外，帕利哌酮可以拮抗 α_2 肾上腺素受体（K_i 值为 3.9nmol/L），作用显著强于利培酮。这一药理学特点可能介导帕利哌酮对情感症状的改善作用。帕利哌酮通过拮抗中枢 NE 能和 5-HT 能神经元突触前膜的 α_2 受体，使突触前膜去极化，突触囊泡内的 NE 和 5-HT 释放进入突触间隙，增强 5-HT 能和 NE 能神经传导，表现出抗抑郁活性。帕利哌酮对 D_3 受体具有很强的拮抗作用（K_i 值为 3.5nmol/L）。拮抗 D_3 受体可以增加前额叶和前扣带回乙酰胆碱的释放，增强大鼠的社会认知（工作记忆、注意力、被动回避）。一些临床试验也观察到帕利哌酮缓释片以及棕榈酸帕利哌酮注射液对于精神分裂症患者可显著改善其认知功能。而且帕利哌酮对 $5-HT_7$ 受体也有强的拮抗作用，K_i 值为 2.8nmol/L。拮抗 $5-HT_7$ 受体参与药物对抑郁情绪的改善作用，并可能改善昼夜节律和恢复正常睡眠结构。帕利哌酮与 D_2 受体结合比较疏松，可以快速解离，短暂结合和快速解离可以使内源性 DA 有机会与 D_2 受体结合，发挥正常的生理作用，可减少相关的不良反应发生。此外，帕利哌酮对 α_1 受体和组胺 H_1 受体有一定的拮抗作用，出现直立性低血压和过度镇静。帕利哌酮没有胆碱受体拮抗作用，因此不会出现抗胆碱能不良反应，包括抗胆碱能作用诱导的认知损害和胃肠道功能紊乱，其良好的安全性已经在多项临床试验结果中得到证实。帕利哌酮的受体药理学特点见表 2-1-2。

（2）药代动力学特点：单剂量服用帕利哌酮缓释片后，血浆中的药物浓度稳定升高，大约在服药后 24h 达峰浓度。在推荐剂量范围内（3～12mg），帕利哌酮的药代动力学与剂量成正比。帕利哌酮的终末半衰期大约为 23h。给予帕利哌酮缓释片后，多数受试者在 4～5d 内达稳态血药浓度。在 9mg 剂量下，平均稳态血药浓度峰 / 谷比值为 1.7，范围在 1.2～3.1。与利培酮速释制剂相比，帕利哌酮缓释片的释放特点使得其波动度极小。服用帕利哌酮缓释片后帕利哌酮的（+）- 对映异构体和（-）- 对映异构体会相互转化，稳态时两者的 AUC 比值大约为 1.6。

（3）吸收和分布：服用帕利哌酮缓释片后，帕利哌酮的绝对生物利用度是 28%。根据人群分析，帕利哌酮的表观分布容积是 487L，外消旋帕利哌酮的血浆蛋白结合率是 74%。

（4）代谢和清除：体外研究提示，CYP2D6 和 CYP3A4 参与帕利哌酮的代谢，体内结果提示这些同工酶在帕利哌酮的总体清除中只起到有限的作用。人群药代动力学分析发现帕利哌酮在 CYP2D6 的底物广泛代谢型和慢代谢型者之间无暴露量或清除率差异。当帕利哌酮和其他经 CYP450 代谢的药物合用时，并不预期会发生具有临床显著性意义的药动学相互作用。帕利哌酮预期也不会产生酶诱导作用。在治疗浓度下，帕利哌酮不会抑制 P 糖蛋白，故预期不会发生具有临床意义的抑制 P 糖蛋白介导的其他药物的转运。帕利哌酮和锂盐存在相互作用的可能性很低。

2. 适应证 帕利哌酮缓释片适用于精神分裂症的急性治疗和维持治疗。帕利哌酮也用于分裂情感障碍的急性治疗，作为单药或作为心境稳定剂或抗抑郁药的辅助药物。

3. 用法与用量 成人推荐剂量为 6mg，每日 1 次，早上服用，起始剂量不需要进行滴定。仅在经过临床评价后方可将剂量增加至 6mg/d 以上，而且间隔时间通常应大于 5d。当提示需要增加剂量时，推荐采用每次 3mg/d 的增量增加，最大推荐剂量为 12mg/d。帕利哌酮缓释片用于 12～17 岁青少年（体重≥29kg）精神分裂症的治疗，推荐剂量为 3mg，每日 1 次，早上服用。仅在经过临床评价后方可增加剂量，并且应采用每次 3mg/d 的增量增加，间隔时间应大于 5d。

帕利哌酮缓释片有 3mg、6mg 与 9mg 三种规格。该剂型保证药物在单次服用后 24h 内缓慢释放，使得帕利哌酮的血药浓度处于稳定状态，24h 峰、谷血药浓度波动小。与口服速释片相比，缓释片能在相对低的血药浓度下获得理想的 D_2 受体结合率。该药的这种释放特性能减少浓度依赖性不良反应尤其是锥体外系不良反应的发生，提高耐受性。

4. 不良反应 最常见的不良反应是静坐不能和其他锥体外系不良反应，其他参照利培酮。在 12 岁及 12 岁以上青少年中帕利哌酮的总体安全性与在成人中观察到的结果类似。帕利哌酮会增高催乳素水平，而且增高会在长期给药过程中持续存在。帕利哌酮具有与利培酮类似的催乳素水平升高作用。

5. 特殊人群 中度和重度肾损害患者应当减少帕利哌酮的剂量。在中度肝损害（Child-Pugh 分级为 B 级）受试者中进行的一项研究显示，帕利哌酮的血浆浓度近似于健康受试者，但总的帕利哌酮暴露量降低，因为血浆蛋白结合率下降。因此，轻至中度肝损害患者不需要进行剂量调整。多项临床研究证实，伴有中度肝损害患者服用帕利哌酮缓释片，没有发现有临床意义的肝功能指标异常。还没有在重度肝损害患者中对帕利哌酮进行研究。老年人不推荐仅根据年龄调整剂量，但是由于肌酐清除率会随着年龄增长而降低，所以老年人可能有必要调整剂量。

（四）奥氮平

奥氮平（olanzapine）是噻蒽并二苯二氮䓬类衍生物，由氯氮平的分子结构经改造发展而来，药理作用与氯氮平十分相似，有较强的镇静作用和相对轻微的抗胆碱能作用，对催乳素代谢的影响较小，其最大的优点是具有与氯氮平相似或相近的疗效而无具有临床意义的粒细胞缺乏症的危险性。因此，安全性比氯氮平有明显改善，但长期使用所致的体重增加、糖脂代谢异常与氯氮平相似。于 1997 年经美国 FDA 批准上市，并广泛应用于精神科临床，1999 年引入我国，是 20 世纪 90 年代新型非典型抗精神病药的代表药物之一。

1. 药理作用

（1）药理学特点：奥氮平的化学结构与氯氮平十分相似，具有第二代抗精神病药的一般特征，对 D_2 和 D_3、D_4 和 D_1 受体，5-HT$_2$ 受体，M 胆碱受体，H_1 受体和 α_1 受体具有较高的亲和力，即所谓的多受体作用药。体外和临床前行为学研究提示，奥氮平具有明显的抗精神病作用和低 EPS 危险性。EPS 危险性低可能与其非选择性 DA 受体结合的特点有关，经典抗精神病药对 D_2 样受体（D_2 和 D_3、D_4）具有高选择性；氟哌啶醇对 D_2 样受体的占有与对 D_1 样受体（D_1 和 D_5）的占有之比为 25:1，氯氮平为 0.7:1，而奥氮平则为 3:1。此外，EPS 危险性低还可能与其在腹侧被盖区和中脑边缘叶（A10 区）D_2 样受体的拮抗显著高于黑质纹状体通路（A9 区）D_2 样受体的拮抗有关。体内即使小剂量（5mg/d）时，5-HT$_2$ 受体占有率都已在 90% 以上，远远大于 D_2 受体占有率。D_2 受体占有能力比氯氮平要强，和利培酮相似，并随着剂量增加而增高，平均剂量为 5mg/d 时 D_2 受体占有率为 55%、10mg/d 时 73%、15mg/d 为 75%、20mg/d 为 76%、30mg/d 为 83%、40mg/d 为 88%。总之，各个剂量水平均显示 5-HT$_2$ 受体占有率远大于 D_2 占有率。这一特点也降低了因 D_2 受体拮抗所致的 EPS 发生率。放射性标记的受体结合试验显示，奥氮平对 5-HT$_{2A}$ 和 5-HT$_{2C}$ 受体具有高亲和力，对 5-HT$_3$ 受体呈中等程度的亲和力，对 5-HT$_1$ 受体的亲和力较低，与第一代抗精神病药和其他第二代抗精神病药都有所不同。体外研究发现奥氮平对 M 胆碱受体的亲和力较高，但临床实践中患者极少出现抗胆碱能不良反应。奥氮平还能拮抗 NMDA 受体拮抗剂 PCP 所致的行为效应，但并不直接与 NMDA 受体结合。对 H_1 受体和 α_1 受体较高的亲和力与镇静、体重增加和直立性低血压的发生有关。奥氮平对 H_2、α_2、GABA、阿片 σ 和苯二氮䓬受体几乎没有亲和力。奥氮平的受体药理学特点见表 2-1-2。

值得注意的是，精神药物在受体部位的浓度和药物的受体亲和力是影响药物和受体之间相互作用的主要因素。因此，按每种药物的剂量来考虑受体的相对亲和力就显得十分重要。例如奥氮平对 α_1 受体的亲和力与齐拉西酮相差不多，但奥氮平对 α_1 受体的总体效应较小，因为奥氮平的临床治疗剂量为 10~20mg/d，比齐拉西酮 80~200mg/d 要小。又如奥氮平的临床剂量比氯氮平低，因而 α_1 受体占有率可能较低，可以解释为什么奥氮平的镇静作用比氯氮平弱。氯氮平在治疗剂量时 D_2 受体平均占有率为 30%~60%，而奥氮平在治疗剂量时 D_2 受体平均占有率为 70%~80%。

（2）药代动力学特点：经口服后吸收良好，几乎不受食物摄入的影响。通常在口服 4~6h 后达峰浓度，摄入量的 40% 因首过代谢而不能进入全身循环。放射性标记试验证实，口服 12.5mg 奥氮平后约 57% 从尿液排出，30% 经粪便排出。体外研究提示其血浆蛋白结合率为 93%，主要与血

清蛋白和 α_1-酸性糖蛋白结合。奥氮平在组织中分布广泛,有多种代谢产物,CYP1A2、CYP2D6 和黄素单加氧酶 3 是其主要转化酶。在推荐治疗剂量范围内呈线性动力学特征,连续服用 8d 后达稳态血药浓度,平均消除半衰期为 36h,清除率为 29.4L/h,$AUC_{0\to24}$ 为 333ng·h/ml,分布容积较大(10.3~18.4L/kg)。主要在肝脏代谢,代谢产物至少有 10 种,但均无活性作用,主要经尿液排泄。

(3)作用机制:奥氮平治疗精神分裂症各种症状的主要作用机制包括对 5-HT 受体的有效拮抗、与多种受体结合、与脑区特异性 DA 受体结合、对谷氨酸能递质的调节、对神经蛋白(neuroprotein)递质的可能影响。通过 PET 影像技术的研究证实,奥氮平在一个宽泛的剂量范围内,$5-HT_{2A}$ 受体占有率可达 95% 或更高,同时以剂量依赖方式与 D_2 受体结合,当剂量过高时,$5-HT_{2A}$ 受体拮抗与 D_2 受体拮抗之比就明显缩小,非典型性也随之消失,而 EPS 的发生危险性明显增加。由此可见,奥氮平的抗精神病作用与 D_2 受体拮抗有关,在治疗剂量时,对 $5-HT_{2A}$ 受体的拮抗明显大于对 D_2 受体的拮抗。奥氮平对 DA 受体的不同亚型在不同脑区的结合具有相对选择性,因而能改善精神分裂症的阳性症状、阴性症状和认知症状。近年来发现,氯氮平、喹硫平和奥氮平对 D_2 受体的占有具有"快速解离"的特点,认为与 EPS 发生率低有直接关系。但当奥氮平的剂量 >30mg/d 时,因 D_2 受体占有率过高影响快速解离的作用,EPS 便显著增加。

最近对谷氨酸能递质与精神分裂症病因学的相关性研究成为精神药理学界的热门话题。奥氮平可能像氯氮平一样,对谷氨酸能递质包括 NMDA 受体具有一定的间接调节作用。奥氮平能拮抗社交隔离所致的 PPI 破坏,通过磁共振波谱技术证实,在奥氮平治疗后,患者血清和脑中的谷氨酸水平升高,阴性症状改善。此外,神经肽类如神经降压素(neurotensin)与精神分裂症的病理机制存在潜在相关性,奥氮平能增加神经降压素 mRNA 的水平,可能也是临床疗效的药理学基础之一。

2. 适应证 奥氮平用于精神分裂症的治疗。口服奥氮平用于双相Ⅰ型躁狂发作或混合发作的急性治疗和双相Ⅰ型障碍的维持治疗,也可与锂盐或丙戊酸钠联合治疗双相Ⅰ型躁狂发作或混合发作。奥氮平和氟西汀的复方制剂用于治疗双相Ⅰ型抑郁发作;复方制剂也适用于难治性抑郁症的治疗,但奥氮平单药不适用于难治性抑郁症的治疗。2021 年 6 月获得美国 FDA 批准上市奥氮平和阿片受体拮抗剂 samidorphan 的复方制剂,适用于治疗精神分裂症和成人双相Ⅰ型障碍。由于后者的食欲抑制作用,复方制剂的体重增加相对于单用奥氮平得到显著改善。奥氮平治疗其他非精神病性障碍如边缘型人格障碍、神经性厌食、创伤后应激障碍也都进行了相应的临床试验或研究,取得一些支持性证据。

3. 用法与用量 多数患者的起始剂量为 10mg/d,治疗剂量范围为 5~20mg/d。难治性患者的治疗剂量应稍大,可至 30mg/d,可晚上顿服或分次服用。奥氮平极易被氧化而失活,因而切割或破碎后应立即服用。奥氮平的临床疗效与血药浓度有相关性,当血药浓度 ≥23.2ng/ml 时疗效更显著,提示奥氮平较高剂量时有可能进一步提高疗效。低血压、心脑血管疾病、肝损害、癫痫、肥胖、糖尿病患者应慎用。

奥氮平是细胞色素 P450 弱抑制剂,对 CYP3A4、CYP2D6、CYP2C9、CYP2C19 都有一定的抑制作用,但在治疗剂量时抑制作用较轻(仅 3%),因此与这些酶代谢相关的药物之间的相互作用较少。因主要经 CYP1A2 代谢,如合用 CYP1A2 诱导剂或吸烟均可使血药浓度降低。女性和老年人的清除率下降,女性比男性低 25%~30%,老年人比一般成人低 30%,半衰期要延长 50%。肝肾损害患者并不明显影响奥氮平的代谢,通常不需要调整剂量。

4. 不良反应 主要不良反应为头昏、嗜睡、心动过速、口干、便秘、焦虑、失眠,也可出现震颤、静坐不能等轻度 EPS 表现;长期治疗时的 TD 发生率仅 1%。但值得关注的是,食欲增强和体重明显增加较为多见,约 40% 的患者出现体重增加 7% 以上,平均增加 2~8 磅(0.9~3.6kg)或更多,原体重较轻者在服药后体重增加更为明显,约 7% 的患者因体重明显增加而停药,并可引起血糖升高、血脂异常。通常情况下,对生命体征无明显影响,重要的实验室检查仅为 GPT 升高,约 9.4% 的患者和剂量可能有关,临床上往往无任何症状,多出现在治疗头 1~2 周时,高峰期约为 28d;最高的异常记录可达 685IU,需立即停药,多数患者可继续治疗,然后逐渐恢复正常。也可引起一过性血清催乳素水平升高。血压一般无明显影响,可有轻度窦性心律异常。尚未发现对造血系统的明显不良反应,既往有氯氮平致粒细胞缺乏症的患者,改用奥氮平后未见粒细胞缺乏症复发,但并不意味着不具危险性,应在治疗中密切监测血象。

(五)喹硫平

喹硫平(quetiapine)于 1984 年被发现,主要成分为富马酸喹硫平,为苯并硫氮䓬类衍生物,化学结构和药理学特点与氯氮平较相似。喹硫平于 1997 年经美国 FDA 批准用于精神分裂症的治疗,并迅速在世界近百个国家上市。目前可用剂型包括富马酸喹硫平片 25mg、100mg、200mg,富马酸喹硫平缓释片 50mg、200mg、300mg。

1. 药理作用

(1)药理学特点:喹硫平对 5-HT$_{2A}$ 受体的亲和力明显比对 D$_2$ 受体的亲和力强,而氯氮平同样也具有这一特点。喹硫平的化学结构与氯氮平十分相似,而在药理学特点上还是有所区别的,具有多种受体亲和作用,包括 5-HT$_2$、D$_1$ 和 D$_2$ 受体,但对 M 胆碱受体无亲和力,也没有治疗意义的活性代谢产物。

(2)药代动力学特点:喹硫平一次口服可以快速且完全吸收,其达峰时间为 1~1.5h,食物对喹硫平的吸收无明显影响。在治疗剂量范围内,喹硫平呈线性动力学特征,血浆蛋白结合率约为 83%,因此不太可能取代血浆蛋白结合率高的药物如华法林。喹硫平在体内代谢广泛,摄入的药物中只有不到 5% 以原型排出。其代谢产物有 20 余种,但在体内的活性代谢产物浓度很低,因此其活性作用主要来自原型。喹硫平主要通过 CYP3A4 代谢,另外 CYP2D6 也参与其代谢。喹硫平 73% 从尿液排出,21% 从粪便排出,消除半衰期约为 6h。给药后,喹硫平能保持与体内 5-HT 及 DA 受体的结合,且处于临床有效水平的时间至少达 12h,故可每日 2 次给药。喹硫平的治疗效应与血药浓度具有相关性,在已经进行的随机对照试验中未显示出统计学差异。

(3)作用机制:喹硫平与 D$_2$ 受体只有低中程度的亲和力,与 5-HT$_2$ 受体具有中高程度的亲和力,受体药理学特点可参见表 2-1-2。喹硫平在黑质纹状体通路对 5-HT 作用的抑制对 A9 区 DA 能神经元产生明显影响,引起该区 D$_2$ 受体拮抗的明显减弱而阻止 EPS 发生,并因较高的 5-HT 抑制而 D$_2$ 受体拮抗相对较低,几乎不引起催乳素水平持续升高。但因中脑边缘叶通路的 D$_2$ 受体拮抗使得 A10 区 DA 能神经元作用相对减弱,从而减轻精神分裂症的阳性症状。喹硫平在治疗剂量范围内,对突触前 5-HT$_1$ 受体的高亲和力所显示的 5-HT$_1$ 受体部分激动作用可引起中脑皮质 DA 通路的 DA 水平增强,改善精神分裂症中脑皮质 DA 通路的 DA 低水平状况,对精神分裂症阴性症状和认知症状的改善具有重要意义。喹硫平与氯氮平一样,对 D$_2$ 受体的结合呈"松弛"状态,更易为内源性 DA 所取代,从纹状体 D$_2$ 受体的快速解离明显降低 EPS 发生的可能性,而从结节漏斗部位 D$_2$ 受体的快速解离可解释对催乳素的极少影响。

临床前研究表明,喹硫平对中枢神经系统多种不同的肽类和蛋白质具有一定作用,包括神经降压素、离子型谷氨酸受体和脑源性神经营养因子（BDNF）。喹硫平能改变大脑边缘系统神经降压素的传递和 c-fos 的表达，但不影响运动区的活动，这种作用机制提示喹硫平可能具有一定的神经保护或营养作用。

2. 适应证　喹硫平适用于精神分裂症的治疗。喹硫平也用于双相 I 型躁狂发作的急性治疗，既可单药治疗，也可与锂盐或丙戊酸钠联合治疗。喹硫平单药还用于双相障碍抑郁发作的急性治疗，也可与锂盐或双丙戊酸联合用于双相 I 型障碍的维持治疗。喹硫平也可作为抗抑郁药治疗抑郁症的辅助用药。

3. 用法与用量　用于精神分裂症的推荐治疗剂量为 150～750mg/d，美国和加拿大的剂量上限为 800mg/d，缓释片的剂量上限也是 800mg/d。喹硫平长期治疗是否具有预防复发的作用至今尚未完全证实。喹硫平的起始治疗剂量为 100mg/d，剂量按 100mg 的幅度递增，间隔至少 1d。喹硫平日剂量 100mg 或更低的剂量常作为镇静催眠药睡前服用，日剂量 150～300mg 用于治疗抑郁症（单药治疗或与抗抑郁药联合治疗），日剂量 300～600mg 用于治疗双相障碍，日剂量 600mg 以上在美国用于治疗精神分裂症。对镇静作用耐受性差的患者，可能降至更低的日剂量。剂量大时，如 >300mg/d，可以选择分次服用。

4. 不良反应　发生率较低，超过 1% 或在统计学上显著高于安慰剂的有嗜睡（17.5%）、头晕（9.6%）、口干（6.5%）、一过性谷丙转氨酶升高（6.1%）和体重增加（2.0%）。随着喹硫平剂量的增加，少数不良反应如消化不良、腹痛及粒细胞减少等发生的可能性会随之增加，然而这两者之间的关联程度并不高。

与氯氮平类似，喹硫平的 EPS 发生率（8.8%）不比安慰剂（11.7%）高，且随着剂量增加，EPS 发生率并不增加；随着治疗时间延长，喹硫平也少见 EPS 增多。与氯丙嗪及氟哌啶醇相比，喹硫平可以降低血浆催乳素水平，在整个剂量范围内喹硫平都不会引起催乳素水平升高，因而内分泌及性功能不良反应的发生率也较低，这一特征与氯氮平类似。

在治疗早期导致部分患者出现一过性氨基转移酶升高、头昏和直立性低血压，尽管发生率较低，但在治疗开始时宜逐渐加量。体重增加和血糖升高也有可能发生，但发生率明显低于氯氮平和奥氮平。

喹硫平是否引起粒细胞减少症和粒细胞缺乏症，目前尚无肯定的临床证据支持。喹硫平的抗胆碱能作用如口干、便秘等比较轻微。观察发现，喹硫平引起具有临床意义的 Q-Tc 间期延长的比例仅为 0.5%，并不高于安慰剂。直立性低血压发生率为 7.1%，通常发生在剂量调整初期。喹硫平可能出现一过性肝功能指标轻度升高、血清甲状腺素轻度降低，以及血中的胆固醇和甘油三酯轻微升高，但这些指标的改变并不产生临床后果。

在临床试验中还发现，服用喹硫平的老年患者较之于年轻的成年患者更容易出现直立性低血压，且老年患者对喹硫平的清除率降低，因此老年患者应用喹硫平时加量要慢，且目标剂量要低。对于肝肾损害患者也应采取同样的方法。

5. 特殊人群　喹硫平的药代动力学参数在男、女之间无显著性差异。喹硫平的剂量也不受种族及体重的影响，吸烟对喹硫平的剂量和代谢没有明显影响。喹硫平的清除率在老年人中可降低 30%～50%，因此对老年人建议降低用药剂量并缓慢调整剂量。

6. 药物相互作用　喹硫平很少有与临床相关的药物相互作用发生，最重要的潜在相互作用是与那些可能改变 CYP3A4 活性的药物之间发生的相互作用，如与 CYP3A4 诱导剂苯妥英、卡巴西平、巴比妥类、利福平等合用时或与 CYP3A4 抑制剂氟康唑等合用时需要调整剂量。喹硫平不影响劳拉西泮的药代动力学参数，与锂盐联用时无须调整剂量，喹硫平的药代动力学也不受氟西汀的影响。抗精神病药中的硫利达嗪可使喹硫平的清除率增加,因此合用时需要调整剂量。

(六)齐拉西酮

齐拉西酮(ziprasidone)是一种有效的新型多巴胺 D_2 受体和 5-HT$_2$ 受体的平衡拮抗剂,可以口服或肌内注射给药。2001 年经美国 FDA 批准上市用于精神分裂症的治疗。

1. 药理作用

(1)药理学特点:齐拉西酮具有新型非典型抗精神病药的重要特征,即高 5-HT$_{2A}$/D_2 受体拮抗比率。此外,它还具 5-HT 和 NE 再摄取抑制作用以及对 5-HT$_{1A}$ 受体的部分激动作用。它是一种具有独特作用的选择性单胺类递质拮抗剂,对 5-HT$_{2A}$ 受体的亲和力远高于奥氮平、喹硫平、氟哌啶醇及氯氮平;对 D_2 受体的亲和性也高于奥氮平、喹硫平及氯氮平,但低于氟哌啶醇。对 5-HT$_{2A}$ 受体的亲和力是 D_2 受体的 10 倍。另外,对 5-HT$_{2C}$、5-HT$_{1A}$、5-HT$_{1B/1D}$ 受体也有很高的亲和性。齐拉西酮还与 α_1 肾上腺素受体结合,并与组胺 H$_1$ 受体有微弱的亲和性,几乎不与毒蕈碱受体(M$_1$ 受体)结合。齐拉西酮通过对 D_2 受体、5-HT$_{2A}$、5-HT$_{2C}$、5-HT$_{1A}$ 和 5-HT$_{1B/1D}$ 等受体的联合拮抗作用来发挥其临床作用。由于齐拉西酮的 5-HT$_{2A}$/D_2 受体亲和力比值高,EPS 发生率也较小。其受体药理学特点见表 2-1-2。

(2)药代动力学特点:服用齐拉西酮 5mg 后,峰浓度(C_{max})、达峰时间(t_{max})和半衰期($t_{1/2}$)分别为 12ng/ml、5h 和 3.2h。单剂量服用齐拉西酮 20mg 后,平均 C_{max}、t_{max} 和 $t_{1/2}$ 的范围分别为 27～60ng/ml、3.8～4.8h 和 4.0～4.7h,在多剂量用药后 1～3d 即可达稳态血药浓度。稳定状态下服用 5mg 和 60mg 齐拉西酮的 C_{max} 分别为 15ng/ml 和 139ng/ml,$t_{1/2}$ 分别为 4h 和 10h。齐拉西酮能够代谢为无活性的代谢产物。在对 8 名男性志愿者的研究中,在高脂肪饮食后而不是在空腹条件下立即口服齐拉西酮 20mg,导致最高的全身暴露 C_{max} 分别为 85.5ng/ml 和 51.3ng/ml,AUC 分别为 627.2ng•h/ml 和 371ng•h/ml。

齐拉西酮的血浆蛋白结合率 >99%,在肝脏代谢,共有 12 条代谢途径,其中有 2/3 经醛氧化酶参与的 M$_9$ 途径来完成代谢,其代谢产物为 S- 甲基 - 二氢齐拉西酮;其余 1/3 由 CYP3A4 来完成,代谢产物为齐拉西酮的硫氧化物、苄基异噻唑基哌嗪硫氧化物和苄基异噻唑基哌嗪亚硫氧化物。齐拉西酮主要以代谢产物的形式排出体外,只有不到 1%～4% 以原药的形式经尿液和粪便排出体外。齐拉西酮的药代动力学在年龄和性别上没有统计学差异。此外,与食物同时服用可以增加药物的吸收,可能与脂肪类食物能增加齐拉西酮的溶解与吸收有关。轻度或中度肝肾功能不全对齐拉西酮的药代动力学并不产生具有临床意义的影响,故治疗时不用改变剂量。

(3)作用机制:齐拉西酮的抗精神病作用机制最初被认为与氟哌啶醇、利培酮和奥氮平一样,首先是对中脑边缘叶和纹状体 D_2 受体的结合,并通过对 5-HT$_{2A}$ 受体的高亲和力而增强其抗精神病作用和减少 EPS 发生。随着研究的深入,发现齐拉西酮对精神分裂症阴性症状和认知症状的改善不仅与 5-HT$_{2A}$ 受体的高亲和力有关,还通过激活大脑皮质的 5-HT$_{1A}$ 递质功能而增强大脑皮质 DA 的释放来改善阴性症状和认知症状。对 NE 和 5-HT 转运体再摄取的抑制作用也被证实对临床改善精神分裂症的情感症状如抑郁的疗效,这也是齐拉西酮与其他第二代抗精神病药之间的显著区别。

2. 适应证 齐拉西酮适用于治疗精神分裂症,还可以单一用药用于双相障碍躁狂发作或混合发作的急性期治疗,也可以作为锂盐或丙戊酸钠的辅助用药用于双相障碍的维持治疗。齐拉西酮肌内注射剂适用于治疗精神分裂症的急性激越。齐拉西酮的消除半衰期为 3.2～10h,

临床治疗剂量为 80～160mg/d，故口服给药一般分为每日 2 次，应与食物同服。

在适用于齐拉西酮治疗而且需要使用肌内注射抗精神病药来快速控制激越症状的精神分裂症患者中，可以采用齐拉西酮肌内注射剂治疗。目前还没有关于口服齐拉西酮的精神分裂症患者同时使用齐拉西酮肌内注射剂的安全性经验，因此不建议采用联合给药治疗。齐拉西酮注射剂只适用于肌内注射给药，不能通过静脉注射给药。

3. 不良反应　本品较少引起体重增加，是目前第二代抗精神病药中对体重影响最小的药物，对糖脂代谢和糖尿病的影响也低于其他第二代抗精神病药，EPS 发生率与安慰剂相近。直立性低血压、心动过速和性功能障碍为少见不良反应，发生率为 1%～2%，其中性功能障碍可能与催乳素水平升高有关。

齐拉西酮治疗中最值得关注的是可能引起心电图改变，特别是 Q-Tc 间期延长，其临床意义尚未完全阐明。目前尚无充分证据证明齐拉西酮所致的 Q-Tc 间期延长具有明显的临床意义。从已公开发表的研究报道中，也无一例因心律失常或不明原因猝死的病例报告，在已用于临床治疗的国家中尚无任何一国要求在治疗时采用心电监护。但在药品包装上须注明禁用于以往有 Q-Tc 间期延长病史和近来有心肌梗死或失代偿性心功能不全的患者，并同时注明不应与其他影响 Q-Tc 间期的药物如奎尼丁、匹莫齐特、硫利达嗪、索他洛尔（sotalol）和司帕沙星（sparfloxacin）等同时服用。

4. 药物相互作用　齐拉西酮只有在超过临床有效浓度 1 000 倍以上时才能在体外抑制 CYP3A4 和 CYP2D6。齐拉西酮与 CYP3A4 抑制剂或卡马西平（CYP3A4 诱导剂）同时给药，并没有引起用药者的相关临床变化。但也有学者认为，卡马西平 400mg/d 时，齐拉西酮的稳态 $AUC_{0\rightarrow12h}$ 和 C_{max} 分别下降 36% 和 27%。此外，齐拉西酮也不会抑制右美沙芬（CYP2D6 的一种底物）的代谢。在一项开放性对照研究中评价齐拉西酮对丁锂盐稳态血药浓度的影响，每日 2 次给予齐拉西酮 20～40mg，同时每日 1 次或 2 次给予锂盐 450mg，在统计学和临床上都没有引起后者在药代动力学方面的明显改变。

（七）阿立哌唑

阿立哌唑（aripiprazole）是一种喹诺酮类衍生物。常用口服片剂，每片含阿立哌唑 5mg、10mg、15mg、20mg 或 30mg 等不同规格，还有口崩片、口服溶液以及长效肌内注射剂。

1. 药理作用

（1）药理学特点：阿立哌唑对多巴胺 D_2、D_3 受体以及 $5-HT_{1A}$、$5-HT_{2A}$ 受体有很强的亲和性，对 D_4 受体和 $5-HT_{2C}$、$5-HT_7$ 受体以及 α_1 肾上腺素受体、组胺 H_1 受体有中等亲和性，对 $5-HT$ 再摄取位点也有中等亲和性（$K_i=98nmol/L$），对毒蕈碱 M 胆碱受体无明显的亲和力（$IC_{50}>1\ 000nmol/L$），是 D_2、$5-HT_{1A}$ 受体部分激动剂和 $5-HT_{2A}$ 受体拮抗剂，其受体药理学特点见表 2-1-2。对精神分裂症治疗的作用机制至今尚不明确。有人认为它可能通过部分激动 D_2、$5-HT_{1A}$ 受体活动和拮抗 $5-HT_{2A}$ 受体活动的共同介导而产生相应疗效。而对除 D_2、$5-HT_{1A}$ 和 $5-HT_{2A}$ 受体外的受体的作用还具有一些其他临床作用，例如通过其拮抗 α_1 肾上腺素受体的活性可以解释临床观察到的直立性低血压。

（2）药代动力学特点：阿立哌唑的药代动力学不受患者年龄、性别、种族、吸烟及肝肾功能状况等因素的明显影响，老年人、肝病患者、肾功能不全者通常不需要调整剂量。口服吸收良好，口服后 3～5h 可达峰浓度，绝对生物利用度为 87%，食物不会明显影响阿立哌唑及其活性代谢产物脱氢阿立哌唑的 C_{max} 或 AUC，但可使阿立哌唑的 t_{max} 可延长至 3h、脱氢阿立哌唑的 t_{max} 延长至 12h。静脉注射后的稳态分布容积为 4.9L/kg，表明在血管外的分布广泛。在治疗剂量时,阿立哌唑及其主要代谢产物与血浆蛋白(主要是清蛋白)的结合率>99%。对健康志愿者给予0.5~30mg/d,连续14d,存在剂量依赖性结合D_2受体的特点,表明阿立哌唑可透过血-脑脊液屏障。

阿立哌唑在体循环中的活性成分主要是母体化合物阿立哌唑,其次是代谢产物脱氢阿立哌唑,后者对D_2受体的亲和性类似于母体药物,在稳定状态下活性代谢产物脱氢阿立哌唑约为血浆中阿立哌唑AUC的40%。阿立哌唑的代谢途径主要通过三种生物转化:脱氢作用、羟基化作用和N-脱烷基作用。体外研究表明,CYP3A4和CYP2D6是阿立哌唑代谢的两种主要代谢酶,CYP3A4和CYP2D6负责脱氢作用和羟基化作用,而N-脱烷基作用由CYP3A4催化引起。

阿立哌唑和脱氢阿立哌唑的平均消除半衰期分别约为75h和94h,服药后14d内两者都可达稳态血药浓度。在稳定状态时,其药代动力学变化与剂量变化成正比。阿立哌唑几乎不抑制或诱导CYP2D6代谢途径。口服单剂量^{14}C标记的阿立哌唑后表明,其代谢产物中55%通过粪便排泄,25%由尿液排泄,其中18%以原药由粪便排出,仅1%以原药由尿液排出。约有8%的白种人因缺乏代谢CYP2D6的底物的能力,并被归类为慢代谢型(poor metabolizer,PM),其余则是广泛代谢型(extensive metabolizer,EM)。与EM者相比,在PM者血浆中阿立哌唑的浓度约增加80%,而代谢产物的浓度约减少30%,导致总的活性成分的浓度约高60%。在EM者中,阿立哌唑与已知的CYP2D6抑制剂(如奎尼丁)合用,可导致阿立哌唑的血药浓度增加112%,因此必须调整本品的剂量。在PM者中,阿立哌唑的平均消除半衰期约为146h。

(3)作用机制:阿立哌唑与其他抗精神病药最为不同的特征就是对D_2受体的部分激动作用。体外研究显示,在阿立哌唑与另一种DA受体激动剂同时摄入时,对大鼠纹状体和腺垂体的D_2受体具有拮抗作用。在来自大鼠和人的克隆后的D_2受体研究中,阿立哌唑能抑制异丙肾上腺素刺激所致的cAMP合成,说明阿立哌唑在缺乏DA的情况下仍具有一定的激动作用。关于阿立哌唑对D_2受体的作用,在精神分裂症动物模型的研究中显示,在DA功能亢进的模型中表现出对D_2受体的拮抗作用,能抑制阿扑吗啡所致的刻板和水平运动障碍,因而预期它能抑制精神分裂症患者的中脑边缘叶DA通路DA亢进,有效控制阳性症状;相反,在DA功能低下的模型中,如经利血平对DA耗竭后的大鼠,却表现出对D_2受体的激动作用。正因为阿立哌唑在DA功能低下的状况下表现为激动作用而在DA功能亢进的状况下又表现为拮抗作用,有人认为引起D_2受体功能过度拮抗的可能性比其他抗精神病药要低。

阿立哌唑还能通过中枢5-HT通路的调节作用进一步改善对精神分裂症的疗效,它具有$5-HT_{2A}$受体拮抗作用,可能使EPS发生减少和改善阴性症状。体外研究也发现,阿立哌唑对$5-HT_{1A}$受体具有部分激动作用,这一特点与阴性症状、认知症状、抑郁和焦虑症状的改善有关。当然,阿立哌唑在受体方面的其他影响如DA受体激动和α_1受体拮抗也可能导致直立性低血压、恶心和镇静等不良反应。

2. 适应证 阿立哌唑用于精神分裂症的治疗。对阿立哌唑、氟哌啶醇和利培酮治疗精神分裂症和分裂情感障碍的短期、4~6周的研究显示出相似的疗效。每日15mg、20mg和30mg的剂量是有效的。长期研究表明阿立哌唑用于维持治疗有效,每日剂量为15~30mg。阿立哌唑也用于双相I型躁狂发作和混合发作的急性期治疗和维持期治疗,也可与锂盐或丙戊酸钠联合用于双相I型躁狂发作和混合发作的急性治疗。阿立哌唑还可作为抗抑郁药治疗抑郁症的辅助用药,也用于治疗孤独症的易激惹。

3. 用法与用量 常用起始剂量为10~15mg,每日1次顿服,餐前、餐后服用均可。其有效剂量为10~30mg,加大剂量后疗效增加并不明显。用药后前2周无须增加剂量。年龄、性别、种族不同及肝肾功能不全者通常不需要调整剂量。同时服用 CYP3A4 抑制剂或奎尼丁、氟西汀、帕罗西汀等 CYP2D6 抑制剂的患者，用药剂量应至少减半。停止使用后，再恢复日常剂量。同时服用卡马西平等 CYP3A4 诱导剂的患者，阿立哌唑的用药剂量应经临床评估后增加至 20～30mg/d。使用停止后，剂量再减少 10～15mg/d。长期治疗应考虑到精神病患者的药物治疗时间至少 6 个月或 6 个月以上，故应通过对患者的定期随访来适当调整用药剂量及持续时间。药物替换研究显示，与立即替换相比，用阿立哌唑逐渐替换其他抗精神病药的方式更为恰当，不过合并用药的时间不宜过长。

4. 不良反应 在 5 个短期随机安慰剂对照试验中，阿立哌唑和安慰剂治疗的患者因不良反应而停药的发生率比较，两者之间没有显著性差异，分别为 7% 和 9%，导致停药的不良反应类型也几乎相似。其中一个为期 6 周的短期安慰剂对照试验中，接受阿立哌唑的患者为 926 例，接受安慰剂的患者为 413 例，两组最常见的不良反应（发生率 >15% 并高于安慰剂）有头痛（32%/25%）、焦虑（25%/24%）和失眠（24%/19%）；其他不良反应（发生率 >2% 并高于安慰剂）有恶心（14%/10%）、呕吐（12%/7%）、嗜睡（11%/8%）、头昏眼花（11%/7%）、便秘（10%/8%）、静坐不能（10%/7%）、衰弱（7%/5%）、皮疹（6%/5%）、鼻炎（4%/3%）、震颤（3%/2%）、咳嗽（3%/2%）、视物模糊（3%/1%）和发热（2%/1%）。在试验期间，发生率 <1% 的不良反应未必与药物有关，也没有危及生命的可能性。

阿立哌唑与安慰剂比较的一项为期 26 周的随机双盲对照试验表明，除震颤的发生率较高（9%/1%）外，阿立哌唑的不良反应基本上与短期安慰剂对照试验报道一致。在该研究中，震颤多数表现程度轻微，并在治疗初期发生，持续时间也有限。震颤很少导致患者停止服用阿立哌唑（<1%）。阿立哌唑可能存在的唯一与剂量相关的不良反应为嗜睡，与安慰剂的发生率为 7.7% 相比，阿立哌唑 15mg/d 时的发生率为 8.7%，20mg/d 时的发生率为 7.5%，最显著的是 30mg/d，其发生率为 15.3%。

一项为期 26 周的安慰剂对照试验表明，阿立哌唑和安慰剂在催乳素、空腹血糖、血甘油三酯、HDL、LDL 以及总胆固醇方面都没有显著性差异。阿立哌唑与安慰剂之间的平均体重变化比较稍有差异（+0.7kg/−0.05kg），符合体重增加 >7% 的评判标准的患者比例也有差异（8%/3%）。阿立哌唑与安慰剂之间在 ECG 参数变化的患者比例方面没有显著性差异。事实上，10～30mg/d 引起 Q-Tc 间期稍有减小，与安慰剂组患者的心率每分钟增加 1 次相比，阿立哌唑组患者的心率平均每分钟增加 4 次。人群调查没有任何明显的证据显示，不良反应发生率在年龄、性别和种族之间存在差异。

过量服用时的不良反应主要表现为嗜睡、呕吐。如果出现 Q-Tc 间期延长，建议进行心电监护，并采取适当的支持治疗，保证换气、通氧，积极对症治疗。此外，在过量服用的早期，可予以服用 50g 左右的药用炭来治疗或进行血液透析。

5. 特殊人群 对有心血管疾病、脑血管疾病和低血压的患者应慎用阿立哌唑，否则可能导致直立性低血压。有癫痫病史的患者应慎用，因能导致癫痫发作。由于阿立哌唑可能引起嗜睡，所以在服药期间不要驾车、船、飞机和操作机器设备及高空作业。此外，它还能影响人体体温调节系统，故服药后不宜大量运动，避免过热或脱水。老年患者还应警惕因服用阿立哌唑引起吞咽困难致使吸入性肺炎的发生。若患者在治疗期间出现神经阻滞剂恶性综合征及迟发性运动障碍，应立即停药。在症状缓解后，若需继续使用，应对临床症状和用药状况进行重新评估，并在用药后对患者进行密切的安全性监测。尚不清楚孕妇服用阿立哌唑是否会伤害胎儿或影响生殖，因此孕妇服用时应权衡利弊，以避免使用为宜。

（八）氨磺必利

氨磺必利（amisulpride）与舒必利同属于苯甲酰胺类，是取代舒必利的一种苯甲酰胺类衍生物，目前也将其归类于第二代抗精神病药，具有高选择性多巴胺 D_2/D_3 受体拮抗作用，治疗精神分裂症的阳性症状和阴性症状都有明确疗效，已在欧洲大部分国家上市应用，治疗剂量范围为 $200 \sim 1\ 200mg/d$。

1. 药理作用 体外研究显示，氨磺必利对中枢 D_2/D_3 受体具有较高的亲和力，亲和系数（K_i）为 3nmol/L。人体研究发现，对 D_3 受体的亲和力是 D_2 受体的 2 倍，与氟哌啶醇和氯氮平都明显不同，对其他 DA 受体亚型包括 D_1、D_4、D_5 受体几乎无任何亲和力，同时对 5-HT 受体、α 肾上腺素受体、组胺受体和胆碱受体都不具有亲和性，故不具备高 5-HT$_{2A}$/D$_2$ 受体拮抗比率这一第二代抗精神病药的重要特性。氨磺必利的"非典型性"主要表现为对边缘系统 D_2/D_3 受体的高度选择性和对突触前 D_2/D_3 受体的特异性拮抗作用。动物研究表明，氨磺必利在低剂量（<10mg/kg）时对突触前 D_2/D_3 受体具有较强的亲和力，高剂量时对突触后 D_2/D_3 受体具有明显的拮抗作用，这一特点在中脑边缘叶尤为突出，而在纹状体并不明显。氨磺必利的受体药理学特点见表 2-1-2。

采用 SPECT 和 PET 技术对精神分裂症患者的受体结合研究显示，氨磺必利 $150 \sim 600mg/d$ 长期服用时，纹状体、丘脑和颞叶的 D_2/D_3 受体结合率分别为 56%、78% 和 82%，$630 \sim 910mg/d$ 时纹状体的 D_2/D_3 受体结合率才达到 70%～80%，1 100mg/d 时纹状体的 D_2/D_3 受体结合率达到 85%。低剂量时主要与丘脑和颞叶的 D_2/D_3 受体结合，高剂量时才同时与纹状体的 D_2/D_3 受体结合，在一定程度上解释了临床疗效和 EPS、PRL 水平升高等不良反应的相关性。

口服后迅速吸收，单次给药 50mg 后的绝对生物利用度约为 50%，分别在服药后 1h 和 4h 时出现 2 个峰浓度，C_{max} 分别为 42μg/L 和 56μg/L，分布容积为 5.8L/kg，血浆蛋白结合率较低，仅为 17%，消除半衰期为 12h。氨磺必利不产生活性代谢产物，主要由肾脏排出，老年人的 C_{max}、$t_{1/2}$、AUC 可增高 20%～30%，肾损害患者的 $t_{1/2}$ 不变，但清除时间延长 2～3 倍。

氨磺必利与其他药物之间的相互作用较少，也不影响 CYP450。与锂盐合用未发现明显的血药浓度改变。与酒精同时服用会使氨磺必利的吸收增加。

2. 适应证 临床对照研究发现，高剂量（$400 \sim 800mg/d$）时具有明显的抗阳性症状作用，简明精神病评定量表（BPRS）减分与氟哌啶醇 $5 \sim 40mg/d$ 相近，或与氟哌噻吨 25mg/d 相似。对情感症状的疗效优于氟哌啶醇和氟哌噻吨。另有多项针对阴性症状的长期临床研究发现，氨磺必利在低剂量（$50 \sim 300mg/d$）时的疗效优于安慰剂。有人认为氨磺必利的发现，其意义在于说明 5-HT$_{2A}$ 和 D_2 受体联合拮抗并非阴性症状缓解或低 EPS 易患性的唯一基本条件。

3. 不良反应 氨磺必利所致的 EPS 呈剂量依赖关系，总的 EPS 发生率明显低于氟哌啶醇、氟哌噻吨或氟奋乃静。氨磺必利也可导致血清 PRL 水平升高，在较高剂量时血清 PRL 水平升高的发生率与利培酮相似，但高于氟哌啶醇和氟哌噻吨；体重增加则低于利培酮；迟发性运动障碍的危险性明显低于氟哌啶醇。其他对 EKG、肝肾和心血管系统的影响都未见特殊报道。

氨磺必利是一种作用机制独特的新型抗精神病药，具有双重 DA 受体拮抗作用，低剂量时选择性拮抗突触前 D_2/D_3 受体，能增强 DA 传递和改善阴性症状；高剂量时拮抗突触后 D_2/D_3 受体，能抑制 DA 传递和改善阳性症状。对边缘系统作用的相对选择性而使 EPS 的发生危险性较低，与其他非 DA 受体几乎不发生作用也减少各种不良反应发生的可能性。通常情况下，精神分裂症急性发病时的常用剂量为 $400 \sim 800mg/d$，必要时可加至 1 200mg/d。对以阴性症状为突出表现的精神分裂症患者，剂量推荐为 $50 \sim 300mg/d$。

（九）鲁拉西酮

鲁拉西酮（lurasidone）为阿扎哌隆（azapirone）衍生物，是一种对 5-HT$_2$ 受体和多巴胺 D$_2$ 受体均有高亲和力的抗精神病药。该药的Ⅲ期临床试验研究结果发现对急性精神分裂症有效且安全性高，于 2010 年 8 月 28 日被美国 FDA 批准用于治疗精神分裂症。

1. 药理作用

（1）药理学特点：受体结合试验结果显示，鲁拉西酮对多巴胺 D$_2$ 受体、5-HT$_7$ 受体、5-HT$_{2A}$ 受体、5-HT$_{1A}$ 受体和 α$_{2c}$ 肾上腺素受体均具有高亲和力，竞争剂的平衡解离常数（K_i）值分别为 1.68nmol/L、0.495nmol/L、2.03nmol/L、6.75nmol/L 和 10.8nmol/L；而相比其他抗精神病药，本品对 α$_1$ 肾上腺素受体的亲和力较低，K_i 值为 47.9nmol/L，对组胺 H$_1$ 受体的有效半数抑制浓度（IC$_{50}$）>1 000nmol/L，对 5-HT$_{2C}$ 受体无亲和力。本品对 D$_2$ 受体的亲和力与氟哌啶醇、利培酮相近，比氯丙嗪、奥氮平和氯氮平高；但对 5-HT$_{2A}$ 受体的亲和力低于利培酮，高于奥氮平、氯氮平、氯丙嗪和氟哌啶醇。鲁拉西酮的受体药理学特点见表 2-1-2。

正电子发射断层成像（PET）结果显示，鲁拉西酮的血药浓度呈剂量依赖性升高的同时，其对 D$_2$ 受体的平均占有率也呈剂量依赖性升高，给药剂量为 60mg 时达峰值，且同时对壳核、尾状核和腹侧纹状体中的 D$_2$ 受体占有率也升高。原药及主要代谢产物的血浆总浓度与 D$_2$ 受体占有率有关：给药剂量为 10mg 时，平均血浆浓度为 3.36μg/ml，受体占有率约为 40%；给药剂量为 60mg 时，受体占有率达最大值，为 75%～85%；给药剂量为 80mg 时，受体占有率为 70%～80%。

（2）药代动力学特点：鲁拉西酮口服后迅速吸收，平均达峰时间为 1.3h。在健康人中，剂量范围在 20～160mg 时，随着剂量增加其吸收增加；而在精神分裂症患者中，随着剂量增加吸收也增加的剂量范围则在 120～160mg。单次口服 20% 被吸收，与食物同服能使药物吸收增加 3 倍，但对达峰时间无影响。对口服单剂量低于 100mg 的健康志愿者研究发现，平均消除半衰期为 12.2～18.3h，但达到稳态时（9d）半衰期可上升至 36h。而在精神分裂症患者中，在 120～160mg 单剂量服药时，平均消除半衰期为 28.8～37.4h，而且每日单剂量与多剂量服药的平均达峰时间及峰浓度（C_{max}）无差异。健康老年男性的 t_{max} 为年轻人的 1.7 倍，而 C_{max} 则比年轻人低 30.9%，药 - 时曲线下面积（AUC）则相同。

本品通过肝脏代谢清除，主要经 CYP3A4 代谢，0.1% 以原药经尿液排泄。人类血清中可检出 3 种代谢产物，其中 2 种在血清中的含量极低（1% 和 3%）。其活性代谢产物（ID-14283）在 t_{max} 为 1.6～1.8h 时就能在血清中快速检测到，该代谢产物与鲁拉西酮一样具有生物活性，但半衰期较短（7.48～10.0h）。

（3）作用机制：行为研究试验结果显示，氟哌啶醇（0.3mg/kg、1mg/kg）和鲁拉西酮（1～30mg/kg）对足底电击或回避试验的潜伏期均无影响，但第二代抗精神病药氯氮平、奥氮平、喹硫平、阿立哌唑和利培酮可显著缩短对足底电击或回避试验的潜伏期。鲁拉西酮和东莨菪碱合用，发现呈剂量依赖性地缓解因单独使用东莨菪碱而造成的认知障碍。给大鼠胃内灌注鲁拉西酮（1mg/kg、3mg/kg）后，几乎完全地逆转皮下注射 MK-801（0.05mg/kg）引起的潜伏期缩短和记忆障碍，而经胃内灌注使用喹硫平、氯氮平和利培酮只有部分逆转作用，氟哌啶醇、奥氮平或阿立哌唑则无逆转作用。

经胃内灌注鲁拉西酮可抑制甲基苯丙胺诱导的大鼠多动症以及阿扑吗啡引起的小鼠攀爬行为，也可抑制大鼠的条件性回避反应，而对逃避反应几乎无效。此外，本品还可有效抑制 5-HT$_2$ 受体介导的行为，如色胺诱导的大鼠阵挛发作和氯苯丙胺诱导的大鼠高热。

另一项研究发现，大鼠经胃内灌注鲁拉西酮（0.3～6mg/kg），可呈剂量依赖性地显著缓解条件性恐惧应激所致的僵住行为，与抗焦虑药地西泮和抗抑郁药地昔帕明、丙米嗪的作用相似，而氯氮平、利培酮、利坦色林和酮色林也有此作用，但比鲁拉西酮弱，氟哌啶醇、氯丙嗪、硫利达嗪、莫沙帕明或硫必利则无此作用。

2. 适应证 鲁拉西酮用于治疗精神分裂症，推荐起始剂量为40mg/d，每日1次，与食物同服，最大推荐剂量为160mg/d，但国内目前获批的最大剂量为80mg/d。鲁拉西酮在美国已获批单药治疗或与锂盐/丙戊酸盐联合治疗双相I型抑郁发作，治疗剂量与精神分裂症类似。

有关鲁拉西酮治疗精神分裂症的系统综述发现，鲁拉西酮40mg/d和80mg/d对精神分裂症有效而且安全性高，剂量超过80mg/d并未显示疗效更好，但不良反应明显增加。该药与其他抗精神病药相比，优势是其对代谢的影响小，而且只需每日服用1次。

3. 不良反应 鲁拉西酮对体重的影响与安慰剂相似，对总胆固醇和其他脂质化验指标的改变也与安慰剂相似。鲁拉西酮的耐受性良好，总体脱落率与安慰剂相当。其最常见的不良事件为静坐不能、嗜睡、镇静、类帕金森综合征、恶心和肌张力障碍。

一项随机双盲安慰剂对照研究中鲁拉西酮的剂量为80mg/d，治疗时间为6周。结果显示，鲁拉西酮组的恶心发生率为16.7%，而对照组为3.3%，但恶心不良反应均为轻至中度，仅有1例患者因恶心而停药。治疗6周后各组的催乳素水平无差异，且鲁拉西酮不影响血脂、血糖水平以及体重。鲁拉西酮组体重增加7kg以上的患者仅为6.7%，而安慰剂组为7.8%。

4. 药物相互作用 鲁拉西酮主要经CYP3A4代谢。地尔硫䓬（CYP3A4中度抑制剂）240mg/d连续服用7d，可增加单剂量鲁拉西酮及主要代谢产物（ID-14283）的AUC和C_{max}达2倍。口服避孕药对鲁拉西酮的代谢无影响。鲁拉西酮及主要代谢产物（ID-14283）对细胞色素P450没有明显的抑制作用。鲁拉西酮在血浆中与白蛋白和α_1-糖蛋白结合，血浆蛋白结合率高达99.8%。研究发现，鲁拉西酮对其他精神药物（如比哌立登、氟硝西泮、地西泮和氟哌啶醇）的血浆蛋白高亲和力影响较小。

（十）布南色林

布南色林（blonanserin，曾用名为AD-5423）为一种丁酰苯衍生物，是口服$D_2/5-HT_2$受体拮抗剂，具有一个完全创新的化学结构，于2008年4月首次在日本上市，临床用于抗精神病。该药是高度选择性$5-HT_2$受体和多巴胺D_2受体拮抗剂，对多巴胺D_1受体和α_1肾上腺素受体、组胺受体和M_2胆碱受体的亲和力较小。

1. 药理作用

（1）药理学特点：活体放射性配体-受体结合的研究数据显示，布南色林对多巴胺D_2、D_3及$5-HT_{2A}$受体有高亲和力。该药对多巴胺D_2受体的亲和力比氟哌啶醇高20倍，比利培酮高94倍。与大多数其他第二代抗精神病药（包括利培酮）不同，该药对多巴胺D_2受体的亲和力比$5-HT_{2A}$受体高好几倍。研究显示，布南色林在活体中对其他神经递质受体的亲和力低或非常低，这些神经递质受体包括多巴胺D_1、D_4、D_5受体，$5-HT_{1A}$、$5-HT_{2B}$、$5-HT_{2C}$、$5-HT_{3\sim7}$受体，组胺H_1受体，毒蕈碱M_1受体和α_1、α_2、β肾上腺素受体。布南色林在活体中对α_1受体的亲和力比氟哌啶醇低3倍，比利培酮低40倍，而利培酮对α_1受体的亲和力比多巴胺D_2受体高20倍。这些发现可以部分解释布南色林引起直立性低血压的发生率低于利培酮。布南色林的受体药理学特点见表2-1-2。

在所有的布南色林代谢产物中，N-去乙基布南色林在活体中的神经递质受体亲和力最高。与母药一样，该代谢产物对多巴胺D_2、D_3及$5-HT_{2A}$受体的亲和力高，对大多数其他受体的亲和力低,包括多巴胺 D_1、α_1、组胺 H_1 及毒蕈碱 M_1 受体。N-去乙基布南色林对多巴胺 D_3 受体的亲和力与母药相似,而对多巴胺 D_2 受体的亲和力比母药则低数倍,对 5-HT_{2C} 和 5-HT_6 受体的亲和力比母药高 3 倍以上。在动物模型中研究发现 N-去乙基布南色林的药效学效能比母药低好几倍。

对健康的高加索志愿者进行正电子发射断层成像(PET)显示,布南色林在纹状体的多巴胺 D_2 受体占有率是适度的。口服单剂量布南色林 10mg 或 25mg,2h 后纹状体的多巴胺 D_2 受体占有率分别为 75% 和 86%;口服单剂量布南色林 25mg,12h、24h 和 36h 后纹状体的多巴胺 D_2 受体占有率分别为 76%、69% 和 59%。在一项重复剂量研究中,健康志愿者口服布南色林 10mg/d,持续 5d 后的 2h、12h 和 24h 纹状体的多巴胺 D_2 受体占有率分别为 83%、72% 和 58%;口服布南色林 15mg/d,2h、12h 和 24h 后纹状体的多巴胺 D_2 受体占有率分别为 90%、77% 和 65%。尽管包括布南色林在内的第二代抗精神病药可拮抗 5-HT_{2A} 受体而减少 EPS 发生,但其对多巴胺 D_2 受体的高占有率以及对多巴胺 D_2 受体的拮抗仍会产生 EPS。

(2)药代动力学特点:在健康志愿者中研究发现布南色林口服后迅速吸收,一般平均达峰时间(t_{max})≤2h。一项研究发现,10 位健康志愿者口服布南色林片 4mg/d,5d 内达稳态血药浓度。在 19 例精神分裂症患者中进行为期 8 周的试验发现,当口服布南色林 4～24mg/d 时,1～2h 后的血药浓度增加呈剂量依赖性。在健康志愿者中研究发现,2mg 布南色林片和 2% 布南色林细粉存在相同的生物等效性。无论在健康志愿者中还是在精神分裂症患者中,餐后服用比空腹服用的达峰时间明显延长,因此建议餐后服用。血浆蛋白结合率高达 99.7%,主要与白蛋白结合。

布南色林主要通过 CYP3A4 代谢,代谢过程包括对哌嗪环进行 N-去甲基化和 N-氧化,以及环辛烷羟基化和氧化,羟基化代谢产物与葡糖苷酸进行后续共轭。主要代谢产物是 N-去乙基布南色林、7- 和 8-羟基布南色林,其中 N-去乙基布南色林与体外的多巴胺 D_2、D_3 及 5-HT_{2A} 受体有较高的亲和力,但其与母药相比,生物活性成倍降低。布南色林主要通过尿液(59%)和粪便(30%)排泄,在粪便中原药少于 5%,而在尿液中则检测不到原药成分。

(3)作用机制:动物行为模型研究及人体内受体结合率研究均发现布南色林具有抗精神病作用,包括改善精神分裂症的阴性症状、阳性症状及认知缺损症状等。与母药相比,代谢产物 N-去乙基布南色林在抑制苯丙胺导致的大鼠头部震颤及回避条件反射方面分别低 4.4 倍和 18 倍,提示 N-去乙基布南色林的疗效不及母药。研究发现本品(0.3～10mg/kg)可导致小鼠和大鼠脑内的多巴胺代谢产物 3,4-二羟苯乙酸和高香草酸,以及小鼠脑内的 5-HT 代谢产物 5-羟吲哚乙酸的含量增加。与氟哌啶醇不同,本品(10mg/kg)对由多巴胺 D_2 受体激动剂 SKF38393 诱发的异常口腔运动并无拮抗作用。啮齿动物实验显示,该药(0.3～3mg/kg)可抑制因伏隔核内微量注射多巴胺所致的多动症状,并可拮抗阿扑吗啡和脱氧麻黄碱所致的内侧前额叶皮质中神经元放电频率降低,表明该药可能参与精神分裂症的病理生理过程,具有拮抗多巴胺能作用。动物实验还显示,该药(0.5～2mg/kg)可拮抗分别由 5-HT_2 受体激动剂 1-(2,5-二甲氧基 -4-甲基苯基)-2-氨基丙烷和 5-HT 释放剂对氯苯丙胺所致的小鼠和大鼠头部抽搐。有 11 例精神分裂症患者参与的布南色林(12mg/d±6.0mg/d)药动学 / 药效学 I 期临床研究显示,本品每日剂量与血药浓度、血药浓度与拮抗多巴胺 D_2 或 5-HT_{2A} 受体活性以及拮抗多巴胺 D_2 与抗 5-HT_{2A} 受体活性之间均存在显著相关性,表明本品的药理活性源于其母体化合物。本品具有相对平衡的 5-HT 受体和多巴胺受体拮抗作用,且个体差异较小。

2. 适应证 布南色林在日本、韩国和中国被批准用于治疗精神分裂症。本品的上市制剂包括 2mg、4mg 片剂和 2% 细粉剂，其成人标准剂量为 4mg，每日 2 次，餐后服用，且还可根据患者年龄和病情，适当加大剂量至 8～16mg/d，最大剂量可至 24mg/d。

3. 不良反应 布南色林与氟哌啶醇相比，有较少的 EPS；与利培酮相比，较少出现高催乳素血症。有研究发现，布南色林较少导致精神分裂症患者发生糖代谢异常。

4. 药物相互作用 由于布南色林主要通过 CYP3A4 代谢，故与 CYP3A4 强抑制剂（如蛋白酶抑制剂）合用会升高布南色林的血药浓度，因此禁止合用。布南色林与其他 CYP3A4 抑制剂如红霉素、克拉霉素、环孢素、地尔硫草和葡萄柚汁等合用也会导致浓度上升，因此与这些药物或食物合并使用时临床上要考虑调整剂量。另外，布南色林与 CYP3A4 诱导剂（如苯妥英、卡马西平、利福平）合并使用时也应谨慎，因为这些药物会使布南色林的浓度降低。布南色林没有抑制 CYP450 的活性，如 CYP1A2、CYP2A6、CYP2B6、CYP2C9、CYP2C19、CYP2D6、CYP2E1 或 CYP3A4，因此布南色林与由这些酶代谢的药物合用时，两者的药动学相互影响不大。布南色林的清除与体内分布也与主要经 CYP3A4 代谢的药物（如氟哌啶醇、三唑仑、地西泮）关系不密切。由于可能会导致严重低血压反应，因此布南色林禁忌与肾上腺素合用。布南色林也不应与中枢神经系统镇静剂如巴比妥酸盐合并使用，因为这两者联合使用会相互加重中枢神经系统镇静作用。布南色林合并使用酒精时，应减少布南色林的剂量。此外，与抗高血压药联合使用也应谨慎，因为布南色林会增加抗高血压药的降血压效果。

（十一）哌罗匹隆

哌罗匹隆（perospirone）是一种对 5-HT$_{1A}$、5-HT$_{2A}$ 和多巴胺 D$_2$ 受体均有高亲和力的第二代抗精神病药。哌罗匹隆与阿扎哌隆（azapirone）类抗焦虑药丁螺环酮和坦度螺酮的化学结构相似，都属于 5-HT$_{1A}$ 受体部分激动剂，抗焦虑和抗抑郁疗效显著，可改善情感症状和情感障碍。哌罗匹隆于 2001 年在日本上市，2009 年正式进入中国临床。

哌罗匹隆通过拮抗 D$_2$、5-HT$_{2A}$ 受体及部分激动 5-HT$_{1A}$ 受体发挥治疗作用，具有三重作用机制，可以有效改善精神分裂症的阳性症状、阴性症状，同时还可以改善情感障碍以及认知功能，促进患者恢复社会功能，回归社会。有试验表明，曾服用过第一代抗精神病药的精神分裂症患者服用哌罗匹隆后，阳性症状明显改善，PANSS 阴性症状评分逐渐下降，由第一代抗精神病药引起的锥体外系不良反应减轻，肌强直、震颤和肌张力障碍等症状也得到改善。

1. 药理作用

（1）药理学特点：哌罗匹隆通过影响多巴胺代谢途径，拮抗 D$_2$、5-HT$_2$ 受体而发挥作用。与氟哌啶醇比较，哌罗匹隆对纹状体部位的选择性较强，故较少引起锥体外系不良反应。非临床研究结果显示，哌罗匹隆通过拮抗 D$_2$ 受体，抑制甲基苯丙胺或阿扑吗啡诱导的小鼠和大鼠中枢刺激或刻板行为，抑制大鼠的条件性回避反应；通过拮抗 5-HT$_2$ 受体，抑制色胺或 PCA（对氯苯丙胺）引起的大鼠前肢痉挛、体温上升等行为学异常；在大鼠条件性情感障碍模型中，能抑制心理应激导致的运动不能发作；哌罗匹隆对大鼠和小鼠肌强直、小鼠运动迟缓的诱发率较低。

（2）药代动力学特点：哌罗匹隆口服吸收快，在给药 0.5～4h 后达峰浓度（C_{max}），C_{max} 随给药剂量增加而上升。健康成人单次口服 8mg 哌罗匹隆后，C_{max} 为 2.2～5.7ng/ml，t_{max} 为 1.4～2.3h，AUC 为 10.1～15.7ng·h/ml。消除显示出双相性，在给药 6h 前后的 $t_{1/2\alpha}$ 为 1～3h，之后 $t_{1/2\beta}$ 为 5～8h。健康成人按每日 1 次，连续 3d 多次口服 4mg 哌罗匹隆后，C_{max}、AUC 和 $t_{1/2}$ 在给药第 1 日与第 3 日差别不大，认为重复给药未引起血药浓度上升、降低或生物学半衰期的变化。健康成人单次口服 2mg，进食后给药的 C_{max} 和 AUC 分别为空腹下给药的 1.6 倍和 2.4 倍。

在Ⅱ期临床试验中，对患者按每次 4～32mg，每日 12～96mg 重复给药，在给药剂量相同的情况下，哌罗匹隆的血药浓度在给药后第 4 周和第 8 周差别不大，而且哌罗匹隆的平均血药浓度显示出随着剂量增加而上升的趋势，与Ⅰ期临床试验健康人多次给药后的情况相似，即使长期服药，患者也未出现血药浓度的蓄积性。

本品通过肝脏代谢清除，主要经 CYP3A4 代谢，约 0.3% 以原药经尿液排泄，未发现哌罗匹隆的尿液排泄率因给药剂量不同而变化。对通过动物实验确定或推定的哌罗匹隆的 12 种代谢产物（1,2- 环己二酰亚胺的羟基化物、亚丁基链和哌嗪的 N- 脱烷基产生的裂开物、异噻唑环的 S- 氧化物等）进行的研究结果表明，在人的血清和尿液中也发现 10 种代谢产物。哌罗匹隆在给药后 1h 左右达峰浓度，同时其代谢产物 1- 羟化哌罗匹隆的浓度也达最高，且约为哌罗匹隆浓度的 3 倍。另外，给药后 8h，尿液中的 1- 羟化哌罗匹隆排泄最多。

（3）作用机制：对大鼠的研究发现，哌罗匹隆及其活性代谢产物羟基哌罗匹隆（ID-15036）呈剂量依赖性地抑制 D_2 和 $5-HT_{2A}$ 受体。在较低剂量（0.1mg/kg）时，哌罗匹隆优先占领 $5-HT_{2A}$ 受体，而对 D_2 受体的作用很小；在高剂量（1.0mg/kg、5.0mg/kg）时，对 $5-HT_{2A}$ 和 D_2 受体的作用几乎相同，而 ID-15036 在高剂量时更倾向于作用于 $5-HT_{2A}$ 受体。

为研究人体内的哌罗匹隆是否对 D_2 和 $5-HT_{2A}$ 受体有相似的亲和力，一项研究将 20 名健康志愿者分为安慰剂、4mg/d 哌罗匹隆、20mg/d 帕罗西汀、20mg/d 帕罗西汀 +4mg/d 哌罗匹隆 4 组进行双盲试验，检测血液中的皮质醇和催乳素水平。结果第 2 组增加催乳素浓度的作用明显高于第 1 组，而第 4 组较第 3 组可显著降低皮质醇浓度，表明哌罗匹隆对人脑中的 D_2 和 $5-HT_{2A}$ 受体也都有拮抗作用。哌罗匹隆对 $5-HT_{1A}$ 受体有强的亲和力（$K_i = 2.9nmol/L$），其激动作用使多巴胺的释放增加至原来的 270%。同时，药物对 D_2 和对 $5-HT_{2A}$ 受体也有很强的亲和力（K_i 值分别为 1.40nmol/L 和 0.01nmol/L）。哌罗匹隆对 α_2 肾上腺素受体、阿片受体、GABA 受体也有较弱的亲和力。推测哌罗匹隆主要通过对 $5-HT_{1A}$ 受体的激动作用和对 D_2、$5-HT_{2A}$ 受体的拮抗作用共同达到抗精神病作用。哌罗匹隆的受体药理学特点见表 2-1-2。

2. 适应证　哌罗匹隆用于治疗精神分裂症。成人起始剂量为每次 4mg，每日 3 次，依反应逐渐增加剂量。维持剂量为每日 12～48mg，分 3 次于餐后服用。根据年龄和症状适当增减剂量，日剂量不超过 48mg。

哌罗匹隆在日本共进行了 2 项Ⅲ期随机对照临床试验和 3 项Ⅱ期非对照试验，共纳入约 600 名精神分裂症患者。结果显示，疗程为 8 周时，大多数精神分裂症患者的病情得以缓解。与基线相比，64%～75% 的受试者其症状评分略有改善，37%～50% 的受试者达到中度改善。

哌罗匹隆与抗抑郁药联用治疗难治性 / 重度抑郁症，可有效改善患者的抑郁症状及生命质量，且不增加不良反应，耐受性良好。研究显示，哌罗匹隆与氟西汀、帕罗西汀等抗抑郁药联用后，患者的蒙哥马利 - 艾森贝格抑郁评定量表（MADRS）与汉密尔顿抑郁量表（HAMD）评分均显著降低，且耐受性良好，不增加不良反应。

一项针对双相障碍躁狂发作住院患者的研究显示，哌罗匹隆联合丙戊酸镁对双相障碍躁狂发作起效快，贝克 - 拉范森躁狂量表（BRMS）评分在第 1 周和第 2 周明显降低，效果优于单用丙戊酸镁，且不良反应无显著性差异。《精神障碍诊疗规范（2020 年版）》推荐，哌罗匹隆可用于儿童和青少年双相障碍。

3. 不良反应　哌罗匹隆对疗效相关受体的亲和力较高，对不良反应相关受体的亲和力较低，对引起代谢综合征的 $5-HT_{2C}$、M_3 受体无亲和力，极少发生代谢综合征，更少引起糖尿病、高血压等代谢相关疾病。《精神分裂症患者代谢综合征管理的中国专家共识》指出，哌罗匹隆是代谢风险更少的抗精神病药。日本上市后开展的 1 191 例安全性大样本调查显示,哌罗匹隆的整体不良反应发生率小,其中直立性低血压的发生率为 0.08%、心悸的发生率为 0.25%。国内Ⅲ期临床试验完成 232 例病例观察,试验结果表明哌罗匹隆组和利培酮组的疗效相当,两组之间的不良反应发生率统计学分析无显著性差异。

4. 药物相互作用 哌罗匹隆主要经 CYP3A4 代谢。一项体外研究显示,在哌罗匹隆分别和二环己丙醇、氟硝西泮、氟哌啶醇以及地西泮合用时,哌罗匹隆的代谢产物生成减少。哌罗匹隆和低剂量卡马西平合用,不仅能治疗精神分裂症,而且有效抑制锥体外系不良反应。主要原因可能是卡马西平是 CYP3A4 诱导剂,而此酶是哌罗匹隆的主要代谢酶。因此,与卡马西平合用时,加速哌罗匹隆的代谢,母药浓度减少,而活性代谢产物 ID-15036 的血药浓度增加。CYP2D6 抑制剂奎尼丁对哌罗匹隆代谢的影响不显著;CYP2C8 抑制剂槲皮素和 CYP3A4 抑制剂呈浓度依赖性地减少哌罗匹隆经人肝微粒体酶代谢,当哌罗匹隆与槲皮素合用时要注意调整剂量。

(十二)其他第二代抗精神病药

有一些第二代抗精神病药未在或尚未在国内上市,一并介绍如下。

1. 舍吲哚(sertindole) 属于苯并吡咯衍生物,具有高 $5-HT_{2A}/D_2$ 受体拮抗比率和明显的 α 肾上腺素受体拮抗作用,消除半衰期长达 3d,代谢产物为去甲基舍吲哚。52%(38%~63%)的舍吲哚通过尿液排泄,36%(5%~40%)通过粪便排泄。可以每日给药 1 次,约 2 周时间才能达稳态血药浓度,因此必须经过 3~4 周的治疗才能提示是否有效。体外研究显示,舍吲哚是 $5-HT_{2C}$、$5-HT_{2A}$、D_2 和 $α_1$ 受体拮抗剂,并且选择性作用于中脑边缘系统脑区,尤其是对 $5-HT_2$ 受体的拮抗作用强而且持久。慢性给予大鼠舍吲哚可引起腹侧被盖区 DA 能神经元失活,重复给药可选择性拮抗 DA 在尾状核的作用。最近研究发现舍吲哚有抗焦虑作用。在临床有效的剂量水平,该药优先与中脑边缘系统的多巴胺能系统结合。出现锥体外系不良反应时,所用的剂量可能是临床有效剂量的 10~20 倍。舍吲哚的非典型药理作用预示其在临床上可以改善精神分裂症的阳性症状和阴性症状,EPS 的发生危险性低。

来自临床随机对照试验的结果显示,总体疗效与其他第二代抗精神病药和氟哌啶醇相近,且显著优于安慰剂。一项在欧洲进行的剂量范围研究显示,舍吲哚 16mg/d 和 24mg/d 时疗效与氟哌啶醇 10mg/d 相近,而 8mg/d 时疗效劣于氟哌啶醇,EPS 发生率明显低于氟哌啶醇,对阴性症状的疗效优于氟哌啶醇。另一项长期治疗研究发现,舍吲哚长期治疗能减少患者再入院率,与氟哌啶醇比较更具抗复发作用。舍吲哚在较短的临床应用期内,不良反应主要涉及男性射精量减少(可能与明显的 α 肾上腺素受体拮抗作用有关)、体重增加和 Q-Tc 间期延长。有人对 34 例接受舍吲哚治疗的患者进行药物安全性监测研究发现,Q-Tc 间期延长平均为 19.7ms,但无心律失常的临床相关证据。长期治疗时 EPS 显著较氟哌啶醇要少见,对血清 PRL 几乎无影响。该药曾在欧洲使用,尚未获美国 FDA 批准用于临床,出于安全性考虑,舍吲哚已从市场撤回。目前国内尚无舍吲哚的临床应用经验。

2. 佐替平(zotepine) 属于二苯并噻平类,化学结构与氯氮平有相似之处,并具多受体结合特性,主要拮抗 5-HT、DA、H_1 和肾上腺素受体,同时还具有较强的 NE 再摄取抑制作用,能提高皮质 NE 的含量,与三环类抗抑郁药(TCA)有相近的特点。体内研究显示,佐替平对 D_2、D_1、D_3、D_4 受体均有高亲和力,对 D_5 受体有中度亲和力。佐替平对 D_1、D_2 亚型受体的平衡作用导致佐替平的低 EPS 发生可能性。佐替平对 D_2 受体的拮抗作用比氯氮平要强、但比氟哌啶醇要弱。对 $5-HT_{2A}$、$5-HT_{2C}$、$5-HT_6$、$5-HT_7$ 受体均有亲和力。体外与体内研究还显示,佐替平

对中枢 $5-HT_{2A}$、H_1、α_1、D_2、D_1、M 和 α_2 受体的拮抗作用依次减弱。

口服后吸收良好，$1\sim4h$ 后达峰浓度，半衰期为 8h，血浆蛋白结合率为 97%，通常服用后需 $3\sim4d$ 达稳态血药浓度。佐替平主要在肝脏代谢，代谢酶为 CYP2D6、CYP3A4、CYP1A2，并通过代谢产物发挥药效。主要代谢方式为去甲基化代谢，生成活性代谢产物为去甲基佐替平。去甲基佐替平同样有多巴胺受体拮抗作用。低剂量佐替平可以增加多巴胺能活性，而高剂量佐替平有多巴胺受体拮抗作用。佐替平可以影响血清催乳素水平，高浓度佐替平可以刺激催乳素分泌，低浓度佐替平减少催乳素分泌。CYP450 参与佐替平的代谢，与苯二氮䓬类合用会增高佐替平的血药浓度。研究显示，佐替平与丙米嗪、去甲氟西汀等抗抑郁药发生相互作用。推荐治疗剂量为 $75\sim450mg/d$。

来自随机双盲对照研究的资料表明，佐替平具有肯定的抗精神病作用，$150\sim300mg/d$ 时疗效与氟哌啶醇 $10\sim20mg/d$ 相近，对阴性症状的疗效优于氟哌啶醇，EPS 发生率也明显较低；与氯丙嗪的对照研究认为，佐替平在 BPRS 减分和 EPS 发生率方面均显著优于氯丙嗪；与安慰剂比较，一项为期 6 个月的复发预防研究发现佐替平治疗时复发风险显著较低。有学者的研究发现佐替平对双相障碍也有疗效。动物实验证实佐替平的抗抑郁作用，可能的机制在于佐替平对 NE 再摄取的抑制作用。主要不良反应为镇静、癫痫发作、一过性氨基转移酶异常和体重增加，至今未见迟发性运动障碍和粒细胞缺乏症发生的报道。有学者最近完成的随机双盲对照研究以氟哌啶醇作为对照，为期 6 周，共纳入 70 例精神分裂症患者，结果显示在疗效方面两者相同，而 EPS 则明显较少见，但头昏、体重增加和心率增快显著多于氟哌啶醇。大剂量会降低癫痫发作阈值，故有癫痫家族史的患者尽量不要应用。

佐替平主要在日本和欧洲部分国家用于临床，美国 FDA 至今未予批准使用，国内也无此药的临床试验或应用研究报道。

3. 伊潘立酮（iloperidone） 是一种多巴胺 D_2/$5-HT_{2A}$ 受体双重拮抗剂，属于第二代抗精神病药。美国 FDA 批准伊潘立酮用于治疗精神分裂症。通过拮抗多巴胺 D_2、D_3 及 $5-HT_{2A}$ 和肾上腺素受体发挥作用，其对 $5-HT_{2A}$ 和多巴胺 D_2、D_3 受体具有高亲和力，对多巴胺 D_4、$5-HT_6$、$5-HT_7$ 和肾上腺素受体具有中度亲和力，对 $5-HT_{1A}$、多巴胺 D_1 和组胺 H_1 受体的亲和力低。两个短期临床试验数据支持伊潘立酮具有治疗精神分裂症的作用。研究结果显示，每日接受 $12\sim24mg$ 伊潘立酮的患者，其精神分裂症症状控制优于安慰剂或与阳性对照药相当。最常见的不良反应有头晕、口干、疲劳、鼻塞、直立性低血压、嗜睡、心动过速以及体重增加。患者的锥体外系不良反应发生率较低，静坐不能发生率与安慰剂组相似。伊潘立酮可能会影响心率参数，特别是对 Q-Tc 间期的影响。伊潘立酮的推荐剂量为 $12\sim24mg/d$，开始可在 4d 内逐渐给药，达到每日 12mg 的剂量。

4. 阿塞那平（asenapine） 美国 FDA 已批准阿塞那平舌下片（Saphris）上市销售，该药可作为急性期用药治疗成人精神分裂症、单药治疗成人双相I型躁狂发作与混合发作。在欧洲该药也获得精神分裂症及双相I型躁狂发作的适应证。临床上阿塞那平可用作一线药物治疗之前从未使用过任何药物的患者。阿塞那平的临床试验数据表明，受试者高达 3 000 人，均为精神分裂症和双相躁狂患者，均有明显疗效。在阿塞那平新药申请内容中，还包含一份 4 500 名患者用药的安全性信息，其中一些患者的用药时间超过 2 年。此外，该药还进行了一项急性期治疗的临床试验，将阿塞那平组和安慰剂组的疗效进行对比，结果进一步证实了该药在急性精神障碍中的疗效。

阿塞那平对 DA、5-HT、肾上腺素及组胺受体具有广谱的结合力和拮抗活性。与其他第二代抗精神病药及氟哌啶醇相比，阿塞那平对以下受体的亲和力比较高，其 K_i 值分别为 5-HT$_{2C}$ 0.034nmol/L、5-HT$_{2A}$ 0.07nmol/L、5-HT$_7$ 0.11nmol/L、5-HT$_{2B}$ 0.18nmol/L、5-HT$_6$ 0.25nmol/L、α_{2B} 0.33nmol/L、D$_3$ 0.42nmol/L。阿塞那平对其他受体亚型如 H$_1$ 及 H$_2$ 受体的亲和力分别为 1.0nmol/L 与 6.2nmol/L，D$_{2S}$ 的 K_i 值 1.4nmol/L，D$_{2L}$ 的 K_i 值 1.3nmol/L，对 5-HT$_{2A}$ 受体的亲和力较 D$_2$ 受体高 19 倍。对于人类的 5-HT$_{1A}$ 受体具有较强的拮抗作用；而动物实验显示对于鼠的 5-HT$_{1A}$ 受体具有部分激动作用。阿塞那平的受体药理学特点见表 2-1-2。阿塞那平的峰浓度为 3～5ng/ml，半衰期为 24h，平均 AUC 为 24～34ng•h/ml。临床推荐剂量为 5～10mg，每日 2 次，舌下含服。常见的发生率超过 10% 的不良反应包括头痛、头晕、失眠、睡眠过多、激越、恶心等。

5. 卡利拉嗪（cariprazine） 是由美国和匈牙利制药公司共同研发的一种新型抗精神病药，为多巴胺 D$_2$ 和 D$_3$ 受体以及 5-HT$_{1A}$ 受体部分激动剂，于 2015 年 9 月由美国 FDA 批准上市。卡利拉嗪上市的剂型为胶囊剂，规格有 1.5mg、3mg、4.5mg 和 6mg。

（1）药理作用：卡利拉嗪与其他大多数第二代抗精神病药作用于多巴胺 D$_2$ 和 5-HT$_{2A}$ 受体不同，作为多巴胺 D$_2$ 和 D$_3$ 受体部分激动剂，其对多巴胺 D$_3$ 受体的选择性较高。卡利拉嗪对多巴胺 D$_3$、D$_2$ 受体以及 5-HT$_{1A}$ 受体有部分激动作用，与其有高亲和力，K_i 值分别为 0.085nmol/L、0.49nmol/L（D$_{2L}$）和 0.69nmol/L（D$_{2S}$）、2.6nmol/L；对 5-HT$_{2B}$ 和 5-HT$_{2A}$ 受体有高亲和力和中度亲和力，K_i 值分别为 0.58nmol/L 和 18.8nmol/L；对组胺 H$_1$ 受体有一定的亲和力，K_i 值为 23.2nmol/L；对 5-HT$_{2C}$ 受体和 α_{1A} 肾上腺素受体的亲和力较低，K_i 值分别为 134nmol/L 和 155nmol/L；对 M 胆碱受体没有明显的亲和力（IC$_{50}$ > 1 000nmol/L）。卡利拉嗪的受体药理学特点见表 2-1-2。

卡利拉嗪主要经 CYP3A4 广泛代谢，主要代谢产物为去甲基卡利拉嗪（desmethyl cariprazine，DCAR）和二去甲基卡利拉嗪（didesmethyl cariprazine，DDCAR）。DCAR 和 DDCAR 少部分经 CYP2D6 代谢，DCAR 进一步经 CYP3A4 和 CYP2D6 代谢，DDCAR 经 CYP3A4 代谢为羟基化产物。单剂量给予卡利拉嗪后，3～6h 达峰浓度；多剂量给予卡利拉嗪后，卡利拉嗪及其代谢产物 DCAR 在 1～2 周达稳态血药浓度均值，另一代谢产物 DDCAR 4～8 周达稳态血药浓度均值。卡利拉嗪的半衰期为 2～4d，代谢产物 DDCAR 的半衰期为 1～3 周。有研究报道卡利拉嗪及其代谢产物 DCAR 和 DDCAR 的半衰期分别为 31.6～68.4h、29.7～37.5h 和 314～446h。食物不影响卡利拉嗪的吸收。卡利拉嗪及其代谢产物与血浆蛋白高度结合（91%～97%）。卡利拉嗪 21% 通过肾脏经尿液排泄。

卡利拉嗪是优先与多巴胺 D$_3$ 受体结合的强效多巴胺 D$_3$/D$_2$ 受体部分激动剂，同时有部分激动剂和拮抗剂的性能。当内源性多巴胺水平较高时，卡利拉嗪作为拮抗剂通过拮抗多巴胺受体而起效；当内源性多巴胺水平偏低时，卡利拉嗪主要作为激动剂使多巴胺受体活性增加。一项动物研究显示，卡利拉嗪对多巴胺 D$_3$/D$_2$ 受体的结合率有剂量依赖性和饱和性，通过调节大脑内多巴胺受体的水平改善症状。

（2）适应证：卡利拉嗪目前用于精神分裂症和双相 I 型躁狂发作急性期或混合发作的治疗，并可以单药治疗双相 I 型抑郁发作或作为 SSRI/SNRI 的增效药物治疗单相抑郁。孕妇应慎用；目前尚无儿童应用卡利拉嗪的资料；老年人应用卡利拉嗪应谨慎，在起始剂量应使用剂量范围内的最小剂量。卡利拉嗪可增加痴呆相关精神障碍患者的脑血管不良反应的发生，如卒中或短暂性脑缺血发作。目前卡利拉嗪未被批准用于痴呆相关精神障碍的治疗。

（3）用法与用量：每日 1 次口服给药。用于精神分裂症的起始剂量为每日 1.5mg，第 2 日可以增至 3mg，以后根据临床疗效和耐受性进行剂量调整，可以给予 1.5～3mg 的增量，剂量范围为每日 1.5~6mg；用于双相 I 型躁狂发作或混合发作的起始剂量为每日 1.5mg，第 2 日可以增至 3mg，以后根据临床疗效和耐受性进行剂量调整，可以给予 1.5~3mg 的增量，剂量范围为每日 3~6mg。对于不同年龄、种族、性别的患者无须调节卡利拉嗪的剂量。卡利拉嗪用于轻至中度肝损害患者时无须调整剂量，重度肝损害患者不推荐使用；用于轻度或中度肾损害患者时无须调整剂量，重度肾损害患者不宜使用。

（4）不良反应：常见不良反应有锥体外系不良反应如静坐不能、消化不良、呕吐、困倦和烦躁不安。和其他第二代抗精神病药相比，卡利拉嗪对糖脂代谢和催乳素分泌无明显影响，但卡利拉嗪治疗中仍需注意监测可能引起的代谢异常如体重增加、血糖升高和血脂异常。如果发生抗精神病药引起的神经阻滞剂恶性综合征，应立即停药，对症治疗并且密切观察患者。如果发生迟发性运动障碍，应停药并转换为其他抗精神病药。直立性低血压应监测心率和血压，有心血管或脑血管疾病的患者应谨慎使用，因其可能引起脱水或晕厥。在约有 5 000 例患者或志愿者给予卡利拉嗪的上市前临床试验中，曾有 1 例过量服用卡利拉嗪（48mg/d）的报道，患者发生直立性低血压和过度镇静的不良反应，当日经对症处理后完全恢复正常。如果患者服用卡利拉嗪过量，目前尚无特异性解毒药，应当及时给予对症支持治疗。

（5）药物相互作用：当卡利拉嗪与 CYP3A4 强抑制剂合用时，应该减少卡利拉嗪的剂量，日剂量为 4.5mg 时应减少至 1.5~3mg，日剂量为 1.5mg 时应隔日服用；当 CYP3A4 强抑制剂停用后应增加卡利拉嗪的剂量。卡利拉嗪与 CYP3A4 诱导剂合用尚无研究资料发表。

6. 依匹哌唑（brexpiprazole，商品名为 Rexulti） 是新型非典型抗精神病药，为多巴胺 D_2、D_3 受体和 5-HT_{1A} 受体部分激动剂，也是 5-HT_{2A} 受体拮抗剂。2015 年 7 月 10 日由美国 FDA 批准上市，用于精神分裂症的治疗及抑郁症的辅助治疗。依匹哌唑的化学结构与阿立哌唑较为相似。

（1）药理作用：依匹哌唑是 5-HT_{1A}、D_2 和 D_3 受体部分激动剂，以及 5-HT_{2A}、5-HT_{2B}、5-HT_7、α_{1A}、α_{1B} 和 α_{1D} 受体拮抗剂。其对多种单胺受体有较高的亲和力，包括 5-HT_{1A}（$K_i = 0.12$nmol/L）、5-HT_{2A}（$K_i = 0.47$nmol/L）、5-HT_{2B}（$K_i = 1.90$nmol/L）、5-HT_7（$K_i = 3.70$nmol/L）和多巴胺 D_2（$K_i = 0.30$nmol/L）、D_3（$K_i = 1.10$nmol/L）以及 α_{1A}（$K_i = 3.80$nmol/L）、α_{1B}（$K_i = 0.17$nmol/L）、α_{1D}（$K_i = 2.60$nmol/L）和 α_{2C}（$K_i = 0.59$nmol/L）肾上腺素受体；对组胺 H_1 受体（$K_i = 19$nmol/L）和 M_1 胆碱受体（$K_i = 10\mu$mol/L）有一定的亲和力。依匹哌唑与阿立哌唑相比，其对 5-HT_{1A} 受体的亲和力更强，而对多巴胺 D_2 受体的内在活性相对较弱。依匹哌唑的受体药理学特点见表 2-1-2。

依匹哌唑主要经 CYP3A4 和 CYP2D6 转化为无活性的代谢产物 PM-3411。依匹哌唑及其代谢产物的半衰期均较长，分别为 91h 和 86h，每日仅需服用 1 次，有利于提高服药依从性，即使偶尔漏服也不会造成太大影响。依匹哌唑的口服生物利用度可达 95%，其吸收不受食物及 pH 的影响。单剂量给药后，依匹哌唑约在 4h 内达峰浓度，10~12d 可达稳态血药浓度。依匹哌唑在血浆中与血清白蛋白和 α_1- 酸性糖蛋白的结合性高，血浆蛋白结合率超过 99%，但其结合不受华法林、地西泮或洋地黄素的影响。药物的吸收、代谢和排泄不受性别和年龄的影响。依匹哌唑在尿液和粪便中的回收率分别为 25% 和 46%，尿液和粪便中分别有 1% 和 14% 的药物以其原型形式排泄。

（2）适应证：依匹哌唑用于精神分裂症的治疗和抑郁症的辅助治疗。依匹哌唑能显著改善精神分裂症的阳性症状和阴性症状，降低 PANSS 总分，但给予依匹哌唑 4mg/d 的患者其锥体外系不良反应和体重增加的风险高于给予 2mg/d 的患者。还有研究表明，依匹哌唑治疗精神分裂症的最佳有效剂量为 4mg/d。

依匹哌唑也可用于抑郁症的辅助治疗。依匹哌唑作为抗抑郁药治疗的辅助药物，可以改善抑郁症患者的社会功能，增加抗抑郁药的疗效。依匹哌唑辅助治疗老年抑郁症患者也能改善其抑郁症状和社会功能。对于伴焦虑特征的抑郁症患者，依匹哌唑辅助治疗抑郁症有效，且能改善患者的焦虑症状。2023 年 5 月依匹哌唑已被美国 FDA 批准用于治疗阿尔茨海默病相关激越。

（3）用法与用量：对精神分裂症的治疗推荐起始剂量为 0.5mg 或 1mg，每日 1 次，第 5～7 日滴定至每日 2mg，目标剂量为每日 2～4mg，根据患者的临床疗效和耐受性，必要时在第 8 日滴定至每日 4mg。对抑郁症的辅助治疗推荐起始剂量为 0.5mg 或 1mg，每日 1 次，滴定至 1mg，每日 1 次，直至目标剂量 2mg，每日 1 次；应根据患者的临床疗效和耐受性间隔 1 周逐渐增加剂量，最大推荐日剂量为 3mg。

对于中至重度肝肾功能受损患者，抑郁症的最大推荐剂量为 2mg，每日 1 次；精神分裂症为 3mg，每日 1 次。对于轻度肝损害或肾损害患者不需要调整药物剂量，但对于中至重度肾损害［肌酐清除率（CrCl）< 60ml/min］或中至重度肝损害（Child-Pugh 评分 = 7 分）患者需减少剂量。

（4）不良反应：常见不良反应包括头痛、失眠、体重增加和躁动，较少出现静坐不能、镇静或 Q-Tc 间期延长等。2016 年一项为期 52 周的关于长期服用依匹哌唑的安全性和耐受性的研究显示，依匹哌唑（2～4mg/d）最常见的不良反应是失眠（8.7%）、体重增加（7.8%）、头痛（6.0%）、激越（5.2%），这些不良反应的严重程度多数为轻度或中度。从基线至第 52 周体重平均增加 1.1kg。没有发现临床催乳素、脂质、葡萄糖升高或 Q-Tc 间期延长。一项 meta 分析结果显示，在成人精神分裂症中，依匹哌唑与安慰剂组对 Q-Tc 间期延长（> 500ms）的比例差异无统计学意义，也没有关于服用依匹哌唑导致 Q-Tc 间期延长或心动过速的病例报告。

（5）药物相互作用：依匹哌唑作为 CYP3A4 和 CYP2D6 的底物，CYP3A4 与 CYP2D6 诱导剂或抑制剂都可能会影响其代谢和血药浓度。对于合用 CYP3A4 强抑制剂（伊曲康唑等）或中度抑制剂（葡萄柚汁等）的患者，依匹哌唑的剂量应减为常规剂量的 1/4；而合用 CYP3A4 强诱导剂（卡马西平等）的患者应在 1～2 周内将依匹哌唑的剂量增加至常规剂量的 2 倍。对于 CYP2D6 慢代谢型者，或使用 CYP2D6 强抑制剂（奎尼丁、氟伐他汀、氟伏沙明、氟西汀等）时，依匹哌唑应给予常规剂量的一半。

7. 卢美哌隆（lumateperone，商品名为 Caplyta） 于 2019 年 12 月被美国 FDA 批准用于治疗成人精神分裂症。2021 年 12 月 FDA 批准扩大适应证，卢美哌隆单药或与锂盐 / 丙戊酸盐联用治疗成人双相 I 型或 II 型抑郁发作。卢美哌隆通过 5- 羟色胺能、多巴胺能及谷氨酸能系统的协同作用发挥效应，在不产生锥体外系不良反应的条件下治疗精神分裂症和双相抑郁。卢美哌隆以甲苯磺酸卢美哌隆（lumateperone tosylate）的形式存在。

（1）药理作用：卢美哌隆为多靶点作用药物，对不同受体表现出差异性亲和力。卢美哌隆与 5-HT$_{2A}$ 受体的亲和力最高（K_i = 0.54nmol/L），对多巴胺 D$_2$ 受体（K_i = 32nmol/L）、多巴胺 D$_1$ 受体（K_i = 52nmol/L）、5-HT 转运体（K_i = 62nmol/L）、α_1 肾上腺素受体（K_i = 73nmol/L）及 5-HT$_{2C}$ 受体（K_i = 173nmol/L）有中度亲和力，与毒蕈碱受体、组胺 H$_1$ 受体（K_i > 1 000nmol/L）等的亲和力极低。卢美哌隆的受体药理学特点见表 2-1-2。

卢美哌隆独特的药理学特点及其临床效应表现为：①不同剂量下的药理学特点不同。卢美哌隆对 5-HT$_{2A}$ 受体的亲和力约为多巴胺 D$_2$ 受体的 60 倍，因此低剂量卢美哌隆表现为选择性 5-HT$_{2A}$ 受体拮抗，可促进睡眠、减少敌意及攻击行为；而随着剂量增加，该药与多巴胺受体及 5-HT 转运体的作用逐渐显现，发挥其抗抑郁及减轻精神病性症状的疗效。在健康受试者中进行的正电子发射断层成像研究发现，卢美哌隆的 D_2 受体占有率随着剂量增加而升高，并与血药浓度显著相关。口服后，卢美哌隆可迅速透过血 - 脑屏障，10mg 时对皮质 $5-HT_{2A}$ 受体有很高的占有率（>80%），而对纹状体多巴胺 D_2 受体的占有率较低（约 12%）；40mg 时，则纹状体多巴胺 D_2 受体占有率达 39%，同时 5-HT 转运体占有率为 33%。另一项在精神分裂症患者中进行的正电子发射断层成像研究显示，口服卢美哌隆 60mg，1h 后背侧纹状体多巴胺 D_2 受体占有率的平均峰值为 39%，显然低于大多数其他抗精神病药在发挥治疗效应时的占有率（即 >60%），说明卢美哌隆的抗精神病效果有其独特机制，也提示该药在发挥治疗效应时可能运动系统不良反应及高催乳素血症的风险较低。②多巴胺 D_2 受体的双重作用特性及选择性拮抗作用。临床前研究显示，卢美哌隆对小鼠纹状体多巴胺 D_2 受体兼有突触后拮抗及突触前部分激动作用，并且其功能影响可选择性作用于中脑边缘 / 中脑皮质多巴胺通路。原因是该药对突触后多巴胺 D_2 受体的拮抗作用依赖增强突触后神经元的糖原合成酶激酶 -3（GSK-3）磷酸化，GSK-3 仅存在于前额叶皮质和伏隔核的 D_2 受体神经元，因此实现在不影响多巴胺神经递质浓度的情况下对多巴胺受体进行功能性拮抗，这使该药可能在不产生运动系统不良反应或催乳素水平升高的情况下充分发挥抗精神病的疗效。③激活谷氨酸 N- 甲基 -D- 天冬氨酸（N-methyl-D-aspartate，NMDA）受体。卢美哌隆与谷氨酸能系统无直接相互作用，但其对多巴胺 D_1 受体的中度亲和力导致 NMDA 受体的 GluN2B（NR2B）亚基磷酸化，从而增加前额叶皮质 AMPA 和 NMDA 通道的谷氨酸能神经传导。此作用可能是该药改善患者阴性症状及认知受损的重要机制之一。④与 5-HT 转运体有中度亲和力（K_i = 62nmol/L）。不同于现有的抗精神病药，该药作为 5-HT 再摄取抑制剂具有抗抑郁疗效，可以治疗与精神分裂症共病的抑郁或焦虑，也具有单药治疗双相障碍及抑郁症的可能性。

卢美哌隆口服吸收快，平均达峰时间为 3～4h；胶囊剂吸收更快，达峰时间为 1～2h，绝对生物利用度约为 4.4%；高脂饮食会使药物的平均峰浓度降低 33%，平均药 - 时曲线下面积增加 9%，达峰时间延长约 1h（从禁食状态的 1h 延迟到进食后的 2h），血浆蛋白结合率为 97.4%。卢美哌隆经多种酶代谢，包括尿苷 5′- 二磷酸葡糖醛酸转移酶 1A1、1A4、2B15，醛酮还原酶 1C1、1B10、1C4，以及 CYP3A4、CYP2C8、CYP1A2 等。其代谢产物多达 20 余种。在代谢过程中，主要通过酮还原酶将该化合物的侧链羰基还原为醇（IC200131），也有较小部分的药物通过 CYP450 系统脱烷基代谢成为 N- 去甲基化羰基衍生物（IC200161）或 N- 去甲基化醇衍生物（IC200565），IC200565 与 IC200161 可相互转化。而代谢产物中，IC200131 及 IC200161 均有活性。母药及代谢产物在稳态时的有效半衰期分别为卢美哌隆为 13h，IC200161 为 20h，IC200131 为 21h。IC200161 的药理学特点与卢美哌隆极其相似，而 IC200131 则主要作用于 $5-HT_{2A}$ 受体及 5-HT 转运体。同时，IC200131 可代谢转化为卢美哌隆，因此半衰期较长的 IC200131 可维持卢美哌隆的血浆浓度水平。静脉给药后，卢美哌隆的清除率约为 27.9L/h，终末半衰期为 18h。每日 1 次口服药物，5d 内达稳态血药浓度。单次口服放射性标记的卢美哌隆后，该药及其葡糖醛酸化代谢产物分别约占血浆总放射性的 2.8% 及 51%。58% 的放射性药物通过尿液排出，29% 通过粪便排出，仅不足 1% 的剂量以原型形式从尿液排出。卢美哌隆的药代动力学特点在不同年龄、性别或种族间无显著的临床差异。

（2）适应证：卢美哌隆用于治疗成人精神分裂症，单药治疗或与锂盐或丙戊酸盐联合治疗双相Ⅰ型和Ⅱ型抑郁发作，并作为 SSRI/SNRI 的增效药物治疗单相抑郁。基于现有研究数据，显示出该药改善精神分裂症阳性症状、阴性症状及抑郁症状的疗效，也能改善双相障碍抑郁发作，或增效改善单相抑郁。卢美哌隆治疗失眠，显著延长睡眠维持困难患者的睡眠时间，增加慢波睡眠，维持患者夜间正常睡眠结构，呈剂量依赖性；在行为障碍研究中，相较于安慰剂治疗组，卢美哌隆可改善健康老年受试者的语言学习及记忆能力，提高痴呆患者的再认记忆并减少患者的假阳性错误率。这些结果尚需设计严格的大样本试验进一步验证。

（3）用法与用量：甲苯磺酸卢美哌隆片可能的最佳治疗剂量为 60mg/d。甲苯磺酸卢美哌隆片 60mg 相当于胶囊剂所含的卢美哌隆 42mg，40mg 相当于胶囊剂的 28mg。

（4）不良反应：卢美哌隆的安全性良好，锥体外系不良反应发生率与安慰剂相似，最常见的不良反应为困倦、口干（7.6%）、头痛（5.1%）及腹泻（7.0%）。困倦的发生率为 20%，但将给药时间从早上调整至晚上后，其发生率降至与安慰剂相似的水平。患者的催乳素、空腹血糖、总胆固醇及甘油三酯水平改变均显著低于对照药利培酮。

（5）药物相互作用：卢美哌隆经醛酮还原酶、尿苷 5′- 二磷酸葡糖醛酸转移酶及细胞色素 P450 等多种酶进行代谢。因此，一些强效尿苷 5′- 二磷酸葡糖醛酸转移酶抑制剂如丙戊酸或能增加卢美哌隆的药物暴露。CYP3A4 抑制剂如氟伏沙明或克拉霉素，或 CYP3A4 诱导剂如卡马西平等可能有潜在增加或降低卢美哌隆药物暴露的风险。总体而言，该药在临床治疗中的药物相互作用尚需进一步研究。

8. 匹莫范色林（pimavanserin） 为 5-HT$_{2A}$ 受体反向激动剂，于 2016 年 4 月 29 日被美国 FDA 批准上市，且是唯一在美国获得批准用于治疗帕金森病性精神病（Parkinson's disease psychosis，PDP）的药物。

（1）药理作用：体外试验表明，匹莫范色林对 5-HT$_{2A}$ 受体有很高的亲和力（对膜的 pK_i 为 9.3，对细胞的 pK_i 为 9.7），具有反向激动剂活性，pIC$_{50}$ 为 8.7，可竞争性拮抗 ^{3}H- 酮色林与异源性表达的 5-HT$_{2A}$ 受体结合。

匹莫范色林与 5-HT$_{2A}$ 受体结合，显示与激动剂相反的效应，使信号降低至基础水平以下，发挥抗精神病作用。并且该药对 5-HT$_{2C}$ 受体的亲和力低，对多巴胺、组胺、肾上腺素或毒蕈碱受体没有亲和力，因此帕金森综合征的发生率低，可用于治疗 PDP。

动物实验研究表明，匹莫范色林可减弱由 5-HT$_{2A}$ 受体激动剂引起的大鼠头部扭转行为和前脉冲抑制缺陷，减少由 N- 甲基 -D- 天冬氨酸受体非竞争性拮抗剂地卓西平马来酸盐引起的大鼠过度活动。这与 5-HT$_{2A}$ 受体的体内作用机制和抗精神病样作用一致。

（2）药代动力学特点：匹莫范色林主要通过 CYP3A4 和 CYP3A5 代谢，经 CYP3A4 代谢后形成主要活性代谢产物（AC-279）。匹莫范色林的血浆蛋白结合率高（约 95%），片剂和溶液剂的生物利用度相同。匹莫范色林的中位 t_{max} 为 6h（4～24h）。单剂量给药 20mg、50mg、100mg、200mg 和 300mg 后，C_{max} 分别为 9.2ng/ml、20.3ng/ml、49.7ng/ml、111.3ng/ml 和 151ng/ml，AUC 分别为 706ng·h/ml、1 315ng·h/ml、3 742ng·h/ml、7 335ng·h/ml 和 10 798ng·h/ml；多剂量给药 50mg/d、100mg/d 和 150mg/d 后，C_{max} 分别为 92.9ng/ml、193.4ng/ml 和 247.5ng/ml，AUC$_{0\to24}$ 分别为 1 838.7ng·h/ml、3 804.6ng·h/ml 和 4 680.3ng·h/ml。单剂量给药后，表观分布容积为 2 173L，消除半衰期约 55h，药物的消除呈剂量依赖性。口服给予 34mg ^{14}C- 匹莫范色林 10d 后，0.55% 的原型药通过肾脏排泄，1.53% 通过粪便排泄。原型药及其代谢产物 AC-279 在尿中的回收率 <1%。药物的片剂伴高脂肪饮食时，其暴露不受影响。

群体药动学研究表明，轻、中度肾功能不全时药物暴露不受影响。年龄、性别、种族和体重对匹莫范色林的药代动力学无明显影响。匹莫范色林未在严重肾功能不全患者及轻至重度肝功能不全患者中进行研究，不推荐用于严重肾功能不全和肝功能不全患者。

（3）适应证：匹莫范色林用于治疗帕金森病性精神病。迄今为止，已完成对匹莫范色林的

Ⅰ期、Ⅱ期、Ⅲ期临床研究以及开放性临床研究，均得到较好的数据结果。

有研究显示匹莫范色林对痴呆相关精神病（dementia-related psychosis，DRP）有一定疗效，但仍需进一步研究探索。Ⅲ期临床研究提示匹莫范色林对 PDP 伴有认知障碍患者的抗精神病作用较强，并可通过同时使用促认知药来增强其抗精神病作用，据此推测匹莫范色林为一种有潜力的治疗痴呆患者精神症状的新药。此外，匹莫范色林在路易体痴呆、额颞叶痴呆及血管性痴呆合并有精神症状的治疗方面均具有潜力。

（4）用法与用量：Ⅱ期临床试验中，匹莫范色林的起始剂量为 20mg/d，后根据个体反应在第 8 日或第 15 日增加至 40mg/d 或 60mg/d，单次给药。此后的临床试验中，剂量在 10～40mg/d。最近的安全性研究中，给药剂量为 34mg/d，根据不良反应可降低至 20mg/d，研究中 7.9% 的患者降低剂量至 20mg/d。

（5）不良反应：匹莫范色林 34mg/d 与安慰剂对照服用 6 周，总发生率≥2% 且发生率大于安慰剂的不良反应分别有恶心（7% vs 4%）、外周水肿（7% vs 2%）、意识模糊（6% vs 3%）、幻觉（5% vs 3%）、便秘（5% vs <1%）。因不良反应致治疗中断比例，匹莫范色林组为 8%，安慰剂组为 4%。在治疗剂量范围内，匹莫范色林对 Q-Tc 间期呈剂量依赖性延长，因此匹莫范色林应避免应用于有心律失常病史的患者。

患有痴呆相关精神病的老年患者使用此药可能会增加死亡的概率。该药未被批准用于治疗帕金森病性精神病以外的痴呆相关精神病。一项研究分析表明，较安慰剂组相比，17 名受试者的死亡风险提高 1.6～1.7 倍，风险原因有多种，主要是由于心血管问题和感染。

（6）药物相互作用：匹莫范色林与 CYP3A4 强抑制剂（如伊曲康唑及克拉霉素等）联合使用时可使匹莫范色林的暴露量增加，因此两者联用时应降低匹莫范色林的剂量。而当匹莫范色林与 CYP3A4 诱导剂（如利福平、卡马西平及苯妥英钠等）合用时，可使匹莫范色林的暴露量下降，疗效降低，因此当匹莫范色林与该类药物合用时应适当增加剂量。匹莫范色林不能与已知可延长 Q-Tc 间期的药物（如奎尼丁、胺碘酮、氯丙嗪及加替沙星等）合用。

第五节　抗精神病药长效注射剂

一、第一代抗精神病药

（一）癸氟奋乃静

癸氟奋乃静（fluphenazine decanoate）属于哌嗪族吩噻嗪类药物，为氟奋乃静经酯化而得的长效抗精神病药，作用持续时间久。主要用于慢性精神分裂症，特别适用于对口服治疗不合作的患者或用作巩固疗效的维持疗法。

药理作用类似于氯丙嗪。本品在水中几乎不溶，配成油剂供注射使用。肌内注射吸收后，经酯酶缓慢水解释放出氟奋乃静，然后分布至全身而产生药理作用。肌内注射后，第 2～4 日才开始出现治疗作用，至第 7～10 日疗效可达最高峰，一次给药作用可维持 2～4 周。

癸氟奋乃静注射液的规格为 1ml : 25mg。用法与用量为深部肌内注射 12.5～25mg，以后根据病情需要与耐受性每 2～4 周重复 1 次；巩固治疗时，可根据病情需要与耐受情况，每 3～4 周肌内注射 50mg。

年老体弱、对口服抗精神病药耐受性差者是使用长效注射药物的禁忌。不良反应见氟奋乃静。本品常在注射后第 2～4 日出现锥体外系不良反应，以后逐渐减轻。故对从未经口服抗精神病药治疗者，第一次注射应从 12.5mg 开始，然后视耐受情况逐增。一次剂量已超过 50mg 时若再增加剂量，以一次试增 12.5mg 为宜。

（二）棕榈酸哌泊噻嗪

棕榈酸哌泊噻嗪（pipotiazine palmitate）属于哌嗪族吩噻嗪类药物，为长效抗精神病药。适用于短效抗精神病药治疗病情稳定者的维持治疗。药理作用类似于氯丙嗪。镇吐作用弱，锥体外系不良反应强，抗胆碱、降血压和镇静作用弱。

常见不良反应为锥体外系不良反应，如静坐不能、急性肌张力障碍（痉挛性斜颈、面肌痉挛、动眼危象、角弓反张）、药源性帕金森综合征等。心、肝、肾严重损害及年老、体弱者慎用。

制剂为棕榈酸哌泊噻嗪注射液，规格为 2ml:50mg。用法与用量为深部肌内注射，治疗精神分裂症一般从 50～100mg 开始，然后根据治疗效果与耐受情况每 2～3 周增量 25mg，常用剂量为 50～100mg，每 4 周 1 次。应从小剂量开始，然后根据耐受情况与控制症状的效果调整剂量和注射间隔时间。使用本品不宜再合用其他口服短效抗精神病药，以防不良反应。注射时应使用干燥的针管，因易出现药品混浊。

（三）癸酸氟哌啶醇

癸酸氟哌啶醇（haloperidol decanoate）为氟哌啶醇经酯化而得到的长效抗精神病药，与癸氟奋乃静类似。主要用于慢性精神分裂症，特别适用于对口服治疗不合作的患者或用作巩固疗效的维持疗法。年老体弱、对口服抗精神病药耐受性差者应视为使用长效注射药物的禁忌。

制剂为癸酸氟哌啶醇注射液，规格为 1ml:50mg。用法与用量为深部肌内注射，每次 50mg，以后根据病情需要与耐受情况每 4 周重复 1 次，常用剂量为每 4 周肌内注射 50～200mg。

二、第二代抗精神病药

目前国内已经上市的第二代抗精神病药长效注射剂有利培酮微球注射液（每 2 周 1 次）、棕榈酸帕利哌酮注射液（每月 1 次）、棕榈帕利哌酮酯注射液（3M，每 3 个月 1 次）。此外，2021 年 8 月美国 FDA 批准每 6 个月注射 1 次棕榈帕利哌酮酯适用于治疗成人精神分裂症。国外上市的长效注射剂还有阿立哌唑长效注射剂、奥氮平长效注射剂。

（一）利培酮微球注射液

利培酮微球注射液（risperidone for depot suspension）为利培酮长效注射剂，是第一个长效第二代抗精神病药，适用于治疗精神分裂症。于 2007 年在中国上市，但该产品已于 2021 年在中国退市。国内生产的类似产品已经上市。

药效动力学见利培酮。药代动力学特点：单次肌内注射后，药物的主要释放始于 3 周后，持续至第 4～6 周，第 7 周消失。本品中的利培酮分布迅速，分布容积为 1～2L/kg，血浆蛋白结合率为 90%，活性代谢产物帕利哌酮（9-羟基利培酮）为 77%。在 25～50mg 剂量范围内，若每 2 周注射 1 次，则利培酮的药代动力学呈线性。

制剂利培酮微球注射液的规格包括 25mg、37.5mg 和 50mg。用法与用量：成人推荐剂量为 25mg 肌内注射，每 2 周 1 次。某些患者可能需要更高的剂量，例如 37.5mg 或 50mg。老年患者推荐剂量为 25mg 肌内注射，每 2 周 1 次。尚未在低于 18 岁的儿童和青少年中进行过任何研究。

不良反应见利培酮。注射部位反应不常见。应采用附带的注射用针头，通过臀部深层肌内注射的方法给药，左、右两侧半臀交替注射。不得静脉给药。对于从未使用过利培酮的患者，建议在给予本品治疗之前先确定对口服利培酮的耐受性。在首次注射后的 3 周内，应当保证充分的口服抗精神病药治疗。剂量上调的频率不得超过每 4 周 1 次，在首次采用调整后的较高剂量注射后的 3 周内无法预测剂量调整的效果。

（二）棕榈酸帕利哌酮注射液

棕榈酸帕利哌酮注射液（paliperidone palmitate injection，PP1M）于 2009 年被美国 FDA 批准上市，2012 年在中国获批上市，是首个每月注射 1 次的长效注射剂。

1. 制剂特点 PP1M 是一种长效肌内注射用水性混悬液，活性成分为帕利哌酮。帕利哌酮和棕榈酸通过酯化反应，形成帕利哌酮棕榈酸酯，由于水溶性极低、颗粒较大，因此采用纳米晶体湿磨技术将 PP1M 制成细微颗粒，颗粒的表面积增加，水溶性提高，形成适宜肌内注射给药的水性混悬液，也增加药物的吸收率和生物利用度。肌内注射后，PP1M 以团块形式储存在肌肉中，在酯酶的代谢下将其水解为棕榈酸和具有活性的帕利哌酮，随后进入循环。

2. 药代动力学特点 PP1M 为每月 1 次给药，在不补充口服药物的情况下，PP1M 的初始给药方案（第 1 日和第 8 日在三角肌分别给予 150mg 和 100mg）可使帕利哌酮的血药浓度迅速达到稳态。单次注射给药后，药物从第 1 日开始释放，持续释放时间最长可达注射后第 126 日。研究显示，在首次注射 PP1M 150mg 后第 4 日快速达到有效血药浓度，大约在注射后第 13 日帕利哌酮达峰浓度（C_{max}）。按照起始阶段用药方案给予 PP1M 可以使患者体内的药物暴露量保持在口服 6～12mg 帕利哌酮缓释片后的暴露量范围内，即使是在给药前 1d（第 8 日和第 36 日）的浓度也能保持在此范围内。

三角肌注射比臀肌注射的 C_{max} 平均高 28%，可能是由这些部位的肌肉和脂肪组织分布不同所致，达到稳态后，两个部位注射药物的稳态血药浓度无明显差异。因此，推荐 PP1M 前 2 针在三角肌注射，以便快速达到治疗水平，快速起效。

3. 适应证 PP1M 用于精神分裂症的急性期治疗和维持期治疗。目前国内获批的有 3 种规格：0.75ml：75mg、1.0ml：100mg 和 1.5ml：150mg（按帕利哌酮计）。第 1 日和第 8 日分别三角肌注射 150mg 和 100mg，1 个月后剂量范围为 75～150mg，三角肌 / 臀肌注射，每月 1 次，根据疗效与不良反应调整剂量。PP1M 在体内的血药浓度波动小，耐受性良好，独特的起始给药模式确保药物快速起效。另外，长效注射剂的半衰期较长，减少因漏药引起的药物浓度骤降和病情波动。

长效注射剂被推荐用于精神分裂症的各个阶段，越早使用，患者获益可能更多。首发精神分裂症患者接受长效注射剂（PP1M 和 PP3M）治疗症状改善更多（$P < 0.001$，和口服药物治疗相比）；早期患者（病程 < 3 年）使用长效注射剂显著改善症状和功能，降低复发风险，减少医疗花费。一项持续 13 周的中国人群急性期使用 PP1M 的研究显示，患者依从性从基线的 34.7% 提高到 71.5%，72.6% 的患者 PANSS 达到临床意义的改善。一项持续 2 年的研究显示，PP1M 长期相较于口服药物降低复发风险近 30%；另外，持续 2 年使用 PP1M 显著增加患者的就业率。既往使用利培酮长效注射剂治疗仍然有症状的非急性期患者转换为 PP1M 后，1/3 的患者 PANSS 改善 50%；PP1M 治疗组的患者住院率、急诊就医次数以及住院时间更低。

4. 不良反应 不良反应参照帕利哌酮。本品最常见的不良反应是注射部位疼痛、嗜睡 / 镇静、头晕、锥体外系不良反应如静坐不能。

5. 特殊人群 尚未在特殊人群中进行 PP1M 的特定药代动力学研究，所有信息均来自口服帕利哌酮研究或基于口服帕利哌酮和 PP1M 的群体药动学模型。轻度或中度肝损害患者使用本品时无须调整剂量，尚未在重度肝损害患者中对帕利哌酮展开研究；尚未在肾损害患者中对 PP1M 进行系统研究，对于轻度肾损害患者（肌酐清除率≥50ml/min～< 80ml/min）建议减

少剂量。一般情况下,推荐肾功能正常的老年患者使用的剂量和肾功能正常的成年患者相同。由于老年患者有时会伴随肾功能下降,所以还应参考上述肾损害患者的推荐剂量。

(三)棕榈帕利哌酮酯注射液(3M)

棕榈帕利哌酮酯注射液(3M)[paliperidone palmitate injection(3M),PP3M]于 2015 年经 FDA 批准在美国上市,在 2018 年进入中国,是每 3 个月注射 1 次的帕利哌酮长效注射剂。

1. 制剂特点 PP3M 是基于类似于 PP1M 的纳米晶体技术,纳米颗粒通常被定义大小为 $1\sim1\,000nm$ 之间,微小的药物晶体被制造并分散在水性悬浮液中(纳米悬浮液)。PP3M 和 PP1M 之间的主要区别就是前者的粒径增加,促使帕利哌酮能够长期持续释放,从而实现每 3 个月给药 1 次的较长给药间隔。与 PP1M 相同,PP3M 也是通过"湿磨法"得到的以较低水溶性为特征的纳米颗粒,这些纳米颗粒在肌内注射后留下结块,作为肌内贮库,缓慢被肌肉中的酯酶水解为棕榈酸和具有活性的帕利哌酮,随后进入循环。

2. 药代动力学特点 药物释放最早开始于第 1 日,可持续 18 个月。单剂量肌内注射 PP3M 后,帕利哌酮的血浆浓度逐渐升高至最大值,中位 t_{max} 为 $30\sim33d$。与在臀肌部位注射相比,在三角肌部位肌内注射本品(剂量为 $175\sim525mg$)后 C_{max} 平均升高 $11\%\sim12\%$。由于本品的缓释特征以及给药方案,药物可在 3 个月内维持治疗浓度。

PP3M 的给药剂量是 PP1M 的 3.5 倍,帕利哌酮的暴露量与 PP1M 对应给药剂量以及帕利哌酮缓释片每日 1 次对应给药剂量所获得的帕利哌酮暴露量相似。PP3M 的暴露量在帕利哌酮缓释片已获批剂量强度下的暴露量范围内。

3. 适应证 PP3M 为每 3 个月给药 1 次的注射液,用于接受过 PP1M 至少 4 个月充分治疗的精神分裂症患者。获批规格按帕利哌酮($C_{23}H_{27}FN_4O_3$)计为 0.875ml:175mg、1.315ml:263mg、1.75ml:350mg 和 2.625ml:525mg。

三项研究的事后分析表明,与 PP1M 相比,PP3M 更晚出现停药反应和更低的复发风险。有研究显示,从 PP1M 转换为 PP3M 后仍然能保持稳定的血药浓度,较长治疗间隔的抗精神病药长效注射剂能够进一步改善患者依从性,减少复发和再住院,提高社会功能,提高生活质量并减轻家人的照料负担。因此,对于部分患者,适时转换为治疗间隔更长的注射剂治疗可能给他们带来更大的获益。

4. 不良反应 不良反应参照帕利哌酮和 PP1M。从 PP1M 转换为 PP3M 后血药浓度平稳,总体不良反应发生率与 PP1M 相似,耐受性良好。

5. 特殊人群 尚未在肾功能不全患者中对 PP3M 展开系统研究,不推荐中度或重度肾功能不全患者(肌酐清除率 $<50ml/min$)使用本品,轻度肾功能不全患者(肌酐清除率 $\geqslant50ml/min$ 且 $<80ml/min$)在使用本品前应先使用 PP1M 稳定病情,本品的剂量取决于此前接受 PP1M 的剂量。肝功能异常和老年患者用药参考 PP1M。

(四)阿立哌唑长效肌内注射剂

阿立哌唑长效肌内注射剂(aripiprazole long-acting intramuscular injection)2013 年 2 月获得美国 FDA 批准用于治疗精神分裂症,2013 年 11 月欧盟委员会批准用于精神分裂症的维持治疗,2015 年 3 月日本厚生省批准用于治疗精神分裂症。

1. 制剂特点 阿立哌唑长效肌内注射剂是一种贮库型缓释混悬注射剂,活性成分为阿立哌唑,以其单水合多晶型存在。目前有 400mg 和 300mg 两种规格,规格根据无水形态阿立哌唑计算。400mg 和 300mg 规格的非活性成分分别包括羧甲基纤维素钠(16.64mg 和 12.48mg)、甘露醇(83.2mg 和 62.4mg)、一水合磷酸钠(1.48mg 和 1.11mg)和氢氧化钠(调节 pH)。

2. 药代动力学特点　阿立哌唑微粒的溶解度低，肌内注射后，阿立哌唑进入体循环的吸收缓慢且吸收时间延长。单次肌内注射后，阿立哌唑的血浆浓度逐渐升高。多次给药后，中位 t_{max} 为 5～7d。每 4 周注射阿立哌唑长效肌内注射剂 300mg 和 400mg 后，平均终末半衰期分别为 29.9d 和 46.5d，第 4 次注射时达稳态血药浓度。每 4 周注射阿立哌唑 300mg 和 400mg后，观察到阿立哌唑和脱氢阿立哌唑的浓度及 AUC 成比例增加。

3. 适应证及用法与用量　阿立哌唑长效肌内注射剂用于治疗精神分裂症。推荐起始剂量和维持剂量为每月 400mg（不早于前一次注射后 26d），由专业人员深部肌内注射。如400mg 剂量的不良反应明显，可考虑减少到 300mg 每月 1 次治疗。对于从未服用过阿立哌唑的患者，在开始使用阿立哌唑维持治疗前应建立口服阿立哌唑的耐受性。由于口服阿立哌唑的半衰期长，可能需要 2 周才能完全评估耐受性。第 1 次注射后，连续 14d 口服阿立哌唑（10～20mg），以使在治疗开始阶段可达到阿立哌唑的治疗浓度。对于已经稳定服用其他口服抗精神病药（已知耐受阿立哌唑）的患者，在第 1 次注射阿立哌唑长效注射剂后，连续 14d 继续使用原有的抗精神病药。

4. 不良反应　最常见的不良反应（发生率≥5% 且至少是安慰剂的 2 倍）包括体重增加（16.8% *vs* 7.0%）、静坐不能（11.4% *vs* 3.5%）、注射部位疼痛（5.4% *vs* 0.6%）和镇静（5.4% *vs* 1.2%）。

5. 特殊人群　阿立哌唑长效肌内注射剂尚未在 18 岁及 18 岁以下儿童和青少年中进行研究；临床研究中没有包括足够数量的 65 岁及 65 岁以上受试者。口服阿立哌唑在精神分裂症患者的群体药动学分析中未发现年龄效应，但一般来说，老年患者的剂量选择应谨慎，通常从最低给药范围开始。建议对已知的 CYP2D6 慢代谢型患者调整剂量，因其阿立哌唑的浓度可能升高。肝损害（轻至重度肝损害，Child-Pugh 评分为 5～15 分）或肾损害（轻至重度肾损害，肾小球滤过率为 15～90ml/min）者，阿立哌唑长效肌内注射剂无须调整剂量。阿立哌唑长效肌内注射剂尚未对孕妇进行研究，在妊娠晚期暴露于抗精神病药（包括阿立哌唑长效肌内注射剂），新生儿有出现锥体外系和 / 或戒断症状的风险。

（五）奥氮平双羟萘酸盐长效注射剂

奥氮平双羟萘酸盐长效注射剂于 2009 年 12 月在美国上市。

1. 制剂特点　为水合双羟萘酸盐奥氮平，活性成分为奥氮平，非活性成分包括羧甲基纤维素钠、甘露醇、聚山梨醇酯 80、氢氧化钠和 / 或盐酸、注射用水。

2. 药代动力学特点　奥氮平长效注射剂的基本药代动力学特点与口服奥氮平相似。每 2周或 4 周注射 150～405mg 的稳态血药浓度在每日 1 次口服 5～20mg 的稳态血药浓度范围内。缓慢释放、吸收速率控制是奥氮平长效注射剂和口服奥氮平之间唯一的基本药代动力学差异。奥氮平长效注射剂肌内注射后的半衰期约为 30d，而口服奥氮平约为 30h。在注射奥氮平长效注射剂后，奥氮平暴露可能会持续数月。奥氮平的血浆浓度在注射后的第 1 周达峰值，并在下一次注射前立即处于谷水平。从口服奥氮平到奥氮平长效注射剂的转换后，需要大约 3 个月的时间重新达稳。

3. 适应证及用法与用量　用于精神分裂症的急性期治疗及维持期治疗。规格包括 150mg、210mg、300mg 和 405mg。每 2 周注射 300mg 奥氮平长效注射剂相当于每日约 20mg 奥氮平，每 2 周注射 150mg 奥氮平长效注射剂相当于每日约 10mg 奥氮平。第 1 次注射后奥氮平的血浆浓度可能低于相应口服剂量维持的浓度，尽管浓度较低，奥氮平浓度仍在有效治疗浓度范围内，在临床试验中通常不需要口服奥氮平。在开始使用奥氮平长效注射剂治疗之前，应先确定对口服奥氮平的耐受性。

4. 不良反应 不良反应参照奥氮平。

5. 特殊人群 对于体弱、有低血压倾向、有奥氮平慢代谢型的组合特征(如 65 岁以上不吸烟的女性患者),以及在药效上对奥氮平更敏感的患者,奥氮平长效注射剂的推荐起始剂量为 150mg/4w。如有需要,应对这些患者谨慎增加剂量。奥氮平长效注射剂尚未在 18 岁以下受试者中进行研究。奥氮平长效注射剂的临床研究没有包括足够数量的 65 岁及 65 岁以上受试者。

(王传跃 董 芳)

参 考 文 献

[1] 国家药典委员会. 中华人民共和国药典临床用药须知:2020 年版. 化学药和生物制品卷 [M]. 北京:中国医药科技出版社,2022.

[2] 《中国国家处方集》编委会. 中国国家处方集:化学药品与生物制品卷 [M]. 2 版. 北京:科学出版社,2020.

[3] 江开达. 精神药理学 [M]. 2 版. 北京:人民卫生出版社,2011.

[4] 刘雪滢,孔庆梅,司天梅,等. 新型抗精神病药卢美哌隆治疗精神分裂症的新进展 [J]. 中华精神科杂志,2021,54(1):57-61.

[5] 张月,苏允爱,司天梅. 新靶点抗精神病药 SEP-363856 研究进展 [J]. 中华精神科杂志,2021,54(3):224-228.

[6] SADOCK B J, SADOCK V A, RUIZ P. Kaplan and Sadock's comprehensive textbook of psychiatry (2 Volume Set) [M]. 10th ed. Philadelphia: Wolters Kluwer,2017.

[7] BOLAND R, VERDIUM M, RUIZ P. Kaplan and Sadock's synopsis of psychiatry[M]. 12th ed. Philadelphia: Wolters Kluwer,2022.

[8] TAYLOR D M, BARNES T R, YOUNG A H. The Maudsley prescribing guidelines in psychiatry[M]. New Jersey: John Wiley & Sons,2021.

[9] ZOHAR J, STAHL S, MOLLER H J, et al. A review of the current nomenclature for psychotropic agents and an introduction to the neuroscience-based nomenclature[J]. European neuropsychopharmacology,2015,25(12):2318-2325.

[10] TANDON R, NASRALLAH H A, KESHAVAN M S. Schizophrenia, "just the facts" 5. Treatment and prevention. Past, present, and future[J]. Schizophrenia research,2010,122(1-3):1-23.

第二章

抗 抑 郁 药

第一节 概 述

抗抑郁药（antidepressant）是一类主要治疗以抑郁心境为突出症状的精神障碍的药物。与精神兴奋药不同的是，抗抑郁药只能缓解抑郁症患者的抑郁症状，并不能提高正常人的情绪。最初抑郁症的主要治疗手段是电休克治疗，并无合适的治疗药物。20 世纪 50 年代后，抗抑郁药成为抑郁症的首选治疗手段，主要分为两大类，即第一代经典抗抑郁药与第二代新型抗抑郁药。

20 世纪 50 年代初，有学者发现异丙烟肼（iproniazid）在抗结核治疗过程中患者出现欣快表现，因而用于抑郁症的治疗且显示出明确疗效。同一时期，有人从氯丙嗪中合成的丙米嗪（imipramine）被发现有一定的抗抑郁作用，该药最初的临床试验发现对精神分裂症的抑郁症状有效，后来用于治疗重性抑郁障碍（major depressive disorder，MDD）并获得显著疗效，因此成为第一个真正意义上的抗抑郁药。此后出现一系列在结构上与丙米嗪、异丙烟肼相似的药物，分别归入三环类抗抑郁药（tricyclic antidepressant，TCA）或单胺氧化酶抑制剂（monoamine oxidase inhibitor，MAOI），均属于第一代抗抑郁药。这类药物进展较快，在单胺氧化酶抑制剂通路上开发了作用于单胺氧化酶某亚型的选择性单胺氧化酶抑制剂，如司来吉兰。三环类抗抑郁药的种类也陆续增多，出现氯米帕明、去甲替林、阿米替林、地昔帕明等药物。以米安色林为代表的四环类药物也在这一时期出现，此后又研制出马普替林等四环类药物。

20 世纪 80 年代，抗抑郁药的发展有了质的飞跃。随着第一个选择性 5- 羟色胺再摄取抑制剂（selective serotonin reuptake inhibitor，SSRI）——氟西汀（fluoxetine）成功上市，之后几乎每年都有新型抗抑郁药面世，包括帕罗西汀、舍曲林、氟伏沙明和西酞普兰。此后研制出其他作用机制的抗抑郁药，包括 5-HT 和 NE 再摄取抑制剂（SNRI），代表药物为文拉法辛；NE 能和特异性 5-HT 能抗抑郁药（NaSSA），代表药物为米氮平。近 20 年来，更多的新型抗抑郁药如 SNRI 左米那普仑（levomilnacipran）、5-HT 调节剂伏硫西汀（vortioxetine）、5- 羟色胺再摄取抑制剂及 $5-HT_{1A}$ 受体部分激动剂维拉唑酮（vilazodone）、褪黑素受体激动剂阿戈美拉汀（agomelatine）及 N- 甲基 - 天冬氨酸（NMDA）受体拮抗剂氯胺酮（ketamine）纷纷面世。针对抗抑郁药的精神药理学研究极大地推动了精神病学界对抑郁障碍病因学机制的认识，也为抗抑郁药的研发提供了新线索。

第二节 分 类

抑郁障碍的发病机制尚未完全阐明，精神药理学主要围绕中枢神经系统的单胺类神经递质系统类神经递质功能作为干预靶点,多数抗抑郁药通过不同途径提高神经元突触间隙的单胺类神经递质浓度,从而达到治疗目的。根据其作用机制,抗抑郁药分为以下几类。

一、三环类和四环类抗抑郁药

三环类和四环类抗抑郁药(tricyclic and tetracyclic antidepressant)在抑郁症的治疗史上具有十分重要的地位。TCA 通过对突触前单胺类神经递质再摄取的抑制,使突触间隙的去甲肾上腺素(NE)和 5- 羟色胺(5-HT)含量升高。TCA 对神经递质作用的选择性不高,对突触后 α、H、M 受体也有拮抗作用,因此可见低血压、镇静、口干和便秘等不良反应。四环类抗抑郁药与 TCA 有相似的结构和相近的治疗作用。而对 TCA 血药浓度的测定进一步促进了对 TCA 代谢途径的研究,有研究证实是经 CYP2C19 和 CYP2D6 进行代谢,从而解释了相同剂量的 TCA 在不同个体中血药浓度差异巨大的缘由,而药物血药浓度的巨大差异也提示临床上药物的量效关系。

TCA 可以通过去甲基化生成仲胺类及叔胺类,叔胺类主要拮抗 5-HT 转运体(5-HT transporter,5-HTT),而仲胺类主要拮抗 NE 转运体(NE transporter,NET)。在临床上有 5 种叔胺类抗抑郁药,包括阿米替林(amitriptyline)、氯米帕明(clomipramine)、多塞平(doxepin)、丙米嗪和曲米帕明(trimipramine);有 3 种仲胺类抗抑郁药,包括地昔帕明(desipramine)、去甲替林(nortriptyline)和普罗替林(protriptyline)。这些药物和阿莫沙平(amoxapine)、马普替林(maprotiline)均作为抗抑郁药使用,而氯米帕明在美国仅用于强迫障碍的治疗。

(一)药理学特点

1. 单胺类神经递质再摄取抑制 研究发现,叔胺类对 5-HTT 的亲和力较强,而仲胺类对 NET 的作用较强。服用阿米替林、丙米嗪或氯米帕明等叔胺类后,药物在体内经去甲基化生成仲胺,故对 5-HT 能系统和 NE 能系统均有相应作用。

2. 单胺类神经递质的受体敏感性变化 叔胺类 TCA 拮抗突触前膜 5-HT 再摄取,引起突触间隙的 5-HT 水平升高。突触前膜 $5-HT_{1A}$ 受体的抑制性反馈引起突触前膜 5-HT 能神经元冲动发放频率(firing rate)降低,导致 5-HT 的主要代谢产物 5- 羟吲哚乙酸(5-HIAA)的浓度迅速下降。经过 10~14d 后,突触前膜自身受体才逐渐脱敏,此时突触前膜 5-HT 能神经元冲动发放频率也恢复到治疗前水平和恢复正常的再摄取抑制作用,5-HT 传递作用加强;还可以引起突触后 $5-HT_{1A}$ 受体上调。这些变化进一步加强 5-HT 的作用。

抑郁症的发生与突触后膜 $5-HT_2$ 受体密度升高有关。TCA 对 $5-HT_2$ 受体具有下调作用。$5-HT_2$ 受体主要介导兴奋作用,而 $5-HT_{1A}$ 受体一般有抑制效应,两者的作用相反。动物实验发现,$5-HT_2$ 受体被拮抗剂拮抗后,5-HT 的功能增强。

NE 再摄取抑制导致 NE 的循环快速下降,表现为 NE 的代谢产物 3- 甲氧基 -4- 羟基苯乙二醇(MHPG)的浓度下降,这种效应是由突触前 α_2 肾上腺素自身受体所介导的,它对突触前神经元有抑制性反馈作用。随着治疗的进展,自身受体逐渐脱敏,激活率降至正常水平,NE 传递作用增强,同时突触后 β 肾上腺素受体密度降低或下调。长期应用 NE 再摄取抑制剂似乎抵消突触后受体下调,增强 NE 传递作用,导致第二信使 cAMP 合成增加,临床上表现为心率增快。

3. 其他作用 三环类和四环类抗抑郁药还有其他受体介导的一些其他作用,如对黏膜毒蕈碱型胆碱受体的拮抗会出现抗胆碱和抗组胺作用;还可以拮抗 α_1 和 α_2 肾上腺素受体,引起其他一些相关作用;作用于快钠通道,则会引起心脏不良反应。不同种类的药物所致的这些作用的强度有很大差异，如阿米替林的抗胆碱作用在三环类及其他抗抑郁药中都是最强的，多塞平是本组药物中抗组胺 H_1 受体作用最明显的。

（二）药代动力学特点

三环类和四环类抗抑郁药在小肠吸收，吸收较为完全，达峰时间为 2～8h，除外普罗替林（达峰时间在 6～12h）和马普替林（达峰时间在 8h 以上）。该类药物属于亲脂性药物，可分布到全身各个部位，其分布容积较大，但在血浆、心肌组织中的浓度低于其他组织，同时与血浆蛋白的结合力较强（血浆蛋白结合率在 90% 以上）。吸收后，首先进入肝脏进行代谢，即所谓的首过效应，结果使进入循环系统的药物浓度降低。肝脏代谢是三环类和四环类药物在体内清除的主要方式，只有小部分药物通过肾脏清除。不同个体的肝脏代谢率有很大差异，因此同样在稳定血药浓度下，每个人的疗效会有很大差别。大多数三环类和四环类药物的消除半衰期平均在 24h 以上，因此该类药物可以日服 1 次。但阿莫沙平是个例外，其半衰期较其他 TCA 要短。

近年来，对不同药物（包括 TCA）的代谢酶研究日益深入，CYP2D6 是地昔帕明和去甲替林羟基化的主要途径。叔胺类药物的去甲基化过程涉及许多细胞色素 P450，包括 CYP1A2、CYP3A4 和 CYP2C19。上述这些酶均由特定的基因控制，且基因位点也已经确定。近期在这方面的研究已经转移到对代谢酶进行基因分型。在临床上，更多地应用药物的血浆浓度粗略地代表代谢率。

大多数 TCA 的药代动力学呈线性代谢，即在治疗剂量范围内，剂量的增加与血药浓度的升高成比例。但地昔帕明通常在剂量范围内不呈线性关系。

在药物治疗过程中，许多药效动力学和药代动力学的变化与年龄有关。与年龄相关的代谢变化因特定代谢酶的种类而异，CYP3A4 的活性随着年龄增长而降低。有关叔胺类（如丙米嗪）的研究表明，药物浓度随着年龄增长而升高。而去甲替林和地昔帕明的血药浓度与剂量的关系不受年龄的影响，提示 CYP2D6 的活性不受年龄增长的影响。肾脏对羟基化代谢产物的清除功能随着年龄增长而减退，因此老年患者的血浆羟基去甲替林浓度会升高。

（三）作用机制

TCA 主要通过拮抗突触前膜 5-HT 和 NE 转运体对 5-HT 和 NE 的再摄取作用，进而引起突触间隙 5-HT 和 NE 的浓度升高，从而发挥临床效应。此外，TCA 还可以通过上调突触后膜 5-HT_{1A} 受体功能、下调突触后膜 5-HT_2 受体功能等进一步加强 5-HT 的作用。近年来，TCA 和其他抗抑郁药作用机制的研究更多地转向影响突触后信号传递上，这些影响因素包括 G 蛋白与肾上腺素受体偶联或腺苷酸环化酶、磷脂酶和蛋白激酶活性等，其他研究方向还有糖皮质激素受体、神经营养因子和基因表达。

（四）适应证

1. 抑郁症 三环类和四环类抗抑郁药对抑郁症的疗效均优于安慰剂。TCA 对抑郁症的维持治疗也是有效的。

有研究表明，多塞平、阿莫沙平和马普替林可用于治疗伴焦虑症状的抑郁症。丙米嗪对非典型抑郁症的疗效优于安慰剂，但比苯乙肼的疗效差。伴有妄想或幻觉等精神病性症状的重性抑郁障碍单用 TCA 抗抑郁药治疗仅 1/3 的病例有效，故对伴有精神病性症状者，TCA 联合一种抗精神病药治疗其疗效更好。

2. 双相抑郁 在双相障碍抑郁发作患者中进行的对照研究发现，MAOI 对双相抑郁的疗效比 TCA 好。但 TCA 比其他药物更容易诱导躁狂发作，因此不推荐单用 TCA 来治疗双相抑郁。

3. 强迫障碍 氯米帕明是 TCA 中治疗强迫障碍最有效的药物，氯米帕明与 SSRI 对强迫障碍的对照研究结果表明两者的疗效无显著性差异。

4. 惊恐障碍 丙米嗪是第一个用于治疗惊恐障碍的药物，叔胺类和仲胺类 TCA 的疗效在对照研究中已证实。

5. 其他 非精神专科医师将阿米替林用于治疗慢性疼痛综合征、紧张性头痛和预防偏头痛，也用于肿瘤患者在化疗过程中出现的神经毒性反应。FDA 已批准丙米嗪用于儿童夜间遗尿症，对照研究表明其疗效确切。丙米嗪的剂量通常为 25～50mg，睡前服用。

（五）不良反应

1. 中枢神经系统不良反应 三环类和四环类抗抑郁药会引起嗜睡、头晕、头痛、注意力不集中、思维能力下降、焦虑、神经紧张、不安、笨拙和乏力等不良反应。该类药物的抗胆碱和抗组胺作用可以导致意识模糊和谵妄。当血药浓度达到 300ng/ml 以上时，谵妄的发生率就会增加。所有三环类和四环类抗抑郁药都可能引起癫痫发作，并且发生率与剂量和血药浓度有关。此外，由于阿莫沙平的 7- 羟基代谢产物有精神抑制作用，服用阿莫沙平有发生神经阻滞剂恶性综合征和迟发性运动障碍的风险。

2. 抗胆碱作用 TCA 能拮抗毒蕈碱型胆碱受体，引起一系列抗胆碱能不良反应，如口干、便秘、视物模糊和排尿困难等，这种作用能使闭角型青光眼患者发生高眼压危象。TCA 刺激心脏的 β 肾上腺素受体也可引起心动过速。

3. 抗组胺作用 拮抗中枢 H_1 受体可引起镇静和谵妄，长期治疗还可以引起食欲增强和体重增加。

4. 心血管作用 直立性低血压是导致 TCA 治疗中断最常见的不良反应之一，以去甲替林最明显。所有 TCA 都可引起心动过速，青年人群对拟交感神经性作用较敏感，因此在青年患者中最突出；而对老年患者，持续的心动过速可能增加心脏负担，故有缺血性心脏病的患者应禁用。心律失常是过量服用 TCA 和四环类抗抑郁药致死的主要原因。TCA 具有 I 型抗心律失常作用或奎尼丁样作用，通过抑制 Na^+，K^+-ATP 酶稳定心肌细胞膜电位，延迟传导，尤其是延迟心室 His 束传导。对于原有心脏传导阻滞的患者，TCA 会进一步加重心脏传导延迟，从而引起心室传导阻滞。因此，若治疗前患者的 Q-Tc 间期达 450ms 以上时，表明已经有心脏传导延迟，不宜应用 TCA。TCA 可能会通过降低心率变异性而增加猝死风险。

5. 对肝脏的影响 药物可以引起氨基转移酶轻度升高，但氨基转移酶水平要持续几日才能降至正常水平。急性肝炎并不常见，病因尚不明确。有些患者表现出超敏反应，在几日内使氨基转移酶达到很高的水平（谷草转氨酶＞800U/L）。急性重型肝炎可能致命，一旦发生，应立即停药，且以后不能再用。

6. 致畸性 在长期的 TCA 用药安全性的报道中没有发现对新生儿有损害的观察结果。若妊娠期间应用 TCA，药物剂量需作出相应调整。患者应在分娩 1 周前停药，避免出生后的婴儿出现停药反应。

7. 过量反应 过量服用 TCA 会导致心律失常，严重者会猝死。美国疾病控制与预防中心的分析结果显示，TCA 处方量与自杀率呈正相关。在美国，阿米替林仍然位于单药超大剂量致死的第 2 位原因，应谨慎处方 TCA。

8. 其他不良反应 TCA 可以引起出汗增多、嗜糖病（carbohydrate craving）、体重增加、性功能障碍、过敏性皮疹，还可以引起各种血液系统恶性疾病，但十分罕见。

（六）药物相互作用

1. 药效学相互作用 TCA 与抗精神病药或苯二氮䓬类药物合用时会增加镇静作用；TCA

通过转运体可以拮抗单胺类神经递质的吸收，继而干扰胍乙啶的作用；地昔帕明和 TCA 可以降低可乐定的作用。因 TCA 有奎尼丁样作用，所以以奎尼丁与 TCA 对心脏的传导系统都有阻滞作用，故有叠加效应。TCA 与 MAOI 合用可能导致儿茶酚胺的浓度陡然增加，引起致命性高血压危象。

2. 药动学相互作用 多种药物能够拮抗 TCA 的代谢途径，导致较高的和潜在的毒副作用。其中地昔帕明备受关注，它的代谢非常单一，即通过 CYP2D6 代谢，抑制 CYP2D6 可以使地昔帕明的血浆浓度达到很高的水平而引发毒性反应。其他常用的抑制 CYP2D6 的精神药物有 SSRI（如氟西汀、帕罗西汀）、安非他酮和一些抗精神病药。常规剂量的奋乃静可使地昔帕明的血药浓度平均提高 2 倍。由于叔胺类 TCA 可以有多种代谢途径（CYP1A2、CYP3A4、CYP2C19），将不会对这些药物的总体代谢产生太大影响。

另一种类型的药动学相互作用是酶诱导作用。巴比妥类药物和卡马西平可以诱导 CYP3A4，苯巴比妥可以使地昔帕明的浓度降低。当 CYP3A4 被诱导产生时，CYP3A4 就成为地昔帕明和其他 TCA 的重要代谢途径，因此在与巴比妥类药物联合使用时，地昔帕明很难达到有效血药浓度。尼古丁可诱导产生 CYP1A2，降低叔胺类 TCA 的血药浓度。长期饮酒可以诱导肝药酶产生而使体内的 TCA 血药浓度降低。叔胺类 TCA 可与华法林竞争一些代谢酶（如 CYP1A2），故两者合用时华法林的血药浓度可能会增高。

二、单胺氧化酶抑制剂

（一）药理学特点

单胺氧化酶抑制剂（MAOI）按可逆性分为可逆性和不可逆性，按选择性分为选择性和非选择性；结合两者再可细分为可逆性选择性 MAO-A 抑制剂、可逆性选择性 MAO-B 抑制剂、可逆性非选择性 MAOI 和不可逆性选择性 MAO-A 抑制剂、不可逆性选择性 MAO-B 抑制剂和不可逆性非选择性 MAOI。临床上要注意的是这些药物不仅抑制单胺氧化酶，可能还有其他作用。例如反苯环丙胺具有比苯乙肼和乙唑肼更强的阻止单胺氧化酶再摄取的作用。由于反苯环丙胺的结构与苯丙胺相似，因此它对大脑有兴奋刺激作用。

（二）作用机制

单胺氧化酶抑制剂的功能是调节神经系统中单胺的降解。因为单胺氧化酶位于线粒体外侧浆膜的表面，所以只能对位于细胞质内的单胺进行代谢降解，对位于囊泡内的单胺不能使其脱氨基化。这样，单胺氧化酶使细胞内的单胺类神经递质在细胞质中处于低浓度状态。神经元内单胺氧化酶的抑制可增加细胞质中单胺类神经递质的含量。最初认为，单胺氧化酶抑制剂的作用是使单胺积聚，近来发现对于这些药物的抗抑郁作用，再适应机制的解释更重要。

（三）适应证

单胺氧化酶抑制剂适用于各类抑郁症和其他疾病的治疗。临床研究表明，MAOI 能有效治疗重度抑郁症和非典型抑郁症。近来的研究表明，某些 MAOI 在治疗非典型抑郁症和其他抑郁障碍方面还是具有一定疗效优势的。有报道认为，反苯环丙胺在高剂量时可治疗难治性抑郁症。

苯乙肼和其他不可逆性 MAOI 治疗非典型抑郁症的疗效较 TCA 好。单盲和双盲研究发现苯乙肼和异丙烟肼能有效治疗疼痛障碍。有开放性和双盲研究证实反苯环丙胺和吗氯贝胺能有效治疗社交恐惧症。在临床上，MAOI 对 50% 的社交恐惧症患者有效，一般持续使用 2～3 周后起效。在单盲和双盲研究中，苯乙肼能有效治疗创伤后应激障碍。MAO-B 抑制剂司来吉兰可有效拮抗帕金森病的进展，其作用机制尚未明确。

（四）不良反应

1. 常见不良反应 头痛、口干、失眠、便秘、视物模糊、恶心、外周性水肿、遗忘、眩晕、外伤、排尿困难、乏力和肌肉痉挛。服用异卡波肼可出现体重和食欲下降。在维持治疗时，最初可能出现的不良反应包括体重增加、水肿、肌紧张、嗜糖类症状、性功能异常、维生素 B_6 缺乏、低血糖症、轻躁狂、尿潴留和定向障碍。

2. 体重增加、水肿 与使用含肼类的化合物有关，如苯乙肼比反苯环丙胺要明显。当使用苯乙肼引起体重明显增加时，可考虑换用反苯环丙胺；水肿也是苯乙肼比反苯环丙胺更明显。

3. 肝毒性 目前使用的 MAOI 的肝毒性发生率较异丙烟肼要少，但肝脏的某些酶如谷丙转氨酶、谷草转氨酶有 3%～5% 的患者出现升高。当出现乏力、黄疸和过分疲劳时，必须进行肝功能检查。

4. 心血管系统不良反应 在使用 MAOI 时直立性低血压的发生较为常见。氟氢可的松可用于缓解老年患者由水钠潴留引起的心力衰竭。使用 MAOI 时心绞痛也可能发生，因此冠状动脉疾病需密切观察和随访。

5. 失眠 在使用 MAOI 的中、晚期偶有发生，减少剂量可能有些帮助。

6. 神经系统不良反应 MAOI 可能引起肌肉痉挛、周围神经病和感觉异常等不良反应，缺乏有效的处理方法。当患者出现感觉异常时，临床上需鉴别周围神经病和维生素 B_6 缺乏，通常患者在使用 MAOI 同时合并使用维生素 B_6 可预防其发生。当肌肉痉挛发生时，可给予赛庚啶治疗。

7. 其他不良反应 患者使用 MAOI 时会出现更严重的不良反应，这可能与血中的单胺水平升高有关。此外，MAOI 可使同时服用降血糖药的患者出现更严重的低血糖反应。

（五）药物相互作用

1. 含有拟交感神经作用化合物的止咳糖浆与 MAOI 合用时可能出现高血压危象。

2. 对已使用 MAOI 但需进行手术的患者要注意许多麻醉药可与 MAOI 发生相互作用，特别是哌替啶与苯乙肼或反苯环丙胺合用时会出现昏迷、高热和血压过高。目前的观点是服用 MAOI 的患者在麻醉前后使用吗啡或芬太尼更合适。

3. 临床上应注意 MAOI 与 TCA 等杂环类抗抑郁药联用有引起血压升高、抽搐发作可能；与 SSRI 联用可引起 5-HT 综合征；与哌甲酯等中枢兴奋剂或丁螺环酮联用可引起高血压；与哌替啶联用引起严重的、致死性的相互作用，应避免合用；与右美沙芬联用可出现短暂的精神障碍，应避免高剂量使用；与直接拟交感神经药（左旋多巴）联用引起血压升高；与间接拟交感神经药联用引起高血压危象。

4. MAOI 与色氨酸联用可引起 5-HT 综合征，所以主张单一用药，避免药物相互作用。

5. 由于苯乙肼片中含有谷蛋白，腹部疾病患者不能使用。

（六）单胺氧化酶抑制剂与食物的相互作用

由于经典的 MAOI 与食物之间存在相互作用，临床上制定了可能出现相互作用的食物目录。这些限制的食物包括乳酪、红酒、雪梨酒、利口酒、腌鱼、过熟水果、酒酵母、蚕豆、牛肉、鸡肝和发酵类制品。另外还包括全部酒精饮料、咖啡、巧克力、可乐、茶、酸乳酪、酱油、鳄梨和香蕉。由于限制的食物较多，也增加了患者不配合的风险。幸运的是有些食物即使食用后也很少出现高血压危象，如鳄梨和香蕉。但如果食用过熟水果和香蕉皮可能会出现药物与食物的相互作用。此外，除非摄入大量的咖啡因，否则其相互作用并无临床意义。

三、选择性 5- 羟色胺再摄取抑制剂

氟西汀（fluoxetine）作为第一个 FDA 批准用于抑郁症治疗的选择性 5- 羟色胺再摄取抑制剂（SSRI），代表精神药理学研究的重要进展，并推动了随后进行的大量基础和临床研究。SSRI 类药物包括氟西汀、帕罗西汀、氟伏沙明、舍曲林、西酞普兰和艾司西酞普兰。越来越多的证据显示，SSRI 的临床适应证不仅是抑郁症，还包括各种焦虑障碍及强迫障碍，具有广谱性。多数专家已形成共识，SSRI 类药物取得的商业成功更主要来自其安全性和耐受性，成为全球公认的一线抗抑郁药。

（一）药理学特点

在体外研究中，SSRI 对 5-HT、NE 和 DA 等单胺再摄取的抑制作用有所差异，见表 2-2-1。帕罗西汀在技术层面上属于 SSRI，又是 SSRI 中 5-HT 转运体抑制作用最强的药物，而舍曲林和氟西汀对人脑 5-HT 转运体的亲和力分别只有帕罗西汀的 1/2 和 1/10。利用正电子发射断层成像（PET）发现，当人体口服 20～40mg/d 帕罗西汀后，杏仁核和中脑的 5-HT 转运体结合位点占有率达 85%～100%，且解离速率也较慢。人类和啮齿动物研究发现，帕罗西汀也是所有 SSRI 中对 NE 转运体最具抑制作用的药物。而舍曲林对 DA 再摄取的抑制能力最强。氟伏沙明对 5-HT 再摄取作用的特异性比氟西汀高些，但对 NE 和 DA 再摄取的抑制作用几乎缺如。西酞普兰是 SSRI 中对 5-HT 再摄取抑制选择性最强的抗抑郁药，相对于对 NE 和 DA 再摄取的抑制及其他神经递质受体的亲和力均较低。

表 2-2-1　SSRI 的大鼠脑突触小体单胺再摄取抑制比较

药物名称	亲和系数 K_i/（nmol/L）		
	^{3}H-5-HT	^{3}H-NE	^{3}H-DA
帕罗西汀	1.1	350	2 000
西酞普兰	1.8	8 800	>10 000
氟伏沙明	6.2	1 100	>10 000
舍曲林	7.3	1 400	230
氟西汀	25	500	4 200

1. 对 5-HT 能系统的作用特点　任何一种 SSRI 作用的扩展都已超越对 5-HT 再摄取的抑制。对 5-HT$_{1A}$ 的研究较为清楚。5-HT$_{1A}$ 结合位点既可是胞体 - 树突自身受体和突触前膜自身受体（具有抑制 5-HT 能神经元冲动发放的作用），也可是突触后膜受体，后者于海马处尤为突出，随着抗抑郁药的长期使用而使其敏感性增加。

包括部分 SSRI 在内的许多抗抑郁药长期使用之后，可能下调或减少大鼠额叶皮质 5-HT$_2$ 结合位点的密度；也有学者认为，部分 SSRI 能使抑郁症患者的 5-HT$_{1A}$ 和 5-HT$_2$ 受体密度正常化。电生理研究提供了大多数抗抑郁药长期使用后增强 5-HT 传递的证据。SSRI 可通过减少胞体 - 树突 5-HT$_{1A}$ 和突触终端 5-HT$_{1D}$ 自身受体敏感性而起作用。这些作用机制的不同可能有助于说明一种抗抑郁药对抑郁症状无效，但另一种抗抑郁药却有效，或者合并用药能获得疗效进一步提高的部分原因。

2. 对 NE 能系统的作用特点　帕罗西汀除了具有 5-HT 再摄取抑制作用以外，同时也具有

较强的 NE 再摄取抑制作用。活体研究也证实帕罗西汀对中枢 NET 的拮抗作用。帕罗西汀具有较高的血浆蛋白结合率，必须透过血 - 脑屏障才能与 NET 发生相互作用，产生抗抑郁作用。

大多数抗抑郁药在长期治疗后一般都可下调或降低大脑 β 肾上腺素受体结合位点的密度。但 SSRI 之间互不一致，利用放射自显影技术发现氟西汀可导致 β 受体下调，但氟伏沙明、帕罗西汀和西酞普兰却并非如此。通常来讲，越是 5-HT 选择性强的药物，体外研究显示对 β 受体下调就越不明显。可见，β 受体下调可能并不是临床疗效产生的必要条件。

3. 对 DA 能系统的作用特点 动物研究表明，5-HT 能系统对中枢 DA 能系统可能具有强力的抑制作用。与其他 SSRI 比较，舍曲林对 DA 再摄取的抑制作用是比较突出的。研究提示 SSRI 最终可使中脑边缘系统的 DA 受体敏感性增加。反复投予 SSRI 能增强实验动物对一些 DA 受体激动剂的高活动性反应，包括苯丙胺、哌甲酯、喹吡罗（quinpirole）和阿扑吗啡（apomorphine）。但 SSRI 并不诱导紧张症的发生，也不能抑制阿扑吗啡诱导的紧张症状。

4. 对其他系统的作用特点 几种 SSRI 类抗抑郁药各有不同。帕罗西汀对毒蕈碱型胆碱受体的亲和力几乎与地昔帕明相近（K_i 值约 22nmol），这一特性可使患者出现抗胆碱能副作用如口干、视物模糊和便秘。氟西汀对组胺和肾上腺素能作用位点的抑制作用（IC_{50}）处于极低水平而不具有临床意义，对胆碱受体的作用也几乎可忽略不计。舍曲林几乎对组胺 H_1 受体、M 胆碱受体、多巴胺 D_2 受体无拮抗作用，对 α_1 肾上腺素受体的拮抗作用相对于其他 SSRI 明显要突出得多（约 10 倍）。有研究提示，舍曲林可减少交感神经系统的活动，与 α 受体拮抗特性相吻合，也与 5-HT$_{1A}$ 受体激活有关。

（二）药代动力学特点

SSRI 的药代动力学参数比较见表 2-2-2。

表 2-2-2 SSRI 的药代动力学参数比较

	氟西汀	帕罗西汀	舍曲林	西酞普兰	氟伏沙明
表观分布容积（V_d）/（L/kg）	3～40	17	20	12～16	75
血浆蛋白结合率 /%	94	95	99	80	77
达峰时间 /h	6～8	2～8	6～8	1～6	2～8
母药的半衰期 /h	24～72	20	24～26	33	15
主要代谢产物的半衰期	4～16d	—	66h	—	—
标准剂量范围 /（mg/d）	20～80	10～50	50～200	10～40	50～300
进食是否影响吸收	否	否	是	否	否
老年患者的半衰期变化	否	是	是	是	否
肾病患者的清除影响	±	+	±	±	±

注：+ 代表肯定；± 代表可能。

有关半衰期的概念必须考虑到是否存在活性代谢产物。氟西汀的主要活性代谢产物为去甲氟西汀（norfluoxetine），其 5-HT 再摄取抑制作用与氟西汀相似，但消除半衰期更长（4～16d），而氟西汀为 4～6d。舍曲林的代谢途径主要是去甲基化，约 10% 作为活性成分拮抗 5-HT 再摄取，但在动物模型中却未能显示出抗抑郁作用。氟伏沙明的代谢较复杂，至少有 11种代谢产物，但都不具有精神或神经活性作用。帕罗西汀的消除半衰期为 22～24h，口服后帕罗西汀的稳态血药浓度存在明显的个体差异,因其浓度与临床疗效或不良反应之间并未发现存在明显的相关性,故这种变化不一定有因果关系,但相对较高的血药浓度与大脑 5-HT 转运体和 NE 转运体的抑制程度还是有一定的相关性的。临床研究发现,西酞普兰及主要代谢产物单去甲西酞普兰和双去甲西酞普兰的消除半衰期分别约为 36h、50h 和 100h,但其代谢产物很少能透过血 - 脑屏障,其抗抑郁作用几乎可以忽略。艾司西酞普兰的消除半衰期为 27～33h,比其右旋对映异构体要短些。半衰期的长短与停药反应的发生有密切关系,较长半衰期的药物不易引起停药反应,更适用于依从性不佳的患者。此外,半衰期的长短还涉及达到药物稳态血药浓度的时间,可能会影响抗抑郁治疗的起效时间。

(三)作用机制

5-HT 受体中所包含的一组突触前膜自身受体通常抑制 5-HT 的进一步释放,限制突触后膜受体激活的程度。研究提示,5-HT 突触传递作用的增强并非突触后受体敏感性增强所致。相反,长期接受 SSRI 治疗虽然产生持续的再摄取抑制,但也可导致胞体 - 树突和突触终端 5-HT 自身受体的脱敏,使得 5-HT 能神经元重新建立起正常的冲动发放频率,释放至突触间隙的 5-HT 数量也随之增多,这种变化所需的时间与临床上抗抑郁药起效的时间相吻合。近年来的研究结果进一步显示,SSRI 可减少 5-HT$_{1B}$ 信使核糖核酸(mRNA)的产生,而 5-HT$_{1B}$ mRNA 具有调节背侧中缝核神经元自身受体的作用,即调控每次神经冲动发生时 5-HT 释放的数量。有意思的是,mRNA 产生减少与 SSRI 治疗作用显现所需的时间刚好相当,因而这一作用机制假说越来越受到关注。

目前更多地关注于长期抗抑郁药治疗后,突触后神经细胞内信号传递的变化。现已发现,长期的抗抑郁药使用可激活海马神经元第二信使系统,如环磷酸腺苷(cAMP)和蛋白质酪氨酸激酶 B(protein tyrosine kinase B,PTK-B)。人脑尸体解剖研究也显示抗抑郁药治疗后海马脑源性神经营养因子(brain-derived neurotrophic factor,BDNF)的浓度显著高于未接受抗抑郁药治疗的抑郁症患者,说明与应激相关的神经精神疾病如抑郁和焦虑障碍所表现的神经损害可被抗抑郁药治疗所引起的中枢 BDNF 增加这一过程所逆转而产生临床疗效。包括 SSRI 在内的多种抗抑郁药都已发现能增加成年实验动物海马的神经发生(neurogenesis)和改善神经可塑性。

(四)适应证

1. 抑郁症 有研究认为,SSRI 之间并无证据证明在疗效方面孰优孰劣。多数 SSRI 的治疗剂量范围都相对狭窄,对低剂量缺乏疗效的患者在提高剂量后可能使疗效进一步提高,当然过高剂量可导致不良反应增加。SSRI 类药物中并非都存在量效关系,目前未能证实临床疗效与血药浓度之间存在相关性。虽然从临床实践中发现氟西汀对抑郁症患者似乎有一定的"激活"作用,但更多的证据显示氟西汀能有效治疗伴有焦虑和精神运动性激越的抑郁症。舍曲林治疗抑郁障碍的疗效证据主要是以安慰剂为对照的急性期治疗试验,提示疗效均显著优于安慰剂。还有一些多中心大样本长期治疗研究支持舍曲林能进一步改善症状,减少复燃、复发。帕罗西汀与安慰剂的随机双盲对照研究结果表明该药治疗抑郁症的疗效显著优于安慰剂。西酞普兰治疗抑郁障碍的疗效已被世界范围内进行的 10 余项多中心双盲安慰剂对照临床试验证实。在美国进行的三项大样本多中心临床随机对照试验表明,西酞普兰能显著改善抑郁症状。同时研究提示西酞普兰对焦虑性抑郁具有明显疗效,而所谓的"激活性"不良反应的发生危险性都极低。艾司西酞普兰与安慰剂或西酞普兰对照研究的集合分析显示,艾司西酞普兰在抗抑郁疗效方面更具优势,且起效更快,症状改善也更显著。有学者发表两项头对头网络荟萃分析结果，提示艾司西酞普兰是疗效与可接受性平衡最好的抗抑郁药之一。氟伏沙明是唯一未被 FDA 批准用于治疗抑郁症的抗抑郁药，但在欧盟、亚洲及大洋洲等许多国家和地区都获批治疗抑郁症。

2. 焦虑障碍　主要包括惊恐障碍、广泛性焦虑障碍（GAD）、恐惧性焦虑障碍、社交焦虑障碍（SAD）。在 SSRI 类药物中，帕罗西汀获得 FDA 批准用于全部焦虑障碍各亚型的治疗，也是首先获准治疗 SAD 和 GAD 的 SSRI。舍曲林仅次于帕罗西汀，可用于除 GAD 以外的其他焦虑障碍。艾司西酞普兰也是可用于除 GAD 以外的其他焦虑障碍的药物。

（1）惊恐障碍：国际抑郁和焦虑专家组（ICGDA）已建议将 SSRI 作为惊恐障碍的一线选择，氟西汀的双盲安慰剂对照试验也证实其治疗价值。此类焦虑症患者对躯体症状特别敏感，处理不当易影响长期治疗的依从性。舍曲林治疗惊恐障碍的疗效在一系列临床试验中获得支持性证据，且疗效可能与抗抑郁作用无关，在临床上作为一线治疗选择。帕罗西汀是第一个经美国 FDA 批准用于治疗惊恐障碍的 SSRI，FDA 的资料认为帕罗西汀治疗惊恐障碍的最小有效剂量为 40mg/d，但临床实践中并非如此，部分患者可能在较低剂量时已产生充分疗效，关键是要把握住有效治疗剂量与不良反应或耐受性之间的最佳平衡点。相对于其他 SSRI，氟伏沙明治疗惊恐障碍的临床研究报道较少，为数不多的多中心安慰剂对照试验发现氟伏沙明治疗惊恐障碍的临床疗效显著优于安慰剂。研究发现西酞普兰、艾司西酞普兰治疗惊恐障碍有效。

（2）广泛性焦虑障碍：帕罗西汀是第一个用于治疗 GAD 的随机对照临床研究的 SSRI，也获得治疗 GAD 的适应证。研究证据发现帕罗西汀对 GAD 及其共病的治疗显现出突出的临床优势，除了改善焦虑所致的功能损害和同时存在的抑郁症状外，还能提高患者的生活质量，治疗剂量通常为 20mg/d。艾司西酞普兰也已获得美国 FDA 批准用于治疗 GAD。较大样本的双盲安慰剂对照研究结果显示艾司西酞普兰的疗效显著优于安慰剂，一项为期 24 周的艾司西酞普兰 10～20mg/d 与帕罗西汀 20～50mg/d 治疗 GAD 的双盲对照试验认为两种药物的疗效相当。

（3）社交焦虑障碍：帕罗西汀是第一个获得 FDA 批准用于治疗社交焦虑障碍的抗抑郁药，一项双盲安慰剂对照研究进一步支持上述结论。随机双盲对照研究发现舍曲林治疗社交焦虑障碍的疗效显著优于安慰剂，而对儿童和青少年社交焦虑障碍的临床研究也认为舍曲林是安全有效的。氟伏沙明已经获批用于社交焦虑障碍的治疗。

（4）强迫障碍：临床实践证明具有强 5-HT 受体特异性的药物有助于减轻强迫症状，研究认为 5-HT 能系统的高敏感性可能是抗抑郁药治疗强迫症（OCD）的理论依据。包括氟西汀、舍曲林、帕罗西汀和氟伏沙明在内的 SSRI 都分别进行过治疗强迫障碍的随机双盲安慰剂对照临床试验，疗效均显示显著优于安慰剂。氟西汀对单纯 OCD 的治疗剂量可能要高于抑郁症，起效和治疗时间也更长。此外，氟西汀对儿童和青少年 OCD 的疗效也有了肯定的结论，对某些称为"强迫谱系障碍"如皮肤抓挠和躯体变形障碍的随机对照研究也证实氟西汀具有一定疗效。多中心双盲安慰剂对照急性期和维持期治疗试验发现，舍曲林能有效改善强迫障碍的临床症状。而且舍曲林在美国已获得治疗儿童强迫障碍的许可，研究发现舍曲林对儿童和青少年强迫障碍具有良好的安全性和耐受性。帕罗西汀治疗强迫障碍要达到相对较满意的疗效常需加至 60mg/d 的剂量，多数患者在治疗 3～4 周后可显示初步疗效，但明显改善通常需要 10～12 周。氟伏沙明被美国 FDA 批准用于成人、青少年和儿童强迫障碍的治疗，上市后的研究进一步证实其优势。氟伏沙明还在一些强迫谱系障碍如病理性赌博、强迫性购物、躯体变形障碍、拔毛癖、偷窃癖、进食障碍和孤独症的临床观察中具有一定疗效。艾司西酞普兰治疗OCD的随机对照研究报道相对较少，部分研究支持其对OCD具有一定疗效，被推荐作为治疗强迫症的二线药物。

（5）创伤后应激障碍：近些年SSRI治疗各种创伤后应激障碍（PTSD）的研究报道也相应增多，特别是舍曲林获得较多的循证证据支持。目前有治疗PTSD适应证的药物包括氟西汀、舍曲林和帕罗西汀。舍曲林治疗PTSD的疗效证据主要来自两项大样本多中心急性期双盲安慰剂对照研究、一项长期治疗研究和一项预防复发研究，结果证明舍曲林在急性期及长期治疗中均能进一步改善PTSD症状，而且显著优于安慰剂。PTSD患者有40%共病重度抑郁症，这部分患者的疗效并不理想。在耐受性方面，舍曲林治疗同样表现出令人满意的结果。随机双盲对照研究认为氟西汀、帕罗西汀均能有效缓解PTSD的临床症状，疗效显著优于安慰剂。

3. 进食障碍 5-HT功能异常是神经性贪食的病因学假说之一。研究提出贪食障碍患者在排除与双相障碍共病的情况下，下丘脑通路内存在突触后5-HT高敏感性的证据。临床试验发现，氟西汀能有效治疗暴食和催吐行为，对暴食频率、催吐和碳水化合物渴求都有一定疗效，长期巩固和维持可能进一步改善症状和降低复发风险。目前，氟西汀是唯一被批准用于治疗神经性贪食的SSRI类药物。有关SSRI治疗神经性厌食的临床试验报道甚少，有研究认为凡增强5-HT作用的药物都可使食欲下降、体重减轻，唯一例外的是帕罗西汀，可能使体重不降反增。此外，选择性5-HT$_{1A}$受体激动剂也可使部分患者体重增加。有研究称，氟西汀对体重已经恢复的厌食症患者有助于其体重维持，并能改善临床症状和预防复发。

4. 经前焦虑症 SSRI用于经前焦虑症（premenstrual dysphoric disorder，PMDD）治疗的随机对照研究在近几年有报道，汇集这些随机对照试验的集合分析资料充分显示SSRI对PMDD的肯定疗效，其中报道最多的是氟西汀和舍曲林，帕罗西汀的相关研究同样认为对PMDD有效。此外还发现，帕罗西汀对部分乳腺癌患者接受化疗所致的卵巢功能障碍而引起的绝经后潮热也有较好疗效。

5. 边缘型人格障碍与愤怒 5-HT作用的减弱与人格特征中表现的冲动、愤怒、敌对和攻击性有关。氟西汀能减轻部分边缘型人格障碍患者的冲动性症状，无论是否伴有抑郁，都能明显减少患者的愤怒发作。舍曲林针对人格障碍伴攻击行为具有一定的治疗效果。

6. 疼痛 氟西汀对糖尿病神经病变相关的疼痛及对慢性纤维肌痛的疼痛和不适症状均有效，疗效明显优于安慰剂。此外，氟西汀可减少偏头痛发作次数。

7. 酒精依赖 大量证据显示，在酒精依赖患者中存在5-HT功能失调。有关SSRI减少酒精依赖患者的酒精消耗量的研究结果虽然不尽一致，但相对于TCA，无论患者是否伴有抑郁，酒精消耗量的减少均以SSRI更为显著，这种疗效与抗抑郁作用无关；且有助于患者戒酒和症状的缓解。

8. 其他超适应证的临床应用（off-label use） 舍曲林用于精神分裂症抑郁症状的临床研究已证明其具有疗效。舍曲林治疗阿尔茨海默病、帕金森病相关抑郁、心肌梗死后抑郁的总体疗效获得一定的支持，特别是对心肌梗死后患者，舍曲林被认为是最为安全的一种抗抑郁药。有人利用SSRI可能延迟射精的副作用来治疗早泄（premature ejaculation），取得令人满意的疗效。目前所有SSRI对早泄都有一定的临床疗效，其中以帕罗西汀延长射精潜伏期最为显著。

（五）不良反应

由于SSRI增强CNS的5-HT功能，可能导致患者有激越、焦虑、睡眠障碍、震颤、性功能失调（如性高潮缺乏、勃起功能障碍、射精不能、性欲下降）和头痛。由于人体胃肠道内有丰富的 5-HT 能神经分布，SSRI 所致的不良反应以胃肠动力改变和恶心为多见，如腹泻或稀便等，也可出现口干、出汗和体重改变。发生率＞1% 的不良反应还包括心悸、胸痛、肌张力增高、感觉减退、食欲增强、背痛、肌无力、体重增加、肌肉痛、呵欠、流涕及耳鸣等。

有过与 SSRI 使用相关的 EPS 发生的报道，包括运动障碍、肌张力障碍和静坐不能等，但临床上极为少见，远不如 TCA、MAOI 或曲唑酮等的报道多。有学者认为 SSRI 所致静坐不能发生的原因与黑质纹状体多巴胺能通路受到 5-HT 的过度抑制有关，而腹侧被盖区（VTA）DA 通路因受 5-HT 抑制也可能导致 EPS 发生。SSRI 可能使少数患者出现低钠血症和抗利尿激素分泌异常，通常见于 70 岁以上老年患者，提示在老年人群使用时应充分注意水、电解质平衡。其他罕见不良反应还包括抽搐发作、口吃、血小板功能异常、出血时间延长、淋巴结病、粒细胞缺乏症、关节痛、低血糖症、泌乳等，但确切的因果关系并未能阐明。

在 SSRI 的临床应用中，有一种极为少见但可能危及生命的不良反应即 5-HT 综合征，主要发生于 MAOI 或其他 5-HT 增强作用药物与 SSRI 合用时所致的相互作用，并与患者本身的特异质性体质有关，以中枢 5-HT 受体过度激动为特点，表现为腹痛、腹泻、出汗、发热、心律失常、血压升高、精神状态异常（如谵妄）、肌阵挛、运动增多、易激惹、敌对和情绪波动，严重者可出现恶性高热、心源性休克甚至死亡。临床上将 SSRI 换为 MAOI 治疗时必须充分考虑药物及其活性代谢产物的消除半衰期长短，专家建议是至少等待一种 SSRI 及其活性代谢产物约 5 倍的半衰期之后才能服用 MAOI。以氟西汀为例，应给予至少 5 周的清洗期后再使用 MAOI。

此外，还需注意停药反应。某些 SSRI 在突然停药后易导致停药综合征发生，可表现为心境改变、认知改变、步态异常、平衡失调、胃肠道功能紊乱、头痛、感觉过敏、失眠、肌肉痛、呼吸窘迫和无热性畏寒等，故在停药或转换治疗时应采取逐渐停药的方法来避免其发生。

（六）相关特殊问题

1. 自杀　自杀或暴力行为与 5-HT 功能失调的相关性已被公认，抑郁症患者自杀死亡后脑脊液中的 5-HIAA 浓度明显降低，$5-HT_2$ 受体密度增加，说明存在相对的 5-HT 耗竭。大量研究证据显示，抗抑郁药对大多数抑郁症患者能起到改善或缓解自杀意念和冲动的作用，没有证据提示 SSRI 会激发抑郁症患者的自杀意念。但几乎在所有抗抑郁药的药品说明书中都增加了相关警示语，提醒抗抑郁药可能增加儿童、青少年和年轻成人自杀意念和行为的风险，建议开始接受抗抑郁药的所有年龄患者都应当密切监测恶化和新出现的自杀意念和行为。

2. 药物过量使用　SSRI 有别于其他抗抑郁药的最主要的一点是其安全性高，在与处方相关的死亡调查中发现，每 100 万份处方的死亡人数相比较，SSRI 确实明显低于 TCA 和 MAOI。氟西汀过量服用的报道中发现，当血药浓度在 232～1 390ng/ml 范围时，常见症状包括心律失常、镇静、震颤、恶心和呕吐，但通常症状并不严重且持续时间较短，仅需给予积极的对症处理即可。西酞普兰和艾司西酞普兰在治疗剂量范围时对心血管系统几乎无明显不良反应，仅少数患者可出现心率减缓，但减缓心率 8 次 /min。有人报道，西酞普兰过量服用时（如一次服用 4 周以上的治疗剂量），可引起心血管系统包括传导和心功能异常，甚至危及生命，一次服用西酞普兰＞600mg/d 时可导致明显的心电图异常和癫痫发作。艾司西酞普兰的不良反应发生率与西酞普兰十分相似，也需关注过量使用时可能出现的心血管系统不良反应。

（七）药物相互作用

与临床相关的药动学相互作用主要涉及药物对细胞色素 P450 的作用特点，SSRI 既是 CYP2D6 的底物，又是 CYP2D6 的氧化抑制剂，对 CYP2D6 的抑制作用较强。临床上最显著的是帕罗西汀和氟西汀，而舍曲林和西酞普兰的影响相对较少。对 CYP2D6 的抑制可能影响同时服用的一些依赖此酶代谢的药物的浓度，如抗精神病药、TCA、卡马西平、抗心律失常药［如氟卡尼（flecainide）、奎尼丁和普罗帕酮］、β 受体调节剂、曲唑酮和右美沙芬（dextromethorphan）等，其临床上可导致增强或削弱疗效，也可增加不良反应。氟西汀还影响 CYP3A3/4、CYP2C9 和 CYP2C19，因而相关的药物相互作用问题也较突出。有研究认为，舍曲林可轻微升高 CYP2C9/10 的底物浓度；对 CYP3A3/4 的作用也较复杂，最初为轻度抑制，但以后却中度诱导此酶。氟伏沙明的药物相互作用和对 CYP450 的影响较为复杂，它既是 CYP2D6 弱抑制剂及 CYP2C19 和 CYP3A4 中度抑制剂，又是 CYP1A2 强抑制剂，因此在联合用药时必须注意药物相互作用可能导致的安全性问题。西酞普兰和艾司西酞普兰对人体内重要的生物转化酶系 CYP450 的重要亚型 CYP2D6、CYP3A4 和 CYP2C19 所参与的代谢几乎相等，对这些酶中的任何一种具有抑制作用的药物一般都不会明显影响西酞普兰和艾司西酞普兰的整体代谢水平，故也成为所有 SSRI 中药物相互作用影响最少的药物，特别适用于需要合并使用其他精神药物或内科药物的患者。

SSRI 类药物引起严重药物相互作用的风险很小，最为严重的是 SSRI 与 MAOI 的相互作用。如 SSRI 与吗氯贝胺、丙米嗪、奈法唑酮和曲唑酮等合用，或者这两类药物即使未联合使用，只是使用时间非常接近时，也有可能引发有致命危险的 5-HT 综合征。在治疗偏头痛时常使用 5-HT$_{1D}$ 受体激动剂舒马曲坦（sumatriptan）也可促发 5-HT 综合征，故应在临床处方时予以避免。

四、5-HT$_2$ 受体拮抗剂及 5-HT 再摄取抑制剂

代表药物为曲唑酮（trazodone）和奈法唑酮（nefazodone）。曲唑酮不同于传统抗抑郁药，是首个 5-HT 特定作用的药物，也是最早被誉为"第二代抗抑郁药"的。其镇静和抗焦虑作用比较强，对性功能没有影响，没有 SSRI 类药物的常见不良反应。奈法唑酮在美国上市后不久，FDA 发出关于奈法唑酮引起肝毒性风险的黑框警告，该药已从美国和加拿大撤出。

（一）药理学特点

5-HT$_2$ 受体拮抗剂及 5-HT 再摄取抑制剂（serotonin antagonist and reuptake inhibitor，SARI），不同于 SSRI 类药物，是 5-HT$_2$ 受体拮抗剂并对 5-HT 受体具有一些其他直接作用。曲唑酮对 5-HT 再摄取抑制的选择性作用明显较弱，对 NE 和 DA 的作用也很微弱。动物实验中发现，曲唑酮引起细胞外 5-HT 浓度升高，其作用机制涉及 5- 羟色胺转运体（5-HTT）和 5-HT$_{2A/2C}$ 受体。曲唑酮还有部分 5-HT 受体拮抗作用，特别是对 5-HT$_{1A}$、5-HT$_{1C}$ 和 5-HT$_2$ 受体的拮抗。此外，曲唑酮具有中度抗组胺作用，可能引起直立性低血压；也有微弱的拮抗突触前 α$_2$ 肾上腺素自身受体和主要拮抗突触后 α$_1$ 肾上腺素受体的作用；临床研究证实其并无抗胆碱能作用。奈法唑酮同样是 5-HT$_2$ 受体拮抗剂，也是较弱的 5-HT 和 NE 再摄取抑制剂。奈法唑酮对 α$_1$ 受体的亲和力低于曲唑酮，与 α$_2$、β 或 5-HT$_{1A}$ 受体的亲和力较弱。m- 氯苯哌嗪（m-CPP）作为曲唑酮和奈法唑酮的主要活性代谢产物，是一种很强的 5-HT 受体直接激动剂，大部分作用于 5-HT$_{2C}$ 受体，这种作用对该类药物的疗效和副作用都有影响。而该类药物能被视作 5-HT 受体部分激动 / 拮抗剂与 m-CPP 积聚物的数值有关，这些积聚物受主要激动作用的水平影响。

（二）药代动力学特点

SARI 的两个代表药物口服后易吸收，能快速达峰浓度，消除半衰期均较短。曲唑酮的清

除为双相性的，即初期的 α 相和迟缓的 β 相，消除半衰期分别为 3～6h 和 5～9h。奈法唑酮的消除半衰期则仅为 2～4h；其活性代谢产物 *m*-CPP 的清除较原型药更缓慢，消除半衰期为 4～14h，在脑内的浓度比血浆中要高。奈法唑酮主要有 3 种活性代谢产物，除 *m*-CPP 以外，还有去乙基羟基奈法唑酮和羟基奈法唑酮。*m*-CPP 可直接激动 5-HT$_1$、5-HT$_2$ 和 5-HT$_3$ 受体，与 5-HT$_{2C}$ 受体有很强的亲和力，其血药浓度仅为母药的 7%。

CYP3A 微粒体酶系统参与曲唑酮和奈法唑酮的代谢。CYP3A 抑制剂利托那韦等可抑制该类药物的代谢和清除。*m*-CPP 作为两个药物的主要活性代谢产物，主要通过 CYP2D6 进行清除。

（三）作用机制

曲唑酮和奈法唑酮的作用机制至今仍不明确，除了涉及 5-HT 再摄取抑制外，可能还涉及复杂的神经传导过程。与大部分抗抑郁药不同的是，曲唑酮并不下调大鼠大脑皮质的 β 肾上腺素受体。体外研究表明，首次给予奈法唑酮后，在其抑制大脑皮质 5-HT 再摄取的同时，还占据额叶皮质 5-HT$_2$ 受体结合位点，只是经过长期服药后皮质中的 β 受体和 5-HT$_2$ 受体结合位点数目开始减少。有人认为奈法唑酮是一种具有"双重作用"的抗抑郁药，它能通过再摄取抑制同时促进 5-HT 和 NE 能神经冲动传递。其活性代谢产物 *m*-CPP 对血 - 脑脊液屏障有较强的通透性，在脑内有较高的含量，所以在作用机制中扮演重要角色。

（四）适应证

1. 抑郁障碍 曲唑酮最初的适应证是治疗重性抑郁障碍。随机双盲对照研究结果表明，曲唑酮无论是治疗内源性抑郁症还是非内源性抑郁症，其疗效与 TCA 基本相似。欧洲的双盲或开放性临床研究也证实曲唑酮与阿米替林、多塞平和米安色林的疗效基本相当。但是曲唑酮对于病情严重的抑郁障碍的疗效还存在疑问，特别是对明显精神运动性抑制的患者疗效不佳。曲唑酮与其他第二代抗抑郁药比较，其临床作用还是较模糊的，在改善抑郁症患者的睡眠障碍方面具有一定优势。近年来曲唑酮与其他抗抑郁药联合应用增多，特别是对一些使用 SSRI 治疗抑郁症疗效欠满意的患者，联合曲唑酮后抑郁症状得到进一步改善，尤其对睡眠的改善更明显。研究发现，奈法唑酮的抗抑郁作用优于安慰剂，与 TCA、舍曲林等药物相似，且较少出现性功能、性满意度方面的副作用。

2. 焦虑障碍 曲唑酮和奈法唑酮都具有一定的抗焦虑作用。在随机双盲安慰剂对照研究中发现，在最初 2 周地西泮对于广泛性焦虑障碍的疗效优于曲唑酮，但在治疗 3～8 周时曲唑酮与地西泮的抗焦虑疗效相当。国外一些研究显示，奈法唑酮治疗后 1 周患者的焦虑症状获得明显改善，但尚需大样本随机对照研究进行验证。

3. 睡眠障碍 临床研究发现 TCA、部分 SSRI 会导致或加重睡眠障碍，包括抑制快速眼动（REM）睡眠，使 REM 睡眠潜伏期延长、整个 REM 睡眠时间减少、醒转次数增多等。对照研究证实，曲唑酮能有效治疗其他抗抑郁药引起的失眠，剂量一般在 50～100mg。奈法唑酮也能增加 REM 睡眠，改善睡眠质量及加强睡眠满意度。一些多中心对照研究表明，奈法唑酮对抑郁障碍患者睡眠困难的改善作用明显优于 SSRI 类药物氟西汀。

4. 其他 研究发现曲唑酮能明显降低患者的疯狂进食频率和呕吐发作次数。曲唑酮还能有效改善部分患者的勃起功能障碍。研究还发现曲唑酮和奈法唑酮有助于治疗酒精依赖所致的戒断症状，如睡眠紊乱和渴求。

（五）不良反应

SARI 类药物的常见不良反应包括嗜睡、头晕、无力、恶心、口干、便秘、视物模糊和直立性低血压，发生率与安慰剂相似。总体来说，这类药物的抗胆碱能作用轻微，故能在伴有抑郁的老年患者中普遍使用。

值得引起关注的是奈法唑酮对肝脏的毒性作用，早年曾有奈法唑酮引起肝坏死的病例报告，其中包括一些不可逆性肝损害。因此，FDA 要求制药公司必须在药品说明书上添加一条警告，即服用这种抗抑郁药有可能会导致某些患者发生肝衰竭。临床上还发现，曲唑酮与奈法唑酮会引起性功能异常，发生率与安慰剂相似。与其他抗抑郁药的区别是，更多以男性阴茎异常勃起、女性阴蒂勃起、性欲增强和自发性性高潮等表现为主。因此，这种阴茎异常勃起在临床上被用于处理那些勃起功能障碍的患者。

曲唑酮和奈法唑酮在大剂量使用，特别是在单一使用时未出现明显的毒性反应，导致死亡是十分罕见的，安全性比 TCA、MAOI 和部分第二代抗抑郁药更高。过量服用后的不良反应是困倦、恶心和眩晕，较为严重的是直立性低血压。当然也有一些过量致死的报告中提及曲唑酮可能引起房室传导阻滞，同时还伴有多器官功能衰竭，应密切关注。

（六）药物相互作用

SARI 类药物曲唑酮和奈法唑酮具有一定的镇静作用，因此与其他中枢神经抑制药包括酒精联合使用时患者会出现困倦和镇静。CYP2D6 和 CYP3A 微粒体酶系统参与曲唑酮和奈法唑酮及其活性代谢产物的代谢，因此与同样通过这些细胞色素酶代谢的药物联用时可能发生相互作用。该类药物与 5-HT 前体调节物质包括 MAOI、丁螺环酮、氟西汀和锂盐以及阿米替林都有可能发生相互作用。曲唑酮和奈法唑酮可引起低血压，特别是直立性低血压，因此在与抗高血压药联合使用时应适当减少抗高血压药的剂量。奈法唑酮如与地高辛联合使用可增加后者的血药浓度，虽然增加是中等程度的，但还是应该避免联合使用。奈法唑酮还可能增加羟苯哌啶醇和氯雷他定的血药浓度，导致 Q-T 间期延长；也可增加卡马西平和环孢素的血药浓度。该类药物还涉及与抗凝血药之间的相互作用，可能出现严重的抗凝作用。有报道显示曲唑酮与华法林出现明显的相互作用，可能影响凝血酶原时间和国际标准化比值，停止使用曲唑酮后凝血酶原时间和国际标准化比值得到恢复。

五、去甲肾上腺素能和特异性 5- 羟色胺能抗抑郁药

去甲肾上腺素能和特异性 5- 羟色胺能抗抑郁药（NaSSA）主要包括米氮平（mirtazapine）和米安色林（mianserin）两个代表药物，都属于一种新的四环结构化合物，具有独特的药理学特点和临床特征。米氮平于 1994 年首先在荷兰被批准用于治疗重性抑郁障碍，1996 年进入美国上市。在临床实践过程中，米氮平逐渐成为抑郁障碍的一线治疗药物。而米安色林在一项研究中偶然被发现具有改善情绪的作用。随着技术发展，计算机化分析证实米安色林具有抗抑郁样活性。此后针对抑郁症患者开展的开放性研究，以及与阿米替林的双盲对照临床试验中证实米安色林具有抗抑郁效应。因米安色林与经典 TCA、四环类药物不同，作为第二代抗抑郁药在欧洲、美国、日本、新加坡等国家上市应用。

（一）药理学特点

米氮平与米安色林具有与其他抗抑郁药不同的独特药理作用，它们均具有 NE 能作用，同时对 5-HT 能系统具有特异性作用。米氮平对突触后 5-HT$_2$、5-HT$_3$ 受体和突触前 5-HT$_{1B}$、α_2 自身受体或异质性受体有拮抗作用，同时对背侧中缝核和蓝斑核神经元胞体 - 树突 5-HT$_{1B}$、α_2 自身受体或异质性受体具有拮抗作用。5-HT$_2$ 和 5-HT$_3$ 受体拮抗可以增强 5-HT$_{1A}$ 受体的神经传导，因此对 5-HT 的传导产生一种更特殊的作用。而突触前和胞体 - 树突 5-HT$_{1B}$、α_2 自身

受体或异质性受体通常是抑制 5-HT 能和 NE 能的轴突终端的神经传导，米氮平通过拮抗这些受体可增加突触间隙向突触后膜的 5-HT 和 NE 释放。米氮平对 5-HT 没有再摄取抑制作用，对 NE 再摄取的抑制作用很小。米安色林对中枢突触后 5-HT$_2$ 受体具有强的拮抗作用，也是最强的 α$_2$ 肾上腺素受体拮抗剂，对突触前 α$_2$ 受体具有选择性拮抗作用，对突触后 α$_1$ 肾上腺素受体具有中等程度的拮抗作用，可能通过抑制 α$_2$ 受体介导的突触前负反馈机制来控制 NE 释放，升高 NE 在突触间隙的浓度并增强 NE 传递。米安色林的活性代谢产物 N- 去甲米安色林（N-desmethylmianserin）和 8- 羟基米安色林（8-hydroxymianserin）具有弱的 5-HT 再摄取抑制作用，N- 去甲米安色林还具有类似于母药的 NE 再摄取抑制作用。

米氮平与米安色林都对组胺 H$_1$ 受体有极高的亲和力，具有强的拮抗作用。米氮平对 DA 受体没有明显的亲和力，对胆碱受体的亲和力很低。米安色林也对 DA 受体和胆碱受体几乎没有影响。两药对 MAO 均不具影响。

（二）药代动力学特点

这两个药物口服吸收均较快，生物利用度较低，米氮平约为 50%，米安色林约为 30%，2～3h 后达峰浓度，食物不会影响其吸收。米氮平的血浆蛋白结合率约为 85%，这种结合不具有特异性，而且是可逆性的。米安色林吸收后可全身分布，并易透过血 - 脑屏障，血浆蛋白结合率为 96%。米氮平的主要代谢是在肝脏脱甲基和羟基化过程，然后与葡糖醛酸酯产生结合反应。主要代谢产物是去甲基米氮平，其药理活性很弱，血浆浓度也低于原药。米氮平没有自身诱导和抑制肝脏 CYP450 的作用，是 CYP1A2、CYP2D6 和 CYP3A4 的代谢底物，对 CYP2D6 有轻微抑制作用。米氮平及其代谢产物主要通过尿液和粪便排出体外，平均消除半衰期为 20～40h。米安色林 95% 经过肝脏代谢，主要代谢产物为去甲基、8- 羟基化和 N- 氧化衍生物，前两者有活性，主要由尿液排出，仅 1%～2% 以原型由肾脏排出。在青壮年中的半衰期为 14～33h；在老年人中会有所延长，约为 33h±15h。

（三）作用机制

1. 促进 NE 能神经传导　NE 能神经传导主要受突触前 α$_2$ 自身受体的控制。NE 本身可激动这些受体，并控制 NE 释放。米氮平和米安色林均通过拮抗 α$_2$ 自身受体介导的突触前负反馈机制来控制 NE 释放，从而升高 NE 在突触间隙的浓度并增强 NE 传递，这在一定程度上可以成为其强效抗抑郁作用的原因。

2. 促进 5-HT 能神经传导　大脑生理学研究表明，NE 能系统与 5-HT 能系统之间存在显著的相互作用和影响。NE 能神经元通过位于 5-HT 能神经元胞体上的 α$_2$ 异质性受体来控制 5-HT 能神经元的放电速率。当 NE 激动 α$_2$ 异质性受体后，可加速 5-HT 能神经元放电。NE 水平升高，必然会增加 5-HT 能神经元放电，促进 5-HT 在神经末梢的释放，突触间隙的 5-HT 浓度提高，从而上调突触后 5-HT 功能，产生抗抑郁作用。而且米氮平促进 5-HT 能神经元放电的作用较为持久。米氮平还拮抗 5-HT 能神经元突触末梢的 α$_2$ 异质性受体，从而拮抗 NE 对 5-HT 释放的抑制作用，促进 5-HT 释放。米安色林的两种活性代谢产物也具有弱的 5-HT 再摄取抑制作用。

3. 特异性 5-HT$_1$ 受体激动作用　5-HT 的作用是通过几种突触后 5-HT 受体亚型的传导产生效应的。5-HT$_1$ 受体激动可能与抗抑郁及抗焦虑作用有关，而 5-HT$_2$ 和 5-HT$_3$ 受体更多与不良反应有关。5-HT$_2$ 受体激动可以导致失眠、焦虑、激越和性功能障碍，而 5-HT$_3$ 受体激动可引起恶心等胃肠道症状。米氮平具有特异性拮抗突触后 5-HT$_2$ 和 5-HT$_3$ 受体的能力，使 5-HT$_1$ 受体激动增强，5-HT$_1$ 受体支配的神经传导进而得以增加。同样，米安色林对中枢突触后 5-HT$_2$ 受体具有强的拮抗作用,进而具有特异性 5-HT 能作用。

4. 组胺 H$_1$ 受体拮抗作用　米氮平与米安色林都对中枢组胺 H$_1$ 受体有极高的亲和力,具有强的拮抗作用,因而发挥镇静与助眠作用,对于伴有睡眠障碍的抑郁症、焦虑障碍患者尤具优势。

(四)适应证

临床实践发现,该类药物除了治疗各种类型的抑郁障碍以外,还可用于治疗其他多种精神障碍,如焦虑障碍、疼痛等。米安色林主要用于治疗抑郁障碍,尤其是伴有焦虑、睡眠障碍的患者。

1. 抑郁症　在美国新药注册临床试验中,米氮平 6 周急性期治疗的疗效显著优于安慰剂。一项随机双盲安慰剂对照研究中,米氮平组在治疗后第 1 周时即表现出抑郁症状的显著改善,且抗抑郁疗效持续到 6 周末试验结束时。另一项对 4 个为期 6 周的随机双盲对照试验的荟萃分析显示,米氮平和阿米替林对重性抑郁障碍的疗效相当,但是米氮平在抗胆碱能、抗5- 羟色胺能和心脏毒性等方面的不良反应发生率显著低于阿米替林。米氮平与 SSRI 类药物的随机双盲对照试验结果显示,米氮平起效更快,抗抑郁和抗焦虑疗效在第 2 周即可显现,与氟西汀、帕罗西汀、西酞普兰等药物相当或略优。一项多中心随机双盲对照研究显示,米氮平和文拉法辛治疗重性抑郁障碍的疗效相当,但米氮平组症状改善人数的百分比略高于文拉法辛组。近来多项研究显示,无论对于睡眠持续时间,还是对于睡眠结构,米氮平都有显著的改善作用,因此尤其适用于伴有睡眠障碍的抑郁障碍患者。2009 年一项荟萃(meta)分析比较了 12 种新型抗抑郁药对抑郁症急性期治疗的有效性及可接受性,结果显示米氮平、艾司西酞普兰、舍曲林、文拉法辛的疗效优于其他新型抗抑郁药。而在 2018 年一项更新的 meta 分析比较了 21 种抗抑郁药对抑郁症急性期治疗的有效性及可接受性,结果显示阿戈美拉汀、艾司西酞普兰、米氮平、帕罗西汀、文拉法辛和伏硫西汀的疗效优于其他抗抑郁药。因此,目前米氮平被认为是抑郁障碍治疗的一线推荐药物。

多数安慰剂对照研究显示米安色林对抑郁症有效,显著优于安慰剂。活性药物对照研究显示,与阿米替林、丙米嗪、氯米帕明、去甲替林、马普替林、DA 再摄取抑制剂诺米芬辛(nomifensine)等药相比,米安色林的疗效不逊且不良反应较少。

2. 焦虑障碍　一项 meta 分析显示,米氮平治疗抑郁合并焦虑的患者,在治疗第 1 周即能显著改善焦虑症状。另一项为期 8 周的小样本开放性研究中,米氮平治疗伴有广泛性焦虑的重性抑郁障碍患者 1 周后汉密尔顿抑郁量表(HAMD)和汉密尔顿焦虑量表(HAMA)评分就出现显著改善。一项小样本开放性研究提示米氮平可以减少惊恐发作次数,是快速有效的 SSRI 类药物的替代选择。随机双盲对照研究也证明米氮平在改善恐怖性焦虑症方面显著优于氟西汀。有至少两项研究比较了米安色林与地西泮的抗焦虑效果,发现米安色林与地西泮效果相当或更胜一筹。

3. 创伤后应激障碍　一项为期 24 周的随机对照试验提示,米氮平联合舍曲林治疗 PTSD 较舍曲林单药治疗在症状改善上更有优势,可以作为一种 SSRI 类药物治疗无效时初始或增效治疗的药物选择。

4. 疼痛　一项随机双盲安慰剂对照交叉试验发现,米氮平 15～30mg/d 治疗 8 周可以显著改善慢性紧张性头痛的疼痛频率、疼痛持续时间和疼痛强度,可以用于预防和治疗慢性紧张性头痛。有系统综述汇总了米氮平对疼痛的作用,结果发现该药有助于改善纤维肌痛患者的疼痛症状,且同时能改善患者的睡眠症状,提高患者的生活质量。

5. 失眠症 米氮平有较强的镇静作用，尤其适用于有睡眠障碍的抑郁障碍和焦虑障碍患者。近来多项研究显示，无论对于睡眠持续时间，还是对于睡眠结构，米氮平都有显著的改善作用，因此尤其适用于伴有睡眠障碍的抑郁障碍患者。该药已被国内外的多个权威指南推荐用于失眠症的治疗。

6. 其他 ①SSRI 治疗无效的抑郁障碍：由于米氮平发生药动学相互作用的风险很低，因此与很多抗抑郁药联用相对安全。有数据显示米氮平可以增强 SSRI 类药物的疗效，一项为期 4 周的试验中，在其他抗抑郁药足剂量、足疗程单药治疗抑郁障碍疗效理想或部分有效时加用米氮平治疗，结果显示临床治愈率为 45%，显著高于安慰剂组的 13%。针对氟西汀、帕罗西汀和舍曲林无效或者不耐受的患者换用米氮平后，HAMD-17 减分率可达 50%。②伴性功能障碍的抑郁症：服用 SSRI 引起性功能障碍的患者在换用米氮平治疗后 58% 的患者性功能障碍有好转。③精神分裂症：米氮平治疗精神分裂症阴性症状的有效性已经得到初步证实。一项为期 6 周的随机双盲安慰剂对照试验发现，氟哌啶醇联合米氮平治疗精神分裂症具有显著疗效。另外，合用米氮平治疗的患者在阴性症状改善方面优于联用安慰剂组。

（五）不良反应

米氮平的常见不良反应包括过度镇静、食欲增强、体重增加和口干，且大多不良反应比较轻且短暂，会随着服药时间延长和剂量增加而减少。在老年患者中，米氮平最常见的不良反应为嗜睡、食欲增强、体重增加和口干，发生情况同年轻人相似。研究发现，嗜睡反应在米氮平低剂量时更为明显，可能是由于剂量低于 15mg/d 时拮抗 H_1 受体所引起的抗组胺作用占据主导；当剂量增加至 30mg/d 及其以上时，由于 NE 能神经传导增加，从而消除米氮平在低剂量时所导致的镇静作用。一项为期 6～12 周的急性期试验中，约 20% 的患者报告食欲增加，7.5% 的患者体重增加在 7% 以上。近年来，米氮平对胆固醇和甘油三酯水平的影响受到更多关注，约 15% 的患者出现胆固醇水平显著升高 20% 以上，6% 的患者甘油三酯水平显著增加，因此在米氮平治疗过程中有必要监测基线时的空腹甘油三酯和胆固醇水平并定期随访，对于已知有高胆固醇血症或高甘油三酯病史的患者尤其要注意定期监测。米氮平偶尔会引起直立性低血压或高血压，约 7% 的患者出现明显的头晕，且有可能由于体位改变所致，这些患者有必要监测血压。米氮平在超剂量使用时相对较安全。有 2 例患者每日服用 30～50 倍于平均日常剂量的米氮平后都完全恢复而没有出现并发症。1 例 51 岁的重度抑郁症患者服用 1 500mg 米氮平和 1L 葡萄酒后企图自杀，被送入医院时出现嗜睡、窦性心动过速和白细胞增多现象，给予洗胃和一般支持治疗即恢复。

米安色林的常见不良反应包括口干、恶心、便秘、头晕、头痛、困倦、嗜睡、焦虑、肢体沉重等，偶尔可引起肝功能异常、关节痛、水肿、低血压、男子乳房女性化、不宁腿综合征等；也可引起血液毒性，造成骨髓抑制，主要为粒细胞减少症和粒细胞缺乏症，尤其易发生于老年人，应定期做血常规检查。该药的心血管系统不良反应较少，但有引起室性心动过速的个案报道。需要注意的是，米安色林仍有诱发易感患者出现心律失常的风险，特别是对联合用药的患者，如同时服用其他快速延迟整流钾离子通道（hERG）阻滞剂或具有获得性长 Q-T 间期综合征的危险因素以及用药过量的患者，应给予充分监测。米安色林过量服用可导致心动过缓和低血压，也有引起复发性心室颤动的报道。

（六）药物相互作用

米氮平与合用的药物几乎不产生有临床意义的相互作用，包括阿片类药物、抗惊厥药、镇痛药、抗高血压药、利尿药和非甾体抗炎药（NSAID）。米安色林与具有 CYP3A4 诱导作用的药物可能存在相互作用，如卡马西平、苯妥英钠等可能促进米安色林的代谢，从而降低米安色林的血药浓度而影响其疗效。中枢神经抑制药如巴比妥酸衍生物等有可能增强药物相互作用，但作用机制不明。米氮平与米安色林可加剧酒精对中枢的抑制作用，因此在治疗期间应禁止饮酒。米氮平与米安色林可能加重苯二氮䓬类药物的镇静作用。与其他抗抑郁药类似，米氮平和米安色林应避免与MAOI及其他具有促5-HT能作用的药物合用以免发生5-HT综合征。

六、5-羟色胺和去甲肾上腺素再摄取抑制剂

文拉法辛（venlafaxine）具有独特的药理学特点，有学者在鼠脑神经突触研究中发现它能拮抗5-HT再摄取，对NE再摄取的抑制略低于对5-HT再摄取的抑制。另有人在抗抑郁药的动物实验模型中发现其在动物体内具有抗抑郁作用，而对毒蕈碱型或组胺能的突触后受体不具有明显的亲和力。因此，认为文拉法辛具有抗抑郁作用的同时，并没有TCA可能所致的那些不良反应。在Ⅱ期和Ⅲ期随机安慰剂对照研究中证实文拉法辛与TCA一样具有明确的抗抑郁作用，同时具有良好的耐受性。文拉法辛速释制剂［immediate-releaser，IR，商品名为怡诺思（Efexor）］被美国FDA批准用于抑郁症的治疗，并在美国上市。上市3年后，又推出一种缓释制剂（extended-releaser，XR）。此后陆续开发出几个新一代具有双重单胺作用的抗抑郁药，即所谓的5-羟色胺和去甲肾上腺素再摄取抑制剂（SNRI），包括度洛西汀（duloxetine）、去甲文拉法辛（desvenlafaxine）、米那普仑（milnacipran）和左米那普仑（levomilnacipran）。该类药物主要通过对5-HT和NE的双重再摄取抑制作用，以及高剂量时对DA再摄取的抑制作用，提升突触间隙的单胺类神经递质浓度，从而发挥抗抑郁效应。以起效相对较快、疗效确切、不良反应少等优势逐渐成为抗抑郁治疗的一线药物。盐酸托鲁地文拉法辛（toludesvenlafaxine hydrochloride）缓释片（商品名为若欣林）是拥有自主知识产权的1类创新药，主要基于抑郁症的单胺递质假说研发而成，于2021年6月向中国国家药品监督管理局提交上市申请，并于2022年11月3日正式获得批准可用于抑郁症的治疗。该药是去甲文拉法辛的前体药物，是5-羟色胺和去甲肾上腺素再摄取抑制剂。已有临床试验显示，托鲁地文拉法辛对成人抑郁症有显著的抗抑郁作用，且安全性总体良好，为抑郁症患者提供又一个药物治疗选择。

托鲁地文拉法辛是5-羟色胺（5-HT）和去甲肾上腺素（NE）再摄取抑制剂（SNRI）。研究发现托鲁地文拉法辛和代谢产物O-去甲文拉法辛（ODV）均有活性，两者均能入脑，共同发挥作用。大鼠神经递质微透析实验显示，给予托鲁地文拉法辛后纹状体内的5-HT、NE和DA浓度明显升高，而ODV没有显示出DA浓度升高；而且母药快速分布于下丘脑和其他脑组织，且脑/血浓度比显著高于其代谢产物ODV。

（一）药理学特点

该类药物对5-HT和NE具有双重再摄取抑制作用，因而称为双通道抗抑郁药，高剂量时对DA也具有一定的再摄取抑制作用，所以可全面提升单胺类神经递质在突触间隙中的浓度。

1. 对5-HT和NE的双重作用 文拉法辛及其活性代谢产物O-去甲文拉法辛（ODV）在体外研究中被证实能拮抗5-HT能和NE能神经元对这两种单胺递质的再摄取。同样，度洛西汀和米那普仑在体内与体外研究中发现均能抑制5-HT和NE再摄取，它们能显著提高大脑额叶皮质细胞外的5-HT和NE水平，而且这种作用与药物剂量密切相关。但SNRI中几种药物之间的"平衡"机制存在一定差异，具有一定的临床意义。例如文拉法辛在低剂量时对NE转运体的作用很弱，而对5-HT再摄取的抑制明显高于对NE再摄取的抑制，在高剂量时5-HT和NE再摄取抑制便达到平衡；度洛西汀和米那普仑在动物实验中相对于文拉法辛都表现出更好

的平衡性,对 NE 再摄取的抑制强于对 5-HT 再摄取的抑制;米那普仑则可认为是 5-HT 和 NE 再摄取抑制剂(SNRI),即对 NE 再摄取的抑制大于对 5-HT 再摄取的抑制。

近年来研究还认为,文拉法辛、去甲文拉法辛等 SNRI 类抗抑郁药对背侧中缝核(DRN)的 5-HT 能神经元和蓝斑核(LC)的 NE 能神经元突触终端及胞体 - 树突(somato-dendrite)的自身受体(autoreceptor)和异质性受体(heteroreceptor)具有一定的抑制作用,从而增加突触后 5-HT 和 NE 的释放及加快突触前膜自身受体的"脱敏"过程,部分解释了 SNRI 在抗抑郁和抗焦虑疗效、起效时间方面优于 SSRI 的可能原因。

2. 对 DA 的作用 文拉法辛及去甲文拉法辛对 DA 具有一定作用,但即使在极高剂量时再摄取抑制作用也较弱。度洛西汀对 DA 转运体(DAT)的亲和力也较弱,米那普仑可能也较弱,服用米那普仑后可以观察到 D_2 和 D_3 受体的一些变化,尚需进一步研究。

3. 对其他神经递质的作用 SNRI 类药物对其他神经递质的影响很弱,它们缺乏 MAO 抑制活性。体外研究认为对毒蕈碱 M 受体、α 肾上腺素受体、组胺 H_1 受体、类吗啡样受体等无亲和力或亲和力较低。这可解释 SNRI 与 TCA 相比不良反应发生率较低的原因,特别是心脑血管或是抗胆碱能方面的不良反应,如直立性低血压、跌倒、骨折、视物模糊和发生交通事故。

（二）药代动力学特点

SNRI 类药物多数吸收较为迅速且完全,达峰时间较短,通常数日可达稳态血药浓度。文拉法辛主要通过肝脏代谢,形成唯一的主要活性代谢产物为 O- 去甲文拉法辛(ODV),CYP3A4 主要介导去甲文法拉辛的氧化代谢,文拉法辛及其代谢产物与血浆蛋白的结合率较低,其消除半衰期为 4h,ODV 的清除比文拉法辛要慢,半衰期为 10h。剂量范围在 75～450mg/d 时,文拉法辛及其活性代谢产物呈线性动力学特征,文拉法辛、去甲文拉法辛和其他次要代谢产物主要经肾脏排泄。度洛西汀可完全代谢,但代谢产物无明显活性。而米那普仑的血浆蛋白结合率较低,对肝脏细胞色素 P450 没有影响,没有一种代谢产物具有临床药理活性,主要以原型从尿液排出。

（三）作用机制

SNRI 类药物的主要作用机制与其抑制 5-HT 和 NE 转运体再摄取作用即双重单胺或双通道作用有关,故有改善抑郁和焦虑的作用。体外研究显示,文拉法辛和 ODV 对 5-HT 转运体的亲和力均比 NE 高出将近 8 倍,而度洛西汀和米那普仑对 NE 再摄取的抑制强于对 5-HT 再摄取的抑制,特别是米那普仑。虽然药物拮抗 5-HT 和 NE 转运体,但并不代表同时拮抗这些神经递质的受体。5-HT 和 NE 对疼痛下行通路的作用可以解释该类药物对缓解躯体症状和疼痛综合征的治疗作用,其改善压力性尿失禁的机制可能与调节排尿反射的中枢神经控制系统有关。SNRI 类药物都对 DA 有较弱的再摄取抑制作用,在一定程度上解释了药物对改善快感缺失、动力不足等症状的疗效。

（四）适应证

多数 SNRI 类药物都具有较为广谱的临床适应证,除重性抑郁障碍之外,还包括焦虑谱系障碍、经前焦虑症、疼痛、压力性尿失禁等疾病。目前已成为治疗抑郁障碍及抗焦虑障碍的一线选择药物。

1. 抑郁障碍 目前的几种 SNRI 类药物均被 FDA 批准用于治疗重性抑郁障碍、伴焦虑症状的抑郁障碍及广泛性焦虑障碍等。大量随机安慰剂对照研究已经充分肯定了文拉法辛的抗抑郁疗效。已公开发表的与其他活性药物的对照研究显示,文拉法辛与 TCA 中的部分药物至少同样有效。与其他新型抗抑郁药相比,文拉法辛与氟西汀、舍曲林和帕罗西汀的疗效相当或者优于这些药物。后期进行的一些文拉法辛的对照研究的系统分析显示,文拉法辛的抗抑郁疗效明显优于 SSRI。另一项多中心随机双盲对照研究的荟萃分析纳入 7 000 多名成人抑郁障碍患者,随机接受为期 8 周的抗抑郁药治疗,所选药物有文拉法辛、SSRI 中的任一种药物或者安慰剂,与 SSRI 相比,文拉法辛治疗的总体临床治愈概率之比是 1.3,显著优于 SSRI。去甲文拉法辛仅有治疗重性抑郁障碍的适应证,研究发现它对重性抑郁障碍的疗效与其他 SNRI 类药物相当。在多项双盲安慰剂或活性药物对照研究中,发现度洛西汀在 60mg/d 或 60mg/d 以上时对重性抑郁障碍的疗效较明显,80mg/d 度洛西汀的疗效明显优于 20mg/d 帕罗西汀。与文拉法辛类似,度洛西汀在起效时间上具有优势,研究表明度洛西汀在治疗 1 周时,在抑郁和躯体疼痛的"核心项目"上与安慰剂相比即有明显差异。米那普仑治疗重性抑郁障碍的疗效在多项安慰剂对照研究中已得到证实。研究发现,米那普仑与 SSRI 相比,在治疗重性抑郁障碍的临床疗效方面差异有限,但米那普仑更易被患者接受。左米那普仑已被美国 FDA 批准用于治疗成人重性抑郁障碍。

2. 焦虑障碍 SNRI 类药物多数具有较好的抗焦虑作用。文拉法辛是首个获批治疗 GAD 的抗抑郁药,也可治疗 SAD。现有的几项随机对照研究肯定了文拉法辛 XR 治疗 GAD 的疗效和耐受性。也有短期安慰剂对照研究显示文拉法辛的疗效明显优于丁螺环酮。双盲安慰剂对照研究也证实文拉法辛治疗 SAD 的长期和短期疗效,而在活性对照药研究中文拉法辛至少与帕罗西汀同样有效。有证据显示文拉法辛可有效治疗惊恐障碍和 PMDD。有双盲安慰剂对照研究表明文拉法辛治疗惊恐障碍的疗效优于安慰剂。

3. 强迫障碍 有证据显示文拉法辛可有效治疗 OCD。研究发现在 OCD 的急性期治疗中,文拉法辛的疗效与氯米帕明相似,且耐受性优于氯米帕明。我国及其他国家的强迫障碍防治指南均推荐文拉法辛作为治疗强迫症的二线选择。

4. 疼痛障碍 SNRI 类药物的作用机制与 TCA 类似,可治疗疼痛,包括神经痛、纤维肌痛和其他慢性疼痛等。度洛西汀已获批用于治疗纤维肌痛,研究发现度洛西汀治疗纤维肌痛 6 个月后疼痛症状会持续改善。此后基于与骨关节炎有关的膝痛治疗试验和治疗慢性背痛的研究,度洛西汀的适应证扩展到治疗肌肉骨骼疼痛。采用视觉模拟评分法评估度洛西汀缓解疼痛作用的研究提示,60mg/d 在改善全身疼痛、肩部和背部疼痛方面明显优于安慰剂,其中以全身疼痛和背部疼痛改善最明显。米那普仑数年来在欧洲用于治疗慢性疼痛,并在美国已获批用于治疗纤维肌痛。研究还发现米那普仑对纤维肌痛的疼痛症状有持续改善作用,同时对伴随的睡眠障碍和认知损害有效。文拉法辛在对照试验中对疼痛同样有效,如糖尿病的周围神经痛。

5. 压力性尿失禁 度洛西汀与安慰剂随机平行双盲对照研究结果初步表明,度洛西汀能有效减少尿失禁发作次数,而且随着剂量增加发作次数明显下降。

6. 其他精神障碍 一项随机双盲安慰剂对照研究评估文拉法辛 IR 治疗 PMDD 的疗效,结果发现文拉法辛组的情感、功能、精神症状和疼痛改善均较安慰剂组明显。但仍需进一步研究阐明黄体期的合适用药剂量和文拉法辛治疗 PMDD 的长期疗效。

（五）不良反应

在安全性和耐受性方面,SNRI 类药物明显优于 TCA,与 SSRI 几乎相近,主要不良反应如下。

1. 常见不良反应 与 SSRI 一样,恶心、眩晕、嗜睡和失眠是文拉法辛最常见的不良反应,恶心、口干、眩晕、头痛、嗜睡、失眠、便秘和疲劳等不良反应在度洛西汀 40mg/d 或 80mg/d 时较为常见。米那普仑与 SSRI 相比，SSRI 类药物的恶心、腹痛和焦虑等发生率较高，而米那普仑的排尿困难发生率较高。去甲文拉法辛最常见的不良反应主要有嗜睡、失眠、口干、头晕、出汗、紧张、食欲减退、便秘和乏力等。治疗早期恶心发生率高可能是由于该类药物吸收迅速、血浆蛋白结合率低，可迅速通过血液到达中枢神经系统，对 5-HT$_3$ 受体产生药理效应，随着 5-HT$_3$ 受体逐渐下调和脱敏，恶心的发生率和严重程度可有一定程度的下降。而头痛、乏力、嗜睡、出汗和神经质等不良反应可能与抗胆碱作用有关，但 SNRI 类药物对毒蕈碱受体几乎没有影响，因此推测可能与 NE 能激活有关。

2. 心血管系统不良反应 血压升高是最受关注的问题，也是 SNRI 类不同于 SSRI 类的一个不良反应。某些患者服用文拉法辛后会导致血压持续升高，通常认为与剂量相关，文拉法辛速释制剂在 100~300mg/d 时血压升高的发生率为 3%~7%，>300mg/d 时血压升高的发生率为 13%，故我国文拉法辛缓释制剂的推荐治疗剂量规定为不超过 225mg/d。去甲文拉法辛也会引起与剂量相关的血压升高，0.5% 的患者有持续的舒张压升高，>90mmHg 并超过基线 10mmHg，如以 400mg/d 的剂量治疗，2.3% 的患者表现出类似血压升高。度洛西汀也会引起血压升高，但可能较其他 SNRI 类药物轻微。总体而言，SNRI 类药物导致血压升高的幅度通常不大，文拉法辛高剂量时舒张压升高约为 7mmHg，度洛西汀约为 2mmHg。当高血压持续存在时，减量、换用其他抗抑郁药或者合用一种抗高血压药进行对症处理都是值得考虑的方法。另一种心血管系统不良反应是心率增快，平均增幅为每分钟 1~4 次，剂量更高时增幅可能更大，因此对一些患者，特别是有心动过速病史的老年患者需密切监测心率。

3. 性功能异常 通常认为 SNRI 类药物引起性功能异常的风险较 SSRI 更常见，大多与性高潮/射精异常有关。推测是由于 5-HT 再摄取抑制，使得性高潮和射精时所需要的 NE 和 DA 的相对活性降低所致。文拉法辛上市前的短期抗抑郁研究中，性功能障碍的发生率为性欲减退 3%、（女性）性快感缺失 3%、射精异常 16%。

4. 停药反应 文拉法辛、去甲文拉法辛和米那普仑的半衰期相对较短、血浆蛋白结合率较低，因此突然停药也易引起停药综合征；而度洛西汀则反之，出现停药综合征的概率要低。文拉法辛快速停药或中断治疗可能导致特征性停药症状，包括头晕、口干、失眠、恶心和感觉错乱。因此，原则上 SNRI 类药物都不能突然停药。

5. 异常出血 SNRI 类药物相关的出血事件包括瘀斑、血肿、鼻出血、瘀点和有生命危险的出血。在使用 SNRI 的患者中出血风险可能增加。

6. 药物过量反应 SNRI 类药物的安全性和耐受性较好，极少发生过量中毒反应。文拉法辛过量引起致命的情况曾有过零星报道，特别是 10g 或更高剂量的明显过量更常引起惊厥、5-HT 综合征。在治疗重性抑郁障碍、GAD 和 SAD 的上市前评估过程中，有 18 例单用文拉法辛或合用其他药物或酒精过量的患者出现急性中毒症状，其中 4 例服用缓释制剂、14 例服用速释制剂，服用的剂量范围从文拉法辛 XR 750mg 至文拉法辛 IR 6.75g。在非致命性药物过量时可以产生心电图变化，如 Q-T 间期延长、束支传导阻滞、QRS 间期延长、窦性或室性心动过速、心动过缓、低血压、从嗜睡至昏迷的意识状态改变、5-HT 综合征和抽搐发作。上市后的临床研究报道了许多致命性药物过量问题，主要都是文拉法辛和其他药物或酒精的合并使用所致。在英国，对文拉法辛过量致死的警告添加进了药品说明书中。同样，去甲文拉法辛的上市后监测中，过量使用同时联合其他药物有时出现心律失常、5-HT 综合征、横纹肌溶解及其他危及生命的事件。由于没有单药过量的情况，究竟多大剂量的去甲文拉法辛会引起毒性尚未可知。至今未有度洛西汀过量致死的报道。

（六）药物相互作用

SNRI 类药物与 MAOI 联用时可引起 5-HT 综合征，因此禁忌这种联合用药方式。停用 MAOI 后至少 2 周方可开始使用 SNRI 类药物；而在使用 MAOI 之前，SNRI 类药物需停用至少 1 周。

文拉法辛和度洛西汀主要经过 CYP2D6 和 CYP1A2 代谢，因此西咪替丁以及其他抑制 CYP2D6 代谢的药物可能增加文拉法辛的血药浓度，从而导致副作用增加。文拉法辛能引起地昔帕明、氟哌啶醇和利培酮的血药浓度轻度升高，可能并非通过肝药酶相互作用介导，可能是影响药物的排泄所致。尽管文拉法辛对 CYP3A4 没有明显的亲和性，但是它能降低蛋白酶抑制剂茚地那韦的血药浓度，而该药是 CYP3A4 的底物。但还是要关注它与蛋白酶抑制剂合用时的药理学特点。去甲文拉法辛既不是 CYP2D6 的底物也不是抑制剂，因此相较于其他 SNRI 类药物，同时服用 CYP2D6 抑制剂或诱导剂或对 CYP2D6 代谢快或慢的个体不会带来太大影响。

米那普仑的血浆蛋白结合率低而不稳定，肝脏细胞色素 P450 系统不参与其代谢，这些特点决定其药物相互作用的发生危险性较低。米那普仑与卡马西平合用时，米那普仑的血浆浓度可降低 20%，而卡马西平和它的活性代谢产物的浓度却不受影响。尚未发现米那普仑和锂盐及劳拉西泮存在药理学上的相互作用。左米那普仑是 CYP3A4 的底物，对于服用 CYP3A4 强抑制的药物的患者应降低剂量使用。

七、去甲肾上腺素和多巴胺再摄取抑制剂

安非他酮（bupropion）具有 NE 和 DA 再摄取抑制作用，但无明显的 5-HT 再摄取抑制作用，故称为去甲肾上腺素和多巴胺再摄取抑制剂（NDRI）。已获得美国 FDA 和我国国家药品监督管理局（NMPA）批准用于抑郁障碍的治疗。

一项研究纳入 55 例非抑郁的患者使用安非他酮，有 4 例贪食症患者出现癫痫发作，为此引发相关志愿者退出。有关安非他酮对癫痫发作阈值的影响也受到广泛的临床调查，结果发现当安非他酮的使用剂量低于 450mg/d 时癫痫发作的风险很低。安非他酮缓释制剂（XL）的问世进一步提高安非他酮的耐受性和安全性，并且已明确其引起癫痫发作的风险降低至与 SSRI 类药物相当的水平。该药在抑郁障碍的治疗中逐渐得到广泛应用。研究证实安非他酮是不同类型的抗抑郁药，对不同类型的抑郁障碍都显示出一定疗效，而且疗效与其他抗抑郁药相当。且在不良反应方面也显示出不同特点，与 SSRI 相比，导致性功能障碍的发生率低，镇静作用较少，很少有体重增加和戒断症状发生。

安非他酮还可用于戒烟、注意缺陷多动障碍（ADHD）的治疗，可能对肥胖也有效。有报道安非他酮可治疗自愿戒烟者所伴随的抑郁后，该药成为第一个和唯一应用于治疗尼古丁成瘾的抗抑郁药，也是 FDA 批准的唯一以口服方式治疗尼古丁成瘾的药物。

（一）药理学特点

安非他酮是一种较弱的 NE 和 DA 再摄取抑制剂，缺乏对 5-HT 再摄取的抑制作用。该药没有抑制 MAO 的作用，因此对 MAO-A 或 MAO-B 没有抑制作用。作为精神兴奋药，也不增加大鼠纹状体和下丘脑胆碱的自主释放。安非他酮无拟交感神经或抗胆碱能作用，最近初步证实安非他酮有烟碱受体拮抗剂的特性。

1. 对 DA 的增强作用 安非他酮对大鼠纹状体 DA 再摄取的抑制作用是丙米嗪的 6 倍、阿米替林的 19 倍。虽然动物研究证实安非他酮对 DA 再摄取的抑制作用在体外不明显，但此作用通过几种 DA 传递模型均得到证实。研究发现，安非他酮能增加大鼠腹侧被盖区和黑质

的多巴胺转运体（dopamine transporter，DAT）mRNA 的表达。

2. 对 NE 的增强作用　安非他酮对 NE 再摄取的抑制作用相对较弱，比丙米嗪要低 65 倍。

3. 拟交感神经作用　安非他酮具有与拟交感神经药相似的化学结构，在猴和鼠的研究报告证实有自我服药情况，在健康志愿者和苯丙胺依赖患者中也发现安非他酮有精神兴奋作用。

4. 其他药理作用　安非他酮对一些烟碱型乙酰胆碱受体亚型作用的研究发现，该药对乙酰胆碱受体存在非竞争性抑制作用，是安非他酮具有戒烟和抗抑郁作用的重要依据。

（二）药代动力学特点

安非他酮可被肠道迅速吸收。对速释制剂与缓释制剂的药代动力学比较发现，缓释制剂的血药浓度峰值和低谷的水平较平稳。安非他酮缓释制剂的血药浓度峰值比一次给予速释制剂要低 50%，比多次给予速释制剂要低 15%，有关的 AUC 值也十分相似。速释制剂 2h 内达峰浓度，缓释制剂 3h 达峰浓度，血药浓度水平不受食物影响。血浆蛋白结合率至少为 80%。长期服药时缓释制剂的消除半衰期为 21h，在 8d 内可达稳态血药浓度。

安非他酮在肝脏被广泛代谢，仅约 1% 的原型药从尿液排出。羟基安非他酮是安非他酮的主要代谢产物，通过细胞色素 P450 系统特别是 CYP2B6 的羟基化形成。还有其他两种代谢产物 threohydrobupropion 和 erthrohydrobupropion，多功能氧化酶对这两种代谢产物的形成没有影响。这些代谢产物具有一定的药理活性，且其血药浓度高于原药，使安非他酮的半衰期延长至 43h。对安非他酮及其代谢产物在老年人中的药代动力学研究发现，肾清除率只有成人的 80%。单剂量服用后，其半衰期延长至 34h。安非他酮缓释制剂在吸烟和非吸烟的成人或青少年之间的血药浓度并无差异。血药浓度存在性别差异，女性青少年的血药浓度较高、分布数值和半衰期更长。不同体重的清除率无明显差异。

有研究者支持对安非他酮及其代谢产物的血药浓度进行监测，特别是一部分特殊人群如老年人。还有些研究发现，安非他酮的血药浓度 <30ng/ml 时即具有抗抑郁作用，而有效血药浓度可达 100ng/ml。代谢产物的浓度也与临床反应和不良反应严重程度有一定关系。

（三）作用机制

安非他酮的作用机制还不完全清楚，因其药理学上的多样性，它在大脑中的部分作用机制仍然难以解释。

动物实验表明，安非他酮增强单胺能神经传导的功能不同于其他抗抑郁药。安非他酮及其代谢产物不会影响突触前（通过影响 5-HT 的释放和再摄取）和突触后（通过影响与 5-HT 受体的结合）的 5-HT 能神经传导，安非他酮及其主要代谢产物羟基安非他酮可减少 DA 和 NE 被再摄取回突触体的量（突触前的神经膜形成，与突触前神经末梢活性相似）。一项微透析研究表明，给予安非他酮后，额叶皮质的 DA 和 NE 浓度增高。在抑郁动物模型中，给予 DA 和 NE 阻滞药物后，安非他酮及其代谢产物羟基安非他酮的抗抑郁作用减弱。这些临床前研究数据表明，安非他酮的作用机制很可能是对 DA 和 NE 再摄取的双重抑制作用。安非他酮及其两种代谢产物 threohydrobupropion 和 erthrohydrobupropion，特别是 erthrohydrobupropion 在行为剥夺试验和学习无助模型两种动物模型研究中均被发现有抗抑郁作用。通过 DA 部分调节假说可解释 D_2 受体拮抗剂匹莫齐特（pimozide）拮抗安非他酮的作用。

采用正电子发射断层成像（PET）技术对非抑郁成人志愿者进行研究，通过 [11]C 标记的 bCIT-FE 的安非他酮缓释制剂与 DAT 结合，测量安非他酮缓释制剂在伏隔核的活动，结果发现安非他酮与体内的 DAT 存在相互作用，其从转运体的解离速率非常慢，这第一次证实了安非他酮在人类假设作用位点上的活动。但另一项有关抑郁症患者的 PET 研究却未能发现安非他酮对 DAT 的占有发生明显变化。最近有研究通过抑郁症患者基因表型在不同药物对 DAT 占有过程中具有的可能作用来加以证实。研究者也推测神经核细胞外 DA 浓度升高与安非他酮抗烟碱作用的关系比抗抑郁作用的关系更为密切。

有学者采用表达人体 DA、NE 和 5-HT 转运体细胞的试验进一步研究了安非他酮及其代谢产物对单胺再摄取的影响,发现安非他酮及其代谢产物可抑制人体转运体对 DA 和 NE 的再摄取,且对 DAT 比对 NE 转运体有更强的效能。即使在最高浓度的试验中,5-HT 转运体对 5-HT 再摄取的抑制也可被忽略。

其他研究结果表明,安非他酮及其代谢产物与组胺、α 和 β 肾上腺素、5-HT、DA 或乙酰胆碱等突触后受体没有亲和力,这一点有别于某些三环类抗抑郁药和其他新一代抗抑郁药。安非他酮可用于戒烟,研究者认为作用机制在于其对 DA 的作用,尚存在争议,还需更多探索。

(四) 适应证

安非他酮的主要适应证是抑郁障碍、戒烟和季节性情感障碍(seasonal affective disorder, SAD)。

1. 抑郁障碍 安非他酮对多种类型的抑郁障碍均有效。早期研究证实,安非他酮速释制剂与其他抗抑郁药的疗效相当,且对一些 TCA 治疗无效的患者有较好疗效。另有研究证实,在安非他酮治疗第 2 周末或在 5d 之内的症状改善即与安慰剂相比有显著性差异,而且无论门诊还是住院的抑郁症患者均取得良好效果。安非他酮缓释制剂与安慰剂对照研究证实,安非他酮缓释制剂对重性抑郁障碍有效。一项多中心长期研究发现,150~600mg/d 安非他酮缓释制剂与安慰剂相比可明显改善抑郁症状,疗效与舍曲林相当,抗抑郁作用在 3 周左右显现。由于缺乏心血管方面不良反应的报道,安非他酮被认为是老年抑郁症患者的良好选择。研究发现,在老年抑郁症患者中,100~300mg/d 安非他酮缓释制剂与帕罗西汀的疗效相似,且较少出现嗜睡和消化道症状。

安非他酮在抑郁障碍治疗中还可作为 SSRI 类药物治疗的辅助用药以增效和对抗 SSRI 类药物在性功能方面的不良反应,因此临床上常与 SSRI 类药物联合使用。安非他酮具有明显的抗抑郁增效作用,且总体上比锂盐或甲状腺素的使用简单便捷。在 STAR*D 研究的第二阶段,西酞普兰治疗后应答不充分的非精神病性抑郁症患者被随机分配到安非他酮缓释制剂组和丁螺环酮组,结果发现安非他酮缓释制剂组和丁螺环酮组的缓解率相似,但患者退出试验的比例较丁螺环酮组低,耐受性好。

2. 戒烟 建议用安非他酮缓释制剂治疗尼古丁依赖患者时,至少在开始停止吸烟 1 周前即开始服用药物。由于很早就注意到尼古丁依赖和情绪障碍的关系,有研究发现有些抑郁症患者在开始接受安非他酮治疗后主动戒烟。有两项对照试验发现安非他酮缓释制剂 300mg/d 有助于戒烟。一项规模较大的研究,研究对象为近期没有抑郁发作的患者共 615 例,分别给予 100mg/d、150mg/d 或 300mg/d 三种剂量的安非他酮缓释制剂,结果发现不同剂量组第 7 周时的戒烟率分别为 29%、34% 和 44%,与安慰剂组的 19% 之间有显著性差异,且 300mg/d 和 100mg/d 剂量组之间也有统计学差异;1 年后戒烟率分别为 20%、23% 和 23%,显著高于安慰剂组的 12%,两个高剂量与安慰剂相比有显著性差异。还有研究发现使用安非他酮 7 周成功戒烟后连续药物治疗可明显延长复吸时间。

3. 季节性情感障碍 以前 SAD 主要采用光照、抗抑郁药和心境稳定剂治疗,直至安非他酮 XL 获得批准用于治疗 SAD。研究发现,当患者处于良好状况时开始安非他酮治疗,相比安慰剂,可以预防复发并延长再次出现新的抑郁发作的时间。

4. 肥胖或超重 安非他酮在抑郁障碍患者中不引起体重增加，一些患者甚至出现体重下降，提示其对肥胖可能有辅助治疗作用。有研究发现安非他酮与纳曲酮联用被用来抑制食欲，其组成的复方药物 Contrave（盐酸纳曲酮与盐酸安非他酮缓释片）已获得美国 FDA 批准，作为一款辅助治疗药物结合低热量饮食及体育锻炼用于慢性体重管理。该药适用于体重指数（BMI）≥30kg/m^2（即肥胖）的成人患者；或 BMI≥27kg/m^2（即超重），且至少患有 1 种体重相关病症如高血压、2 型糖尿病或高胆固醇（血脂异常）的成人患者。一项对不患糖尿病患者进行的临床试验结果显示，患者用药治疗 1 年后，与安慰剂组相比体重平均减轻 4.1%，Contrave 组 42% 的患者体重至少减轻 5%，显著高于安慰剂组的患者比例 17%。另一项由 2 型糖尿病患者参与的临床试验结果显示，治疗 1 年后，Contrave 治疗组的患者体重平均减轻 2%。然而，由于 Contrave 中含有安非他酮，所以该复方药物有一项黑框警告，提醒卫生保健专业人员及患者该药可增加与抗抑郁药相关的自杀想法及行为，警告同时还指出为戒烟而服用安非他酮的患者有过严重精神病性事件的报道，值得引起重视。

5. 其他 最近一项对照研究发现，安非他酮缓释制剂与舍曲林对抑郁症患者的焦虑症状疗效相当，起效时间也相似，一般在 4 周左右。安慰剂对照研究发现，安非他酮缓释制剂对焦虑症状有明显改善。安非他酮缓释制剂能有效治疗伴有严重抑郁和酒精依赖的吸烟者，对创伤后抑郁也有效。对于慢性疲劳综合征、神经性疼痛和帕金森综合征，安非他酮显示出一定的治疗效果。安非他酮还能有效治疗可卡因成瘾。

（五）不良反应

1. 常见不良反应 有头痛、恶心、口干和失眠；出汗和便秘在 300mg/d 时较常见。临床上，限制和妨碍安非他酮使用的常见原因是过分激惹、震颤和失眠。

2. 过敏反应 安非他酮也有过敏反应，包括 Stevens-Johnson 综合征和血清病样反应。

3. 心血管系统不良反应 可引起血压轻微升高，但通常不会引起直立性低血压或心电图的明显变化。

4. 精神障碍 特别是老年患者，在使用治疗剂量情况下出现精神症状。有关的影响因素包括以往有精神病或双相障碍史、合并用药如锂盐或苯二氮䓬类药物。

5. 少见而严重的不良反应 包括急性谵妄、紧张症和帕金森综合征。有报道安非他酮引起三叉神经功能损害。也有报道使用安非他酮的初期或者维持期有些患者出现血清氨基转移酶升高，值得引起注意。另外有一些潜在不良反应，与其他精神兴奋药或其他多巴胺作用药物（如金刚烷胺）联合使用时可能出现神经毒性反应。

6. 癫痫 安非他酮速释制剂 300～400mg/d 时的癫痫发生率为 0.4%；安非他酮缓释制剂 100～300mg/d 时的癫痫发生率为 0.1%，与其他抗抑郁药相似。在开放性大样本安全性监测研究发现，3 000 例使用安非他酮的患者在 8 周急性期内的癫痫发生率为 0.06%，急性和 1 年期的累计癫痫发生率为 0.1%。有资料显示，剂量为 400mg/d 时的危险率为 0.4%。减缓药物滴定速度和保持合理的使用剂量可降低癫痫的发生危险性。

7. 其他不良反应 有过量服用安非他酮自杀导致死亡的报道。严重不良反应包括低血压、酸中毒和窦性心动过速，也会引起明显的神经系统并发症如惊厥和癫痫持续状态，均需紧急处理。因此，对于有自杀倾向的患者处方安非他酮时需谨慎。

（六）药物相互作用

安非他酮在肝脏通过 CYP450 系统被广泛代谢，安非他酮转化为羟基安非他酮时的主要酶是 CYP2B6，而代谢产物 threohydrobupropion 不被 CYP450 催化。虽然其代谢不通过

CYP2D6 途径，但体外研究显示安非他酮和羟基安非他酮是 CYP2D6 抑制剂。曾有报道安非他酮与氟西汀、三环类抗抑郁药合用出现毒性反应。必须提醒的是，当安非他酮与经 CYP2D6 代谢的药物联合使用时需密切注意。

卡马西平也可影响安非他酮的代谢。与许多抗抑郁药一样，安非他酮禁止与 MAOI 类药物合用，如苯乙肼与安非他酮合用时会提高中毒的发生风险，发生高血压危象的风险也大大增加。因此，在使用安非他酮前一般需要 14d 的清洗期。还要特别注意该药与其他多巴胺能药物有叠加作用，如抗帕金森病药。

任何能降低癫痫发作阈值的药物与安非他酮联合使用时都需严密观察，如氯氮平、茶碱、氯米帕明等。同样，对酒精或苯二氮䓬类药物依赖的患者应避免使用安非他酮，因为在同时服用安非他酮的情况下，突然停用酒精或苯二氮䓬类药物会增加癫痫发作的风险。

八、选择性去甲肾上腺素再摄取抑制剂

瑞波西汀（reboxetine）是一种甲烷磺酸盐，为第一个应用于临床的新型选择性去甲肾上腺素再摄取抑制剂（NRI），已在中国及多数西欧和南美国家获批用于治疗抑郁症。托莫西汀（atomoxetine）是甲苯氧苯丙胺衍生物，是一种被美国 FDA 和中国批准用于治疗 ADHD 的 NRI 类药物。然而，一项瑞波西汀的临床试验结果表明其疗效优于安慰剂，但效应值非常小；而托莫西汀的单药治疗试验普遍失败了。因此，瑞波西汀和托莫西汀在美国均未获批治疗抑郁症的适应证。本章节中仅介绍瑞波西汀，托莫西汀将在中枢兴奋剂相关章节中介绍。

（一）药理学特点

瑞波西汀对 NE 再摄取有明显的抑制作用，对 5-HT 和 DA 再摄取的抑制作用几乎没有临床意义。瑞波西汀与 α_1、α_2 和 β 肾上腺素受体，多巴胺 D_2 受体，组胺 H_1 受体及毒蕈碱受体（M 受体）仅有极弱的亲和力（$K_i > 1\,000$nmol/L），对单胺氧化酶没有抑制作用。

一般来说，长期给予抗抑郁药能减少大鼠大脑皮质的肾上腺素受体、5-HT 受体、M 受体和 DA 自身受体的数量。在大鼠腹腔内每日注射 2 次 10mg/kg 瑞波西汀 5d 后，大脑皮质的 β 肾上腺素受体数量显著下降，这种效应在给药 14d 及 21d 后同样可以观察到。长期给予瑞波西汀并不改变由 8- 羟 -2- 丙胺基 -4- 氢萘（8-OH-DPAT）所诱导的大鼠体温下降，8-OH-DPAT 是一种 5-HT_{1A} 受体激动剂，因而可以认为瑞波西汀对 5-HT_{1A} 受体并不起作用。

（二）药代动力学特点

瑞波西汀呈线性动力学特征，口服吸收快，达峰时间（t_{max}）约 2h，消除半衰期为 12～14h，生物利用度为 94%。进食可延迟 t_{max}，但 AUC 及生物利用度并不受影响。清除率（Cl/F）为 29ml/min，分布容积为 32L。该药的血浆蛋白结合率达 97%，多数与 α_1- 酸性糖蛋白结合，在给药 5mg 时 C_{max} 为 164ng/ml。瑞波西汀在体内的主要代谢途径有乙氧苯基环脱氢、14- 氧氮杂环己烷羟基化和氧化作用，以及上述作用的混合。代谢产物部分或完全与葡糖醛酸和 / 或硫酸结合。

瑞波西汀在人和猴体内主要通过泌尿系统排泄，尿液排泄量约为剂量的 9%，与仅 3ml/min 的低肾清除率相关，这一数值与游离药物的肾小球滤过率一致。

（三）作用机制

瑞波西汀主要通过拮抗 NE 回吸收泵，增加 NE 的含量。该药选择性抑制中枢 NE 再摄取，比对 5-HT 和 DA 再摄取的抑制作用分别高出 100 倍和 1 000 倍，对于 5-HT 和 DA 的作用几乎没有临床意义。

瑞波西汀在体内具有抑制 NE 再摄取的作用。酪胺诱导的扩瞳研究发现,瑞波西汀对甲氧明(methoxamine)诱导的扩瞳及去氧肾上腺素诱导的出汗均无作用,说明拮抗酪胺诱导的扩瞳效应是由于 NE 再摄取受到抑制而非 α_1 肾上腺素受体受到拮抗。单剂量瑞波西汀使健康受试者唾液分泌减少,也被认为与 NE 再摄取抑制有关。

（四）适应证

瑞波西汀的适应证是重性抑郁障碍,对部分焦虑障碍、疼痛等也有一定疗效。

1. 抑郁障碍　已有四项为期 4～8 周的瑞波西汀与安慰剂对照试验,其中三项还包括与地昔帕明、氟西汀和丙米嗪的比较。三项研究显示,瑞波西汀比安慰剂有效,与活性对照药组的疗效相当。为期 1 年的安慰剂对照研究中,286 例经短期治疗有效的患者被随机分入瑞波西汀组和安慰剂组,结果发现瑞波西汀组在前 6 个月和后 6 个月中没有复发的患者比例显著高于安慰剂组,分别为 61% 和 40% 以及 88% 和 59%。然而,有一些临床医师的经验指出瑞波西汀的抗抑郁作用不够强。这一点被两项新型抗抑郁药及 21 种抗抑郁药的疗效与可接受性的网络荟萃分析结果证实,在诸多抗抑郁药中瑞波西汀的疗效较弱。

2. 5-HT 能相关抗抑郁药疗效不佳的抑郁障碍　近来有文献报道对 SSRI 疗效欠佳的抑郁症患者,联合使用瑞波西汀后抑郁症状得到进一步改善。

3. 惊恐障碍　一项为期 8 周的单盲、交叉换药、固定剂量对照研究发现,瑞波西汀和西酞普兰均能显著改善惊恐发作的严重程度,两者的疗效相当;但对于共病抑郁症状的患者,西酞普兰可能更具优势。

4. 疼痛　目前有较多的临床资料显示,瑞波西汀对缓解慢性疼痛综合征如腰痛、纤维肌痛等有一定疗效。

5. 社会认知损害　一项为期 8 周的平行随机双盲对照研究运用不同的社会功能评定量表,对帕罗西汀、瑞波西汀和安慰剂对社会认知损害的疗效进行评估,结果发现瑞波西汀组在注意维持能力和社会功能方面获得明显改善,而帕罗西汀组和安慰剂组则无明显变化。

（五）不良反应

瑞波西汀的不良反应发生率总体与安慰剂相似,包括口干(27% vs 15%)、便秘(18% vs 9%)、出汗增多(12% vs 8%)、失眠(12% vs 7%)和尿潴留(5% vs 2%)。多数不良反应为轻至中度,与药物剂量和年龄、性别无明显的相关性。

与其他新型抗抑郁药一样,瑞波西汀过量时是相对安全的,过量可能引起呕吐、意识错乱和心动过速等反应,目前尚未见过量致命的报道。

（六）药物相互作用

瑞波西汀对多数 CYP450 异构酶不产生抑制作用,因而药物之间相互作用的可能性较小。一般情况下,不主张瑞波西汀与 MAOI 合用,尽管不会出现 5-HT 综合征,但两者合用仍可能产生问题,推测瑞波西汀可能会减轻服用 MAOI 类药物患者饮食中的酪胺所诱导的高血压效应。瑞波西汀不能与大环内酯类抗生素、氟伏沙明、吡咯类抗真菌药合用,与氟卡尼(flecainide)、抗精神病药及 TCA 合用时须谨慎。瑞波西汀广泛地与 α_1- 酸性糖蛋白结合,因而其他与此血浆蛋白结合的药物如普萘洛尔、美沙酮、双嘧达莫、丙米嗪、利多卡因及其他麻醉药在与瑞波西汀联合使用时,存在发生相互作用的可能性。

九、褪黑素受体激动剂和 5-HT$_{2C}$ 受体拮抗剂

第一个褪黑素受体激动剂类抗抑郁药阿戈美拉汀(agomelatine)于 2009 年最早被欧盟批

准可以用于治疗成人抑郁症,后陆续在澳大利亚及我国获批抑郁症的治疗。该药的上市是抑郁症治疗领域的一个新突破,对抑郁症的病理生理机制研究起到推动作用。阿戈美拉汀的作用机制与现有的 SSRI 和 SNRI 类等抗抑郁药不同,突破了较为单一的单胺能作用,是第一个靶向生物节律紊乱同时兼有非单胺能机制的抗抑郁药。独特的作用机制使阿戈美拉汀在发挥其抗抑郁疗效的同时,显著改善患者的睡眠质量,提高晨间觉醒状态。其在体重、性功能等方面的安全性显著优于 SSRI、SNRI 类药物。

（一）药理学特点

褪黑素是一种内源性神经激素,参与调节哺乳动物的昼夜生理节律。在体内具有高分解代谢率,其半衰期短,对位于视交叉上核（SCN）中的受体的稳定性差。阿戈美拉汀为褪黑素的萘生物（电子）等排体类似物,以萘核取代吲哚环,使其更具有代谢稳定性。阿戈美拉汀是一个选择性及特异性下丘脑褪黑素受体激动剂,同时又兼有弱的 5-HT 受体竞争性拮抗活性,显现出一种褪黑素受体激动剂和选择性 5-HT 受体拮抗剂（MASSA）的新型药理学特点。

（二）药代动力学特点

阿戈美拉汀口服吸收快,吸收率 > 78%,1～2h 内达峰浓度。体外研究中,该药的血浆 / 血液浓度比为 1.5,说明其主要分布于血浆中。血浆蛋白结合率 > 95%,在正常血浆中阿戈美拉汀与清蛋白和 α_1- 酸性糖蛋白的结合率分别为 35% 和 36%,在体内分布适中。

阿戈美拉汀主要经 CYP1A2（90%）和 CYP2C9（10%）分别通过羟基化和去甲基化作用进行代谢,80% 以上的药物通过尿液排泄。两种代谢产物对 5-HT$_{2C}$ 受体的亲和性与阿戈美拉汀母药相当,但对褪黑素受体的亲和性比母药至少降低 100 倍,两者的解离常数分别为 $1.14×10^{-9}$mol/L 和 $6.56×10^{-8}$mol/L,最后形成对 5-HT$_{2C}$ 受体无亲和性的 3,4- 二氢二醇,对褪黑素受体有较低的亲和性。24h 后阿戈美拉汀有 61%～81% 经尿液排泄,分解为 3,4- 二氢二醇后,有少部分经粪便排泄。对于肝功能受损患者,阿戈美拉汀的生物利用度显著增高 70～140 倍,会出现血药浓度增加;对于肾功能受损患者,阿戈美拉汀的血浆浓度会升高 25%。

（三）作用机制

有学者指出,"阿戈美拉汀可以通过快速起效和降低严重副作用的风险来减轻抑郁症状。不同于 SSRI 和 SNRI 等抗抑郁药,阿戈美拉汀具有新型作用机制,在发挥抗抑郁功效时不会对 5-HT 水平造成影响"。阿戈美拉汀是 MT$_1$/MT$_2$ 受体激动剂,同时也是 5-HT$_{2C}$ 受体拮抗剂,对 5-HT$_{1A}$ 和 5-HT$_{2B}$ 受体也具有一定的亲和力。研究发现,单独应用褪黑素或 5-HT$_{2C}$ 受体拮抗剂都不能产生上述作用。因此,阿戈美拉汀具有独特的作用模式,通过对 MT$_1$/MT$_2$ 和 5-HT$_{2C}$ 受体的互补和协同作用,重新同步化昼夜节律、增强向额叶皮质的 DA 能和 NE 能神经传导、诱导神经发生等,在细胞水平上针对抑郁症的发病机制改善抑郁症状,同时还有利于改善焦虑、睡眠和性功能。

该药可直接与神经突触后膜的 5-HT$_{2C}$ 受体结合,从而发挥抗抑郁疗效,且不增加突触间隙的 5-HT 浓度,因而避免 5-HT 能药物的常见副作用。阿戈美拉汀的另一个独特作用靶点在褪黑素受体。MT$_1$、MT$_2$ 受体密集分布在人类的视交叉上核,这一神经核团主要控制人类的睡眠节律。阿戈美拉汀通过对 MT$_1$、MT$_2$ 受体的激动作用,能调节睡眠觉醒周期与睡眠结构,进而提高睡眠质量,同时提高患者的日间觉醒状态。抑郁症患者经常存在入睡困难、早醒或睡眠节律的改变,多导睡眠图常表现为慢波睡眠（SWS）减少、快速眼动（REM）睡眠密度增加或潜伏期减少、δ 睡眠比例下降等。因此,阿戈美拉汀在伴有睡眠障碍的抑郁症治疗中具有明显优势。

动物实验表明阿戈美拉汀可改善抑郁样行为，能增加前额叶皮质和海马脑源性神经营养因子（BDNF）的表达，还能增加前额叶皮质活动调控的细胞骨架相关蛋白（Arc）的表达。阿戈美拉汀长期治疗能增加海马的神经发生，尤其能增强神经元细胞存活，还能减少前额叶/额叶皮质由应激诱导的谷氨酸释放。具体而言，阿戈美拉汀可以强有力地结合褪黑素受体，抑制cAMP形成，模拟褪黑素的作用，呈剂量依赖性地抑制SCN部位神经元的点燃率，具有使昼夜节律时相提前的再同步化效能。这一作用在明暗交替时尤为显著，即它的最大效能与夜晚时褪黑素分泌增多的时间一致，也和褪黑素受体敏感性最强的时间一致。人脑的海马、伏隔核和前额叶皮质等脑区参与情绪调节，而这些部位富含MT_1和/或MT_2受体，也支持褪黑素可能参与阿戈美拉汀的抗抑郁作用。研究还表明，使用阿戈美拉汀1h就足以在人体内发挥再同步作用，且效果可持续至第2日。推测这可能是药物诱导激酶介导的蛋白磷酸化级联反应，进而改变只在突触间隙被缓慢清除神经递质的释放，使SCN及其他部位的突触结构发生长期的神经可塑性变化。另有研究以免疫染色方法测定成年大鼠脑部神经细胞增生、再生及死亡，结果发现阿戈美拉汀长期（3周）给药可增加海马腹侧齿状回细胞增生及神经发生，而这一部位与情绪反应有关。但在急性或亚急性给药时（4h或9周）未见类似情况。继续延长给药后，整个齿状回区域均出现细胞增生及神经发生，表明阿戈美拉汀可不同程度地增加海马的神经发生，从而产生新的颗粒细胞。这些都提示阿戈美拉汀抗抑郁的核心机制可能与增加海马部位的神经可塑性及神经发生有关。阿戈美拉汀对$5\text{-}HT_{2C}$受体具有拮抗作用，已知$5\text{-}HT_{2C}$受体与数个信号转导通路偶联，在控制情绪和应激反应方面起极其重要的作用；而且5-HT的合成具有高度的生物节律性，中缝核中大量的5-HT能神经纤维会投射至SCN，作用于SCN上的5-HT受体（包括$5\text{-}HT_{2C}$受体），在整合光和非光调节的生物节律方面起重要作用。

（四）适应证

阿戈美拉汀被批准上市的适应证为成人抑郁症。研究发现其具有抗抑郁、抗焦虑以及改善睡眠的效应，除用于治疗抑郁症外，还常用于广泛性焦虑障碍及睡眠障碍的治疗。

1. 抑郁症　多项临床研究证实阿戈美拉汀具有明显的抗抑郁作用，且起效较快，对抑郁以及伴随的焦虑症状均有较好疗效。有数篇系统综述概述了阿戈美拉汀与安慰剂、包括SSRI和SNRI在内的其他抗抑郁药的疗效。

有研究发现，阿戈美拉汀与安慰剂相比的总体标准化均差（standardized mean difference，SMD）为−0.26，有统计学差异；而阿戈美拉汀1.0限定日剂量（defined daily dose，DDD）（1.0DDD＝25mg）、1.5DDD和2.0DDD的疗效均优于安慰剂组，SMD分别为−0.23、−0.41和−0.26，均有统计学差异，其中1.5DDD（即37.5mg）的P值$< 1.92 \times 10^{-5}$。另有9项对于抑郁症急性期的研究（纳入2 947例患者）中，阿戈美拉汀的疗效优于安慰剂。有研究者重点比较了阿戈美拉汀对抑郁症状的疗效，发现在10项急性期研究（包括2 896例患者）中阿戈美拉汀的疗效也优于安慰剂，SMD为−0.18。

Cochrane数据库的研究显示从治疗有效的患者例数、达到痊愈的患者例数来看，阿戈美拉汀与SSRI、SNRI如文拉法辛相当，表明阿戈美拉汀的有效率及痊愈率与SSRI、SNRI相似。

2. 广泛性焦虑障碍　随机双盲安慰剂对照研究提示，25～50mg/d阿戈美拉汀治疗GAD，12周的疗效显著优于安慰剂，特别是改善睡眠和功能受损方面该药具有一定优势。另一项为期12周的双盲安慰剂对照研究发现，阿戈美拉汀10mg/d和25mg/d均能显著降低汉密尔顿焦虑量表（HAMA）评分，其对精神焦虑和躯体焦虑症状的改善、有效率、治愈率、功能缺损的改善均显著优于安慰剂，且25mg/d的剂量疗效更优。阿戈美拉汀长期应用有预防GAD复发的效果，一项为期 6 个月的随机双盲安慰剂对照研究结果显示阿戈美拉汀组的复发率显著低于安慰剂组。

3. 睡眠障碍 褪黑素对睡眠以及生物周期节律有调节作用，动物实验已证实阿戈美拉汀具有与褪黑素类似的调节睡眠的作用。研究发现，与文拉法辛相比，阿戈美拉汀组中有更多患者在治疗第 1 周即获得幸福感，主观感觉入睡时间和睡眠质量有显著改善，且这种优势一直持续至 6 周研究结束。另有研究还比较了阿戈美拉汀与艾司西酞普兰治疗的多导睡眠图的改变，发现自第 2 周起阿戈美拉汀即可缩短睡眠潜伏期、维持睡眠循环次数，而艾司西酞普兰会显著延长 REM 睡眠潜伏期、减少睡眠循环次数，因此阿戈美拉汀能更好地改善患者的晨起状态、减少白天嗜睡。尽管该药直接用于睡眠障碍的研究尚为数不多，但目前国内外的很多睡眠障碍治疗指南已将阿戈美拉汀列为睡眠障碍包括失眠、多种类型异态睡眠的有效治疗药物。

（五）不良反应

阿戈美拉汀短期应用的不良反应发生率显著高于安慰剂的有头晕（5.5% *vs* 3.1%）、感觉异常（0.9% *vs* 0.1%）和视物模糊（0.6% *vs* 0.0%）；长期应用则有失眠（2.5% *vs* 0.7%）和鼻窦炎（1.4% *vs* 0.0%）。阿戈美拉汀（1 782 例）与安慰剂（1 313 例）的可接受性研究发现因不良事件所致的停药率、报告不良事件的患者比例均无统计学差异（$P > 0.05$）。阿戈美拉汀可能引起单纯性、可逆性血清谷丙转氨酶（GPT）、谷草转氨酶（GOT）升高。有学者对德国联邦药品和医疗器械机构（BfArM）药物警戒处数据库中的 50 例阿戈美拉汀相关肝脏不良事件进行分析，发现患者的临床特征包括年龄 >50 岁、女性、日剂量为 50mg、同时服用多种药物、有心血管疾病危险因素如高血压和超重者是高危人群。其中以无症状性氨基转移酶升高最常见（占 79%），且以 γ-GT、GPT 和 GOT 水平均升高最为常见，9% 的患者出现伴有症状性氨基转移酶升高，1 例患者则出现严重的药物性肝损伤进而继发凝血功能障碍，出现的平均时间为治疗 8.4 周 ± 13.2 周，90% 的患者停药后可好转或恢复。因此，阿戈美拉汀对肝功能的影响值得格外关注，在诸多治疗指南中也强调了服用该药应定期检测肝功能指标。

（六）药物相互作用

阿戈美拉汀的药物相互作用较少，与其他药物联合使用时较为安全。吸烟具有 CYP1A2 诱导作用，可使阿戈美拉汀的血药浓度降低 3～4 倍，因此如在用药过程中患者突然停止吸烟可导致血药浓度急剧升高。阿戈美拉汀本身不影响 CYP1A2 或 CYP2C9 的活性，但对这两种酶有抑制作用的药物如 SSRI 中的氟伏沙明则可使峰浓度升高，所以阿戈美拉汀不能与 CYP1A2 强抑制剂合用。而帕罗西汀（CYP1A2 中度抑制剂）、氟康唑（CYP2C9 强抑制剂）对阿戈美拉汀的血药浓度影响甚微，也几乎不产生药物相互作用。此外，临床上尚未发现阿戈美拉汀与锂盐、苯二氮䓬类、帕罗西汀及茶碱类等药物存在相互作用。

十、5-羟色胺再摄取抑制及 5-羟色胺调节剂

自从 SSRI、SNRI 类等抗抑郁药在临床广泛应用以来，极大地提高了抑郁相关障碍的临床有效率和治愈率。然而，临床上仍有诸多未满足的治疗需求，如现有的这些药物难以有效改善患者的认知功能缺损症状等，这可能与目前多数药物均以单一作用机制为主、难以改善抑郁障碍的多维度症状有关。为此，具有多种模式作用机制的新型抗抑郁药就应运而生了。伏硫西汀（vortioxetine）于 2013 年 9 月被 FDA 批准上市，也通过了欧洲药品管理局（EMA）的新药申请，用于治疗成人抑郁症。该药也是近些年唯一进行认知功能改善相关研究的药物，也是唯一单独在老年患者中进行研究的抗抑郁药。

（一）药理学特点

伏硫西汀是多模式作用的抗抑郁药，不仅是强效 5-HT 再摄取抑制剂，对 5-HT 转运体起作用，而且对多种 5-HT 受体发挥作用。该药与 5-HT 转运体（SERT）具有高亲和力（$K_i = 1.6\text{nmol/L}$），而其与 NE 转运体（NET）（$K_i = 113\text{nmol/L}$）和 DA 转运体（DAT）（$K_i = 1\,000\text{nmol/L}$）再摄取位点的亲和力很低或者可以忽略不计。与此同时，伏硫西汀可以结合多种 5-HT 受体，与 5-HT$_{1A}$、5-HT$_3$、5-HT$_{1D}$、5-HT$_7$ 和 5-HT$_{1B}$ 受体的 K_i 分别为 15nmol/L、3.7nmol/L、54nmol/L、19nmol/L 和 33nmol/L，是 5-HT$_{1A}$ 受体激动剂、5-HT$_{1B}$ 受体部分激动剂，并且拮抗 5-HT$_3$、5-HT$_{1D}$ 和 5-HT$_7$ 受体。伏硫西汀通过与相应的转运体和受体结合，发挥多种药理作用，见表 2-2-3。

表 2-2-3　伏硫西汀的多模式药理作用

受体	作用	神经递质改变	药理效应
5-HT$_3$	拮抗作用	降低 GABA，增加 Glu、5-HT、NE、ACh 能神经传导	增强 SSRI、SNRI 的作用；改善情感和认知症状
5-HT$_7$	拮抗作用	增加 5-HT 能神经传导	增强 SSRI、SNRI 的作用；显现出抗焦虑药和抗抑郁药的特性；在动物实验中显现出改善认知缺陷作用
5-HT$_{1D}$	拮抗作用	增加 5-HT 能神经传导	增强 SSRI 的作用
5-HT$_{1B}$	部分激动作用	增加 5-HT、Glu 能神经传导	增强 SSRI 的作用
5-HT$_{1A}$	激动作用	降低 GABA、Glu、5-HT 能神经传导，增加 5-HT、NE、ACh 能神经传导	增加胞体 - 树突 5-HT$_{1A}$ 自身受体快速脱敏，导致 5-HT 持续释放，显现出抗焦虑药和抗抑郁药的特性
SERT	抑制作用	增加 5-HT 能神经传导	显现出抗焦虑药和抗抑郁药的特性

（二）药代动力学特点

伏硫西汀呈线性动力学特征，但不具有时间依赖性。口服吸收良好，且不受食物影响，绝对生物利用度为 75%，在 2.5～75mg 剂量范围内 AUC 与峰浓度和剂量成正比，口服给药 5mg/d、10mg/d 和 20mg/d 后，峰浓度分别为 9ng/ml、18ng/ml 和 33ng/ml。在 7～11h 内达峰浓度，通常 2 周内达稳态血药浓度。该药的血浆蛋白结合率为 98%～99%，不受血浆浓度影响，平均分布容积为 2 600L，广泛分布于血管外。

伏硫西汀主要通过 CYP2D6 催化代谢，少量通过 CYP3A4/5、CYP2C19、CYP2C9、CYP2A6 等代谢，主要代谢产物为 3- 甲基 -4-（2- 哌嗪 -1- 基 - 苯磺酰基）- 苯甲酸，该代谢产物不具有药理活性。平均消除半衰期为 57～66h，口服清除率为 33L/h。代谢产物 59% 经尿液排泄，26% 经粪便排泄，少量以原型从尿液排泄。

（三）作用机制

伏硫西汀具有 5-HT 调节 / 刺激的多模式作用。通过抑制 SERT 来增强 5-HT 能神经传导，从而发挥抗抑郁和抗焦虑特性；对 5-HT$_{1A}$ 受体的激动作用可以调节 5-HT 能神经传导，降低 GABA、Glu 能神经传导，增加 NE、ACh 能神经传导，进而增加胞体 - 树突 5-HT$_{1A}$ 自身受体快速脱敏，导致 5-HT 持续释放，强化抗焦虑和抗抑郁作用。该药对 5-HT$_{1B}$ 受体的部分激动作用可以增加 5-HT、Glu 能神经传导，对 5-HT$_{1D}$ 受体的拮抗作用也能促进 5-HT 能神经传导。而对 5-HT$_3$ 和 5-HT$_7$ 受体的拮抗作用会降低 GABA 能神经传导，增加 Glu、5-HT、NE、ACh 能神经传导,不仅可以增强 SSRI、SNRI 的作用,还有改善抑郁、焦虑等情感症状以及认知缺陷症状的作用。

伏硫西汀的这种多作用靶标之间的相互作用在临床前研究中已被证实,发现该药对大脑前额叶皮质和腹侧海马内的多种神经递质如 5-HT、Glu、NE、ACh 和 GABA 等均有调节作用。此外,伏硫西汀的多种神经生物学功能也被揭示。近期一项研究在阿尔茨海默病转基因小鼠模型中发现持续注射伏硫西汀 6 周后,小鼠的焦虑行为显著减少,记忆损害显著改善,PSD95、SYP 和 SYT1 的表达水平显著升高,表明伏硫西汀有改善认知障碍的潜在价值,推测可能与其对突触功能的作用有关。另一项研究发现伏硫西汀可显著增加慢性不可预见性应激模型大鼠海马的 BDNF 水平。目前还有伏硫西汀引起脑网络连接水平变化的初步报道,这些都为伏硫西汀改善认知症状的机制提供了理论解释。

(四)适应证

伏硫西汀被批准上市的适应证为成人抑郁症。目前也采用该药治疗焦虑障碍、其他药物治疗效果欠佳的抑郁障碍、有认知功能缺陷的抑郁障碍等。

1. 抑郁障碍 其有效性已在多项临床研究中得到验证。一项系统综述评价了伏硫西汀治疗抑郁症的 11 项临床研究,5 项安慰剂对照研究显示,伏硫西汀 1mg/d、5mg/d、10mg/d、15mg/d 和 20mg/d 对抑郁症的疗效显著优于安慰剂,有 2 项研究显示仅 20mg/d 方能获得肯定疗效;5 项度洛西汀或文拉法辛为对照组的急性期或维持期研究显示,伏硫西汀的效果逊于这两个药物。另一项纳入 12 项短期随机安慰剂对照研究的荟萃分析结果发现,伏硫西汀的疗效显著优于安慰剂,与 SNRI/ 阿戈美拉汀相当。国内有 1 项随机对照研究显示伏硫西汀的临床疗效与度洛西汀相当。有研究发现伏硫西汀通常约需 2 周开始起效,4 周或更长时间达到稳定疗效,且具有剂量 - 反应关系,在较大剂量 15mg/d 和 20mg/d 时效果更显著。加拿大心境障碍与焦虑障碍治疗协作组(CANMAT)抑郁障碍管理指南中将伏硫西汀列为抗抑郁治疗的一线药物,对抑郁伴认知症状的患者伏硫西汀是 1 级证据推荐药物。一项 meta 分析比较了 21 种抗抑郁药的急性期治疗的有效性及可接受性,结果提示伏硫西汀是疗效与安全性平衡较好的抗抑郁药之一。

2. 广泛性焦虑障碍 相关研究结果不一致,有待更多的临床试验进行验证。一项为期 8 周的多国家随机双盲安慰剂对照研究显示,5mg/d 伏硫西汀改善 GAD 焦虑症状的效果优于安慰剂。但另一项在美国进行的为期 12 周的随机双盲安慰剂对照试验中未发现伏硫西汀与安慰剂的疗效差异。

3. 改善认知功能与社会功能 目前有三项临床试验数据显示伏硫西汀对抑郁症患者的认知功能有显著的改善作用。一项对老年抑郁症患者的研究将认知指标作为一个探索性研究目标,发现 5mg/d 伏硫西汀治疗 8 周可以显著改善患者的 Rey 听觉词语学习测试(RAVLT)成绩。5mg/d 伏硫西汀还能显著改善数字符号转换测试(DSST)成绩。一项以认知指标为主要研究目的的随机双盲对照研究使用广泛的认知测试指标,结果发现与安慰剂相比,10mg/d 伏硫西汀能显著改善 PDQ 量表(反映患者报告的主观认知功能),以及 DSST、RAVLT、简单反应时、辨别反应时、Stroop 试验、连线 A 和连线 B 测验(反映客观认知功能的神经心理测试)的表现。还有学者进行了两项伏硫西汀改善认知功能的真实世界研究,其中一项研究结果显示伏硫西汀 10～20mg/d 治疗 52 周后抑郁症患者的主观认知症状、客观认知表现、工作生产力以及总体功能均得到显著改善,从药物经济学角度分析伏硫西汀长期治疗可以提高工作人群的生产力、降低缺勤率和假性出勤率。另一项研究则发现,经过伏硫西汀治疗 3 个月后,患者的缺勤、假性出勤、工作生产力损失、活动受损均较基线得到显著改善。

4. SSRI/SNRI 治疗不佳的患者 一项为期 12 周的随机双盲对照研究发现，10～20mg/d 伏硫西汀与 25～50mg/d 阿戈美拉汀相比，能显著降低 MADRS 总分，伏硫西汀对于 SSRI/SNRI 治疗不佳的患者疗效更为显著。

（五）不良反应

最常见的不良反应是恶心、呕吐和便秘，且是轻度和一过性的，出现在开始治疗的前 2 周，与药物剂量有关，持续时间一般不超过 2 周；恶心在女性中常见。

有报道发现，伏硫西汀的临床试验期间受试者出现抑郁、自杀行为、自伤、室上性心动过速、阵发性心动过速和左大脑半球缺血性脑卒中。伏硫西汀对性功能的影响与剂量有关，男性多于女性。与安慰剂相比，剂量为 5～15mg/d 时性功能障碍的发生率差异无统计学意义，剂量增加至 20mg/d 时性功能障碍的发生率增高。

伏硫西汀突然停药可能引起轻微的停药症状，在第 1 周可能会出现头痛、肌紧张等短暂的不适症状。

用药过量的数据有限，尚无致死风险的报告。伏硫西汀的剂量在 40～75mg 可引起恶心、眩晕、腹泻、腹部不适、全身瘙痒、嗜睡和潮红加重。

伏硫西汀对孕妇不推荐使用，尤其是妊娠早期；该药对产后哺乳的影响尚不清楚，不建议使用。动物生殖毒性研究显示，未见该药对雌、雄性大鼠的生育力和早期胚胎发育有明显影响；对胎仔未见明显的致畸作用，但有一定的发育毒性，主要表现为胎仔体重降低、骨化延迟。动物围产期毒性试验结果显示，伏硫西汀可导致活胎数降低、早期幼仔死亡率升高和发育延迟（尤其是开眼时间），可导致子代从出生到离乳时间段体重降低。

（六）药物相互作用

伏硫西汀在肝脏代谢广泛，主要通过氧化和葡糖醛酸结合反应进行代谢。氧化反应主要通过细胞色素 P450 完成，包括 CYP3A4/5、CYP2C19、CYP2C9、CYP2A6、CYP2C8 和 CYP2D6，其中 CYP2D6 是催化产生主要羧基酸代谢产物的关键酶。因此，与 CYP2D6 强抑制剂（如安非他酮、氟西汀、帕罗西汀、奎尼丁）联合使用时应考虑降低药物剂量；与 CYP2C9/CYP2C19/CYP3A 抑制剂（如氟康唑）或 CYP3A4/5 抑制剂（如大环内酯类抗菌药、伊曲康唑、他汀类降血脂药）和渗透性 P 糖蛋白抑制剂联合给药时，伏硫西汀的生物利用度会增加，因此剂量应减半。伏硫西汀与 CYP450 同工酶广谱强诱导剂（如利福平、卡马西平、苯妥英钠）合用时生物利用度会降低，因此与这些药物合用时应增加剂量，但建议最大剂量不应高于正常剂量的 3 倍。

伏硫西汀与非甾体抗炎药、口服抗凝血药或抗血小板药等影响凝血功能的药物、5-HT 类药物合用时可能导致出血风险增加，因此联用时应密切关注异常出血情况。

伏硫西汀与 MAOI 及其他具有促 5-HT 能作用的药物合用时发生 5-HT 综合征的风险增加，应避免同时服用；且在伏硫西汀停药后 3 周内不能使用 MAOI，或者在 MAOI 停药后 2 周内不能使用伏硫西汀。

十一、5- 羟色胺再摄取抑制及 5-HT$_{1A}$ 受体部分激动剂

维拉唑酮（vilazodone）是目前唯一具有 5-HT$_{1A}$ 受体部分激动和 5-HT 再摄取抑制双重作用的抗抑郁药，即 5-HT 部分激动剂和再摄取抑制剂（serotonin partial agonist and reuptake inhibitor，SPARI），目前已在美国和加拿大获批上市，在我国尚未上市。

研究表明，SERT 抑制作用与胞体 - 树突 5-HT$_{1A}$ 自身受体拮抗作用相结合，可导致啮齿动

物脑内细胞外的 5-HT 水平提前显著增加，可以缩短 SSRI 的起效时间并提高临床疗效。中缝核内胞体 - 树突 5-HT$_{1A}$ 自身受体在 5-HT 能神经传导的负反馈调节中起关键作用，这些受体脱敏可能是 SSRI 类药物起效慢的主要原因。因此，既能抑制 5-HT 转运体，又能拮抗 5-HT$_{1A}$ 自身受体或通过直接刺激受体加速其脱敏、刺激突触后 5-HT$_{1A}$ 受体的药物有望增强 5-HT 能神经传导，进而增强临床疗效。维拉唑酮即是基于这样思路研发出的新型抗抑郁药。

（一）药理学特点

维拉唑酮对 5-HT 再摄取位点的亲和力高（抑制常数 K_i＝0.1nmol/L），能有效地选择性抑制 5-HT 再摄取（半数抑制浓度 IC_{50}＝1.6nmol/L），但与 NE（K_i＝56nmol/L）或 DA（K_i＝0.1nmol/L）再摄取位点的亲和力很低。维拉唑酮与 5-HT$_{1A}$ 受体的亲和力高（IC_{50}＝2.1nmol/L），是 5-HT$_{1A}$ 受体部分激动剂。5-HT$_{1A}$ 受体不仅分布在突触后，还分布在突触前，位于突触前的 5-HT$_{1A}$ 受体对 5-HT 能神经元起抑制性调节作用。该药对 5-HT$_{1A}$ 受体的部分激动作用克服 SSRI 类等现有的抗抑郁药在治疗初期 5-HT 能神经元的突触前自身抑制，从而更快地发挥药理作用。此外，5-HT$_{1A}$ 受体激动作用有助于缓解由 SSRI 类药物所导致的性功能障碍。

维拉唑酮对于 5-HT$_4$ 受体具有中等程度的效应，而 5-HT$_4$ 受体广泛分布于胃肠道，可能是该药容易引起消化道不良反应的主要原因。

（二）药代动力学特点

维拉唑酮的活性来自其母药，5～80mg 时药代动力学呈线性动力学特征。口服 40mg 后，约 4.3h 达峰浓度，平均峰浓度为 156μg/L，24h 药 - 时曲线下面积（$AUC_{0\sim24h}$）为 1 645 156μg/h，约 3d 可达稳态血药浓度。与食物同时服用，维拉唑酮的生物利用度能够增加 147%～160%，AUC 增加 64%～85%。维拉唑酮在人体内分布广泛，96%～99% 与血浆蛋白结合。单次给药 20mg 后，分布容积为 801～1 312L。维拉唑酮主要通过细胞色素 P450 及非细胞色素途径（羧酸酯酶）代谢，原型在尿液和粪便中的含量分别为 1% 和 2%。肝脏同工酶 CYP3A4 是主要代谢酶，其次还有 CYP2C19 和 CYP2D6 同工酶。除 CYP2C8 以外，维拉唑酮对其他底物无抑制或诱导作用，对 CYP2C19 同工酶可能有轻微诱导作用。维拉唑酮的消除半衰期约为 25h。药物剂量不受年龄、性别影响，轻至中度肾功能或肝功能不全患者也无须调整剂量，但对于重度肾功能或肝功能不全的研究数据尚不足，需谨慎对待。

（三）作用机制

维拉唑酮是目前唯一具有 5-HT$_{1A}$ 受体部分激动和 5-HT 再摄取抑制双重作用的抗抑郁药，通过选择性作用于 5-HT 转运体从而有效地抑制 5-HT 再摄取，导致突触间隙中的 5-HT 水平增高，因而具有抗抑郁和抗焦虑作用。

维拉唑酮也是 5-HT$_{1A}$ 受体部分激动剂。体外试验研究发现，维拉唑酮是高内在活性的部分激动剂，激动活性等于或高于 5-HT$_{1A}$ 受体激动剂 8-OH-DPAT，但体内研究却得到矛盾的结果。在行为学实验中发现，维拉唑酮在多个焦虑模型中表现出高剂量时抗焦虑、低剂量时致焦虑的作用，显现为 U 形量效曲线。有研究指出，5-HT$_{1A}$ 受体部分激动剂在体内发挥激动作用还是拮抗作用，可能取决于内源性激动剂 5-HT 的浓度。在 5-HT 不存在的情况下，部分激动剂激活靶受体，发挥激动剂的作用；而在 5-HT 存在的情况下，部分激动剂可能成为拮抗剂。因为维拉唑酮具有拮抗 5-HT 再摄取的活性，故而其对 5-HT$_{1A}$ 受体的功能性活性不仅取决于内源性 5-HT 的生成，也取决于该药对 SERT 的抑制程度。维拉唑酮对 5-HT$_{1A}$ 受体的作用具有一定复杂性，理论上部分激动作用弥补其他抗抑郁药起效延迟的缺陷，也有助于缓解其他抗抑郁药引起的性功能障碍。

（四）适应证

主要适应证为成人抑郁障碍，尤其是伴有焦虑症状的患者。目前已有 5 项为期 8 周的随机双盲安慰剂对照的Ⅱ期临床试验，其中有 3 项研究以氟西汀、西酞普兰为活性对照药，结果发现在主要疗效评价指标 HAMD-17 上未发现维拉唑酮以及活性药物的疗效优于安慰剂，而在次要评价指标 MADRS 评分上有 2 个固定剂量试验发现 20mg/d 维拉唑酮较安慰剂更有效。后续又开展了维拉唑酮的Ⅲ期临床试验，包括 2 项为期 8 周的短期试验和 1 项为期 52 周的长期试验。2 项短期试验均为多中心随机双盲安慰剂平行对照试验，结果发现在主要疗效指标 MADRS 评分上维拉唑酮对抑郁症状的改善显著优于安慰剂，而在次要评价指标包括亚利桑那性体验量表（ASEX）、性功能改变问卷（CSFQ）、HAMD、HAMA、临床总体印象 - 疾病严重程度（CGI-S）及改善程度（CGI-I）上维拉唑酮均有显著改善，且其中 1 项试验提示维拉唑酮在治疗第 1 周时即起效。在多中心开放性长期试验中发现，治疗 52 周时 MADRS、CGI-S 及 CGI-I 总分均较基线时下降。总体而言，维拉唑酮的临床研究尚不充分，还需深入探索其临床有效性。

（五）不良反应

维拉唑酮的发生率≥1% 的不良反应包括腹泻、恶心、呕吐和失眠；少见不良反应（1‰～1%）有白内障、感觉异常、代谢性和营养性疾病、味觉障碍、尿频、惊恐发作或躁狂等。该药有引起癫痫发作、低钠血症等的风险。综合 2 项短期试验和 1 项长期试验进行分析，该药最常见的导致中断治疗的不良事件是胃肠不适、恶心、腹泻、呕吐、失眠、焦虑等。大部分不良事件是轻至中度的。此外，维拉唑酮相较于安慰剂来说，性功能障碍包括性高潮障碍、性欲减退、延迟射精、勃起功能障碍等发生更多，但总体发生率比较低。

（六）药物相互作用

维拉唑酮主要通过 CYP3A4 代谢，小部分通过 CYP2C19 和 CYP2D6 代谢。因此，维拉唑酮与 CYP3A4 强抑制剂合用，其血浆浓度可能增加 50%，故剂量应减半；与 CYP3A4 中度抑制剂（如红霉素）合用，其剂量也应酌情降低至 20mg；而与 CYP3A4 轻度抑制剂（如西咪替丁）合用，一般无须调整剂量。与 CYP3A4 诱导剂合用可能存在潜在的药物相互作用，尚未进行评价。维拉唑酮与 CYP2C19 和 CYP2D6 抑制剂合用时，其血药浓度无明显影响。CYP1A2、CYP2A6、CYP2C9 和 CYP2E 对维拉唑酮代谢的影响轻微。维拉唑酮 20mg 对咖啡因、氟比洛芬、硝苯地平或异喹胍的药代动力学没有影响。维拉唑酮能诱导 CYP2C19，与美芬妥英合用时生物转化率增加 11%。维拉唑酮与阿司匹林、华法林等非甾体抗炎药同时使用，可能增加出血风险。因血浆蛋白结合率高，故维拉唑酮与高血浆蛋白结合率的其他药物合用时可能引起其他药物的游离浓度增加。与非阿片类麻醉性镇痛药（如曲马多）等降低癫痫发作阈值的药物合用时，可能增加引起癫痫发作的风险。维拉唑酮与 MAOI 及其他具有促 5-HT 能作用的药物合用时，发生 5-HT 综合征的风险增加。

十二、5- 羟色胺再摄取抑制及 5- 羟色胺增强剂

噻奈普汀（tianeptine）是由法国生产的一种抗抑郁药，已在美国和我国被批准治疗抑郁症，该药在结构上属于三环类，但是不典型的三环类抗抑郁药，不具有典型抗抑郁药对中枢神经系统单胺活性的调节作用，作用机制有别于其他抗抑郁药。在体外试验中发现，噻奈普汀与大多数抗抑郁药不同，曾被认为可以增加 5-HT 再摄取，但最近研究显示其对 CNS 递质受体缺乏亲和力，也不抑制 5-HT 和 NE 再摄取。尽管越来越多的研究集中在噻奈普汀的神经生物学

特性上,但其作用的确切机制仍有待明确。多项研究证实噻奈普汀具有广泛的良好的抗抑郁作用,能改善抑郁症同时伴发的焦虑症状,长期服用可减少抑郁症复发,对老年抑郁症也具有较好疗效。

（一）药理学特点

噻奈普汀在结构上属于 TCA,但其药理学特点不同于 TCA。长期摄入并不改变包括 α_2、β_1、$5-HT_1$、$5-HT_2$、$GABA_B$ 和苯二氮䓬受体的浓度和亲和力,但增加 α_1 肾上腺素能系统的反应性。大鼠的体外研究发现能增加皮质和海马突触前膜的 5-HT 再摄取,增加囊泡中 5-HT 的贮存,且改变其活性,突触间隙内 5-HT 的浓度减少,而对 5-HT 的合成及突触前膜的释放无影响,对 DA 和 NE 再摄取也无影响,不过在体内研究未见对 5-HT 释放的影响。当药物剂量达到高治疗剂量的 2.5 倍时,蓝斑核的肾上腺素受体出现电生理方面的变化。在大脑皮质水平,增加海马锥体细胞的自发活动,并加速其功能抑制后的恢复;增加皮质及海马神经元的 5-HT 再摄取,但其 5-HT 增强机制仍有待进一步阐明。噻奈普汀对 α_1 肾上腺素受体、组胺 H_1 受体和毒蕈碱受体均没有明显的亲和力。

最近研究显示,噻奈普汀能减少背侧中缝核（DRN）单胺转运体位点的数量和 mRNA 水平。电生理研究认为,持续服用噻奈普汀既不改变 DRN 的 5-HT 能神经元冲动发放,也不改变胞体 - 树突 5-HT 自身受体对 LSD 的敏感性,既不影响突触后 $5-HT_{1A}$ 受体的活性,也不增强突触终端 5-HT 自身受体拮抗剂对 5-HT 通路的刺激作用。然而,在包括习得性无助、强迫游泳等在内的抑郁动物模型研究中,噻奈普汀显示出阳性表现。

（二）药代动力学特点

噻奈普汀在消化道能被迅速和完全吸收,分布迅速,血浆蛋白结合率高,约为 94%。该药的肝脏首过效应较小,在肝脏通过氧化作用和脱甲基作用被广泛代谢。生物利用度高,半衰期为 2.5h,只有约 8% 以原型经肾脏排泄,绝大部分以代谢产物的形式经肾脏排泄。对于年龄超过 70 岁的老年患者,半衰期将延长 1h。而对于慢性酒精中毒所致的肝硬化患者,药代动力学参数未见明显改变。对于肾功能不全患者,药物的消除半衰期也将延长 1h。

（三）作用机制

噻奈普汀的作用模式难以用增强 5-HT 再摄取来解释,目前至少有三种假说来解释可能的作用机制:①噻奈普汀可以增加海马锥体细胞的自发活动及其从化学性刺激中（GABA 或5-HT）恢复的速度;②噻奈普汀可以减轻 HPA 轴对于应激的反应,恢复内分泌与边缘系统之间的正常交换功能;③通过增强 5-HT 再摄取,抑制应激所致的海马细胞萎缩,修复其损伤,并预防应激对海马直接累积的损害。在抗抑郁的同时,对警觉性、记忆、注意等认知功能无明显影响,不拮抗 M、H、α_1 受体,故极少引起心血管系统不良反应。

在大鼠实验中,噻奈普汀可以修正应激所致的海马神经元结构的可塑性,防止长期应激或受高糖皮质激素影响所致的 CA3 神经元树突尖端萎缩,并帮助其重塑。

已经证实,噻奈普汀的消旋结构能有效地拮抗长期应激所致的海马萎缩,从而提示调节5-HT 功能可以保护由于应激对海马 CA3 树突形态的损害作用。通过比较噻奈普汀与 SSRI 类药物如氟西汀、氟伏沙明对刺激海马萎缩的预防作用,证实了给予噻奈普汀可促进 5-HT 再摄取,并能预防因反复刺激产生的 CA3 锥体神经元树突萎缩。因为应激时海马的 5-HT 释放可增加重复应激,就会导致某些 5-HT 调节的功能敏感性变化。长期给予噻奈普汀还可以对抗因应激带来的神经生化以及行为学改变,如激活 HPA 轴和记忆损害等。噻奈普汀可能会通过保护海马树突发生形态改变而有效缓解暂时的记忆损害。

（四）适应证

噻奈普汀被批准的适应证为抑郁症。由于其在一定程度上可以改善性功能异常，临床上有时将其作为那些引起性功能障碍的抗抑郁药的替换选择。

1. 抑郁障碍 研究表明噻奈普汀治疗重性抑郁障碍是有效的。在一项噻奈普汀治疗重型抑郁障碍的 6 周双盲安慰剂对照研究中，噻奈普汀治疗重性抑郁障碍或双相障碍抑郁发作的有效率达 58%，显著高于安慰剂的 41%。另一项为期 6 周的针对重性抑郁障碍或者双相抑郁的对照研究显示，噻奈普汀和丙米嗪比安慰剂更有效，有效率分别为噻奈普汀 56%、丙米嗪 48% 和安慰剂 32%，具有统计学差异。还有一项对重性抑郁障碍的平行安慰剂对照研究发现，治疗 6 周后噻奈普汀对 65% 以上的患者有效。还有一项多中心双盲平行对照研究发现噻奈普汀和氟西汀的有效率无显著性差异，分别为 58% 和 56%。提示噻奈普汀对抑郁相关障碍有较好疗效，与 SSRI 类药物如氟西汀相当。研究发现，噻奈普汀长期治疗复发性抑郁时，相比安慰剂，可以使复发和抑郁加重的发生下降 20%～30%，提示具有预防复发的作用。

噻奈普汀对老年抑郁也具有较好疗效和安全性。一项多中心开放性研究发现，治疗 2 周后有效率达 76.7%，且对焦虑和认知也有改善作用。此外，有研究报道噻奈普汀对共存的抑郁、焦虑、躯体症状均有效。

2. 性功能障碍 有研究发现用其他抗抑郁药出现不同程度的性功能障碍后换用噻奈普汀，可以改善性功能异常，提示噻奈普汀可作为那些引起性功能障碍的抗抑郁药的替换选择。

（五）不良反应

1. 常见不良反应 恶心、呕吐、厌食、便秘、胀气、腹痛等胃肠道症状较为常见。没有镇静作用，也不妨碍生活能力的恢复。在老年患者中基本不引起口干、便秘等抗胆碱能作用。

2. 少见不良反应 包括失眠、瞌睡、噩梦、虚弱；心动过速、期外收缩、心前区疼痛；眩晕、头痛、晕厥、震颤、颜面潮红；呼吸不畅、喉部堵塞感；肌痛、背痛等。

3. 过量服用 有 1 例噻奈普汀滥用的病例报道，患者为 30 岁女性，口服噻奈普汀 12.5mg t.i.d.，2 个月后增至 150 片 /d，未观察到严重不良反应。在早期时出现嗜睡、呕吐、腹痛、厌食伴体重下降、便秘等，这些不良反应逐渐消失，机体耐受性较好，肝功能未受影响。患者是因追求精神兴奋效果在 7 个月后因停药而住院，4d 后停用噻奈普汀，出现的停药综合征表现为肌痛、短暂寒冷，经使用吩噻嗪类与苯二氮䓬类药物后已使之减轻。

（六）药物相互作用

噻奈普汀与非选择性 MAOI 可能发生药物相互作用，合用会增加发生心血管疾病发作或阵发性高血压、高热、抽搐和死亡的风险。噻奈普汀与麻醉药合用时可能出现药物相互作用，通常在手术前 24h 或 48h 必须停止使用噻奈普汀。

十三、N- 甲基 -D- 天冬氨酸受体拮抗剂

氯胺酮是麻醉药苯环己哌啶（PCP）的衍生物，其麻醉作用比 PCP 更强且长时间的反应较轻，是一种安全的、快速起效的、新的非巴比妥类静脉麻醉药，临床上广泛用于麻醉与镇痛。由于有成瘾性，氯胺酮被世界大多数国家列入管制药品。早在 20 世纪 70 年代发现氯胺酮有抗抑郁样作用，弱于三环类抗抑郁药丙米嗪，而且由于其有轻微的致幻性，又不能维持良好的作用，故一度被限制用于抑郁症的治疗。此后，有研究表明亚麻醉剂量的氯胺酮对难治性抑郁症具有快速抗抑郁作用。近 20 年来，多个随机双盲对照研究证明氯胺酮具有快速、强大而相对持久的抗抑郁疗效，因而又开始受到关注。艾司氯胺酮作为氯胺酮的 S- 对映异构体，其

鼻喷制剂已被美国 FDA 批准用于治疗成人难治性抑郁症及成人抑郁障碍伴有急性自杀意念或行为的抑郁症状。2023 年 4 月,该药被国内批准与口服抗抑郁药联合治疗伴有急性自杀意念或行为的成人抑郁症患者。但该药上市后的安全性一直受到科学家的关注和质疑,目前尚缺乏氯胺酮长期给药的疗效和远期安全性的评估。

(一)药理学特点

1. 快速抗抑郁作用 氯胺酮是一种高亲和性、非选择性离子型谷氨酸受体、NMDA 受体拮抗剂,主要作用于 NR2B 型 NMDA 受体。谷氨酸是中枢神经系统中主要的兴奋性神经递质,对树突发育和神经生长尤为重要。但谷氨酸过量会引起神经元兴奋性毒性,因此神经元和胶质细胞上有很多受体以及通过再摄取机制来调控谷氨酸能神经传导,其中包括 NMDA 受体和 α- 氨基 -3- 羟基 -5- 甲基 -4- 异噁唑丙酸(AMPA)受体。而 NMDA 受体和 AMPA 受体均在氯胺酮的抗抑郁机制中起关键作用,氯胺酮可能通过拮抗突触前 NMDA 受体、激活和上调突触后 AMPA 受体发挥快速抗抑郁作用。氯胺酮也通过参与酪氨酸激酶受体 B(TrkB)信号通路,增加海马等脑区 BDNF 的表达,促进神经元发育存活和突触可塑性。氯胺酮还通过激活哺乳动物雷帕霉素靶蛋白(mTOR)信号通路,增加前额叶皮质突触棘的密度作用而起到抗抑郁效果。此外,氯胺酮还可以通过抑制糖原合成酶激酶 -3(GSK-3)以发挥快速抗抑郁作用。

有学者揭示氯胺酮的抗抑郁机制,提出大脑外侧缰核(LHb)与抑郁症关系密切。LHb 是大脑的"反奖励中枢",作为连接前脑边缘系统和中脑单胺核团的枢纽,是位于海马下方的一个核团,介导人的大部分负面情绪如恐惧、紧张、焦虑,与中脑"奖励中心"的单胺核团相互"拮抗"。研究发现,在抑郁状态下外侧缰核过度活跃,但 LHb 如何编码抑郁症相关信息始终未明。注射 NMDA 后,最初沉默的 LHb 神经元发生簇状放电,提示 LHb 处于过度活跃状态,模拟抑郁状态下的表现;而给予 NMDA 受体拮抗剂氯胺酮后,LHb 神经元簇状放电消失而再次沉默,表明氯胺酮可能通过拮抗 LHb 簇状放电而释放对奖赏中心的抑制,发挥快速抗抑郁作用。

2. 强效麻醉作用 氯胺酮主要是抑制兴奋性神经递质,以及与 NMDA 受体相互作用阻滞兴奋性神经递质传递而发挥全身麻醉作用。氯胺酮的麻醉特点是痛觉消失,意识模糊而不是完全丧失,对周围环境的刺激反应迟钝,感觉与环境分离,呈一种意识和感觉分离状态,称为"分离麻醉"。其原因为氯胺酮对丘脑 - 新皮质系统有抑制作用,而对丘脑和边缘系统有兴奋作用。此外,由于氯胺酮不但无肌肉松弛作用,反而会出现由于肌张力增高造成的肌强直或木僵状态,故也称为"木僵状麻醉"。

3. 镇痛作用 氯胺酮可消除伤害性感受器的超敏反应,增强阿片类药物对神经损害性疼痛的镇痛作用。氯胺酮产生镇痛效应的机制主要是阻滞脊髓网状结构束对痛觉的传入信号,抑制丘脑 - 新皮质系统,选择性拮抗痛觉,因此其镇痛效应主要与阻滞痛觉的情绪成分有关,而对身体感觉成分的影响较小。

4. 抗炎作用 氯胺酮对过度炎症反应过程的促炎性细胞因子 TNF-α、IL-1、IL-6、IL-8 有抑制作用,且能刺激淋巴细胞产生 IL-4、IL-10 等抗炎症介质。

5. 神经元保护作用 氯胺酮能减少冷冻伤后海马神经元的丧失,有利于颅脑损伤后神经功能的恢复。在大鼠缺血性损伤中,氯胺酮作为 NMDA 受体非竞争性拮抗剂,可抑制细胞色素 c 和前胱天蛋白酶 3(pro-caspase 3)的表达,减少神经元凋亡。氯胺酮可以通过拮抗 NMDA 受体,减少钙离子内流,保护神经元免受缺氧损伤。氯胺酮不但通过拮抗 NMDA 受体,还可以抑制 Pannexin-1(Panx1)通道发挥神经元保护作用。

（二）药代动力学特点

氯胺酮起效快，静脉注射后 1min、肌内注射后 5min 血浆内的药物浓度达峰值。目前尚缺乏鼻黏膜喷剂的药代动力学数据。

（三）作用机制

氯胺酮的抗抑郁机制并不独立依赖 NMDA 受体拮抗作用，而是涉及多种物质及途径。包括：①通过拮抗突触前 NMDA 受体、激活和上调突触后 AMPA 受体发挥快速抗抑郁作用；②通过参与 TrkB 信号通路，增加海马等脑区 BDNF 的表达，从而促进神经元发育存活和突触可塑性；③通过激活 mTOR 信号通路，增加前额叶皮质突触棘的密度作用而起到抗抑郁效果；④通过抑制 GSK-3 以发挥快速抗抑郁作用；⑤通过拮抗大脑"反奖励中枢"外侧缰核簇状放电，从而释放对奖赏中心的抑制来发挥快速抗抑郁作用。

（四）适应证

1. 难治性抑郁症（treatment-resistant depression，TRD）　氯胺酮已显示出对 TRD 的快速抗抑郁作用。在一项小样本（24 例患者）临床试验中，经清洗后给予氯胺酮（0.5mg/kg）12d 内每周 3 次最多共 6 次静脉滴注，治疗结束时总缓解率为 70.8%，且第一次输注 2h 后 MADRS 评分即大幅下降。另一项研究包含 17 例 TRD 患者，71% 的患者接受氯胺酮给药（40min 内静脉滴注 0.5mg/kg）后 24h 内超过 50% 的患者抑郁症状明显改善。一项纳入 19 个研究的荟萃分析结果证明，TRD 患者在静脉滴注氯胺酮后 24h 内抑郁症状得到显著改善。

艾司氯胺酮鼻黏膜喷剂也显示出快速抗抑郁作用。一项评估 28mg、56mg 和 84mg 艾司氯胺酮鼻黏膜喷剂对 TRD 疗效和安全性的随机双盲对照试验中，67 例患者接受两个阶段的艾司氯胺酮治疗，在治疗第一阶段给予每周 2 次艾司氯胺酮鼻黏膜喷剂 28mg、56mg 和 84mg 或安慰剂联合使用口服抗抑郁药，治疗第 1 周末安慰剂组轻度抑郁症及无抑郁症状的患者继续使用安慰剂，中至重度抑郁症患者随机分为三组，分别接受艾司氯胺酮鼻黏膜喷剂 28mg、56mg 和 84mg 治疗。结果显示，在给药 2h 后 28mg 与 84mg 艾司氯胺酮组的有效率高于 56mg 艾司氯胺酮组，三组的有效率均显著高于安慰剂组；两个阶段治疗中，接受相同剂量艾司氯胺酮或安慰剂的患者在治疗第 15 日时艾司氯胺酮组的有效率均高于安慰剂组。提示艾司氯胺酮鼻黏膜喷剂具有显著的快速抗抑郁作用，且疗效在短期内较为稳定。

一项长期试验纳入 705 例 TRD 患者评估艾司氯胺酮鼻黏膜喷剂预防 TRD 复发的作用，其中 455 例进入优化治疗阶段（艾司氯胺酮 56mg 或 84mg）联合口服抗抑郁药，16 周治疗后 297 例稳定有效和或稳定治愈的患者进入维持治疗阶段，随机分入艾司氯胺酮联合口服抗抑郁药与安慰剂联合口服抗抑郁药组。结果发现氯胺酮联合治疗组的复发风险降低 51%，显著低于安慰剂联合抗抑郁药组的 70%，提示艾司氯胺酮鼻黏膜喷剂可以延迟 TRD 复发。而鉴于目前对于艾司氯胺酮长期重复使用的有效性和安全性研究仍然有限，特别是对药物滥用风险和认知损害等慢性不良反应应格外重视。

2. 抑郁障碍伴有急性自杀意念或行为的抑郁症状　研究发现氯胺酮具有快速抗自杀作用。有报道指出，接受氯胺酮治疗的抑郁症患者自杀意念会迅速减少，适用于急诊科自杀的抑郁症患者。在一项研究中，患者接受为期 4 周、每周 2 次艾司氯胺酮鼻黏膜喷剂 84mg 或安慰剂治疗，药物不耐受者剂量从 84mg 降至 56mg，共有 49 例患者完成治疗。结果显示，第一次给药 4h 后艾司氯胺酮组的自杀意念和行为评估工具（SIBAT）评分下降显著高于安慰剂组，而 7d 时 SIBAT 评分比较差异无统计学意义，提示艾司氯胺酮能够快速降低抑郁障碍患者的自杀风险。

（五）不良反应

氯胺酮的不良反应以血压升高和脉搏增快最常见；异常的低血压、心动过缓、呼吸减慢或困难，以及呕吐等偶见；罕见不能自控的肌肉收缩，包括喉痉挛、支气管痉挛、抽搐、惊厥、呃逆等。这些反应一般能自行消失，但个体所需的时间差异大。临床上用氯胺酮后出现严重的急性心律失常个案。个别病例出现高热。

氯胺酮麻醉后可引起血清碱性磷酸酶、谷草转氨酶、谷丙转氨酶及 γ- 谷氨酰转移酶水平升高，其临床意义尚不清楚。也可致脑脊液压力明显升高、迟发性颅内压增高，脑电图上的癫痫样波形增多。

氯胺酮具有拟精神病作用，尤其是对儿童会引起精神错乱、噩梦、幻觉、视错觉、嗜睡等，有人认为是氯胺酮的分离麻醉作用，年幼和年长者较青壮年为少。氯胺酮可对精神神经系统、认知学习与记忆功能等产生毒性作用，且与剂量成正比，可造成记忆缺失、认知损害。具体包括：①致幻、致精神分裂作用：表现为鲜明的梦幻觉、错觉、分离状态或分裂症、定向障碍、易激惹行为、肌张力增高和颤抖等。②对认知、学习、记忆功能的影响：可能通过拮抗谷氨酸能神经通路而引起记忆损害，但与外显记忆有关，对内隐记忆作用不明显。氯胺酮能拮抗各种刺激后产生的长时程增强（LTP）效应，从而干扰学习记忆过程。③对神经系统的毒性作用：氯胺酮对大脑皮质和脑干的影响表现为对大脑皮质广泛抑制，对第一躯体感觉区和第二躯体感觉区并无特异性抑制。研究表明，氯胺酮的中枢抑制作用可能与其抑制脑内 ATP 酶活性有关，长期反复使用氯胺酮者背外侧前额叶皮质区多巴胺 D_1 受体发生增量调节，提示长期的 NMDA 受体拮抗剂使前额叶功能选择性损害。NMDA 受体拮抗剂可能通过影响大脑内兴奋性或抑制性神经递质的表达水平、多种不同的信号通路以及氧化应激作用产生神经毒性，导致细胞凋亡或死亡。④对染色体的损伤作用：尽管尚不确定氯胺酮是致突变的有效因子和致突变物，但其对染色体的损伤作用是肯定的。研究发现，氯胺酮能诱发离体人外周血淋巴细胞姐妹染色单体交换（SCE）的频率增高。氯胺酮也能使小鼠骨髓细胞染色体畸变率和微核率明显增高。

氯胺酮可产生一定的心理依赖，可导致成瘾，应避免滥用，因此仅限于难治性抑郁症、慢性抑郁症的短期治疗。

（六）药物相互作用

氯胺酮与氟烷等含卤全身麻醉药合用时会出现半衰期延长、苏醒延迟。与抗高血压药或中枢神经抑制药合用时，尤其当氯胺酮的用量偏大、静脉滴注速度快时，可导致血压剧降和 / 或呼吸抑制。对于服用甲状腺素的患者，氯胺酮可能引起血压过高和心动过速。

十四、神经活性类固醇 -γ- 氨基丁酸 A 受体正向别构调节剂

产后抑郁（postpartum depression，PPD）是特发于女性产后这一特殊时段的抑郁症，发病率为 10%～15%。产后抑郁不仅危及母亲健康，还会影响婴儿的身心健康、母子关系和家庭生活质量，所以日益受到国内外学者的关注。目前临床上主要采用 SSRI 类等抗抑郁药。全球第一个专门用于治疗 PPD 的抗抑郁药别孕烯醇酮（brexanolone）已被美国 FDA 批准上市。

（一）药理学特点

别孕烯醇酮是一种小分子神经活性类固醇 -γ- 氨基丁酸 A（$GABA_A$）受体正向别构调节剂（allosteric modulator）。神经活性类固醇又称为神经甾体，是脑或外周神经系统合成的一些类固醇，在神经发育以及病理生理过程中起重要作用。有证据显示，神经甾体与成人的神经或

精神疾病有关，GABA$_A$受体与包括抑郁症在内的多种精神疾病密切相关。因此该药基于这种作用机制，有希望发挥更好的抗抑郁效应。

（二）药代动力学特点

别孕烯醇酮在30～270μg/（kg·h）的剂量范围内，其人体内的药代动力学特点与剂量呈正相关。当给药剂量为60μg/（kg·h）和90μg/（kg·h）时，稳态血药浓度均值分别为52ng/ml和79ng/ml。血浆蛋白结合率超过99%，半衰期接近9h，清除速率约1L/（kg·h）。别孕烯醇酮主要通过不依赖细胞色素酶的羰基还原、糖醛酸化和硫酸酯化三条途径代谢，主要有三种循环代谢产物，代谢产物均无生物活性。别孕烯醇酮及其代谢产物主要通过粪便（47%）和尿液（42%）排出，低于1%以原型药排出。该药的生物利用度、峰浓度、达峰时间与给药剂量密切相关，在不同的给药剂量下其药代动力学参数存在差异。特定人群以肾损害（严重）研究或肝损害（轻、中、重度）研究为基础的别孕烯醇酮的药代动力学在临床上未发现明显差异，终末期肾病[eGFR＜15ml/（min·1.73m^2）]对别孕烯醇酮的药代动力学参数是否有影响尚未知。

（三）作用机制

别孕烯醇酮的确切作用机制尚未阐明，目前认为可能与该药对突触和突触外GABA$_A$受体的正向别构调节有关。别孕烯醇酮可增强重组人GABA$_A$受体的GABA介导的电流在哺乳动物细胞表达α$_1$β$_2$γ$_2$受体亚基、α$_4$β$_3$δ受体亚基和α$_6$β$_3$δ受体亚基。

（四）适应证

别孕烯醇酮的适应证是PPD。一项随机双盲安慰剂对照的Ⅱ期临床试验（NCT02614547）纳入分娩后6个月内的重度PPD患者21例，以1∶1的比例随机分入别孕烯醇酮组或安慰剂组，通过静脉滴注给药，共给药60h：30μg/（kg·h）（0～4h）、60μg/（kg·h）（4～24h）、90μg/（kg·h）（24～52h）、60μg/（kg·h）（52～56h）和30μg/（kg·h）（56～60h），给药60h后别孕烯醇酮组的有效率达到70%，显著高于安慰剂组的9%；30d后别孕烯醇酮组的HAMD减分幅度仍然显著高于安慰剂组，而且别孕烯醇酮的抗抑郁疗效于给药24h后即开始显现，其疗效优势在30d内持续存在，提示别孕烯醇酮可快速、持续且显著地改善PPD患者的抑郁症状。另一项随机双盲安慰剂对照的Ⅲ期临床试验（NCT02942004）入组重度PPD患者138例，分为别孕烯醇酮高剂量组（$n=45$）、低剂量组（$n=47$）和安慰剂组（$n=46$）三组。给药组通过静脉滴注给药，高剂量组的给药方式及时间同上，低剂量组除24～52h给予60μg/（kg·h）以外其余均相同。结果发现，给药结束后，别孕烯醇酮高剂量组、低剂量组的HAMD减分均显著高于安慰剂组，疗效在治疗48h后显现且维持到随访的第30日。也有荟萃分析对上述发表的研究结果进行汇总，支持别孕烯醇酮是快速、持续且显著改善PPD的抗抑郁药。

（五）不良反应

临床试验显示别孕烯醇酮有良好的安全性，严重不良事件发生率较低，无死亡、严重不良事件或停药事件发生。最常见的不良反应是头痛、头晕、嗜睡，可能会有口干、脸红、潮热等不适，通常不会改变患者的Q-T间期。有个例出现窦性心动过速、意识改变和昏厥、自杀意念和故意过量服药。药品说明书对于过量镇静或突然意识丧失给出特别的黑框警告，需重视。

（六）药物相互作用

别孕烯醇酮属于神经甾体，与苯二氮䓬类药物之间可能存在相互作用，两者同时服用时会减弱后者的镇静、抗焦虑作用。神经甾体的主要作用靶点包括GABA$_A$受体，而GABA$_A$受体为苯二氮䓬类、苯巴比妥类等药物的受体，可能是药物相互作用发生的原因和基础。

十五、中草药及植物提取剂

抑郁症在中医学中属于郁症范畴。目前抑郁症的治疗多用抗抑郁药，虽有确切的临床疗效，但仍有一定的副作用，因此很多专家开始尝试用现代方法从中草药或植物中提取和开发有效的新型抗抑郁制剂，不仅弘扬了博大精深的祖国医学，也推动了祖国医学在精神障碍治疗领域的发展应用。目前已知多种明确具有抗抑郁作用的中草药成分，分属于藤黄科、银杏科、棕榈科、豆科等不同的植物类别。上述这些植物提取物多数都进行过动物实验，甚至是小范围的临床试验，证实有一定的抗抑郁活性，可以改善情绪、动机、睡眠、认知等症状。圣·约翰草以及舒肝解郁胶囊等中成药已是较为成熟的药物，并在临床得到广泛应用。

（一）主要成分与作用相关性

目前的中草药主要成分可归纳为以下几大类：黄酮类、生物碱类、低聚糖类、萜类、挥发油类、苯并二蒽酮类、间苯三酚类、有机酸类、木脂素类、香豆素类、苷类、苯哌丙烷类等。如黄酮类，存在于藤黄科金丝桃属的贯叶连翘（又称为贯叶金丝桃、圣·约翰草）、银杏、合欢花、罗布麻等植物中；生物碱类，存在于黄连、大叶蒟、棕榈科的槟榔等植物中；低聚糖类，存在于巴戟天等植物中；苷类，存在于五加科的人参、积雪草、柴胡、淫羊藿等植物中。它们具有各自独特的活性成分，均在动物实验和部分临床试验中显现出一定的抗抑郁作用。

（二）药理学特点

在药理学特点方面，中草药或植物提取剂的抗抑郁活性研究多数参照现有抗抑郁药的研究思路。研究发现，每类含有各自的有效成分，具有不同的药理作用，简述如下。

1. 调节神经递质　包括对 5-HT、NE、DA 三种递质水平的影响，以及抑制 MAO 活性等。

藤黄科金丝桃属植物贯叶连翘（*Hypericum perforatum* L.）的全草又称为圣·约翰草，由其提取物生产的制剂已在国际上得到广泛认可。从中分离到的二蒽酮类化合物金丝桃素（hypericin）、伪金丝桃素（pseudohypericin）被认为是贯叶连翘发挥抗抑郁作用的主要成分，已发现金丝桃素对体内的 30 余种受体及再摄取位点具有亲和性，对大脑皮质 - 受体也有显著的亲和性。动物实验发现贯叶连翘提取物可能通过抑制 MAOI 及单胺类神经递质摄取发挥抗抑郁作用，可以改变抑郁大鼠的行为症状，促进 5-HT 和 NE 在大脑皮质及海马部位的表达。贯叶连翘中的贯叶金丝桃素（HF）也是间苯三酚类衍生物，还能抑制突触对 5-HT、NE、DA、谷氨酸、γ- 氨基丁酸（GABA）的再摄取。

对于巴戟天提取物，有学者从中分离到 5 个活性成分，分别鉴定为琥珀酸、耐斯糖、1F- 果呋喃糖基耐斯糖、淀粉型六聚糖和七聚糖。经过各种抑郁模型筛选发现巴戟天提取物可以显著改善利血平化小鼠的行为学表现及脑内的单胺递质水平。柴胡的主要有效成分柴胡皂苷 A 可显著逆转抑郁导致的脑内单胺类神经递质水平降低，减弱由此造成的神经细胞损伤。

合欢花的水提取物可降低海马和皮质 5-HT 与 DA 的代谢，相对升高海马 5-HT、DA 及皮质 5-HT 的含量而发挥抗抑郁作用。银杏提取物银杏内酯也有增加 5-HT 自身合成、增加大鼠纹状体和边缘系统 DA 含量、抑制 DA 代谢的作用。研究者从番荔枝科的多种植物中分离出 33 种异喹啉类生物碱，其中番荔枝碱（annonaine）及其结构类似的化合物对小鼠的多巴胺重吸收有显著的抑制作用。还有人发现刺果番荔枝果实中的 3 种阿朴菲类生物碱（annonaine、nornuciferine 和 asimilobine）是小鼠 5-HT$_{1A}$ 受体激动剂。

罗布麻叶的醇提取物的水萃取部位可显著降低小鼠脑内的 MAO 活性，这可能是其抗抑郁作用机制之一。黄连根茎的甲醇提取物中的活性成分药根碱（jatrorrhizine）对 MAO-A 和

MAO-B 均有抑制作用。槟榔的正己烷及水提取物能抑制小鼠脑组织均浆中的 MAO 活性，且以水提取物最为有效。苯哌丙烷是胡椒科植物的乙醇提取物，可抑制 MAO，对 MAO-A 和 MAO-B 具有可逆性抑制作用。姜黄素也是通过剂量依赖性地抑制 MAO 活性，增强单胺类神经递质的作用来发挥效应的。

2. 调节神经可塑性和氧化应激 银杏科银杏属植物银杏（*Ginkgo biloba* L.）的叶子，也具有抗抑郁活性。研究发现，其标准提取物银杏叶浸膏（EGB）的主要有效成分为银杏黄酮和萜类内酯，具有神经保护作用，可减弱促肾上腺皮质激素释放激素（CRH）活性，改善抑郁症患者的认知功能及非快速眼动睡眠；可以通过增加大脑微循环，使 5-HT 自身合成增加；还可以通过消除体内异常增多的自由基，改善抑郁症的氧化应激水平起到抗抑郁作用；在慢性应激抑郁大鼠模型中，EGB 治疗 4 周后抑郁大鼠的行为改善，海马 CA3 区 BDNF 阳性的神经元面积比增加。苷类中的积雪草总苷有调节大鼠下丘脑-垂体-肾上腺轴（HPA 轴）和下丘脑-垂体-甲状腺轴（HPT 轴）的作用；甘草苷可以通过提高机体超氧化物歧化酶活性、消除自由基、阻止脂质过氧化、减少丙二醛生成等改善氧化应激状态的途径改善抑郁的快感缺失症状；淫羊藿可对抗抑郁模型鼠大脑内的 MAO 活性和血浆中的 CRF 水平升高，逆转大脑单胺类神经递质水平降低。

3. 其他 从大叶蒟根和茎的乙醇提取物的乙酸乙酯萃取部位可以分离得到 3 种酰胺类化合物，分别为 Ⅰ、Ⅱ 和 Ⅲ，均具有抗抑郁作用。其中 Ⅰ 是新化合物，命名为大叶蒟素（laetispicine），据研究其抗抑郁作用强度是氟西汀的 5 倍。具体的药理学效应尚不清楚。

（三）药代动力学特点

多数中草药或植物提取剂均含有多种有效成分，难以开展药代动力学研究，因此缺乏充分的数据。

（四）作用机制

研究发现，目前的中草药或植物提取剂主要通过调节神经递质（包括 5-HT、NE、DA 及抑制 MAO 活性等）、改善突触可塑性（包括氧化应激、神经营养、神经保护等）发挥抗抑郁效应。

（五）适应证

目前中草药或植物提取物的主要适应证为轻至中度抑郁症。

如上所述，多种植物及其有效活性成分在抑郁模型动物中显现出显著的抗抑郁作用，可以改善抑郁鼠的行为症状，缩短悬尾和游泳的不动时间，如贯叶连翘、石菖蒲、巴戟天、合欢花、积雪草、罗布麻、槟榔、人参、姜黄、远志、淫羊藿、葛根、郁金、槲皮素-3-芹菜糖基芦丁糖苷（CTN-986）等均有过相关实验报道。

一项为期 6 周的圣•约翰草与安慰剂的随机对照研究显示，圣•约翰草对轻至中度抑郁症的疗效显著优于安慰剂。与活性药物氟西汀的对照研究结果表明，圣•约翰草提取物片（路优泰）治疗轻至中度抑郁症的总体有效率与氟西汀无统计学差异，但圣•约翰草提取物片起效相对较快。贯叶金丝桃的醇提取物（L Ⅱ 60）与阿米替林的随机双盲临床观察结果表明，L Ⅱ 60 的疗效与阿米替林相当，但不良反应轻微，无胆碱能和中枢神经系统副作用。一项小样本研究发现巴戟天水提物（巴戟乐胶囊）治疗抑郁症患者，4～6 周的总体有效率为 62.5%、痊愈率为 31.25%。有四项研究发现，银杏叶片与帕罗西汀合用干预抑郁症时的疗效优于单药；银杏叶与阿米替林联用治疗抑郁症时，与阿米替林单用相比，起效时间更快、痊愈率更高；银杏提取物联合西酞普兰治疗抑郁症、老年抑郁症的疗效较西酞普兰单药更好，且起效更快。刺五加的疗效也在几项临床研究中被证实。一项研究用刺五加注射液合并心理治疗和 TCA 类药物治疗卒中后抑郁，与单用心理治疗和 TCA 类药物组相比，刺五加联合治疗组的疗效更优。另一项研究则以丙米嗪作为对照，发现刺五加胶囊（每粒含刺五加的醇提取物 250mg）对轻至中度抑郁症具有抗抑郁作用。有报道经过槟榔治疗，卒中患者的抑郁症状明显改善，在随后的临床试验中也发现槟榔对抑郁症的有效率约为 80%。

舒肝解郁胶囊由贯叶金丝桃和刺五加组成，其含有 22 个化合物，适用于轻、中度抑郁障碍属于肝郁脾虚证者。在《舒肝解郁胶囊治疗轻中度抑郁障碍临床应用专家共识》中提及，该药单一治疗可改善轻至中度抑郁障碍的情绪症状、躯体症状、睡眠症状；与 SSRI 和 SNRI 类药物联合治疗也得到诸多循证证据支持。该药还可以用于轻至中度卒中后抑郁、轻至中度抑郁障碍共病焦虑障碍或伴发焦虑状态、肠易激综合征伴发轻至中度抑郁障碍、其他疾病（心血管疾病、2 型糖尿病、缺血性脑卒中）伴发轻至中度老年期抑郁障碍、特殊人群的轻至中度抑郁障碍等。

（六）不良反应

中草药或植物提取物总体上安全性较好。因为多数药物的临床应用尚不充分，此处主要罗列圣·约翰草提取物片（路优泰）、舒肝解郁胶囊和巴戟天寡糖胶囊的不良反应。

圣·约翰草提取物片可能引起皮肤对光的敏感性增加，故暴露在强阳光下可能出现类似于晒伤的反应，特别是皮肤有过敏素质者较为明显。罕见胃肠不适、过敏反应（如皮肤红、肿、痒）、疲劳或不安发生。

舒肝解郁胶囊的不良反应较少，偶见恶心、呕吐、口干、头痛、头昏或晕厥、失眠、食欲减退或厌食、腹泻、便秘、视物模糊、皮疹、心慌、GPT 轻度升高。上市后报告中收集到的不良反应包括头晕、瘙痒症、腹痛、心悸、胃部不适、胃肠道反应、乏力、胸闷、嗜睡、食欲下降等。

巴戟天寡糖胶囊可导致部分患者出现口干、鼻干、咽干、口腔溃疡、头晕、头痛、感冒类症状、胃部不适、恶心、呕吐、胃胀、食欲增加或亢进、食欲下降、便秘、腹泻、心慌、心烦、易怒、燥热、失眠、困倦、疲乏、尿频、焦虑、有性冲动、惊恐发作、躯体发僵、双手或四肢麻木、体重减轻等。少数患者用药后出现 GPT、GOT 轻度升高，白细胞下降，皮疹。

（七）药物相互作用

相关数据尚不多。已知圣·约翰草提取物片（路优泰）存在一些可能的药物相互作用。该药可能使环孢素或香豆素类抗凝血药（如华法林、苯丙香豆素）的治疗效果下降。在个别病例中，合用口服避孕药可导致患者突破性出血。在人类免疫缺陷病毒（HIV）感染治疗期间，圣·约翰草提取物片应避免与茚地那韦（indinavir）和其他蛋白酶抑制剂同时服用，因为它可能会降低蛋白酶抑制剂的血药浓度。

第三节 常 用 药 物

一、三环类和四环类抗抑郁药

（一）丙米嗪（imipramine）

目前剂型主要有盐酸丙米嗪片，包括 Tofranil、盐酸丙米嗪片和盐酸丙米嗪片等。

1. 药理作用 丙米嗪为三环类抗抑郁药，主要通过抑制 5-HT 和 NE 再摄取来增强 5-HT 和 NE 传递。由于 DA 并不因额叶皮质的 NE 再摄取而降低活性，而前额叶皮质缺乏 DA 转运体，因此丙米嗪可以增加该部位的 DA 能神经传导。

丙米嗪的抗胆碱能作用可能对小儿遗尿有一定疗效,但可致镇静、口干、便秘、视物模糊等不良反应。丙米嗪的抗组胺(致镇静、体重增加等)和 α_1 受体拮抗(致头晕、镇静和低血压)作用可能与离子通道阻滞有关,故会引起心律失常和癫痫发作,特别是在过量使用时。

2. 适应证

(1)各种抑郁障碍。

(2)多种慢性神经痛。

(3)失眠、焦虑。

(4)小儿遗尿。

3. 用法与用量 口服给药,起始剂量为 25mg/d,睡前服用,之后每 3～7d 增加 25mg,剂量大时可分次服用。常用剂量为 50～150mg/d,最大剂量为 300mg/d。用于小儿遗尿时,5 岁以上每次 12.5～25mg,每晚 1 次。

4. 不良反应

(1)常见不良反应有视物模糊、便秘、尿潴留、食欲增加、体重增加、口干、恶心、腹泻、烧心、口腔异味、疲劳、乏力、头晕、镇静、头痛、焦虑、神经紧张、不安、性功能异常、出汗等。

(2)危及生命或危险的不良反应包括麻痹性肠梗阻、高热、癫痫发作、直立性低血压、猝死、心律失常、心动过速、Q-Tc 间期延长、肝衰竭、锥体外系不良反应、眼压升高、诱发躁狂、激发自杀意念或行为等。

5. 注意事项

(1)禁用于:①正处于心肌梗死恢复期的患者;②正在服用可能明显延长 Q-Tc 间期的药物(如匹莫齐特、硫利达嗪、某些抗心律失常药、莫西沙星、司帕沙星等)的患者;③有 Q-Tc 间期延长或心律失常史、近期有失代偿心肌梗死和非充血性心力衰竭的患者。

(2)慎用于:①有癫痫发作史、尿潴留、闭角型青光眼、甲状腺功能亢进史的患者;②心动过缓人群或正在服用可能引起心动过缓的药物(如 β 受体拮抗剂、钙通道阻滞剂、可乐定和洋地黄类)的患者;③低钾血症、低镁血症或正在服用可能导致上述情况的药物(如利尿药、导泻剂、静脉注射两性霉素 B、糖皮质激素和促肾上腺皮质激素制剂等)的患者。

(3)服药期间忌用升压药。

(4)用量较大或较长期用药者宜进行白细胞计数及肝功能检查。

(5)过量可能致死,可出现抽搐、心律失常、严重低血压、中枢抑制、昏迷和心电图改变。

(6)长期使用可产生耐受性而减轻镇静作用。

(7)停药时应逐渐减量以避免停药症状。

(8)孕妇忌用,以防致畸。

(9)可能激发患者,特别是儿童和青少年患者的自杀意念或行为,应严密监测。

(10)服用方法方面,如患者出现梦魇,应分次服用,且睡前服用的剂量不宜过大。

6. 药物相互作用

(1)与抗胆碱药合并可引起麻痹性肠梗阻或高热。

(2)氟西汀、帕罗西汀、安非他酮、度洛西汀和其他 CYP2D6 抑制剂可能增加 TCA 的血药浓度;吩噻嗪类或氟哌啶醇可能增加 TCA 的血药浓度。

(3)氟伏沙明是一种 CYP1A2 抑制剂,可减少丙米嗪去甲基化产生的产物,使丙米嗪的血药浓度上升。

(4)西咪替丁可增加血浆 TCA 的血药浓度。

（5）哌甲酯可抑制 TCA 的代谢。

（6）与曲马多合用会增加癫痫发作的风险。

（7）可能影响抗高血压药的作用，可能抑制可乐定的降血压作用。

（8）与拟交感神经药合用时可增强交感神经作用。

（二）氯米帕明（clomipramine）

目前剂型主要有盐酸氯米帕明片、注射液。

1. 药理作用 与丙米嗪相似。

2. 适应证

（1）强迫症。

（2）各种抑郁障碍。

（3）惊恐障碍。

（4）恐惧性焦虑障碍。

（5）多种慢性神经痛。

3. 用法与用量 口服给药，开始时 10mg/d，逐渐增加至 25～150mg/d，分次服用，也可在晚上 1 次服用；维持剂量为 50～100mg/d。治疗严重强迫症或恐惧症时口服 250mg/d。老年患者开始时 10mg/d，逐渐增加至 25～75mg/d；维持剂量为 15～25mg/d。不能口服者可肌内注射给药，开始时 25～50mg/d，然后逐日增加 25mg，直至 100～150mg/d，症状改善后再用维持剂量。也可静脉滴注，开始时 25～50mg 加入 0.9% 氯化钠注射液或 5% 葡萄糖注射液 250～500ml 中，2～3h 滴完，然后逐日增加 25mg，一般可达 100mg/d，症状改善后再以口服维持。输注时应监控血压，避免低血压。如果治疗抑郁障碍在 6～8 周仍无效，可能需要增加剂量或换用其他药物。

4. 不良反应

（1）常见不良反应有视物模糊、便秘、尿潴留、食欲增加、体重增加、口干、恶心、腹泻、烧心、口腔异味、疲劳、乏力、头晕、镇静、头痛、焦虑、神经紧张、不安、性功能异常、出汗等。

（2）危及生命或危险的不良反应包括麻痹性肠梗阻、高热、癫痫发作、直立性低血压、猝死、心律失常、心动过速、Q-Tc 间期延长、肝衰竭、锥体外系不良反应、眼压升高、诱发躁狂、激发自杀意念或行为等。

5. 注意事项

（1）急性心肌梗死恢复期、支气管哮喘、心血管疾病、癫痫、青光眼、尿潴留、肝功能不全、甲亢、前列腺肥大、精神分裂症患者，以及孕妇和哺乳期妇女禁用。

（2）急性卟啉病患者、有自杀倾向者慎用。

（3）如果在给药初期或停药阶段患者出现不可耐受的焦虑、失眠、兴奋、激越、静坐不能或活跃，考虑可能转躁，需要更换一种心境稳定剂或第二代抗精神病药进行治疗。

（4）随着剂量增加，癫痫发作的风险增加，尤其当剂量超过 250mg/d 时。

（5）过量可能致死，可出现抽搐、心律失常、严重低血压、中枢抑制、昏迷和心电图改变。

（6）长期使用可产生耐受性而镇静作用减轻。

（7）停药时应逐渐减量以避免停药症状。

（8）可能激发患者，特别是儿童和青少年患者的自杀意念或行为，应严密监测。

6. 药物相互作用

（1）依那普利、氟西汀、氟伏沙明、帕罗西汀、普罗帕酮、利托那韦、舍曲林、丙戊酸盐、安普那韦、奎尼丁等药物可抑制氯米帕明的代谢，增强氯米帕明的毒性（意识模糊、失眠、烦躁）。

（2）醋奋乃静（acetophenazine）、氯丙嗪、氟哌噻吨、氟非那嗪、美索达嗪、五氟利多、奋乃静、阿米替林、哌泊噻嗪、丙氯拉嗪、丙米嗪、三氟拉嗪与氯米帕明合用，可以相互影响代谢，使两者的血浆水平和毒性均增加。

（3）苄普地尔、西沙必利、多菲利特、加替沙星、格雷沙星、卤泛群、依布特利得、莫西沙星、匹莫齐特、索他洛尔、司帕沙星等药物与氯米帕明合用存在 Q-T 间期延长的叠加作用，可加重 Q-T 间期延长，引起尖端扭转型室性心搏骤停的危险性。

（4）与抗组胺药或抗胆碱药（如苯海拉明）合用，药效相互加强。

（5）与甲状腺制剂合用可互相增效，导致心律失常。

（6）氯米帕明可增强沙美特罗的心血管作用，增加心血管兴奋的危险性。

（7）可降低抗凝血药（如醋硝香豆素、茴茚二酮、苯茚二酮、双香豆素、苯丙香豆醇、华法林等）的代谢，增加出血风险。

（8）氯米帕明可抑制磷苯妥英钠的代谢，增加苯妥英钠中毒的危险性（共济失调、反射亢进、眼球震颤或震颤）。

（9）碘海醇、奈福泮、奥氮平、曲马多与氯米帕明合用，可导致癫痫发作。

（10）奥昔布宁可诱导氯米帕明的代谢，降低氯米帕明的效果。

（11）巴比妥酸盐可增加氯米帕明的代谢，降低其血清浓度，增加不良反应。

（12）与胍乙啶、二甲苯胍、可乐定、胍那决尔合用，后者的抗高血压作用可被降低。

（13）与雌激素或含雌激素的避孕药（如氯烯雌醚、己二烯雌酚、己烯雌酚、炔雌醚、替勃龙等）合用，可降低氯米帕明的抗抑郁作用，同时增加不良反应。

（14）与MAOI（如氯吉兰）合用，可产生高血压危象，且已有死亡的报道。

（15）与肾上腺素受体激动剂合用，可引起严重高血压与高热。

（16）氯米帕明可降低癫痫发作阈值，与抗癫痫药合用时可降低抗癫痫作用。

（17）异丙烟肼、异卡波肼、吗氯贝胺、烟肼酰胺、帕吉林、苯乙肼、丙卡巴肼、塞利吉林、托洛沙酮、反苯环丙胺与氯米帕明合用，可导致神经毒性、癫痫发作或 5-HT 综合征（高血压、高热、肌阵挛、精神状态改变）。

（三）阿米替林（amitriptyline）

目前剂型主要有盐酸阿米替林片。

1. 药理作用　主要药理作用是对突触前单胺类神经递质再摄取的抑制，使突触间隙 NE 和 5-HT 含量升高，从而达到治疗目的。此外对突触后 α_1、H_1、M_1 受体的拮抗作用常可导致低血压、镇静和口干、便秘等不良反应。由于 DA 是通过额叶皮质的 NE 重吸收而灭活的，而此处缺乏 DA 转运体，阿米替林可以增加该部位的 DA 神经递质。

2. 适应证

（1）抑郁障碍，尤其是内源性抑郁。

（2）神经性疼痛/慢性疼痛。

（3）失眠、焦虑。

（4）小儿遗尿。

（5）儿童注意缺陷多动障碍。

3. 用法与用量　口服给药，起始剂量为 25mg，晚上睡前服用，每 3～7d 增加 25mg，剂量 75mg 以上可分 2～3 次。常用剂量为 50～150mg/d，最大剂量不超过 300mg/d。

4. 不良反应

（1）常见不良反应有视物模糊、便秘、尿潴留、食欲增加、体重增加、口干、恶心、腹泻、烧心、口腔异味、疲劳、乏力、头晕、镇静、头痛、焦虑、神经紧张、不安、性功能障碍、出汗、出疹、瘙痒等。

（2）严重或危及生命的不良反应包括麻痹性肠梗阻、高热、癫痫发作、直立性低血压、猝死、心律失常、心动过速、Q-Tc 间期延长、肝衰竭、锥体外系不良反应、眼压升高、诱发躁狂、激发自杀意念或行为等。

5. 注意事项

（1）严重心脏病、近期有心肌梗死史、癫痫、青光眼、尿潴留、甲状腺功能亢进、肝损害及对三环类药物过敏者禁用。

（2）肝肾功能严重不全、前列腺肥大、老年或心血管疾病患者慎用，使用期间应监测心电图。

（3）该药不得与 MAOI 合用，应在停用 MAOI 后 14d 才能使用本药。

（4）患者有转向躁狂倾向时应立即停药。

（5）用药期间不宜驾驶车辆、操作机械或高空作业。

6. 药物相互作用

（1）与舒托必利合用，有增加室性心律失常的危险，严重可致尖端扭转型心律失常。

（2）与酒精或其他中枢神经抑制药合用，中枢神经抑制作用增强。

（3）与肾上腺素、去甲肾上腺素合用，易致高血压及心律失常。

（4）与可乐定合用，可减弱后者的抗高血压作用。

（5）与抗惊厥药合用，可降低后者的抗惊厥作用。

（6）与氟西汀或氟伏沙明合用，可增加两者的血浆浓度，使不良反应增加。

（7）与阿托品类合用，不良反应增加。

（8）与单胺氧化酶抑制剂合用，可发生高血压。

（四）多塞平（doxepin）

目前剂型主要有盐酸多塞平片、乳膏。

1. 药理作用 多塞平是 TCA 中镇静作用较强的抗抑郁药，药理作用同丙米嗪。其抗抑郁作用较丙米嗪弱，有一定的抗焦虑作用，抗胆碱作用较弱。该药还具有一定的抗组胺 H_1、H_2 受体的作用。

2. 适应证

（1）各种抑郁症。

（2）焦虑症。

（3）睡眠障碍。

（4）外用膏剂用于治疗慢性单纯性苔藓、湿疹、过敏性皮炎、特应性皮炎等。

3. 用法与用量 口服：起始剂量为 25mg/d，睡前服用，每 3~7d 增加 25mg，逐渐加量至期望疗效，睡前服用或分次服用，最大剂量为 300mg/d；外用：局部涂薄层，每日 4 次（或醒时每 3~4h 1 次）。

4. 不良反应

（1）抗胆碱能作用引起的镇静、口干、便秘、视物模糊。

（2）抗组胺作用引起的镇静作用和体重增加。

（3）α_1 受体拮抗引起眩晕、镇静、低血压。

（4）心律失常、癫痫发作，特别是在过量使用时。

（5）性功能障碍、出汗。

（6）局部外用也可出现困倦和其他系统反应，最常见的局部反应是烧灼感、针刺感、瘙痒、肿胀。

（7）罕见但严重的不良反应包括麻痹性肠梗阻、高热、癫痫发作、直立性低血压、猝死、心律失常、心动过速、Q-Tc 间期延长、肝衰竭、锥体外系不良反应、眼压升高、诱发躁狂、激发自杀意念或行为等。

5. 注意事项

（1）禁用于正处于心肌梗死恢复期的患者；正在服用可能明显延长 Q-Tc 间期的药物（如匹莫齐特、硫利达嗪、某些抗心律失常药、莫西沙星、司帕沙星等）的患者；有 Q-Tc 间期延长或心律失常史、近期有心肌梗死、失代偿性心力衰竭的患者。

（2）慎用于有癫痫发作史、尿潴留、闭角型青光眼、甲状腺功能亢进史的患者；心动过缓人群或正在服用可能引起心动过缓的药物（如 β 受体拮抗剂、钙通道阻滞剂、可乐定和洋地黄类）的患者；有低钾血症、低镁血症患者或正在服用可能导致上述情况的药物（如利尿药、导泻剂、静脉注射两性霉素 B、糖皮质激素和促肾上腺皮质激素制剂等）的患者。

（3）轻至中度肝功能不全、肾功能不全者慎用。

（4）孕妇、12 岁以下儿童慎用。

（5）局部敷用仅能用于未破损皮肤，不能用于眼部及黏膜。

（6）过量可能致死，可出现中枢神经系统抑制、惊厥、心律失常、严重低血压、心电图改变和昏迷。

（7）可能激发儿童和青少年患者的自杀意念或行为，使用时应严密监测。

6. 药物相互作用

（1）与 MAOI（如吗氯贝胺、氯吉兰、司来吉兰等）合用，易发生致死性 5-HT 综合征。

（2）与抗胆碱药合用，可引起麻痹性肠梗阻或高热。

（3）与 CYP2D6 抑制剂（如奎尼丁、西咪替丁、帕罗西汀、舍曲林、氟西汀等）合用，会升高本品的血药浓度，延长其消除半衰期。

（4）与肝药酶诱导剂（如苯妥英、巴比妥类药物、卡马西平等）合用，会使本品的血药浓度降低、清除速率加快。

（5）西咪替丁增加本品的血药浓度。

（6）哌甲酯可抑制本品的代谢。

（7）与抗胆碱药或抗组胺药合用，会产生阿托品样作用（如口干、散瞳、肠蠕动降低等）。

（8）与香豆素类药物（如华法林）合用，会使抗凝血药的代谢减少，出血风险增加。

（9）与奈福泮、曲马多、碘海醇合用，会增加痫性发作的风险。

（10）与甲状腺素制剂合用，易相互增强作用，引起心律失常，甚至产生毒性反应。

（11）与拟肾上腺素类药物合用，合用药物的升压作用增强。

（五）马普替林（maprotiline）

目前剂型主要有盐酸马普替林片。

1. 药理作用　马普替林为四环类抗抑郁药，其药理作用及临床应用均与三环类相似，为广谱抗抑郁药，能阻止中枢神经突触前膜对 NE 的再摄取，具有解除精神迟滞作用，从而达到抗抑郁效果。由于在额叶 NE 再摄取并不激活 DA 作用，马普替林可能增加额叶 DA 传递；高剂量时还增加 5-HT 的递质功能,增加 5-HT 传递,均能增强抗抑郁作用。同时还有抗组胺及抗胆碱作用,其抗胆碱作用比三环类抗抑郁药弱。

2. 适应证

(1)抑郁障碍。

(2)焦虑障碍。

(3)神经性疼痛/慢性疼痛。

3. 用法与用量　口服给药,小剂量起始,25～50mg/d,缓慢增加剂量,用药剂量不宜超过150mg/d。轻至中度抑郁症:口服 25mg,1～3 次 /d 或 25～75mg,1 次 /d;应根据患者病情严重程度和反应而定,常用剂量为 75～150mg/d。严重抑郁症,特别是住院患者:口服 25mg,3 次 /d 或 75mg,2 次 /d。

儿童应逐渐增加剂量,开始用 25mg,1 次 /d;必要时根据患者反应将每日剂量逐渐增至 25mg,3 次 /d 或 75mg,1 次 /d。对于青少年,可按具体情况将剂量增至接近成人水平。老年患者应逐渐增加剂量,开始用 25mg,1 次 /d;必要时根据患者反应将每日剂量逐渐至 25mg,3 次 /d 或 75mg,1 次 /d。

4. 不良反应

(1)最常见的不良反应有无力、口干、恶心、便秘、嗜睡、头晕、轻度头痛、体重增加、性功能异常、出汗等。

(2)有可能发生低钠血症,尤其老年人。

(3)罕见但严重的不良反应包括麻痹性肠梗阻、高热、癫痫发作、直立性低血压、猝死、心律失常、心动过速、Q-Tc 间期延长、肝衰竭、锥体外系不良反应、眼压升高、诱发躁狂、激发自杀意念或行为等。

(4)超剂量使用时最常见的不良反应有低血压、恶心、呕吐和嗜睡。

5. 注意事项

(1)对于有肝肾损害、排尿困难或有眼压升高病史的患者均应慎用。

(2)对于心脏病患者,包括有心肌梗死病史和老年患者也应慎用,必须应用时应在严密观察、监护心功能的情况下进行,必要时监测患者的心电图。

(3)可能使 Q-Tc 间期延长,特别是中毒剂量,不仅与过量有关,还可能因合用其他经 CYP2D6 抑制三环类 / 四环类药物代谢的药物而引起心室尖端扭转型心律失常或猝死。

(4)因可能延长 Q-Tc 间期,故应慎用于心动过缓或正服用可能引起心动过缓的药物(包括 β 受体拮抗剂、钙通道阻滞剂、可乐定等)的患者;同时也应慎用于使用可导致低钾血症或低镁血症的药物(例如利尿药、导泻剂、静脉注射两性霉素 B、糖皮质激素、促肾上腺皮质激素制剂)的患者。

(5)如用于治疗伴有甲状腺功能亢进症或同时服用甲状腺激素制剂的患者,由于有增加心脏副作用的可能性,应慎用。

(6)有直立性低血压倾向的患者应定期测量血压。

(7)药物过量中毒时的症状和体征可表现为抑制剂或兴奋剂对中枢神经系统的作用,并导致严重的抗胆碱能神经作用和心脏毒性作用;急性过量的特征包括嗜睡、烦躁、共济失调、惊厥、木僵、高热、昏迷、心动过速、心律失常、低血压和呼吸抑制。

6. 药物相互作用

(1)同时合用其他类型的抗高血压药(如利尿药、血管扩张药或无明显生物转化作用的受体拮抗剂),应监测患者的血压。

(2)如果在应用 MAOI 治疗后准备换用本药,应有足够的时间间隔(至少 14d),否则可能会引起严重的相互作用。同样,本药换用 MAOI 也应有 14d 的时间间隔。

(3)可加强某些拟交感神经药,如去甲肾上腺素、肾上腺素等药物的心血管效应。

(4)对肝脏单加氧酶系统有激活作用的药物(如巴比妥酸盐、苯妥英、卡马西平)有加速马普替林代谢的作用,因此有可能减弱本药的抗抑郁作用;同时合用苯妥英可导致苯妥英的血药浓度升高。

(5)如与强的镇静剂合用,可引起马普替林的血药浓度升高,降低癫痫发作阈值并引起癫痫发作;马普替林与苯二氮䓬类药物合用可加强其镇静作用。

(6)有明显生物转化作用的受体拮抗剂(如普萘洛尔)可使马普替林的血浆浓度升高。

(7)已知西咪替丁与三环类抗抑郁药如丙米嗪合用时,可引起后者的血药浓度升高。

二、单胺氧化酶抑制剂

(一)苯乙肼(phenelzine)

目前剂型主要有硫酸苯乙肼片。

1. 药理作用 苯乙肼为不可逆性、非选择性 MAOI。作用机制主要与其完全拮抗单胺氧化酶对 NE、5-HT 和 DA 的降解有关;可能促进 NE、5-HT 和 DA 神经递质释放。

2. 适应证

(1)具有"非典型性""非内源性""神经症性"特征的抑郁障碍。

(2)难治性抑郁症、难治性惊恐障碍以及难治性社交焦虑障碍。

(3)发作性睡病。

(4)可缓解心绞痛。

3. 用法与用量 口服给药,起始剂量为 15mg/ 次,3 次 /d。根据病情需要可逐渐加量至 60～90mg/d,常用剂量为 45～75mg/d。达到疗效后,应尽可能使用最小剂量。

4. 不良反应

(1)最常见的不良反应有烦躁、失眠、头晕、便秘、厌食、恶心、呕吐、关节痛、口干、视物模糊、尿潴留、短暂性阳痿、皮疹、荨麻疹、外周性水肿、瞌睡和直立性低血压。

(2)最严重的不良反应是高血压危象,且具有致死性。其特征包括严重的枕骨部位头痛(可能向前放射)、颈强直或疼痛、恶心、呕吐、口干、出汗(可能伴随冷、热)、皮肤湿冷、便秘、排尿困难、心悸、心动过速或过缓、压榨性胸痛、瞳孔散大和视觉障碍(如畏光)、颅内出血(可能致死)。

(3)其他不良反应有面红、出汗、尿频、食欲增加和体重增加。注意力不集中、感觉异常、肌肉痉挛、肌阵挛、震颤、惊厥和反射亢进也有报道。可能出现过度兴奋、焦虑、激发潜在性精神病、轻度躁狂或明显躁狂。罕见青光眼加重。可能出现光敏感性。

5. 注意事项

(1)禁用于肝肾功能不全、充血性心力衰竭、高血压、嗜铬细胞瘤、精神病或有精神病病史、癫痫、严重或常发头痛、甲亢、青光眼、帕金森病患者和嗜酒者。

(2)一般心血管疾病、支气管炎或哮喘、心绞痛、糖尿病患者应慎用。

(3)用药期间不宜驾驶车辆、操作机械或高空作业。

(4)用药期间出现直立性低血压应卧床,血压过低可静脉滴注去甲肾上腺素,禁用肾上腺素。

（5）出现过敏性皮疹及神经阻滞剂恶性综合征应立即停药并进行相应处理。

（6）应定期检查肝功能与白细胞计数。

（7）儿童和老年人不宜使用。

（8）不能突然停药以避免停药反应。

（9）超剂量使用时可致过度代谢，表现为高热、心动过速、呼吸急促、肌强直、肌酸激酶和磷酸肌酸水平上升、代谢性酸中毒、低氧和昏迷，甚至死亡。

6. 药物相互作用

（1）能增强氯化琥珀胆碱的神经肌肉阻滞作用，导致呼吸暂停。

（2）与吩噻嗪类抗精神病药合用可导致高血压，并加重锥体外系不良反应。

（3）与外周起作用的拟交感胺类如麻黄碱、苯丙胺类、间羟胺等合用可抑制诸药的代谢，导致致命的高血压危象。

（4）与磺酰脲类口服降血糖药合用，使降血糖作用增强；可使胰岛素的降血糖作用增强并延长降血糖作用的时间。

（5）合用甲基多巴、多巴胺、左旋多巴或色氨酸可引起高血压（严重者出现高血压危象）、头痛、过度兴奋等症状。

（6）合用 MAOI 和高效 5-HT 再摄取抑制剂（如氯米帕明、氟西汀、色氨酸）具有潜在危险性，可能引起严重副作用如高热、出汗、寒战、定向障碍、意识障碍、记忆减退、焦虑、躁狂、共济失调、肌阵挛、强直、反射亢进、张力过强、眼球震颤和帕金森综合征、自主神经不稳定伴生命体征波动和 / 或精神状态改变（包括肢体摇动及至谵妄、昏迷），类似于 5-HT 综合征，必须停用 MAOI 至少 2 周后才可开始使用 5-HT 再摄取抑制剂。口服赛庚啶和静脉注射丹曲林（dantrolene）可能缓解上述症状。

（7）可拮抗解痉药巴氯芬（baclofen）的治疗作用。

（8）与中枢神经抑制药或全身麻醉药合用可导致深度镇静、循环虚脱、昏迷，甚至发生死亡。

（9）曲马多会增加癫痫发作的风险。

（10）不能与三环类抗抑郁药如地昔帕明、丙米嗪以及抗高血压药帕吉林（优降宁，pargyline，属于非肼类 MAOI）合用，因上述诸药能拮抗肾上腺素摄取，而 MAOI 可减弱机体对 NA 的代谢，故可导致高血压危象、发热、惊厥、昏迷和循环虚脱。必须停用 MAOI 2 周后才可使用上述诸药。

（11）不可与抗高血压药（包括利尿药）合用，因可使血压过度下降。

（12）接受 MAOI 的患者不可同时给予胍乙啶或注射利血平，因可使累积的儿茶酚胺突然释放，导致严重的升压反应。如必须合用 MAOI 和一种释放儿茶酚胺的药物如利血平或胍乙啶，应首先单用后者。当患者从 MAOI 转换使用利血平时，至少应停用 MAOI 1 周后始可再用利血平。

（13）接受 MAOI 的患者不应同时给予可卡因或其他局部麻醉药，因后者可收缩血管，从而导致高血压。

（14）在使用 MAOI 期间不应进食富含酪胺的食物，如干酪、啤酒、肝、酸乳、牛肉汁、无花果罐头、鱼子酱、葡萄酒、野味、腌制鲱鱼、宽豆荚、香蕉、巧克力和大豆制品，以免酪胺蓄积。除以上食物之外，过量咖啡因或浓咖啡也可能使血压突然升高，甚至出现高血压危象。

（二）吗氯贝胺（moclobemide）

目前剂型主要有吗氯贝胺片、胶囊。

1. 药理作用 吗氯贝胺为可逆性单胺氧化酶 A（MAO-A）抑制剂，作用机制主要是可逆性地抑制单胺氧化酶 A 的作用，使 NE、DA 和 5-HT 的降解减少；增强 NE 能、5-HT 能和 DA 能神经传导；主要抑制单胺氧化酶 A 的作用，如果发生单胺类物质浓度突然增大（如由于食用了酪胺性食物），理论上解释为 MAO-A 抑制作用被逆转。

2. 适应证

（1）用于治疗内源性抑郁症。

（2）特别适用于老年抑郁症，对精神运动和认知功能无影响。

（3）对儿童多动症、社交恐惧症有效。

（4）对睡眠障碍也有一定效果。

3. 用法与用量 起始剂量为 300mg/d，分 3 次餐后口服，逐步增加剂量，最大剂量一般为 600mg/d。常用治疗剂量为 300～600mg/d。

4. 不良反应 常见不良反应有失眠、眩晕、激越、焦虑和坐立不安、口干、腹泻、便秘、恶心和呕吐；少见溢乳；罕见高血压危象、激发自杀意念或行为、癫痫发作。

5. 注意事项

（1）对吗氯贝胺过敏、有意识障碍者及嗜铬细胞瘤患者禁用。

（2）忌高酪胺饮食（如奶酪、酵母提取物、发酵的大豆类制品等），餐后服用可减少药物与酪胺相互作用的机会。

（3）心功能损害患者的剂量应酌减，心绞痛或冠心病患者应慎用。肝功能不全者的药物血浆浓度将升高，应减量 1/3～1/2；肾损害患者慎用。

（4）老年人对药物的耐受性下降，应酌情调整剂量；不推荐用于 18 岁以下患者。

（5）对已服 5-HT 再摄取抑制剂者，如需服用本药，则需停服上述药物 2～4 周（4～5 个半衰期）。

（6）在较高剂量时，吗氯贝胺也能抑制单胺氧化酶 B，对单胺氧化酶 A 的选择性降低会因此而产生难以预料的临床后果。

6. 药物相互作用

（1）和其他 MAOI 一样，仍需注意与富含酪胺的食物合用会发生不良药物相互作用。

（2）西咪替丁会使吗氯贝胺的血药浓度上升。

（3）吗氯贝胺可增强芬太尼和布洛芬的作用，合用时应减少后两者的剂量。

（4）与外周起作用的拟交感胺类如麻黄碱、苯丙胺类、间羟胺等合用可抑制诸药的代谢，导致高血压危象。

（5）与拟交感神经药（如苯丙胺、哌甲酯、可卡因、甲基多巴、多巴胺、左旋多巴或色氨酸等）合用可引起高血压（严重者出现高血压危象）、头痛、颅内出血，甚至死亡。

（6）与 5-HT 再摄取抑制剂（如氯米帕明、氟西汀、色氨酸）合用具有潜在危险性，可能引起严重副作用如高热、出汗、寒战、定向障碍、意识障碍、记忆减退、焦虑、躁狂、共济失调、肌阵挛、强直、反射亢进、张力过强、眼球震颤和帕金森综合征、自主神经不稳定伴生命体征波动和/或精神状态改变（包括肢体摇动及至谵妄、昏迷），类似于 5-HT 综合征，必须停用 MAOI 至少 2 周后才可开始使用 5-HT 再摄取抑制剂。口服赛庚啶和静脉注射丹曲林（dantrolene）可能缓解上述症状。

（7）不能与三环类抗抑郁药、卡马西平、米氮平等药物合用，可能出现严重不良反应。

（8）与哌替啶或右美沙芬合用会导致兴奋、癫痫发作、谵妄、高热、循环衰竭、昏迷和死亡。

（9）与中枢神经抑制药或全身麻醉药合用可导致深度镇静、体位性低血压、循环虚脱、昏迷，甚至发生死亡。

（10）曲马多会增加癫痫发作的风险。

（三）反苯环丙胺（tranylcypromine）

目前剂型主要有硫酸反苯环丙胺片、反苯环丙胺片等。

1. 药理作用 反苯环丙胺为非肼类 MAOI，作用类似于苯乙肼，但比苯乙肼弱，较肼类 MAOI 起效更快。通过可逆性抑制单胺氧化酶发挥抗抑郁作用。因化学结构类似于苯丙胺，因而保留一些拟交感特性。

2. 适应证 对反苯环丙胺敏感或三环类抗抑郁药无效，以及不宜用电休克治疗的严重抑郁症。

3. 用法与用量 口服给药，每次 10mg，每日 2～3 次，治疗剂量为 10～50mg/d。不宜睡前服用。

4. 不良反应 常见直立性低血压、头晕、乏力、睡眠障碍、口干、便秘、视物模糊等。严重而危险的不良反应为高血压危象及中毒性肝炎。

5. 注意事项

（1）有脑血管、心血管疾病，以及高血压和嗜铬细胞瘤患者禁用。

（2）伴有青光眼、癫痫、兴奋躁动和肝损害患者慎用。

（3）反苯环丙胺不应与三环类抗抑郁药同时使用。

6. 药物相互作用

（1）反苯环丙胺与丙米嗪合用会增加毒性。

（2）反苯环丙胺与苯丙醇胺、氟西汀合用存在相互作用，禁忌合用。

（四）司来吉兰（selegiline）

目前剂型主要有盐酸司来吉兰片、胶囊及透皮贴剂。

1. 药理作用 司来吉兰属于选择性、非可逆性 MAO-B 抑制剂，通过抑制 MAO-B 拮抗 DA 降解，增加 DA 水平，加强 DA 能神经传导，从而起到抗抑郁作用。另外，司来吉兰还可以通过干扰突触对 DA 的再摄取，或通过其代谢物（苯丙胺和甲基苯丙胺）干扰神经元对多种神经递质的摄取，增强递质（NE、DA、5-HT）的释放来加强 DA 能神经功能。

2. 适应证 目前口服司来吉兰尚未被批准用于治疗抑郁症，但经皮给药的司来吉兰已获得 FDA 批准用于治疗抑郁症。

3. 用法与用量 经皮给药，每日可用 20mg/cm²、30mg/cm² 和 40mg/cm²（分别为 6mg/24h、9mg/24h 和 12mg/24h）的贴剂。

4. 不良反应

（1）透皮贴剂最主要的不良反应是皮疹。虽然贴剂对大多数患者没有明显的副作用，但个别患者可以出现相当严重的皮肤反应，甚至红斑远超出贴片的范围，而且伴有明显的瘙痒。

（2）失眠与该药的苯丙胺样作用相符合。通常患者短期服用镇静催眠药可助缓解，避免晚上使用透皮贴剂似乎也有效。

5. 注意事项

（1）经皮给药剂型可避开胃肠道和肝脏，可达到更高的血药浓度，与食物发生相互作用的风险降低。但建议对于使用 9mg/24h 和 12mg/24h 的患者需要进行饮食调整，因为这两种剂量相较于 6mg/24h 与酪胺发生相互作用的风险更高。因此，为了安全起见，剂量高于 6mg/24h 时应依从低酪胺饮食的常规限制。

（2）司来吉兰透皮贴剂不应与 5-HT 能药物如 SSRI、SNRI、TCA 等抗抑郁药联合使用。

（3）司来吉兰在体内代谢为苯丙胺和甲基苯丙胺的 *R*- 异构体，它们是 DA 再摄取抑制剂，因此建议换用司来吉兰时，之前的 MAOI 类药物应至少停用 2 周。

（4）司来吉兰不应突然停药，可能引起恶心、头晕、幻觉等停药综合征。

6. 药物相互作用

（1）与富含酪胺的食物可能发生相互作用。

（2）司来吉兰透皮贴剂与 5-HT 能药物联用时仍有发生 5-HT 综合征的风险，因此不应与 SSRI、SNRI、TCA 等抗抑郁药联用。

三、选择性 5- 羟色胺再摄取抑制剂

（一）氟西汀（fluoxetine）

目前剂型主要有盐酸氟西汀片、分散片、肠溶片和胶囊等。

1. 药理作用　氟西汀能选择性抑制 5-HT 再摄取，增强 5-HT 递质功能，并能使 5-HT 受体脱敏，特别是 5-HT$_{1A}$ 受体；氟西汀同时具有 5-HT$_{2C}$ 受体拮抗特性，可能增加 NE 和 DA 传递。对其他神经递质如毒蕈碱受体、M 受体及 H$_1$ 受体的亲和力都较低，因而抗毒蕈碱作用和镇静作用较三环类抗抑郁药轻，且无明显的心脏毒性。显效较慢，常需 2～4 周。

2. 适应证

（1）抑郁障碍。

（2）强迫障碍。

（3）经前焦虑症。

（4）神经性贪食。

（5）双相障碍抑郁发作（氟西汀与奥氮平混合制剂）。

（6）社交焦虑障碍。

（7）创伤后应激障碍。

3. 用法与用量　口服给药。

（1）抑郁障碍：起始剂量为 20mg/d，晨服，治疗 6～8 周无效时可能需要增加剂量或可能无效；常用剂量为 20～60mg/d，最大剂量为 80mg/d。首次抑郁发作患者在症状缓解后应持续治疗 1 年。

（2）强迫障碍：成人及老年患者推荐用量基本同抑郁发作，多数患者可能需要较大剂量。但强迫症是一种慢性病症，对疗效的判断可考虑延长治疗期至 10 周以上。

（3）神经性贪食：建议服用 20～60mg/d，最大剂量为 80mg/d，在用餐时或两餐之间服用，可单次或分次服用。老年患者通常剂量不应超过 40mg/d。对于肝功能不全或服用可能与氟西汀产生相互作用的药物的患者须考虑降低药物剂量或减少用药频率。

4. 不良反应

（1）全身不良反应：过敏、寒战、5-HT 综合征、光敏反应。

（2）消化系统不良反应：胃肠道功能紊乱、口干等；罕见肝功能异常。

（3）可能引起激越、焦虑和令人不快的兴奋，特别是在治疗早期。

（4）神经系统不良反应：头痛、睡眠异常、头晕、厌食、疲劳、欣快、短暂的动作异常、痉挛发作及罕见的精神运动性不安 / 静坐不能、幻觉、躁狂反应、意识错乱、激越、焦虑及有关症

状、注意力及思考能力减弱；罕见 5-HT 综合征及激发自杀意念和行为。

（5）泌尿生殖系统不良反应：尿潴留、尿频。

（6）生殖紊乱：性功能障碍、阴茎异常勃起、溢乳。

（7）其他不良反应：脱发、呵欠、视觉异常、出汗、血管扩张、关节痛、肌痛、直立性低血压和瘀斑；低钠血症及出血（如妇科出血、胃肠出血和其他皮肤或黏膜出血）罕有报告。

5. 注意事项

（1）对氟西汀或其任何一种成分过敏的患者禁用。

（2）慎重与 MAOI 合用。治疗必须在不可逆性 MAOI 停用 2 周后，氟西汀应停用 5 周后方可开始使用 MAOI。

（3）当与其他 5-HT 能药物和 / 或抗精神病药合用时，极少情况下会出现 5-HT 综合征或类似于神经阻滞剂恶性综合征，可能危及生命，故应立即终止氟西汀治疗并给予对症支持治疗。

（4）氟西汀须慎用于既往有抽搐发作史的患者。若发生抽搐发作或发作频率增加，应立即停药。

（5）双相障碍患者慎用。

（6）服用期间可能会出现低血糖，停药后继而出现高血糖。

（7）对未满 18 周岁的儿童和青少年的临床试验发现可能会发生自杀相关行为（自杀企图和自杀想法）、敌对行为（主要是攻击、对立行为和发怒）。氟西汀只适用于治疗 8～18 周岁儿童和青少年中至重度抑郁发作。

（8）停药症状：停药时发生停药反应比较普遍，尤其见于突然停药。常见的停药反应包括头晕、感觉障碍（包括感觉异常）、睡眠障碍（失眠和多梦）、衰弱、激越或焦虑、恶心和 / 或呕吐、震颤，以及头痛。停药反应通常发生在停药的前几日内。症状一般具有自限性，通常会在停药 2 周内缓解，建议应当在至少 1～2 周内逐渐减少氟西汀用量直至最终停药。

（9）过量使用时通常表现为良性病程，症状包括恶心、呕吐、抽搐、无症状的心律失常到心脏停搏的心血管功能紊乱、肺功能紊乱，以及激动到昏迷的中枢神经系统状态改变的体征。单独过量服用氟西汀导致的死亡非常罕见。

6. 药物相互作用

（1）不可与 MAOI 合用。如需换用，必须停用氟西汀 14d 后再用 MAOI，以免引起 5-HT 综合征。

（2）如合用色氨酸、氟伏沙明或锂盐也会使 5-HT 效应加剧。

（3）可使锂盐的血药浓度升高或降低。

（4）可增加酒精的作用。

（二）舍曲林（sertraline）

目前剂型主要有盐酸舍曲林片、分散片和胶囊。

1. 药理作用 舍曲林为选择性 5-HT 再摄取抑制剂，对 5-HT 再摄取的抑制作用强化 5-HT 能神经传导。此外，舍曲林还抑制中缝核区域 5-HT 能神经元放电，由此增强蓝斑核的活动，形成突触后膜 β 受体与突触前膜 α_2 受体低敏感化。舍曲林不与 α_1、α_2 或 β 肾上腺素受体结合，与胆碱受体、γ- 氨基丁酸（GABA）受体或苯二氮䓬受体无亲和作用。

2. 适应证

（1）抑郁障碍。

（2）经前焦虑症。

（3）惊恐障碍。

（4）创伤后应激障碍。

（5）社交焦虑障碍。

（6）强迫障碍。

（7）广泛性焦虑障碍。

3. 用法与用量 口服给药，每日 1 次顿服或早、晚 2 次服用。可与食物同时服用，也可单独服用。成人初始治疗剂量为 50mg。疗效不佳而对药物耐受性较好可增加剂量，但调整剂量的时间间隔不应短于 1 周。常用剂量为 50～200mg/d，最大剂量为 200mg/d。强迫症：儿童（6～12 岁）起始剂量应为 25mg；青少年（13～17 岁）起始剂量应为 50mg，可根据病情适当增加剂量。

4. 不良反应

（1）常见不良反应包括腹泻 / 稀便、口干、消化不良和恶心、厌食、头晕、嗜睡和震颤、失眠、性功能障碍、多汗等。

（2）较少见的不良反应包括中性粒细胞缺乏及血小板减少症、心悸及心动过速、高催乳素血症、严重肝病（包括肝炎、黄疸和肝衰竭）、关节痛及肌肉痛性痉挛、昏迷、惊厥、头痛、感觉减退、偏头痛、运动障碍（包括锥体外系不良反应如多动、肌张力增高、磨牙及步态异常）、肌肉不自主收缩、感觉异常和晕厥。

5. 注意事项

（1）禁用于对舍曲林过敏者。

（2）禁止与 MAOI 合用，两种药物转换时其中一种至少停用 14d。

（3）禁止与匹莫齐特合用。

（4）使用初期应密切观察注意临床症状的恶化和自杀风险。

（5）可能增加转躁风险。

（6）可出现 5-HT 综合征或神经阻滞剂恶性综合征样反应，应注意并尽量避免舍曲林与其他能够增强 5-HT 能神经传导的药物合用，如色氨酸、芬太尼、5-HT 受体激动剂或圣·约翰草（贯叶连翘）。

（7）可能与血糖控制欠佳、闭角型青光眼、体重下降、痫性发作、低钠血症有关。

（8）突然停药时可出现停药反应，一般为自限性，推荐逐渐减量。若减量或停药后出现无法耐受的症状，可考虑恢复先前的剂量。

6. 药物相互作用

（1）合用 MAOI 可出现严重甚至致命的副作用，类似于 5-HT 综合征的表现，包括过高热、肌强直、肌肉痉挛、自主神经功能紊乱伴生命体征快速波动；精神状况改变包括精神错乱、易激惹及极度激越直至发展为谵妄和昏迷，甚至死亡。

（2）合用匹莫齐特时可使匹莫齐特的血浆浓度升高。

（3）不会增加酒精、卡马西平、氟哌啶醇或苯妥英对认知功能和精神运动性活动能力的作用，但不主张舍曲林与酒精合用。

（4）合用锂盐时震颤可能增多。

（5）合用苯妥英时不显著抑制苯妥英的代谢；加用舍曲林时仍应当监测苯妥英的血药浓度，与苯妥英合用可引起舍曲林的血药浓度下降。

（6）与舒马普坦合并使用可引起虚弱、腱反射亢进、共济失调、意识模糊、焦虑和激越。

（7）与华法林合用可引起较小的但有统计学意义的凝血酶原时间延长，因此合用或停用时应密切监测凝血酶原时间。

（8）与地西泮或甲苯磺丁脲合用可导致一些较小的，但有统计学意义的药代动力学参数改变。

（9）与西咪替丁合用可明显降低舍曲林的清除。

（三）帕罗西汀（paroxetine）

目前剂型主要有盐酸帕罗西汀片、肠溶缓释片。

1. 药理作用　帕罗西汀通过抑制 5-HT 再摄取而提高神经突触间隙内的 5-HT 浓度，从而产生抗抑郁作用。此外，帕罗西汀不与 α_1、α_2 或 β 肾上腺素受体发生作用，也不与多巴胺 D_2 或组胺 H_1 受体结合，而且不抑制单胺氧化酶。帕罗西汀微弱地抑制 NE 与 DA 再摄取，因而无相关不良反应。由于帕罗西汀与神经元及血小板结合紧密，长久而有效地抑制血小板及突触对 5-HT 的再摄取，导致血中的 5-HT 浓度降低。

2. 适应证

（1）抑郁障碍。

（2）强迫障碍。

（3）伴有或不伴有广场恐惧症的惊恐障碍。

（4）社交恐惧症 / 社交焦虑障碍。

（5）创伤后应激障碍。

（6）广泛性焦虑障碍。

（7）经前焦虑症。

3. 用法与用量　口服给药，建议每日早餐时顿服；药片应完整吞服，勿咀嚼。

（1）抑郁障碍：起始剂量为 20mg/d，服用 2～3 周后根据疗效决定是否加量，每周以 10mg 的剂量递增，最大剂量可达 50mg/d。

（2）强迫障碍：起始剂量为 20mg/d，每周以 10mg 的剂量递增。一般剂量为 40mg/d，最大剂量可达 60mg/d。

（3）惊恐障碍：起始剂量为 10mg/d，根据疗效每周以 10mg 的剂量递增。一般剂量为 40mg/d，最大剂量可达 50mg/d。

（4）广泛性焦虑障碍、恐惧性焦虑障碍：起始剂量为 10mg/d，3～7d 增加至 20mg/d。一般剂量为 40mg/d，最大剂量可达 60mg/d。

（5）社交焦虑障碍：一般剂量为 20mg/d，无反应可每周以 10mg 的剂量递增，最大剂量可达 50mg/d。剂量改变应至少有 12 周的间歇期。

（6）肾 / 肝损害：严重肾损害（肌酐清除率 <30ml/min）或肝损害患者服用本药后血药浓度会升高，因此推荐剂量为 20mg/d，需要增加剂量时也应限制在剂量范围的低限。

4. 不良反应

（1）很常见（≥1/10）的不良反应有恶心、性功能障碍。

（2）常见（≥1/100，<1/10）不良反应有胆固醇水平升高、食欲减退、体重增加、嗜睡、失眠和兴奋、异常梦境（包括梦魇）、眩晕、震颤、头痛、情绪不稳定、视物模糊、高血压、心动过速、呵欠、便秘、腹泻、呕吐、口干、出汗、瘙痒、虚弱无力、关节痛、耳鸣。

（3）不常见（≥1/1 000，<1/100）的不良反应有异常出血（主要见于皮肤和黏膜，多为瘀斑）、贫血、白细胞减少、淋巴结病、紫癜、过敏反应（包括荨麻疹和血管性水肿）、水肿、外周性水肿、

意识模糊、幻觉、锥体外系不良反应、异常思维、瞳孔散大、窦性心动过速、直立性低血压、哮喘、支气管炎、夜间磨牙症。

（4）罕见（≥1/10 000，<1/1 000）的不良反应有出血时间延长、嗜酸性粒细胞过多、低色素性贫血、糖尿病、甲状腺肿、碱性磷酸酶升高、躁狂反应、惊厥、静坐不能、肝脏氨基转移酶升高。

（5）很罕见的不良反应有抗利尿激素分泌失调综合征（SIADH）、5-HT 综合征、急性青光眼。

（6）儿童临床研究中的不良事件有情绪不稳定（包括自我伤害、自杀念头、自杀企图、哭泣和情绪波动）、敌意、食欲减退、震颤、出汗、痉挛和激动。自杀念头和自杀企图主要见于患有重型抑郁障碍的青少年。敌意多见于患有强迫性神经症的儿童，特别是 12 岁以下儿童。

5. 注意事项

（1）对本药及其赋形剂过敏者禁用。

（2）不能与 MAOI 合用（包括抗生素类药物利奈唑胺），两者转换使用应间隔 2 周。

（3）不能与硫利达嗪合用，可引起硫利达嗪的血浆浓度升高，导致 Q-Tc 间期延长，并伴有严重的室性心律不齐。

（4）使用初期应密切注意临床症状的恶化和自杀风险。儿童和青少年（年龄<18岁）中自杀意念和行为的风险增加可能与抗抑郁药治疗相关。

（5）可能增加转躁风险。

（6）可能会发生危及生命的 5-HT 综合征，特别是与 5-HT 能药物（包括阿米替林）以及影响 5-HT 代谢的药物（包括 MAOI 类）合用时更易发生。

（7）妊娠头 3 个月时用药有致畸作用，而妊娠末期 3 个月可能因出现并发症（呼吸窘迫、发绀、呼吸暂停、癫痫发作等）而延长住院时间、延长呼吸支持和管饲时间，这些并发症可于出生后迅速发生。

（8）癫痫、青光眼患者慎用。应谨慎与增加出血风险的药物合用，已知和可能具有出血倾向的患者慎用本药。严重肾损害或肝损害患者慎用。

（9）停药反应：常在 2 周内消退。建议停药时以周为间隔逐渐减量，每周比上周减少 10mg/d。当日剂量减至 20mg 时，继续用药 1 周，然后停药。

6. 药物相互作用

（1）帕罗西汀的吸收和药代动力学不受下列因素影响或者只有不明显的影响：食物、制酸剂、地高辛、普萘洛尔。

（2）和 5-HT 能药物（如色氨酸、曲坦类药物、曲马多、锂盐、芬太尼）合用可能导致 5-HT 相关效应发生。

（3）与 MAOI 合用可引起 5-HT 效应增强，导致 5-HT 综合征发生。

（4）和华法林之间有药效学相互作用，在凝血酶原时间不变的情况下出血增加。

（5）药物代谢酶诱导剂或抑制剂可影响帕罗西汀的代谢和药代动力学，当本品与已知的药物代谢酶诱导剂（如卡马西平、利福平、苯巴比妥、苯妥英）合用时，则无须考虑调整起始剂量。

（6）与 fosamprenavir/ 利托那韦合用时会显著降低帕罗西汀的血药浓度，应进行剂量调整。

（7）不增加酒精引起精神和运动功能损害，但是不推荐与酒精合用。

（8）帕罗西汀会抑制肝脏 CYP2D6，可能导致合用的经该酶代谢的药物血浆浓度升高，这些药物包括某些三环类抗抑郁药（如阿米替林、去甲替林、丙米嗪和地昔帕明）、吩噻嗪类抗精神病药（如奋乃静和硫利达嗪）、利培酮、阿托西汀、某些 I c 类抗心律失常药（如普罗帕酮、氟卡尼）和美托洛尔。

（9）会显著增加丙环定的血浆浓度。如果发现抗胆碱能效应,丙环定的剂量应减少。

（10）合用时匹莫齐特的水平升高。由于匹莫齐特治疗指征狭窄和已知它能延长 Q-T 间期,因此严禁匹莫齐特与本品合用。

（11）能够抑制 TCA 代谢,故与 TCA 合用时应慎用。

（12）影响止血的药物（NSAID 如阿司匹林,华法林）增加出血风险。接受华法林治疗的患者开始或停止使用帕罗西汀时,均需密切观察病情。

（四）氟伏沙明（fluvoxamine）

目前剂型主要有马来酸氟伏沙明片。

1. 药理作用 氟伏沙明通过抑制 5-HT 再摄取来增强神经递质 5-HT 的作用,还可使 5-HT 受体,特别是 5-HT_{1A} 受体脱敏而增强 5-HT 传递。氟伏沙明不影响 NE 再摄取,对 DA 的抑制作用很弱,同时具有 σ_1 受体拮抗特性,对脑内乙酰胆碱受体的亲和力很低,不引起中枢及外周抗胆碱能效应。该药对神经系统、内分泌系统、心血管系统的影响小,无抗组胺作用。

2. 适应证

（1）抑郁障碍。

（2）强迫障碍。

（3）社交焦虑障碍。

（4）惊恐障碍。

（5）广泛性焦虑障碍。

（6）创伤后应激障碍。

3. 用法与用量 口服给药。

（1）抑郁障碍:推荐起始剂量为 50mg/d 或 100mg/d,晚上 1 次服用,可以每 4～7d 渐增 50mg 的方式逐步达到最大治疗效果。常用有效剂量为 100mg/d,最大剂量不得超过 300mg/d。建议每日总剂量＞150mg 时分 2 次服用,在睡前服用较大剂量。患者的症状缓解后,继续服用至少 6 个月。用于预防复发的推荐剂量为 100mg/d。

（2）强迫障碍:成人推荐起始剂量为 50mg/d,服用 3～4d 可增加至 100mg/d,有效剂量在 100～300mg/d,最大剂量为 300mg/d。剂量不超过 100mg 者,最好在睡前 1 次服用;若日剂量超过 150mg,可分 2 次服用。8 岁以上儿童和青少年推荐起始剂量为 25mg/d,可每 4～7d 渐增 25mg,逐步达到最大治疗效果,最大剂量为 200mg/d。建议每日总剂量＞50mg 时分 2 次服用,应在睡前服用较大剂量。

（3）对肝肾功能异常的患者,起始剂量应较低,并密切监测。

4. 不良反应

（1）常见不良反应为恶心、呕吐、便秘、厌食、消化不良、腹泻、腹部不适、口干、嗜睡、眩晕、头痛、失眠、紧张、激动、焦虑、震颤、心悸、心动过速。

（2）少见不良反应包括肝功能异常、氨基转移酶升高,且多伴有临床症状。偶见精神错乱、幻觉、共济失调、锥体外系不良反应、直立性低血压、皮肤过敏反应（包括皮疹、瘙痒、血管性水肿）、关节痛、肌肉痛、异常（延迟）射精。

（3）罕见 5-HT 综合征或神经阻滞剂恶性综合征样反应、低钠血症、抗利尿激素分泌失调综合征、光过敏、溢乳。

5. 注意事项

（1）禁止与替扎尼定、硫利达嗪、阿洛司琼、匹莫齐特合用。

（2）禁止与 MAOI 合用，如要使用，应在不可逆性 MAOI 停用 2 周或者可逆性 MAOI（如吗氯贝胺）停用 1d 后。停止服用本品至少间隔 1 周后，开始服用任何 MAOI。

（3）对氟伏沙明过敏者禁用。

（4）有癫痫史的患者应慎用；同时应用影响血小板功能的药物（TCA、NSAID 如阿司匹林等），以及有不正常出血史的患者慎用；孕妇应慎用。

（5）用于有自杀倾向的抑郁症患者时应密切监测；对肝或肾功能异常患者应密切监控。

（6）突然停药时偶见头痛、恶心、头晕和焦虑。

（7）对驾驶或机械操作没有影响，但有报告表明用药后可能会出现困倦，驾驶与操作机器者应注意。

6. 药物相互作用

（1）与西沙必利合用会增加对心脏的毒性，可引起 Q-T 间期延长、心脏停搏等。

（2）氟伏沙明会使丁螺环酮的水平及其活性代谢产物增加。

（3）与奎尼丁合用，可使奎尼丁对心脏的毒性作用增强，出现室性心律失常、低血压、心力衰竭加重。

（4）可抑制普萘洛尔等 β 肾上腺素受体拮抗剂的肝脏代谢率。

（5）可降低华法林和经肝脏代谢的抗维生素 K 类抗凝血药的肝脏代谢率。

（6）与色氨酸合用可引起严重呕吐。

（7）氟伏沙明可使茶碱的血药浓度升高。

（8）香烟有肝药酶诱导作用，可增加氟伏沙明的代谢，故吸烟者用量应加大。

（五）西酞普兰（citalopram）

目前剂型主要有氢溴酸西酞普兰片。

1. 药理作用 西酞普兰为一种强效 SSRI 类药物，具有抗抑郁作用，有轻度组胺 H$_1$ 受体拮抗作用，对 DA 受体、毒蕈碱受体和 α 肾上腺素受体无抑制作用，因此避免口干、镇静、直立性低血压等不良反应。西酞普兰无活性的 R- 对映体可能影响有活性的 S- 对映体对 5-HT 再摄取泵的作用。

2. 适应证

（1）抑郁障碍。

（2）经前焦虑症。

（3）强迫障碍。

（4）惊恐障碍。

（5）广泛性焦虑障碍。

（6）创伤后应激障碍。

（7）社交焦虑障碍。

3. 用法与用量 口服给药，成人起始剂量为 20mg/d，每日 1 次，增量需间隔 2～3 周，最大剂量为 40mg/d。通常需要经过 2～3 周的治疗方可判定疗效。为防止复发，治疗至少持续 6 个月。超过 65 岁的老年患者和肝损害患者剂量减半，常用剂量为 10～20mg/d，从 10mg/d 开始，推荐常用剂量为 20mg/d，最大剂量为 20mg/d。

4. 不良反应

（1）常见不良反应有恶心、口干、头晕、头痛、嗜睡、睡眠时间缩短、多汗、流涎减少、震颤、腹泻，通常短暂且轻微，在服药后第 1 周或第 2 周内明显，随着抑郁症状改善逐渐消失。

（2）与剂量相关的不良反应有疲倦、阳痿、失眠、多汗、嗜睡、呵欠。

（3）罕见血管性水肿、手足徐动症、表皮坏死、多形性红斑、肝坏死、胰腺炎、5-HT 综合征、自然流产、血小板减少、心律不齐、阴茎持续勃起、尖端扭转型室性心动过速、戒断综合征。FDA 对使用西酞普兰的警告即西酞普兰引起剂量依赖性 Q-T 间期延长，在 60mg/d 时有临床显著性意义。

5. 注意事项

（1）禁止与 MAOI 同时使用。对西酞普兰高度敏感者禁用。儿童和 18 岁以下青少年不适用。有癫痫、躁狂、严重肾功能障碍病史者慎用。

（2）西酞普兰解除抑制的作用可先于抗抑郁作用，因此患者在出现明显的抑郁缓解之前仍可能持续存在自杀的可能性。若出现失眠或严重的静坐不能，在急性期建议辅予镇静剂治疗。

（3）如患者出现转躁，应停药。

（4）用药过程中应密切监测低钠血症和抗利尿激素分泌失调综合征发生，并及时停药，采取适当措施。

（5）由于西酞普兰的临床研究显示 60mg/d 与 40mg/d 相比，疗效上无显著性差异。因此，西酞普兰的剂量不应高于 40mg/d。

（6）老年患者在西酞普兰剂量较高时可能出现心脏抑制反应，建议最大剂量不超过 20mg/d。

（7）肝功能不全患者应以低剂量开始治疗，最大剂量不超过 20mg/d，并严密监测。

（8）用药期间应避免操作危险的机械，包括驾驶汽车；避免同时服用含酒精的制品。

（9）可能出现停药症状，因此需要经过 1 周的逐步减量方可停药。

（10）过量使用：服药达 600mg 时可出现疲乏、无力、嗜睡、头晕、手颤和恶心。最高服药剂量纪录为 2 000mg，患者在木僵及呼吸困难状态下进院，但无心脏中毒迹象。一般经对症治疗和支持治疗，患者会很快康复。口服过量药物后应尽快洗胃；插管以保持气道通畅；缺氧时给予吸氧，惊厥出现时给予地西泮。建议给予 24h 医疗监护。

6. 药物相互作用

（1）同时服用 MAOI 可导致高血压危象、5-HT 综合征等。

（2）与西咪替丁、红霉素、奥美拉唑合用能增加西酞普兰的血药浓度。

（3）西酞普兰能提高普萘洛尔的血药浓度。

（六）艾司西酞普兰（escitalopram）

目前剂型主要有草酸艾司西酞普兰片。

1. 药理作用　艾司西酞普兰是二环氢化肽类衍生物外消旋西酞普兰的左旋对映体，其作用机制是增进中枢神经系统 5-HT 能作用，抑制 5-HT 再摄取，对 NE 和 DA 再摄取作用微弱。在 5-HT 再摄取抑制方面，其作用为西酞普兰右旋对映体的 100 倍。本品对 5-HT$_{1\sim7}$、α、β、D$_{1\sim6}$、H$_{1\sim3}$、M$_{1\sim5}$、苯二氮䓬受体无亲和力或仅具有较低的亲和力，对 Na$^+$、K$^+$、Cl$^-$ 和 Ca^{2+} 通道无亲和力或仅具有较低的亲和力。

2. 适应证

（1）抑郁障碍。

（2）广泛性焦虑障碍。

（3）惊恐障碍。

（4）强迫障碍。

（5）创伤后应激障碍。

（6）经前焦虑症。

3. 用法与用量 口服给药。

（1）抑郁障碍：常用剂量为 10mg/d，最大剂量为 20mg/d。通常 2～4 周即可获得抗抑郁疗效。症状缓解后，应持续治疗至少 6 个月以巩固疗效。

（2）惊恐障碍：建议起始剂量为 5mg/d，持续 1 周后增加至 10mg/d；根据患者个体反应，剂量可增加至 20mg/d。治疗约 3 个月可取得最佳疗效，疗程一般持续 6～9 个月。

（3）超过 65 岁的老年患者和肝损害患者推荐以半量开始，最大剂量也应相应降低（≤10mg/d）。

4. 不良反应

（1）常见不良反应有失眠、阳痿、恶心、便秘、多汗、食欲改变、口干、疲劳、嗜睡、头痛、上呼吸道感染、背痛、咽炎、焦虑。

（2）少见不良反应有体重下降、惊恐发作、味觉障碍、晕厥、视觉障碍、耳鸣、心动过速、胃肠出血、皮疹、脱发、月经不调。

（3）罕见 5-HT 综合征，主要表现为激越、焦虑、轻躁狂、意识模糊、瞳孔散大、共济失调、反射亢进、肌强直、肌阵挛、震颤、寒战、静坐不能、牙关紧闭等。

5. 注意事项

（1）对艾司西酞普兰或西酞普兰过敏者禁用。

（2）患有 Q-T 间期延长或先天性长 Q-T 间期综合征者禁用。本品可引起剂量依赖性 Q-T 间期延长，因为 Q-T 间期延长的程度可能随着药物浓度的增加而增加，所以不应超过推荐剂量；和男性相比，由于女性患者往往拥有更长的 Q-Tc 间期，可能对引发 Q-Tc 间期延长的药物更敏感。老年患者也更容易受与 Q-T 间期有关的药物的影响，故老年患者的剂量应为 10mg/d。

（3）有躁狂或轻躁狂史、惊厥、癫痫、严重肾功能障碍、甲状腺疾病、电解质紊乱、糖尿病、出血风险、其他精神疾病（例如双相障碍）或自杀念头者应慎用。

（4）孕妇或哺乳期妇女应慎用。

（5）自杀患者服用艾司西酞普兰应仔细监测。

（6）尽管研究显示艾司西酞普兰不影响智力水平和精神运动性操作，但任何精神活性药物都可能影响判断和技能。患者应注意可能影响驾驶汽车和操作机器能力的潜在危险性。

（7）停药反应：常见头晕、感觉障碍（包括感觉异常和电击样感觉）、睡眠障碍、激越和焦虑、恶心和 / 或呕吐、震颤、意识模糊、出汗、头痛、腹泻、心悸、情绪不稳、易怒和视觉障碍。一般来说，这些症状是自限性的，通常在 2 周内消除，虽然在一些个体中可能时间会延长（2～3 个月或更长）。因此建议在停药时要根据患者需求，经历几周或几个月的逐渐减量的过程。

（8）药物过量：症状主要与以下系统有关，包括中枢神经系统（从眩晕、震颤和激越到罕有报道的 5-HT 综合征、痉挛和昏迷）、消化系统（恶心、呕吐）、心血管系统（低血压、心动过速、Q-T 间期延长和心律失常）和电解质 / 体液平衡情况（低钾血症、低钠血症）。保持气道通畅、确保足够的氧摄取和呼吸功能非常关键。口服药物后尽早洗胃，建议监测心脏和生命体征，并给予系统性支持治疗。

6. 药物相互作用

（1）艾司西酞普兰禁止与匹莫齐特、MAOI 和其他 5-HT 能化合物（如曲坦类药物）合用，因可引起 5-HT 综合征。停用艾司西酞普兰 7d 后才能服用 MAOI，停用不可逆性 MAOI 14d 后或停用吗氯贝胺 2d 后才能服用艾司西酞普兰。

（2）与酒精和中枢神经系统药物（如抗抑郁药）合用时应慎重。

（3）与阿司匹林、华法林等抗凝血药合用时可能引起上消化道出血的风险，应慎用。

（4）锂盐可能增加艾司西酞普兰的作用，合用时应慎用。

（5）酶诱导剂卡马西平可能增加艾司西酞普兰的代谢，两者合用时应增加后者的剂量。

（6）与美托洛尔合用对患者的血压和心率没有明显影响。

（7）艾司西酞普兰不应与西酞普兰合用。

四、5-HT$_{2A}$受体拮抗剂及 5-HT 再摄取抑制剂

（一）曲唑酮（trazodone）

目前剂型主要有盐酸曲唑酮片。

1. 药理作用　曲唑酮属于三唑吡啶类抗抑郁药。其抗抑郁的机制目前还没有完全阐明，其抗抑郁的药理作用在于强效拮抗 5-HT$_{2A}$ 受体和轻度抑制 5-HT 再摄取，并可有微弱的抑制 NE 再摄取的作用，但对 DA 和乙酰胆碱无作用，也不抑制脑内的单胺氧化酶活性。曲唑酮同时对 5-HT 的前体 5-羟色氨酸所诱发的行为改变有加强作用，其抗抑郁作用类似于三环类和 MAOI，但对心血管系统的毒性小，较适用于老年人或伴有心血管疾病的患者。曲唑酮还具有抗组胺特性，可产生镇静作用，但无抗痉挛和中枢兴奋作用。曲唑酮还可以拮抗 α$_1$ 肾上腺素受体而引起头晕、镇静、低血压。

2. 适应证

（1）抑郁障碍。

（2）原发性与继发性失眠。

（3）焦虑障碍。

3. 用法与用量　口服给药，从低剂量开始，逐渐增加剂量并观察治疗反应。有昏睡出现时，须将每日剂量的大部分分配至睡前服用或减量。服药第 1 周内症状即有所缓解，2 周内出现较佳的抗抑郁效果，通常需要服药 2~4 周才出现最佳疗效。成人起始剂量为 50~100mg/d，分次服用，每 3~4d 可增加 50mg。门诊患者一般以 200mg/d 为宜，分次服用。住院患者较严重者剂量可较大。最大剂量不超过 400mg/d，分次服用。长期使用的维持剂量保持在最小剂量。一旦有足够的疗效，可逐渐减量。一般建议起效后疗程应持续数月。

4. 不良反应

（1）常见不良反应为嗜睡、疲乏、头昏、失眠、紧张、震颤、视物模糊、口干、便秘；极少数患者出现肌肉骨骼疼痛和多梦。

（2）少见不良反应为直立性低血压、心动过速、恶心、呕吐和腹部不适。

（3）罕见不良反应包括静坐不能、过敏反应、贫血、胃胀气、排尿异常、性功能障碍和月经异常等。

5. 注意事项

（1）对曲唑酮过敏、肝功能严重受损、严重心脏疾病或心律失常、意识障碍者禁用。

（2）癫痫患者、肝肾功能不全者慎用。

（3）执行有潜在危险任务（如驾驶或操作机器）者用药期间须加小心。

（4）曲唑酮应在餐后服用，禁食条件或空腹服用可能会使头晕或头昏增加。

（5）服用曲唑酮的患者偶尔会出现白细胞总数和中性粒细胞计数降低，若白细胞计数低于正常范围，则应该停药观察。对于在治疗期间出现发热或咽喉疼痛或其他感染症状的患者，建议检查白细胞及分类计数。

（6）药物过量：与其他药物（酒精、酒精 - 水合氯醛 - 地西泮、异戊巴比妥、氯氮䓬）合用时，曲唑酮过量使用会引起死亡。单独过量服用曲唑酮时最严重的不良反应是阴茎异常勃起、呼吸停止、癫痫发作和心电图异常。过量服用会引起各种不良反应发生率和程度的增加。目前没有特效解毒药，发生低血压和镇静过度时应按临床常规处理。一旦使用曲唑酮过量，应进行洗胃，服用利尿药可以促进药物排泄。

6. 药物相互作用

（1）如果同时合用地高辛或苯妥英，可使地高辛或苯妥英的血浆浓度水平升高。

（2）可能会加强对酒精、巴比妥类药物和其他中枢神经抑制药的作用。

（3）与 MAOI 之间的相互作用目前尚不清楚。若刚停用 MAOI 后就服用曲唑酮或与其同时服用，盐酸曲唑酮应从低剂量开始，直到产生临床疗效。

（4）盐酸曲唑酮与抗高血压药合用，需要减少抗高血压药的剂量。

（二）奈法唑酮（nefazodone）

目前剂型主要是盐酸奈法唑酮片。

1. 药理作用 奈法唑酮为苯哌嗪类抗抑郁药，结构与曲唑酮相关。作用机制与拮抗突触前神经元对 5-HT 的再摄取，同时作为突触后 5-HT$_2$ 受体拮抗剂有关。与曲唑酮不同的是，奈法唑酮可抑制 NE 再摄取。奈法唑酮还能拮抗 α$_1$ 受体，但对 DA 受体无明显作用。与其他三环类抗抑郁药相比，奈法唑酮没有明显的抗毒蕈碱作用。

2. 适应证

（1）抑郁障碍。

（2）预防抑郁症复发。

（3）惊恐障碍。

（4）创伤后应激障碍。

3. 用法与用量 口服给药，成人起始剂量为 50～100mg，每日 2 次；3～7d 后可加量至 200mg，每日 2 次；最大剂量为 300mg，每日 2 次。老年人特别是女性可能有较高的血药浓度，一般开始给予 50mg，每日 2 次。当剂量达到 100～200mg，每日 2 次时即可获得最高疗效。

4. 不良反应

（1）最常见的不良反应有无力、口干、恶心、便秘、嗜睡、头晕和轻度头痛。

（2）较少见的不良反应有寒战、发热、直立性低血压、血管扩张、关节痛、感觉异常、精神错乱、记忆减退、噩梦、共济失调、弱视和其他视觉障碍。

（3）极少发生晕厥；有可能发生低钠血症，尤其是老年人。

（4）超剂量使用时最常见的不良反应有低血压、恶心、呕吐和嗜睡。

（5）罕见不良反应是出现肝毒性，甚至是致命性的，有时需要肝移植。若出现黄疸、尿液颜色深、食欲减退、恶心和腹胀等症状，应立即向医师报告；若患者出现肝细胞损伤的征兆，例如血清 GOT 或 GPT 水平升高超过正常上限的 3 倍，应立即停止使用奈法唑酮。

5. 注意事项

（1）对奈法唑酮过敏者、哺乳期患者禁用。

（2）患癫痫或有此病史、轻躁狂或躁狂史、严重肝肾功能不全、近期发生过心肌梗死或不稳定型心绞痛的患者应慎用。

（3）心脑血管疾病患者慎用，因可加重低血压，影响供血。在任何情况下，用药期间如发生脱水或低血容量，都易使患者出现低血压。

（4）肝肾功能不全者应将药物限制在较低的剂量范围。

（5）用药期间不可驾驶和操作机械。

6. 药物相互作用

（1）不可与 MAOI 合用，在停用 MAOI 14d 之内也不可使用奈法唑酮。开始使用任何可致严重反应的药物（如苯乙肼）之前，必须停用奈法唑酮 7d。

（2）易引起直立性低血压，合用抗高血压药时必须减量。

（3）可抑制 CYP450 同工酶，可使依赖此同工酶代谢的药物受到影响，导致合用药物的血药浓度升高。

（4）可使地高辛的血药浓度升高，两者合用时必须监测后者的血药浓度。

（5）和全身麻醉药之间存在潜在的药物相互作用，在择期手术之前应停用奈法唑酮。

五、去甲肾上腺素能和特异性 5- 羟色胺能抗抑郁药

（一）米氮平（mirtazapine）

目前剂型主要有米氮平片、口崩片。

1. 药理作用 米氮平属于哌嗪 - 氮草类化合物，具有四环结构。米氮平通过拮抗突触前 α_2 自身受体来降低由于该受体激动导致的对 NE 释放的抑制作用，从而增加突触间隙内的 NE 浓度。米氮平通过直接抑制 5-HT 能神经元末梢的 α_2 异质受体来增加 5-HT 释放，促进 5-HT 能神经传导；也可以通过提高 NE 浓度来刺激 5-HT 能神经元胞体上的 α_2 异质受体，进一步增加 5-HT 释放。此外，米氮平能特异性拮抗突触后 $5-HT_2$、$5-HT_{2C}$ 和 $5-HT_3$ 受体，同时促使突触间隙的 5-HT 更集中作用于 $5-HT_{1A}$ 受体，从而起到抗抑郁和抗焦虑作用。米氮平对 H_1 受体有较高的亲和力，因此具有改善睡眠的突出优势。

2. 适应证

（1）抑郁障碍。

（2）惊恐障碍。

（3）广泛性焦虑障碍。

（4）创伤后应激障碍。

（5）睡眠障碍。

3. 用法与用量 口服给药，成人从小剂量开始，15mg/d 或 30mg/d，4～7d 后可缓慢加量，常用治疗剂量为 15～45mg/d。宜睡前 1 次顿服，有助于改善睡眠；也可分 2 次服用。老年人或体弱者可酌情减少药物剂量。服用口崩片时，用干手取出放于舌头上服用，且取出后应立即使用，一旦取出则不能再储存。停药时应缓慢减量，以避免停药反应。

4. 不良反应

（1）最常见的不良反应包括口干、便秘、镇静、头晕、疲乏、体重增加和食欲增加，发生率超过 5%，其中镇静和体重增加的程度往往较为明显。在儿童中最常见的不良反应是体重增加、荨麻疹以及高甘油三酯血症。

（2）偶见不良反应有流感样症状（可出现白细胞或粒细胞计数异常）、低血压、泌尿功能改变等。

（3）罕见不良反应有癫痫、诱发躁狂、激发自杀意念和行为。

5. 注意事项

（1）禁用于对米氮平过敏的患者，正在服用 MAOI 的患者也严禁使用。

（2）肝肾损害患者对米氮平的清除率下降，应酌情减量使用，并定期进行肝肾功能检查。

（3）在用药期间监测体重及 BMI，当治疗后体重增加超过基线体重 >5% 时需首先监测是否存在糖尿病前期、糖尿病或血脂异常，必要时应该换用其他抗抑郁药。

（4）心功能损害患者需考虑低血压的潜在风险和心电图改变，米氮平应慎用，并应监测血压、心功能。

（5）有癫痫病史的患者应慎用。

（6）对于恶性血液疾病、粒细胞减少患者在治疗期间必须监测血细胞计数。

（7）排尿困难（如前列腺肥大患者）、急性闭角型青光眼和眼压升高患者服药期间需注意观察。

（8）具有一定的镇静作用，可能会损害患者驾驶、操作机器或完成需要警觉性任务的能力。

（9）有诱发轻躁狂或躁狂发作的风险，双相抑郁患者需慎用。

（10）对于特殊人群，米氮平不应用于 18 岁以下儿童和青少年患者，如若使用，应密切监测可能出现的自杀意念或行为增加风险；因此孕妇不推荐使用，尤其是妊娠早期；米氮平对产后女性哺乳的影响尚不清楚，若婴儿变得易激惹或镇静，应停止用药或哺乳。

（11）药物过量：单用米氮平过量的症状通常非常轻微，常表现为中枢神经系统抑制并伴有方向感丧失和长时间镇静，还有心动过速、轻度高血压或低血压。然而，超高剂量米氮平，尤其是同时与其他药物过量使用可能会引起致命性后果。对药物过量的患者，目前尚无特异性解毒药，应及时给予相应的对症治疗和支持治疗。

6. 药物相互作用

（1）CYP450 诱导剂苯妥英、卡马西平、利福平等可能会降低米氮平的血药浓度，CYP450 抑制剂西咪替丁等可能会升高米氮平的血药浓度，因此米氮平与上述药物同时服用或停用时需酌情增减剂量。此外，米氮平与 HIV 蛋白酶抑制剂、唑类抗真菌药、红霉素或奈法唑酮合用时也应谨慎。

（2）可能叠加酒精对认知或运动技能造成的损害，故患者在治疗期间应禁酒。

（3）可能加重苯二氮䓬类和其他镇静剂（特别是大多数抗精神病药、组胺 H_1 受体拮抗剂、阿片类）的镇静作用，与这些药物合用时应予以注意。

（4）非阿片类麻醉性镇痛药曲马多会增加米氮平引起癫痫发作的风险，不应合用。

（5）米氮平 30mg 可能会使同时服用华法林的患者出现小幅但有统计学意义的国际标准化比值（INR）增高，增加米氮平的剂量后不能排除有更显著的作用，建议米氮平和华法林同时使用时监测 INR 水平。

（6）米氮平含有乳糖，因此伴有罕见的先天性乳糖不耐受、乳糖分解酵素酶缺乏或葡萄糖 - 半乳糖吸收不良的患者不应服用此药。

（7）米氮平与 MAOI 及其他具有促 5-HT 能作用的药物合用时发生 5-HT 综合征的风险增加，应避免同时服用；且要求停用 MAOI 2 周之内不应服用本药。同样，停用米氮平后至少 2 周之内也不应服用 MAOI。

（二）米安色林（mianserin）

目前剂型主要有盐酸米安色林片。

1. 药理作用 米安色林对中枢突触后 5-HT$_2$ 受体和组胺 H_1 受体具有强的拮抗作用，也是最强的 α_2 肾上腺素受体拮抗剂，对突触前 α_2 受体具有选择性拮抗作用，可能通过抑制 α_2 受体介导的突触前负反馈机制来控制 NE 释放，从而增强 NE 传递。米安色林对突触后 α_1 肾上腺素受体具有中等程度的拮抗作用,还可通过中枢 H_1 受体的介导发挥镇静与助眠作用。

2. 适应证 各型抑郁障碍,尤其是伴有焦虑、睡眠障碍的患者。

3. 用法与用量 口服给药,成人从小剂量 30mg/d 开始,1 周后根据临床效果逐步调整剂量,有效剂量为 30～90mg/d(一般为 60mg/d)。每日剂量可分次服用,但最好于睡前顿服,有助于改善睡眠。老年人起始剂量建议不超过 30mg/d,应在密切观察下逐步增加剂量。

4. 不良反应

(1)常见不良反应有口干、恶心、头晕、头痛、嗜睡、肢体沉重。

(2)心血管系统不良反应较少,可引起室性心动过速,但过量可导致心动过缓和低血压。

(3)可引起肝毒性。

(4)可引起血液毒性,造成骨髓抑制,主要为粒细胞减少症和粒细胞缺乏症,尤其易发生于老年人,应定期做血常规检查。

(5)有报道可引起不宁腿综合征。

5. 注意事项

(1)有糖尿病、心脏病、肝或肾功能不全患者应定期复查,做好预防措施,同时注意为治疗躯体疾病所服用的其他药物的剂量。

(2)在服药最初几日内,米安色林可能影响精神运动性功能,用药期间不宜驾驶车辆、操作机械或高空作业。

(3)过量服药时有一定的心脏毒性,应常规监测血压及心电图表现。

(4)尽管米安色林没有抗胆碱能作用,但仍建议闭角型青光眼或前列腺肥大可疑患者谨慎使用。

(5)有诱发转躁风险,双相抑郁患者需慎用。

6. 药物相互作用

(1)可能加剧酒精对中枢的抑制作用,故患者在治疗期间应禁酒。

(2)与 MAOI 及其他具有促 5-HT 能作用的药物合用时有发生 5-HT 综合征等风险,应避免同时服用,且要求停用 MAOI 后 2 周之内不服用本药。

(3)具有 CYP3A4 诱导作用的药物如卡马西平、苯妥英钠等有可能促进米安色林的代谢,从而降低米安色林的血药浓度而影响疗效。

(4)中枢神经抑制药如巴比妥酸衍生物等有可能增强药物相互作用,但作用机制不明。

六、5- 羟色胺和去甲肾上腺素再摄取抑制剂

(一)盐酸托鲁地文拉法辛(toludesvenlafaxine hydrochloride)

目前剂型主要有盐酸托鲁地文拉法辛缓释片。

1. 药理作用 该药是去甲文拉法辛的前体药物,是 5- 羟色胺和去甲肾上腺素再摄取抑制剂,对 5-HT 转运体(SERT)和 NE 转运体(NET)具有特异性靶点选择性,可以显著抑制 5-HT、NE 和 DA 再摄取,从而发挥抗抑郁、抗焦虑作用。

2. 适应证 抑郁症、广泛性焦虑障碍。

3. 用法与用量 口服给药,应在每日相对固定的时间服用,可以空腹或餐后服用,每日 1次。应整体服下,避免压碎、咀嚼或溶解后服用。推荐剂量为每日 80～160mg;起始剂量为每日 40mg,可根据患者个体反应在 1 周内增加至每日 80mg,最大剂量不超过每日 160mg。

4. 不良反应 该药发生率≥1% 且 <5% 的不良反应包括心悸、食欲减退、便秘、乏力、腹部

不适、呕吐、多汗、嗜睡、体重减轻、视物模糊、心率增快、血压升高、失眠、腹泻、肝功能指标轻微异常、心电图 T 波异常等；发生率≥5% 的不良反应有恶心、头晕、口干、困倦和头痛。

5. 注意事项

（1）由于存在增加发生 5-羟色胺综合征的风险，所以禁止同时使用 MAOI。停用本药至少 7d 后方可使用 MAOI，停用 MAOI 至少 14d 后方可使用本药。

（2）与其他具有促 5-HT 能作用的药物或抗精神病药或其他多巴胺受体拮抗剂等联用时，需警惕 5-羟色胺综合征或神经阻滞剂恶性综合征发生。

（3）尚无肝功能不全患者使用本药的临床安全有效性数据。肝硬化和轻至中度肝功能不全患者与健康人相比，对药物的清除率下降、消除半衰期延长，使用本药时可能涉及降低剂量。肝硬化患者的药物清除率有较大的个体差异，建议个体化用药。

（4）尚无肾功能不全患者使用本药的临床安全有效性数据。肾功能不全患者（GFR＝10～70ml/min）与健康人相比，对药物的清除率下降、消除半衰期延长，使用本药时可能涉及降低剂量。肾功能不全患者的药物清除率有较大的个体差异，建议个体化用药。

（5）尚无 18 岁以下儿童和青少年患者使用本药的临床安全有效性数据。老年患者用药应谨慎，剂量应个体化，如果需要增加剂量，应仔细监测患者情况。

（6）对使用本药的所有患者应当给予适当监测及密切观察临床症状的恶化和自杀行为。

（7）闭角型青光眼、高血压患者使用本药时需谨慎，应做好监测。

（8）双相障碍抑郁发作患者应注意转而引起躁狂或轻躁狂的风险。

（9）应慎用于有癫痫发作病史的患者，当患者癫痫发作时应停药。

（10）当患者突然停药或高剂量药物减少时会出现一些新的症状，出现的频率随着药物剂量和治疗时间的增加而增高。报告的症状包括激越、厌食、焦虑、意识模糊、协调和平衡障碍、腹泻、头晕、口干、情绪烦躁、肌束震颤、疲劳、头痛、轻躁狂、失眠、恶心、神经质、噩梦、感觉异常（电击样感觉）、嗜睡、出汗、震颤、眩晕和呕吐。因此，建议在停药时应有逐渐减量的过程。

（11）过量服用可能无任何症状，也可能危及生命，可能出现的症状包括镇静、惊厥、心动过速等。

6. 药物相互作用 与 MAOI 类药物存在可能的药物相互作用，不建议联合使用。

（二）文拉法辛（venlafaxine）

目前剂型主要有盐酸文拉法辛胶囊、缓释胶囊、缓释片。

1. 药理作用 文拉法辛为苯乙胺衍生物，对 5-HT 和 NE 再摄取具有抑制作用，高剂量（＞375mg/d）时对 DA 再摄取也有微弱的抑制作用。对毒蕈碱、组胺或 α_1 肾上腺素受体几乎没有亲和力。

2. 适应证

（1）抑郁障碍。

（2）广泛性焦虑障碍。

（3）强迫症。

（4）惊恐障碍。

（5）创伤后应激障碍。

（6）经前焦虑症。

3. 用法与用量 口服给药，起始剂量为 75mg/d，与食物同服，1～2 周后可加量至 150mg/d。严重而住院者开始给予 150mg/d，如必要，每 4d 增加 75mg，常用剂量为 75～225mg/d，最大剂量可达 375mg/d。肝损害患者的起始剂量降低 50%，肾损害患者每日给药总量降低 25%～50%。老年患者按个体化给药，增加用药剂量时应格外注意。

4. 不良反应

（1）最常见的不良反应有恶心、头痛、头晕、失眠、嗜睡、口干、便秘、虚弱、出汗和神经过敏。

（2）偶见不良反应有无力、气胀、鼻炎、直立性低血压。

（3）其他不良反应还有厌食、消化不良、腹痛、焦虑、性功能障碍、视觉障碍、血管扩张、呕吐、震颤、感觉异常、寒战、心悸、体重增加、激动和皮疹，还有发生惊厥的报道。

（4）可见氨基转移酶可逆性升高，血胆固醇水平改变。

（5）有些患者出现与剂量有关的血压升高。

（6）可能出现低钠血症，尤其老年人。

（7）有转躁风险。

（8）超剂量使用时的表现有嗜睡、昏睡、心电图改变、心律失常和癫痫发生。

5. 注意事项

（1）禁止与 MAOI 联用。如换用，文拉法辛停用至少 14d 后才能服用 MAOI，不可逆性 MAOI 停用至少 14d 后才能服用文拉法辛。

（2）肝肾功能不全、不稳定型心绞痛或有心肌梗死病史的患者慎用。

（3）双相障碍患者、有癫痫病史者慎用。

（4）某些患者服用文拉法辛后会出现血压升高，应定期监测血压；若出现血压持续升高，应减小剂量或停药。

（5）密切监测患者自杀意念的激发，特别是儿童和青少年患者。

（6）过量服用可能无任何症状，也可能危及生命，可能出现的症状包括镇静、惊厥、心动过速等。

（7）停药过快有停药反应，通常在 2 周内消除，虽然在一些个体中可能时间会延长（2～3 个月或更长）。因此建议在停药时要根据患者需求，经历几周或 2 个月的逐渐减量的过程。

6. 药物相互作用

（1）与 MAOI 合用易发生致死性 5-HT 综合征。

（2）与抗凝血药（如华法林、NSAID）合用可能增加出血风险。

（3）西咪替丁可以降低文拉法辛的清除率，增加文拉法辛的浓度，但对其活性代谢产物无作用。

（4）与曲马多等药物合用会增加痫性发作的风险。

（5）文拉法辛可能干扰可待因或其他药物的镇痛作用。

（三）去甲文拉法辛（desvenlafaxine）

目前剂型主要有琥珀酰去甲文拉法辛片。

1. 药理作用 去甲文拉法辛是新的苯乙胺衍生物，是文拉法辛的 *O*- 去甲基化活性代谢产物，其抗抑郁效果与文拉法辛相似。去甲文拉法辛选择性抑制突触前膜对 5-HT 和 NE 的再摄取，增强中枢 5-HT 和 NE 神经递质功能。此外，还能轻度抑制 DA 再摄取，通过双重作用机制发挥抗抑郁作用。

2. 适应证

（1）抑郁障碍。

（2）广泛性焦虑障碍。

3. 用法与用量 口服给药,推荐起始剂量为 50mg,1 次 /d,空腹或与食物同服,治疗剂量为 50～100mg/d。轻度肾功能不全患者不必调整剂量;中度肾功能不全患者推荐剂量为 50mg/d;重度肾功能不全或终末期肾病(ESRD)患者推荐剂量为 50mg,隔日 1 次,透析后不必追加用量。肝功能不全患者推荐剂量为 50mg/d,不建议超过 100mg/d。老年患者不必因为年龄调整剂量,可根据肾清除率调整剂量。

4. 不良反应

(1)常见不良反应包括心悸、心动过速、血压升高、面色潮红等心血管系统反应,恶心、呕吐、便秘、腹泻、口干等消化系统反应,疲劳、寒战、紧张不安、无力等全身症状,胆固醇升高、食欲缺乏、体重减轻等代谢与营养系统反应,头晕、头痛、嗜睡、失眠、震颤、焦虑、易激惹、感觉异常、注意力不集中、梦境异常等神经及精神系统反应,尿急、性快感缺失、性欲减退、性高潮异常、射精困难、勃起功能障碍等泌尿生殖系统反应,呵欠、多汗、皮疹、视物模糊、瞳孔散大、耳鸣、味觉异常等其他不良反应。

(2)不常见的不良反应包括过敏、体重增加、肝功能异常、催乳素水平升高、震颤、晕厥、锥体外系不良反应、肌强直、人格障碍、轻度躁狂、鼻出血、直立性低血压、低钠血症等。

(3)罕见不良反应包括缺血性心血管事件,如心肌缺血、心肌梗死等。

5. 注意事项

(1)本药须整片吞服,不可掰开、压碎、溶解或咀嚼后服用。

(2)本药与其他抗抑郁药类似,有可能导致儿童或青少年患者出现自杀倾向的风险,需密切关注。

(3)去甲文拉法辛不可随意突然停药,应逐渐减量以减少停药反应。

(4)孕妇及哺乳期妇女使用的安全性尚未建立,应避免使用。

(5)有报道本药可导致瞳孔散大,眼压升高和闭角型青光眼患者服药时应密切监测。

(6)服药期间避免饮酒。

6. 药物相互作用

(1)本药与其他中枢神经系统活性药物合用的风险尚缺乏系统评估,因此合用时应慎重。

(2)去甲文拉法辛与 CYP3A4 抑制剂合用时,血药浓度可能会升高,需酌情降低剂量。与经 CYP3A4 代谢的药物如咪达唑仑合用,可导致后者的血药浓度降低。去甲文拉法辛是 CYP2D6 弱抑制剂,与主要经此酶代谢的药物如地昔帕明合用时可导致后者的血药浓度升高。

(3)不应与容易引起出血的药物如阿司匹林等抗血小板药、NSAID、华法林等抗凝血药合用,容易增加出血风险。

(4)建议服药期间避免饮酒,可能会增加酒精导致的精神、运动和心理测试改变。

(5)与 MAOI 及其他具有促 5-HT 能作用的药物合用时有发生 5-HT 综合征等风险,应避免同时服用,且要求停用 MAOI 后 2 周之内不服用本药。

(四)度洛西汀(duloxetine)

目前剂型主要有度洛西汀肠溶胶囊、肠溶片。

1. 药理作用 度洛西汀为一种选择性 5-HT 和 NE 再摄取抑制剂,对 DA 再摄取的抑制作用相对较弱。度洛西汀抗抑郁与中枢镇痛作用的机制尚未明确,但认为与其增强中枢神经系统 5-HT 与 NE 功能有关。体外研究结果显示,度洛西汀与多巴胺受体、肾上腺素受体、胆碱受体、组胺受体、阿片受体、谷氨酸受体、GABA 受体无明显的亲和力。度洛西汀不抑制单胺氧化酶。

2. 适应证

（1）抑郁障碍。

（2）广泛性焦虑障碍及其他焦虑障碍。

（3）糖尿病周围神经痛。

（4）纤维肌痛。

（5）神经性疼痛 / 慢性疼痛、关节痛。

（6）压力性尿失禁。

3. 用法与用量 口服给药。

（1）抑郁障碍、焦虑障碍：每次 20～30mg，2 次 /d；或 60mg/d，顿服。最大剂量为 120mg/d。

（2）糖尿病周围神经痛：60mg/d，顿服。对不能耐受的患者可降低起始剂量。

（3）压力性尿失禁：起始剂量为每次 40mg，2 次 /d；如不能耐受，则 4 周后减量至每次 20mg，2 次 /d。肾功能不全时应使用较低的起始剂量，逐渐增量。不推荐终末期肾病（需要透析）或严重肾损害（肌酐清除率＜30ml/min）患者使用。

4. 不良反应

（1）常见不良反应：恶心、腹泻、便秘、口干、纳差及味觉改变、体重下降；失眠、头痛、嗜睡、晕眩、震颤及易激惹；血压轻度升高及心率增快，甚至血压持续上升；排尿困难及男性性功能障碍；盗汗、瘙痒及皮疹；出汗增多（6%）；视物模糊（4%）。

（2）少见及罕见不良反应：较少见贫血、白细胞减少、白细胞计数升高、淋巴结病及血小板减少；出血（消化道）；痤疮、脱发、出冷汗、瘀斑、湿疹、红斑、颜面水肿及光敏反应。罕见肝毒性反应。

5. 注意事项

（1）对度洛西汀过敏、闭角型青光眼、大量饮酒的患者禁用。

（2）任何程度的肝损害患者禁用；晚期肾病患者或严重肾损害患者不建议使用。

（3）禁止与 5-HT 能药物、MAOI 合并使用。

（4）应直接吞服，不要将药品弄碎或咀嚼或混在食物中，以免影响肠溶效果。食物虽然不影响度洛西汀的峰浓度，但可减慢吸收，并降低吸收度 10%。

（5）如出现血压持续上升，应予密切监测，必要时停用。

（6）妊娠期使用度洛西汀，可使新生儿发生严重并发症（呼吸窘迫、窒息、发绀、癫痫发作、体温不稳定、呕吐、低血糖、肌张力下降或增高、反射亢进、神经过敏性震颤及易激惹等），美国 FDA 对度洛西汀的妊娠期安全性分级为 C 级。药物对哺乳的影响尚不明确。

（7）过量可能引起镇静、恶心、癫痫发作、昏迷、血压改变，罕见死亡报道。

（8）停药应逐渐减量，突然停药可出现停药综合征，表现包括眩晕、恶心、呕吐、头痛、感觉错乱、易激惹等。

6. 药物相互作用

（1）与 MAOI 合用易出现严重不良反应，如中枢神经毒性或 5-HT 综合征，甚至死亡，因此禁止度洛西汀与 MAOI 合用；停用 MAOI 14d 后才能使用度洛西汀，停用度洛西汀 5d 后才能使用 MAOI。

（2）卷曲霉素、依诺沙星、氟伏沙明及奎尼丁可抑制度洛西汀的代谢，增加度洛西汀的血药浓度或生物利用度及毒性，两者合用须监测不良反应，需要时减少度洛西汀的剂量。

（3）与氟西汀、帕罗西汀合用可互相抑制代谢，两药的生物利用度、血药浓度均增加，发生严重不良反应的危险性增加,合用时应调整两药的剂量。

(4)可抑制 TCA(如阿米替林)的代谢,两者合用,度洛西汀可增加后者的生物利用度、血药浓度及毒性。如必须合用,应密切监测 TCA 的血药浓度、中毒的症状及体征(抗胆碱能作用、过度镇静、意识错乱及心律失常)。

(5)可抑制吩噻嗪类药(奋乃静)的代谢,增加后者的血药浓度及毒性。两者合用应监测不良反应,必要时减少剂量。

(6)可抑制硫利达嗪的代谢,增加后者的血药浓度及心脏毒性(Q-T 间期延长、尖端扭转型室性心动过速、心脏停搏),两者不应合用。

(7)可抑制 Ic 类抗心律失常药的代谢,增加后者的血药浓度及心脏毒性。两者合用应密切监测 Ic 类抗心律失常药的血药浓度及心电图。

(8)与中枢神经抑制药合用可引起精神运动障碍恶化,因此禁止两者合用。

(五)米那普仑(milnacipran)

目前剂型主要有盐酸米那普仑片。

1. 药理作用 米那普仑为一种特异性 5-HT 和 NE 再摄取抑制剂,可同时抑制神经元对 5-HT 和 NE 的再摄取,从而使突触间隙的递质浓度增高,促进突触传递功能而发挥抗抑郁作用。米那普仑对脑内的 5-HT 受体及肾上腺素受体具有高亲和力,可明显增加脑细胞外的 5-HT 和 NE 浓度,而对 α 肾上腺素受体、毒蕈碱受体和组胺 H_1 受体无亲和力,对单胺氧化酶活性也没有影响。

2. 适应证

(1)抑郁障碍。

(2)纤维肌痛。

(3)神经性疼痛/慢性疼痛。

3. 用法与用量 口服给药,起始剂量为 12.5mg/d,第 2 日增加至 25mg/d,分 2 次服用;第 4 日增加至 50mg/d,每日 2 次;第 7 日增加至 100mg/d,每日 2 次。最大剂量为 300mg/d。

4. 不良反应

(1)常见不良反应有头晕、多汗、焦虑、面部潮红及排尿困难,偶见恶心、呕吐、口干、便秘、震颤及肝脏氨基转移酶升高。

(2)较严重的不良反应有恶性综合征(表现为缄默、肌僵、吞咽困难、心率增快、血压不稳等)、5-HT 综合征白细胞减少。此时应停药,并给予补液等对症治疗与支持治疗。

(3)罕见不良反应包括心血管系统,如直立性低血压、心动过速、心悸、血压升高;精神神经系统,如头晕、头痛、躁狂、不安、震颤、焦虑、感觉异常、听觉过敏、视调节异常、妄想及锥体外系不良反应等;过敏反应,如皮肤瘙痒、皮疹;消化系统,如腹痛、味觉倒错、食欲缺乏、食欲亢进、口腔炎、腹泻等;其他,如疲倦、尿频、发热、寒战、关节痛、水肿、鼻塞、耳鸣、呼吸困难、性欲减退、血甘油三酯升高;极少见脱发。

5. 注意事项

(1)高血压及其他心血管疾病、肝肾功能不全、脑部器质性疾病、青光眼或眼压升高患者,以及孕妇、老年人、儿童慎用。

(2)禁止与 MAOI 或舒马普坦合用。使用 MAOI 者至少停用 2 周后方可使用米那普仑,或停用米那普仑 2～3d 后再使用 MAOI。

(3)用药后不可从事驾驶汽车等具有危险性的机械操作。

（4）治疗期间应定期检查肝功能及血生化。

6. 药物相互作用

（1）与MAOI或其他抗抑郁药合用可出现多汗、步态不稳、全身抽搐、异常高热、昏迷等。

（2）与巴比妥类、酒精合用有相互增效的可能性，故不宜合用。

（3）与卡马西平合用，米那普仑的血药浓度轻微降低，当需要长时间给药时建议监测血药浓度。

（4）与锂盐、劳拉西泮合用未见明显的相互作用。

（六）左米那普仑（levomilnacipran）

目前剂型主要有左米那普仑片。

1. 药理作用 左米那普仑是米那普仑的左旋异构体，药理作用与米那普仑相同。该药的抗抑郁作用更强，副作用更小。对其他受体如肾上腺素受体、胆碱受体、组胺受体均有亲和力；对单胺氧化酶有抑制作用，且选择性高。

2. 适应证

（1）抑郁障碍。

（2）纤维肌痛及外周神经痛。

3. 用法与用量 口服给药，起始剂量为10～20mg/d，每日1次，连续2d；然后增加至40mg/d，每日1次。根据疗效和耐受性，每隔2d或更多日以40mg的增量递增。常用剂量为40～120mg/d，最大剂量为120mg/d，每日1次。对于轻度肾损害患者，左米那普仑的剂量无须调整；对于中至重度肾损害患者，单次给药的剂量分别不应超过80mg/d和60mg/d。

4. 不良反应 恶心、便秘、多汗、心率增快、勃起功能障碍、心动过速、呕吐及心悸。

5. 注意事项 高血压及其他心血管疾病、肝肾功能不全、脑部器质性疾病、青光眼或眼压升高、双相障碍患者，以及孕妇、老年人、儿童慎用。

6. 药物相互作用 尚不完全明确。左米那普仑与MAOI或其他抗抑郁药合用可能存在相互作用。左米那普仑是CYP3A4的底物，对于服用CYP3A4强抑制的药物的患者应降低剂量。

七、去甲肾上腺素和多巴胺再摄取抑制剂

安非他酮[bupropion，速释制剂、控释制剂（SR）和缓释制剂（XL）]

目前剂型主要有盐酸安非他酮片、缓释片、控释片。

1. 药理作用 从化学结构来看，安非他酮是一种氨基酮类抗抑郁药。与其他抗抑郁药不同，它主要通过中等程度抑制NE和相对弱地抑制DA再摄取来发挥抗抑郁作用，是目前唯一能够选择性抑制这两种儿茶酚胺，而对5-HT再摄取没有显著影响，也不抑制单胺氧化酶的抗抑郁药。由于缺乏5-HT能作用，故而降低性功能障碍副作用的发生风险。安非他酮对突触后组胺受体、M胆碱受体、α或β肾上腺素受体均没有特异性亲和力，因此没有抗胆碱能和直接的拟交感神经活性，对心脏活动的抑制作用较TCA至少低10倍。

2. 适应证

（1）抑郁障碍（SR、XL）。

（2）季节性情感障碍（XL）。

（3）尼古丁成瘾（SR）。

（4）双相抑郁。

（5）注意缺陷多动障碍。

（6）性功能障碍。

（7）肥胖的辅助治疗。

3. 用法与用量　口服给药。

（1）抑郁障碍：安非他酮速释制剂需分次服用，起始剂量为 75mg，每日 2 次；逐渐增加剂量至 100mg，每日 2 次；之后 100mg，每日 3 次；最大日剂量为 450mg。安非他酮控释制剂的起始剂量为 100mg，每日 2 次；3d 后可增加剂量至 150mg，每日 2 次，维持至少 4 周后酌情是否继续增加剂量，最大日剂量为 400mg。安非他酮缓释制剂的起始剂量为 150mg，每日 1 次，晨起服用，至少 4d 后可增加剂量至 300mg/d，最大日剂量为 450mg。

（2）尼古丁成瘾：安非他酮控释制剂在戒烟前 1～2 周即开始服用，起始剂量为 150mg，每日 1 次；3d 后可增加剂量至 150mg，每日 2 次；最大日剂量为 300mg。

4. 不良反应

（1）常见不良反应有口干、便秘、恶心、厌食、眩晕、头痛、腹痛、肌痛、失眠、激越、焦虑、震颤、耳鸣、出汗、体重减轻等，且大多数不良反应在用药初期立即出现，常常随着时间推移而逐渐消失。

（2）过敏反应，包括皮肤瘙痒、荨麻疹、血管性水肿、呼吸困难等类过敏 / 过敏反应，也有发生红斑狼疮、Stevens-Johnson 综合征和过敏性休克，以及关节痛、肌痛、发热伴皮疹和其他症状等迟发性过敏反应的报道。

（3）罕见不良反应包括癫痫发作、诱发轻躁狂或躁狂、激发自杀意念或行为。

（4）过量使用罕见致死、癫痫、心功能失调、幻觉、意识丧失。

5. 注意事项

（1）禁用于对安非他酮过敏的患者，正在服用 MAOI 的患者也严禁使用或停用 MAOI 至少 2 周后方可使用；反之亦然，停用安非他酮至少 2 周后方可换用 MAOI。

（2）安非他酮与癫痫发生存在关联性，且有明显的剂量相关性，突然给药或增大剂量均可增加癫痫发作的可能性，可在治疗过程中发生，也可在获得稳定剂量后的几周后出现。因此，有癫痫病史和其他一些癫痫易发体质的患者应慎用；有脑外伤、中枢神经系统肿瘤、重度肝硬化等疾病，甚至饮酒、周围环境改变时也有可能降低癫痫发作阈值而诱发癫痫发作，也应慎用安非他酮。安非他酮与其他药物如苯二氮䓬类、TCA、茶碱类、类固醇类药物等配伍使用时也应慎重，需注意这些药物的剂量减少时导致癫痫发作阈值降低而诱发癫痫发作。如若使用，建议安非他酮的日剂量≤400mg，分 2 次服用，每次剂量≤200mg，并严密监测。

（3）肝损害患者慎用；肝硬化患者更需极其谨慎，建议减少用药次数和剂量，最大日剂量不超过 100mg。肾损害患者也需谨慎使用该药。并应定期进行肝肾功能检查。

（4）有报道安非他酮会导致充血性心力衰竭患者的仰卧位血压升高，因此对心功能损害患者应慎用。

（5）服用安非他酮的部分患者会出现躁动不安、易怒、焦虑和失眠，尤其在开始治疗后不久，可酌情给予苯二氮䓬类药物对症处理。安非他酮停用时应注意缓慢减量，直至停药，以避免停药反应的出现。

（6）尽管安非他酮的转躁率较低，但仍有诱发轻躁狂或躁狂发作的风险，双相抑郁患者应慎用。

（7）安非他酮可能引起或加重原有的精神病性症状如幻觉、错觉、妄想等，不推荐用于伴有精神病性症状的抑郁障碍，若使用，建议剂量不要过高。

（8）不建议安非他酮用于治疗进食障碍，对于目前或者既往诊断为贪食症或厌食症的患者，安非他酮可能诱发癫痫发作，尤其是安非他酮速释制剂用于低体重的厌食症患者极易引发癫痫发作。

（9）不建议用于18岁以下儿童和青少年抑郁障碍患者，安非他酮有增加自杀意念或行为发生的风险，如使用，应密切监测；老年患者用药后，安非他酮及其代谢产物在体内蓄积的风险增加，应考虑适当降低剂量；安非他酮对妊娠期患者不推荐使用，尤其是妊娠早期；该药对产后女性哺乳的影响尚不清楚，若婴儿变得易激惹或镇静，应停止用药或哺乳。

（10）药物过量罕见致死。研究发现，成人过量服用3 000mg安非他酮缓释片后可立刻出现呕吐、视物模糊、头晕、思维混乱、昏睡、神经过敏等症状，服用9 000mg安非他酮速释制剂和300mg反苯环丙胺后可出现癫痫发作。建议在过量服药后的48h内进行密切心电监护，保持气道通畅、给氧和通气功能，同时提供一般支持治疗和症状监测，不推荐诱导呕吐，可给予洗胃，使用药用炭，目前尚无特异性解毒药。在治疗过程中还应采取各种对症处理，如控制癫痫发作等治疗。

（11）不可弄碎或咀嚼安非他酮控释制剂或缓释制剂的片剂，以避免破坏药物的性能。

6. 药物相互作用

（1）会抑制CYP2D6，因此与通过CYP2D6代谢的药物之间可能存在潜在的药物相互作用。

（2）可能增加β受体拮抗剂、托莫西汀的血药浓度。

（3）与酒精、苯二氮䓬类、TCA、茶碱类、类固醇类、非阿片类麻醉性镇痛药（如曲马多）等药物合用时，可能增加癫痫发作的风险。

（4）正在服用左旋多巴或金刚烷胺的患者需谨慎联用安非他酮，这些药物可能增强多巴胺能神经传导，导致多巴胺活性增高。

（5）与MAOI及其他具有促5-HT能作用的药物合用时发生5-HT综合征的风险增加，应避免同时服用；且要求停用MAOI后2周之内不应服用本药。同样，停用安非他酮后至少2周之内也不应服用MAOI。

八、选择性去甲肾上腺素再摄取抑制剂

瑞波西汀（reboxetine）

目前剂型主要有甲磺酸瑞波西汀片、胶囊。

1. 药理作用 瑞波西汀为选择性去甲肾上腺素再摄取抑制剂，通过对NE再摄取的选择性抑制来提高中枢内NE的活性，从而改善抑郁情绪。瑞波西汀可能也会使中枢的DA神经递质水平增加。该药对5-HT、DA再摄取位点没有亲和力，对M胆碱、组胺或肾上腺素受体基本无亲和力。

2. 适应证

（1）抑郁障碍。

（2）心境恶劣。

（3）惊恐障碍。

（4）注意缺陷多动障碍。

3. 用法与用量 口服给药，成人起始剂量为4mg，每日2次，3~4周后可根据需要增加至10mg/d；老年人剂量酌减，建议起始剂量为2mg，每日2次，3~4周后可根据需要增加至6mg/d。

4. 不良反应

(1) 发生率超过 10% 的不良反应有入睡困难（失眠）、口干、便秘和多汗。

(2) 发生率低于 10% 的不良反应有寒战、头痛、眩晕、心率增快、心悸、血管扩张、直立性低血压、视物模糊、厌食或食欲缺乏、恶心、排尿困难或尿潴留、尿路感染、勃起功能障碍、射精痛或睾丸痛、射精延迟等；罕见镇静、体重增加、癫痫发作、诱发转躁、激发自杀意念或行为等。

(3) 有报道瑞波西汀可能与躁动、焦虑、易怒、攻击行为、幻觉、四肢发冷、恶心、呕吐、感觉异常、血压升高、雷诺现象、过敏性皮炎或皮疹、低钠血症、睾丸痛等的发生有关。

5. 注意事项

(1) 禁用于对瑞波西汀过敏，以及正在服用 MAOI、匹莫齐特、硫利达嗪的患者。

(2) 肝肾损害患者对瑞波西汀的清除率下降，应酌情减量使用，并定期进行肝肾功能检查。

(3) 可能引起剂量依赖性低血压，可考虑降低剂量，并监测血压。

(4) 排尿困难（如前列腺肥大患者）、急性闭角型青光眼和眼压升高患者需谨慎使用，服药期间需注意观察。

(5) 有癫痫病史或具有癫痫易发体质的患者应慎用，也应尽可能避免与增加癫痫发作风险的药物联合使用。

(6) 有诱发轻躁狂或躁狂发作的风险，双相抑郁患者需慎用。

(7) 在用药早期可能诱发失眠、焦虑和激活症状，可酌情使用苯二氮䓬类药物对症处理。

(8) 罕见增加自杀意念或行为的风险，使用时应密切监测。

(9) 不建议 18 岁以下儿童和青少年抑郁障碍患者使用该药；老年患者应酌情减少剂量；不推荐用于妊娠期患者，尤其是妊娠头 3 个月；瑞波西汀对产后女性哺乳的影响尚不清楚，不建议使用。

(10) 药物过量一般较为安全，可能引起明显的直立性低血压、高血压、焦虑反应，停药后往往可好转，必要时给予对症治疗。

6. 药物相互作用

(1) 瑞波西汀主要通过 CYP3A4 代谢，应避免与 CYP3A4 抑制剂（如吡咯类抗真菌药、大环内酯类抗生素、氟伏沙明、奈法唑酮、氟西汀、舍曲林等）合用，或合用时减少瑞波西汀的剂量。瑞波西汀对 CYP3A4 具有抑制作用，可能会增加阿普唑仑、丁螺环酮、三唑仑等的血药浓度；可能会增加匹莫齐特的浓度，引起 Q-Tc 间期延长和严重心律失常；可能也会增加某些 HMG-CoA 还原酶抑制剂（尤其是辛伐他汀、阿托伐他汀、洛伐他汀）的浓度，增加横纹肌溶解的发生风险。因此，与这些药物合用时应谨慎。

(2) 高剂量时可抑制 CYP2D6，会增加硫利达嗪的血药浓度，导致 Q-Tc 间期延长和严重心律失常；可干扰可待因的镇痛作用；可增加 β 受体拮抗剂、托莫西汀的血药浓度。因此，与这些药物合用时应谨慎。

(3) 与曲马多等药物合用时可能增加癫痫发作的风险。

(4) 与麦角胺合用时可能使血压升高，应谨慎并注意监测。

(5) 与利尿药合用时可能引起低钾血症，应谨慎并注意监测。

(6) 不能与 MAOI 同时服用，且要求停用 MAOI 后 2 周之内不应服用瑞波西汀。同样，停用瑞波西汀后至少 2 周之内也不应服用 MAOI。

九、褪黑素受体激动剂和5-HT$_{2C}$受体拮抗剂

阿戈美拉汀（agomelatine）

目前剂型主要有阿戈美拉汀片。

1. 药理作用 阿戈美拉汀是第一个针对生物节律紊乱的抗抑郁药，是MT$_1$/MT$_2$受体激动剂及5-HT$_{2C}$受体拮抗剂。阿戈美拉汀通过完全激动MT$_1$和MT$_2$受体来抑制视交叉上核的活动，产生降低体温、增加总睡眠时间、减少觉醒、提前时相等临床效应；对5-HT$_{2C}$受体具有拮抗作用，可增加非快递眼动睡眠，同步生物节律，改善睡眠质量，改善抑郁和焦虑症状，保持个体正常的性功能。通过这两种受体机制的互补和协同作用，重新同步化昼夜节律、增强向额叶皮质的DA能和NE能神经传导、诱导神经发生等，在细胞水平上发挥药理效应。阿戈美拉汀与5-HT$_{1A}$和5-HT$_{2B}$受体也具有一定的亲和力，但似乎不产生明显的临床效应，长期应用可增加额叶皮质的DA和NE水平，且存在剂量相关性。此外，阿戈美拉汀还能促进脑源性神经营养因子的表达，增加海马的细胞增殖和神经发生，保护应激诱导的记忆损害等。

2. 适应证 抑郁障碍，尤其是伴有睡眠障碍的患者。

3. 用法与用量 口服给药，起始剂量为25mg/d，2周后可根据病情需要增加剂量至50mg/d，建议晚上睡前顿服。常用有效剂量为25～50mg/d。

4. 不良反应

（1）短期应用可能出现头晕、感觉异常和视物模糊等不良反应，长期应用可见失眠和鼻窦炎。

（2）阿戈美拉汀可能对肝功能产生不同程度的影响，引起单纯性、可逆性血清谷丙转氨酶、谷草转氨酶升高，以无症状性氨基转移酶升高最常见，一般停药后可好转或恢复。有报道阿戈美拉汀用药期间出现严重的药物性肝损伤进而继发凝血功能障碍。

（3）对肾功能、心电图等未见具有临床意义的影响，对性功能的影响较小，不引起体重改变。

（4）几乎无停药综合征。

5. 注意事项

（1）可能对肝功能产生不同程度的影响，应定期监测肝功能。要求在治疗前及治疗后3周、6周、9周和12周应检测肝功能，若有肝功能异常则不主张使用。该药上市后的临床研究发现服用25mg其肝功能异常超过正常值3倍的发生率为1.4%，50mg为2.5%。对于肝功能受损患者，阿戈美拉汀的生物利用度显著增高70～140倍，因此有肝硬化或活动性肝病的患者应禁忌使用。大量饮酒的患者因可能出现肝损害，也需谨慎使用。

（2）对于肾功能受损患者，阿戈美拉汀的血浆浓度会升高25%，因此用药时需考虑调整剂量。

（3）有显著的镇静作用，造成的困倦感可能会损害患者驾驶、操作机器或完成需要警觉性任务的能力。

（4）在特殊人群和合并用药的患者中，阿戈美拉汀的药代动力学有所改变。对于妊娠期患者不推荐使用，尤其是妊娠头3个月。处于哺乳期的女性服药后1～2h后乳汁中的阿戈美拉汀水平达峰值，服药4h后即无明显的药物残留，提示在服药后的最初4h内应尽可能停止哺乳。

6. 药物相互作用

（1）阿戈美拉汀主要经CYP1A2和CYP2C9代谢，对这两种酶有抑制作用的药物如氟伏沙明则可使其峰浓度升高，也不能与CYP1A2强抑制剂合用。

（2）帕罗西汀（CYP1A2中度抑制剂）或氟康唑（CYP2C9强抑制剂）对阿戈美拉汀的血药浓度影响甚微，几乎不产生药物相互作用，但应注意监测，酌情调整剂量。

（3）吸烟具有 CYP1A2 诱导作用，可使阿戈美拉汀的血药浓度降低 3～4 倍，因此在用药过程中患者吸烟或突然停止吸烟均可导致血药浓度的急剧变化，应密切关注。

十、5-羟色胺再摄取抑制及 5-HT$_{1A}$ 受体部分激动剂

维拉唑酮（vilazodone）

目前剂型主要有盐酸维拉唑酮片。

1. 药理作用 维拉唑酮是一种具有双重作用机制的 5-HT 能抗抑郁药。一方面维拉唑酮通过选择性抑制 5-HT 再摄取而增加 5-HT 能的活性，起到抗抑郁作用；另一方面维拉唑酮又是 5-HT$_{1A}$ 受体部分激动剂，5-HT$_{1A}$ 受体不仅分布在突触后，还分布在突触前，位于突触前的 5-HT$_{1A}$ 受体对 5-HT 能神经元起抑制性调节作用，该药对 5-HT$_{1A}$ 受体的部分激动作用克服 SSRI 类抗抑郁药在治疗初期 5-HT 能神经元的突触前自身抑制，从而更快地发挥药理作用。而且 5-HT$_{1A}$ 受体激动作用有助于缓解由 SSRI 类药物治疗抑郁时所导致的性功能障碍症状。

2. 适应证 成人抑郁障碍，尤其是伴有焦虑症状的患者。

3. 用法与用量 口服给药，起始剂量为 10mg/d，可每周逐渐递增剂量，推荐剂量为 40mg/d。轻、中度或严重肾脏受损患者，以及轻、中度肝脏受损患者一般无须调整剂量。停药时应逐渐减量，不可突然停药，以避免停药反应。维拉唑酮应与食物同服，空腹给药可能降低药物浓度及疗效。

4. 不良反应

（1）该药发生率≥1% 的不良反应包括腹泻、恶心、呕吐和失眠。

（2）少见不良反应（1‰～1%）有白内障、感觉异常、代谢和营养疾患、味觉障碍、尿频、惊恐发作或躁狂等。

（3）有引起癫痫发作、低钠血症等的风险。

（4）一般不引起心率、血压、体重的改变，也极少引起实验室指标、心电图等的变化。

5. 注意事项

（1）禁用于对维拉唑酮过敏的患者，正在服用 MAOI 的患者也严禁使用。

（2）维拉唑酮停用时应注意缓慢减量，直至停药，以避免停药反应的出现。

（3）可能引起癫痫发作，癫痫患者应慎用。

（4）可引起低钠血症，使用时需注意定期进行实验室检查。

（5）有诱发轻躁狂或躁狂发作的风险，双相抑郁患者需慎用。

（6）应用于 18～24 岁的抑郁障碍患者时，维拉唑酮有增加自杀意念和行为的风险，应密切监测。

（7）动物研究表明维拉唑酮不引起依赖性，但尚未在人体中进行依赖性研究，建议有药物滥用或依赖史的患者应用维拉唑酮时应注意监测患者的行为。

（8）关于在特殊人群中的应用，目前尚无维拉唑酮在儿童中的安全性和有效性研究数据，不建议使用；孕妇及哺乳期妇女也应慎用；老年人使用时一般无须调整剂量。

（9）过量可能会引起中毒表现，有报道发现该药可引起反应性下降、瞳孔对光反射迟钝、精神状态改变和癫痫发作。目前无特殊的解救药，应及时按常规药物中毒的解救方法进行对症治疗和支持治疗。

6. 药物相互作用

（1）维拉唑酮主要通过 CYP3A4 代谢，小部分通过 CYP2C19 和 CYP2D6 代谢。因此，维

拉唑酮与CYP3A4强抑制剂合用，其血浆浓度可能增加50%，故剂量应减半；与CYP3A4中度抑制剂（如红霉素）合用，其剂量也应酌情降低至20mg；而与CYP3A4轻度抑制剂（如西咪替丁）合用，一般无须调整剂量。与CYP3A4诱导剂合用可能存在潜在的药物相互作用，但尚未进行评价。

（2）维拉唑酮与CYP2C19和CYP2D6抑制剂合用时，其血药浓度无明显影响。维拉唑酮能诱导CYP2C19，与美芬妥英合用时生物转化率增加11%。

（3）维拉唑酮与MAOI及其他具有促5-HT能作用的药物合用时有发生5-HT综合征的风险，应避免同时服用，且要求停用MAOI 2周之内不应服用本药。同样，停用维拉唑酮后至少2周之内也不应服用MAOI。

（4）与非甾体抗炎药如阿司匹林和华法林同时使用，可能增加出血风险。

（5）维拉唑酮的血浆蛋白结合率高，故与高血浆蛋白结合率的其他药物合用可能引起其他药物的游离浓度增加。

（6）与非阿片类麻醉性镇痛药曲马多等降低癫痫发作阈值的药物合用时，可能增加引起癫痫发作的风险。

十一、5-羟色胺再摄取抑制及5-羟色胺增强剂

噻奈普汀（tianeptine）

目前剂型主要有噻奈普汀钠片。

1. 药理作用　噻奈普汀具有独特的药理作用。长期的噻奈普汀摄入并不改变包括 α_2、β_1、$5-HT_1$、$5-HT_2$、$GABA_B$ 和苯二氮䓬受体的浓度和亲和力，但增加 α_1 肾上腺素能系统的反应性。该药在体内研究未见对5-HT释放的影响。当药物剂量达到高治疗剂量的2.5倍时，在蓝斑核的肾上腺素受体出现电生理方面的变化。在大脑皮质水平，增加海马锥体细胞的自发活动，并加速其功能抑制后的恢复；增加皮质及海马神经元的5-HT再摄取。噻奈普汀对 α_1 肾上腺素受体、组胺 H_1 受体和毒蕈碱受体均没有明显的亲和力。

最近研究显示，噻奈普汀能减少背侧中缝核（DRN）单胺转运体位点的数量和mRNA水平。

2. 适应证

（1）抑郁障碍。

（2）酒精依赖。

（3）认知损害。

3. 用法与用量　口服给药，推荐剂量为每次1片，每日3次[含噻奈普汀（钠盐）12.5mg]，于三餐前服用。

对于慢性酒精中毒患者，无论是否存在肝硬化，均无必要改变剂量。对于超过70岁的患者、存在肾功能不全的患者，需要酌情调整药物剂量，建议不超过每日2片。

4. 不良反应

（1）可见腹痛、口干、厌食、恶心、呕吐、便秘、胀气、失眠或嗜睡、噩梦、心动过速、眩晕、头痛、虚弱、晕厥、震颤、颜面潮红、喉部堵塞感、呼吸不畅、肌痛、背痛等不良反应，一般症状轻微。

（2）有过噻奈普汀滥用的病例报道，最大剂量为每日150片，未观察到严重不良反应。在早期时出现嗜睡、呕吐、腹痛、厌食、体重下降、便秘等，这些不良反应会逐渐消失，机体耐受性较好。高剂量使用时突然停药可出现停药反应，表现为肌痛、短暂寒冷等。

5. 注意事项

（1）具有自杀倾向的患者服药时必须密切监护，特别是在治疗伊始。

（2）如需进行全身麻醉，应告知麻醉师患者正在服用本药，并在手术前 24h 或 48h 停药。如需进行急诊手术时，可不必有停药期，需进行术前监测。

（3）避免突然中断治疗，需逐渐减少剂量，时间为 7～14d 以上。

（4）部分患者服药后会出现警觉性下降、嗜睡，可能对驾车或操纵机器的能力产生影响。

（5）妊娠期患者应避免服用本药；药物可能会分泌入乳汁中，因此建议哺乳期患者禁用。

6. 药物相互作用

（1）噻奈普汀与非选择性 MAOI 可能发生药物相互作用。开始噻奈普汀治疗前，必须停用 MAOI 类药物 2 周；而服用噻奈普汀的患者改为 MAOI 类药物治疗，需停用噻奈普汀 24h。

（2）噻奈普汀与麻醉药合用时，需注意可能出现药物相互作用，通常在手术前 24h 或 48h 必须停止使用噻奈普汀。

十二、5- 羟色胺再摄取抑制及 5- 羟色胺调节剂

伏硫西汀（vortioxetine）

目前剂型主要有氢溴酸伏硫西汀片。

1. 药理作用 伏硫西汀是小分子哌嗪类硫化物，为强效 5-HT 再摄取抑制剂，主要通过增加中枢神经系统的 5-HT 浓度发挥抗抑郁作用。在人体内与 5-HT 转运体有很高的亲和力，而对 NE 转运体和 DA 转运体几乎没有亲和力。同时伏硫西汀也是 5-HT$_{1A}$ 受体激动剂，5-HT$_{1B}$ 受体部分激动剂，5-HT$_{1D}$、5-HT$_3$ 和 5-HT$_7$ 受体拮抗剂，从而发挥抗抑郁作用。

2. 适应证 抑郁障碍，特别是伴有认知功能缺陷的老年抑郁障碍。

3. 用法与用量 口服给药，起始剂量为 10mg，每日 1 次，根据需要增加至 20mg/d。常用有效剂量为 5～20mg/d。伏硫西汀可突然停药，但建议逐渐减量至 10mg/d，1 周后再停药。

4. 不良反应

（1）最常见的不良反应是恶心，通常为轻至中度，且呈剂量依赖性；头痛和鼻咽炎。其他发生率≥1% 的不良反应包括腹泻、头晕、呕吐、口干、便秘、和瘙痒。

（2）有报道发现，伏硫西汀临床试验期间受试者出现抑郁、自杀行为、自伤、室上性心动过速、阵发性心动过速和左大脑半球缺血性脑卒中。

（3）伏硫西汀即使突然停药，也不会引起明显的停药反应。

5. 注意事项

（1）禁用于对伏硫西汀过敏的患者。

（2）有严重肝损害的患者不推荐使用伏硫西汀。

（3）目前尚缺乏伏硫西汀在儿童、青少年患者中应用的安全性数据，不建议使用，而且研究发现在初始治疗期间伏硫西汀可能增加儿童、青少年及 18～24 岁青壮年自杀意念及行为的发生风险，如果使用，应严密监测患者的病情恶化及自杀行为。

（4）伏硫西汀对妊娠期患者不推荐使用，尤其是妊娠早期；伏硫西汀对产后女性哺乳的影响尚不清楚，不建议使用。

6. 药物相互作用

（1）伏硫西汀主要通过氧化反应和葡糖醛酸结合反应进行代谢。氧化反应主要通过细胞色素 P450 完成，包括 CYP3A4/5、CYP2C19、CYP2C9、CYP2A6、CYP2C8、CYP2B6 和 CYP2D6，其

中 CYP2D6 是催化产生伏硫西汀的主要羧基酸代谢产物的关键酶。因此，与 CYP2D6 抑制剂（如安非他酮、氟西汀、帕罗西汀、奎尼丁）、CYP2C9/CYP2C19/CYP3A 抑制剂（如氟康唑）或 CYP3A/ 渗透性糖蛋白抑制剂共同给药时，伏硫西汀的生物利用度会增加，因此当伏硫西汀与 CYP2D6 强抑制剂合用时其剂量应减半。

（2）伏硫西汀与 CYP450 强诱导剂（如利福平、卡马西平、苯妥英钠）合用时其生物利用度会降低，因此当伏硫西汀与这些药物合用时应增加其剂量，但建议最大剂量不应高于正常剂量的 3 倍。

（3）伏硫西汀与阿司匹林、非甾体抗炎药或其他影响凝血功能的药物合用时，应密切关注异常出血情况。

（4）伏硫西汀与 MAOI 及其他具有促 5-HT 能作用的药物合用时发生 5-HT 综合征的风险增加，应避免同时服用；且在伏硫西汀停药后 3 周内不能使用 MAOI，或者在 MAOI 停药后 2 周内不能使用伏硫西汀。

十三、*N*- 甲基 -D- 天冬氨酸受体拮抗剂

氯胺酮（ketamine）

目前剂型主要有盐酸氯胺酮注射液、盐酸艾司氯胺酮注射液、盐酸艾司氯胺酮鼻喷雾剂。

1. 药理作用

（1）快速抗抑郁作用：氯胺酮是一种高亲和性、非选择性离子型谷氨酸受体、*N*- 甲基 -D- 天冬氨酸（NMDA）受体拮抗剂，主要作用于 NR2B 型 NMDA 受体。该药可能通过拮抗突触前 NMDA 受体、激活和上调突触后 AMPA 受体来发挥快速抗抑郁作用；也可以通过参与 TrkB 信号通路，增加海马等脑区脑源性神经营养因子（BDNF）的表达，促进神经元发育存活和突触可塑性。该药还能激活哺乳动物雷帕霉素靶蛋白（mTOR）信号通路，增加前额叶皮质突触棘的密度作用而起到抗抑郁效果。此外，还可以通过抑制糖原合成酶激酶 -3（GSK-3）以快速地抗抑郁。

（2）强效麻醉作用：氯胺酮主要通过抑制兴奋性神经递质以及与 NMDA 受体相互作用阻滞兴奋性神经递质传递而发挥全麻作用，且具有"分离麻醉"的特点。

（3）镇痛作用：氯胺酮可消除伤害性感受器的超敏反应，增强阿片类药物对神经损害性疼痛的镇痛作用。

（4）抗炎作用：氯胺酮对过度炎症反应过程的促炎性细胞因子 TNF-α、IL-1、IL-6、IL-8 有抑制作用，且能刺激淋巴细胞产生 IL-4、IL-10 等主要抗炎症介质。

（5）神经元保护作用：氯胺酮能减少冷冻伤后海马神经元的丧失，有利于颅脑损伤后神经功能的恢复。

2. 适应证

（1）成人 TRD。

（2）成人抑郁障碍伴有急性自杀意念或行为的抑郁症状。

（3）麻醉：①各种小手术或诊断操作时可单独用来麻醉；②作为其他全身麻醉的诱导剂；③辅助麻醉性能较弱的麻醉药进行麻醉，或与其他全身麻醉或局部麻醉复合使用。

（4）镇痛、抗炎。

3. 用法与用量

（1）作为抗抑郁药使用的剂量低于麻醉用量。通常起始剂量为 0.5mg/kg，持续静脉滴注 40min，重复剂量维持使用往往治疗效果有限。口服剂量为 1.25mg/kg。

（2）作为麻醉药、镇痛抗炎药使用时根据效果决定剂量。

（3）鼻喷雾剂目前推荐剂量为 84mg/ 次，每周 2 次，持续给药 4 周。根据耐受性，剂量可减少至 56mg/ 次，每周 2 次。

4. 不良反应

（1）不良反应以血压升高和脉搏增快最为常见；异常的低血压、心动过缓、呼吸减慢或困难，以及呕吐等偶见；罕见不能自控的肌肉收缩，包括喉痉挛、支气管痉挛、抽搐、惊厥、呃逆等，这些反应一般均能自行消失，但所需要的时间存在明显的个体差异；严重的心律失常；个别病例出现高热。

（2）氯胺酮的拟精神作用尤其对儿童会引起精神错乱、噩梦、幻觉、视错觉、嗜睡等，年幼和年长者较青壮年为少。

（3）可致脑脊液压力明显升高，使脑电图上的癫痫样波形增多。

（4）可能会导致迟发性颅内压增高。

（5）麻醉后可引起血清碱性磷酸酶、谷草转氨酶、谷丙转氨酶及 γ- 谷氨酰转移酶水平升高，其临床意义尚不清楚。

（6）可对精神神经系统方面、认知学习与记忆功能方面等产生毒性作用，且与剂量成正比。氯胺酮对精神、神经方面的影响可造成记忆缺失、认知损害。

5. 注意事项

（1）氯胺酮有抗抑郁作用，但是由于不能维持良好的作用，且具有轻微的致幻性，故而一度被限制用于抑郁症的治疗。

（2）下列情况氯胺酮应禁用或慎用：①颅内压增高、脑出血及青光眼患者禁用；②禁用于任何病因、顽固而且难治的高血压，严重心血管疾病，近期内心肌梗死；③慎用于急性酒精中毒或慢性酒精成瘾、心功能代偿不全、眼外伤眼球破裂、眼压升高、脑脊液压力升高、精神失常（包括精神错乱和精神分裂）以及甲状腺毒性发作等。

（3）氯胺酮会引起心肺功能减弱、肺血管收缩和室前负荷增加，危重患者尽可能不用。

（4）氯胺酮会对精神神经系统方面、认知学习与记忆功能方面等产生一定的毒性作用，精神行为心理的恢复需要一定时间，用药后 24h 患者可能无法胜任需要思维的精细工作包括驾车等，使用该药时需谨慎。

（5）氯胺酮可产生一定的心理依赖，可导致成瘾，应避免滥用，因此仅限于难治性抑郁症、慢性抑郁症的短期治疗。

6. 药物相互作用

（1）与氟烷等含卤全身麻醉药合用时，氯胺酮的半衰期延长，苏醒延迟。

（2）与抗高血压药或中枢神经抑制药合用时，尤其当氯胺酮的用量偏大、静脉滴注速度快时，可导致血压剧降和 / 或呼吸抑制。

（3）对于服用甲状腺素的患者，氯胺酮有可能引起血压过高和心动过速。

十四、神经活性类固醇 -γ- 氨基丁酸 A 受体正向别构调节剂

别孕烯醇酮（brexanolone）

目前剂型主要有别孕烯醇酮注射液。

1. 药理作用　别孕烯醇酮可能作为一种小分子神经活性类固醇 -γ- 氨基丁酸 A（GABA_A）受体正向别构调节剂发挥抗抑郁作用。

2. 适应证　产后抑郁。

3. 用法与用量　别孕烯醇酮为静脉注射剂型,目前研究中采用的给药方式为给药 60h,低剂量为 30μg/(kg·h)(0～4h)、60μg/(kg·h)(4～24h)、60μg/(kg·h)(24～52h)、60μg/(kg·h)(52～56h)和 30μg/(kg·h)(56～60h),高剂量为 30μg/(kg·h)(0～4h)、60μg/(kg·h)(4～24h)、90μg/(kg·h)(24～52h)、60μg/(kg·h)(52～56h)和 30μg/(kg·h)(56～60h)。

4. 不良反应　别孕烯醇酮具有良好的安全性。最常见的不良反应是头痛、头晕、嗜睡,可能会有口干、脸红、潮热等不适。有个例出现窦性心动过速、意识改变和昏厥、自杀意念和故意过量服药。

5. 注意事项

(1)不同给药剂量下,别孕烯醇酮的药代动力学参数存在差异。特定人群,特别是终末期肾病[eGFR < 15ml/(min·1.73m^2)]对别孕烯醇酮的药代动力学参数是否有影响尚未可知,剂量可能需要调整。

(2)药品说明书给出黑框警告,应重视可能出现的过量镇静或突然意识丧失等不良事件。

6. 药物相互作用　别孕烯醇酮与苯二氮䓬类药物之间可能存在相互作用,两者同时服用时会减弱后者的镇静、抗焦虑作用。

十五、中草药及植物提取剂

(一)圣·约翰草(St. John's wort)

目前剂型主要有圣·约翰草提取物片。

1. 药理作用　圣·约翰草的活性成分是贯叶金丝桃素,主要通过抑制突触前膜对 NE、5-HT 和 DA 的重吸收,使突触间隙内这三种神经递质的浓度增加;同时还有轻度抑制单胺氧化酶和儿茶酚-O-甲基转移酶(COMT)的作用,从而抑制神经递质的过度破坏。

2. 适应证

(1)抑郁障碍。

(2)经前焦虑症。

(3)季节性情绪障碍。

3. 用法与用量　口服给药,1 片(约含活性成分 300mg)/次,2～3 次/d。

4. 不良反应　常见不良反应为光敏感性增加,罕见胃肠不适、过敏反应(如皮肤红、肿、痒)、疲劳或不安。

5. 注意事项

(1)皮肤有过敏者慎用。

(2)可能引起皮肤对光的敏感性增加,应避免较长时间使皮肤直接暴露于强烈阳光下。

(3)与其他抗抑郁药合并使用时应谨慎。

(4)在特殊人群,尚缺乏儿童用药的相关资料,故 12 岁以下儿童禁用;老年人用药的相关资料尚不全,需谨慎使用;孕妇和哺乳期妇女用药的安全性尚不明确,应尽量避免使用。

6. 药物相互作用

(1)圣·约翰草可能使环孢素或香豆素类抗凝血药(如华法林、苯丙香豆素)的治疗效果下降。

(2)圣·约翰草与口服避孕药合用可导致患者突破性出血。

(3)在人类免疫缺陷病毒(HIV)感染治疗期间,圣·约翰草与茚地那韦(indinavir,羟基乙烯戊胺）和其他蛋白酶抑制剂同时服用时，可能会降低蛋白抑制剂的血药浓度。

（二）舒肝解郁胶囊

1. 药理作用　舒肝解郁胶囊是由贯叶金丝桃、刺五加复方制成的中成药胶囊制剂。在动物实验中发现，舒肝解郁胶囊能缩短大鼠的强迫游泳不动时间和小鼠的悬尾不动时间，能增强小鼠的甩头行为；能增强阿扑吗啡的降温作用；能减少利血平所致的小鼠眼睑下垂的动物数，降低小鼠脑组织内 5-HT 及其代谢产物 5-HIAA 的含量。其药理作用主要在于参与并调节突触囊泡向突触前膜移动，最终促使囊泡中的 5-HT、DA 和 NE 等神经递质释放，提高三种神经递质系统的神经传导。

2. 适应证　轻、中度抑郁症属于肝郁脾虚证者。

3. 用法与用量　舒肝解郁胶囊的剂型为 0.36g/ 粒。口服给药，建议每次 2 粒，每日 2 次，早、晚各 1 次。

4. 不良反应　不良反应较少，偶见恶心、呕吐、口干、头痛、头昏或晕厥、失眠、食欲减退或厌食、腹泻、便秘、视物模糊、皮疹、心慌、GPT 轻度升高。

5. 注意事项

（1）既往肝功能有损伤或肝功能不全患者慎用舒肝解郁胶囊。

（2）该药易吸潮，取药后应密闭保存，注意防潮。

6. 药物相互作用　目前尚未发现明显的药物相互作用。

（三）巴戟天寡糖胶囊

1. 药理作用　在动物实验中发现，巴戟天单次给药后可以缩短小鼠的悬尾不动时间，缩短小鼠和大鼠的强迫游泳不动时间；连续给药 3d 可增强 5-HTP 诱导的小鼠甩头行为、对育亨宾的毒性无增强作用；连续给药 4d 可以减少习得性无助抑郁大鼠模型的穿梭箱逃避失败次数；连续给药 7d 可提高正常大鼠前额叶皮质的 5-HT 和 DA 水平，并降低 5-HT 的代谢产物 5-HIAA 的水平。

2. 适应证　抑郁症（肾虚型）。

3. 用法与用量　口服给药，每次 150mg（1 粒），每日 2 次；必要时可加至每次 300mg（2 粒），每日 2 次。

4. 不良反应

（1）部分患者用药后出现口干、鼻干、咽干、口腔溃疡、头晕、头痛、感冒类症状、胃部不适、恶心、呕吐、胃胀、食欲增加或亢进、食欲下降、便干、便秘、腹泻、心慌、心烦、易怒、燥热、失眠、困倦、疲乏、尿频、焦虑、有性冲动、惊恐发作、躯体发僵、双手或四肢麻木、体重减轻等。

（2）少数患者用药后出现 GPT、GOT 轻度升高，白细胞下降。

（3）少数患者用药后出现皮疹。

5. 注意事项

（1）阴虚火旺证慎用。

（2）目前尚无用于抑郁发作巩固期和维持期用药的安全性和有效性研究资料，超疗程使用的安全性和有效性尚无法确定。

（3）临床试验中未发现转躁患者，但临床使用中也应该注意，如果出现躁狂发作，应该及时停药。

（4）临床试验中有 1 例患者治疗后出现尿红细胞为 3～5 个 /HP，但与药物的关系无法确定。

（5）有自杀倾向的抑郁症患者尚无用药的安全性和有效性资料。

6. 药物相互作用　尚不明确。

（刘晓华　江开达）

参 考 文 献

[1] 江开达. 精神药理学 [M]. 2 版. 北京：人民卫生出版社，2011.

[2] SCHATZBERG A F，DEBATTISTA C. 临床精神药理学手册：第八版 [M]. 范静怡，张小梅，张道龙，译. 北京：北京大学出版社，2018.

[3] ANDERSON I M. Selective serotonin reuptake inhibitors versus tricyclic antidepressants：a meta-analysis of efficacy and tolerability[J]. Journal of affective disorders，2000，58（1）：19-36.

[4] PUECH A，MONTGOMERY S A，PROST J F，et al. Milnacipran，a new serotonin and noradrenaline reuptake inhibitor：an overview of its antidepressant activity and clinical tolerability[J]. International clinical psychopharmacology，1997，12（2）：99-108.

[5] NEMEROFF C B，ENTSUAH R，BENATTIA I，et al. Comprehensive analysis of remission（COMPARE）with venlafaxine versus SSRIs[J]. Biological psychiatry，2008，63（4）：424-434.

[6] SEO H J，SOHI M S，PATKAR A A，et al. Desvenlafaxine succinate：a newer antidepressant for the treatment of depression and somatic symptoms[J]. Postgraduate medicine，2010，122（1）：125-138.

[7] FAWCETT J，BARKIN R L. Review of the results from clinical studies on the efficacy，safety and tolerability of mirtazapine for the treatment of patients with major depression[J]. Journal of affective disorders，1998，51（3）：267-285.

[8] STIMMEL G L，DOPHEIDE J A，STAHL S M. Mirtazapine：an antidepressant with noradrenergic and specific serotonergic effects[J]. Pharmacotherapy，1997，17（1）：10-21.

[9] PAPAKOSTAS G I，HOMBERGER C H，FAVA M. A meta-analysis of clinical trials comparing mirtazapine with selective serotonin reuptake inhibitors for the treatment of major depressive disorder[J]. Journal of psychopharmacology，2008，22（8）：843-848.

[10] THASE M E，NIERENBERG A A，VRIJLAND P，et al. Remission with mirtazapine and selective serotonin reuptake inhibitors：a meta-analysis of individual patient data from 15 controlled trials of acute phase treatment of major depression[J]. International clinical psychopharmacology，2010，25（4）：189-198.

[11] RIBEIRO L，BUSNELLO J V，KAUER-SANT'ANNA M，et al. Mirtazapine versus fluoxetine in the treatment of panic disorder[J]. Brazilian journal of medical and biological research，2001，34（10）：1303-1307.

[12] SCHNEIER F R，CAMPEAS R，CARCAMO J，et al. Combined mirtazapine and SSRI treatment of PTSD：a placebo-controlled trial[J]. Depression and anxiety，2015，32（8）：570-579.

[13] BENDTSEN L，JENSEN R. Mirtazapine is effective in the prophylactic treatment of chronic tension-type headache[J]. Neurology，2004，62（10）：1706-1711.

[14] OTTMAN A A，WARNER C B，BROWN J N. The role of mirtazapine in patients with fibromyalgia：a systematic review[J]. Rheumatology international，2018，38（12）：2217-2224.

[15] DHILLON S，YANG L P，CURRAN M P. Bupropion：a review of its use in the management of major depressive disorder[J]. Drugs，2008，68（5）：653-689.

[16] PATERSON N E. Behavioural and pharmacological mechanisms of bupropion's anti-smoking effects：recent preclinical and clinical insights[J]. European journal of pharmacology，2009，603（1-3）：1-11.

[17] MADDEN G J，KALMAN D. Effects of bupropion on simulated demand for cigarettes and the subjective effects of smoking[J]. Nicotine & tobacco research，2010，12（4）：416-422.

[18] GADDE K M，XIONG G L. Bupropion for weight reduction[J]. Expert review of neurotherapeutics，2007，7（1）：17-24.

[19] BURROWS G D, MAGUIRE K P, NORMAN T R. Antidepressant efficacy and tolerability of the selective norepinephrine reuptake inhibitor reboxetine: a review[J]. Journal of clinical psychiatry, 1998, 59 Suppl 14: 4-7.

[20] KRELL H V, LEUCHTER A F, COOK I A, et al. Evaluation of reboxetine, a noradrenergic antidepressant, for the treatment of fibromyalgia and chronic low back pain[J]. Psychosomatics, 2005, 46(5): 379-384.

[21] VERSIANI M, CASSANO G, PERUGI G, et al. Reboxetine, a selective norepinephrine reuptake inhibitor, is an effective and well-tolerated treatment for panic disorder[J]. Journal of clinical psychiatry, 2002, 63(1): 31-37.

[22] DE BODINAT C, GUARDIOLA-LEMAITRE B, MOCAR E, et al. Agomelatine, the first melatonergic antidepressant: discovery, characterization and development[J]. Nature reviews drug discovery, 2010, 9(8): 628-642.

[23] KOESTERS M, GUAIANA G, CIPRIANI A, et al. Agomelatine efficacy and acceptability revisited: systematic review and meta-analysis of published and unpublished randomised trials[J]. British journal of psychiatry, 2013, 203(3): 179-187.

[24] KASPER S, CORRUBLE E, HALE A, et al. Antidepressant efficacy of agomelatine versus SSRI/SNRI: results from a pooled analysis of head-to-head studies without a placebo control[J]. International clinical psychopharmacology, 2013, 28(1): 12-19.

[25] DEMYTTENAERE K, CORRUBLE E, HALE A, et al. A pooled analysis of six month comparative efficacy and tolerability in four randomized clinical trials: agomelatine versus escitalopram, fluoxetine, and sertraline[J]. CNS spectrums, 2013, 18(3): 163-170.

[26] GUAIANA G, GUPTA S, CHIODO D, et al. Agomelatine versus other antidepressive agents for major depression[J]. Cochrane database of systematic reviews, 2013(12): D8851.

[27] HUIJBREGTS K M, BATELAAN N M, SCHONENBERG J, et al. Agomelatine as a novel treatment option in panic disorder, results from an 8-week open-label trial[J]. Journal of clinical psychopharmacology, 2015, 35(3): 336-338.

[28] STEIN D J, AHOKAS A, JAREMA M, et al. Efficacy and safety of agomelatine(10 or 25 mg/day)in non-depressed out-patients with generalized anxiety disorder: a 12-week, double-blind, placebo-controlled study[J]. European neuropsychopharmacology, 2017, 27(5): 526-537.

[29] STEIN D J, AHOKAS A A, DE BODINAT C. Efficacy of agomelatine in generalized anxiety disorder: a randomized, double-blind, placebo-controlled study[J]. Journal of clinical psychopharmacology, 2008, 28(5): 561-566.

[30] STEIN D J, AHOKAS A, ALBARRAN C, et al. Agomelatine prevents relapse in generalized anxiety disorder: a 6-month randomized, double-blind, placebo-controlled discontinuation study[J]. Journal of clinical psychiatry, 2012, 73(7): 1002-1008.

[31] STEIN D J, AHOKAS A, MÁRQUEZ M S, et al. Agomelatine in generalized anxiety disorder: an active comparator and placebo-controlled study[J]. Journal of clinical psychiatry, 2014, 75(4): 362-368.

[32] STEIN D J, KHOO J P, AHOKAS A, et al. 12-week double-blind randomized multicenter study of efficacy and safety of agomelatine(25-50 mg/day)versus escitalopram(10-20 mg/day)in out-patients with severe generalized anxiety disorder[J]. European neuropsychopharmacology, 2018, 28(8): 970-979.

[33] SINGH S P, SINGH V, KAR N. Efficacy of agomelatine in major depressive disorder: meta-analysis and appraisal[J]. International journal of neuropsychopharmacology, 2012, 15(3): 417-428.

[34] CALANDRE E P, SLIM M, GARCIA-LEIVA J M, et al. Agomelatine for the treatment of patients with fibromyalgia and depressive symptomatology: an uncontrolled, 12-week, pilot study[J]. Pharmacopsychiatry, 2014, 47(2): 67-72.

[35] GAHR M，FREUDENMANN R W，CONNEMANN B J，et al. Agomelatine and hepatotoxicity: implications of cumulated data derived from spontaneous reports of adverse drug reactions[J]. Pharmacopsychiatry，2013，46（6）: 214-220.

[36] MCALLISTER-WILLIAMS R H，BALDWIN D S，HADDAD P M，et al. The use of antidepressants in clinical practice: focus on agomelatine[J]. Human psychopharmacology，2010，25（2）: 95-102.

[37] BRINK C B，HARVEY B H，BRAND L. Tianeptine: a novel atypical antidepressant that may provide new insights into the biomolecular basis of depression[J]. Recent patents on CNS drug discovery，2006，1（1）: 29-41.

[38] YEE A，NG C G，SENG L H. Vortioxetine treatment for anxiety disorder: a meta-analysis study[J]. Current drug targets，2018，19（12）: 1412-1423.

[39] KOESTERS M，OSTUZZI G，GUAIANA G，et al. Vortioxetine for depression in adults[J]. Cochrane database of systematic reviews，2017，7（7）: D11520.

[40] CITROME L. Vortioxetine for major depressive disorder: a systematic review of the efficacy and safety profile for this newly approved antidepressant - what is the number needed to treat，number needed to harm and likelihood to be helped or harmed?[J]. International journal of clinical practice，2014，68（1）: 60-82.

[41] CITROME L. Vortioxetine for major depressive disorder: an indirect comparison with duloxetine，escitalopram，levomilnacipran，sertraline，venlafaxine，and vilazodone，using number needed to treat，number needed to harm，and likelihood to be helped or harmed[J]. Journal of affective disorders，2016，196: 225-233.

[42] CIPRIANI A，FURUKAWA T A，SALANTI G，et al. Comparative efficacy and acceptability of 21 antidepressant drugs for the acute treatment of adults with major depressive disorder: a systematic review and network meta-analysis[J]. Lancet，2018，391（10128）: 1357-1366.

[43] PAE C U，WANG S M，HAN C，et al. Vortioxetine，a multimodal antidepressant for generalized anxiety disorder: a systematic review and meta-analysis[J]. Journal of psychiatric research，2015，64: 88-98.

[44] KONG W，DENG H，WAN J，et al. Comparative remission rates and tolerability of drugs for generalised anxiety disorder: a systematic review and network meta-analysis of double-blind randomized controlled trials[J]. Frontiers in pharmacology，2020，11: 580858.

[45] WANG S M，HAN C，LEE S J，et al. Vilazodone for the treatment of depression: an update[J]. Chonnam medical journal，2016，52（2）: 91-100.

[46] BAUMGARTNER K，DOERING M，SCHWARZ E. Vilazodone poisoning: a systematic review[J]. Clinical toxicology，2020，58（5）: 360-367.

[47] MCCORMACK P L. Vilazodone: a review in major depressive disorder in adults[J]. Drugs，2015，75（16）: 1915-1923.

[48] 中华中医药学会心身医学分会专家组. 舒肝解郁胶囊治疗轻中度抑郁障碍临床应用专家共识 [J]. 北京中医药大学学报，2021，44（11）: 969-977.

[49] TURNER E H. Esketamine for treatment-resistant depression: seven concerns about efficacy and FDA approval[J]. Lancet psychiatry，2019，6（12）: 977-979.

[50] MURROUGH J W，PEREZ A M，PILLEMER S，et al. Rapid and longer-term antidepressant effects of repeated ketamine infusions in treatment-resistant major depression[J]. Biological psychiatry，2013，74（4）: 250-256.

[51] DALY E J，TRIVEDI M H，JANIK A，et al. Efficacy of esketamine nasal spray plus oral antidepressant treatment for relapse prevention in patients with treatment-resistant depression: a randomized clinical trial[J]. JAMA psychiatry，2019，76（9）: 893-903.

[52] POWELL J G，GARLAND S，PRESTON K，et al. Brexanolone（zulresso）: finally，an FDA-approved treatment for postpartum depression[J]. Annals of pharmacotherapy，2020，54（2）: 157-163.

[53] KANES S, COLQUHOUN H, GUNDUZ-BRUCE H, et al. Brexanolone(SAGE-547 injection)in post-partum depression: a randomised controlled trial[J]. Lancet, 2017, 390(10093): 480-489.

[54] ZHENG W, CAI D B, ZHENG W, et al. Brexanolone for postpartum depression: a meta-analysis of randomized controlled studies[J]. Psychiatry research, 2019, 279: 83-89.

[55] MELTZER-BRODY S, COLQUHOUN H, RIESENBERG R, et al. Brexanolone injection in post-partum depression: two multicentre, double-blind, randomised, placebo-controlled, phase 3 trials[J]. Lancet, 2018, 392(10152): 1058-1070.

[56] EDINOFF A N, ODISHO A S, LEWIS K, et al. Brexanolone, a $GABA_A$ modulator, in the treatment of postpartum depression in adults: a comprehensive review[J]. Frontiers in psychiatry, 2021, 12: 699740.

[57] CIPRIANI A, FURUKAWA T A, SALANTI G, et al. Comparative efficacy and acceptability of 12 new-generation antidepressants: a multiple-treatments meta-analysis[J]. Lancet, 2009, 373(9665): 746-758.

[58] 江开达. 精神障碍药物治疗指导 [M]. 北京: 人民卫生出版社, 2017.

第三章

抗 焦 虑 药

焦虑障碍是当今世界中常见的心理健康问题之一。焦虑障碍与抑郁障碍有许多重叠的症状，主要有睡眠异常、注意力下降、乏力等。各种焦虑障碍之间也有许多重叠的症状。同时，焦虑障碍的共病现象也很常见，除常与抑郁和双相障碍共病外，还常与物质滥用、注意缺陷多动障碍、疼痛障碍和睡眠障碍等共病。各种焦虑障碍之间也存在共病现象。焦虑障碍的药物治疗也就需要涉及多种药物，用于覆盖其各类症状。有些焦虑障碍有慢性化的特点，治疗常常只是部分有效。另外，焦虑障碍患者可能对有些抗焦虑药的不良反应比较敏感，尤其是对初始高剂量 SSRI 更可能难以耐受。本章节重点介绍用于治疗焦虑的 β 受体拮抗剂、$5-HT_{1A}$ 受体部分激动剂、抗组胺药，其他抗焦虑药可参考相关章节。

第一节 概 述

焦虑障碍的症状主要包括三个方面：一是与处境不相称的痛苦情绪体验，二是精神运动性不安，三是躯体焦虑。

对于这些复杂而多变的焦虑症状，早期有许多药物被用于焦虑的治疗。酒精很早被发现可以缓解焦虑症状，至今仍有人来用它来缓解焦虑。以后发现具有镇静作用的巴比妥类药物可以减轻或消除紧张和焦虑症状，到 20 世纪 50 年代前被作为主要的抗焦虑药。

在 20 世纪 50 年代后期，苯二氮䓬类药物的出现使抗焦虑药的发展进入新阶段。1957 年第一个苯二氮䓬类衍生物氯氮䓬的合成替代了容易滥用、成瘾且不良反应严重的巴比妥类，成为当时首选的抗焦虑药。不久后又合成了地西泮等，此后这类药物迅速发展，迄今已合成 2 000 余种，在临床常用的就有 30 余种。但在随后的临床实践中，人们逐渐发现苯二氮䓬类药物存在许多不良反应，如过度镇静、乏力、头痛、视物模糊，另外还容易出现耐药性、依赖性和戒断症状。

丁螺环酮（buspirone）的出现开辟了抗焦虑药的一个新途径，它具有高度的选择性抗焦虑作用，不良反应少，未发现明显的成瘾性。其作用部位在大脑海马部位的 5- 羟色胺受体及多巴胺受体，抑制 5- 羟色胺活性而增加去甲肾上腺素及多巴胺活性，与苯二氮䓬类药物促进 γ- 氨基丁酸（GABA）传导而发挥抗焦虑作用不同。不久后又相继出现伊沙匹隆（isapirone）、吉吡隆（gepirone）和坦度螺酮（tandospirone）等药物。

随着抗抑郁药的研究和发展，人们发现三环类抗抑郁药（tricyclic antidepressant, TCA）、单胺氧化酶抑制剂（monoamine oxidase inhibitor, MAOI）对某些广泛性焦虑障碍、混合性焦虑与抑郁障碍、惊恐障碍有效。进一步的临床研究证实新型抗抑郁药具有良好的抗焦虑作用，在动物模型实验中也得以证明，并发现抑郁和焦虑无论是在神经解剖学、神经生化学还是临床表现方面都存在重叠或共病（comorbidity）现象。因此，近年来新型抗抑郁药已成为各种焦虑障碍治疗的一线选择，并作为主要的抗焦虑药（anxiolytics）。

另外，临床研究还发现一些抗精神病药包括第一代和第二代抗精神病药，以及某些抗惊厥药、β受体拮抗剂和抗组胺药，甚至锂盐等也被应用于焦虑障碍的临床治疗，对缓解焦虑症状具有一定作用。

第二节 分 类

一、苯二氮䓬类药物

苯二氮䓬类药物（benzodiazepine，BZD）早在 1950 年由 Sternbach 首先合成。有学者进行动物实验，发现该药具有独特的药理学特点。1959 年第一个苯二氮䓬类药物氯氮䓬（chlordiazepoxide，利眠宁）获得专利，1960 年开始在美国使用。1963 年又合成了地西泮（diazepam），随后这类药物的各种衍生物不断进入市场。1981 年三唑苯二氮䓬类药物阿普唑仑（alprazolam）问世，用于焦虑障碍治疗的同时，还用于疼痛障碍的治疗。

尽管已公开告诫和众所周知的成瘾等问题，但在患者接受治疗的初期，SSRI 尚未起效或者部分起效时，苯二氮䓬类药物还常被作为 SSRI 的辅助治疗药物。

苯二氮䓬类药物的基本结构是由两个苯环与包含七个原子的二氮䓬环组成的。多数老一代的苯二氮䓬类药物的两个氮原子位于第一和第四位置上，而大部分新一代苯二氮䓬类药物是在第二位置上有取代物，第七位置上的取代物多数为氯原子，具有生物活性，第二位置上的羟基可促进其活性。这些特点对药物的代谢非常重要，因为第二和第七位置对所有主要的降解过程有阻碍作用，许多代谢产物仍具有一定的药理活性。

二、β受体拮抗剂

肾上腺素受体分布于大部分交感神经节后纤维所支配的效应器细胞膜上，其受体分为三种类型，即 β_1、β_2 和 β_3 受体。β_1 受体主要分布于心肌，可激动引起心率和心肌收缩力增加；β_2 受体存在于支气管和血管平滑肌，可激动引起支气管扩张、血管扩张、内脏平滑肌松弛等；β_3 受体主要存在于脂肪细胞上，可激动引起脂肪分解。这些效应均可被 β受体拮抗剂所拮抗。

β受体拮抗剂可分为三类：①非选择性 β受体拮抗剂，同时拮抗 β_1 和 β_2 受体，如普萘洛尔等；②选择性 β受体拮抗剂，对 β_2 受体的影响小或几乎无影响，如比索洛尔等；③兼有 α_1 和 β受体拮抗作用的非典型 β受体拮抗剂，如卡维地洛。

在焦虑发作时，很多患者会出现心血管和呼吸等系统的症状，β受体拮抗剂可有效缓解这部分症状，目前临床上较为普遍使用的是普萘洛尔（propranolol）。

三、5-HT$_{1A}$受体部分激动剂

（一）丁螺环酮（buspirone）

丁螺环酮是第一个具有标志性意义的、无镇静作用的、非苯二氮䓬类的阿扎哌隆类（azapirones）抗焦虑药。为了寻找新的精神抑制药，于 1968 年研究合成丁螺环酮，在化学结构上丁螺环酮不同于以往任何的抗焦虑药或抗抑郁药，而与丁酰苯类抗精神病药相似。丁螺环酮在大鼠实验中能阻断条件化逃避反应，不引起动物强直性体位，而且它可逆转精神抑制药引起的强直性体位。实验动物出现木僵预示着在人类可能出现锥体外系不良反应（EPS）。

丁螺环酮在动物实验中表现出抗焦虑药作用的特点，如抑制小鼠因足部电击所致的挣扎行为。丁螺环酮还能降低恒河猴的激越性，缓解敌对行为。在这些实验中，丁螺环酮并没有出现镇静催眠或抗惊厥作用。

在根据 DSM-Ⅲ 诊断为焦虑障碍的早期临床研究中，发现其有缓解焦虑作用。在一系列双盲安慰剂对照研究中，丁螺环酮与各种苯二氮䓬类药物（BZD）和安慰剂进行比较，发现其具有明显的抗焦虑作用，而且没有任何精神抑制药的不良反应或成瘾性。在此基础上于 1986 年被 FDA 批准并上市用于治疗广泛性焦虑障碍。

所有新的阿扎哌隆类药物表现出与丁螺环酮一样的 5-HT 选择性作用，它们缺乏对 DA 的选择性作用。

（二）坦度螺酮（tandospirone）

坦度螺酮属于阿扎哌隆类药物，是 5-HT 受体激动剂类药物，已于 1996 年在日本获准上市用于临床。

（三）吉吡隆（gepirone）

吉吡隆是氯苯哌嗪类衍生物，也是另一种与 $5\text{-}HT_{1A}$ 受体结合的阿扎哌隆类药物。吉吡隆最初是在 1985 年研制的一种抗抑郁药，1998 年后得到美国 FDA 批准。早期临床研究证实吉吡隆具有良好的抗抑郁作用，但由于安全性问题，限制了其在临床的应用。

吉吡隆的化学结构与丁螺环酮相似，然而在功能方面与丁螺环酮相比，似乎是更纯的 5-HT 作用药物，能特异性地选择作用于 $5\text{-}HT_{1A}$ 受体，与丁螺环酮不同，丁螺环酮则是更多地作用于 DA 受体。与丁螺环酮一样，吉吡隆的化学结构也不同于苯二氮䓬类药物，也没有镇静催眠、抗癫痫或者肌肉松弛作用。

四、抗抑郁药

（一）三环类和四环类抗抑郁药及单胺氧化酶抑制剂

1. 三环类和四环类抗抑郁药 TCA 因其有一个三环中心结构而得名，但其支链对药物特性及功能也有重要影响。叔胺类如阿米替林、丙米嗪和氯米帕明主要拮抗 5-HT 转运体（5-HT transporter, 5-HTT），而仲胺类主要拮抗 NE 转运体（NE transporter, NET）。阿米替林和去甲替林在拮抗 5-HTT 和 NET 的作用强度上也各有差异。然而，与丙米嗪相比，阿米替林的抗胆碱能及抗组胺能作用强，并有较强的拮抗 α_1 肾上腺素受体的功能，对 5-HTT 的拮抗作用也较强。马普替林属于杂环类或称为四环类药物，其支链结构与地昔帕明、去甲替林、普罗替林相同。据此，马普替林对 NET 的拮抗作用最强。

2. 单胺氧化酶抑制剂 近几年，人们对新的单胺氧化酶抑制剂有了进一步的认识。这些新的 MAOI 对单胺氧化酶亚型具有相对选择性和可逆性。选择性 MAO-B 抑制剂如司来吉兰（selegiline，丙炔苯丙胺）、可逆性选择性 MAO-A 抑制剂如吗氯贝胺（moclobemide）近来也受到关注，它们都有抗抑郁及抗焦虑作用。

（二）各种 5- 羟色胺、去甲肾上腺素和多巴胺再摄取抑制剂

5- 羟色胺、去甲肾上腺素和多巴胺再摄取抑制剂主要有选择性 5- 羟色胺再摄取抑制剂（氟西汀等）、$5\text{-}HT_{2A}$ 受体拮抗剂及 5-HT 再摄取抑制剂（曲唑酮等）、5- 羟色胺和去甲肾上腺素再摄取抑制剂（文拉法辛及度洛西汀等）、去甲肾上腺素和多巴胺再摄取抑制剂（安非他酮）、选择性去甲肾上腺素再摄取抑制剂（瑞波西汀）等。这类药物共同的特点是特异性拮抗 5-HT 能、去甲肾上腺素能和多巴胺能神经元胞体和突触终端区域的 5-HT、去甲肾上腺素和多巴胺再摄取，使神经元胞体和突触终端区域的 5-HT、去甲肾上腺素和多巴胺浓度保持一定水平，具有改善抑郁和焦虑症状的作用。目前临床上较为常用的药物是选择性 5- 羟色胺再摄取抑制剂及 5- 羟色胺和去甲肾上腺素再摄取抑制剂。

（三）去甲肾上腺素能和特异性 5- 羟色胺能抗抑郁药

米氮平（mirtazapine）为去甲肾上腺素能和特异性 5- 羟色胺能抗抑郁药（NaSSA）。

五、抗精神病药

（一）第一代抗精神病药

吩噻嗪类的氯丙嗪（chlorpromazine）因其较高的抗胆碱能作用、抗 α 肾上腺素能作用和抗组胺能作用，而具有较强的镇静作用，可以较好地控制兴奋躁动、情绪激动、易激惹及敌对情绪等，也有一定的缓解焦虑的作用。

哌啶类的硫利达嗪（thioridazine，甲硫达嗪）由于对黑质纹状体通路的多巴胺 D_2 受体的低效应，从而使锥体外系不良反应发生率降低，具有镇静催眠作用，也可缓解焦虑，但对心血管系统的影响较大。

硫杂蒽类的氯普噻吨（chlorprothixene，Tardan，泰尔登）的特点是有中度镇静作用和抗幻觉、妄想作用，同时有较好的催眠作用和抗焦虑作用。

丁酰苯类的代表药物为氟哌啶醇（haloperidol），是在镇痛药哌替啶的结构改造过程中发现的一种抗精神病药。该药既有较强的镇静作用，可以缓解焦虑。

（二）第二代抗精神病药

第二代抗精神病药大都不同于第一代抗精神病药，除氨磺必利和阿立哌唑外，都仅对多巴胺 D_2 受体产生较弱的亲和力，并且更明显地与 5-HT_{1A}、5-HT_{2A}、5-HT_{2C}、5-HT_3、5-HT_6、5-HT_7 及 NE、α_1、α_2 受体产生较强的亲和力，部分还具有调节谷氨酸受体的作用。目前对所谓"非典型性"较为一致的观点认为，5-HT_{2A} 和 D_2 受体拮抗的高比率特性是第二代抗精神病药的重要特征；由于其主要作用于 5- 羟色胺受体，以及有些药物还对毒蕈碱受体（M 受体）、α 肾上腺素受体（α_1 和 α_2）和组胺受体（H_1 受体）有作用，如氯氮平、奥氮平和喹硫平等，因此具有一定的抗焦虑作用。

六、抗组胺药

抗组胺药（antihistaminics）是一类可拮抗组胺的药物。因为组胺受体有 H_1、H_2、H_3 三种亚型，每种亚型组胺受体的拮抗剂所起的临床作用是不相同的。抗组胺药有广义与狭义之分，广义是指三种组胺受体（$H_1/H_2/H_3$）的拮抗剂，而狭义则是指组胺 H_1 受体拮抗剂。

通常所说的抗组胺药一般是指拮抗组胺 H_1 受体的药物（狭义的抗组胺药）。其中第一代抗组胺药包括氯苯那敏、苯海拉明、异丙嗪、曲吡那敏和羟嗪等，第二代抗组胺药主要有氯雷他定、西替利嗪等，第三代抗组胺药的代表药物为地氯雷他定。

H_1 受体多分布于毛细血管、支气管、肠道平滑肌，当 H_1 受体活化时，可引起过敏性荨麻疹、血管神经性水肿伴随瘙痒、喉痉挛、支气管痉挛等。用于防治变态反应的抗组胺药均能选择性拮抗组胺 H_1 受体。该类药物就是人们常说的抗组胺药（其实只是 H_1 受体拮抗剂），如氯苯那敏、氯雷他定、地氯雷他定等。

在焦虑发作时，有时也会出现躯体症状，抗组胺药可缓解部分症状，而且其还有一定的镇静作用，对缓解焦虑也有作用。羟嗪在临床上有缓解部分躯体症状的作用。

第三节 药理学特点

一、苯二氮䓬类药物

苯二氮䓬受体具有 4 种独特的药理学特点：抗焦虑、催眠、抗惊厥和肌肉松弛作用。抗焦虑和镇静催眠作用主要受苯二氮䓬类 $_1$（ω_1）受体调节，肌肉松弛作用则由 ω_2 受体调节，许多苯二氮䓬类药物与受体的这两种亚型均发生作用。苯二氮䓬类 $_3$（ω_3）受体大部分位于中枢神经系统以外的区域，其功能目前还不清楚。当 γ- 氨基丁酸（GABA）占领 γ- 氨基丁酸 $_A$（GABA$_A$）位点时，氯通道开放很少，这一作用表现为抑制作用。如果此时苯二氮䓬类药物与几乎所有苯二氮䓬受体位点结合，GABA$_A$ 受体便被别构效应所调节，GABA 对氯通道和冲动传导率就发挥很强的作用。虽然 GABA 的作用仅发生在 GABA 受体，但它的作用比苯二氮䓬类药物本身更强。此外，如果缺少 GABA，苯二氮䓬类药物本身对氯通道几乎没有影响。

GABA 受体分为 GABA$_A$、GABA$_B$ 和 GABA$_C$ 三种受体亚型，其中 GABA$_A$ 受体调节焦虑及睡眠，与苯二氮䓬类药理作用的发挥关系最为密切。GABA$_A$ 受体的氯通道具有复杂的结构，由 α、β、γ、δ、ε、π、ρ 和 τ 这 8 种多肽中的 5 个亚单位组成，其中有一些亚单位具有一定的特征（6α、3β、3γ 和 2δ 变体）。GABA$_A$ 受体亚型也都具有各自的特点，α、β 和 γ 亚型与苯二氮䓬类结合位点有很高的亲和力，苯二氮䓬类还可使 α 和 γ 或 β 和 γ 亚型组成复合体。苯二氮䓬类与 GABA$_A$ 受体复合物（包括 GABA 能神经突触后膜、GABA 受体、氯通道）上的 BZD 受体结合后，一方面开放氯通道，另一方面促进 GABA 与 GABA$_A$ 受体结合，使氯通道开放的频率增加，从双重途径促进氯离子内流，增强中枢抑制作用。

苯二氮䓬类药物的药代动力学特点（表 2-5-1）能帮助临床医师选择合适的 BZD 用于患者，也可指导正确使用 BZD。BZD 具有不同的药代动力学特点，如在吸收、分布和排泄方面各有不同。此外，所有 BZD 均具有一定程度的抗焦虑、肌肉松弛、镇静催眠和抗惊厥作用的特性。BZD 的主要作用为抗焦虑作用，而抗惊厥作用尚缺乏科学证据。苯二氮䓬类药物的择优选择通常也根据其药代动力学特点。然而，这对非苯二氮䓬类抗惊厥药唑吡坦、扎来普隆而言并不确切，这些药物仅仅选择性作用于 BZD$_1$（ω_1）受体。

处于生理 pH 水平的 BZD 的亲脂性影响其血 - 脑脊液屏障透过率，而透过血 - 脑脊液屏障是经循环中的被动弥散作用进行的，这样也决定了其起效的速度和作用的程度。高亲脂性药物透过血 - 脑脊液屏障较迅速，虽然所有苯二氮䓬类药物均为高亲脂性，但其亲脂性的程度还是存在差异的。地西泮比劳拉西泮或氯氮䓬的亲脂性更高，患者能快速地感受到前者的抗焦虑作用和不良反应。

二、β 受体拮抗剂

β 受体拮抗剂具有心血管保护效应，主要机制是对抗儿茶酚胺类肾上腺素能递质的毒性，尤其是通过 β$_1$ 受体介导的心脏毒性作用。其他机制还有抗高血压、抗心肌缺血、通过抑制肾素释放而发挥一定的阻断肾素 - 血管紧张素 - 醛固酮系统作用、改善心功能和增加左室射血分数、抗心律失常等作用。

在焦虑障碍的治疗中，β 受体拮抗剂可缓解因交感神经活性增高而引发的焦虑、紧张等症状。

普萘洛尔属于β受体拮抗剂，口服后胃肠道吸收较完全（90%），1~1.5h达峰浓度，但进入全身循环前即有大量被肝脏代谢而失活，生物利用度为30%。与血浆蛋白的结合率很高，为93%。半衰期为2~3h，经肾脏排泄，主要为代谢产物，小部分（<1%）为原型药。不能经透析排出。

三、5-HT$_{1A}$受体部分激动剂

（一）丁螺环酮

丁螺环酮通过作用于突触前和突触后5-HT$_{1A}$受体而产生抗焦虑作用。丁螺环酮是突触前5-HT$_{1A}$受体完全激动剂，抑制神经冲动的发放和减少5-HT的合成。丁螺环酮同时还是突触后5-HT$_{1A}$受体部分激动剂。在5-羟色胺功能亢进时，丁螺环酮可作为拮抗剂发挥效应；但在5-HT不足时，它可作为激动剂。这些特性已在其他具有抗抑郁作用的特异性5-HT$_{1A}$作用药物吉吡隆或特异性5-HT$_2$受体拮抗剂利坦色林的研究中得到证实。而非特异性5-HT作用药物二甲麦角新碱、赛庚啶则不具有这样的特点。脑部5-HT能系统受损将阻断苯二氮䓬类和丁螺环酮的抗焦虑作用。

丁螺环酮能阻止由经典抗精神病药引起的D$_2$受体数量增加，这一变化也是迟发性运动障碍可能的发生机制之一；丁螺环酮可逆转由抗精神病药所致的啮齿动物的强直行为。在神经放射学研究中，经放射性标记的丁螺环酮在脑外的DA受体上已被发现，比同时标记的5-HT$_{1A}$受体更明显。在某些方面，丁螺环酮的药理学特点较为独特，早期研究中发现与阿扑吗啡类似，无论是对抗精神病药还是对苯二氮䓬类药物来说，都是一种更具有抗焦虑作用的DA受体激动剂。

丁螺环酮通常口服给药，半衰期短，在健康志愿者中一般为1~10h，如果与食物一起服用，首过代谢作用下降，丁螺环酮血药浓度水平的AUC值增加。丁螺环酮主要通过CYP3A4在肝脏代谢，CYP3A4抑制剂可提高丁螺环酮的血浆水平。丁螺环酮对其他细胞色素P450的抑制情况还不明确。有报道称，丁螺环酮与氟哌啶醇合用可增加氟哌啶醇的血药浓度，引起锥体外系反应。丁螺环酮与环孢素合用可升高环孢素的血药浓度，易增加肾脏出现不良反应的危险性。丁螺环酮有多种代谢产物，主要代谢产物是羟基化衍生物。重要的代谢产物是1-嘧啶基哌嗪（1-pyrimidinylpiperazine，1-PP），1-PP的脑内浓度水平是血液中的数倍。1-PP缺乏丁螺环酮的5-HT作用，但可能拮抗α$_2$肾上腺素受体，可导致3-甲氧基-4-羟基苯乙二醇（MHPG）增加。

丁螺环酮的药代动力学尚未涉及老年人群，对抑郁症和广泛性焦虑障碍也是有效的；丁螺环酮对痴呆患者的激越症状有治疗效果，但可能起效比较慢，一般需要7周。

（二）坦度螺酮

坦度螺酮作用于5-HT受体，在脑内与5-HT$_{1A}$受体选择性结合，主要作用部位集中在情感中枢的海马、杏仁核等大脑边缘系统以及投射5-HT能神经的中缝核。通过激动5-HT$_{1A}$自身受体，调节从中缝核投射至海马的5-HT传递，抑制行为抑制系统的5-HT效应，发挥抗焦虑作用。BZD主要作用于BZD-受体复合物，该受体复合物除了分布于情感中枢外，还分布在大脑皮质、小脑、脊髓及末梢器官等部位，因此BZD同时具有肌肉松弛、镇静催眠及影响精神运动功能的作用。与BZD相比，坦度螺酮的结合部位和分布相对集中，所以可发挥选择性更高的抗焦虑作用。

坦度螺酮口服吸收良好，健康成人单次口服坦度螺酮20mg时，达峰时间为0.8h，峰浓度

为 3.2μg/ml,消除半衰期为 1.2h。较长时间连续服用后,药物在体内无蓄积。药物在体内的代谢完全,70% 从尿液排泄,21% 从粪便排泄。在体内的代谢产物为丁烯链的开裂、降冰片烷环和嘧啶环的氢氧化物。

(三)吉吡隆

吉吡隆的作用机制不同于其他 5-HT 能抗抑郁药,而表现出丁螺环酮的特点。吉吡隆选择性作用于 5-HT$_{1A}$ 受体,由于分别作用于中缝核的突触前受体和海马的突触后受体而具有不同的功能,对突触后受体起部分激动作用,而对突触前受体起完全激动作用。可能由于突触前刺激作用,吉吡隆会引起 5-HT 能神经元冲动发放的短暂减少,而突触前刺激作用可被持续用药所逆转,当自身受体脱敏后,便引起 5-HT 的释放增加。长期使用吉吡隆可导致 5-HT$_2$ 受体下调。

吉吡隆速释制剂能通过小肠迅速吸收,在 1h 内达峰浓度。但食物能延迟其吸收,延长达峰时间(t_{max}),并使峰浓度轻微下降,同时也延长药物的半衰期($t_{1/2}$)。食物可影响药物的起效和药物的吸收率,也对药物的峰浓度水平和肾清除率有轻微影响。比较吉吡隆缓释制剂 20mg、25mg 和吉吡隆速释制剂 10mg(每 12h 1 次)的药代动力学,吉吡隆缓释制剂的血药浓度无明显波动,波动范围处于速释制剂的峰值和谷值之间。

吉吡隆通过肝脏微粒体的水解作用和氧化分解作用被广泛地首过代谢,产生两种形式的代谢产物:1- 嘧啶基哌嗪(1-pyrimidinylpiperazine,1-PP)和 3′- 羟基吉吡隆。CYP3A4 是吉吡隆代谢产物的主要代谢途径。

四、抗抑郁药

(一)三环类和四环类抗抑郁药及单胺氧化酶抑制剂

1. 三环类和四环类抗抑郁药 对其抑制作用位点的 NE 再摄取已有研究。叔胺类对 5-HTT 的亲和力较强,而仲胺类对 NET 的作用较强。服用阿米替林、丙米嗪或氯米帕明等,药物在体内经去甲基生成仲胺,故对 5- 羟色胺能系统和去甲肾上腺素能系统均有相应作用。

TCA 可使突触前膜自身受体脱敏,还可以引起突触后 5-HT$_{1A}$ 受体上调作用和 5-HT$_2$ 受体下调作用。

TCA 对 5-HT$_2$ 受体也有作用。抑郁的发生与突触后膜 5-HT$_2$ 受体密度升高有关,TCA 对 5-HT$_2$ 受体均有下调作用。5-HT$_2$ 受体主要介导兴奋作用,而 5-HT$_{1A}$ 受体一般有抑制效应,两者的作用相反。在动物实验中发现,5-HT$_2$ 受体被拮抗剂拮抗后,5-HT 的功能就增强;多塞平对 5-HT$_2$ 受体有拮抗作用,阿米替林也有类似作用,这些特性增强 5- 羟色胺能作用。

像 5- 羟色胺能系统一样,去甲肾上腺素能系统的系列反应也很复杂,但其基本变化与 5- 羟色胺能系统类似。

丙米嗪是第一个被用于治疗惊恐障碍的药物,其他 TCA 治疗惊恐障碍的疗效在对照研究中已被证实。在治疗惊恐障碍时,开始剂量要小,以免加重惊恐障碍的症状。有研究发现,小剂量丙米嗪或地昔帕明(<125mg/d)对儿童和青少年惊恐障碍有效,但是鉴于 TCA 有诸多不良反应,在使用时应全面综合考虑。

2. 单胺氧化酶抑制剂 经典的单胺氧化酶抑制剂通常分为两种亚型:异烟肼类和非异烟肼类衍生物。异烟肼的衍生物主要为苯乙肼和异卡波肼。非异烟肼类不可逆性单胺氧化酶抑制剂是反苯环丙胺。可逆性 MAO-A 抑制剂只有吗氯贝胺。

（二）5- 羟色胺、去甲肾上腺素和多巴胺再摄取抑制剂及去甲肾上腺素能和特异性 5- 羟色胺能抗抑郁药

1. 选择性 5- 羟色胺再摄取抑制剂及 5- 羟色胺和去甲肾上腺素再摄取抑制剂

（1）选择性 5- 羟色胺再摄取抑制剂：任何一种 SSRI 作用的扩展都已超越对 5-HT 再摄取的抑制，在突触前和突触后范围至少存在 14 种不同的 5-HT 受体亚型，$5-HT_{1A}$ 结合位点既可是胞体 - 树突自身受体和突触前膜自身受体（具有抑制 5-HT 能神经元冲动发放作用），也可是突触后膜受体，后者于海马处尤为突出，随着抗抑郁药的长期使用而使其敏感性增加。

长期使用抗抑郁药后，包括部分 SSRI 在内的许多抗抑郁药可能下调或减少大鼠的额叶皮质 $5-HT_2$ 结合位点的密度，有人认为部分 SSRI 能使抑郁症患者的 $5-HT_{1A}$ 和 $5-HT_2$ 受体密度正常化。

大多数抗抑郁药在长期治疗后一般都可下调或降低大脑 β 肾上腺素能受体结合位点的密度，特别是传统的特异性和非特异性 NE 再摄取抑制剂最具此特征。但 SSRI 却显然不同，互不一致，利用放射自显影技术发现氟西汀可导致 β 受体下调，但氟伏沙明（fluvoxamine）、帕罗西汀和西酞普兰却并非如此。通常来讲，越是 5-HT 选择性强的药物，体外研究显示对 β 受体下调就越不明显。

动物研究表明，5-HT 能系统对中枢 DA 能系统可能具有强力的抑制作用。氟西汀可减少 DA 能神经传导，与氟西汀治疗时个别患者出现锥体外系不良反应（EPS）的结果一致。但是，5-HT 受体激动剂也可增强 DA 的释放，这一作用又可被 $5-HT_1$ 受体拮抗剂吲哚洛尔（pindolol）所拮抗，结果提示 SSRI 最终可使中脑边缘系统的 DA 受体敏感性增加。

（2）5- 羟色胺和去甲肾上腺素再摄取抑制剂：文拉法辛及其活性代谢产物 *O*- 去甲文拉法辛（ODV）在体外研究中证实能拮抗 5-HT 能和 NE 能神经元对这两种单胺的再摄取，但即使在极高剂量时对多巴胺（DA）再摄取的抑制作用也较弱。文拉法辛和 ODV 不抑制单胺氧化酶 A（MAO-A）或者单胺氧化酶 B（MAO-B）活性，体外研究认为对毒蕈碱型胆碱受体和组胺 H_1 受体以及 α 肾上腺素受体的亲和力均较低或无。与其他新型抗抑郁药一样，这些特性可用于解释为什么 TCA 存在明显的抗胆碱能作用和过度镇静等不良反应，而在 SNRI 类药物中的发生率明显较低。近年来研究还发现，文拉法辛等 SNRI 类抗抑郁药对背侧中缝核（DRN）的 5-HT 能神经元和蓝斑核（LC）的 NE 能神经元突触终端及胞体 - 树突（somato-dendrite）自身受体（autoreceptor）和异质性受体（heteroreceptor）具有一定的抑制作用，从而增加突触后 5-HT 和 NE 释放及加快突触前膜自身受体"脱敏"过程，也从机制上部分解释了 SNRI 在抗抑郁和抗焦虑疗效、起效时间方面优于 SSRI 的可能原因。

O- 去甲文拉法辛也是通过抑制 5- 羟色胺以及去甲肾上腺素再摄取来发挥药理作用的。

度洛西汀和米那普仑在体内与体外研究中发现均能抑制 5-HT 和 NE 再摄取，它们能显著提高大脑额叶皮质细胞外的 5-HT 和 NE 水平，而且这种作用与药物剂量密切相关。通过拮抗人类单胺再摄取转运体（5-HTT 和 NET），作用物为 5-HT 和 NE 的代谢产物，分别为 5- 羟吲哚乙酸（5-hydroxyindole acetic acid，5-HIAA）和 3- 甲氧基 -4- 羟基苯乙二醇（3-methoxy-4-hydroxyphenylglycol，MHPG）。长期给予米那普仑使 5-HT 和 NE 的基础合成物明显增加，在豚鼠下丘脑的微透析研究也证实发生上述变化。

度洛西汀和米那普仑对 DA 递质系统都有一定影响。度洛西汀对于多巴胺转运体（DAT）的亲和力较弱，在自由活动时给予大鼠皮下注射 0.5mg/kg 度洛西汀，测其脑部皮质的透析液 DA 水平升高达 180%。研究发现米那普仑仅仅增加内侧前额叶皮质内的 DA 浓度，而不改变

单胺类神经递质的传递。这两种药物的 DA 再摄取抑制作用的临床表现仍存在,但可能是适度的。

2. 去甲肾上腺素能和特异性 5- 羟色胺能抗抑郁药　米氮平对突触后 5-HT$_2$ 受体、5-HT$_3$ 受体和突触前 5-HT$_{1B}$、α$_2$ 自身受体或异质性受体有拮抗作用,同时对背侧中缝核和蓝斑核神经元胞体 - 树突 5-HT$_{1B}$、α$_2$ 自身受体或异质性受体具有拮抗作用。5-HT$_2$ 和 5-HT$_3$ 受体拮抗可以增强 5-HT$_{1A}$ 受体的神经传导,因此对 5- 羟色胺的传导产生一种更特殊的作用,这种作用与 SSRI 类药物有相似之处。突触前和胞体 - 树突 5-HT$_{1B}$、α$_2$ 自身受体或异质性受体通常是抑制 5- 羟色胺能和去甲肾上腺素能轴突终端的神经传导,米氮平可以通过拮抗突触前和胞体 - 树突 5-HT$_{1B}$、α$_2$ 自身受体或异质性受体增加突触间隙向突触后膜的 5-HT 和 NE 释放。

五、抗精神病药

(一)第一代抗精神病药

随着氯丙嗪、氟哌啶醇等第一代抗精神病药在临床的应用,而其主要作用机制与拮抗中枢多巴胺 D$_2$ 等相关受体有关,常出现各种明显不良反应,在高剂量时尤为明显,特别是严重的锥体外系不良反应,导致患者持续的功能损害。另外,对心血管系统的影响比较大。即便需要用于控制焦虑症状,也建议小剂量使用。

(二)第二代抗精神病药

在药物区分研究(drug-discrimination studies)中,奥氮平和喹硫平反映出氯氮平样的行为学特点;而利培酮、齐拉西酮和舍吲哚则表现出不同于氯氮平,但相互间却较为相似的行为学特点。因此,所谓第二代抗精神病药并不具备完全一致的药理学特点,而是可能存在不同的药理作用机制。在一些临床研究中发现,无论氯氮平、奥氮平和喹硫平,还是利培酮、齐拉西酮等对缓解焦虑症状有一定作用。通常也是小剂量使用。

六、抗组胺药

第一代抗组胺药主要有氯苯那敏、苯海拉明、异丙嗪、曲吡那敏和羟嗪等,可以缓解皮肤黏膜过敏症状,临床用于治疗过敏性鼻炎、过敏性皮肤病等,也可作为复方感冒药的一种成分。本类药物的不良反应较多,最明显的是中枢神经系统反应(包括镇静、嗜睡、乏力等)。

羟嗪(hydroxyzine)为哌嗪类化合物,属于第一代抗组胺药,具有镇静、弱安定及肌肉松弛作用,并有抗组胺作用。

第四节　常用药物

苯二氮䓬类药物、抗抑郁药和抗精神病药在第二篇的相关章节中已有详细介绍,本节重点介绍 β 受体拮抗剂、5-HT$_{1A}$ 受体部分激动剂和抗组胺药。

一、β 受体拮抗剂

(一)药理作用

普萘洛尔(propranolol,心得安)属于 β 受体拮抗剂,具有非选择性、竞争性抑制 β 肾上腺素受体的作用,通过减弱或防止 β 受体激动而使心脏收缩力与收缩速度下降,通过传导系统的传导速度减慢,使心脏对运动或应激的反应减弱。因此,普萘洛尔用于心绞痛的治疗,降低心肌氧耗量,增加运动耐量。由于阻滞心脏起搏点电位的肾上腺素能兴奋,故用于治疗心律失常。通过中枢、肾上腺素能神经元阻滞及抑制肾素释放、降低心排血量等作用,适用于治疗高血压。由于能拮抗儿茶酚胺的效应,也用于治疗嗜铬细胞瘤及甲状腺功能亢进症,使 β_1 和 β_2 受体的活动均处于抑制状态。另外,通过降低心率、减轻肌肉颤抖来缓解由于焦虑引起的心脏不适。

(二)适应证

主要适用于:①高血压;②心绞痛(典型心绞痛,即劳力性心绞痛);③心律失常;④肥厚型心肌病;⑤嗜铬细胞瘤;⑥甲状腺功能亢进症;⑦心肌梗死;⑧二尖瓣脱垂综合征。还可用于偏头痛和原发性震颤。

(三)用法与用量

1. 心绞痛、心肌梗死 口服给药,自 10mg 开始,每日 3~4 次,每 3d 可增加 10~20mg,可渐增至每日 200mg,分次服用。

2. 高血压 口服给药,自 10mg 开始,每日 3~4 次,按需要及耐受程度逐渐调整,至血压被控制。缓释片治疗高血压、心绞痛开始时每日 40mg,早或晚服用,必要时可增至 80mg。心肌梗死后预防可用至每日 160mg。

3. 心律失常 口服给药,每次 10~30mg,每日 3~4 次,应根据需要及耐受程度调整剂量。严重心律失常应急时可静脉注射 1~3mg,以每分钟不超过 1mg 的速度注入,必要时每 2min 可重复 1 次,直至总量达:清醒状态 10mg、麻醉状态 5mg。静脉给药时应严密监护。

4. 肥厚型心肌病 口服给药,每次 10~20mg,每日 3~4 次,按需要及耐受程度调整。

5. 嗜铬细胞瘤 口服给药,每次 10~20mg,每日 3~4 次,术前用 3d,常与 α 受体拮抗剂同用,一般应先用 α 受体拮抗剂,待药效出现并稳定后再加用本品。

儿童的用量尚未确定,一般口服按 0.5~1.0mg/(kg·d) 分次服用;静脉注射按 0.01~0.1mg/kg 缓慢注入,一次量不宜超过 1mg。

在焦虑障碍的治疗中,其用法与用量通常参考抗心律失常的用法与用量,相对选择较小剂量,症状能得到有效控制即可。

(四)不良反应

1. 常见的有眩晕或头昏(低血压所致)、恶心、呕吐、胃肠道功能紊乱、失眠、心动过缓(<50 次/min)。

2. 较少见的有支气管痉挛及呼吸困难、充血性心力衰竭、神志模糊(尤其见于老年人)、精神抑郁、反应迟钝。

3. 罕见的有发热和咽痛(粒细胞缺乏)、皮疹(过敏反应)、出血倾向(血小板减少)。

不良反应持续存在时,须格外警惕的有雷诺病样四肢冰冷、腹泻、倦怠、眼口或皮肤干燥、恶心、指趾麻木、异常疲乏等。

(五)禁忌证

支气管哮喘;心源性休克;心脏传导阻滞(二~三度房室传导阻滞);重度或急性心力衰竭;窦性心动过缓;过敏者。

(六)注意事项

1. 空腹口服或与食物同服,后者可延缓肝内代谢,提高生物利用度。

2. β 受体拮抗剂的耐受剂量个体差异大,用量必须个体化。首次使用时需从小剂量开始,逐渐增加剂量并密切观察反应以免发生意外。

3．注意血药浓度不能完全预示药理效应，故还应根据心率及血压等临床征象指导临床用药。

4．冠心病患者使用不宜骤停，否则可出现心绞痛、心肌梗死或室性心动过速；甲亢患者使用也不可骤停，否则使甲亢症状加重。

5．长期使用者停药须逐渐递减剂量，至少经过 3d，一般为 2 周。

6．长期应用在少数患者出现心力衰竭，若出现，可用洋地黄苷类和 / 或利尿药纠正，并逐渐递减剂量，最后停用。

7．可引起糖尿病患者的血糖降低，但对非糖尿病患者无降血糖作用，故糖尿病患者应定期检查血糖。

（七）特殊人群

1．可透过胎盘屏障进入胎儿体内；妊娠高血压患者使用后可致胎儿宫内发育迟缓，分娩时无力造成难产；新生儿可产生低血压、低血糖、呼吸抑制及心率减缓，尽管也有报告对母亲及胎儿均无影响，但必须慎用，不宜作为孕妇的一线治疗药物。

2．可从乳汁分泌少量，故哺乳期妇女必须慎用。

3．老年人的药物代谢与排泄能力低，应适当调整剂量。

（八）药物相互作用

1．与抗高血压药的相互作用包括与可乐定同用而须停药时，须先停用本品，数日后再逐步减停可乐定，以免血压波动；与单胺氧化酶抑制剂同用可致极度低血压，故禁用；与利血平同用，两者的作用相加，β 受体拮抗作用增强，有可能出现心动过缓及低血压。

2．与洋地黄苷类同用时，可发生房室传导阻滞而致心率过慢，故须严密观察。

3．与钙通道阻滞剂同用，特别是静脉给予维拉帕米，要十分警惕对心肌和传导系统的抑制。

4．与肾上腺素、去氧肾上腺素或拟交感胺类同用，可引起显著高血压、心率过慢，也可能出现房室传导阻滞，故须严密观察。

5．可使非去极化类肌松药如氯化筒箭毒碱、加拉碘铵等增效，时效也延长。

6．可引起糖尿病患者的血糖过低，故与降血糖药同用时，须调整后者的剂量。

7．与异丙肾上腺素或黄嘌呤同用，可使后者的疗效减弱。

8．与氯丙嗪同用，可使两者的血药浓度均增高。

9．苯妥英钠、苯巴比妥、利福平使其清除加速。

二、5-HT$_{1A}$受体部分激动剂

（一）丁螺环酮

1. 药理作用　在动物实验中发现，该药可逆转条件化抑制行为和"习得性无助"行为，对绝望行为模型的有效作用证实其具有抗焦虑作用。它还可逆转对冲动行为的抑制，通常认为是抗焦虑作用的特点。还可阻断条件化逃避反应，通常被认为具有抗精神病作用。

丁螺环酮对苯二氮䓬类 -GABA 氯离子载体复合物没有作用，而这是 BZD 作用的主要位点。丁螺环酮在体内也表现出促进 BZD 的结合，可能是通过由印防己毒素敏感位点引起的结构变化。但该药缺乏 BZD 所具有的镇静、肌肉松弛或抗惊厥作用，也不出现 BZD 的停药症状。在根据 DSM-Ⅲ 诊断的 44 例广泛性焦虑障碍患者研究中，这些患者以往服用过 3～9 周的 BZD，规范服用 3～5mg 劳拉西泮 5 周后进行随机双盲研究，分别服用 15mg 丁螺环酮或安慰剂，劳拉西泮在 2 周后逐渐减量。与安慰剂相比，丁螺环酮能明显减轻 BZD 的停药症状。但

这项研究尚不能解释长期服用 BZD 后逐渐停药是否出现停药症状。

丁螺环酮缺乏有关在动物和人类滥用的研究。在人类，它不损害精神运动知觉，也无因酒精引起的执行能力受损。苯二氮䓬类药物有损害目标执行能力的倾向，而丁螺环酮不仅不损害执行能力，还可改善因酒精引起的执行能力下降的警觉性。

2. 适应证

（1）焦虑障碍：一项安慰剂对照的治疗广泛性焦虑障碍的荟萃分析共有 8 个试验和纳入 520 例患者，丁螺环酮的疗效明显优于安慰剂。当伴有抑郁症状时，丁螺环酮的疗效也优于安慰剂。

大样本随机双盲对照研究发现，丁螺环酮的疗效与经典 BZD 相当，主要是对广泛性焦虑障碍或慢性焦虑状态的疗效较好。丁螺环酮在小样本短期治疗研究中常常得不到理想的结果，特别是交叉性研究，可能与患者过去使用苯二氮䓬类药物的影响而对丁螺环酮缺乏体验有关。但另有研究不支持这样的观点，在一项研究中，以往曾服用 BZD 的 37 例患者有 22 例得到改善，29 例以往没有服用 BZD 的患者也只有 26 例得到改善。因此，就不能证明以往有服用 BZD 的经历会完全限制丁螺环酮的反应。

丁螺环酮的作用随着使用时间延长而提高，在一项大样本开放性丁螺环酮治疗广泛性焦虑障碍的研究中，有效率从 3 个月时的 50% 到 6 个月时的 70%。由于研究中有一些患者脱落，这些数据可能存在疑惑。但在丁螺环酮和 BZD 的对照研究中，比较其有效率和脱落率，以及观察已停药数周后的患者情况。发现那些服用 BZD 的患者因停药而大多数出现激越，并再次使用 BZD；而服用丁螺环酮的患者在停用后的几周内症状得到进一步改善，不需要再重新服药。

在疼痛障碍方面，丁螺环酮与安慰剂比较无明显差异，包括与劳拉西泮的双盲对照研究。在为期 16 周的伴有广场恐惧症的疼痛障碍的丁螺环酮与安慰剂对照研究中，所有患者同时还接受认知行为治疗，丁螺环酮对广泛性焦虑障碍和社交焦虑障碍有效。

（2）抑郁症：在丁螺环酮和苯二氮䓬类的多中心对照研究中，发现丁螺环酮对焦虑症伴有抑郁症状的患者有效。随后，在非更年期抑郁的门诊患者中用丁螺环酮 30～60mg/d 进行开放性研究，得到良好结果。一项为期 8 周的双盲安慰剂对照临床研究中，丁螺环酮的最大剂量为 90mg/d，平均剂量为 57mg/d，纳入 143 例患者，丁螺环酮组的有效率为 65%，而安慰剂组只有 28%。其不良反应的种类和发生率与丁螺环酮治疗焦虑症相似。

（3）神经精神障碍：丁螺环酮对抗精神病药引起的帕金森病症状和静坐不能有一定改善。在有关运动障碍与阿扎哌隆类药物的研究中，发现丁螺环酮并不导致帕金森病恶化，在大剂量时可以治疗运动障碍。

（4）智能障碍：有些病例报告和非对照研究发现丁螺环酮能治疗精神发育迟滞或脑瘫患者的激越。

（5）戒烟：在戒烟与安慰剂对照研究中，这些患者在接受药物治疗的同时还接受认知行为治疗，结果发现丁螺环酮能有效缓解严重焦虑症状。

（6）物质滥用：在酒精依赖患者中进行为期 12 周的丁螺环酮和安慰剂对照研究，两组患者按规定每周接受 1 次预防复发的心理治疗。结果发现，丁螺环酮组可提高注意力、减少焦虑、延长再次饮酒的时间；与安慰剂相比，饮酒次数也减少。然而，在伴有严重焦虑的饮酒者中，为期 6 个月的治疗后，评定其焦虑和饮酒方面，两组无显著性差异。

3. 用法与用量 起始剂量为第 1 周内 15mg/d，分次服用，以后每 2～4d 增加 5mg，通常是可以耐受的，直到患者服用至少 30mg/d。60mg/d 是推荐的治疗剂量，每日分次给药。

4. 不良反应 丁螺环酮的不良反应较少，与安慰剂相似。眩晕的发生率为12%，头痛为6%，恶心为 %，神经质为5%，头晕为3%，激越为2%。这些不良反应还可以通过减少剂量来缓解。如果剂量增加缓慢一些，不良反应的发生可能也更轻微。

5. 药物相互作用 丁螺环酮与单胺氧化酶抑制剂合用可导致高血压，故对于丁螺环酮联合使用MAOI仍需慎用。

（二）坦度螺酮

1. 药理作用 坦度螺酮具有抗抑郁作用，其机制在于长期应用坦度螺酮后，使 5-HT$_{1A}$ 受体产生显著的下调而增加突触后 5-HT 传递所致；而且在动物实验中证实，坦度螺酮能抑制中缝核被破坏的大鼠的攻击行为等，均提示该药具有一定的抗抑郁作用。

2. 适应证

（1）各种神经症性障碍：在一项随机双盲地西泮对照研究中选择191例各类神经症患者，大多为中度焦虑性神经症及抑郁性神经症，用HAMA等量表评定焦虑症状及治疗疗效。其中189例完成研究，坦度螺酮组为93例，地西泮组为96例。坦度螺酮的治疗剂量为10～20mg，3次/d；地西泮组为2～4mg，3次/d。治疗6周后，坦度螺酮组的临床治愈率为15%、显效率为46%、有效率为61%，地西泮组的临床治愈率为14%、显效率为43%、有效率为64%，两组的治愈率及有效率无显著性差异。坦度螺酮组的不良反应率为15%，地西泮组为18%，两组比较也无显著性差异。但在评定治疗剂量较高患者（坦度螺酮组＞40mg/d，地西泮组＞8mg/d）的安全性时，发现地西泮组的不良反应发生率显著高于坦度螺酮组。坦度螺酮较少引起中枢性不良反应，尤其是嗜睡，表明该药是一种安全性较高的药物。

近来许多研究提示，坦度螺酮的高剂量（60mg）较常用剂量（30mg）有更明显的抗焦虑作用，而且起效快，不良反应没有明显增加。从坦度螺酮的药效动力学发现，其抗焦虑作用与药物的血浆浓度呈正相关。

（2）与其他抗抑郁药联合治疗抑郁症：有一项SSRI或SNRI使用后疗效欠佳合并使用坦度螺酮的研究发现，坦度螺酮有不同程度的增效效果。

（3）自主神经功能紊乱：在一项Ⅲ期临床试验中采用随机双盲托非索泮（tofisopam）对照研究，入组191例各种自主神经功能紊乱而无器质性病变的患者。坦度螺酮的固定治疗剂量为10mg，3次/d；托非索泮的剂量为50mg，3次/d；治疗时间为4周。疗效评价显示，坦度螺酮组的显效率为64%，托非索泮组为49%，经 U 检验显示两组之间的差异有显著性。根据症状特点，坦度螺酮对焦虑、呕吐、食管狭窄感、腹泻、发冷、出汗、头晕等症状的改善较明显。在不同性别分层中，坦度螺酮对女性患者的改善情况好于托非索泮；在年龄分层中，坦度螺酮对小于19岁及30～39岁患者组的改善优于托非索泮；在病情程度分层中，坦度螺酮对严重程度为中度的患者的疗效比托非索泮好。坦度螺酮组的不良反应发生率为10%，托非索泮组为6%，两组之间的差异无显著性。

（4）消化系统不适伴神经衰弱或抑郁症状：一项坦度螺酮和地西泮治疗294例以消化系统不适为主诉伴神经衰弱或及抑郁症状患者的研究采用随机双盲安慰剂对照。坦度螺酮的剂量为10～30mg，3次/d；地西泮的剂量为2～6mg，3次/d；为期8周。结果显示，疗效综合评价坦度螺酮组的显效率为57.1%，地西泮组为48.2%，安慰剂组为35.6%，坦度螺酮组与安慰剂组相比有显著性差异；坦度螺酮组的不良反应发生率为11.5%，地西泮组和安慰剂组分别为27.1%和8.7%，地西泮组明显高于坦度螺酮组和安慰剂组。

（5）原发性高血压伴随的焦虑症状：坦度螺酮和地西泮治疗原发性高血压伴随焦虑症状

的随机双盲对照研究共入组 129 例患者，其中 4 例因失访而退出。坦度螺酮的治疗剂量为10mg，3 次 /d；地西泮为 2mg，3 次 /d；治疗 6 周。结果显示，从降血压疗效来看，两组之间的差异无显著性，坦度螺酮组中 44% 的患者的血压降低，地西泮组为 28%。对伴有焦虑症状的有效性和安全性研究发现，坦度螺酮的有效率为 75%，地西泮为 65%，两组之间存在显著性差异。两组的不良反应发生率（坦度螺酮组和地西泮组均为 12%）无差异。

（6）精神分裂症的认知功能障碍：26 例服用第一代抗精神病药稳定剂量的精神分裂症患者随机联合坦度螺酮 30mg/d 或安慰剂治疗 6 周，结果发现坦度螺酮组显著改善认知功能，而安慰剂组则改善认知功能，但两组的精神病理评分无显著改变。

（7）痴呆：坦度螺酮有弱抗 DA 能效应，可改善痴呆的妄想和激惹；激动 5-HT 受体能改善焦虑、激越和抑郁。13 例阿尔茨海默病或血管性痴呆患者在门诊服用坦度螺酮治疗，平均剂量为 19.6mg/d，治疗 2 周或 4 周，在神经精神病问卷中的妄想、激惹、焦虑、激越和抑郁因子分得到显著变化，提示相关症状得到明显改善。

3. 用法与用量 治疗剂量为 30～60mg/d，分 3 次于餐后服用。根据患者年龄和疾病严重程度可适当增减剂量。最大剂量可用至 120mg/d，也未发生严重不良反应。

4. 不良反应 坦度螺酮引起的不良反应较少，程度也较轻。嗜睡的发生率较地西泮低。一项研究观察 93 例服用坦度螺酮的患者，总的不良反应发生率为 15.1%，其中嗜睡 4 例、头晕 / 目眩 3 例、恶心 / 呕吐 2 例、心动过速 2 例等。使用较高剂量时安全性较好，长期应用后体内无蓄积作用。

（三）吉吡隆

1. 药理作用 临床前和临床后研究证实吉吡隆具有抗焦虑和抗抑郁作用。临床前动物实验证实吉吡隆可能具有抗激越作用。两项动物研究证实吉吡隆可减少大鼠和小鼠的激越行为，且与药物剂量密切相关。

2. 适应证

（1）重性抑郁障碍：吉吡隆的抗抑郁作用在许多临床研究中已得到证实。在为期 8 周的双盲安慰剂对照临床研究中，121 例重性抑郁障碍患者被随机分为三组，即安慰剂组、5～45mg低剂量吉吡隆组和 10～90mg 高剂量吉吡隆组，三组的 HAMD 基线分值和临床特征都基本相似。HAMD 的平均基线评分为 26 分，低剂量组的平均剂量是 22.2mg/d，高剂量组的平均剂量是 37.1mg/d。低剂量组与安慰剂组相比无显著性差异，但高剂量组的 HAMD 评分在 3～8 周期间明显低于安慰剂组。常见不良反应是头晕眼花、恶心、头痛和困倦。

（2）广泛性焦虑障碍：吉吡隆与地西泮治疗 198 例广泛性焦虑障碍门诊患者的随机双盲对照研究结果显示，10～45mg 吉吡隆在 6 周后出现抗焦虑作用，且在加量后优于安慰剂；地西泮起效比较快，且抗焦虑作用持久和明显。在突然停药时，地西泮出现反跳性焦虑，但吉吡隆没有反跳症状。

3. 不良反应 在临床上治疗抑郁和焦虑的 1 500 例患者的研究中发现吉吡隆具有良好的安全性和耐受性。常见不良反应是眩晕 22%、恶心 18%、头晕眼花 16%、失眠 4% 和头痛 2%。未发现有性功能障碍和体重增加等。吉吡隆缓释制剂在适当剂量或高剂量时比吉吡隆速释制剂的不良反应要少。

吉吡隆是一种有效的抗焦虑药和抗抑郁药。在药代动力学方面，速释制剂不仅半衰期短，而且服用次数多，峰浓度高，可能导致较高的不良反应发生率。吉吡隆缓释制剂在允许的高剂量范围时，不良反应也相应较少。

三、抗组胺药

（一）药理作用

羟嗪（hydroxyzine, Atarax）为第一代抗组胺药，具有镇静、肌肉松弛作用，并有抗组胺作用。

（二）适应证

轻度焦虑、紧张、情绪不稳定状态；绝经期焦虑不安等精神和神经症状；睡眠障碍；麻醉前镇静；急、慢性荨麻疹及神经性皮炎等。

（三）用法与用量

抗焦虑、紧张，抗过敏：口服给药，成人每次25～50mg，3次/d；术前镇静：口服给药，成人每次50～100mg。

（四）不良反应

不良反应可有嗜睡、头痛、瘙痒，偶见口渴、便秘、衰弱等；较大剂量可引起运动失调、不安、震颤、痉挛。

（五）注意事项

长期使用可产生依赖性；白细胞数减少、癫痫、过敏者禁用；肝肾功能不全、肺功能不全者慎用。应定期检查肝功能与白细胞计数；用药期间不宜驾驶车辆、操作机械或高空作业；服药期间勿饮酒；长期服用能产生耐受性。

（六）特殊人群

6岁以下儿童慎用，日剂量不超过50mg。孕妇及哺乳期妇女、婴儿禁用。

（七）药物相互作用

与中枢神经抑制药、阿片类镇痛药、巴比妥类联合使用时，会使前者药物的作用增强。与氯胺酮合用，其麻醉恢复时间延长30%～40%。

（翁史旻）

参 考 文 献

[1] 江开达. 精神药理学 [M]. 2版. 北京：人民卫生出版社，2011.

[2] 翁史旻，李华芳，顾牛范. 抗焦虑新药坦度螺酮 [J]. 中国新药与临床杂志，2000，19（5）：353-355.

[3] JANN M W. Buspirone: an update on a unique anxiolytic agent[J]. Pharmacotherapy，1988，8（2）：100-116.

[4] LADER M. Benzodiazepine withdrawal[M]//NOYES R，ROTH M，BURROWS G. Handbook of anxiety. Amsterdam: Elsevier Science Publishers，1990.

[5] NUTT D J. The pharmacology of human anxiety[J]. Pharmacology & therapeutics，1990，47（2）：233-266.

[6] WOODS J H，KATZ J L，WINGER G. Benzodiazepines: use，abuse，and consequences[J]. Pharmacological reviews，1992，44（2）：151-347.

[7] UPHOUSE L. Multiple serotonin receptors: too many，not enough，or just the right number?[J]. Neuroscience and biobehavioral reviews，1997，21（5）：679-698.

[8] SCHWEIZER E，RICKELS K，DE MARTINIS N，et al. The effect of personality on withdrawal severity and taper outcome in benzodiazepine dependent patients[J]. Psychological medicine，1998，28（3）：713-720.

[9] RIAD M，GARCIA S，WATKINS K C，et al. Somatodendritic localization of 5-HT1A and preterminal axonal localization of 5-HT1B serotonin receptors in adult rat brain[J]. Journal of comparative neurology，2000，417（2）：181-194.

[10] SCHATZBERG A F，NEMEROFF C B. Textbook of psychopharmacology[M]. 3rd ed. Washington DC:

American Psychiatric Publishing, 2004.

[11] NASH J R, NUTT D J. Pharmacotherapy of anxiety[J]. Handbook of Experimental Pharmacology, 2005 (169): 469-501.

[12] KELLER M B, RUWE F J, JANSSENS C J, et al. Relapse prevention with gepirone ER in outpatients with major depression[J]. Journal of clinical psychopharmacology, 2005, 25 (1): 79-84.

[13] WIKNER B N, STILLER C O, BERGMAN U, et al. Use of benzodiazepines and benzodiazepine receptor agonists during pregnancy: neonatal outcome and congenital malformations[J]. Pharmacoepidemiology and drug safety, 2007, 16 (11): 1203-1210.

[14] CASCADE E, KALALI A H. Use of benzodiazepines in the treatment of anxiety[J]. Psychiatry (Edgmont), 2008, 5 (9): 21-22.

[15] MCRAE-CLARK A L, CARTER R E, KILLEEN T K, et al. A placebo-controlled trial of buspirone for the treatment of marijuana dependence[J]. Drug and alcohol dependence, 2009, 105 (1-2): 132-138.

[16] AUTHIER N, BALAYSSAC D, SAUTEREAU M, et al. Benzodiazepine dependence: focus on withdrawal syndrome[J]. Annales pharmaceutiques francaises, 2009, 67 (6): 408-413.

[17] UZUN S, KOZUMPLIK O, JAKOVLJEVIĆ M, et al. Side effects of treatment with benzodiazepines[J]. Psychiatria danubina, 2010, 22 (1): 90-93.

[18] DAVARI-ASHTIANI R, SHAHRBABAKI M E, RAZJOUYAN K, et al. Buspirone versus methylphenidate in the treatment of attention deficit hyperactivity disorder: a double-blind and randomized trial[J]. Child psychiatry & human development, 2010, 41 (6): 641-648.

[19] MOKHBER N, AZARPAZHOOH M R, KHAJEHDALUEE M, et al. Randomized, single-blind, trial of sertraline and buspirone for treatment of elderly patients with generalized anxiety disorder[J]. Psychiatry and clinical neurosciences, 2010, 64 (2): 128-133.

[20] TAKAHASHI M, IWAMOTO K, KAWAMURA Y, et al. The effects of acute treatment with tandospirone, diazepam, and placebo on driving performance and cognitive function in healthy volunteers[J]. Human psychopharmacology, 2010, 25 (3): 260-267.

[21] STRAWN J R, MILLS J A, CORNWALL G J, et al. Buspirone in children and adolescents with anxiety: a review and bayesian analysis of abandoned randomized controlled trials[J]. Journal of child and adolescent psychopharmacology, 2018, 28 (1): 2-9.

[22] RICKELS K, MOELLER H J. Benzodiazepines in anxiety disorders: reassessment of usefulness and safety[J]. World journal of biological psychiatry, 2019, 20 (7): 514-518.

第四章

心境稳定剂

双相障碍(bipolar disorder)的临床表现复杂,病程演变多形,诊断治疗困难,预后转归不良,自杀风险比抑郁症(major depressive disorder, MDD)更高。近年来,我国精神医学界对双相障碍的临床与研究开展了积极探索,公众和非精神专科医师对于该病从陌生到逐渐了解;精神专科医师对其早期识别、正确诊断和规范治疗的能力逐步提高,检出并正确诊断的双相障碍患者的比例明显上升。精神医学界开展了针对双相障碍的病因与发病机制、临床现象与早期识别、治疗与康复等系列性研究,20 世纪 50 年代以来精神药物临床应用和精神药理学兴起的"里程碑"大事件中产生以锂盐/丙戊酸盐为代表的心境稳定剂(mood stabilizer),为双相障碍的治疗提供有效手段。双相障碍在临床工作中则遵循基于循证证据的指南、强调结合患者具体特点,实现规范化治疗与个体化治疗的结合。选择和合理使用心境稳定剂以及具有心境稳定作用的药物也成为临床关注的主要问题之一。随着双相障碍病因学及发病机制研究的不断深入,在这些研究成果的基础上进一步对心境稳定剂不断探索,施行精准医疗服务模式,从而推动在规范化治疗基础上的个体化治疗,这将是今后希望达成的重大目标。

第一节 概 述

双相障碍(bipolar disorder, BD)是一类既有躁狂发作或轻躁狂发作,又有抑郁发作的常见精神障碍。躁狂发作表现为情感高涨、言语活动增多、精力充沛,抑郁发作表现为情绪低落、愉快感丧失、言语活动减少、疲劳迟钝等症状。双相障碍的临床表现复杂,共病率高,常见的共病包括焦虑障碍、强迫障碍、物质滥用等精神疾病以及代谢综合征、多囊卵巢综合征等躯体疾病;也常见合并出现幻觉、妄想或紧张症状群等精神病性症状。病程常多形演变,呈发作性。临床症状和病程的复杂多变导致容易漏诊、误诊、治疗不规范甚至治疗不当,从而导致疾病症状加重,以及加速循环进程而使病情恶化。缓解期患者的社会功能可保持在一定程度,但也可表现为不同程度的社会功能损害。

最初,心境稳定剂(mood stabilizer)是指治疗躁狂发作并预防其复发的药物,即用于"稳定"双相障碍的躁狂相。其后的 20 多年以来,"心境稳定剂"的概念及其定义逐渐完善,广义的心境稳定剂已经扩展至"具有心境稳定作用的第二代抗精神病药"。有学者认为,理想的心境稳定剂应该对急性躁狂和抑郁发作均有效,并有预防复发的作用。该定义未提及躁狂或抑郁转相和发作变频。另有学者则对心境稳定剂提出所谓的"2×2 定义",即既能治疗急性躁狂发作又能治疗急性抑郁发作,而且在治疗过程中不导致转相;长程治疗中既能预防躁狂复发,也能预防抑郁复发。然而,目前仍不能通过使用一种广谱药物来完全、有效地控制双相障碍的情感发作,根据目前国内外的双相障碍治疗指南推荐,不同于其他精神障碍(如精神分裂症及抑郁障碍），联合用药仍然是目前双相障碍的主要治疗策略。这些特点促进新型心境稳定剂的不断出现，同时如何选择和合理使用心境稳定剂以及具有心境稳定作用的药物也成为临床关注的主要问题之一。

心境稳定剂家族成员中，历史最悠久的药物当属锂盐（lithium）。锂盐最早应用于痛风、消化系统疾病，甚至曾一度用来作食盐的替代品。澳大利亚的 Cade（1949）首先描述了锂盐对躁狂发作的成功治疗。美国 FDA 于 1970 年批准锂盐用于治疗急性躁狂发作，4 年后锂盐获准用于双相障碍的维持治疗。锂盐对混合发作、心境恶劣、快速循环型、既往多次发作史、伴与心境不一致的妄想或共病物质依赖的躁狂发作患者的疗效明显不如典型双相障碍患者。

1882 年有学者首次合成丙戊酸，另有医师偶然发现丙戊酸具有抗癫痫特性。此后的研究表明丙戊酸盐（valproate）具有心境稳定作用，可作为心境稳定剂使用。1967 年丙戊酸盐作为抗癫痫药首先在法国上市。1995 年美国首次批准丙戊酸盐用于治疗躁狂发作。现在，丙戊酸盐、双丙戊酸盐等不同剂型治疗躁狂发作已在绝大多数国家和地区获得批准。

20 世纪 70 年代初发现卡马西平治疗双相障碍有效。与锂盐一样，由于安全性问题（血液病变的风险），直到 1974 年卡马西平才获准上市用于治疗成人癫痫，到 1978 年可用于 6 岁以上儿童。

拉莫三嗪是一种苯三嗪衍生物，可用于治疗癫痫。然而在早期临床试验中观察到它具有心境稳定剂的作用。2003 年美国和欧盟批准拉莫三嗪用于 BD-I 型患者预防复发的适应证。目前拉莫三嗪已在 50 多个国家获得许可，用于控制成人双相障碍患者情绪发作的复发或复燃，它是唯一获准用于预防双相障碍抑郁发作的抗癫痫药。

有研究发现，抗精神病药治疗躁狂发作似乎比抗惊厥药和锂盐更好。而对双相抑郁发作的治疗，即使在 20 世纪 90 年代，双相抑郁患者使用抗抑郁药临床试验的入组和排除标准也没有根据是否有双相障碍进行分层研究。早期临床研究表明，当双相抑郁发作时，使用选择性 5- 羟色胺再摄取抑制剂比安慰剂更有效，且很少诱发躁狂，比三环类抗抑郁药更少诱发躁狂发作。但此后的一项大样本临床研究发现，在心境稳定剂使用的同时合并帕罗西汀或安非他酮治疗双相抑郁发作，结果没有任何益处。目前第二代抗精神病药已经作为心境稳定剂广泛应用。喹硫平、鲁拉西酮、卡利拉嗪和奥氮平 / 氟西汀复方制剂已在大多数国家获得双相抑郁（bipolar depression）的监管批准，并被列为最新指南推荐为一线用药。

第二节 分 类

心境稳定剂可区分为经典心境稳定剂和非典型心境稳定剂。经典心境稳定剂包括碳酸锂及抗惊厥药丙戊酸盐和卡马西平。已有临床证据显示，其他一些抗惊厥药如拉莫三嗪、托吡酯、加巴喷丁，以及第二代抗精神病药也具有心境稳定剂的作用，称为非典型心境稳定剂。

（一）经典（常用）心境稳定剂

包括碳酸锂及抗惊厥药。常用的抗惊厥药有丙戊酸盐（丙戊酸钠、丙戊酸镁及双丙戊酸钠）、卡马西平。

（二）非典型（候选）心境稳定剂

由于经典心境稳定剂在疗效与不良反应方面存在一些局限性，一些新的抗惊厥药被批准用于治疗双相障碍。包括抗惊厥药如拉莫三嗪、奥卡西平等，第一代抗精神病药如氟哌啶醇、氯丙嗪，第二代抗精神病药如喹硫平、鲁拉西酮、奥氮平、阿立哌唑、哌罗匹隆、利培酮、帕利哌酮、齐拉西酮、阿塞那平、卡利拉嗪和氯氮平等。

（三）心境稳定剂增效剂

目前认为，钙通道阻滞剂如尼莫地平、维拉帕米，甲状腺素，5-HT$_{1A}$受体拮抗剂如丁螺环酮、吲哚洛尔等可作为心境稳定剂增效剂。

第三节　药理学特点

目前广泛使用的心境稳定剂包括锂盐（碳酸锂，lithium carbonate）与丙戊酸盐（valproate）、拉莫三嗪（lamotrigine）、卡马西平（carbamazepine）、奥卡西平（oxcarbazepine）等抗惊厥药，以及喹硫平、奥氮平、齐拉西酮、阿立哌唑、利培酮、帕利哌酮、鲁拉西酮、卡利拉嗪、哌罗匹隆及氯氮平等抗精神病药。

心境稳定剂在肝脏的代谢分为两个阶段：Ⅰ相反应和Ⅱ相反应。其中，Ⅰ相反应主要由细胞色素 P450（CYP450）酶介导，通过氧化、还原及水解反应，产生一系列肝细胞毒性产物（包括亲电子基、氧自由基）和药物代谢产物。CYP450 在药物代谢的Ⅰ相反应中发挥氧化作用，心境稳定剂的主要代谢酶有 CYP1A2、CYP2B6、CYP2C9、CYP2C19、CYP2D6、CYP2E1、CYP3A4。Ⅱ相反应为结合反应，在心境稳定剂的代谢过程中，Ⅱ相结合反应中起主要作用的酶是尿苷 5'- 二磷酸葡糖醛酸转移酶（UGT），主要有 UGT1A1、UGT1A4、UGT2B7、UGT2B15 等。大部分心境稳定剂通过上述两个阶段的代谢，并且Ⅰ相反应比Ⅱ相反应对于维持药物浓度等方面更为重要。然而也有特例，部分心境稳定剂仅仅通过Ⅱ相结合反应进行代谢，如拉莫三嗪和奥氮平。

经典心境稳定剂的作用机制尚未完全明确，可能与调节神经递质系统的功能、调控离子通道以及细胞内信号传递等作用有关。

1. 调节神经递质系统的功能　锂作为一价阳离子，在化学特性方面类似于钠和钾，因此有人提出"离子替代假说"：当钠通道被激活时，尤其是在去极化期，锂离子会通过钠 - 锂逆交换（counter exchange）进入细胞内，进入细胞内的锂离子不容易排出体外，从而在细胞内蓄积，并进一步抑制疾病时异常的钠钾腺苷三磷酸酶（Na-K ATPase）活性，从而产生抗躁狂效果。

（1）5-HT 能系统：锂盐可调节 5- 羟色胺（5-HT）神经递质的合成、储存、释放、分解、受体亲和性以及受体与效应器的交互作用等各个环节，具有脑区特异性的增强 5-HT 能神经传导的效应。长期服用锂盐可特异性提高丘脑的 5-HT 释放，然而皮质的 5-HT 释放则不受影响。这种作用可能需要 2～3 周，这可能可以部分解释临床上锂盐使用后起效延迟的机制。

（2）多巴胺能系统：锂盐可产生与剂量相关的多巴胺（DA）合成抑制作用，长期锂盐治疗可能会降低新纹状体多巴胺能系统的活动，治疗躁狂症状。其可能的机制为作用于 G 蛋白偶联机制以及改变 G 蛋白在被激活后对腺苷酸环化酶的刺激作用。

（3）去甲肾上腺素能系统：锂盐对去甲肾上腺素（NE）的作用也具有脑区特异性和时间特异性。在锂盐治疗早期，NE 在突触体内被摄入的量增加，其合成速率也升高；而在中、长期治疗中则重又恢复到基线水平。锂盐对去甲肾上腺素能系统的影响可能是通过其对突触前神经元上 α_2 自身受体的作用以及对 β 肾上腺素能受体激活的腺苷酸环化酶的作用介导的。

（4）谷氨酸能系统：丙戊酸可能通过抑制磷酸化酶，减少电压门控钠通道（VGSC）磷酸化，或直接与 VGSC 或其调控分子结合，抑制钠通道的敏感性，造成 VGSC 的钠离子内流减少，从而抑制谷氨酸（Glu）释放，降低兴奋性神经递质传递，发挥其抗躁狂作用。

（5）胆碱能系统：长期给予锂盐可刺激乙酰胆碱（ACh）的合成与释放，长期使用锂盐会使红细胞中胆碱的浓度提高 10 倍以上，可能的原因是锂盐抑制胆碱的转运过程。锂盐提高人脑内胆碱的转运会导致脑内的胆碱能活动增强，除了与锂盐的心境稳定作用有关外，还可能与锂盐对认知功能的调节或神经保护作用有关。

（6）γ- 氨基丁酸能系统：丙戊酸盐能通过激活 γ- 氨基丁酸（GABA）的合成，抑制它的分解代谢，进而升高 GABA 的浓度。对癫痫和双相障碍的研究显示，双丙戊酸钠能引起血浆中 GABA 水平的下降，血浆中的 GABA 水平与躁狂症状的改善程度呈正相关。丙戊酸盐在饱和状态时，能与神经元细胞膜结合并能置换其支链的磷脂。

2. 调控离子通道　拉莫三嗪抑制细胞膜功能依赖性 Na^+ 通道，允许随后的正常去极化，并且抑制抽搐发作和缺氧发作时的冲动发放。加巴喷丁通过结合钙通道 α_2-δ（CaVa2-d）蛋白来减少冲动释放。

3. 对信号传递过程的影响　锂盐、丙戊酸及卡马西平对细胞内的一条或多条信号转导通路的影响是其主要作用机制。

锂盐是细胞内磷脂酰肌醇 4,5- 双磷酸（PIP_2）的强抑制剂，且抑制肌醇多磷酸酶活性，造成磷酸肌醇的蓄积和游离肌醇生成的减少，继而影响 5-HT 能、NE 能、胆碱能、多巴胺能及谷氨酸能递质与受体的信号转导通路，恢复其功能而发挥心境稳定的效应。

锂盐可以抑制腺苷酸环化酶，短期或长期锂盐治疗可缓解因各种神经递质和激素功能异常引起的细胞内 cAMP 蓄积，并且长期锂盐治疗可提高合成腺苷酸环化酶的 mRNA，最终提高 cAMP 的浓度。

目前经典心境稳定剂的作用机制尚不清楚，其对信号通路过程的影响可能是其参与各个神经递质系统、调节递质系统及离子通道的功能传递的主要机制，尚需更多的研究进一步探索。

第四节　常用药物

一、锂盐

（一）药物作用机制

1. 肌醇耗竭　对于锂盐的临床效应，研究多数集中于肌醇循环（inositol cycle）的作用环节上。锂盐是一种肌醇单磷酸酶非竞争性抑制剂，在治疗起始 5d 内即可耗尽游离肌醇，这些改变在锂盐停用后仍可持续 3～4 周。游离肌醇耗竭可影响与肌醇循环关联的神经递质和第二信使系统的功能水平。例如肾上腺素受体、5- 羟色胺受体和胆碱受体亚型通过 G 蛋白偶联后到达肌醇循环，此循环依次调节蛋白激酶 C（PKC）的功能。锂盐降低额叶皮质和海马区的 PKC 同工酶的水平，这两个脑区是已知的与情感障碍的病理生理有关的区域。

有学者指出，由于锂盐是肌醇单磷酸酶非竞争性抑制剂，它仅通过肌醇耗竭机制来影响已激活的系统，而肌醇循环的基本功能并未受影响。这将解释锂盐对双相障碍和抑郁障碍心境症状的突出作用，但对健康对照者的心境状态只有相对较小的作用。

2. 糖原合成酶激酶抑制　锂盐抑制糖原合成酶激酶 -3（GSK-3），有趣的是丙戊酸同样也抑制 GSK-3。GSK-3 是 Wnt 蛋白信号通路抑制剂，该通路影响神经元的信号转导，因而预测锂盐可以激活 Wnt 蛋白信号。Wnt 蛋白信号激活一系列反应，最终导致 PKC 活性的激活。因此，锂盐对肌醇循环和 GSK-3 信号通路的作用导致对 PKC 的共同效应。

3. 对神经递质系统的影响 由于其对第二信使系统的影响，锂盐对脑内全部主要的神经递质系统产生调节作用。长期给予锂盐可增加细胞对谷氨酸的摄取，导致细胞间隙的谷氨酸水平降低，这可能成为锂盐抗躁狂作用的机制。锂盐也可使双相障碍患者脑脊液的低 γ- 氨基丁酸水平恢复正常。

锂盐可提高中枢神经系统去甲肾上腺素和 5- 羟色胺功能，这可以解释它的抗抑郁作用机制。特别值得关注的是，锂盐具有拮抗 5-HT$_{1A}$ 和 5-HT$_{1B}$ 自身受体的作用，这些作用可以增强 5- 羟色胺在突触间隙的可利用性。临床上，5-HT$_{1A}$ 受体可能与抑郁减轻有关，5-HT$_{1B}$ 受体可能对睡眠、感觉运动抑制和运动活性起调整作用。

（二）药代动力学特点

锂盐已有多种剂型，包括碳酸锂片和胶囊、枸橼酸锂缓释制剂。口服吸收快而完全，生物利用度为 100%，表观分布容积（V_d）为 0.8L/kg，血浆清除率（Cl）为 0.35ml/（min·kg），单次服药后经 0.5h 达峰浓度。从胃肠道吸收，然后经肾脏排泄。缓释制剂在 4～5h 达峰浓度。在成人体内的半衰期（$t_{1/2}$）为 12～24h，少年为 18h，老年人为 36～48h。磁共振成像研究显示，在达峰浓度后 0～2h，脑内的锂浓度即达到最高水平。锂平衡地分布于体内的全部含水空间，血浆蛋白结合率极低。正常肾功能对于锂盐的排泄至关重要。在连续服用 4～5d 之内锂盐可达稳态血药浓度。锂盐的治疗窗窄，因此锂盐的临床应用中需严格进行治疗药物监测。

（三）适应证

锂盐单药或联合使用被推荐为躁狂发作急性期的一线治疗选择。BD-Ⅰ抑郁期的一线治疗选择包括锂盐单药或联合双丙戊酸盐、双丙戊酸盐单药、拉莫三嗪单药或辅助治疗等。尽管急性期治疗有效的药物通常应继续用于 BD-Ⅰ 的维持期治疗，但也存在一些特殊情况（例如抗抑郁药）。锂盐单药或联合治疗应被视为维持治疗的初始或更换治疗方案时的一线选择。

1. 急性躁狂发作 有学者于半个多世纪前发现锂盐治疗躁狂有效。在治疗急性躁狂发作的随机对照试验中，显示锂盐比安慰剂更有效。临床对照研究结果表明，对急性躁狂发作的治疗，锂盐的疗效相较于氯丙嗪等经典抗精神病药更优越，耐受性更好。

研究表明，锂盐与抗精神病药联合用药治疗躁狂发作优于单一治疗。为期 3 周的锂盐、氟哌啶醇及其联合应用治疗急性躁狂的双盲对照研究发现，接受氟哌啶醇单用或氟哌啶醇加用锂盐治疗患者的疗效明显高于只接受单一锂盐治疗的患者，氟哌啶醇和锂盐合并治疗的耐受性与单用氟哌啶醇时相当。在分裂情感性精神病患者的急性躁狂治疗中，锂盐的疗效与氯丙嗪相当。最近有学者发现急性躁狂住院患者中，锂盐、氟哌啶醇和利培酮的疗效相当。

锂盐针对急性躁狂的长期疗效与合并电休克治疗（ECT）的疗效无差异。锂盐治疗和电休克治疗（ECT）的比较表明，在治疗开始的前 2 个月，尤其是混合性躁狂发作时，ECT 的效果明显优于碳酸锂，但 8 周以后发现两者并无显著性差异。有研究显示锂盐和丙戊酸盐治疗急性躁狂发作的疗效相当。

锂盐对躁狂发作伴混合特征患者的疗效欠佳，一项急性躁狂的随机双盲研究发现抑郁症状与锂盐的疗效欠佳有关。其他可预测锂盐抗躁狂疗效不佳的影响因素包括快速循环发作和共病物质滥用。

2. 双相抑郁 锂盐是治疗双相障碍急性抑郁发作的一线药物。2018 加拿大心境障碍与焦虑障碍治疗协作组 / 国际双相障碍学会（CANMAT/ISBD）指南指出，锂盐被推荐为双相抑郁的一线单药治疗选择。

3. 自杀 有 25%～50% 的双相障碍患者在他们的一生中曾企图自杀。对双相障碍患者的死亡研究表明,19% 的自杀行为最终成功。研究发现,经锂盐治疗的患者比一般双相障碍患者的总死亡率要低。终止锂盐治疗之后,死亡率则增加。锂盐可用于预防性治疗患者的自杀企图或行为。没有接受锂盐治疗的患者,其自杀企图和自杀成功的风险比接受锂盐治疗的患者高 8.6 倍。然而,对锂盐与自杀风险的研究存在方法学问题,因此有必要开展前瞻性大规模研究,才能为治疗方案提供权威性建议。

4. 维持治疗 一旦明确双相障碍的诊断,患者就会在其余生中不时地受到复发风险的折磨。因此,在双相障碍急性躁狂发作得到控制后,必须重视预防和维持治疗。锂盐是这一治疗阶段中被研究得最为透彻的药物。

有人发现,锂盐长期应用(1 年以上)可以有效减少情绪波动的频繁发作。锂盐对双相 I 型躁狂发作同时伴有精神病性症状可能会有较好的预防效果。1 年以上的长期锂盐治疗效果不佳往往与以下因素有关:①最初 6 个月内锂盐治疗无效;②更严重的发作类型;③躁狂发作较抑郁发作的比例高,以及未婚患者;④依从性差和 / 或未达到锂盐的有效血药浓度($<0.4\text{mmol/L}$);⑤较多的心理 - 社会应激因素;⑥在锂盐治疗前有较多的抑郁发作;⑦缺乏社会支持可能导致锂盐预防性治疗的效果不佳。尽早开始锂盐治疗可以取得较好效果,锂盐预防治疗的开始时间与锂盐治疗的结局显著相关($P<0.001$)。此外研究还发现,锂盐对躁狂 - 抑郁 - 正常交替出现的类型比抑郁 - 躁狂或快速循环型的长期疗效要好。

锂盐针对双相 I 型障碍的预防方面优于卡马西平。有学者比较锂盐、卡马西平及两者联合用药在双相障碍预防治疗方面的疗效,患者被随机分配到锂盐和卡马西平的双盲治疗组,进行 1 年的治疗,第 2 年换用另一种药物,第 3 年用两种药物联合治疗。结果发现,锂盐治疗组 31% 的患者由于疗效欠佳提早结束 1 年期治疗,卡马西平治疗组 37% 的患者由于疗效欠佳提早结束 1 年期治疗,联合治疗组 24% 的患者由于疗效欠佳提早结束 1 年期治疗。

针对快速循环型,锂盐和卡马西平的疗效均表现一般(28% 的锂盐有效,19% 的卡马西平有效),联合用药对快速循环型的疗效明显优于单一用药。

锂盐在典型躁狂的治疗上优于卡马西平,但卡马西平对不典型病例更有效,如混合发作型和共病患者。

关于锂盐与双丙戊酸盐和安慰剂对照的针对双相 I 型躁狂发作的长期疗效研究结果发现,锂盐与双丙戊酸盐的长期疗效无显著性差异。然而,锂盐的患者依从性要逊色于双丙戊酸盐。双丙戊酸盐治疗组的镇静、感染、耳鸣多于锂盐治疗组;锂盐治疗组的震颤多于安慰剂组,多尿和口渴多于双丙戊酸盐治疗组。

能够坚持双丙戊酸盐治疗的患者显著多于接受锂盐治疗者,各组患者治疗中的不良反应表现不同。锂盐与丙戊酸盐联合用药对双相障碍的维持治疗显示,两者可能具有协同作用。有人评估了锂盐对预防双相 I 型障碍在是否合并抗抑郁药丙米嗪时的疗效,在两组中均较少有抑郁发作,但加用丙米嗪后躁狂发作的风险增加。多数波动和复发发生在治疗的最初 6 个月内。

5. 单相抑郁发作 锂盐对于治疗单相抑郁发作疗效肯定。此外,锂盐对于难治性抑郁症疗效肯定。锂盐合并使用抗抑郁药包括三环类(TCA)、曲唑酮和选择性 5- 羟色胺再摄取抑制剂(SSRI)、单胺氧化酶抑制剂(MAOI)治疗单相抑郁,发现曲唑酮和 SSRI 对于改善难治性抑郁症的症状有明确疗效。然而,锂盐作为抗抑郁辅助药时的起效时间还不清楚,需要进一步研究来确定锂盐增效治疗的起效持续时间和血锂浓度。

6. 人格障碍 交叉双盲研究发现,锂盐与安慰剂对情绪不稳型人格障碍(包括短时情绪不稳、抑郁和轻躁狂,持续数小时至几日)、慢性适应不良行为、边缘型人格障碍疗效肯定。

7. 攻击行为　安慰剂对照试验表明,锂盐对攻击行为有效。前瞻性双盲安慰剂对照临床试验表明,锂盐可以减少精神发育迟滞患者攻击发生的频率。开放试验和双盲安慰剂对照试验资料发现,锂盐可以有效减少儿童品行障碍的攻击行为。一项在 8 名儿童期遭受过虐待的妇女中进行的开放试验研究表明,锂盐能减少她们的攻击行为。在锂盐与攻击之间可能有广泛的公共卫生意义,在一项研究中,美国几个县的饮用水中有较高的锂浓度,这些县的自杀、杀人和强奸发生率低于锂浓度低的县。

(四)用法与用量

1. 双相障碍躁狂发作　治疗剂量一般在 1 000～2 000mg/d,分 2～3 次服用,宜在餐后服用,以减少对胃的刺激性。应从小剂量开始,逐渐增加剂量,并在治疗的头 3 周参照血锂浓度调整剂量以达到有效血锂浓度。

2. 维持期剂量　一般为 900～1 200mg/d,分次服用。

3. 口服液　急性躁狂 10ml,3 次 /d;长期治疗 5ml,3～4 次 /d。

(五)不良反应

1. 实验室监测　在锂盐治疗开始之前,需要掌握患者的躯体情况以及既往病史,进行肾功能(血尿素氮和肌酐水平)检测、甲状腺功能检测,40 岁以上患者还要做心电图。美国精神病学协会实用指南建议,肾功能每 2～3 个月检查 1 次,甲状腺功能在治疗的前 6 个月检查 1～2 次;6 个月后,肾功能和甲状腺功能每 6～12 个月检查 1 次,或者在出现临床指征时随时检查。

2. 不良反应特点　在接受锂盐维持治疗的患者中,认知损害和体重增加是显著不良反应。64% 的双相障碍住院患者在开始锂盐治疗的第 1 个月内依从性差,缺乏依从性与躁狂严重程度以及多药合并使用有关。少数住院患者(27.8%)在高血锂浓度的情况下(≥1.5mmol/L)才表现出中毒症状。妇女和老年人更易出现高血锂浓度。

3. 神经毒性　特殊人群具有较高的神经毒性风险,锂盐治疗在特定环境下如合并 ECT 或其他精神药物(尤其是传统抗精神病药),将会增加神经毒性发生的风险。严重神经毒性反应发生时的血锂浓度为 0.75～1.7mmol/L,精神病性症状和焦虑症状严重的患者可能具有较高的神经毒性反应风险。

神经毒性反应有潜在的不可逆性,故锂中毒后可产生持久的神经系统损伤,这些损伤包括近期记忆损害、共济失调和运动障碍。早期行血液透析可以防止持久后遗症。锂中毒的持久后遗症可能涉及神经系统内的多个部位。老年人中锂盐的神经毒性发病率更高。锂盐治疗可能对精细运动技能产生不良影响。

4. 对认知功能和社会功能的影响　接受长期锂盐治疗的患者有意义联想和特殊联想显著较低。与安慰剂相比,接受锂盐治疗的患者产生联想的能力降低。

5. 震颤　锂盐导致的震颤类似于特发性震颤,包括细微的姿势性震颤以及严重的震颤。随着治疗时间推移及治疗耐受,震颤可以减轻;锂盐所致的震颤可能随着年龄增长而加重;严重的震颤可能预示着中毒。

6. 甲状腺功能异常　一项对 209 名接受锂盐治疗的患者进行的回顾性研究发现,14.9%的女性和 3.4% 的男性患者发生甲状腺功能减退,女性患者和 50 岁以上老年人更易发生。在锂盐治疗的患者中,有甲状腺疾病家族史者的甲状腺功能减退发生更早。

7. 对肾脏的影响　锂盐治疗可能导致肾小管损伤,但临床上罕见显著的肾损害。导致与锂盐相关的肾脏并发症的危险因素包括多药合用、发生锂中毒以及合并躯体疾病。服用锂盐的患者会出现肾浓缩功能受损所导致的多尿症。糖尿病性尿崩症是由肾脏对抗利尿激素无应答所产生的,在长期锂盐治疗的患者中约有 10% 发生。有报道锂中毒后的急性肾衰竭,动物研究表明食物中提供足够的钾可以减少肾损害的风险。

8. 对心脏的影响 锂中毒可以造成心功能异常,包括窦性心动过缓、窦房结功能障碍、房室传导阻滞、T 波改变。临床有锂盐适应证的伴发心脏疾患的患者可进行定期心功能监测,建议 50 岁以上患者监测脉搏和心电图。

9. 性功能异常 主要有性欲减退(22.9%)、勃起时间缩短(17.1%)、性交时不能勃起(20%)。也有报道服用锂盐时出现的性功能不良反应与合并苯二氮草类药物有关。锂盐的性功能不良反应的可能机制是增加 5- 羟色胺水平。

（六）注意事项

老年体弱者酌减用量,并应密切观察不良反应。12 岁以下儿童、妊娠头 3 个月禁用。哺乳期妇女使用锂盐期间应停止母乳喂养,改用人工哺乳。

由于锂盐的治疗剂量和中毒剂量较接近,治疗期间应对血锂浓度进行监测。急性治疗期可在连续服用稳定剂量 5d 左右,达稳态血药浓度后进行血锂检测,同时调整剂量使其达到并保持在理想水平;维持治疗期也可视情况安排复查。急性治疗期的血锂浓度为 0.6～1.2mmol/L,维持治疗期的血锂浓度为 0.4～0.8mmol/L,1.4mmol/L 视为有效浓度的上限,超过此值容易出现锂中毒。老年患者的治疗血锂浓度以不超过 1.0mmol/L 为宜。

（七）特殊人群

1. 儿童和青少年 锂盐是 FDA 批准可用于治疗 12 岁以上青少年双相障碍的药物。在开放试验中,锂盐对儿童和青少年的急性躁狂发作和混合发作有较高的效应值。用锂盐治疗青少年双相障碍和继发物质滥用的随机对照试验显示,在双相障碍治疗方面,锂盐的疗效显著优于安慰剂。

2. 老年人 有人回顾性地评估 55 岁以上躁狂患者使用锂盐或丙戊酸盐的疗效。锂盐对全部患者均有显著疗效,尤其是典型躁狂病例;而对双相混合发作,两者的疗效相当。他们还发现老年患者的治疗窗为≥0.8mmol/L。

尽管可能疗效很好,但对老年人来说,锂盐可能有较多的不良反应。对于伴有神经系统疾病或其他躯体疾病的老年患者,与抗惊厥药类心境稳定剂相比,锂盐的疗效欠佳,且不良反应较大。对难治性单相抑郁老年患者,锂盐的增效作用欠佳,且年龄大者可能增加不良反应的发生。基于药物代谢动力学的不同,有人提出老年患者的用药剂量是年轻患者的1/3～1/2。

在老年患者中,共病现象值得注意。体液耗竭、非甾体抗炎药和噻嗪类利尿药的应用都可以增加血锂浓度。而且正在接受血液透析的肾病患者自身不能清除锂,只能通过血液透析清除。锂盐只能在透析治疗结束后给药,而且不能每日用药。

3. 孕妇或哺乳期妇女 在妊娠和哺乳的情况下,应慎重评估锂盐治疗的风险和获益。妊娠期锂盐治疗的危害并不像过去几十年前专家们所认为的那么大。一项关于妊娠期服用锂盐的研究分析显示,将锂盐应用与畸胎生成倾向联系起来的情况已不像 20 世纪 70 年代那么强。报道指出,总体上讲锂盐没有致畸的高风险。在一项对妊娠头 3 个月服用锂盐($n=148$)和以年龄配对的对照样本的前瞻性研究中,锂盐与对照组的畸形发生率没有不同(分别为 2.8% 和 2.4%),因此在提供足够的 II 型超声和胎儿超声心动图筛查的情况下,孕妇可以继续服用锂盐。母体血清 α- 胎蛋白筛查也推荐用于妊娠期服用心境稳定剂的妇女。因此,目前锂盐已是可选择的妊娠期双相障碍治疗的推荐药物。

在产后，停用锂盐之后的复发率较同龄非妊娠期妇女停用锂盐后的复发率显著增高（70% *vs* 24%），因此专家推荐产后妇女推荐预防性使用心境稳定剂。

美国儿科学会仍禁止哺乳期妇女服用锂盐。锂盐可经哺乳传递给婴儿，在母乳及婴儿的血清中都可以发现，乳汁中的浓度是母体血清浓度的 24%～72%。使用锂盐乳汁的婴儿的严重不良反应包括发绀、心脏杂音和肌张力减退。

（八）药物相互作用

1. 锂盐与其他心境稳定剂 在双相障碍的治疗中，锂盐经常与其他心境稳定剂合用。多种心境稳定剂会有协同作用，但合并用药也会增加不良反应发生的风险。双盲安慰剂对照研究显示，锂盐加丙戊酸盐对预防双相障碍复发较锂盐单药治疗疗效更佳。联合用药对躁狂、双相抑郁和快速循环型都有效。药物相互作用增加不良反应如镇静、震颤或体重增加，但锂的药代动力学没有因为加用丙戊酸盐而改变。一项多中心大样本随机开放性研究表明，双相 I 型障碍患者需要长期服药，碳酸锂和丙戊酸盐联合治疗以及碳酸锂单药治疗较丙戊酸盐单药治疗更具优势。

锂盐和卡马西平联合应用于单一用锂盐治疗疗效欠佳的双相障碍，联合用药比单一用锂盐有更快速的抗躁狂效果。与锂盐和经典抗精神病药联合应用相比，这种双心境稳定剂联合用药更易耐受且疗效较好。联合用药还可预防双相障碍复发。需要注意的是，锂盐与卡马西平联用时可增加神经毒性反应。此外，有研究发现，锂盐与钙通道阻滞剂合用也可以出现神经毒性和其他不良反应。

锂盐合用经典抗精神病药会增加不良反应的发生，包括神经毒性损害，甚至迟发性运动障碍。有学者推荐，在锂盐治疗过程中加入经典抗精神病药时，抗精神病药应当用小剂量，血锂水平应维持低于 1.0mmol/L。

锂盐与第二代抗精神病药合用也会导致不良反应的增加。有报道氯氮平与锂盐合用对难治性双相障碍有效，但同时也有不良反应增加，包括糖尿病酮症酸中毒、神经阻滞剂恶性综合征和神经系统不良反应。利培酮与锂盐合用安全有效，但不良反应包括发热、白细胞计数和肌酸激酶水平升高、谵妄。有研究表明，锂盐与奥氮平合用治疗急性躁狂是有效且易耐受的。

加巴喷丁与锂盐合用是安全的。苯二氮䓬类药物与锂盐合并使用安全性良好。有报道指出，在某些双相障碍患者中苯二氮䓬类药物可以成功代替抗精神病药。另一些报道显示，在急性躁狂治疗中，氯硝西泮和劳拉西泮与锂盐合用有效且易耐受。

2. 锂盐与抗抑郁药 在双相抑郁与难治性单相抑郁的治疗中，锂盐常与抗抑郁药合并使用。研究表明，锂盐与 5- 羟色胺能抗抑郁药合用时会有增加 5- 羟色胺综合征的风险，包括精神状态和行为改变（兴奋或镇静）、运动症状（静坐不能、虚弱、反射亢进或共济失调）和自主神经功能障碍（恶心和 / 或呕吐、眩晕、出汗、发热）。

3. 锂盐与 ECT 两者合并治疗可能会出现神经毒性反应，包括谵妄和记忆损害。另外，一项回顾性研究比较单一 ECT 和 ECT 合并锂盐的不良反应，ECT 合并锂盐组比单一锂盐治疗组会有更多的记忆损害。为了减少不良反应，有学者建议在 ECT 之前 2d 停用锂盐治疗，在最后一次治疗后 2～3d 再重新开始。

4. 锂盐与非精神药物 当锂盐与非甾体抗炎药（NSAID）合用时，需严格检测神经毒性表现和血锂浓度。由于锂的排泄依赖肾脏对锂的廓清，利尿药会影响血锂水平，这一结果取决于利尿药的作用部位。噻嗪类利尿药触发近端肾小管重吸收的补偿性增加并导致锂水平增高，而髓袢利尿药不能提高锂的重吸收，不会显著影响锂的水平；留钾利尿药没有改变或轻微增加锂水平；渗透性利尿药提高锂的排泄，可以消除锂的毒性。血管紧张素转换酶抑制药可以提高锂水平。在钠限制的情况下血锂浓度可能会有升高。

二、丙戊酸盐

（一）药物作用机制

丙戊酸盐抗癫痫和稳定情绪的作用机制至今尚不清楚。目前认为，丙戊酸盐可能的药理机制如下：

1. GABA 增强作用 GABA 是哺乳动物中枢神经系统的一种主要的抑制性神经递质。丙戊酸盐抑制 GABA 分解代谢，增加它的释放，降低 GABA 的代谢失活，增加 GABA$_B$ 受体密度，并且还增强神经元对 GABA 的反应性。丙戊酸盐导致 GABA 增强的直接作用位点尚不清楚，但有较好的证据说明丙戊酸盐的下游效应最终导致 GABA 活动增强，可能可以解释其抗躁狂作用。

2. 钠通道抑制 丙戊酸盐可降低钠离子内流和增加钾离子外流。丙戊酸盐可抑制电压门控钠通道（VGSC），减少流经的离子流，进而减少过多的神经递质。丙戊酸作用的具体分子位点尚未阐明，但有可能丙戊酸通过改变 VGSC 的磷酰化，或直接与 VGSC 或其调控单元结合，或者通过抑制磷酸化酶，改变钠通道的敏感性。该假说认为，如果进入神经元的钠离子更少，可能导致谷氨酸盐释放减少，进而使得兴奋性神经递质减少，起到抗躁狂作用。

3. 对神经递质系统的影响 丙戊酸盐的另一些作用包括降低多巴胺的代谢，降低天冬氨酸的释放，降低脑脊液中生长抑素（somatostatin）的浓度。丙戊酸盐并不与外周型苯二氮䓬受体结合（仅在浓度高时例外）。

（二）药代动力学特点

在美国市场上流通的丙戊酸盐有 5 种口服制剂：双丙戊酸钠，一种肠衣包膜的等量配置化合物，包含 1∶1 摩尔比率的等比丙戊酸和丙戊酸钠；丙戊酸；丙戊酸钠；双丙戊酸钠可喷洒胶囊，内装双丙戊酸钠包裹颗粒，能完整摄入或是拆开和喷洒食物上摄入；双丙戊酸钠缓释制剂可提供每日 1 次的给药方式，实质上有一个较平坦的峰/谷浓度比。丙戊酸钠可供静脉内使用，可使躁狂症状迅速得到改善。丙戊酸盐也有栓剂供直肠给药。丙戊酰胺即丙戊酸的氨基化合物，在欧洲和中国已上市。丙戊酸盐离子是血浆中常见的化合物。

除双丙戊酸钠外，所有口服制剂摄入后均能快速吸收。丙戊酸盐所有制剂的生物利用度都可达 100%。丙戊酸钠和丙戊酸均在 2h 内达到血清峰浓度。双丙戊酸钠在 3～8h 内达到血清峰浓度。双丙戊酸钠缓释制剂比双丙戊酸钠常规释放片的吸收时间要早，血清水平的峰、谷浓度差比常规释放剂小 20% 左右。如果药物与食物一起服用，吸收将会延迟。

丙戊酸盐与血浆蛋白有很高的结合率，主要与血清白蛋白结合，在治疗浓度时与人体血浆蛋白的结合率为 90%，剂量增加可引起血浆蛋白结合程度下降，使其消除和清除率增加。只有未结合的药物能透过血-脑脊液屏障，并且具有生物活性。丙戊酸盐的血浆蛋白结合部分会因低脂饮食而升高，因高脂饮食而降低。因为女性和老年人的血清白蛋白水平较低，他们体内的药物活性、游离药物比例相对较高。

丙戊酸盐的代谢主要在肝脏通过葡糖苷酸化。此外，氧化通路可产生大量的代谢产物，有些具有抗癫痫活性或有毒性作用。不到 3% 的丙戊酸盐以原型从尿液和粪便排出。

丙戊酸盐的血浆半衰期在 6～16h，如并用其他能诱导药物代谢酶的抗惊厥药，则半衰期常处于上述范围的较低部分。日剂量、血清浓度与疗效未见良好的相关性，但多数患者的丙戊酸钠治疗浓度为 50～100mg/L，有些患者的血清浓度低于或高于此范围时也能使症状得到控制。研究证明，丙戊酸盐能透过胎盘屏障，丙戊酸可由乳汁排出，乳汁中的浓度为血清浓度的 1%～10%。慢性毒性研究表明，双丙戊酸钠对未成年人会引起精子减少和睾丸萎缩。丙戊酸可能产生致畸作用，在妊娠头 3 个月中用丙戊酸盐治疗的妇女，其胎儿神经管缺陷的发生率可能增加。服丙戊酸盐的妇女，其胎儿脊柱裂的发生率为 1%～2%。

（三）适应证

丙戊酸盐目前被美国 FDA 批准的适应证是治疗双相障碍躁狂发作，并作为单纯和复杂癫痫小发作的单一和辅助治疗，以及预防偏头痛。双丙戊酸盐单药或联合使用被推荐为躁狂发作急性期的一线治疗选择。双相 I 型抑郁发作的一线治疗选择包括喹硫平、鲁拉西酮、锂盐、拉莫三嗪、鲁拉西酮联合双丙戊酸盐辅助治疗。尽管急性期治疗有效的药物通常应继续用于双相 I 型障碍的维持期治疗，但也存在一些特殊情况（例如抗抑郁药）。双丙戊酸盐单药或联合治疗应被视为维持治疗的初始或更换治疗方案时的一线选择。

1. 急性躁狂 大量开放性研究和对照研究显示，丙戊酸盐治疗急性躁狂有效。丙戊酸盐治疗急性躁狂的短期疗效优于安慰剂，与锂盐、氟哌啶醇相当。较低的丙戊酸盐对环性心境的轻躁狂发作和双相 II 型障碍有效（如剂量为 125～500mg/d，血清浓度为 20～45mg/ml）。丙戊酸盐的急性抗躁狂作用在加用锂盐、卡马西平和抗精神病药包括氯氮平的基础上可以得到增强。

2. 抑郁发作 开放性研究显示，丙戊酸盐治疗急性抑郁的疗效不如急性躁狂，丙戊酸盐的预防性抗抑郁作用可能优于它的急性抗抑郁作用，或者对这一障碍的某些亚型包括双相 II 型障碍更有可能发挥抗抑郁作用。

3. 双相障碍预防治疗 用于双相障碍长期（≥1 年）治疗时，丙戊酸盐预防心境发作的疗效显著优于安慰剂，与其他常用的心境稳定剂（如锂盐、第二代抗精神病药、其他具有心境稳定作用的抗癫痫药）无显著性差异。与抗精神病药类似，丙戊酸盐的起效速度较锂盐更快，尤其是在较高剂量（约 20mg/kg）下，使其更适用于急性躁狂的治疗。

4. 儿童和青少年双相障碍 根据 2018 CANMAT/ISBD 指南，双丙戊酸盐为儿童和青少年急性躁狂发作的三线治疗选择，仅仅在于一线治疗选择无效的情况下才推荐双丙戊酸盐用于儿童和青少年期急性躁狂发作。由于儿童和青少年的样本数据有限，相比急性期治疗，双丙戊酸盐可用于儿童和青少年躁狂发作的维持期治疗。

5. 老年期双相障碍 临床经验提示，对成人有效的治疗对老年人同样有效，老年人治疗决策的一个重要考量是耐受性不同。丙戊酸盐为老年急性躁狂发作的一线治疗推荐。而对双相抑郁急性期老年患者，目前尚无任何药物的 RCT 研究，不推荐双丙戊酸盐作为老年双相抑郁发作的一线治疗。而对老年期双相障碍维持期，可使用双丙戊酸盐治疗。

6. 冲动和攻击行为 约 42% 的双相障碍患者共病人格障碍，最常见的是强迫型人格障碍（18%），其次是边缘型人格障碍（16%）、回避型人格障碍（12%）、偏执型人格障碍（11%）和表演型人格障碍（10%）。丙戊酸盐对于减少人格障碍患者的冲动和攻击行为有效。

7. 精神分裂症增效治疗 丙戊酸盐在精神分裂患者中的应用正逐渐增多，最近一项研究指出，住院治疗期间约 1/3 的患者应用丙戊酸盐。一项为期 4 周的随机双盲研究共纳入 242 名精神分裂症患者，单一服用利培酮、奥氮平或联合应用双丙戊酸钠加抗精神病药。发现联合治疗组患者的阳性和阴性精神症状评定量表（PANSS）总分及阳性症状分量表评分在治疗第

3～21日均有显著改善，但第28日时无显著性差异。联合治疗与单一奥氮平或利培酮治疗的耐受性均较好。

8. 联合治疗 2018 CANMAT/ISBD 指南推荐喹硫平、阿立哌唑、利培酮和阿塞那平联合使用丙戊酸盐和锂盐作为躁狂急性期的一线联合治疗。联合治疗有效的患者比较单药治疗高20%，还有一些证据显示联合治疗要优于抗精神病药单药治疗。

（四）用法与用量

1. 躁狂发作或癫痫 常用剂量为 1 200～1 500mg/d。口服起始剂量为 15mg/（kg·d），每周增加 5～10mg/（kg·d），直到控制发作或副作用妨碍剂量进一步增加。急性躁狂发作的起始剂量为 1 000mg/d，快速加量，最大剂量为 60mg/（kg·d）。如果日剂量超过 250mg，应分次给药。最大剂量不超过每日 1.8g。可参考血药浓度调整剂量，有效治疗血药浓度为 50～100μg/ml。

如由丙戊酸盐改用双丙戊酸钠治疗时，应从相同的日剂量及给药方案开始，待患者对双丙戊酸钠稳定后，再开始采用 2 次 /d 或 3 次 /d 的方案。

2. 偏头痛 起始剂量为 500mg/d，最大推荐剂量为 1 000mg/d。

（五）不良反应

丙戊酸盐通常情况下耐受性良好，与其他抗惊厥药、锂盐及抗精神病药相比，不良反应的发生较少。丙戊酸盐与其他抗惊厥药相比，较少引起认知损害；而与锂盐治疗双相障碍时相比，不良反应又更少见。一项丙戊酸盐与锂盐的双盲安慰剂对照研究发现，由于不能耐受而导致的脱落率，锂盐是 11%，而丙戊酸盐是 6%，安慰剂是 3%。丙戊酸盐很少引起肾脏不良反应、锥体外系不良反应、甲状腺功能异常、心脏病变、皮肤及过敏反应。然而，丙戊酸盐也可引起良性的和潜在的致命不良反应。常见不良反应包括胃肠不适（如厌食、恶心、消化不良、呕吐、腹泻）、良性氨基转移酶升高和神经系统症状（通常是震颤和镇静）。胃肠不适、良性氨基转移酶升高及镇静更多可能发生于治疗初期，通常随着减量或时间推移会减退。

与肠衣包裹的双丙戊酸钠相比，丙戊酸盐普通制剂更多引起胃肠不适。与双丙戊酸钠速释制剂相比，双丙戊酸钠缓释制剂使丙戊酸盐的血浆浓度处于 42%～48% 的较小的峰、谷浓度波动范围。血小板及白细胞数量减少是丙戊酸盐在较高血浆浓度时出现的不良反应。血小板计数在 150×10⁹/L 以上时很少引起出血并发症；计数水平较低则需要持续评估。白细胞及血小板计数低下是减少治疗剂量的指征。脱发通常发生于治疗早期，常是一过性的。女性通常比男性脱发更频繁。减少丙戊酸盐的剂量，分次服用或补充锌、硒的摄取可能有用。

治疗中食欲增加、体重增加可能发生，也许与剂量相关。体重增加、血小板计数减少、镇静或震颤通常可通过减少剂量或是换用缓释制剂而解决。

丙戊酸盐与多囊卵巢综合征的发生率增加可能有关。对于使用丙戊酸盐维持治疗的患者，在第 1 年应每 3～6 个月评估月经情况（评估多囊卵巢综合征）。

罕见不良反应虽与剂量无关，但都可能是致命性的，包括不可逆性肝衰竭、急性出血性胰腺炎和极罕见的粒细胞缺乏症。接受丙戊酸盐治疗可在成人和儿童中发生致命的胰腺炎，精神科医师应对胰腺炎的症状保持警惕。

普通人群接受丙戊酸及其相关药物已有发生肝衰竭并导致死亡的病例报道，这些事件通常在治疗最初的 6 个月内发生。在发生严重肝毒性之前可能会出现一些非特异性症状，如全身不适、乏力、嗜睡、面部水肿、厌食和呕吐。在癫痫患者中也可能引发癫痫发作。应密切监测患者这些症状的发生。治疗前应进行血清肝功能检查，并在此后定期检查，尤其是治疗的最初 6 个月内。2 岁以下儿童发生致死性肝毒性的风险显著增加，尤其是接受多种抗惊厥药、有先天性代谢异常疾病、有重度癫痫伴智力低下以及器质性脑病的患者。此类患者在使用丙戊酸时应该非常谨慎，并作为单药治疗确保治疗的获益应大于风险。致死性肝毒性的发生率在老年人群中逐步降低。美国 FDA 发布丙戊酸缓释胶囊的药品说明书修订信息，将严重肝毒性加入黑框警告。

其他严重不良反应包括致畸（尤其是妊娠头 3 个月用药导致的神经管缺陷）、昏迷及过量所致的死亡。母亲服用丙戊酸盐后，胎儿神经管缺陷的发生率为 1%～1.5%，神经管缺陷、颅面缺损、心血管畸形或其他身体器官畸形也有报道。虽然丙戊酸盐致畸的机制并不清楚，但可能与微粒体代谢过程中产生的自由基与丙戊酸盐有关。丙戊酸盐消耗硒——一种谷胱甘肽（自由基清道夫和抗氧化剂）过氧化物酶合成所必需的成分。因此，建议准备妊娠的妇女在应用丙戊酸盐或其他抗癫痫药时推荐合用含有微量元素的多种维生素（还有叶酸）。

关于过量服药的问题，有丙戊酸的血药浓度 >2 000μg/ml 的昏迷患者被抢救成功的报道。另外，丙戊酸盐导致的昏迷能被纳洛酮所逆转，而血浆丙戊酸盐浓度可通过血液透析及血液灌流而降低。

（六）注意事项

1. 禁用于对丙戊酸、丙戊酸盐或双丙戊酸钠过敏者。

2. 药物过量的早期表现为恶心、呕吐、腹泻、厌食等消化道症状，继而出现肌无力、四肢震颤、共济失调、嗜睡、意识模糊或昏迷。一旦发现中毒征象，应立即停药，并依病情给予对症治疗及支持治疗。

3. 白细胞减少患者禁用，治疗期间应定期检查白细胞计数。

4. 患者在治疗前及治疗期间需定期检查血小板计数并进行凝血试验。

5. 与其他抗惊厥药合用时可能有相互作用，在治疗早期最好定期测定并用的抗惊厥药的血清浓度。

6. 双丙戊酸钠在尿液中的酮代谢产物会导致尿酮试验的假阳性。

7. 双丙戊酸钠会引起中枢神经系统抑制，特别在与其他中枢神经抑制药（如酒精）合用时，在确定双丙戊酸钠不引起困倦之前，应该劝告患者不驾驶车辆和操作有危险的机械。

8. 如用药过量可能发生深昏迷。纳洛酮可以逆转中枢神经系统抑制作用，但它也会逆转双丙戊酸钠的抗癫痫作用。

（七）特殊人群

1. 孕妇禁用。丙戊酸盐可泌入乳汁，哺乳期妇女使用期间应停止哺乳。在妊娠前或妊娠期可考虑停药。丙戊酸盐仅少量存在于乳汁中。有人发现，在 6 例母乳喂养的婴儿中，婴儿血浆中的丙戊酸盐浓度是母亲血浆浓度的 0.9%～2.3%，绝对血浆水平为 0.7～1.56μg/ml，婴儿的丙戊酸浓度是母亲的 1.5%。

2. 6 岁以下禁用。6 岁以上儿童的剂量为每日 20～30mg/kg，分 3～4 次口服。

3. 老年患者酌情减量。

4. 慎用于肝功能异常患者，治疗前及治疗期间须经常进行肝功能检查，特别在最初半年中。如出现显著的肝功能异常（可疑或明显的）则应立即停药。在某些情况下虽然停药，但肝功能异常仍会进展。

5. 使用多种抗惊厥药、患有先天性代谢异常、伴有精神发育迟缓的严重发作及有脑器质性疾病的患者以及儿童可能特别危险。

6. 禁用于胰腺炎及尿素循环障碍患者。

（八）药物相互作用

因为丙戊酸盐的血浆蛋白结合率高，并且大部分在肝脏代谢，所以与其他影响血浆蛋白结合及代谢的药物合用时，可能产生潜在的药物相互作用。与其他高血浆蛋白结合率的药物合用时，导致游离丙戊酸盐的血浆浓度增高，使毒性增加。

因为丙戊酸盐有抑制药物氧化的趋势，所以它是唯一不诱导肝微粒体酶的常用抗惊厥药，与丙戊酸盐合用会增加其他被代谢的药物的血浆浓度。已有报道丙戊酸盐会增加苯巴比妥、苯妥英钠及三环类抗抑郁药的血药浓度。相反，口服有肝微粒体酶诱导作用的药物如卡马西平，能够促进丙戊酸盐的代谢，随后降低丙戊酸盐的血浆浓度。而抑制代谢的药物能增加丙戊酸盐的血浆浓度，如氟西汀能增加丙戊酸盐的浓度。

由于丙戊酸盐可以竞争性抑制拉莫三嗪经葡糖苷酸化的排泄过程，所以拉莫三嗪应从较低剂量开始使用，通常隔日 25mg，而且加量要谨慎。与丙戊酸盐合用时，拉莫三嗪的稳态剂量通常较低，但不是所有患者均如此。

三、卡马西平

（一）药物作用机制

卡马西平是带有二苯并氮䓬核团的亚氨酯类衍生物。尽管卡马西平有一个与丙米嗪一样的三环结构，但两者的神经生理作用、肝脏代谢和临床效应却截然不同。卡马西平缺乏对单胺再摄取的抑制作用，对组胺受体或胆碱受体也没有高亲和力，不能下调 β 肾上腺素受体，不能拮抗多巴胺受体。然而，卡马西平具有如以下其他广泛的细胞及细胞内作用。

1. 钠通道抑制 卡马西平与丙戊酸盐相同而有别于锂盐的是可以通过抑制钠通道而减少谷氨酸和天冬氨酸释放，减少类生长抑素的免疫反应活性，减少钠离子内流，增加钾离子外流和血清 L- 色氨酸。在急性发作患者中，卡马西平的细胞作用可能与临床上抗惊厥作用的起效时间相平行，有学者由该作用表现推断卡马西平可作用于边缘叶的苯二氮䓬受体和 α_2 肾上腺素受体，减少钠离子内流和谷氨酸释放，增加钾的传导性。

2. 腺苷 A_1 受体抑制 卡马西平与锂盐和丙戊酸盐不同，可作用于外周型苯二氮䓬受体，抑制腺苷 A_1 受体，增加兴奋性 G 蛋白的 α 亚单位（Gs-α）和肌醇磷酸酶（IMPase），减少抑制性 G 蛋白的 α 亚单位（Gi-α）。

3. 对神经递质系统的影响 在临床前期研究中，卡马西平被发现可增加边缘系统的 $GABA_B$ 受体，减少 GABA 和多巴胺周转。动物研究中，大鼠长期应用卡马西平会增加海马 $GABA_B$ 受体数量，减少啮齿动物中的 GABA 周转。此外，卡马西平会增加纹状体的胆碱能神经传导，降低由多巴胺、去甲肾上腺素和 5- 羟色胺激动的腺苷酸环化酶活性，降低多巴胺、NE 和 GABA 的代谢等，这些可能与其临床抗躁狂作用有关。

4. 对外周系统的影响 卡马西平与锂盐相同而有别于丙戊酸盐的是可减少血清左甲状腺素、环磷酸腺苷（cAMP）和环磷酸鸟苷（cGMP），增加 5-HT 和 P 物质等神经传导。长期使用可增加血清及尿液中的游离皮质醇、游离色氨酸、P 物质的敏感性及腺苷 A_1 受体，这些作用可能与临床抗抑郁疗效密切相关。

（二）药代动力学特点

国产卡马西平只有普通剂型。卡马西平，商品名为 Tegretol，有以下几种规格：混悬剂（100mg/5ml）；咀嚼片（100mg）；非咀嚼片（200mg）；缓释片（Tegretol-XR）（100mg、200mg 和 400mg）。另一种缓释专利剂型（Carbatrol），其规格为 200mg 和 300mg 的胶囊。目前尚无肌内注射及静脉输液用剂型。专利剂型和普通剂型主要在生物利用度方面存在差异。

卡马西平能够在体内充分代谢，在尿液中仅有 3% 以原型药排出。卡马西平的主要代谢途径通过 CYP3A3/4 介导，活性代谢产物为 10,11- 环氧卡马西平（CBZ-E）；次要代谢途径是 CYP2C8。卡马西平药代动力学参数的频数分布是一室模型，与关键代谢酶 CYP3A3/4 的活性一致（该酶缺乏基因多态性）。

卡马西平的吸收不稳定，生物利用度约为 80%。卡马西平受潮后易形成结晶，生物利用度也会随之降低。其血浆蛋白结合率约为 75%，分布容积适中（约 1L/kg）。卡马西平的半衰期约为 24h，清除率约为 25ml/min。活性代谢产物 CBZ-E 的半衰期约为 6h，并通过环氧化物水解酶转化成无活性的二醇。在美国，每日给药 2 次的卡马西平缓释制剂产生的稳态血药浓度与每日给药 4 次的速释制剂相似。

（三）适应证

1. 急性躁狂 随机双盲安慰剂对照研究证明卡马西平缓释专利剂型（Carbatrol）的疗效优于安慰剂。卡马西平与使用锂盐或传统抗精神病药或者在其他研究中使用丙戊酸盐相比较，抗躁狂的有效率大体相当。因此，卡马西平对急性躁狂发作的疗效是肯定的，且非由于镇静作用所致。

2. 急性抑郁 卡马西平对急性抑郁发作疗效的对照研究资料较少，尽管卡马西平的抗抑郁作用弱于抗躁狂作用，有证据提示在接受治疗的难治性患者中，约有 1/3 显示出抗抑郁疗效。但因双相障碍和单相抑郁患者例数均少，难治性患者的比例高，这些研究有一定的局限性。我国双相障碍抑郁发作药物治疗专家委员会推荐双相 I 型抑郁发作急性期，卡马西平为次选方案。

3. 预防 卡马西平长期预防性给药，不论是单用或在以前使用锂盐疗效不佳的患者中与锂盐合用，均可以有效预防双相障碍发作。研究表明，在"典型"双相障碍患者中（双相 I 型障碍不伴与心境不协调的妄想或共病），用锂盐维持治疗比卡马西平更有效；但在"非典型"双相障碍患者中（双相 II 型障碍、未加标明的双相障碍、伴与心境不协调的妄想或共病的双相障碍），用卡马西平维持治疗比锂盐更有效。

（四）用法与用量

口服吸收慢，半衰期约 25h。为了减少胃肠道反应，应缓慢增加剂量，起始剂量为每次 200mg，每日 2 次，每周增加 200mg。常用治疗剂量为 400～1 200mg/d，分 2～3 次口服。治疗血药浓度为 6～12μg/ml。维持剂量为 300～600mg/d，血药浓度为 6μg/ml。6 岁以下儿童的治疗剂量为 10～20mg/（kg·d）。

（五）不良反应

卡马西平的不良反应与剂量有关，逐渐滴定剂量或减少剂量可以使其不良反应最小化。在高剂量时患者可能会发生神经毒性反应，如镇静、共济失调、复视、眼球震颤。然而，在特定的血药浓度下，对不良反应的个体敏感性差异很大，临床建议观察患者不良反应的同时滴定剂量的方法。服药 1～2h 后出现头晕、共济失调或复视常提示剂量过大，此时需要重新调整剂量（将总剂量分次服用或临睡前服用大部分剂量）或减少剂量。

大约 10 位患者中有 1 位出现轻度皮疹，通常这种轻微的症状极少可能发展为更严重的剥脱性皮炎。轻度白细胞下降也很常见，但值得注意的是 1 万或 10 万名患者中会有 1 例出现粒细胞缺乏症和再生障碍性贫血。因此，如果临床和实验室检查结果提示存在血液学、皮肤或肝脏异常，应增加监察和特别关注。考虑到发生罕见但严重的血细胞计数减少的风险，如果患者有体征或可能的血液学症状反应，如发热、咽痛、口腔溃疡、瘀斑和易碰伤、出血，重要的是要警告其立即寻求医疗评估和帮助。通常，如果白细胞计数下降到少于 3 000/mm³ 或中性粒细胞绝对值低于 1 000～1 500/mm³，应停用卡马西平。在良性白细胞减少症患者中，加用锂盐可以使中性粒细胞计数增加至临床正常水平，但这一策略对增加红细胞或血小板降低似乎无效。

卡马西平的药品说明书已添加黑框警告，服用该药的患者可能发生潜在的致命性皮肤反应，包括中毒性表皮坏死松解症和剥脱性皮炎，症状特点是多种皮肤损害、水疱、发热、瘙痒等。在以白种人为主的国家，应用这种药物出现皮肤反应的风险估计在（1～6）/10 000。然而，在一些亚洲国家，估计风险会高出 10 倍。有研究发现这种反应与一种突变基因之间有很大关系，即 *HLA-B*1502*，其是一种免疫系统基因，被发现几乎专门存在于亚洲血统。据估计，服用卡马西平治疗的患者约有 5% 是亚洲血统，因此 FDA 建议亚洲患者在开始处方卡马西平前应检测这种基因突变。如果患者的基因检测结果呈阳性，就不应该采用卡马西平治疗，除非获益明显地高于可能出现的皮肤反应风险。服用卡马西平数月没有出现任何皮肤反应的患者不太可能发生这类反应，可以不关注血统或基因测试结果。考虑到发生罕见但严重皮疹的风险，一旦患者出现皮疹，需要立即寻求医疗评估。尤为重要的是，全身性或眼周、口周及膀胱（无尿）皮疹是临床急症，应立即停用卡马西平，并对患者采取紧急处置。

发生肝炎的风险罕见。一旦患者出现不舒服、腹痛或其他明显的胃肠道症状，应建议其立即寻求医疗评估帮助。肝功能检查结果升高到正常参考值上限的 3 倍，应停用卡马西平。卡马西平会影响心脏传导，在心功能失常如传导阻滞患者中应慎用。如果患者有阳性心脏病病史，应记录基线心电图。

通过分次或减少剂量，根据用餐时间调整剂量和改变剂型的方法，可以减少卡马西平导致的胃肠道功能失调。卡马西平混悬剂有更高的吸收率，因此可增加上消化道不良反应（恶心、呕吐）或减少下消化道不良反应（腹泻）；而其缓释制剂却与此相反。

在治疗双相障碍时，体重增加和肥胖是临床关注的热点问题。而通常在双相抑郁患者中，药物治疗、摄食过量、睡眠过量、乏力是这些问题的罪魁祸首。卡马西平的体重增加效应不如锂盐或丙戊酸盐明显。

卡马西平能够引起低钠血症，年轻患者对此耐受性好，而年老患者对此却不耐受。若老年患者出现低钠血症，应该监测血清钠。在极少数情况下，患者会发生水中毒和癫痫发作。

卡马西平可增加血浆高密度脂蛋白（HDL）和总胆固醇浓度，但是 HDL 对总胆固醇的比例并不改变。

卡马西平降低血清 T_4、游离 T_4 浓度及部分三碘甲腺原氨酸（T_3），但是很少改变血清甲状腺素结合球蛋白、反式 T_3（rT_3）、基础促甲状腺激素浓度或躯体基础代谢率。

卡马西平有致畸风险，包括低体重儿、颅面部畸形、指趾发育不全和脊柱裂（将近 3%）。对于后者，补充叶酸可降低其风险，胎儿超声检查是早期检测手段。对于极少数严重心境障碍患者，临床医师可以与妇科医师共同研究，以决定与其他治疗方案相比，卡马西平治疗是否利大于弊。

卡马西平存在于乳汁中，其浓度相当于母体血液中浓度的 1/2，但其可能不会在婴儿体内蓄积。尽管如此，服用卡马西平的妇女也应尽量停止哺乳。

（六）注意事项
1. 突然停药可诱发癫痫发作，应逐渐减量停药。
2. 由于可能发生低钠血症，应监测血钠水平。

3．长期应用应定期检查肝功能、血常规及尿常规。

4．由于该药有自我诱导代谢，在开始治疗的数周或数月血药浓度会下降，因此该药的剂量随时需要调整。

（七）特殊人群

1．孕妇、哺乳期妇女禁用。

2．有骨髓抑制病史及心、肝、肾损害患者禁用。

3．青光眼及老年患者慎用。

（八）药物相互作用

1．卡马西平可诱导某些药物如多西环素、口服抗凝血药、丙戊酸盐、氟哌啶醇等的代谢，降低这些药物的疗效。

2．丙氧氨酚、红霉素等可抑制卡马西平的代谢，使其血药浓度升高，易引起中毒反应。

3．CYP3A4 抑制剂如奈法唑酮、氟伏沙明及氟西汀可增加卡马西平的血药浓度。

4．卡马西平可增加氯米帕明的血药浓度。

5．卡马西平可降低对乙酰氨基酚、氯氮平、苯二氮䓬类药物、双香豆素、多西环素、茶碱、华法林、氟哌啶醇，以及其他抗惊厥药（如苯琥胺、甲琥胺、乙琥胺、加巴喷丁、托吡酯、拉莫三嗪及丙戊酸盐等）的血药浓度。

6．卡马西平可降低激素类避孕药的血药浓度并逆转其疗效。

7．卡马西平与锂盐联用可增加神经毒性。

8．与其他抗惊厥药联用可改变甲状腺功能。

9．酶诱导剂如苯巴比妥、苯妥英、扑米酮以及卡马西平本身可增加卡马西平的血浆清除率，降低卡马西平的血清浓度。

10．卡马西平混悬剂与氯氮平口服剂联用已证实可导致橘黄色胶样沉淀物，因此不推荐卡马西平混悬剂与任何口服剂联用。

四、奥卡西平

（一）药物作用机制

奥卡西平的结构与卡马西平相似，其作用机制也相似。奥卡西平与卡马西平均通过阻断电压门控钠通道（VGSC）的 α 亚单位发挥作用，减少钠离子内流、谷氨酸释放和血清甲状腺素（T_4）浓度，增加钾的传导性和多巴胺能神经传导。但是与卡马西平相比，奥卡西平的镇静作用更轻、骨髓毒性更少，与 CYP3A4 的相互作用更少，对电压门控钙通道的调节能力欠佳。

奥卡西平主要通过代谢产物单羟基衍生物（MHD）发挥药理作用。奥卡西平和 MHD 主要通过阻滞电压门控钠通道，稳定过度兴奋的神经元细胞膜，抑制神经元重复放电，减少突触冲动传播。此外，通过增加钾的传导性和调节高电压激活钙通道，奥卡西平同样起到抗惊厥效果。未发现奥卡西平对脑神经递质和调节性受体位点有作用。

（二）药代动力学特点

目前，奥卡西平的剂型包括混悬液（300mg/5ml）和片剂（150mg、300mg、600mg），尚没有缓释制剂、肌内注射剂和静脉输液剂。奥卡西平的生物利用度为 96%，食物不影响药代动力学及其疗效。奥卡西平的血浆蛋白结合率为 60%，在细胞芳基酮还原酶的作用下，奥卡西平迅速降解为具有活性的单羟基衍生物（MHD）。MHD 的血浆蛋白结合率为 40%，分布容积适中，为 0.8L/kg，半衰期为 9h。奥卡西平主要以 MHD 的形式（70%）和 MHD 葡糖苷酸结合物的形式（20%）清除，小部分（10%）是奥卡西平葡糖苷酸结合物形式和无活性的卡马西平二醇形式。奥卡西平没有自身诱导作用，其他异体诱导途径也比卡马西平要少。因此，奥卡西平的药物相互作用少于卡马西平。

（三）适应证

双相障碍，对于急性躁狂发作，需要几周至几个月才能达到最佳治疗效果；可用于维持期治疗，预防复发。

（四）用法与用量

1. 成人单药治疗 起始剂量为600mg/d[8～10mg/（kg·d）]，分2次给药。以后每3d增加300mg/d，每日维持剂量范围为600～2 400mg，最大剂量为2 400mg/d。

2. 联合治疗 起始剂量为600mg/d[8～10mg/（kg·d）]，分2次给药。以后每周增加600mg/d，每日维持剂量范围在600～2 400mg，推荐剂量为1 200mg/d，最大剂量为2 400mg/d。

3. 5岁和5岁以上儿童 在单药和联合用药过程中，起始剂量为8～10mg/（kg·d），分2次给药。联合治疗中，平均大约30mg/（kg·d）的维持剂量就能获得成功的治疗效果。如果临床提示需要增加剂量，为了获得理想的效果，可以每隔1周增加剂量，每次增量不要超过10mg/（kg·d），最大剂量为46mg/（kg·d）。

4. 肾损害患者（肌酐清除率＜30ml/min） 起始剂量应该为常规剂量的一半（300mg/d），并且增加剂量的时间间隔不得少于1周，直到获得满意的临床疗效。肾损害患者在增加剂量时，必须进行仔细监测。

（五）不良反应

奥卡西平的神经毒性反应和皮疹发生率低。奥卡西平的不良反应主要有头晕、镇静和疲劳，发生率均为6%。6%的患者可发生皮疹，他们中的半数之前对卡马西平过敏。服用卡马西平而出现皮疹的患者中，约有75%对奥卡西平耐受。重要的是，奥卡西平不会引起血液病变，因此不需要进行血液学监测。

奥卡西平会引起氨基转移酶升高和胃肠道不良反应，体重增加的作用不如丙戊酸盐。奥卡西平对脂类的影响小；在12名由卡马西平换成奥卡西平的男性癫痫患者中，发现血清总胆固醇（但不是高密度脂蛋白或甘油三酯）浓度下降。

服用奥卡西平会发生低钠血症，临床症状显著的低钠血症较少。在一项急性躁狂发作住院患者的回顾性研究中，200例患者中有24例（12%）血钠浓度低于参考值范围，但200例患者中仅有3例（1.5%）因为血钠浓度低于125mmol/L的低钠血症而中断治疗。

奥卡西平对血液中雌激素浓度的影响轻微，可能是因为其肝药酶诱导作用不明显。

奥卡西平尚缺乏引起人类先天畸形的有关资料，这可能只与孕妇的低奥卡西平暴露率有关。在少数严重心境障碍患者中，临床医师要与妇科医师共同协商，在奥卡西平治疗风险和其他治疗选择中权衡利弊。奥卡西平存在于乳汁中，临床医师应回避这一可能的风险，劝阻服用奥卡西平的哺乳期妇女哺乳。

（六）注意事项

1. Ⅰ型超敏反应，包括皮疹、瘙痒、荨麻疹、血管性水肿和过敏反应等。在使用过程中若有上述反应发生，应停药并换用其他药物治疗。对卡马西平过敏的患者，在使用奥卡西平治疗的过程中也可能发生过敏反应（如严重的皮肤反应）。卡马西平和奥卡西平的交叉过敏反应率为25%～30%。对卡马西平没有过敏史的患者（包括多器官过敏反应），对奥卡西平也可能出现过敏反应。

2．对患者的自杀倾向和行为进行监测，考虑进行适当治疗。在出现自杀倾向和行为可能时，应该建议患者（及其监护人）寻求医学帮助。

3．应避免突然停药，应该逐渐减少剂量，以避免诱发痫性发作（发作加重或癫痫持续状态）。

4．接受奥卡西平治疗的患者应避免饮酒，以免发生累加的镇静作用。

5．能够产生眩晕和嗜睡，导致反应能力受损，因此驾驶和操纵机器时应该特别小心。

6．房室传导阻滞患者禁用。

7．有关于过量服用奥卡西平的个案报道，最大摄入量为 24 000mg。给予对症治疗后，患者全部恢复。药物过量可导致如下症状和体征：嗜睡、头晕、恶心、呕吐、运动过度、低钠血症、共济失调和眼球震颤。

（七）特殊人群

奥卡西平和口服激素类避孕药同时使用能够导致避孕效果丧失。对于使用奥卡西平的育龄妇女，建议使用其他非激素类避孕药。

妊娠期给予奥卡西平可能造成严重的出生缺陷（如腭裂），应权衡药物的疗效与可能的致畸风险，尤其在妊娠头 3 个月。

（八）药物相互作用

与卡马西平相比，奥卡西平并没有卡马西平那么显著的临床药物相互作用。这是因为奥卡西平是一种温和的 CYP3A3/4 诱导剂，而且奥卡西平的代谢产物（主要由芳基酮还原酶催化）通常对酶抑制剂不易感。

1. 与心境稳定剂的相互作用　与卡马西平相比，奥卡西平不诱导丙戊酸盐代谢。在癫痫患者中，奥卡西平并不显著影响丙戊酸盐（或卡马西平）的 AUC 值。在大鼠中，丙戊酸盐也不会显著改变奥卡西平的药代动力学参数。

与卡马西平相比，奥卡西平对拉莫三嗪代谢的影响作用也没有那么强。在女性癫痫患者中，奥卡西平降低 29% 的拉莫三嗪的血药浓度，而卡马西平则是 54%。另外，卡马西平可诱导奥卡西平代谢。

2. 与抗抑郁药的相互作用　与卡马西平相比，奥卡西平没有强大的诱导西酞普兰代谢的作用。

3. 与抗精神病药的相互作用　和卡马西平不同，奥卡西平没有强大的诱导抗精神病药代谢的作用。

4. 与抗焦虑药和镇静催眠药的相互作用　奥卡西平可能降低苯二氮䓬类药物的血清浓度。

5. 与钙通道阻滞剂的相互作用　奥卡西平在某种程度上降低二氢吡啶类钙通道阻滞剂的血浆浓度，但这种影响比先前报道的卡马西平的效应小得多。

6. 与非精神药物的相互作用　与卡马西平相比，奥卡西平很少与非精神药物发生相互作用。这样在健康受试者中，无论是 CYP3A3/4 抑制剂琥乙红霉素或是组胺 H_2 受体拮抗剂西咪替丁，都不影响奥卡西平的药代动力学。奥卡西平也不显著诱导华法林代谢。在服用华法林达稳态的健康成人，奥卡西平并不显著改变凝血酶原时间。

五、拉莫三嗪

（一）药物作用机制

1. 钠通道抑制　拉莫三嗪抑制细胞膜功能依赖性 Na^+ 通道，允许随后的正常去极化，并且抑制抽搐发作和缺氧发作时的冲动发放。此外该药也被认为能减少兴奋性神经递质谷氨酸盐及天冬氨酸释放，并且可通过阻滞 N 型钙通道和抑制钾离子外流而减少神经元传导。动物研究发现拉莫三嗪可以缩短抑郁症小鼠在强迫游泳实验中的静止时间，而给予钠通道激动剂（藜芦碱）后该效应则消失，使用其他抗抑郁药的小鼠在加用藜芦碱后未出现抗抑郁效应的改变，提示拉莫三嗪的抗抑郁作用机制可能与钠通道相关。

2. 抑制谷氨酸释放 拉莫三嗪可抑制谷氨酸释放导致的局部缺血，因此具有神经保护作用。它也可抑制兴奋毒性导致的癫痫放电。拉莫三嗪的浓度达到 10^{-4}mol/L 时，对多巴胺 D_1 或 D_2 受体、γ- 氨基丁酸 $_B$（$GABA_B$）受体、α_1、α_2 或 β 肾上腺素受体，毒蕈碱 M_1 或 M_2 受体，组胺 H_1 受体，腺苷 A_2 受体、κ 或 δ 阿片受体，或 $5-HT_2$ 受体无明显作用，其对 $5-HT_3$ 受体有弱的抑制作用。

3. 拮抗 N- 甲基 -D- 天冬氨酸（NMDA）受体 尸脑组织研究发现双相障碍患者脑内的 NMDA 受体和花生四烯酸表达偏高，NMDA 受体允许细胞外的钙离子进入细胞内，刺激磷脂酶 A_2，使细胞膜磷脂释放花生四烯酸。而持续使用拉莫三嗪可以降低小鼠脑内的花生四烯酸水平，进而阻止其启动信号级联，提示拉莫三嗪可能通过影响脑内的 NMDA 受体介导的花生四烯酸释放，从而治疗双相障碍。

4. 升高血管内皮生长因子（VEGF） 拉莫三嗪长期治疗可恢复由慢性非预知应激所致的额叶及海马区 VEGF 蛋白表达下调，并改善行为缺陷。VEGF-Flk-1 信号阻断可使拉莫三嗪在糖水偏好实验和新奇抑制摄食实验中的抗抑郁效应被逆转，这提示拉莫三嗪可能通过升高 VEGF 表达而发挥抗抑郁作用。

（二）药代动力学特点

拉莫三嗪口服吸收快速，没有明显的首过代谢，可快速透过血 - 脑脊液屏障，2～3h 达峰浓度，$t_{1/2}$ 约 27h。在人类志愿者中进行的检测发现存在个体间变异，但个体自身的变化较少。体外研究显示只有 55% 的拉莫三嗪与蛋白质结合，而它的代谢受到竞争性抑制，大量地通过尿苷 5′- 二磷酸葡糖醛酸转移酶进行四铵葡糖苷酸化，其主要产物是拉莫三嗪 -2-N- 葡糖苷酸，其在尿液中较多见，而在粪便中少见。10% 的拉莫三嗪以原型排泄，其代谢为一级动力学。

拉莫三嗪可透过胎盘屏障。脐带血与母体血浆药物浓度比的中位数是 0.61，出生后的新生儿拉莫三嗪浓度维持在母体血浆水平的 23%～50%。尚未发现在新生儿中有不良反应的报告。新生儿的拉莫三嗪消除缓慢，其血药浓度可能接近接受活性拉莫三嗪治疗者的浓度。

拉莫三嗪的 t_{max}、血浆分布容积和总清除率在尿毒症患者中无变化，但是其消除 $t_{1/2}$ 为 50h，而健康对照者为 25h。

（三）适应证

BD-I 抑郁发作的一线治疗选择包括拉莫三嗪单药，或者联合辅助治疗。尽管急性期治疗有效的药物通常应继续用于 BD-I 的维持期治疗，但也存在一些特殊情况。拉莫三嗪单药或联合治疗应被视为维持治疗的初始或更换治疗方案时的一线选择。

目前拉莫三嗪已被 32 个国家批准用于预防双相障碍抑郁发作的维持治疗。一项大样本的拉莫三嗪（200～400mg/d）与锂盐及安慰剂对照研究显示，维持治疗 18 个月后，拉莫三嗪预防抑郁复发的疗效显著优于安慰剂。

个案研究也支持拉莫三嗪可用于治疗人格障碍、冲动行为、痴呆的攻击性、边缘人格、创伤后应激障碍、HIV 阳性患者的可卡因滥用、分裂情感障碍、雷特（Rett）综合征、重度精神发育迟滞的自伤行为、难治性精神分裂症（氯氮平治疗）、阿尔茨海默病以及严重脑外伤时意识不清所致的认知损害。

（四）用法与用量

拉莫三嗪单独使用的合理滴定进度为前 2 周为 25mg/d，之后 2 周为 50mg/d，再增加至 75～100mg/d，直到 200mg/d 的目标剂量。拉莫三嗪合并丙戊酸盐治疗时，12 岁以上患者推荐开始 14d 为隔日 25mg，之后 14d 为 25mg/d，继而按每 1～2 周增加 25～50mg/d，目标剂量为 100～400mg/d，分 1～2 次服用。在合并使用肝药酶诱导剂的情况下，拉莫三嗪辅助治疗的滴定进度为最初 14d 为 50mg/d，之后 14d 为 100mg/d（分次使用），目标剂量为 200～500mg/d。由于拉莫三嗪的适应证为青少年和成人林 - 戈综合征（即伦诺克斯 - 加斯托综合征，Lennox-Gastaut syndrome，LGS）及癫痫部分性发作的附加治疗，因此没有正式说明单独使用拉莫三嗪治疗癫痫或双相障碍的滴定规则。

（五）不良反应

药疹是拉莫三嗪最需要临床重视的药物不良反应。拉莫三嗪最常见的药疹是皮疹（斑丘疹或麻疹），其发生率为 9%，通常是良性的。因此，在接受拉莫三嗪治疗的最初几个月若出现皮疹，患者应该按照药品说明书停止用药并立即咨询医师。拉莫三嗪相关的良性皮疹是非汇合和无触痛的，几日内达到最高峰，14d 后消退。通常它没有面部或颈部水肿，或在面部仅有少量出现，没有出现全身症状（如咽炎、发热、不适、头痛、淋巴 - 咽扁桃体炎、肝大或脾大），实验室检查也显示正常（如全血细胞计数和分类、肝功能检查、血尿素氮和肌酐以及尿液分析）。严重的拉莫三嗪皮疹经常伴有面部和颈部症状。皮疹也许会有触痛，或有紫癜，或出血表现。它伴随着或之前有发热、不适、咽炎、食欲减退、淋巴 - 咽扁桃体炎。任何特征的皮疹一旦有严重反应时必须立即停药，进行肝肾功能和血液学监测。患有轻微单纯皮疹的患者中，可以成功地重新使用拉莫三嗪；但是，有严重皮疹如伴有全身反应的患者不能再次使用。严重情况下，拉莫三嗪可导致剥脱性皮炎和中毒性表皮坏死松解症。当同时合用丙戊酸盐或者超出拉莫三嗪的推荐起始剂量或加药速度过快时，药疹的发生风险增加。

拉莫三嗪还可能导致一些罕见的临床病例报告出现，如 Tourette 综合征、伴有结肠炎的肾炎、女性生殖器疾病、红斑狼疮、木僵以及糖尿病性尿崩症所致的低钠血症。在心境障碍患者的单一治疗对照试验中，拉莫三嗪与头痛、睡眠习惯改变、恶心和呕吐相关。

（六）注意事项

1. 开始服用拉莫三嗪一定要缓慢加量，以减少皮疹产生的可能性。一旦出现皮疹，应立即停用拉莫三嗪。

2. 当与其他抗惊厥药合用时，突然停用拉莫三嗪可引起癫痫反弹发作。除非出于安全性考虑（例如皮疹）要求突然停药，否则拉莫三嗪的剂量应该在 2 周内逐渐减少至停药。

3. 拉莫三嗪是弱的二氢叶酸还原酶抑制剂，因而长期治疗时就有可能干扰叶酸的代谢。

4. 在晚期肾衰竭患者的单剂量研究中，血浆中的拉莫三嗪浓度没有明显改变。但是可以预计葡糖醛酸代谢产物会蓄积，因此肾衰竭患者应慎用。

5. 严重肝功能受损患者的起始剂量和维持剂量应减少 75%；严重肝功能受损患者应慎用。

6. 拉莫三嗪对细微视觉运动的协调、眼球活动、身体摆动和主观镇静作用的影响与安慰剂没有不同，因此对驾驶和操作机器的影响较小。

（七）特殊人群

1. 尽管在动物生殖实验中拉莫三嗪不损害生育力，然而拉莫三嗪对人类生育力的影响尚无经验。由于拉莫三嗪是一种弱的二氢叶酸还原酶抑制剂，妊娠期母亲使用叶酸抑制剂治疗时，理论上有胎儿致畸的风险。故而妊娠期不应使用拉莫三嗪，或权衡利弊应用。

2．哺乳期使用拉莫三嗪的资料有限，初步资料显示拉莫三嗪能进入乳汁，其浓度通常可达到血浆浓度的 40%～60%。

3．因为对儿童进行的相应研究所获得的数据尚不充分，故无法推荐对于 12 岁以下儿童进行单药治疗的剂量。<12 岁的儿童没有使用拉莫三嗪的足够资料。

4．老年人的拉莫三嗪药代动力学与年轻人没有明显区别，因此不需要对推荐方案进行剂量调整。

（八）药物相互作用

虽然拉莫三嗪没有显著竞争血浆蛋白结合位点，但其对肝脏的葡糖苷酸化代谢具有竞争性。另外，在使用拉莫三嗪合并某些酶诱导剂如卡马西平、苯妥英和苯巴比妥时，可降低 40%～50% 的拉莫三嗪的血浆浓度。加用丙戊酸盐（一种酶抑制剂）可以导致迅速有效的代谢竞争，从而导致拉莫三嗪的半衰期增加；在存在丙戊酸盐的情况下，拉莫三嗪的稳态半衰期为 69.6h，而单独使用拉莫三嗪的情况下多次给药的平均半衰期为 25.4h。

拉莫三嗪与口服避孕药、口服孕酮、甲地孕酮注射剂、左炔诺孕酮植入合用并没有相互作用。有人报道，7 例服用含有炔雌醇的口服避孕药的患者血浆中的拉莫三嗪水平降低（平均为 49%，范围在 41%～64%）。另有病例报告，拉莫三嗪与血浆氯氮平水平升高有关。

六、其他抗惊厥药

（一）加巴喷丁

1. 药理机制 加巴喷丁（gabapentin）和普瑞巴林（pregabalin）临床用于治疗慢性疼痛。加巴喷丁最初作为一种 γ-氨基丁酸（GABA）的类似物而被开发。加巴喷丁通过血-脑脊液屏障上的氨基酸主动转运体和多种酶的调控机制增加脑内和细胞内的 GABA 含量。然而目前研究认为，这些药物并非 GABA 能受体激动剂，而是通过结合钙通道 α_2-δ（CaVa2-d）蛋白来减少冲动释放。CaVa2-d 结合介导的药理学仅限于大脑和可能是因为钙通道在突触特异性蛋白中的特殊作用。

2. 临床应用 开放性研究和病例观察表明加巴喷丁可能是治疗双相障碍的有效药物。还有研究表明加巴喷丁在耐药双相混合状态的辅助治疗中有潜在作用，而且它在抑郁症状改善方面有效。而且加巴喷丁与合并使用的精神类药物之间未观察到显著的相互作用。

（二）托吡酯

1. 药理作用 托吡酯可强化 γ-氨基丁酸能和阻滞 Na^+ 通道，抑制儿茶酚胺释放；还可直接阻滞 Ca^{2+} 通道，降低细胞质内的 Ca^{2+} 浓度。

2. 临床应用 目前循证研究并未证实托吡酯治疗双相障碍的疗效，只是与其他药物合并使用时可以缓解体重增加的不良反应。

3. 用法与用量 成人（年龄 >17 岁）合并其他药物治疗时，剂量调整应从每晚 25～50mg 开始，服用 1 周。尽管目前已有使用更低起始剂量的报告，但尚未进行系统研究。随后每间隔 1 周或 2 周加量 25～50mg 至 100mg/d，分 2 次服用。应根据临床效果进行剂量调整。某些患者可在每日服用 1 次时达到疗效。在合并用药治疗的临床试验中，200mg/d 是研究中的最小剂量，并且有效。因此，考虑将 200mg/d 作为最小有效剂量，常用剂量为 200～400mg/d（分 2 次服用）。

2～16 岁儿童患者本品单药治疗的推荐目标剂量范围为 100～400mg/d。近期诊断为癫痫部分性发作的儿童患者，剂量曾达到过 500mg/d。剂量调整应从每晚 0.5～1mg/kg 开始，服用

1 周,每间隔 1 或 2 周增加剂量 0.5～1mg/(kg•d)(分 2 次服用)。如果患者不耐受剂量调整方案,应减少剂量。

4. 特殊人群

(1)中至重度肾功能受损患者可能需要降低托吡酯的剂量,推荐剂量和维持剂量为常用剂量的一半。由于托吡酯可经血液透析从血浆中清除,因此进行血液透析时给予约日剂量一半的补充剂量。补充剂量应分为 2 次在透析开始时和结束时给予,补充剂量可因所使用的透析仪器的不同而有所差异。

(2)肝功能受损患者应谨慎使用托吡酯。

(3)在人体中,托吡酯可透过胎盘屏障,且在脐带和母体血液中报告的药物浓度相似。孕妇服用本品可导致胎儿伤害。从妊娠期登记的数据表明,宫内暴露于托吡酯的婴儿发生先天畸形的风险(颅面缺陷,如唇裂和 / 或腭裂、尿道下裂和各种身体系统异常)增加。

5. 药物相互作用 托吡酯与其他心境稳定剂(卡马西平、丙戊酸)合并使用时,托吡酯对其他药物的稳态血药浓度无影响。100～400mg 托吡酯合并拉莫三嗪时,不会增加拉莫三嗪的稳态血药浓度。停用平均剂量为 327mg/d 的拉莫三嗪,不会影响托吡酯的稳态血药浓度。

一项单剂量临床研究发现因同时服用托吡酯,地高辛的 AUC 值下降 12%,但此观察结果有无临床意义尚不明确。服用地高辛治疗的患者加用或停用托吡酯时,都应注意监测地高辛的血清浓度。

在健康志愿者接受锂试剂合用本品 200mg/d 治疗的试验中,可测得其体内锂盐的 AUC 值下降 18%。有双相障碍的患者接受本品 200mg/d 治疗时,其体内锂盐的药代动力学并不受影响;但本品的剂量达到 600mg/d 时,测得锂盐的 AUC 值有 26% 的升高。所以本品与锂试剂合用时,应监测体内的锂盐浓度。

七、其他双相障碍治疗药物

(一)抗精神病药

1. 稳定心境的抗精神病药 最新研究发现,双相障碍与精神分裂症存在共同的易感基因与症状的重叠,因此抗精神病药成为目前可以使用的又一种治疗双相障碍的选择。

第二代抗精神病药对躁狂发作有效,奥氮平经 FDA 批准用于急性躁狂发作以及双相障碍的维持治疗。利培酮、喹硫平、齐拉西酮和阿立哌唑被批准用于治疗急性躁狂发作。奥氮平与锂盐、双丙戊酸钠一样已作为急性躁狂发作治疗的一线选择(2018 CANMAT/ISBD 指南已将奥氮平放在二线选择)。2003 年,奥氮平和氟西汀复方制剂作为第一个被 FDA 批准用于治疗双相障碍抑郁发作的复方制剂上市。

2. 不良反应 主要有锥体外系不良反应、过度镇静、体重增加、糖尿病、阳痿、催乳素水平升高、认知功能降低、心脏节律不齐等。一种药物可以产生上述一种或多种副作用。

(1)锥体外系不良反应和迟发性运动障碍:急性锥体外系不良反应(EPS)表现为药源性帕金森综合征、急性肌张力障碍和静坐不能等。迟发性运动障碍(TD)是长期大剂量服用第一代抗精神病药引起的特殊而持久的锥体外系不良反应,一般在服药 3 个月后才可能发生。尽管第二代抗精神病药所致的 EPS 和 TD 的发生率已明显降低,但仍存在不尽如人意之处。奥氮平、利培酮和齐拉西酮产生的 EPS 与剂量相关。喹硫平产生的 EPS 极轻微,剂量增加后 EPS 并未加重。阿立哌唑在治疗初期会出现轻微的静坐不能。而氯氮平几乎无 EPS。

(2)镇静:除利培酮外,其他第二代抗精神病药都有较强的镇静作用,在治疗的初期阶段尤为明显,之后患者会对其产生耐受性。喹硫平的镇静效应可用来改善患者的睡眠。

(3)性功能障碍:大约 1/2 的患者服用抗精神病药后存在性功能障碍。利培酮引起阳痿的不良反应最明显,氯氮平引起这种不良反应的可能性最小。利培酮及帕利哌酮可引起血中的催乳素水平增高,导致性功能减退。

(4)体重增加:氯氮平在治疗 10 周后可导致患者体重平均增加 9.8 磅(1 磅 = 0.453 592 37kg),奥氮平为 9.1 磅,利培酮为 6.4 磅,齐拉西酮几乎无体重增加的不良反应。奥氮平在治疗 1 年后,患者体重平均增加 27 磅。其他随访 1 年的研究表明,经过利培酮、喹硫平治疗,患者体重增加至某数值后趋于稳定,齐拉西酮、阿立哌唑几乎无体重增加的不良反应。

尼扎替丁、托吡酯、金刚烷胺与抗精神病药同时服用,可有效减轻抗精神病药引起的体重增加。

(5)糖尿病:2021 年美国糖尿病学会(ADA)糖尿病诊疗标准(Standards of Medical Care in Diabetes-2019)指出,已知某些药物如糖皮质激素、噻嗪利尿药、一些抗艾滋病药和第二代抗精神病药会增加患糖尿病的风险。

3. 抗精神病药与妊娠 专家推荐在妊娠头 3 个月最好不用抗精神病药,如果必须使用,可选用小剂量氟哌啶醇。

4. 抗精神病药与心境稳定剂联合治疗 美国精神病学协会(American Psychiatric Association,APA)治疗指南推荐,抗精神病药与心境稳定剂(包括锂盐)联用作为严重躁狂发作的首选治疗方案。美国得克萨斯药物治疗规范化程序(TIMA)以及双相障碍治疗循证指南则推荐在单用抗精神病药和单用心境稳定剂都无效后,再使用联合治疗方案。哈佛大学的一系列研究已经发现,利培酮、氟哌啶醇、喹硫平或奥氮平联合心境稳定剂比单用心境稳定剂效果好。

5. 有心境稳定作用的第二代抗精神病药

(1)喹硫平:2004 年 1 月喹硫平(quetiapine)经 FDA 批准可用于急性躁狂的治疗,包括单一治疗、与锂盐或双丙戊酸钠联合治疗。2018 CANMAT/ISBD 指南指出,喹硫平单药或联合使用被推荐为躁狂发作急性期的一线治疗选择,联合治疗的优先级高于心境稳定剂单药治疗;原因在于,临床研究显示联合治疗有效的患者较单药治疗多约 20%。还有一些证据显示,联合治疗优于抗精神病药单药治疗,尽管研究相对较少。例如喹硫平联合锂盐的疗效优于单用喹硫平。BD-Ⅰ 抑郁期的一线治疗选择包括喹硫平等单药。

焦虑症状常伴随躁狂发作而出现,并且是预后不良的预测因素之一,其他包括躁狂症状更严重、缓解所需的时间更长及更多的药物副作用。目前尚无研究专门探讨药物针对躁狂发作时焦虑症状的疗效,但焦虑症状通常伴随情绪的好转而改善,喹硫平可能对双相障碍伴发的焦虑有效。

对于 BD-Ⅰ 抑郁发作急性期的心理干预,喹硫平被推荐为双相抑郁的一线单药治疗选择。除非其既往对喹硫平治疗无应答或存在耐受性的问题,否则应首先考虑喹硫平单药治疗。研究证据显示,喹硫平 300mg/d 与 600mg/d 对双相抑郁的疗效差异并无统计学意义,而关于更低剂量喹硫平的疗效尚未进行研究。因此,用于双相抑郁患者喹硫平的目标剂量可设为 300mg/d。临床试验结果、管理数据和临床经验均支持喹硫平单药治疗作为双相障碍维持期治疗的一线选择。喹硫平已被证明具有预防躁狂、抑郁和混合发作复发的作用,因此对具有混合特征的患者尤其重要。

喹硫平是被推荐用于 BD-Ⅱ 抑郁发作急性期及维持期的一线治疗方案。

喹硫平具有治疗产后双相抑郁的疗效,但还没有关于产后双相抑郁的急性或预防性心理治疗的研究。

（2）鲁拉西酮：是苯并异噻唑衍生物。CANMAT/ISBD 指南中，鲁拉西酮被推荐为双相抑郁的一线单药治疗选择。鲁拉西酮及拉莫三嗪合并使用也被推荐为一线联合治疗药物。鲁拉西酮起效迅速，第 1 周时疗效即显著优于安慰剂。因此，若患者需要快速起效（如自杀风险较高或存在脱水等躯体情况），鲁拉西酮可优先考虑。

鲁拉西酮可改善伴混合特征及焦虑特征的抑郁症患者的抑郁及焦虑症状，同时还可改善抑郁症伴混合特征患者的抑郁及轻躁狂症状。

鲁拉西酮在改善儿童和青少年双相抑郁急性期的抑郁症状方面优于安慰剂，然而在该人群中使用此药的临床经验相对较少。但无论如何，鉴于成人双相抑郁的疗效和临床经验，推荐鲁拉西酮作为一线治疗药物。

目前对双相抑郁急性期的老年患者尚无任何药物的 RCT 结果。目前证据表明鲁拉西酮单药治疗的疗效，因此鲁拉西酮被推荐为一线治疗选择。

鲁拉西酮的推荐剂量为 40～80mg/d。对于中度肝损害、中度和重度肾损害患者，鲁拉西酮的推荐起始剂量为 20mg/d，最大剂量均不应超过 80mg/d；对于重度肝损害患者，推荐起始剂量为 20mg/d，最大剂量均不应超过 40mg/d。对于年龄在 65～85 岁的精神病患者，鲁拉西酮 20mg/d 的血药浓度类似于年轻患者，因此老年患者无须调整剂量。

（3）奥氮平：奥氮平（olanzapine）是第一个被 FDA 批准用于急性躁狂的抗精神病药。研究还发现它对双相障碍伴混合特征也有效。奥氮平和氟西汀复方制剂（Symbyax）已被 FDA 批准用于治疗双相抑郁。2004 年 1 月，奥氮平经 FDA 批准用于双相障碍的维持治疗。

CAMAT/ISBD 指南指出，奥氮平（肌内注射剂型）列为躁狂发作兴奋激越状态的一线治疗推荐，但由于安全性 / 耐受性风险被下调为二线治疗。奥氮平与卡马西平联用时，研究结果为阴性，原因很可能为卡马西平的酶诱导效应。尽管调整剂量可以克服这一问题，但由于上述药物之间的相互作用具有不可预测性，且有效剂量未得到确立，因此尚不能给出具体推荐。

对于 BD-Ⅰ抑郁发作急性期的心理干预，奥氮平单药治疗为三线治疗。

（4）奥氮平和氟西汀复方制剂：奥氮平和氟西汀复方制剂（Symbyax）（奥 - 氟合剂）是首次将奥氮平作为一种抗抑郁治疗手段与氟西汀合成的一种复方制剂，由低剂量的奥氮平（6mg）与正常剂量的氟西汀（20mg）复合而成。其他三种剂量选择为奥氮平 12mg/ 氟西汀 25mg、奥氮平 6mg/ 氟西汀 50mg、奥氮平 12mg/ 氟西汀 50mg。

奥 - 氟合剂已获得 FDA 批准用于治疗双相抑郁。研究表明，对于 BD-Ⅰ抑郁发作急性期，奥 - 氟合剂（2 级）也有一定疗效，被推荐作为二线治疗。奥 - 氟合剂起效迅速，在第 1 周时即显现。此外，奥 - 氟合剂可针对双相抑郁伴发的焦虑症状以及双相抑郁伴混合特征。对于 BD-Ⅰ维持期，奥 - 氟合剂为三线治疗方案（2 级证据）。奥 - 氟合剂在青少年双相抑郁的 RCT 研究结果为阳性。

奥氮平和氟西汀复方制剂也像奥氮平一样，存在糖尿病、高血糖、困倦、体重增加和 EPS 等副作用；同时 25% 的患者会产生困倦，从而导致 2% 的患者停药。一项观察 8 周的临床试验中，服用复方制剂治疗的患者体重平均增加 7.9 磅，14% 的患者体重增加超过其基础体重的 10%。建议孕妇或计划妊娠的患者应当告诉医师这些情况，如果利大于弊，才能继续服用该药治疗；哺乳期妇女不主张使用此药。

（5）阿立哌唑：阿立哌唑（aripiprazole）通过对 D_2 受体、$5\text{-}HT_{1A}$ 受体的部分激动作用以及对 $5\text{-}HT_{2A}$ 受体的拮抗作用，起到平衡调节而发挥作用。

循证证据表明，阿立哌唑（肌内注射剂型）列为躁狂发作激越状态的一线治疗推荐；阿立哌唑也是双相障碍躁狂发作的一线Ⅰ级单药治疗和锂盐或双丙戊酸盐联合治疗推荐。阿立哌唑对双相障碍躁狂发作伴混合特征同样有效。

对于 BD-Ⅰ 抑郁维持期，与拉莫三嗪单药相比，拉莫三嗪合并阿立哌唑治疗更有预防躁狂发作的优势。每月注射 1 次的阿立哌唑单药治疗也已被证明能有效预防双相障碍复发。

两项研究显示，阿立哌唑单药治疗双相抑郁与安慰剂之间无差异，故而不推荐阿立哌唑治疗双相抑郁。对于一线及二线治疗失败者，可考虑阿立哌唑合并用药作为三线治疗。

针对双相障碍维持期治疗，尽管阿立哌唑并未被证明能有效预防抑郁复发，但考虑其能有效预防躁狂发作，及其具有较优的安全性/耐受性，阿立哌唑口服或每月 1 次用药也被推荐作为一线单药治疗方案。阿立哌唑联合锂盐/双丙戊酸盐治疗也可作为一线选择。

本品是儿童和青少年双相障碍躁狂发作急性期的一线治疗选择，也是维持期治疗的优先选择。

阿立哌唑的不良反应相对较少，6% 的患者出现 EPS（奥氮平为 15%～32%）。研究发现，该药能明显改善类帕金森病震颤、静坐不能，并且能轻微改善 TD，对体重、心脏节律、血清催乳素水平无明显影响。病例脱落率与其他第二代抗精神病药相同（6%），脱落原因为恶心、呕吐、头痛、困倦（11% 的临床受试对象会出现困倦）。

（6）哌罗匹隆：哌罗匹隆（perospirone）是第二代抗精神病药，除具有 $5-HT_{2A}$ 受体和多巴胺 D_2 受体拮抗作用外，还是 $5-HT_{1A}$ 受体部分激动剂。$5-HT_{1A}$ 受体在前额叶皮质中高表达，$5-HT_{1A}$ 受体结合后能有效改善抑郁焦虑等情感症状和认知功能。同时，$5-HT_{1A}$ 受体具有调控和促进神经再生的功能，进一步促进认知功能改善。一项研究纳入 100 例双相障碍抑郁发作患者，实验组采用哌罗匹隆（8～12mg/d）合并碳酸锂（0.7～1.25g/d）治疗，对照组采用碳酸锂（0.7～1.25g/d）单药治疗，结果发现哌罗匹隆合并组起效快于碳酸锂组，哌罗匹隆联合碳酸锂治疗双相抑郁与单用碳酸锂疗效相当，不良反应均较少。

（7）利培酮：利培酮（risperidone）已获得 FDA 批准用于治疗急性躁狂与混合发作。CANMAT/ISBD 指南中，利培酮为双相障碍躁狂发作急性期的一线单药与锂盐或双丙戊酸盐联用治疗选择。利培酮与卡马西平联用时，研究结果为阴性，原因很可能为卡马西平的酶诱导效应。在双相障碍伴发焦虑特征患者，利培酮的抗焦虑效果有限。对于 BD-Ⅰ 抑郁发作急性期，不推荐利培酮治疗。在 BD-Ⅰ 维持期，每 2 周 1 次的长效注射用利培酮单药治疗或合并治疗已证实可有效预防躁狂发作，但这些试验并没有明确预防抑郁复发的结果。对于 BD-Ⅰ 抑郁治疗急性期，利培酮与卡马西平联用时，研究结果为阴性。针对 BD-Ⅱ，利培酮仅为维持治疗期的三线治疗药物。

不良反应常见 EPS，发生率为 17%～34%，与剂量相关。治疗初始可导致体重增加，随后体重趋于稳定。血清催乳素水平升高，发生率为 90% 以上，高催乳素血症抑制卵巢和睾丸功能，存在乳汁分泌和乳房增大的风险，女性导致月经功能紊乱和性功能损害，男性可造成阳痿及性欲缺乏。对 35 岁以下不吸烟的女性患者可以试用避孕药（contraceptive pill）治疗。针对备孕期妇女，利培酮可能需要停药以增加怀孕的可能性。

（8）帕利哌酮：根据 2018 CANMAT/ISBD 指南，帕利哌酮被推荐为躁狂发作急性期的一线治疗选择。2022 年一项大样本网状 meta 分析纳入 72 项随机双盲对照研究，包括 23 种抗精神病药，共 16 442 例样本。结果发现，与安慰剂相比，帕利哌酮可显著改善双相障碍躁狂症状。

（9）齐拉西酮：齐拉西酮（ziprasidone）已获得 FDA 批准用于治疗双相障碍急性躁狂发作和混合发作。循证证据表明，齐拉西酮治疗急性躁狂和混合发作的疗效为 1 级证据，但由于安全性/耐受性风险被下调为二线治疗。也不推荐将其作为联合治疗药物，原因是齐拉西酮缺乏附加治疗带来额外获益的证据。齐拉西酮不建议用于双相障碍抑郁发作。

有可能出现心脏 Q-Tc 间期延长的不良反应，齐拉西酮不应与其他可能延长 Q-Tc 间期的药物联用。

（10）阿塞那平：对 5-HT 受体、α 肾上腺素受体、多巴胺 D 受体以及组胺受体有高亲和力，但对 M 胆碱受体几乎无亲和力，这或许能部分解释服用阿塞那平较少发生代谢紊乱的原因。对 $5-HT_6$ 受体的拮抗作用可能有助于缓解患者的认知缺损以及改善肥胖症状。本品主要经 CYP1A2 代谢，其血浆浓度受 CYP1A2 抑制剂如氟伏沙明的影响。

一项奥氮平对照的为期 40 周的临床研究评价长期应用阿塞那平对双相障碍躁狂发作的疗效。研究显示，阿塞那平与奥氮平相比，疗效无统计学差异。在药物安全性方面，阿塞那平与奥氮平和安慰剂相比，不会明显引起体重增加。根据 CANMAT/ISBD 指南，对于双相障碍的管理，阿塞那平单药或者联合治疗均被推荐为躁狂发作急性期的一线治疗选择。也被推荐用于双相Ⅰ型抑郁发作的一线治疗选择，也可用于双相Ⅱ型抑郁发作的一线治疗选择。

阿塞那平在孕妇和哺乳期妇女中还没有足够的研究。动物实验研究显示阿塞那平会通过乳汁排泄，建议哺乳期妇女避免使用阿塞那平，必须使用应停止哺乳。

肾损害和轻、中度肝损害对血浆游离阿塞那平的浓度无明显影响，但血浆游离阿塞那平的浓度在重度肝损害患者会显著增加，对重度肝损害患者应避免使用该药。

（11）卡利拉嗪：CAMAT/ISBD 指南，卡利拉嗪单药或者联合治疗均被推荐为躁狂发作急性期的一线治疗选择，用于双相Ⅰ型躁狂发作或混合发作的急性期治疗。推荐剂量范围为 3～6mg/d，每日 1 次；起始剂量为 1.5mg，根据临床反应和耐受性，可以 1.5mg 或 3mg 为单位进一步剂量调整。药物联合使用方面，卡利拉嗪与 CYP3A4 强抑制剂合并使用时应降低卡利拉嗪的剂量一半，而 CYP3A4 强诱导剂建议不与卡利拉嗪使用。该药的主要不良反应包括锥体外系不良反应如静坐不能、消化不良、呕吐、嗜睡和躁动。

（12）氯氮平：氯氮平（clozapine）是第一个第二代抗精神病药。因为该药可引起粒细胞缺乏，临床上需要每周检查血象。通常作为难治性患者的治疗药物选择。不良反应还包括抽搐发作、致死性心肌炎及其他对心血管系统和呼吸系统的影响。

难治性双相障碍治疗方案的相关临床研究较少。对经典心境稳定剂疗效差或不能耐受的双相障碍患者，氯氮平附加治疗已被证实能有效缓解难治性双相障碍患者的症状和减少总体药物的使用。

（二）心境稳定剂与抗抑郁药

最近的前瞻性研究表明，对于双相障碍患者，抑郁给患者造成的问题比躁狂更为突出，BD-Ⅰ型患者一生中有明显抑郁症状的累计时间平均超过 30%，而躁狂症状的累计时间少于 10%。此外，未经治疗的双相障碍患者的自杀率为 20%，且绝大部分的自杀发生于抑郁期。然而目前对于双相障碍抑郁发作的治疗尚不尽如人意。双相障碍中应用抗抑郁药治疗至少有 3 种负面作用：①诱发躁狂；②诱发快速循环发作；③与抗抑郁药相关的慢性激越性心境恶劣。

因此，对双相障碍抑郁发作的治疗应遵循以下原则：在双相Ⅰ型抑郁发作治疗的第一个步骤应避免应用抗抑郁药，以免诱发转躁或使发作变频，或转为快速循环发作。原心境稳定剂不能预防抑郁发作时，可首先考虑用锂盐（加用或加大原用锂盐剂量）；其次是使用拉莫三嗪，拉莫三嗪作为候选的心境稳定剂,对双相障碍抑郁发作有效。经第一个步骤治疗无明显反应者,若心境稳定剂的剂量或血药浓度达到有效范围,则可转入第二个步骤,加用抗抑郁药。药物选择应以选用转躁风险最小者为原则,依次为安非他酮、SSRI、阿戈美拉汀、伏硫西汀、SNRI,应尽量避免使用转躁作用较为明显的 TCA。前两步骤治疗反应仍不见疗效者,于第三个步骤中可考虑换用另一种抗抑郁药,可以选择另一种不同化学结构的药物,也可以选用作用机制不同的同类药物;也可以加用抗抑郁增效剂(利培酮、奥氮平、甲状腺素、丁螺环酮、吲哚洛尔、钙通道阻滞剂等)。症状完全缓解后,则应逐渐停用抗抑郁药,以心境稳定剂进行维持治疗。由于双相障碍的自杀企图率可高达 25%~50%,而锂盐有良好的预防自杀的效果,因此在维持治疗联用中锂盐是很重要的。

然而,当心境稳定剂联合抗抑郁药有很好的疗效后,往往需要考虑的问题是继续联用抗抑郁药还是停用抗抑郁药、如何权衡转躁与抑郁复发的危险性。目前主张曾发生过药物相关躁狂者在抑郁症状缓解后尽早停用抗抑郁药,而抑郁发作频繁者至少持续使用抗抑郁药 1~3 个月。总之,对于双相抑郁,锂盐和拉莫三嗪可作为急性期和维持期的一线药物;对单用心境稳定剂疗效不好者可以联合抗抑郁药;但对快速循环型应单用或者联用心境稳定剂及具有心境稳定作用的抗精神病药,不要联合抗抑郁药。

近几年抗抑郁药与自杀的关系一直是受关注的热点,许多研究发现抗抑郁药的使用和自杀率呈负相关,这样的证据经常用来支持抗抑郁药可预防自杀。相应的理论假说认为自杀由抑郁症引起,而抗抑郁药可缓解抑郁症状,因此可以降低自杀率;但这样的理论也受到挑战,很多研究发现抗抑郁药也可能引起潜在危险。

(三)心境稳定剂与苯二氮䓬类抗焦虑药

1. 药理作用 BZD 具有抗焦虑、抗紧张、抗痉挛、肌肉松弛和镇静催眠等作用。BZD 的肌肉松弛作用是由脊髓中介的,抗焦虑作用是由皮质和边缘系统中介的,共济失调是 BZD 作用于小脑引起的,催眠作用是通过网状系统实现的,而遗忘效果可能是作用于海马所致。BZD 对睡眠影响的研究较多,BZD 能增加总睡眠时间、减少转醒次数、增加快速眼动睡眠周期,所以长期服用 BZD 后突然停药可致反跳,患者报告夜惊、做梦增加。常规剂量的 BZD 对心血管和呼吸系统作用甚微,所以 BZD 的安全性极高。BZD 是通过在中枢内与 γ- 氨基丁酸(γ-aminobutyric acid,GABA)受体的 BZD 位点结合,以增强 GABA 介导的神经抑制过程而起作用的。$GABA_A$ 受体属于配体门控离子通道,由 GABA 识别位点、BZD 识别位点和 Cl^- 通道三部分组成。BZD 作为 $GABA_A$ 受体正向别构调节剂,与受体位点结合后并不直接激动 GABA 结合位点,而是通过别构效应增加 GABA 与结合位点的结合率,增加 Cl^- 通道的开放频率,但不延长开放时程,从而发挥其抗焦虑作用。

2. 适应证 苯二氮䓬类药物的适应证包括焦虑、失眠和应激相关障碍等。苯二氮䓬类药物除用于治疗失眠、焦虑症外,其他适应证包括癫痫;劳拉西泮、地西泮可用于术前放松;苯二氮䓬类药物还可用于戒酒患者,因为与酒精存在交叉耐药。

苯二氮䓬类药物作为抗焦虑药经常用于双相障碍抑郁发作共病焦虑的辅助治疗,但是临床使用时常呈现使用时间过长,剂量不准确而得不到及时、实时的调整。多项调查显示门诊患者出现滥用、依赖此类药物的严重问题,规范使用此类药物的指导原则也应当尽快完整、出台并且推广。

3. 不良反应和急性中毒 苯二氮䓬类药物可增加呼吸暂停的频率,使血氧饱和度下降。因为苯二氮䓬类药物能使肌肉放松,加剧肌无力,而不应用于重症肌无力患者。苯二氮䓬类药物中毒的中枢神经系统抑制较轻，主要症状是思睡、头晕、言语含糊不清、意识模糊、共济失调。很少出现严重症状，如长时间深昏迷和呼吸抑制等。如果出现，应考虑是否同时服用其他镇静催眠药或酒等。

（方贻儒 郭晓云）

参 考 文 献

[1] 江开达. 精神药理学 [M]. 2 版. 北京：人民卫生出版社，2011.

[2] 江开达. 精神障碍药物治疗指导 [M]. 北京：人民卫生出版社，2017.

[3] 于欣，方贻儒. 中国双相障碍防治指南 [M]. 2 版. 北京：中华医学电子音像出版社，2015.

[4] BAUER M S, MITCHNER L. What is a "mood stabilizer"? An evidence-based response[J]. American journal of psychiatry, 2004, 161 (1): 3-18.

[5] 方贻儒，汪作为，陈俊. 关注双相障碍概念与分类诊断的演变 [J]. 中华精神科杂志，2015，48（5）：257-259.

[6] 方贻儒，汪作为，陈俊. 中国双相障碍的研究现状与展望 [J]. 中华精神科杂志，2015，48（3）：141-146.

[7] 汪作为，方贻儒. 透过重重迷雾，寻觅双相障碍真相 [J]. 中华精神科杂志，2018，51（2）：81-82.

[8] 陈俊，方贻儒. 新型非典型抗精神病药：鲁拉西酮 [J]. 临床精神医学杂志，2022，32（1）：81-84.

[9] 申璎，谢光平. 哌罗匹隆联合碳酸锂对双相抑郁发作的疗效研究 [J]. 中华临床医师杂志：电子版，2016，10（11）：208-209.

[10] WANG Z W, CHEN J, YANG H C, et al. Assessment and management of bipolar disorder: principal summary of updated Chinese guidelines[J]. Bipolar disorders, 2018, 20 (3): 289-292.

[11] WANG Z W, CHEN J, ZHANG C, et al. Guidelines concordance of maintenance treatment in euthymic patients with bipolar disorder: data from the national bipolar mania pathway survey（BIPAS）in mainland China[J]. Journal of affective disorders, 2015, 182: 101-105.

[12] WANG Z W, GAO K M, HONG W, et al. Pharmacotherapy for acute mania and disconcordance with treatment guidelines: bipolar mania pathway survey（BIPAS）in mainland China[J]. BMC Psychiatry, 2014, 14: 167.

[13] WANG Z W, GAO K M, HONG W, et al. Guidelines disconcordance in acute bipolar depression: data from the national Bipolar Mania Pathway Survey（BIPAS）in mainland China[J]. PLoS one, 2014, 9 (4): e96096.

[14] American Psychiatric Association. Practice guideline for the treatment of patients with bipolar disorder（revision）[J]. American journal of psychiatry, 2002, 159 (4 Suppl): 1-50.

[15] BELMAKER R H. Bipolar disorder[J]. New England journal of medicine, 2004, 351 (5): 476-486.

[16] BOWDEN C L, CALABRESE J R, MCELROY S L, et al. A randomized, placebo-controlled 12-month trial of divalproex and lithium in treatment of outpatients with bipolar Ⅰ disorder. Divalproex Maintenance Study Group[J]. Archives of general psychiatry, 2000, 57 (5): 481-489.

[17] DAVIS J M, JANICAK P G, HOGAN D M. Mood stabilizers in the prevention of recurrent affective disorders: a meta-analysis[J]. Acta psychiatrica scandinavica, 1999, 100 (6): 406-417.

[18] GEDDES J R, BURGESS S, HAWTON K, et al. Long-term lithium therapy for bipolar disorder: systematic review and meta-analysis of randomized controlled trials[J]. American journal of psychiatry, 2004, 161 (2): 217-222.

[19] GOODWIN G M. Evidence-based guidelines for treating bipolar disorder: recommendations from the British Association for Psychopharmacology[J]. Journal of psychopharmacology, 2003, 17 (2): 149-173.

[20] POOLSUP N, LI W P A, DE OLIVEIRA I R. Systematic overview of lithium treatment in acute mania[J]. Journal of clinical pharmacy and therapeutics, 2000, 25 (2): 139-156.

[21] Royal Australian and New Zealand College of Psychiatrists Clinical Practice Guidelines Team for Bipolar

Disorder. Australian and New Zealand clinical practice guidelines for the treatment of bipolar disorder[J]. Australian and New Zealand journal of psychiatry, 2004, 38 (5): 280-305.

[22] SACHS G S, THASE M E, OTTO M W, et al. Rationale, design, and methods of the systematic treatment enhancement program for bipolar disorder (STEP-BD) [J]. Biological psychiatry, 2003, 53 (11): 1028-1042.

[23] SADOCK B J, SADOCK V A, RUIZ P. Kaplan & Sadock's comprehensive textbook of psychiatry[M]. 8th ed. Philadelphia: Lippincott Williams & Wilkins, 2005.

[24] SCHATZBERG A F, NEMEROFF C B. Textbook of psychopharmacology[M]. 3rd ed. Washington DC: American Psychiatric Publishing, 2004.

[25] SINGH V, MUZINA D J, CALABRESE J R. Anticonvulsants in bipolar disorder[J]. Psychiatric clinics of North America, 2005, 28 (2): 301-323.

[26] SUPPES T, DENNEHY E B, HIRSCHFELD R M, et al. The Texas implementation of medication algorithms: update to the algorithms for treatment of bipolar Ⅰ disorder[J]. Journal of clinical psychiatry, 2005, 66 (7): 870-886.

[27] TOHEN M, GOLDBERG J F, GONZALEZ-PINTO A A, et al. A 12-week, double-blind comparison of olanzapine vs haloperidol in the treatment of acute mania[J]. Archives of general psychiatry, 2003, 60 (12): 1218-1226.

[28] YATHAM L N. Atypical antipsychotics for bipolar disorder[J]. Psychiatric clinics of North America, 2005, 28 (2): 325-347.

[29] 王娟, 李华芳. 新型抗精神病药: 阿塞那平 [J]. 中国新药与临床杂志, 2011, 30 (12): 886-890.

[30] YATHAM L N, KENNEDY S H, PARIKH S V, et al. 2018 加拿大心境障碍与焦虑障碍治疗协作组 / 国际双相障碍学会指南: 双相障碍的管理 [J]. 中华精神科杂志, 2019, 52 (1): 5-49.

[31] KISHI T, IKUTA T, MATSUDA Y, et al. Pharmacological treatment for bipolar mania: a systematic review and network meta-analysis of double-blind randomized controlled trials[J]. Molecular psychiatry, 2022, 27 (2): 1136-1144.

[32] XU N, SHINOHARA K, SAUNDERS K, et al. Effect of lithium on circadian rhythm in bipolar disorder: a systematic review and meta-analysis[J]. Bipolar disorders, 2021, 23 (5): 445-453.

[33] YEE C S, VÁZQUEZ G H, HAWKEN E R, et al. Long-term treatment of bipolar disorder with valproate: updated systematic review and meta-analyses[J]. Harvard review of psychiatry, 2021, 29 (3): 188-195.

[34] TAYLOR C P. Mechanisms of analgesia by gabapentin and pregabalin--calcium channel alpha2-delta[Cavalpha2-delta] ligands[J]. Pain, 2009, 142 (1-2): 13-16.

[35] American Diabetes Association. Classification and diagnosis of diabetes: standards of medical care in diabetes-2021[J]. Diabetes Care, 2021, 44 (Suppl 1): S15-S33.

[36] WANG Z, CHEN W, CAO Y, et al. An independent, replicable, functional and significant risk variant block at intron 3 of CACNA1C for schizophrenia[J]. Australian and New Zealand journal of psychiatry, 2022, 56 (4): 385-397.

第五章

镇静催眠药

镇静催眠药（sedative-hypnotics）是指通过抑制中枢神经系统而引起镇静和催眠的所有化学药品的总称，包括苯二氮䓬类药物、非苯二氮䓬类药物、巴比妥类药物、抗组胺药、具有镇静催眠作用的抗抑郁药、第二代抗精神病药、具有安神作用的中药等，比较常用的是苯二氮䓬类和非苯二氮䓬类药物。这类药物主要有两个方面的作用，一是镇静，二是催眠；有的镇静催眠药还有抗焦虑作用。它能降低中枢神经系统的兴奋性和运动活性，从而起到镇静作用；而催眠作用可以使人产生睡意，帮助维持生理性睡眠。这些药物属于中枢神经抑制药，但正常治疗剂量时不会造成意识水平降低，不会导致昏迷。

镇静催眠药对于神经系统来说有十分重要的用途，这些药物能降低人的警觉性，并对应激反应具有一定的抑制作用。有些镇静催眠药具有肌肉松弛、抗焦虑、抗癫痫或麻醉诱导作用。苯二氮䓬类药物的肌肉松弛作用相对较为明显，临床上还广泛用于抗焦虑治疗，但其抗焦虑作用是否源其镇静催眠作用，至今尚未明了。

第一节 概 述

第一代镇静催眠药为巴比妥类药物，主要包括苯巴比妥、异戊巴比妥和司可巴比妥等，其不良反应大，抑制呼吸，过量可致死，治疗安全范围小，易蓄积中毒，有明显的潜在成瘾性。20 世纪 60 年代，第一代巴比妥类药物逐渐被新的镇静催眠药所取代，已很少用于镇静和催眠，其中只有苯巴比妥和戊巴比妥仍用于控制癫痫持续状态。第二代镇静催眠药是苯二氮䓬类药物，主要有地西泮、艾司唑仑、阿普唑仑、劳拉西泮、奥沙西泮、咪达唑仑、氯硝西泮等。与巴比妥类药物相比，苯二氮䓬类药物选择性结合苯二氮䓬受体，吸收迅速，效果好，不良反应小，常用于短期失眠的短期治疗，对于慢性失眠常用低剂量间断或短期治疗。多数苯二氮䓬受体激动剂类药物非选择性作用于脑内的 γ- 氨基丁酸（γ-aminobutyric acid，GABA）受体，在产生镇静催眠的同时会出现"宿醉"反应，长期使用会引起心理依赖、躯体戒断症状、反跳性失眠、记忆减退等不良反应。20 世纪中后期，非苯二氮䓬类镇静催眠药和褪黑素（melatonin，MT）受体激动剂等新型镇静催眠药相继问世，并受到社会广泛关注，出现一批已进入临床试验或被美国 FDA 批准的药物，这些药物具有起效快、时间短、作用明显、"宿醉"反应小、不良反应少、无耐药性及成瘾性较低等特点，正逐渐成为临床医师治疗失眠的主要药物。

所有镇静催眠药均具有增加睡眠的作用，但是不同的镇静催眠药对睡眠和机体的影响并不相同，有着各自的独特性。这些药物可能作用于睡眠潜伏期，或延长睡眠时间，也可对睡眠质量、睡梦和次日的工作能力产生影响。这些药物尽管对睡眠影响的途径可以不同，但都是通过抑制中枢神经系统而发挥作用的，包括抗焦虑、镇静和睡眠。

<h1 style="text-align:center">第二节 分 类</h1>

常用镇静催眠药根据其作用机制及药理作用特点分为苯二氮䓬类药物、非苯二氮䓬类药物、巴比妥类药物、褪黑素受体激动剂、有镇静催眠作用的抗抑郁药、第二代抗精神病药、具有镇静催眠作用的中药（中草药或中成药）等。

一、苯二氮䓬类药物

苯二氮䓬类药物（benzodiazepine）的首次合成是在 1930 年，但经过 20 年之后才对该类药物进行系统评估。在 20 世纪 50 年代早期，发现氯丙嗪对动物有镇静作用。随着技术进步，药物筛选技术不断提高，最终发现苯二氮䓬类药物的镇静作用。从 1957 年 Sternbach 合成氯氮䓬（利眠宁）并应用于临床之后，共有 3 000 多种药物被合成，目前大约有 40 种应用于临床，其中较常用的有地西泮、艾司唑仑、阿普唑仑、氯硝西泮、劳拉西泮、奥沙西泮、氟硝西泮、氟西泮、替马西泮、夸西泮、三唑仑、氯美扎酮等。由于苯二氮䓬类药物对中枢神经系统的抑制作用较弱，才代替巴比妥类药物成为临床广泛使用的镇静催眠药。

"苯二氮䓬类"一词是指在结构上由 2 个苯环（A、C）与 7 个原子的二氮䓬环（B）并联而成。由于多数老一代苯二氮䓬类的 2 个氮原子分别位于第 1 和第 4 位置上，故称为 1,4- 苯二氮䓬。

7 号位的取代物（多数是氯）是生物活性所必备的，2 号位的羰基可以促进其活性。大部分新一代产品在 2 号位有取代物，如氟西泮。这些特点对药物的代谢十分重要，因为分子的 7 号位和 2 号位对所有主要降解过程都有阻碍作用，许多代谢产物仍具有药理活性。

二、非苯二氮䓬类药物

苯二氮䓬类药物的结构被认为是抗焦虑作用、识别和接受苯二氮䓬受体的必要结构。然而最近研究发现，有几种在结构上与苯二氮䓬类并不相干的药物如唑吡坦、佐匹克隆、右佐匹克隆和扎来普隆也具有苯二氮䓬类样的镇静催眠作用。另一些药物结构与苯二氮䓬类药物也不同，通过与苯二氮䓬受体结合后也产生抗焦虑作用。这类药物统称为非苯二氮䓬类药物。

1. 唑吡坦（zolpidem） 为咪唑吡啶类催眠药，有明显的镇静作用，有轻微的抗焦虑、肌肉松弛和抗惊厥作用，能缩短睡眠潜伏期，减少夜间觉醒次数，增加总睡眠时间，提高睡眠质量。与其他药物相比，它引起的睡眠紊乱较轻；能延迟睡眠第Ⅱ、第Ⅲ及第Ⅳ期，不影响 REM 睡眠的总时间。

2. 佐匹克隆（zopiclone） 为环吡咯酮类催眠药，具有镇静、抗焦虑、抗惊厥和肌肉松弛作用。佐匹克隆激动苯二氮䓬受体 GABA$_A$ 受体，增强 GABA 抑制作用，对苯二氮䓬受体的亲和力超过苯二氮䓬类药物的 50% 以上。

3. 右佐匹克隆（dexzopiclone） 为佐匹克隆的右旋单一异构体，对中枢苯二氮䓬受体的亲和力是左佐匹克隆的 50 倍。

4. 扎来普隆（zaleplon） 为唑吡并嘧啶类化合物，除了选择性作用于苯二氮䓬受体 GABA$_A$ 受体亚型 ω_1 受体而具有改善睡眠作用外，也能协同促进松果体细胞的褪黑素分泌。可以维持正常睡眠阶段，对 REM 睡眠无影响；日间"宿醉"反应及成瘾性较弱。该药具有良好的耐受性和安全性，且起效较快，对认知和精神运动的损害较小。

三、巴比妥类药物

1900年以前，溴化物、水合氯醛、三聚乙醛、乌拉坦、舒砜那等少数药物被作为镇静催眠药使用。此后，巴比妥酸衍生物巴比妥（barbiturate）被发现并应用于临床，因为其良好的睡眠诱导和抗焦虑作用，在临床上的应用越来越普遍。有学者又发现苯巴比妥，不但用作镇静催眠药，还成为当时最重要的一种抗癫痫药。自此以后，大约2 500种巴比妥类似物被合成，其中50种具有商业价值，但现在市场上只有20种仍在应用。

20世纪30年代，抗惊厥药从镇静催眠药中成功分离，出现一些非镇静类抗癫痫药如苯妥英。20世纪40年代早期发现三甲双酮，此后又发现苯二氮䓬类药物，因后者有更好的安全性，其临床应用远远超过巴比妥类。因此，苯二氮䓬类药物在很多疾病的治疗中代替巴比妥类，尤其是有自杀倾向的精神疾病患者。

巴比妥酸（2,4,6-三羟基嘧啶）是所有巴比妥类药物的前体，这种基本结构本身缺乏中枢抑制活性，而在5位上的两个烷基组合是其具有镇静作用的结构基础。巴比妥酸无镇静作用，硫喷妥钠、美索比妥的镇静作用持续时间较短，苯巴比妥的镇静作用持续时间较长，戊巴比妥的镇静作用持续时间介于两者之间。

巴比妥酸衍生物难溶于水，易溶于非极性溶剂，与大多数其他中枢神经抑制药相同。一般来说，能引起脂溶性增加的结构变化，其作用时间相及作用潜伏期缩短，代谢加快，且增强催眠性能。

第5位上有脂肪酸支链的巴比妥酸衍生物比有甲基者具有更强的活性，但作用时间较短。然而，支链上多于7个碳原子者，催眠活性消失，而表现为抗惊厥作用。1位N原子甲基化作用增加脂溶性，缩短作用时间；去甲基化作用可以延长作用时间。

四、褪黑素受体激动剂

褪黑素（N-乙酰基-5-甲氧基色胺）是松果体分泌的一种内源性神经激素。松果体内褪黑素的生物合成包括以下几个步骤：松果体细胞从血液中摄取L-色氨酸，并通过5-羟基化和脱羧将其转化为5-羟色胺；然后通过限速酶芳基烷基胺N-乙酰基转移酶将5-羟色胺转化为N-乙酰基-5-羟色胺；最后通过羟吲哚-氧-甲基转移酶转化为褪黑素。褪黑素合成后不储存在松果体中，而是扩散到血液中，迅速到达身体的各个组织。褪黑素经细胞色素P450代谢，最终生成主要的尿代谢产物6-磺胺基甲酰胺。

褪黑素仅在夜间释放，能同步昼夜节律（白天的日照是抑制褪黑素分泌的因素之一），它能改善睡眠潜伏期、持续时间和质量，集中参与抗氧化、昼夜节律维持、睡眠调节。这些作用主要通过下丘脑的视交叉上核（SCN）的反馈来完成，这种反馈由褪黑素受体$_1$（MT$_1$受体）和褪黑素受体$_2$（MT$_2$受体）介导。SCN被认为是哺乳动物大脑的中心生物钟，产生并协调整个身体的昼夜节律，包括松果体中褪黑素的合成节律。MT$_1$和MT$_2$受体在SCN中的浓度较高，褪黑素通过激活SCN中的GABA能机制来抑制SCN神经元放电，从而促进睡眠。其中MT$_1$受体与褪黑素的睡眠相关活性有关，MT$_2$受体在褪黑素的时相移动活性中发挥更加重要的作用。人类内源性褪黑素水平在自然睡眠前约2h开始升高，5h后达峰值，随着睡眠持续，褪黑素水平逐渐下降，最终导致早晨觉醒，而日间（觉醒状态）褪黑素几乎都保持在一个较低的水平。无论是年轻人还是老年人，失眠障碍患者的夜间血浆褪黑素水平往往低于健康对照组。褪黑素水平随着年龄增长而降低，因此老年人更容易患上褪黑素水平不足相关的疾病。

目前褪黑素已应用于治疗失眠障碍,以及治疗昼夜节律性睡眠障碍;在健康人群中,褪黑素也能诱导睡眠,尽管催眠效果的最大影响因素仍为昼夜节律。同时,褪黑素能够显著减少基质金属蛋白酶(MMP)的表达以及抑制MMP的活性,进而减少缺血诱导的血-脑屏障损伤,褪黑素能在不同的病理条件下通过抗炎、抗氧化应激途径对血-脑屏障发挥保护作用。但是,褪黑素作为镇静催眠药使用的一个主要阻碍在于其短暂的半衰期,其半衰期为20~40min,有时甚至更短,研发长效或缓释的褪黑素受体激动剂可以解决这一问题。

与MT相比,褪黑素受体激动剂的半衰期长,吸收率高,疗效更加明显。目前上市并应用于临床的褪黑素受体激动剂有雷美替胺、阿戈美拉汀等。

1. 雷美替胺(ramelteon,有译为拉米替隆、瑞咪替沃) 为MT_1/MT_2受体激动剂,选择性地与MT_1和MT_2受体结合。通过激动视交叉上核(又称其为"起搏点")的MT_1受体而对人体的生物节律起作用,对MT_1受体的亲和力、选择性和效力比褪黑素大,而MT_1受体又被认为是人体睡眠管理的一个组成部分。与苯二氮䓬类药物不同,雷美替胺不会减少人体快速眼动(REM)睡眠;激动MT_2受体,可以影响褪黑素的移相作用。故雷美替胺可以通过调整睡眠觉醒周期发挥作用。因为该药对GABA系统没有作用,可能无滥用倾向。雷美替胺经口服给药后表现出线性动力学特征。口服吸收迅速,其达峰时间约为0.75h。雷美替胺主要通过CYP1A2代谢,CYP3A4和CYP2C也参与雷美替胺的代谢,母药的平均半衰期为1~2.6h,主要代谢产物M-II的半衰期为2~5h。

由于高脂饮食可以改变雷美替胺的口服吸收,因此服用本药时最好避免高脂饮食。严重睡眠呼吸暂停综合征或严重慢性阻塞性肺疾病(COPD)患者不可服用雷美替胺。服用雷美替胺期间应慎用含酒精的饮料。

雷美替胺经细胞色素P450(主要是CYP1A2)代谢,因此雷美替胺与其他药物合用时可能存在明显的药物相互作用。雷美替胺应避免与氟伏沙明(一种CYP1A2强抑制剂)合用,与其他CYP1A2抑制剂(如环丙沙星、依诺沙星、美西律、诺氟沙星、他克林和齐留通等)合用时应小心谨慎。当雷美替胺与CYP1A2强诱导剂(如利福平)或CYP1A2抑制剂(如炔雌醇)合用时,其药效可能发生改变;从理论上讲,巴比妥类药物和卡马西平与雷美替胺也会发生类似相互作用。吸烟可能会诱导CYP1A2同工酶,因此从理论上讲,吸烟也可能降低雷美替胺的血药浓度。雷美替胺与CYP2C9抑制剂(如氟康唑、伊马替尼、咪康唑、伏立康唑和扎鲁司特)以及CYP3A4抑制剂合用时,也应小心谨慎。

当雷美替胺每日口服8mg,每日1次时,患者的耐受性良好。在安全性临床试验中,雷美替胺治疗组最常见的不良事件和发生率与安慰剂相似。雷美替胺有可能导致肾上腺皮质功能减退。雷美替胺为一种口服片剂,规格为每片8mg。雷美替胺在成人和老年人中的推荐剂量为每日睡前30min内8mg。雷美替胺在青少年或儿童中的安全性和有效性数据尚不十分清楚。严重肝损害患者最好避免服用雷美替胺,中度肝病患者也应慎用。患者应避免在高脂饮食的同时或之后立即服用雷美替胺。

2. 阿戈美拉汀(agomelatine) 化学名为*N*-[2-(7-甲氧基-1-萘基)乙基]乙酰胺,是一种褪黑素的萘类衍生物,是MT_1/MT_2受体激动剂,通过激动MT_1和MT_2受体发挥对睡眠的促进作用;同时拮抗$5\text{-}HT_{2c}$受体,使抑郁症患者紊乱的生物节律恢复同步化,从而发挥抗抑郁疗效;另外,通过其$5\text{-}HT_{2c}$受体拮抗作用,增强前额叶皮质多巴胺能和去甲肾上腺素能神经传导,促进神经再生,改善抑郁状态,并且对焦虑症状、睡眠及性功能有改善作用。

阿戈美拉汀对生物节律系统的调节中枢位于视交叉上核(suprachiasmatic nucleus, SCN),

SCN 分布着丰富的 MT_1、MT_2 受体和 5-HT_{2C} 受体。光刺激对松果体产生抑制性效应，抑制褪黑素分泌；相应地，在晚上没有光刺激时，褪黑素分泌增高。褪黑素刺激 MT_1 和 MT_2 受体，通过褪黑素受体后信号通路的作用产生生物效应，调节生物节律。动物研究和人体研究显示阿戈美拉汀有逆转紊乱的生物节律的作用。

阿戈美拉汀调节生物节律的主要作用是提前时相，而这个作用在明暗交替时表现最显著，即阿戈美拉汀的最强效果出现在晚上褪黑素分泌高峰时，这也是褪黑素受体敏感性最强的时刻。因此，尽管阿戈美拉汀在人体内的半衰期较短，为 1～2h，但这个时间已经足够其发挥其同步生物节律的效果，其效应可以持续到第 2 日。主要机制可能是诱导激酶介导的蛋白磷酸化级联反应，改变神经递质的释放，使 SCN 等重要脑区的神经可塑性发生适应性改变。

五、其他具有镇静催眠作用的药物

1. 乙醇类和 γ- 羟基丁酸盐　乙醇类催眠药是指氯醛衍生物，包括水合氯醛、氯美噻唑、乙氯维诺等，上述药物偶见用于老年患者。水合氯醛可以代谢为另一种有活性的镇静催眠药——三氯乙醇，这些药物的半衰期较短（4～6h），能缩短睡眠潜伏期和减少觉醒次数，对慢波睡眠有轻度抑制作用，但对 REM 睡眠几乎无影响。水合氯醛及其代谢产物的味道很差，使患者感到服用困难，且服用后常常引起上腹部不适和恶心。不良反应还有轻度头痛、共济失调和噩梦。长期应用会导致药物耐受性发生，偶尔会引起躯体依赖。如果与巴比妥类药物联用，大剂量时可以抑制呼吸系统和心血管系统，目前这些药物已被苯二氮䓬类药物替代。

γ- 羟基丁酸盐（γ-hydroxybutyrate）也是一种催眠药，主要用于发作性睡病。尽管其结构与 γ- 氨基丁酸盐有关，但它的作用方式包括特定的非 GABA 能结合位点和抑制多巴胺能传递。该化合物还能促进慢波睡眠和快速眼动睡眠，但对睡眠结构影响的持续时间很短，常常在夜间需要重复给药。该药的其他适应证不多，常常被运动员滥用，因为它可以提高慢波睡眠和增加激素分泌。γ- 羟基丁酸盐被滥用的另一个原因是服用该药后会有欣快感。

2. 抗组胺药　如异丙嗪、苯海拉明和多西拉敏有时也用来诱导睡眠。它们可以缩短睡眠潜伏期，但并不增加总睡眠时间，常用于治疗急性过敏反应或瘙痒症。抗组胺药的镇静作用可以用于精神活性药物滥用患者，因为具有镇静作用的抗组胺药并没有成瘾性。

3. 沙利度胺（thalidomide）　也称为"反应停"，是非常值得注意的一种特殊的催眠药。该药第一次作为催眠药是在 1950 年，但是很快就被撤出临床，因为有研究认为该药对胎儿有严重的致畸作用。1960 年发现沙利度胺对麻风病所致的皮肤肉芽肿有奇效，从此该药又被用于治疗各种病理性免疫反应性疾病（宿主抗移植物反应、狼疮等）和艾滋病患者的咽部溃疡。沙利度胺之所以对麻风病和艾滋病有治疗作用，是因为该药能抑制患者体内的肿瘤坏死因子 -α（TNF-α）。

与 γ- 羟基丁酸盐一样，沙利度胺可增加 REM 睡眠，也可以增加慢波睡眠，这在催眠药中并不多见（苯二氮䓬类和巴比妥类药物均缩短快速眼动睡眠和慢波睡眠）。沙利度胺不与目前所知的调节睡眠的神经递质（如组胺、5-HT、苯二氮䓬类、兴奋性氨基酸、GABA）结合或改变其构象。沙利度胺可能通过脑内的神经免疫反应来影响睡眠，因为有很多研究报道脑内小神经胶质细胞分泌的 TNF-α 和其他细胞因子也是内源性睡眠调节物质。动物实验表明，具有催眠和 / 或免疫调节作用的沙利度胺类似物并未发现致畸作用，但目前还没有用于临床。沙利度胺作为一种独特而强有力的调节睡眠的工具，还是停留于研究阶段，将来有可能发展成为一种新型催眠药。

4. 促食欲素受体拮抗剂　促食欲素是一种小分子多肽，由下丘脑外侧区合成并分泌，是一种与神经兴奋活动有关的信号分子，可以调节食欲。有学者发现促食欲素与发作性睡病有关，并认为它是调节睡眠的神经递质。促食欲素受体（OXR）广泛分布于中枢神经系统中，是具有7次跨膜结构的 G 蛋白偶联受体，包括促食欲素受体 -1（OX1R）和促食欲素受体 -2（OX2R）。OXR 最主要的生理功能为调节睡觉 - 醒觉体系，可以通过调节与睡觉 - 醒觉相关的单胺能神经元和胆碱能神经元来稳定醒觉，被认为是治疗失眠症的新药物靶点，其拮抗剂也成为治疗失眠症的一种新方法。研究发现，OXR 拮抗剂能通过暂时阻断促食欲素的功能，使得非快速眼动（NREM）睡眠时间和快速眼动（REM）睡眠时间比例接近正常睡眠。苏沃雷生（suvorexant）成功地通过临床试验，成为世界上第一个作为促食欲素受体拮抗剂的催眠药。在苏沃雷生上市后的调查中，没有观察到类似于苯二氮䓬类药物的不良反应，且催眠效果理想。此外，日本也研发了促食欲素受体拮抗剂莱博雷生（lemborexant），并已获得美国 FDA 批准上市，这是继苏沃雷生后的第二个促食欲素受体拮抗剂。

5. 具有镇静催眠作用的抗抑郁药以及抗精神病药　有些抗抑郁药和抗精神病药尤其是第二代抗精神病药因为具有镇静作用，对有些患者有较好的镇静和催眠作用，在临床上常用于伴有抑郁焦虑的失眠或者难治性失眠患者。这类药物在本书第二篇第一章和第二章已经有详述，本章不再重复。

6. 中成药　祖国医学在镇静催眠方面也有很多方法，包括针灸、按摩、中药等。选择使用中药治疗最好是在中医师指导下进行辨证施治，选择恰当的药物进行调理，效果更佳。

（1）安神补脑液

成分：鹿茸 30g、制何首乌 625g、淫羊藿 500g、干姜 125g、甘草 62.5g、大枣 125g、维生素 B_1 5g。

功能主治：生精补髓，益气养血，强脑安神。用于神经衰弱，失眠，健忘，头晕，乏力。

临床应用：临床用于神经衰弱、自主神经功能失调、慢性虚弱性疾病属于精血不足者。

（2）枣仁安神颗粒

成分：炒酸枣仁 250g、丹参 50g、五味子（醋炙）50g。

功能主治：补心养肝，安神益智。用于心肝血虚，神经衰弱引起的失眠健忘，头晕，头痛。

临床应用：临床用于治疗神经衰弱的心烦、失眠等属于心肝血虚者。

（3）乌灵胶囊

成分：乌灵菌粉。

功能主治：补肾健脑，清心化痰，养心安神。

临床应用：临床用于心肾不交所致的失眠、健忘、心烦心悸、神疲乏力、腰膝酸软、头晕耳鸣、少气懒言、脉细或沉无力；神经衰弱见上述证候者。

（4）百乐眠胶囊

成分：百合、刺五加（生）、首乌藤、合欢花、珍珠母、石膏、酸枣仁、茯苓、远志、玄参、地黄（生）、麦冬、五味子、灯心草、丹参，辅料为淀粉。

功能主治：滋阴清热，养心安神。

临床应用：临床用于肝郁阴虚型失眠症，症见入睡困难、多梦易醒、醒后不眠、头晕乏力、烦躁易怒、心悸不安等。

（5）舒眠胶囊

成分：酸枣仁（炒）、柴胡（酒炒）、白芍（炒）、合欢花、合欢皮、僵蚕、蝉蜕、灯心草。

功能主治：疏肝解郁，宁心安神。用于肝郁伤神所致的失眠症。

临床应用：临床用于失眠多梦，精神抑郁或急躁易怒，胸胁苦满或胸膈不畅，口苦目眩，舌边尖略红，苔白或微黄，脉弦。

第三节　药理学特点

一、γ-氨基丁酸能系统

γ-氨基丁酸（γ-aminobutyric acid，GABA）是脑内最重要的抑制性神经递质，脑内有约30%的突触以GABA为神经递质。GABA广泛、非均匀地分布在哺乳动物脑内，外周组织仅含微量。脑内的GABA是由谷氨酸经谷氨酸脱羧酶（GAD）脱羧而成的。GAD主要存在于哺乳动物脑内，其分布与GABA一致。GABA能神经元兴奋，GABA被神经末梢释放到突触间隙后，终止GABA递质作用主要依赖突触前膜和胶质细胞摄取GABA。GABA能神经元突触前膜都存在特异性高亲和力转运体，摄取过程耗能及依赖Na^+主动转运。脑内广泛存在GABA能神经元，主要分布在大脑皮质、海马和小脑。目前仅发现两条长轴突投射的GABA能通路：一条通路是小脑-前庭外侧核通路，从小脑的浦肯野细胞投射到小脑的深部核团及脑干的前庭核；另一条通路是从纹状体投射到中脑的黑质。黑质是脑内GABA密度最高的脑区。

GABA能系统主要由神经递质GABA、GABA受体及其神经元组成。GABA是脑内最主要的抑制性神经递质，其主要作用是通过GABA受体调节神经元兴奋性及其他神经递质分泌，与兴奋性神经递质（如谷氨酸）共同协调大脑的正常功能，在生物体内参与多种生理活动。GABA由突触前神经元合成并在末梢处释放，经突触间隙扩散，特异性作用于突触后神经元或者效应器细胞受体，从而使信息从突触前传递到突触后，引起神经细胞超极化。大多数GABA能神经元属于中间神经元，但有的脑区之间还存在GABA能投射神经元。目前认为GABA受体分为$GABA_A$、$GABA_B$及$GABA_C$ 3种亚型，其中$GABA_A$和$GABA_C$受体属于递质门控离子通道，$GABA_B$受体为G蛋白偶联受体。CNS内的GABA受体主要是$GABA_A$受体，$GABA_B$受体较少；$GABA_C$受体目前仅发现存在于视网膜。

（一）$GABA_A$受体

$GABA_A$受体亚型在GABA受体中占主导地位，可介导GABA的大部分功能，由来自8个亚基族（α、β、γ、δ、θ、ε、ρ和π）的不同亚基组成，最典型的GABA受体由2个α、β亚基及1个γ亚基构成的异质五聚体，属于GABA门控氯通道超家族成员。$GABA_A$受体主要分布于突触前膜，突触内和突触外也有分布，其主要作用是介导阶段性和持续性抑制作用。$GABA_A$受体激动剂为蝇蕈醇，选择性拮抗剂为荷包牡丹碱及木防己苦毒素。

$GABA_A$受体与烟碱受体相同，是化学门控离子通道家族成员，是镇静催眠药和一些抗癫痫药的作用靶点。$GABA_A$受体由5种不同的亚基组成（α、β、γ、δ和ρ），结构与N受体相似。每个亚基都是一条多肽链，含有4个跨膜区，5个亚基围绕组成中间的氯通道。在β亚基上有GABA结合位点，在其他部位也存在一些调节GABA受体氯通道的位点。这些调节点包括苯二氮䓬类（BZD）、巴比妥类、印防己毒素等离子通道阻滞剂、类固醇和兴奋剂的结合位点。上述药物与相应的位点结合可引起$GABA_A$受体构象改变，影响与GABA的亲和力和氯通道的氯电导变化。其中以BZD调节点最引人注意。BZD位点在α亚基上，BZD位点的激动剂如地西泮（diazepam）、氯硝西泮（clonazepam），反向激动剂如β-咔啉（β-carboline）和拮抗剂氟马西尼（flumazenil）等均可结合在 α 亚基上，氟马西尼可拮抗 BZD 受体而无 BZD 样作用。BZD 激动剂结合后可增强受体与 GABA 的亲和力及增加氯通道的开放频率，增强 GABA 能神经元传递作用，产生抗焦虑、镇静催眠、抗惊厥等作用。反向激动剂与 BZD 结合位点结合则产生拮抗 GABA 的作用，可诱发焦虑、惊厥。苯巴比妥类及印防己毒素等主要作用在氯通道，分别延长开放或关闭离子通道的时间。

（二）GABA$_B$ 受体

GABA$_B$ 受体则与毒蕈碱受体一样，同属于 G 蛋白偶联受体家族。GABA$_B$ 受体属于 7 次跨膜受体，可与 G 蛋白偶联并活化第二信使系统及 Ca^{2+} 和 K$^+$ 通道。由 GABA$_{B1}$ 和 GABA$_{B2}$ 亚基构成异质二聚体并在中脑腹侧被盖区（ventral tegmental area, VTA）、大脑皮质及中央杏仁核脑区高表达。GABA$_B$ 受体位于突触前膜或突触后膜，分别以不同方式发挥神经元抑制作用。

GABA$_B$ 受体激活后通过 G 蛋白及第二信使系统如 cAMP 或 IP$_3$ 介导 K$^+$ 通道开放或 Ca^{2+} 通道关闭，但不影响氯离子通透性。在突触后，K$^+$ 通道开放可诱导迟缓的抑制性突触后电位（inhibitory postsynaptic potential, IPSP），而不是 GABA$_A$ 受体诱导的快速 IPSP。GABA$_B$ 受体主要分布在突触前膜，通过关闭 Ca^{2+} 通道可负反馈调节神经递质释放。因此，无论在突触前或突触后的 GABA$_B$ 受体均介导抑制性效应。

（三）GABA$_C$ 受体

GABA$_C$ 受体主要分布在视网膜，GABA 通过 GABA$_C$ 受体产生抑制性递质的作用。受体本身也是氯通道，激活可引起 Cl$^-$ 内流，产生快速的 IPSP。苯二氮䓬类和巴比妥类对 GABA$_C$ 受体无别构调节作用，印防己毒素却可阻滞 GABA$_C$ 受体的氯通道。

二、苯二氮䓬类药物

哺乳动物的中枢神经系统存在两种苯二氮䓬 ω 亚型受体，即 ω$_1$（BZ$_1$）和 ω$_2$（BZ$_2$）受体。苯二氮䓬 ω$_1$ 受体对 β- 咔啉、唑吡坦和三唑并哒嗪（triazolpidazine）较敏感；而苯二氮䓬 ω$_2$ 受体则对上述配体的亲和力很低，对苯二氮䓬类药物的亲和力相对来说却很高。苯二氮䓬 ω$_1$ 位点在小脑中很丰富，而苯二氮䓬 ω$_2$ 位点在脊髓中很多，两者的受体亚型在大脑皮质和海马中都存在。苯二氮䓬 ω$_1$ 和 ω$_2$ 受体亚型也存在于肾上腺嗜铬细胞内。

ω$_3$ 受体亚型通常称为苯二氮䓬外周受体亚型，因为它分布在非神经组织的神经胶质细胞膜上，如肾上腺、睾丸、肝脏、心脏和肾脏等。后来在中枢神经系统也被发现，尤其在线粒体膜上，但与 GABA$_A$ 受体无关。ω$_3$ 受体亚型与苯二氮䓬、异喹啉羧酰胺有较高的亲和力，这种受体的作用目前还不是很清楚，可能与一些具有镇静催眠作用的神经活性类固醇（孕烯醇酮、脱氢表雄酮、别孕烯醇酮、四氢脱氧皮质酮）的生物合成有关。神经甾体分子 GABA$_A$ 介导的信号转导是通过别构原理来识别苯二氮䓬类和巴比妥类药物之间的区别。用激动剂刺激 ω$_3$ 受体，储存在细胞内线粒体中的胆固醇被转运，可以被线粒体 CYP450 胆固醇裂解旁链所利用，开始神经甾体的生物合成。ω$_3$ 受体亚型还可以稳定线粒体膜，保护线粒体免遭病变引起的线粒体和细胞毒作用。

GABA$_A$ 受体是一种配体门控离子通道，介导中枢神经突触间信息的快速传递。当 GABA$_A$ 受体与 γ- 氨基丁酸（GABA）或 GABA 受体激动剂（如蝇蕈醇，muscimol）结合时，氯通道开放，氯离子弥散进入细胞内。有学者报道地西泮可以促进 GABA 对猫脊髓的抑制作用。以后的研究发现，如果内源性 GABA 消耗殆尽，则地西泮的作用也将消失，这一发现说明，地西泮（及后来的苯二氮䓬类药物）并不是直接通过 GABA 起作用，而是通过 GABA$_A$ 受体再经其他途径调节其抑制性传导作用。后续研究表明,苯二氮䓬类药物与哺乳动物大脑内特定的神经成分结合,它们之间有很强的亲和力,药物与特定位点的结合力与其在活体内的性能之间有密切关系。苯二氮䓬类药物与 GABA$_A$ 受体上的特异性苯二氮䓬位点结合,增加 GABA 与受体的结合速率和减慢其解离速率,从而增加氯通道的开放频率和开放时程,产生抗惊厥、抗焦虑、镇静催眠、中枢性肌肉松弛和失忆效应等药理作用。

GABA 或 GABA 受体激动剂的存在促进苯二氮䓬类药物与其受体位点的结合,因此提示 GABA$_A$ 受体和苯二氮䓬受体在功能上密切相关,但各自又独立地发挥作用。巴比妥类药物(在某种程度上也包括酒精)可产生抗焦虑和镇静作用,部分原因是可以促进 GABA 能传递。这种化学结构不同,但能起相同作用的机制在于它们均能激活 GABA$_A$ 受体的特定位点。

苯二氮䓬类药物与其结合位点有很强的亲和力,因此 GABA 对其受体产生的作用是通过别构效应而增强的。在苯二氮䓬类药物存在的情况下,GABA 能够产生很强的突触后抑制作用。苯二氮䓬受体激动剂只能促进 GABA 正在进行的生理性始动作用(在 GABA$_A$ 受体上),而巴比妥类对所有 GABA 能突触都具有抑制作用。另外,巴比妥类还可使氯通道的开放时程延长,而苯二氮䓬类则提高该通道的开放频率,而不影响其开放时程。这些由苯二氮䓬类在 GABA$_A$ 受体上的别构效应和巴比妥类通过氯通道来传导而产生的效应之间的基本区别,或许能解释为什么低剂量巴比妥类具有苯二氮䓬类药物相似的疗效,而大剂量巴比妥类对大脑突触间的传递具有严重的抑制作用,有时甚至是致命性的。选择性 GABA$_A$ 受体激动剂如蝇蕈醇没有镇静或抗焦虑作用。因此,GABA$_A$ 受体与苯二氮䓬类的复合物应该具备镇静催眠的特性。

(一)GABA$_A$ 与苯二氮䓬受体相互作用的分子机制

GABA$_A$ 与苯二氮䓬受体复合物的结构是通过基因亚单位的克隆和相应的蛋白质编码的研究来阐明的。GABA$_A$ 受体是一个由 5 个亚单位组成的五元蛋白质,围成玫瑰花形,中间有一小孔,即氯通道。人类的 GABA$_A$ 受体有以下已知的亚单位:$\alpha_{1\sim6}$、$\beta_{1\sim4}$、$\gamma_{1\sim4}$、δ、ϵ、π 和 τ(7 种亚单位,共 18 个亚型)。γ_2 可有两种亚型——γ_{2S} 和 γ_{2L}。

尽管在生理学和神经解剖学中进行了很多研究,但对苯二氮䓬类药物通过 GABA$_A$ 受体复合物发挥作用的机制还不完全明了。一是 γ- 氨基丁酸能系统为分布范围最广的抑制性神经递质,还参与苯二氮䓬受体激动剂的各种不同效应;二是各种 GABA$_A$ 受体亚型与配体的亲和力及离子通道的功能也不同,GABA$_A$ 亚型广泛分布在大脑的各个部分,与受体的各亚型结合而形成嵌合体。因此,从生理学角度来阐明苯二氮䓬受体激动剂在 γ- 氨基丁酸能系统中的作用机制是困难的。然而,目前应用定位诱变和敲入(knock-in)技术对苯二氮䓬类药物在 GABA$_A$ 受体上的作用位点及其生理作用有了重大发现。

据推测,位于细胞外的 α 和 β 亚单位的 N 端与 GABA 的结合体使得亚单位的构象发生改变,随后离子通道开放,氯离子穿过神经细胞膜,导致神经元抑制。细胞外的 α 和 γ 亚单位是由 N 端的 220 个氨基酸组成的,也是苯二氮䓬类药物与 GABA 结合的部位。药理学研究表明,ω_1 和 ω_2 受体分别与 GABA$_A$ 受体上的 α_1、α_2 亚单位和 α_3、α_4 亚单位相对应。

细胞外苯二氮䓬类药物结合位点的亚单位由很多部分组成:α_1 亚单位是由 His_{101}、Tyr_{159}-Thr_{162}、Gly_{200}-Val_{211} 组成的;而 γ_2 亚单位则是由 Lys_{41}-Trp_{82} 和 Arg_{114}-Asp_{161} 组成的,这些结构是形成"结合口袋"所必需的。最能说明问题的是,His_{101} 是苯二氮䓬类具有镇静作用的关键残基。敲入 His_{101} 的小鼠对苯二氮䓬类药物引起的复合体的别构效应并不敏感,但保留 GABA 的生理调节作用。这种小鼠不能被苯二氮䓬类所镇静,但保留苯二氮䓬类的其他作用,如抗焦虑和肌肉松弛作用等,说明苯二氮䓬类药物的镇静作用是通过 GABA$_A$ 受体的 α_1 亚单位介导的。需要注意的是，敲入 His$_{101}$Arg 的小鼠对苯二氮䓬类的催眠作用有反应，就像野生型小鼠一样，只是没有镇静作用。因此，苯二氮䓬类药物的镇静和催眠作用可能是由不同的受体亚型介导的，催眠作用与 GABA$_A$ 受体 α$_1$ 亚型以外的其他亚型有关，如 α$_2$、α$_3$ 或 α$_5$ 亚型。

（二）苯二氮䓬类药物的拮抗剂、部分激动剂和反激动剂

随着对苯二氮䓬受体的配体结构及其药效特点的认识加深，那些能够刺激受体，并产生与传统的苯二氮䓬类相似的药理作用的受体激动剂也逐渐发展起来，而拮抗剂本身并不具有任何作用，只是阻止激动剂的作用。所谓部分激动剂是指同时具有激动剂和拮抗剂特性的药物，具有镇静催眠作用，但不引起健忘和共济失调等不良反应。目前尚无此类药物问世，有待于研究开发。

从分子水平上看，苯二氮䓬类药物的激动剂可以通过受体发生构象改变而产生功能上而不是细胞的变化，而拮抗剂只占据结合位点。研究表明，一些非苯二氮䓬类药物如 β- 咔啉不仅可以对抗激动剂的作用，其本身也具有内在活性，这些化合物称为苯二氮䓬类药物的反激动剂，因为它们具有与激动剂相反的生物效应，同时还有像激动剂一样的内在活性，其生物效应可以被拮抗剂所拮抗。由此看来苯二氮䓬受体是非常特殊的，它具有双向功能。

（三）脑内苯二氮䓬受体的自然配体

脑内苯二氮䓬受体的存在提示存在自然的配体调节，GABA 即通过这些位点传递信息。少量苯二氮䓬类药物如地西泮、去甲地西泮在人类和动物组织中可以检测到，早在 1940 年前第一次合成苯二氮䓬类药物时，就已发现人类脑组织中存在苯二氮䓬类物质。这些苯二氮䓬类物质存在于很多植物中，如小麦、玉米、土豆或大米，但是其含量太低，以至于不能起到任何药理作用，如地西泮 <1ng/g、去甲地西泮 <0.5ng/g。

其他具有神经调节作用的内源性苯二氮䓬类物质可能也存在于哺乳动物，地西泮结合抑制因子（diazepam-binding inhibitor, endozepine）就是内源性配体，它能结合到 GABA$_A$ 受体复合物上苯二氮䓬类的位点，这一点已被证明，并且通过生化提纯分析可将其分离出来。像地西泮一样，其本质作用就是促进 GABA$_A$ 受体通过别构调节来介导神经传导。脑内存在的苯二氮䓬类物质达到药理活性水平时，可起到生理（记忆、睡眠调节和学习等）和病理（受袭击时的惊恐、肝性脑病等）两种作用。另外，内源性苯二氮䓬类物质还参与原发性木僵的发作，其特征是反复发作木僵、昏迷，同时排除中毒、代谢性疾病和脑器质性疾病。这种情况下，血浆中的苯二氮䓬类物质浓度会大大增高，注射苯二氮䓬受体拮抗剂氟马西尼（flumazenil）可以阻止木僵的发作。因此，一旦苯二氮䓬的内源性配体能分离出来并确定其特性，就可能有进一步了解苯二氮䓬类药物对内源性苯二氮䓬类物质的生理和病理作用。

三、非苯二氮䓬类药物

非苯二氮䓬类催眠药的药理作用与传统的苯二氮䓬类存在某些轻微差别，如唑吡坦选择性地与 ω$_1$ 受体结合（ω$_1$/ω$_2$ 受体的 IC$_{50}$ 之比约为 1:10），其镇静催眠作用的特点与抗焦虑和肌肉松弛作用相关。唑吡坦和佐匹克隆的半衰期较短（分别为 3h 和 6h），这些药物不影响快速眼动睡眠，同时增加慢波睡眠。对半衰期短的苯二氮䓬类药物，停药后常常发现失眠和焦虑有反弹；而非苯二氮䓬类药物的反弹可能较低。这些药物与临床常用的苯二氮䓬类催眠药相比，对呼吸系统几乎没有抑制作用，成瘾性也较轻。

1. 唑吡坦（zolpidem） 临床用药形式为酒石酸唑吡坦，为非苯二氮䓬类催眠药，属于咪唑吡啶类。

唑吡坦的催眠作用是通过选择性作用于苯二氮䓬受体 GABA$_A$ 受体的一部分 ω_1 受体亚型（包括 α_1 亚单位），以增加 GABA 传递。当药物和 ω_1 受体结合后，增加 GABA$_A$ 对 GABA 的亲和性，从而导致氯通道开放，使氯离子流入神经细胞内，引起细胞膜膜电位超极化而抑制神经元冲动。唑吡坦有明显的镇静作用，轻微的抗焦虑、肌肉松弛和抗癫痫作用。ω_1、ω_2 亚型在中枢神经系统的分布有相对特异性，小脑内主要为 ω_1 亚型，大脑皮质区则两种亚型共存，而脊髓内只有 ω_2 亚型。

2. 佐匹克隆（zopiclone） 也称为吡嗪哌酯，化学结构与苯二氮䓬类不同，具有类似的镇静、抗焦虑、肌肉松弛和抗惊厥作用，但作用较弱。佐匹克隆作用于 GABA$_A$ 受体 /Cl$^-$ 通道复合物中苯二氮䓬受体的不同结合位点。

3. 右佐匹克隆（dexzopiclone） 属于佐匹克隆的右旋单一异构体，选择性作用于 GABA/苯二氮䓬（GABA/BZ）受体，能缩短睡眠潜伏期，缩短快速眼动睡眠潜伏期，增加睡眠时间，减少觉醒次数，提高睡眠效率，通常不产生肌肉松弛作用，认知与精神运动损害较轻，较少产生耐药性及躯体依赖等。右佐匹克隆与受体的亲和力是佐匹克隆的 50 倍左右。由于其长期使用较少产生依赖性，美国 FDA 批准其为没有短期使用限制的镇静催眠药，被批准用于入睡困难及睡眠维持困难患者的治疗。还有研究显示右佐匹克隆使用 6 个月无耐受现象，并且有研究显示其对日间功能障碍的改善显著优于苯二氮䓬类如氯硝西泮。

4. 扎来普隆（zaleplon） 为非苯二氮䓬类催眠药，具有镇静催眠、肌肉松弛、抗焦虑和抗惊厥作用。它通过 GABA- 苯二氮䓬受体复合物产生中枢抑制作用，对 ω_1 受体的选择性强，同时也能与 ω_2 受体结合。

四、巴比妥类药物

巴比妥类药物的主要作用就是镇静、睡眠诱导及麻醉，有些巴比妥类如苯巴比妥也有选择性抗惊厥作用。巴比妥类的药理作用机制相当复杂，至今尚未完全明了。巴比妥类非麻醉作用的剂量优先抑制周围突触的反应，与其镇静催眠作用相关的证据是中脑网状激活系统对这类药物相当敏感。抑制作用的突触位点可位于突触后，如大脑和小脑的锥体细胞和楔形核、黑质与丘脑的接替神经元水平；也可在突触前，如脊髓水平。这种抑制作用只发生在 γ- 氨基丁酸（GABA）能神经突触内，而甘氨酸能或单胺能突触则不产生抑制作用。因此，与苯二氮䓬类药物一样，巴比妥类药物可以启动 GABA 能介导的抑制过程。然而，巴比妥类药物的作用均由 GABA 能介导，其机制尚未明了。

巴比妥类药物并非以竞争苯二氮䓬类结合位点来取代其作用，而是通过增加苯二氮䓬受体的亲和性而增强其结合力，还通过加强 GABA 及其协同剂的结合力结合到特定的位点。这些效应完全依赖氯离子或其他阴离子通道的存在，也称为与 GABA 受体复合物有关的 Cl$^-$ 通道，且与印防己毒素（picrotoxin，一种抗癫痫药）相拮抗。总之，研究表明，由 GABA$_A$ 能受体组成的大分子复合物是以氯离子为载体的复合物，而且苯二氮䓬类结合位点（ω 位点）也是抗抑郁药的一个重要的结合位点。

尽管巴比妥类和苯二氮䓬类均可增加 GABA 介导的氯通道的通透性，但两者增加通道通透性的机制并不相同。巴比妥类可以增加氯通道的开放时程，因为氯通道受 GABA 受体的调节；相反，苯二氮䓬类则增加该通道的开放频率，而对开放时程没有多大作用。巴比妥类可以通过直接作用于离子通道而延长该通道的激活时间。

第四节 药代动力学

一、苯二氮䓬类药物

苯二氮䓬类药物吸收迅速而完全,呈脂溶性(奥沙西泮除外),血浆蛋白结合率高(如地西泮大约为 98%),可迅速透过血 - 脑脊液屏障。地西泮可以乳液的形式静脉给药,以便快速控制癫痫发作;咪达唑仑呈水溶性,适于静脉给药,可以快速起效。

去甲地西泮是一个非常重要的活性代谢产物,半衰期长,可达 72h;而地西泮的半衰期只有 36h。因此,在长期用药过程中,地西泮的去甲基衍生物即去甲地西泮的血药浓度很快就可能超过地西泮。去甲地西泮再经氧化变为奥沙西泮,奥沙西泮很快与葡糖醛酸结合并排出体外。

在各种苯二氮䓬类药物中,三唑仑的半衰期特别短(<4h),氟西泮和硝西泮的半衰期长,氟西泮的主要活性代谢产物——N- 脱烃基氟胺地西泮有极长的半衰期,可长达约 100h。

根据作用特点和半衰期将苯二氮䓬类药物分为短效、中效和长效 3 类。一般认为镇静催眠治疗应限于短效和中效制剂。

(一)短效苯二氮䓬类药物

该类药物的半衰期不足 6h,作用迅速而短暂,一般无延续效应,主要用于入睡困难者,特别是白天需要头脑清晰的短期失眠者;也可以用于上半夜睡醒后难于再睡者在醒后服用。代表药物有三唑仑、咪达唑仑。但易于形成依赖性,而且停药后易产生反跳性失眠,甚至仅用几次就可以发生。如三唑仑的半衰期仅有 2~4h,用后促使入睡,维持睡眠时间短,白天无嗜睡,可引起下半夜反跳性失眠和兴奋;反复使用可引起反跳性失眠和焦虑,缓慢减量可避免。

(二)中效苯二氮䓬类药物

该类药物的半衰期多在 6~24h,介于短效与长效药物之间。主要包括替马西泮(羟基安定)、劳拉西泮(氯羟安定)、艾司唑仑(舒乐安定)、阿普唑仑、氟硝西泮、奥沙西泮等。多用于睡眠不深、易醒为主,兼有入睡困难的患者。有时会引起白天困倦,影响工作或学习;用量较大时会有明显的后遗效应。

(三)长效苯二氮䓬类药物

该类药物的半衰期长,>24h。代表药物有地西泮、氟西泮、硝西泮、氯硝西泮、去甲西泮、夸西泮等,如氟西泮(flurazepam)的消除半衰期达 24~100h。长效药物一般起效较慢,在体内作用维持时间长,容易蓄积,往往有后遗效应,影响次日的清醒度,影响工作和生活;对于患有呼吸系统疾病的患者易出现呼吸抑制。其依赖性和反跳性失眠现象较短效和中效药物轻。常用苯二氮䓬类药物的常用剂量及药代动力学特点见表 2-5-1。

表 2-5-1 常用苯二氮䓬类药物的常用剂量及药代动力学特点

药物名称	常用剂量 /mg	t_{max}/h	半衰期 /h	活性代谢产物
地西泮	5~40	0.5~1.5	24~48	去甲西泮、奥沙西泮、替马西泮
氟西泮	15~30	0.5~1.0	48~150	N- 脱烃基氟胺地西泮
夸西泮	7.5~15	2	48~120	2-oxoquazepam
艾司唑仑	1~2	4.9	18~30	L-oxyestazolam

药物名称	常用剂量 /mg	t_{max}/h	半衰期 /h	活性代谢产物
替马西泮	15～30	1.5	8～20	无
三唑仑	0.125～0.25	1.3	2～6	无
阿普唑仑	0.25～0.5	1～2	12～15	无
氯硝西泮	2～4	1～2	24～48	无
劳拉西泮	1～4	2	10～20	无
奥沙西泮	30～45	3	6～20	无

注：t_{max} 为达到最高血药浓度所需的时间。

因为苯二氮䓬类用药经常是长期的，因此其远期药代动力学变化尤其重要。用药几周后，地西泮和去甲地西泮的血药浓度便可达到平台期。然后，在去甲基化代谢产物的血药浓度没有太大变化的情况下，地西泮的血药浓度可有一定程度的下降。尽管在某些动物身上苯二氮䓬类药物能刺激肝脏代谢，产生一些代谢产物，但是在人身上这些代谢产物却没有什么临床意义。苯二氮䓬类药物的主要代谢途径见图 2-5-1。

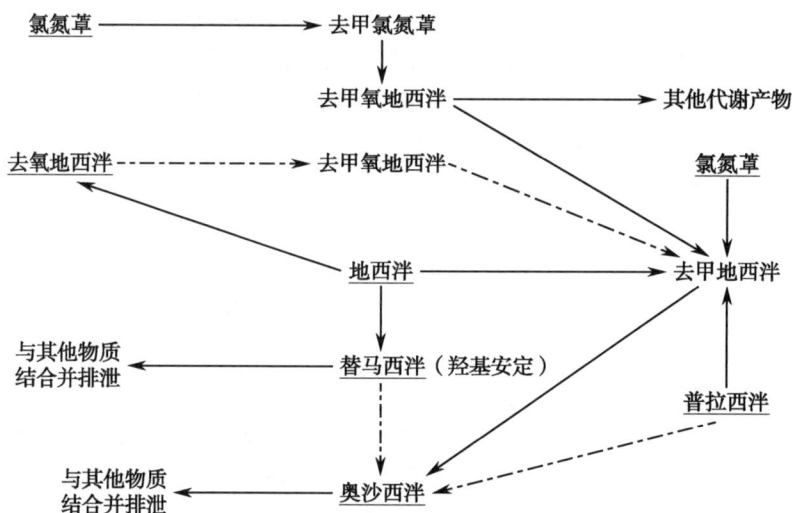

图 2-5-1　苯二氮䓬类药物的主要代谢途径
（实线箭头代表主要代谢途径，虚线箭头代表次要代谢途径；下划线表示常用药；
氟西泮、氟硝西泮、硝西泮和三唑仑有各自的代谢途径。）

二、非苯二氮䓬类药物

非苯二氮䓬类药物如唑吡坦和佐匹克隆的半衰期较短（分别为 3h 和 6h），这些药物不影响快速眼动睡眠，同时增加慢波睡眠。半衰期短的苯二氮䓬类药物停药后常常发现失眠和焦虑有反弹，而非苯二氮䓬类药物的反弹可能较低。这些药物与临床常用的苯二氮䓬类催眠药相比，对呼吸系统几乎没有抑制作用，成瘾性也较轻。常用非苯二氮䓬类药物的常用剂量及药代动力学特点见表 2-5-2。

表 2-5-2　常用非苯二氮䓬类药物的常用剂量及药代动力学特点

药物名称	常用剂量 /mg	t_{max}/h	半衰期 /h	活性代谢产物
唑吡坦	5～10	0.8	1.5～2.4	无
佐匹克隆	3.75～7.5	1.5	5～6	无
右佐匹克隆	1～3	1.0	6	无
扎来普隆	5～20	1.0	1.0～2.5	无

注：t_{max} 为达到最高血药浓度所需的时间。

（一）唑吡坦

在 2.5～20mg 剂量变换范围的研究中，唑吡坦显示为线性动力学特征。口服后吸收迅速，大多数与血浆蛋白结合（清蛋白和 α_1- 酸性糖蛋白），给药 0.5～2h 后达峰浓度；长期给药后吸收相似，推荐剂量下给药无蓄积作用；进食可延迟吸收。动物实验显示可透过血 - 脑屏障，脑脊液中的药物浓度为血液中的 30%～50%，乳汁中的分泌极少。唑吡坦的代谢产物无药理活性，经胆汁从粪便排泄，经尿液排出部分仅为药物剂量的 1% 以下。其消除半衰期短，平均为 2.5h（1.4～3.8h）；老年人的平均消除半衰期可延长到 2.9h，肝硬化患者则延长到 9.9h。故对于肝功能受损患者，唑吡坦应该从 5mg 开始，并注意观察；肾功能受损患者的药代动力学特点与正常人无显著性差异。唑吡坦不能被透析所清除，14d 或 21d 后并未见到未降解的药物蓄积。

（二）佐匹克隆

口服后吸收迅速，达峰时间为 1～2h，血浆蛋白结合率约为 45%，半衰期为 3.5～6h，在体内存在广泛代谢，其中一种代谢产物具有活性作用，主要由尿液排出，也可以经唾液排出，故服用后可以感到口苦或口腔有金属异味；也可以排入乳汁，乳汁中的浓度可以达到血浆浓度的 1/2。

（三）右佐匹克隆

口服 1h 后 100% 吸收，生物利用度接近 80%，药效可维持 6h，血浆蛋白结合率约为 45%，其代谢产物主要经肾脏和肺排泄。其不良反应有口苦、头晕、嗜睡、乏力、恶心、呕吐等轻度消化系统症状和失眠等中枢神经系统症状，这些不良反应的持续时间短，症状较轻，一般不会影响患者的生活能力，可自行缓解，在停药后短时间内不良反应症状可消失。

（四）扎来普隆

绝对生物利用度为 30%；达峰时间为 0.9～1.5h，消除半衰期为 0.9～1.1h，达峰时间和消除半衰期与日剂量无关；单次服用 10mg 后，峰浓度为 29μg/L ± 14μg/L，药物在组织内分布较多，分布容积约为 1.4L/kg；血浆蛋白结合率为 60% ± 15%；口服后可以被广泛代谢，尿液中仅有不超过剂量的 1% 为原药，主要被醛氧化酶转化为 5- 氧脱乙基扎来普隆，少部分通过 CYP3A4 代谢，形成脱乙基扎来普隆，并很快被醛氧化酶转化为 5- 氧脱乙基扎来普隆，然后经葡糖醛酸化后由尿液排泄。静脉注射的血浆清除率为 0.940L/（h•kg）± 0.20L/（h•kg），口服的血浆清除率大约为 3L/（h•kg）；肝功能受损者的药物清除率为正常人的 70%～80%。

三、巴比妥类药物

作为催眠药，巴比妥类药物通常使用口服制剂，在胃内吸收迅速，胃内食物多时吸收减少，因为钠盐极易溶解，比自由酸吸收更快。

巴比妥类药物主要在肝脏代谢。两条大支链的第 5 位碳原子氧化是代谢过程的主要步骤。代谢产物通常没有活性,且很快经尿液排泄。肝功能变化对这些化合物的失活有明显影响。长期用药会引起耐受性,即使小剂量或不规则用药也会引起耐受性。

巴比妥类药物对中枢神经的渗透性因其亲脂性而异。一般来说,脂溶性高可缩短其作用的潜伏期及作用时程。例如硫喷妥钠进入 CNS 较快,通常被用作快速麻醉诱导剂;巴比妥因进入大脑较慢,而不适于用作催眠药。

第五节 常 用 药 物

一、苯二氮䓬类药物

(一)药理作用

苯二氮䓬类药物的催眠作用是 GABA 系统对中缝核、蓝斑核的单胺能上行激活系统的抑制作用所致,但这仅仅解释了部分作用机制。前脑基底部的大细胞区和视交叉前区被认为是调节慢波睡眠的重要部位,特别是在视交叉和腹外侧部区的神经元对慢波睡眠有选择性作用。这些神经元内含有 GABA 和促生长激素神经肽,后者为另一种抑制性氨基酸,并将其投射到上行警觉系统的主要组件,如中缝核、蓝斑核和脑干的胆碱能神经元。视前区腹外侧核再投射到乳头体组胺能神经元,是另一个非常重要的醒觉促动系统。苯二氮䓬类药物通过间接调节组胺能神经传导而发挥催眠作用。

苯二氮䓬类药物作用的另一重要部位是视交叉上核(SCN)。对于视交叉上核受损的动物,苯二氮䓬类药物便不能诱导其睡眠发生;但是,如果在给药前其睡眠被剥夺,那么其催眠作用可以恢复。因此,苯二氮䓬类药物能促使释放在觉醒期间积蓄的睡眠,而不是重新产生睡眠。

苯二氮䓬类药物对睡眠结构的作用能缩短睡眠潜伏期,尤其是首次用药,还可减少睡眠时的觉醒次数。所有苯二氮䓬类药物都可增加第二阶段的睡眠,当然也影响慢波睡眠质量。因此,在用药期间,第三、第四阶段的睡眠受到抑制,第四阶段的睡眠时间减少,同时噩梦也减少。

大多数苯二氮䓬类药物能延长快速眼动睡眠潜伏期,通常缩短快速眼动睡眠时间。但在睡眠过程中,因为快速眼动睡眠的循环周期次数是增加的,故减少快速眼动睡眠时间百分比是极其微小的。尽管苯二氮䓬类药物使每个周期中的慢波睡眠和快速眼动睡眠时间缩短,但其最终效果是增加总睡眠时间,所以患者感到睡眠质量得到提高,尤其是对总睡眠时间较短的个体效果最好。

如果在每晚服用苯二氮䓬类药物 3~4 周后不再继续服用,快速眼动睡眠和慢波睡眠的总量和密度可能会出现反弹,但也并非一定会发生。

由于长效苯二氮䓬类催眠药影响白天的行为表现,增加老年患者跌倒的危险。几种短效催眠药对老年长期失眠患者更为适宜。然而,在应用短效苯二氮䓬类药物后却出现失眠的反弹现象,另外还有焦虑、顺行性遗忘,甚至出现莫名其妙的发怒。当然这些不良反应的发生还有很多其他影响因素,如患者失眠的类型、治疗的剂量等因素都很重要,其他苯二氮䓬类药物也能观察到上述不良反应。总之,要客观评价半衰期短的苯二氮䓬类药物。

(二)适应证

用于治疗焦虑障碍,特别是惊恐障碍、失眠和应激相关障碍等。一项随机对照研究比较阿普唑仑单药与SSRI类药物治疗惊恐障碍的疗效,显示两组疗效无显著性差异,均优于安慰剂。由于阿普唑仑长期使用具有依赖性,不主张长期单药治疗惊恐障碍。但是可短期联合SSRI类药物治疗,不仅起效快,并可缓解SSRI类药物早期出现的焦虑、易激惹及睡眠障碍。

根据其药效动力学特点可选择性治疗某些症状群。若是持续的焦虑症状,使用地西泮或氯氮䓬是最佳治疗选择;如果是遭遇压力出现的短期焦虑,就可选择短效制剂如奥沙西泮、劳拉西泮等。

理想的催眠药应能快速起效,而次日并无镇静作用。氟西泮和硝西泮的半衰期太长,不宜作为催眠药,但如果想得到次日的抗焦虑作用,也是不错的选择。应注意单用奥沙西泮时起效较慢。劳拉西泮和替马西泮治疗失眠症都比较合适,但需要较高剂量。三唑仑起效最快,在开始应用苯二氮䓬类药物治疗失眠时,往往很小的剂量就会明显改善睡眠。因此,通常情况下没必要在第一次治疗时就用治疗剂量。

苯二氮䓬类药物可增加呼吸暂停的频率,使血氧饱和度下降。很多研究表明,苯二氮䓬类药物对阻塞性睡眠呼吸暂停患者是安全的,但也有不同的意见。对严重睡眠呼吸暂停患者禁用催眠药应该是明智的。重症肌无力也是禁忌证之一,因为苯二氮䓬类药物能使肌肉放松,加剧肌无力。

其他适应证包括治疗癫痫;劳拉西泮、地西泮可用于术前放松,其镇静作用还可用于小手术和某些检查;逆行性遗忘,本是一种不良反应,但临床上有时需要这种状态;还可用于戒酒患者,因为与酒精存在交叉耐药,但是要控制临床症状常常需要较大剂量。

苯二氮䓬类药物治疗短期失眠非常有效,能改善因时差、改变环境及兴奋或沮丧引起的失眠症状;但对于长期慢性失眠患者疗效欠佳,危害也较大,应用更针对病因的治疗是必要的。

（三）不良反应

常见不良反应有乏力、困倦和情感分离等,通过调整剂量可以减轻此类不良反应;少数患者发生兴奋、多语、睡眠障碍,甚至幻觉等异常兴奋的反应,即类似于巴比妥类的矛盾性兴奋。老年患者可有头痛、头晕、共济失调、意识错乱和定向障碍等,而其他年龄段的患者很少见到此类不良反应。苯二氮䓬类药物可以增加酒精的抑制作用。其他少见不良反应还有体重增加、皮疹、月经不规律、性功能减退等,极少出现粒细胞缺乏症。

尽管苯二氮䓬类药物可导致认知损害,但焦虑症患者的情况很复杂,因为焦虑本身就会干扰认知活动,缓解焦虑可以改善认知功能,足以弥补药物引起的认知损害。即使小剂量苯二氮䓬类药物对某些患者的作用也是十分复杂和不可预知的。

因为苯二氮䓬类药物对妊娠早期患者的安全性还没有确定,除非万不得已,孕妇应避免服用;地西泮可以经乳汁分泌,使婴儿深睡眠、反应迟钝,影响喂食,故哺乳期应慎用。

（四）注意事项

1. 过量服用　此类药物常被有企图自杀的人过量服用。对成人来说,超剂量使用苯二氮䓬类药物不至于引起生命危险,除非与酒精或其他精神药物同时服用。患者大剂量服用后,典型症状是倒下后深睡眠,但在24～48h后就会醒来。其间可以采取支持治疗,洗胃的作用并不大;因该药的血浆蛋白结合率高,所以透析的疗效也不明显。

2. 耐受性和依赖性　和其他镇静催眠药一样,苯二氮䓬类药物也有依赖性,包括心理依赖和躯体依赖。突然停药会引起戒断症状,如焦虑、烦乱不安、紧张和激越等。由于苯二氮䓬类的代谢产物——去甲地西泮的半衰期很长,上述症状一般在停药后几日才出现。即使是常用剂量,有些患者也会出现戒断症状。有些患者在治疗过程中需要不断增加剂量才能保持治疗作用,提示出现耐药性问题。剂量增加有时还与应激有关。心理依赖也很常见,患者常常重复买药,但是依赖程度并不严重,对药物的渴求比巴比妥类要弱。

二、非苯二氮䓬类药物

(一)唑吡坦

1. 药理作用 唑吡坦是一种咪唑吡啶衍生物,选择性作用于苯二氮䓬受体 GABA$_A$ 受体,以增加 GABA 传递,和 ω 受体结合后增加 GABA 对 GABA 结合位点的亲和性,从而导致氯通道开放,使氯离子流入神经细胞内,引起细胞膜超极化而抑制神经元激动。中枢神经系统有 ω$_1$ 受体和 ω$_2$ 受体,其中 ω$_1$ 受体与镇静催眠作用有关,ω$_2$ 受体与记忆和认知功能有关。由于唑吡坦只选择性作用于中枢神经系统的 ω$_1$ 受体,因此长期使用不易导致依赖性和成瘾性。唑吡坦仅有单一的镇静催眠作用,而没有抗焦虑、抗惊厥和肌肉松弛作用等精神运动性损害,停药后不容易出现反跳现象。

唑吡坦有很强的睡眠诱导作用,作用快,服药后 30min 起效。由于其在血中的半衰期约为 2.5h,所以是短效催眠药。睡眠研究发现,唑吡坦主要作用于睡眠周期的非快速眼动睡眠的第二睡眠时相,增加或不增加慢波睡眠,对快速眼动睡眠的作用轻微。如果停药,与其他药物相比,它引起的睡眠紊乱比较轻微。大量临床研究表明,唑吡坦可保持正常睡眠结构,对 NREM 睡眠和 REM 睡眠结构无明显影响,使总睡眠时间延长、夜醒次数减少、夜醒时间缩短,对入睡困难、易醒、多梦等症状具有肯定疗效。

2. 适应证 用于治疗偶发性、暂时性、慢性失眠症,也可用于治疗时差反应。

3. 用法与用量 常用剂量为 5~10mg,临睡前口服。

4. 不良反应 与个体敏感性有关,偶有眩晕、疲倦、恶心、呕吐、头痛;罕见记忆障碍、噩梦、夜间烦躁不安、抑郁、复视、腹泻、颤抖、酒醉感、步态不稳、共济失调、脱发等,三环类抗抑郁药和酒精与唑吡坦合用时可能加重其不良反应。

5. 注意事项 与其他镇静催眠药一样,使用唑吡坦应谨慎。服药后应避免驾驶、机械操作等需要精力集中和运动协调的工作;因对精神运动有影响,不应与酒精合用;由于药物起效快,患者应在完成睡眠前的准备工作(洗漱等)后,上床就寝时才服用,以防跌倒。唑吡坦与中枢神经抑制药同时应用时应减少剂量,酒精依赖者可增加唑吡坦依赖的可能性;老年人或体质虚弱者的起始剂量应从 5mg/d 开始,不超过 10mg/d。呼吸功能不全者应慎用,使用时应密切观察呼吸情况;肝功能不全者应适当减少剂量;抑郁症患者使用时也要多加注意,不宜长期使用;重症肌无力患者使用可能加重肌肉疲劳;15 岁以下儿童、孕妇、哺乳者不宜服用。过量中毒时应洗胃、心肺监测、对症处理和支持治疗等,苯二氮䓬类药物的拮抗剂可能有短暂的逆转作用。在正常人中,唑吡坦不影响地高辛的代谢,与华法林同用也不影响凝血酶原时间。

6. 药物相互作用

(1)唑吡坦与丙米嗪联用时,除丙米嗪的峰浓度降低 20% 外,无药动学相互作用,但可减少警醒。

(2)与氯丙嗪合用时虽无药动学相互作用,但可减少警醒和影响精神运动的表现。

(3)服用唑吡坦时饮酒可影响精神运动的表现。

(4)单次口服唑吡坦与氟西汀时,两药的药代动力学和药效动力学均无显著改变;多次口服时唑吡坦的半衰期延长 17%。与舍曲林联用时,唑吡坦的 C_{max} 升高、t_{max} 降低,对舍曲林和

N-去甲舍曲林的药代动力学无影响。

（5）与伊曲康唑合用使唑吡坦的血药浓度升高；利福平可以使唑吡坦的药效降低；西咪替丁或雷尼替丁对唑吡坦的药代动力学和药效动力学无影响；唑吡坦不影响地高辛的药代动力学，也不影响华法林的凝血酶原时间；氟马西尼可逆转唑吡坦的镇静/催眠效应，但不影响其药代动力学。

（二）佐匹克隆

1. 药理作用　佐匹克隆属于环吡咯酮类化合物，药理作用与苯二氮䓬类药物相似，常规剂量具有镇静催眠作用。佐匹克隆为速效催眠药，在减少第一睡眠周期占总睡眠时间的百分比的同时，可增加第二睡眠周期占总睡眠时间的百分比，从而增加总睡眠时间，增加第一和第二睡眠周期中的慢波睡眠时间，其所致的睡眠周期增长可能与日间睡眠脑电波的 δ 活性改变有关。佐匹克隆既能够缩短睡眠潜伏期、增加慢波睡眠、延长睡眠时间、提高睡眠质量以及睡眠深度、减少夜间觉醒和早醒次数，又不会引起精神运动障碍。佐匹克隆具有抗焦虑、抗肌肉松弛和抗惊厥等作用，次日晨时残余作用低，清醒后无"宿醉"反应，可用于各种原因引起的失眠，尤其适用于入睡困难和睡眠维持困难患者。佐匹克隆口服吸收快，半衰期为 3.5～5h，连续多次给药无蓄积作用；具有高效、低毒、成瘾性小的特点，但长期应用也会产生耐药性，突然停药可产生反跳现象。

2. 适应证　用于各种原因引起的失眠症，尤其适用于不能耐受次晨残余作用的患者。

3. 用法与用量　常用剂量为 7.5mg，临睡前口服。

4. 不良反应　常见不良反应可见困倦、口苦、口干、肌无力、头痛。长期服药后突然停药可出现反跳性失眠、噩梦、恶心、呕吐、焦虑、肌痛、震颤。罕见痉挛、肌肉颤抖、意识模糊。

5. 注意事项　佐匹克隆过量服用可导致深睡眠，甚至昏迷；用药时间不宜过长，一般不超过 4 周，可间断使用；用药期间不宜驾车或从事机械操作；停药时须逐渐减量；用药期间禁止饮酒；老年人与肝肾功能不全者慎用或减量；对佐匹克隆过敏、心肺功能不全及严重肝功能不全者禁用；孕妇、哺乳期妇女及 15 岁以下儿童不宜使用。

6. 药物相互作用　佐匹克隆与神经肌肉阻滞剂、中枢神经抑制药合用，镇静作用增强；甲氧氯普胺增加佐匹克隆的血药浓度；卡马西平使佐匹克隆的峰浓度升高，而卡马西平的峰浓度降低；红霉素增加佐匹克隆的 AUC 和 $t_{1/2}$，并伴有精神运动障碍；阿托品、利福平使佐匹克隆的浓度降低；与苯二氮䓬类催眠药合用会增加戒断症状。

（三）右佐匹克隆

1. 药理作用　右佐匹克隆为佐匹克隆的 *S*-异构体，是环吡咯酮类化合物，具有与吡唑并嘧啶类、咪唑并吡啶类、苯二氮䓬类、巴比妥类或其他已知具有催眠性质的药物无关的化学结构。右佐匹克隆的主要作用机制是作用于与苯二氮䓬受体偶联的 GABA 受体复合物。右佐匹克隆是第一个能长期用于入睡困难、维持睡眠质量的药物，与佐匹克隆相比，其不良反应少，无"宿醉"反应，不影响白天的注意和记忆。研究结果证实，右佐匹克隆有助于改善抑郁、焦虑等引起的失眠症状。

2. 适应证　用于治疗失眠，可用于短期失眠和慢性失眠。

3. 用法与用量　常用剂量为 1～3mg，临睡前口服。

4. 不良反应　主要不良反应为口苦和头晕，其他如嗜睡、乏力、恶心和呕吐等轻度消化系统和中枢神经系统不良反应，一般持续时间短，症状轻微，不会影响受试者的生活和功能，可自行缓解，停药后症状即可消失。

5. 注意事项

（1）右佐匹克隆应在临睡前服用，可能会产生短期记忆损害、幻觉、协调障碍、眩晕和头晕眼花，注意防跌倒。

（2）老年患者和虚弱患者使用右佐匹克隆时应考虑到对药物敏感引起的运动损伤和认知能力损伤；建议对老年患者的推荐起始剂量为 1mg。

（3）有关 18 岁以下儿童和青少年用药的安全性、有效性尚未确立，不推荐服用此药。

（4）本品由于具有适当的亲脂性，容易进入大脑，右佐匹克隆及其代谢产物可部分透过胎盘屏障，同时本品在乳汁中的浓度可能较高，因此孕妇及哺乳期妇女慎用此药。

（5）对右佐匹克隆过敏、失代偿性呼吸功能不全、重症肌无力、重度睡眠呼吸暂停综合征患者禁用。

6. 药物相互作用

（1）右佐匹克隆通过 CYP3A4 与 CYP2E1 进行氧化与去甲基化代谢。右佐匹克隆与帕罗西汀之间不存在药动学相互作用和药效学相互作用。

（2）当右佐匹克隆和奥氮平合并用药时，两者的药代动力学没有影响，但在精神运动功能的测量上存在药效动力学影响。

（3）右佐匹克隆联合劳拉西泮使用时，两者的 C_{max} 降低 22%。

（4）右佐匹克隆的血浆蛋白结合率不是很高（52%～59%），与血浆蛋白结合力强的药物合用不改变两种药物的游离浓度。

（5）地高辛首日服用 0.5mg/ 次，2 次 /d，然后 0.25mg/d，持续 6d，不影响单剂量 3mg 右佐匹克隆的药代动力学。

（6）单剂量华法林 25mg 不影响右佐匹克隆的药效动力学；右佐匹克隆 3mg/d，连续服用 5d，也不影响华法林的药代动力学参数。

（7）右佐匹克隆与 0.70g/kg 酒精合用可对神经运动功能产生相加作用影响，可持续 4h。

（8）CYP3A4 是右佐匹克隆消除的主要代谢通道，与伊曲康唑、克拉霉素、奈法唑酮、竹桃霉素、利托那韦、奈非那韦等 CYP3A4 强抑制剂合用可使右佐匹克隆的 AUC、C_{max} 和 $t_{1/2}$ 均增加。

（9）与 CYP3A4 强诱导剂利福平合用可使右佐匹克隆的血药浓度降低。

（四）扎来普隆

1. 药理作用 扎来普隆属于吡唑并嘧啶类化合物，通过作用于 γ- 氨基丁酸 - 苯二氮䓬（GABA-BZ）受体复合物而产生中枢抑制作用，从而达到催眠效果，具有镇静催眠、抗焦虑作用。非临床研究显示扎来普隆可选择性结合于脑内 $GABA_A$ 受体复合物 α 亚单位的 ω_1 受体。现代临床研究结果显示，扎来普隆在维持正常睡眠的同时，对快波睡眠无影响，使正常睡眠周期不受影响，日间"宿醉"反应少，成瘾性、停药后的戒断反应和反跳性失眠均较少。

2. 适应证 适用于入睡困难的失眠症的短期治疗，以及入睡困难但需早醒的全日制工作患者；而对经常夜间觉醒或慢性入睡障碍、睡眠维持困难及催眠药依赖性患者的疗效一般。

3. 用法与用量 常用剂量为 5～20mg，临睡前口服。衰老或虚弱患者可减量至 5mg，睡前口服。

4. 不良反应 服用扎来普隆后可能会出现较轻的头痛、嗜睡、眩晕、口干、出汗及厌食、腹痛、恶心、呕吐、乏力、记忆困难、多梦、情绪低落、震颤、站立不稳、复视、其他视力问题、精神错乱等不良反应。

5. 注意事项 扎来普隆通常不影响驾驶能力，而且能够明显改善前半夜的睡眠质量，次日无"宿醉"反应,不出现反跳性失眠。40mg 大剂量单次用药可导致语言功能下降、记忆减退;20mg 时可使语言、学习、记忆能力略微降低;反复用药(每日 10mg 或 20mg,连用 12d)时可出现轻度反应迟钝,对记忆并无影响。孕妇及严重肝损害者应慎用。与其他中枢神经抑制药合用时可使抑制作用相加。正在使用西咪替丁治疗或轻至中度肝损害的患者减量至 5mg。

6. 药物相互作用

(1)扎来普隆可增强酒精对中枢神经系统的损伤作用,但不影响酒精的药代动力学。

(2)本品与丙米嗪合用后清醒程度降低、运动精神行为能力损伤,相互作用是药效动力学的变化,而没有药代动力学的变化。

(3)本品与帕罗西汀合用无相互作用。

(4)本品与硫利达嗪合用后清醒程度降低、运动精神行为能力损伤,相互作用是药效动力学的变化,而没有药代动力学的变化。

(5)与酶诱导剂比如利福平合用,会使扎来普隆的 C_{max} 和 AUC 均降低 4 倍。扎来普隆与苯海拉明合用无药代动力学相互影响,但由于两者都有镇静作用,合用需特别注意。扎来普隆与影响肾脏消除的药物如布洛芬合用无明显的药代动力学变化。

三、巴比妥类药物

(一)药理作用

巴比妥类药物可以缩短睡眠潜伏期,加快睡眠期间的脑电活动,减少睡眠期间的肢体动作;可以使第二期睡眠增加,而第三、第四期慢波睡眠通常会减少,但有些焦虑或对巴比妥类药物依赖的患者则例外;也可以使快速眼动睡眠潜伏期延长,快速眼动睡眠的总时间及快速眼动次数减少。夜间如反复用药,几日后就会出现药物耐受性;断药会导致失眠及睡眠形式紊乱(第二期睡眠减少),并且使快速眼动睡眠增加。

(二)适应证

巴比妥类药物适用于以下情况:

1. 抗癫痫 用于癫痫大发作和部分性发作的治疗,也可用于癫痫持续状态。

2. 镇静 可用于焦虑不安、烦躁、甲状腺功能亢进症、高血压、功能性恶心、小儿幽门痉挛等。

3. 抗惊厥 可用于小儿高热、破伤风、脑炎、脑膜炎、子痫等疾病以及中枢兴奋剂中毒引起的惊厥。

4. 其他 还可以用作麻醉前给药;可以治疗黄疸,对于急性黄疸性肝炎恢复期残留黄疸效果较好,也可用于肝病性瘙痒、某些溶血性黄疸及婴儿先天性非溶血性黄疸等的治疗;可以加强解热镇痛药的效果;在治疗脑卒中时降低颅内压。

巴比妥类药物还可以静脉注射,用于:①促进紧张性木僵患者的活动;②智力缺陷患者的诊断;③减轻与过去的负性体验有关的各种不适。

(三)不良反应

在许多应用巴比妥类药物治疗的患者中,最难处理的不良反应是过度镇静。患者常表现为焦虑不安、呆坐不语;认知功能常常受损,患者不能从事驾驶、高空或其他危险作业。对于长期应用巴比妥类药物且病情稳定的患者,应该考虑药物依赖性问题。如已经发生药物依赖性,停药时就会产生焦虑、激越、震颤,甚至抽搐。通常应先将巴比妥类药物换成苯二氮䓬类药物,然后逐渐减量直至停用,这样就比较容易停用。有些患者应用巴比妥类药物可以反复出现兴奋（矛盾性兴奋），而不是抑制，患者像是醉酒样兴奋；有些患者还可出现超敏反应（尤其是皮肤）；偶有患者出现巨幼细胞贫血。

1. 神经系统不良反应　长期应用苯巴比妥可出现睡眠紊乱、步态不稳、共济失调、眼球震颤、眼肌麻痹、上睑下垂等慢性中毒症状，过大剂量可抑制呼吸中枢而死亡，患儿可有兴奋、激动、攻击行为、注意力不集中等表现，在有脑损害或精神发育迟缓的儿童尤为常见。有少数老年人服用后可引起兴奋，表现为不安、精神错乱、谵妄、头痛。

2. 血液系统不良反应　可有粒细胞减少、再生障碍性贫血、巨幼细胞贫血、巨幼红细胞增多症。分娩期孕妇口服苯巴比妥，可引起新生儿凝血酶原水平降低，甚至造成新生儿出血，给予维生素 K 治疗有效。

3. 过敏反应　可出现皮疹、荨麻疹、剥脱性皮炎、口腔黏膜炎、结膜炎、淋巴结肿大、发热、血管神经性水肿、多形性及渗出性红斑。

4. 内分泌系统不良反应　可引起垂体激素分泌增加、甲状腺功能减退、血糖升高。

5. 成瘾　长期服用苯巴比妥可产生依赖性，突然停药可见戒断症状，包括焦虑、失眠、震颤、意识模糊、癫痫发作。如果一旦决定停用苯巴比妥治疗，必须逐渐停药以避免戒断症状出现。

6. 致畸性　患有癫痫的母亲服苯巴比妥，其胎儿的畸形危险性增加。其机制可能是本品干扰叶酸及维生素 D 的代谢，引起染色体突变以及对内分泌、代谢等的影响。

7. 其他不良反应　可有佝偻病、肩 - 手综合征、叶酸缺乏、多发性神经炎、外生殖器炎、肝功能异常、肌肉坏死。

（四）注意事项

1. 呼吸抑制作用。尽管临床试验表明巴比妥类药物具有镇静和催眠作用，但与苯二氮䓬类相比，其作用较弱。患者用药次日会有"宿醉"反应，而且因为巴比妥类药物有抑制呼吸的作用，经常会导致过量服用的致命危险。也正是因为巴比妥类有抑制呼吸的作用，对于睡眠呼吸暂停患者，治疗剂量的巴比妥类也可引起致命性呼吸抑制。因此，睡眠呼吸暂停患者要避免应用巴比妥类药物。因为有上述危险性，许多临床医师不再将巴比妥类用作镇静催眠药；但有一个例外，就是治疗严重精神运动性兴奋，此时只是把巴比妥类药物作为抗癫痫药使用。

2. 促进卟啉合成，因此巴比妥类药物禁用于卟啉病患者。在用药前及用药过程中要检查肝功能，因为肝功能不好时可以延长药物的镇静作用，从而导致致命性剂量蓄积。

3. 禁用于严重肝肾功能不全、支气管哮喘、呼吸抑制和卟啉病患者；慎用于严重贫血、心脏病、糖尿病、高血压、甲状腺功能亢进症、老年人、孕妇和哺乳期妇女。

4. 急性中毒。巴比妥类药物过量引起急性中毒，表现为中枢神经系统抑制，呼吸和心血管系统紊乱，出现昏睡，进而呼吸浅表，严重者可有潮式呼吸、血压降低，甚至休克。超过催眠剂量的 10 倍时，可引起严重中毒；超过催眠剂量的 20 倍时，可引起死亡。口服未超过 3h 可用大量温生理盐水或 1∶2 000 高锰酸钾溶液洗胃，继而以 10～15g 硫酸钠（忌用硫酸镁）导泻。静脉滴注碳酸氢钠或乳酸钠以碱化尿液，减少药物在肾小管重吸收，加速排泄。同时可静脉滴注甘露醇、高渗葡萄糖等利尿药，促进药物排泄。中毒严重者可采用血液透析治疗。保持气道通畅、给氧或行人工呼吸，必要时行气管插管或气管切开；给氧的氧气浓度不宜超过 40%。血压偏低者可给予升压药，必要时可适当给予呼吸兴奋剂。

5. 耐受性与依赖性。对巴比妥类药物的耐受性可以很快出现，它是药物代谢动力学与药效动力学共同作用所致的结果，前者如肝药酶诱导作用，后者如神经元对长期用药的慢性适应变化,并与酒精、气体麻醉药及其他镇静剂包括苯二氮䓬类药物存在交叉耐受作用。

心理依赖(如药物渴求行为)是常见的临床表现,这类患者常就诊于几位临床医师以求获得更多的巴比妥类药物;日剂量500mg以上者可以产生躯体依赖,还可出现中毒症状如智能受损、情感不稳定以及神经系统阳性体征。大剂量用药时如骤停,会发生抽搐和谵妄;正常剂量时的停药反应包括焦虑、失眠、不安、易激惹、震颤、肌颤搐、恶心、呕吐、直立性低血压以及体重减轻等。

（五）药物相互作用

巴比妥类药物可以使肝微粒体酶活性增加2～3倍,临床上同时应用对肝药酶有竞争性作用的药物时尤应注意,如华法林或洋地黄等;要严格控制血浆药物浓度。

1. 与抗癫痫药合用,如与苯妥英钠合用使苯妥英钠的疗效下降且毒性增强,而苯巴比妥的血药浓度增加、作用增强;与扑米酮合用可增高苯巴比妥的血药浓度;与丙戊酸钠合用会升高苯巴比妥的血药浓度而降低丙戊酸钠的血药浓度;与卡马西平合用使卡马西平的血药浓度降低,疗效下降。

2. 与其他中枢神经抑制药合用可引起严重的抑制作用。最常见的是与酒精合用,与抗组胺药合用也很常见。单胺氧化酶抑制剂也会增强巴比妥类的中枢抑制作用;与地西泮合用可升高苯巴比妥的血药浓度,同时增强地西泮的作用;与氯丙嗪合用可促进氯丙嗪代谢、作用降低,而氯丙嗪可增强苯巴比妥的中枢抑制作用。

3. 与阿司匹林合用可使阿司匹林代谢加强而降低疗效;而苯巴比妥的血药浓度升高,作用增强。

4. 与普萘洛尔合用使普萘洛尔代谢加快,疗效下降。

5. 与维生素 B$_{12}$ 合用可减少维生素 B$_{12}$ 的胃肠道吸收;与维生素 K 合用加速维生素 K 代谢,降低其血药浓度。

6. 与糖皮质激素合用可促进糖皮质激素代谢;而苯巴比妥代谢减慢,作用增强。

7. 苯巴比妥为弱酸性药物,与碳酸氢钠等碱性药物合用可碱化尿液,促进苯巴比妥排泄,降低苯巴比妥的血药浓度。

（曹秋云）

参 考 文 献

[1] SCHATZBERG A F,NEMEROFF C B. Textbook of psychopharmacology[M]. 3rd ed. Washington DC:American Psychiatric Publishing,2004.

[2] 赵忠新. 临床睡眠障碍学 [M]. 上海:第二军医大学出版社,2003.

[3] 颜文伟. 临床精神药理学 [M]. 长沙:湖南科学技术出版社,1996.

[4] 肖平田. 临床合理用药指南 [M]. 北京:人民卫生出版社,2000.

[5] 杨藻宸. 药理学和药物治疗学:上册 [M]. 北京:人民卫生出版社,2000.

[6] SILBER M H. Clinical practice. Chronic insomnia[J]. New England journal of medicine,2005,353（8）:803-810.

[7] DE SANTO R M,LUCIDI F,VIOLANI C,et al. Sleep disorders in hemodialyzed patients--the role of comorbidities[J]. International journal of artificial organs,2005,28（6）:557-565.

[8] GHOSAL M K,ROYCHOWDHURY J. Psychopharmacology in general practice[J]. Indian journal of medical assocation,2005,103（2）:99-104.

[9] WESSELL A M,WEART C W. Eszopiclone（Lunesta）for treatment of transient and chronic insomnia[J]. American family physician,2005,71（12）:2359-2360.

[10] BUSCEMI N，VANDERMEER B，FRIESEN C，et al. Manifestations and management of chronic insomnia in adults[J]. Evidence report/technology assessment，2005（125）：1-10.

[11] MCCALL W V. Diagnosis and management of insomnia in older people[J]. Journal of the American geriatrics society，2005，53（7 Suppl）：S272-S277.

[12] ENGBER T M，DENNIS S A，JONES B E，et al. Brain regional substrates for the actions of the novel wake-promoting agent modafinil in the rat：comparison with amphetamine[J]. Neuroscience，1998，87（4）：905-911.

[13] STAHL S M. 精神药理学精要：处方指南 [M]. 于欣，司天梅，译. 2 版. 北京：北京大学医学出版社，2009.

[14] SCHATZBERG A F，NEMEROFF C B. Essentials of clinical psychopharmacology[M]. Washington DC：American Psychiatric Publishing，2006.

[15] 张帆，合浩，冒才英，等. 阿戈美拉汀治疗失眠障碍的研究进展 [J]. 世界睡眠医学杂志，2019，6（5）：688-690.

[16] 熊娜娜，骆蕾，孙伟，等. Z 类药物滥用和依赖风险的研究进展 [J]. 中国药物依赖性杂志，2020，29（6）：401-405.

[17] 杨晓哲，苏中华. 苯二氮䓬类药物医源性成瘾研究进展 [J]. 中国药物滥用防治杂志，2021，27（1）：8-12.

[18] 芮茗，韩娜. 近代安眠药的研究与开发简史 [J]. 中国药物化学杂志，2021，31（6）：460-469.

[19] 贾敏，黄金莎，刘群会，等. 右佐匹克隆的临床研究现状 [J]. 中国临床药理学与治疗学，2019，24（11）：1300-1304.

[20] 刘桂萍，张国领. 唑吡坦的临床应用研究进展 [J]. 中国医药导报，2017，14（29）：41-44.

[21] 胡茂荣，陈晋东，李乐华，等. 阿戈美拉汀：一种新型抗抑郁药 [J]. 中国新药与临床杂志，2009，28（2）：81-85.

[22] 刘佩佩. 阿戈美拉汀的临床应用研究进展 [J]. 医学理论与实践，2021，34（23）：4067-4069.

[23] 徐捷. 扎来普隆的临床应用 [J]. 国外医学：老年医学分册，2009，30（3）：134-137.

[24] 张宿. γ- 氨基丁酸的生理作用及应用 [J]. 安徽农业科学，2019，47（18）：1-9.

[25] 魏欣，杨圣俊，任炳南，等. 新型镇静催眠药的临床应用及其进展 [J]. 中国医院用药评价与分析，2015，15（6）：841-843.

[26] 姜春和. 新型镇静催眠药物 [J]. 医学综述，2014，20（19）：3556-3558.

第六章

促 认 知 药

认知障碍（cognitive disorder）患者数量明显增加，迫切需要安全有效的促认知药来改善症状、预防或延缓疾病进展。认知障碍与衰老相关，在此过程发生的认知障碍类疾病的病因和发病机制复杂，因此促认知药研究进展非常缓慢。促认知药的主要适应证是阿尔茨海默病（Alzheimer's disease，AD），自胆碱酯酶抑制剂、*N*- 甲基 -D- 天冬氨酸受体非竞争性拮抗剂两类对症治疗药物获批上市以后，近 20 年来治疗 AD 的新药研发困难重重，目前临床可选用的促认知药不多。认知障碍发生与发展的复杂机制是促认知药研发的难点，而漫长的研发周期和复杂的临床试验管理也是巨大的挑战；且治疗阿尔茨海默病药物的研发失败率超过 98%。2019 年基于调节肠道微生物的新药甘露特钠在中国上市，用于治疗轻至中度阿尔茨海默病。2021 年阿杜那单抗（aducanumab）作为第一个 AD 疾病修饰治疗（DMT）的新药在美国上市，适用于轻度 AD 所致的痴呆和轻度认知障碍（MCI）。还有 100 余种治疗 AD 的新药，以及处于 Ⅰ～Ⅲ 期临床试验过程中的靶向淀粉样蛋白及 Tau 蛋白异常、炎症和突触功能障碍的 AD 治疗药物。随着诊断技术的发展，生物标志物越来越多地用于这类临床试验，作为诊断入组和客观疗效指标。新的临床观察指标，特别是综合性量表评定对治疗反应具有更高的敏感性。近年来随着药物发现、靶点识别和临床试验技术的发展，对此类药物的研发的信心并未完全丧失。

第一节 概 述

老年期痴呆是老年人常见的精神障碍，是后天获得的认知能力受损或丧失，并存在可逆性或不可逆性大脑病理改变，表现为记忆、理解、判断、推理、计算和抽象思维等单个或多个认知功能领域受损，还可伴有幻觉、妄想、行为紊乱和人格改变，严重影响工作、生活和社交能力，意识一般无异常。痴呆的发病形式、病因、病程特征和预后各不相同，可在脑炎、脑血管疾病、脑外伤后急性发病、快速进展，但多数起病隐匿、进展迟缓，也可呈阶梯形式发展，或在一段时期内相对静止。并非所有痴呆都不可逆，少数经积极的病因治疗可缓解。老年期痴呆目前是我国的第五大致死原因，是社会成本最高的疾病之一。估计目前全球有 5 500 万痴呆患者，预计到 2050 年将达到 1.52 亿。临床上最常见的老年期痴呆是阿尔茨海默病（Alzheimer's disease，AD）和血管性痴呆（vascular dementia，VD），两者约占所有老年期痴呆 80% 的病例。VD 具有比较明确的致病危险因素，积极控制危险因素，例如低盐饮食，戒烟、酒，适当的体育锻炼，早期积极治疗高血压、高血脂、糖尿病等有利于预防脑血管病变和脑卒中的发生，可以在很大程度上避免 VD 的发生。因此，从理论上讲，VD 是一种可预防性痴呆。当然，VD 发生后，通过改善脑血流量、促进脑代谢和预防脑梗死等治疗措施，对其认知缺损症状仍可有改善或阻止进一步发展的作用。AD 的临床治疗药物和研发现状是本章的重点。

AD 是一种与年龄相关的、慢性的、进行性神经退行性变性疾病，表现为认知损害、精神行为异常和社会生活功能下降，占老年期痴呆的 50% 以上。AD 的病因和发病机制还不完全清楚。在病理学上，AD 以大脑皮质广泛老年斑形成和神经原纤维缠结为特征。老年斑的主要成分是 β- 淀粉样蛋白（Aβ）沉积，而神经原纤维缠结的主要成分是过度磷酸化的 Tau 蛋白。"Aβ 级联反应学说"是目前 AD 发病的主要机制，该学说认为脑内聚集的 Aβ 可通过炎症反应、氧化应激损伤、兴奋性氨基酸毒性、钙超载、线粒体损伤、细胞凋亡、Tau 蛋白磷酸化等多种机制引起神经元结构、功能障碍，最终死亡，导致认知障碍和痴呆，强调 Aβ 沉积可能是 AD 发病的始动因素或关键环节。多年来从流行病学、神经心理学、神经病理学、神经生化学、分子遗传学、神经影像学和临床治疗学等多学科研究所获得的成果，已经为 AD 的防治开辟了比较广阔的前景。根据 AD 的胆碱能学说，已开发出具有肯定疗效的胆碱酯酶抑制剂供临床使用。在拟胆碱能治疗方面，胆碱受体激活剂、促乙酰胆碱释放剂、促乙酰胆碱合成剂无明显疗效。AD 的抗炎治疗也是重要的研究方向之一。传统的非甾体抗炎药和皮质激素类抗炎药因毒性或不良反应使剂量和疗程受到明显限制。新型抗炎药环氧合酶 -2（COX-2）抑制剂的不良反应相对较少，目前已有用于 AD 的临床治疗研究。流行病学研究和动物实验表明，雌激素能改善认知功能，但临床疗效还有待证实。近年发现他汀类降血脂药可降低 AD 的发生率及预防心脑血管疾病，似乎对 AD 和 VD 都有一定的预防治疗作用，但也需进一步临床验证。AD 不仅与乙酰胆碱有关，也与其他神经递质有关。谷氨酸类递质系统为兴奋性递质系统，与学习和记忆密切有关。实验表明兴奋性氨基酸谷氨酸能导致神经元兴奋性中毒而死亡，形成类似于 AD 的老年斑和神经原纤维缠结。通过拮抗或调节谷氨酸受体的某些亚型，能使神经元免受神经兴奋性毒性的影响。以往用于治疗帕金森病的药物美金刚（memantine）为谷氨酸受体拮抗剂，已成功用于治疗中、重度 AD。抗老年斑形成的治疗研究有进展但是充满困难，β- 分泌酶和 γ- 分泌酶抑制剂的临床研发遇阻；用来对抗老年斑的 Aβ"疫苗"在众多临床试验中也未见明确疗效，且治疗中伴随淀粉样蛋白相关的影像学异常，表现为治疗相关的脑水肿（ARIA-E）或脑出血（ARIA-H），使疾病修饰治疗的前景变得并不清晰。

近 10 年的研究发现肠道菌群与阿尔茨海默病发病有相关性，肠道菌群可通过多种途径影响脑内 Aβ 的沉积。有学者通过体外研究发现可溶性大肠埃希菌内毒素脂多糖单体可加速 Aβ 单体聚合成不溶性聚集体，这种促进作用随着时间推移而被强化。另外，有些肠道菌群自身也会产生淀粉样蛋白或其降解物。例如链霉菌属（Streptomyces）、葡萄球菌属（Staphylococcus）、假单胞菌属（Pseudomonas）、芽孢杆菌属（Bacillus）和大肠埃希菌（Escherichia coli）等分泌的淀粉样蛋白与 Aβ42 的结构以及免疫原性相似，其能与小胶质细胞表面的 TLR2 受体结合，激活细胞释放炎症因子，促进炎症反应。通过小胶质细胞监测系统可以识别可能导致 AD 的病理变化的 Aβ42 及其错误折叠的聚集体。因此，通过调节肠道菌群对 AD 进行治疗是近几年的研究热点。微生物制剂是在微生态学理论的指导下，调整生态失调保持生态平衡，提高宿主健康水平或增进健康状态的生理性活菌制品及其代谢产物以及促进生理菌群生长繁殖的物质，包括益生菌、益生元、合生素三种类型。

2021 年 AD 治疗药物开发的管线包括 126 种药物的 152 项试验，有 28 种药物处于Ⅲ期临床试验、74 种处于Ⅱ期临床试验、24 种处于Ⅰ期临床试验。104 种作为疾病修饰治疗（disease-modifying treatment，DMT）药物正在进行临床试验（17 种处于Ⅲ期临床试验、64 种处于Ⅱ期临床试验、23 种处于Ⅰ期临床试验）。DMT 占药物管线的 83%。生物标志物在药物开发中发挥越来越大的作用,并使用淀粉样蛋白(A)、Tau(T)、神经变性(N)的 A/T/N 生物标志物框架描述,用于诊断入组(例如淀粉样蛋白 PET、脑脊液淀粉样蛋白)、分层分析(例如载脂蛋白 E 基因)、预测预后(例如 Tau PET、脑脊液磷酸化 Tau 蛋白)、神经保护评估和疾病修饰(例如磁共振成像、FDG-PET、脑脊液总 Tau 蛋白、神经纤维丝轻链蛋白、神经颗粒蛋白)、单克隆抗体治疗的安全性监测。在促认知药或精神症状对症治疗药物伴发试验中,很少用生物标志物做精准诊断。在这些试验中,由于缺乏诊断精度,可能会导致一些普遍的问题,例如诊断准确率低、安慰剂效应高等。在 AD 临床试验中越来越多地使用生物标志物确诊,但在包括几种主要类型的痴呆人群伴发试验中可能不特别强调准确的诊断。匹莫范色林治疗痴呆的精神症状的试验属于后者,试验人群包括五种临床定义的痴呆患者。下一代生物疗法包括细胞、基因和核苷酸疗法。在 AD 的细胞疗法中有九项试验,一项针对 Tau 表达的寡核苷酸试验,以及几种表观遗传调节剂。技术已经发展到 AD 基因治疗的试验,正在推动进入或处于临床试验阶段,尚待研究数据发布。

促认知药(cognitive enhancer)曾称为益智药或抗痴呆药,主要是治疗痴呆患者认知症状的药物,用来改善或促进痴呆患者的认知功能或延缓认知功能衰退,适用于各种类型的痴呆类疾病,尤其是 AD。促认知药的主要作用机制有增强酶活性、改善脑组织代谢、加强神经递质合成、恢复大脑代谢功能及信息传递,或改善脑血流供应及脑细胞对氧、葡萄糖等的利用,减缓病理过程等,从而减少致病因子对大脑的损害,使受损脑组织的功能得以恢复或保持。促认知药种类繁多。药物治疗痴呆的主要目的:①延缓或阻止痴呆严重程度加重;②减轻痴呆程度和改善记忆功能;③抑制和逆转痴呆早期的关键性病理发生;④提高痴呆患者的日常生活能力,提高生活质量;⑤减少并发症,延长生存期。临床实践证明,多数痴呆尤其是 VD 患者经治疗后,痴呆不再加重,生活自理能力提高,记忆功能改善,生命延长。目前已证实,胆碱酯酶抑制剂对 AD 有确切疗效,已成为治疗 AD 的首选药。还有一些药物可能对提高痴呆患者的认知功能有一定疗效,并已应用于临床,如谷氨酸受体拮抗剂、钙通道阻滞剂、脑代谢促进剂、抗氧化剂等。以下将根据药物的不同机制分别介绍各种已用于临床的促认知药。

第二节 分 类

一、胆碱酯酶抑制剂

大脑中胆碱能神经元的缺失导致的突触间隙胆碱能神经递质功能不足是 AD 发病的重要原因之一。乙酰胆碱是神经元相互沟通的化学物质,对学习、记忆和认知功能十分重要。乙酰胆碱的缺失导致 AD 患者的认知功能下降和记忆减退。胆碱酯酶抑制剂的作用是抑制胆碱酯酶将乙酰胆碱水解为乙酸盐和胆碱。胆碱酯酶有两个活性位点:由色氨酸形成的阴离子位点和由丝氨酸形成的酯化位点。胆碱酯酶抑制剂分为可逆性、不可逆性或伪可逆性。可逆性胆碱酯酶抑制剂通常用于治疗 AD 及其他老年痴呆症,通过抑制胆碱酯酶可改善患者的记忆和认知功能,提高日常生活能力,减轻精神行为症状。但随着疾病进展,胆碱能神经元减少,胆碱酯酶抑制剂的疗效可能下降。

二、谷氨酸受体拮抗剂

盐酸美金刚(memantine hydrochloride)的化学名为 3,5- 二甲基 -1- 氨基 - 金刚烷盐酸盐

（3,5-dimethyl-1-aminoadamantane hydrochloride）。盐酸美金刚于 1982 年研制成功，用于治疗帕金森病。2002 年 2 月欧洲专利药品委员会（CPMP）批准其用于治疗中、重度阿尔茨海默病；同年美国 FDA 批准其用于治疗中、重度阿尔茨海默病。2006 年盐酸美金刚在中国上市用于治疗阿尔茨海默病。美金刚是第一个批准用于治疗中、重度阿尔茨海默病的药物，临床研究表明盐酸美金刚对轻、中度阿尔茨海默病是有效的。

三、抗老年斑药物

（一）甘露特钠

甘露特钠胶囊（sodium oligomannate capsules，商品名为"九期一"）是我国原创的、国际首个靶向脑肠轴治疗阿尔茨海默病的药物，为阿尔茨海默病提供新的治疗方案。临床上，传统针对阿尔茨海默病的药物治疗主要为对症治疗，包括改善认知功能的胆碱酯酶抑制剂和谷氨酸受体拮抗剂、抗焦虑和抗抑郁药以及抗精神病药。近年来，越来越多的研究表明，肠道菌群与代谢性疾病、脑血管疾病、神经系统疾病、肿瘤等有密切关系。研究证实，肠道菌群失调引起的神经炎症与抑郁症、帕金森病、阿尔茨海默病等疾病有密切联系。而甘露特钠正是通过靶向脑肠轴，抑制肠道菌群失调和相关的苯丙氨酸 / 异亮氨酸积累，达到抑制老年斑形成、控制神经炎症并改善阿尔茨海默病的认知症状，可能具有延缓病程的作用。

甘露特钠从研发到上市历时 22 年。1997 年 GV-971 研究团队首次从海洋褐藻中筛选发现有效物质。2006 年 7 月获得药物临床试验批件。2007 年 12 月在中国启动 I 期临床研究。2013 年 8 月完成 II 期临床研究。2014 年与医疗服务提供商合作，汇集上海市精神卫生中心、北京协和医院等全国 34 家三甲医院的 AD 治疗药物临床研究团队，启动 III 期临床试验。2018 年 7 月完成 III 期临床试验。2019 年 11 月获得国家药品监督管理局（NMPA）批准上市。

（二）阿杜那单抗

阿杜那单抗（aducanumab）的商品名为 Aduhelm，是已获美国 FDA 批准用于治疗阿尔茨海默病的新药。阿杜那单抗是通过加速审批途径获得批准的，并需要进行批准后试验以验证药物预期的临床益处。其疗效和风险仍需要更多的数据和客观评价来支撑。有研究者发现在使用 Aβ 免疫药物 AN-1792 后，产生靶向 Aβ 抗体的患者的认知评分和日常生活能力在免疫后的不同月份中表现均优于几乎未产生靶向 Aβ 抗体的患者，且认知评分的表现与产生靶向 Aβ 抗体的滴度相关。在全球范围内开展阿杜那单抗的开发和商业化。因为中期无效性分析认为该类抗体很可能无法达到预期疗效，宣布停止阿杜那单抗的 III 期临床试验。2019 年 10 月对 III 期临床试验的最终结果分析，发现阿杜那单抗能够显著降低 AD 患者的认知功能下降速度。

四、抗 Tau 蛋白药物

微管相关蛋白 Tau 在细胞骨架稳定性、细胞信号转导、突触可塑性和神经发生中发挥重要作用。在阿尔茨海默病患者的大脑中，由聚集的过度磷酸化的 Tau 蛋白组成的不溶性神经原纤维缠结（NFT）和神经纤维丝被认为是神经变性的主要驱动因素，与 Aβ 一样，Tau 在大脑中以多种形式存在，包括单体、寡聚体和纤维缠结，Tau 样病理学表现在多种 Tau 病变的神经退行性变性疾病中发挥核心作用。

目前，Tau 蛋白在阿尔茨海默病致病过程中的机制以及 Tau 与 Aβ 的确切关系仍不清楚，但是尸检和 Tau 蛋白正电子发射断层成像（PET）研究表明 Tau 的扩散与疾病进展有关，调节 Tau 蛋白水平或功能的治疗方法在减缓或逆转阿尔茨海默病进展方面具有极大的潜力。Tau

蛋白的生物学复杂性提供许多潜在的治疗靶点,可通过对 Tau 蛋白在转录、磷酸化、解聚和运输等多种水平上进行调控。

五、其他药物

除了上述经典途径研发药物外,作用于其他途径的药物也逐步进入人们的视野,包括抗氧化剂、钙通道阻滞剂、脑代谢赋活剂、神经肽类药物等。脑代谢赋活剂主要来自五类化学物质,如麦角碱衍生物等。常见的钙通道阻滞剂有尼莫地平等。这些药物均没有获得药品监管部门批准用于治疗阿尔茨海默病。

第三节 常 用 药 物

一、胆碱酯酶抑制剂

(一)多奈哌齐

1. 药理作用 阿尔茨海默病(Alzheimer's disease,AD)主要表现为记忆减退,伴有其他认知损害。AD 痴呆症状的发病机制部分与胆碱能传递功能下降有关。盐酸多奈哌齐是六氢吡啶类氧化物,是第二代特异性中枢乙酰胆碱酯酶(AChE)抑制剂,对外周 AChE 的作用很小,其治疗作用是可逆性地抑制 AChE 引起的乙酰胆碱水解而增加受体部位的乙酰胆碱含量,改善阿尔茨海默病患者的认知功能。

2. 适应证 适用于轻度、中度或重度阿尔茨海默病的治疗。超说明书适应证为改善路易体痴呆、创伤性脑损伤、血管性痴呆、帕金森病相关痴呆患者的认知功能。

3. 用法与用量 起始治疗剂量为每次 5mg,每日 1 次,晚上睡前口服。服用 1 个月(4~6 周)进行临床评估后,可以增加至 10mg。最大推荐剂量为 10mg。终止治疗无反跳现象。对肾功能及轻、中度肝功能不全患者无须调整剂量。

4. 不良反应 最常见的副作用是胃肠道反应,包括腹泻、恶心和呕吐;其他常见副作用包括失眠、肌肉痉挛、乏力。一般症状轻微,可继续用药。常见普通感冒、厌食、皮疹、瘙痒、幻觉、易激惹、眩晕、胃肠道功能紊乱、尿失禁;少见癫痫发作、心动过缓、胃肠道溃疡、血肌酸激酶轻度升高;罕见低血压、窦房传导阻滞、房室传导阻滞、锥体外系不良反应;非常罕见神经阻滞剂恶性综合征和横纹肌溶解。

5. 注意事项

(1)多奈哌齐不得用于对盐酸多奈哌齐或哌啶衍生物过敏的患者。

(2)首次服用多奈哌齐应在对阿尔茨海默病的诊断和治疗方面有经验的医师指导下使用。当患者有可靠的照料者并且能够经常监控患者服用药物时才能开始多奈哌齐的治疗。多奈哌齐的临床疗效需要定期由专科医师进行评估,当没有治疗效果时应该停用该药。多奈哌齐应用于改善其他类型痴呆认知功能的证据尚不明确,需在专科医师评估和指导下使用。

(3)盐酸多奈哌齐在需要麻醉患者使用时需注意其与琥珀胆碱型药物的协同作用,多奈哌齐可以增加琥珀胆碱型药物的肌肉松弛作用。

(4)盐酸多奈哌齐可能导致 Q-T 间期延长,在心脏复极化延长患者中使用需要谨慎。它可能导致心动过缓和 / 或心肌梗死,在有症状的心动过缓、病态窦房结综合征和其他室上性心脏传导异常患者中使用该药需要谨慎。

（5）胆碱酯酶抑制剂可以增加胃酸分泌，对于既往有溃疡性疾病或服用非甾体抗炎药的患者，需监测其胃肠道是否有出血症状。但在多奈哌齐的临床试验中，与安慰剂相比，消化性溃疡或胃肠出血的发病率未见增加。

（6）多奈哌齐的拟胆碱作用可能导致癫痫大发作，慎用于既往有癫痫病史的患者；有哮喘病史和阻塞性肺疾病的患者慎用。

（7）既往有晕厥病史的患者需明确是否患有心脏传导阻滞或窦性停搏。

（8）在有横纹肌溶解风险的患者中应谨慎使用。危险因素包括肌肉疾病史、不受控制的甲状腺功能减退史，以及同时使用与横纹肌溶解相关的药物。

6. 特殊人群

（1）肝功能不全患者：轻、中度肝功能不全患者根据个体耐受情况调整剂量。

（2）肾功能不全患者：多奈哌齐清除不受肾功能影响，肾功能不全患者无须调整剂量。

（3）孕妇：目前尚无多奈哌齐用于孕妇的资料，本品禁用于孕妇。

（4）哺乳期妇女：目前尚不清楚多奈哌齐及其衍生物是否会在母乳中分泌，服用本品的妇女不能哺乳。

（5）儿童患者：尚未确定多奈哌齐对儿童治疗是否安全有效，不推荐用于儿童。

（6）老年患者：老年患者的药物清除期更长。老年患者无须调整剂量，所有年龄段的药物稳态清除率相似。

7. 药物相互作用

（1）多奈哌齐与其他胆碱酯酶抑制剂（如新斯的明）、神经肌肉阻滞剂具有协同作用（如增加琥珀酸胆碱型药物的肌肉松弛作用），与抗胆碱药有拮抗作用。

（2）本品可能与β受体拮抗剂存在协同作用，可能会增加服用卡维地洛、美托洛尔、阿替洛尔和普萘洛尔等β受体拮抗剂的患者心动过缓的风险。

（3）本品不抑制茶碱、华法林、西咪替丁或地高辛在人体内的代谢。

（4）多奈哌齐的代谢与细胞色素 P450 同工酶 CYP3A4 和 CYP2D6 有关，因此 CYP2D6 和 CYP3A4 诱导剂如苯妥英、卡马西平、苯巴比妥、利福平、地塞米松和酒精等可能降低多奈哌齐的浓度；CYP2D6 和 CYP3A4 抑制剂如伊曲康唑、红霉素和奎尼丁等可以抑制多奈哌齐的代谢。

（二）卡巴拉汀（利斯的明）

1. 药理作用 卡巴拉汀是用于治疗阿尔茨海默病的一种不可逆性乙酰胆碱酯酶抑制剂，属于氨基甲酸酯类化合物，和毒扁豆碱同类，通过与乙酰胆碱酯酶形成复合物从而抑制该酶，增加神经细胞突触间隙的乙酰胆碱浓度，尤其对海马及皮质有高度选择性，从而改善阿尔茨海默病患者的认知功能、日常活动能力及改善精神症状。此外，本品还可以减慢淀粉样前体蛋白（APP）片段的形成。

2. 适应证 适用于轻、中度认知障碍的阿尔茨海默病痴呆症状的治疗。超说明书适应证为血管性痴呆、与帕金森病相关的轻至中度痴呆。

3. 用法与用量

（1）卡巴拉汀透皮贴剂：起始治疗剂量为 4.6mg/d，每日 1 次。至少治疗 4 周后，如果治疗医师认为耐受性良好，剂量可以增加至 9.5mg/d，每日 1 次。若显示持续治疗使患者获益，应维持此剂量治疗。需定期由专业医师进行疗效评估，当以最佳剂量治疗缺乏疗效时应考虑停药。

（2）重酒石酸卡巴拉汀胶囊、重酒石酸卡巴拉汀片：每日 2 次，与食物同服，起始剂量为每次 1.5mg，每日 2 次。如患者服用至少 2 周以后对此剂量耐受性良好，可将剂量增至 3mg，每日 2 次；根据个体差异，至少每隔 2 周增加剂量，以达到最大耐受剂量，但不应超过 12mg/d。临床研究证明，服用本品 6～12mg/d 时临床疗效更佳。倘若治疗中出现不良反应如恶心、呕吐、腹痛、食欲减退或体重下降，应将日剂量减至患者能够良好耐受为止。

4. 不良反应 常见严重的胃肠道反应，包括恶心、呕吐、疲劳、衰弱和不适、体重下降。在临床试验中发现，女性患者更易于出现胃肠道反应和体重下降。在治疗初始阶段的不良反应发生率比维持阶段要高。

使用卡巴拉汀透皮贴剂时应注意过敏性皮肤反应，产生皮肤反应时需立即撕掉贴剂，至少 48h 后再重新应用于新区域。如果症状持续超过 48h 或随后出现严重的皮肤反应，应停止治疗。

其他不良反应有厌食、食欲减退，偶见脱水，焦虑、抑郁、失眠。偶见谵妄激越、幻觉、攻击性。偶有头晕、头痛、脑血管意外、晕厥、嗜睡、锥体外系不良反应。偶见心律失常、病态窦房结综合征。偶有尿失禁、尿路感染、过敏性皮炎、多汗、红斑、荨麻疹。

5. 注意事项

（1）应在有经验的医师指导下使用。禁用于对卡巴拉汀、其他氨基甲酸衍生物或辅料过敏的患者。

（2）卡巴拉汀用于治疗阿尔茨海默病可能发生患者体重下降，使用卡巴拉汀治疗期间需密切关注患者体重变化，体重低于 50kg 的患者可能发生更多的不良事件。

（3）卡巴拉汀与其他拟胆碱药一样，可能对心率产生迷走神经紧张效应，因此病态窦房结综合征或其他心脏传导阻滞患者需谨慎使用本品。

（4）卡巴拉汀的胆碱能神经兴奋作用可以引起胃酸分泌增多，有胃溃疡病史或使用非甾体抗炎药治疗的患者建议谨慎使用。

（5）有哮喘病史或其他阻塞性肺疾病的患者需慎用重酒石酸卡巴拉汀；有尿路梗阻和癫痫发作病史的患者建议谨慎使用卡巴拉汀。

（6）卡巴拉汀能引起眩晕和疲劳，尤其是治疗开始时或剂量增加时。应用本品治疗的患者，需由经治医师来评价继续驾驶或操作机器的能力。

6. 特殊人群

（1）肝肾损害患者：肾衰竭及轻至中度肝衰竭患者不必调整剂量。可根据个体耐受性递增推荐剂量，并进行密切监测。本药尚未在严重肝损害患者中进行研究，因此慎用于严重肝损害患者。

（2）儿童和青少年（年龄＜18 岁）：尚未在儿童中进行研究，因此不推荐儿童使用本品。

（3）孕妇或哺乳期妇女：在妊娠动物中，卡巴拉汀和 / 或代谢产物可以透过胎盘屏障，但尚无致畸作用。目前尚缺乏在人妊娠期间服用本品的安全性实验资料，不推荐孕妇使用本品；卡巴拉汀及其代谢产物可分泌到大鼠乳汁中，目前尚不清楚是否会分泌到人乳汁中，建议服用本品的患者应停止哺乳。

（4）老年人：对 50～90 岁 AD 患者的试验结果表明，卡巴拉汀的生物利用度不随年龄增长而发生变化。

7. 药物相互作用

（1）卡巴拉汀与其他类型的胆碱酯酶抑制剂、拟胆碱药及去极化类肌松药（如琥珀胆碱型肌松药）合用时，可增强其作用，出现协同效应；与抗胆碱药合用时，可能会降低本药的疗效。

（2）本品与甲氧氯普胺合用可能会增加锥体外系不良反应，因此不建议联合应用。

（3）本品与 β 受体拮抗剂存在协同作用，联合应用可能导致心动过缓的风险增加，甚至发生晕厥。

（4）本品与地高辛、华法林、地西泮或氟西汀、抑酸药、镇吐药、降血糖药、中枢性抗高血压药、钙通道阻滞剂、影响肌肉收缩力的药物、抗心绞痛药、非甾体抗炎药、雌激素、镇痛药、抗组胺药等联用均未发现增加不良反应发生风险。

（5）在阿尔茨海默病患者中，尼古丁的使用能够使本品的清除率增加 23%。

（三）加兰他敏

1. 药理作用 加兰他敏是从石蒜的鳞茎中提取的一种生物碱，是一个可逆性、竞争性和选择性胆碱酯酶抑制剂；且加兰他敏还是 α4β2 和突触前 α7 烟碱型乙酰胆碱受体别构增强剂，这可以增强突触前神经元乙酰胆碱释放。烟碱型乙酰胆碱受体（nAChR）主要在突触前神经元的膜上表达，并控制与记忆、思维和学习相关的几种神经递质释放，如 ACh、GABA、谷氨酸、去甲肾上腺素、多巴胺和 5- 羟色胺。有研究表明，nAChR 在阿尔茨海默病患者中的表达和活性都有所下降，这可能是这些患者的中枢胆碱能神经传导减少的原因。加兰他敏可以别构部位与 nAChR 结合，触发受体构象变化，导致 ACh 释放增加，并增强邻近的 5- 羟色胺能和谷氨酸能神经元的活性，促进胆碱能在脑组织中的兴奋性传播，也增加受体敏感性。加兰他敏通过双重作用改善 AD 的认知功能和行为症状。

2. 适应证 口服制剂用于治疗轻至中度阿尔茨海默病痴呆症状；注射剂也可以用于重症肌无力、脊髓灰质炎后遗症、因神经系统疾患或外伤所致的感觉或运动障碍、多发性神经炎等。

3. 用法与用量 AD 痴呆症状的治疗使用口服制剂，首次使用时推荐起始剂量为每次 4mg，每日 2 次，与早、晚餐同服，至少维持 4 周；在专业医师对临床疗效及耐受性进行评估后，可逐渐加量至每次 12mg，每日 2 次。

4. 不良反应

（1）胃肠道反应：常见恶心、呕吐、腹泻、腹痛、消化不良；偶见干呕。

（2）代谢和营养障碍：常见厌食、食欲下降；偶见脱水。

（3）精神障碍：抑郁、焦虑；罕见幻觉、幻想。

（4）神经系统障碍：常见头晕、头痛；偶见颤抖、晕厥、嗜睡、味觉异常、感觉异常。

（5）心脏异常：偶见高血压、心悸、窦性心动过缓、室上性期前收缩、病态窦房结综合征。

（6）皮肤及皮下组织异常：常见多汗；偶见皮肤瘙痒。

（7）其他不良反应：肌肉痉挛、肌肉萎缩。

5. 注意事项

（1）禁用于对加兰他敏过敏者。

（2）加兰他敏对心脏传导系统具有抑制作用，可能会导致窦性心动过缓。对于有房室结传导阻滞、窦性心动过缓和各种心脏传导阻滞疾病及潜在风险的患者，无论是否存在已知的潜在心脏传导异常，使用加兰他敏需考虑其可能引发 Q-Tc 间期延长、晕厥和精神错乱的风险。

（3）加兰他敏因增加副交感神经活性而增加胃酸分泌，应密切监测胃肠道活动性或隐匿性出血症状，特别是有胃肠道溃疡风险、同时服用非类固醇类抗炎药的患者。胃肠道梗阻手术或胃肠道术后恢复期患者不建议使用加兰他敏。

（4）加兰他敏作为胆碱酯酶抑制剂，具有诱发全身癫痫发作的可能性，但癫痫发作也可能是阿尔茨海默病本身的疾病表现，需进行鉴别。有严重哮喘或慢性阻塞性肺疾病病史的患者需谨慎使用加兰他敏。尿路梗阻或膀胱术后恢复期患者不建议使用加兰他敏。

6. 特殊人群

（1）中度及重度肝肾功能受损可能影响加兰他敏的血药浓度。中度肝功能受损患者在服药的第 1 周应从每次 4mg，每日 1 次开始；维持剂量不应超高每次 8mg，每日 2 次。肌酐清除率低于 9ml/min 的严重肾功能受损及严重肝功能受损患者不建议使用加兰他敏。

（2）尚无儿童使用加兰他敏的临床试验，不建议在儿童中使用。

（3）在动物研究中发现加兰他敏对胎儿有致畸作用，目前尚不明确加兰他敏是否在母乳中排出，因此不建议在妊娠期及哺乳期使用。

（4）在阿尔茨海默病患者的临床试验中发现老年患者的加兰他敏血药浓度比健康年轻受试者高 30%～40%。

7. 药物相互作用

（1）加兰他敏与其他拟胆碱药产生协同作用，不应同时服用；与抗胆碱药相拮抗。加兰他敏能增加麻醉药琥珀胆碱的肌肉松弛作用。

（2）加兰他敏的主要代谢酶为 CYP3A4 或 CYP2D6，因此卡马西平、苯巴比妥、利福平和地塞米松等可以加速加兰他敏的代谢；而与红霉素、帕罗西汀、阿米替林、氟西汀、氟伏沙明及奎尼丁同时服用时，加兰他敏的清除率会降低。

（3）加兰他敏有抑制心脏传导系统的作用，与 β 受体拮抗剂、钙通道阻滞剂联合使用时可能导致房室传导阻滞和心动过缓。

（四）石杉碱甲

1. 药理作用　石杉碱甲是从石杉属植物千层塔中分离到的一种新的生物碱，为我国首创的可逆性强效胆碱酯酶抑制剂，其作用特点与新斯的明相似。石杉碱甲有较高的脂溶性，分子小，易透过血 - 脑屏障，进入中枢后较多地分布于大脑的额叶、颞叶、海马等与学习和记忆有密切联系的脑区，在低剂量下对 AChE 有强大的抑制作用，使分布区内神经突触间隙的乙酰胆碱（ACh）含量明显升高，具有促进记忆再现和增强记忆保持作用。

2. 适应证　本品适用于良性记忆障碍，提高患者的指向记忆、联想学习、图像记忆及人像回忆。对痴呆和脑器质性疾病引起的记忆障碍也有作用。

3. 用法与用量　口服，每次 100～200μg（2～4 片），每日 2 次，单日剂量不超过 9 片。

4. 不良反应　一般无严重不良反应，过量可引起头晕、恶心、胃肠不适、乏力等症状，一般减量后可缓解。个别患者有瞳孔缩小、呕吐、视物模糊、心率改变、流涎、嗜睡等副作用。

5. 注意事项　对于癫痫、肾功能不全、机械性肠梗阻、尿路梗阻、心绞痛、心动过缓、严重哮喘及阻塞性肺疾病等患者禁用。

6. 特殊人群　不推荐孕妇及哺乳期妇女使用本品。

7. 药物相互作用　尚不明确。本品慎与碱性药物配伍。

二、谷氨酸受体拮抗剂

（一）药理作用

美金刚是一种电压依赖性，低、中度亲和力的 *N*- 甲基 -D- 天冬氨酸（*N*-methyl-D-aspartate，NMDA）受体非竞争性拮抗剂。有研究证明，NMDA 受体与记忆过程及痴呆的发病机制相关。美金刚可以降低谷氨酸介导的兴奋性毒性导致的神经元损伤。美金刚的作用可能与减少 Tau 蛋白磷酸化或淀粉样蛋白毒性有关。具有促进神经释放营养因子的作用，促进神经细胞功能及认知功能恢复。

（二）适应证

主要用于中、重度阿尔茨海默病的治疗。在美国也广泛超说明书应用于轻度阿尔茨海默病的治疗。美金刚作为一种神经保护剂，对神经退行性改变和血管过程都有积极作用，对治疗血管性痴呆和帕金森病具有潜力，但尚未获得批准。

（三）用法与用量

在治疗过程中，需要根据患者的病情变化反复评估，及时调整美金刚的耐受性和剂量。美金刚可空腹服用，也可餐后服用，应定期按时按剂量服用。如果患者错过 1 次服药，不能在下次服药时增加剂量；如连续多日未服药，需要从低剂量开始重新建立耐受性。

成人的最大日剂量为 20mg。为了减少副作用的发生，在治疗的前 3 周应按每周递增 5mg 剂量的方法逐渐达到维持剂量。治疗第 1 周的剂量为 5mg/d，第 2 周为 10mg/d，第 3 周为 15mg/d，第 4 周开始以后服用推荐的维持剂量 20mg/d。

65 岁以上老年患者推荐每日服用 20mg。

（四）不良反应

不良反应较少。主要有头痛、头晕、嗜睡、焦虑、激越、腹泻、便秘、腹痛、高血压、体重增加等；还可出现粒细胞缺乏症、白细胞减少症、全血细胞减少症、血小板减少症、血小板减少性紫癜、胰腺炎、肝炎、自杀想法。严重不良反应可出现充血性心力衰竭、急性肾衰竭以及剥脱性皮炎。

（五）注意事项

有泌尿生殖系统疾病的患者应谨慎服用美金刚，尿液 pH 升高可能会导致美金刚的尿液消除率降低，导致美金刚的血浆水平升高。癫痫患者或有惊厥病史的患者应谨慎服用美金刚。对于轻度肾损害（血清肌酐水平不超过 130μmol/L）患者，无须调整剂量；对于中度肾损害 [肌酐清除率为 40～60ml/（min·1.73m^2）] 患者，应将本品的剂量减至 10mg/d。不推荐用于严重肾损害 [肌酐清除率 <9ml/（min·1.73m^2）] 患者；肝损害患者也不推荐使用本品。

（六）特殊人群

1. 尚无本品用于儿童和青少年的疗效和安全性资料，不推荐在儿童和青少年中使用。

2. 不建议孕妇服用本品；哺乳期尚不明确该药能通过母乳泌出，建议服用该药时停止哺乳。

（七）药物相互作用

抗胆碱药、左旋多巴和多巴胺受体激动剂与美金刚合并使用可能作用会增强，而神经阻滞剂和巴比妥类药物的临床作用可能会减弱。应避免同时使用其他 NMDA 受体拮抗剂如金刚烷胺、氯胺酮、右美沙芬，可能会增加药物不良反应发生率或加重药物不良反应。与主要通过肾脏代谢的药物也有可能产生相互作用，可能有导致血浆药物水平升高的潜在风险。

三、抗老年斑药物

（一）甘露特钠

1. 药理作用 动物实验结果显示甘露特钠对 β- 淀粉样蛋白（Aβ）、D- 半乳糖所致的记忆障碍模型小鼠，东莨菪碱所致的记忆障碍模型大鼠的学习记忆有改善作用，但甘露特钠用于阿尔茨海默病的作用机制尚不明确。连续 1 个月经口给予神经炎症期（7 月龄）的 5×FAD 转基因小鼠甘露特钠 100mg/kg，可见肠道菌群改变，肠道黏膜固有层淋巴细胞 Th1 比例、脑内和外周血 Th1 细胞比例降低，脑内 Aβ 沉积和 Tau 蛋白磷酸化水平减少。

2. 药代动力学 甘露特钠的口服生物利用度低,食物对甘露特钠的吸收无显著影响。健康受试者口服甘露特钠 450mg、600mg 和 750mg,血浆中的甘露特钠达峰时间为 2.6～5.4h,C_{max} 分别为 96.6ng/ml ± 44.4ng/ml、122.7ng/ml ± 72.3ng/ml 和 112.7ng/ml ± 55.9ng/ml,$AUC_{0\to\infty}$ 分别为 1 992.1ng·h/ml ± 2 055.7ng·h/ml、1 607.4ng·h/ml ± 808.0ng·h/ml 和 2 252.4ng·h/ml ± 1 712.4ng·h/ml。甘露特钠的表观分布容积为 6 142.7～9 608.7L,半衰期为 11～22h。目前尚无人体代谢产物研究数据,甘露特钠的排泄途径尚不十分明确。健康受试者单次口服甘露特钠 450～750mg,甘露特钠的表观清除率为 405.7～482.3L/h。连续给药 5d(b.i.d.),甘露特钠的表观清除率为 117.4～158.0L/h,蓄积因子为 2.1～2.6。目前尚未针对特殊人群(如肝肾功能不全患者)进行药代动力学研究。

3. 适应证 适用于轻至中度阿尔茨海默病,改善患者的认知功能。

4. 用法与用量 口服,每次 3 粒(450mg),每日 2 次,可餐前服用或与食物同服。患者应有可靠的照料者并且能够经常监控患者的服药情况。甘露特钠的临床安全性和有效性证据来自 36 周的随机对照临床试验。如果患者需要更长时间的治疗,医师需按照临床诊疗指南的建议,对患者继续服用本品的获益与风险进行重新评估。在获益明显并且患者能够耐受的情况下,才可以考虑继续维持本品治疗。对于肝肾功能不全患者,在服用本品过程中需定期检测肝肾功能,如有异常需及时就医。对于轻度肝肾功能不全患者,无须根据肝肾功能调整剂量。目前尚无中度和重度肝肾功能不全患者的研究数据。

5. 不良反应 甘露特钠的临床试验中,经研究者判断与试验药有关或可能有关的不良事件发生率为 14.6%,与安慰剂组(18.0%)相比无显著性差异。不良反应均为轻度和中度。常见不良反应包括口干、血尿、心律失常及谷丙转氨酶、谷草转氨酶、胆红素升高等。

6. 注意事项

(1)甘露特钠胶囊应由在阿尔茨海默病的诊断和治疗方面有经验的医师开具处方并指导患者使用。

(2)本品Ⅲ期临床试验随机的 818 例受试者中,共 78 例受试者在试验过程中发生一过性 Q-T/Q-Tc 间期延长,其中药物组 38 例、安慰剂组 40 例。虽然尚未观察到与本品机制相关的明确的心血管风险,但由于目前使用本品的人数有限,患者服用时如有心血管系统异常,请及时就医。

(3)本品可能具有一定的免疫调节作用,对于正在使用免疫制剂的患者,可能会影响免疫制剂的疗效。在本品Ⅲ期临床试验的受试者中,免疫炎症相关不良事件(包括根据 MedDRA 分类的免疫系统疾病、感染及侵袭类疾病等)与安慰剂组之间的发生率无显著性差异。在Ⅲ期临床试验中,有 0.3%(2/577 例)接受本品治疗的患者出现自身免疫性脑干脑炎,尽管经研究者判断与药物可能无关,但仍建议服用本品治疗的患者注意脑炎相关风险。

(4)本品可能通过重塑肠道菌群发挥治疗作用,与其他改变肠道菌群的药物(如抗生素或其他可能导致肠道菌群失衡的药物)合用可能会影响本品的疗效。

(5)本品的临床试验中,有患者出现头晕、嗜睡、肌无力的报告。对服用本品的患者,医师应常规评估其驾驶汽车或操作复杂机器的能力。

7. 药物相互作用 甘露特钠对 CYP1A2、CYP2B6、CYP2C8、CYP2C9、CYP2C19、CYP2D6、CYP3A4 无抑制作用,对 CYP1A2、CYP2B6、CYP3A4 无诱导作用。甘露特钠不是 OATP1B1、OATP1B3、OAT1、OAT3、OCT2、P-gp 和 BCRP 的底物。甘露特钠对 OATP1B1、OATP1B3、OATP2B1、OAT1、OAT3、OCT2、P-gp 和 BCRP 无抑制作用。

（二）阿杜那单抗

1. 药理作用 阿杜那单抗（aducanumab，商品名为 Aduhelm、安度恒）注射液是一种靶向聚集的可溶性和不溶性 Aβ 的人类免疫球蛋白 γ1（IgG1）单克隆抗体。阿杜那单抗可呈时间 - 剂量依赖性方式减少淀粉样蛋白斑块。

2. 药代动力学 通过每 4 周 1 次的方案重复给药 16 周可达到阿杜那单抗的稳态血药浓度，全身蓄积为 1.7 倍。阿杜那单抗的 C_{max}、C_{min} 和 AUC_{ss} 在 1～10mg/kg 每 4 周 1 次的剂量范围内与剂量成正比例增加。稳态时的平均分布容积（95%CI）为 9.63（9.48，9.79）L。预期阿杜那单抗以与内源性 IgG 相同的方式经分解代谢途径为小分子肽和氨基酸。阿杜那单抗的清除率（95%CI）为 0.015 9（0.015 6，0.016 1）L/h，终末半衰期为 24.8（14.8，37.9）d。尚未在肾或肝损害患者中进行旨在评价阿杜那单抗的药代动力学的研究。预计阿杜那单抗不通过肾脏消除或不经过肝药酶进行代谢。

3. 适应证 阿杜那单抗用于治疗阿尔茨海默病。在轻度认知障碍或轻度痴呆患者中，起始治疗时使用阿杜那单抗。暂无在疾病更早期或更晚期起始治疗的安全性或有效性数据。根据接受阿杜那单抗治疗的患者中出现的 β- 淀粉样蛋白斑块减少，通过加速审批途径批准该适应证。一旦在验证性试验中验证了其临床获益，则继续批准该适应证。

4. 用法与用量

（1）给药说明：治疗开始时需要剂量滴定。在初始滴定之后，阿杜那单抗的推荐剂量为 10mg/kg。阿杜那单抗经静脉滴注给药，在大约 1h 内完成，每 4 周 1 次，间隔至少 21d。第 1 次和第 2 次输注，剂量为 1mg/kg；第 3 次和第 4 次输注，剂量为 3mg/kg；第 5 次和第 6 次输注，剂量为 6mg/kg；第 7 次及之后输注，剂量为 10mg/kg。

（2）淀粉样蛋白相关性影像异常的监测：在开始治疗之前应获得最近（1 年内）的脑部磁共振成像（MRI）检查结果，在第 7 次输注（第 1 剂 10mg/kg）和第 12 次输注（第 6 剂 10mg/kg）之前应获得 MRI 检查结果。如果出现 10 个或 10 个以上新发微出血或大于 2 个表面铁质沉着症病灶区域（经放射学确定重度 ARIA-H），则仅可在临床评估和随访 MRI 证实影像学稳定（即 ARIA-H 的大小或数量没有增加）后才可谨慎地继续治疗。

（3）药物漏服后重新开始：阿杜那单抗如果遗漏 1 次输注，应尽快以相同的剂量恢复给药。每 4 周输注 1 次，间隔至少 21d。

（4）制备：在制备阿杜那单抗静脉滴注用稀释液时应使用无菌技术，每瓶仅供单次使用，需丢弃任何未使用的部分。根据患者的实际体重计算剂量、所需阿杜那单抗溶液的总体积和瓶数。每西林瓶含有浓度为 100mg/ml 的阿杜那单抗。检查阿杜那单抗溶液是否为澄清至乳白色的无色至黄色溶液，如存在不透明微粒、变色或其他异物颗粒则不能使用。仅可使用 0.9% 氯化钠注射液作为静脉稀释剂制备阿杜那单抗稀释液。轻轻倒置而非摇晃含有阿杜那单抗稀释液的输液袋，使其完全混匀。建议稀释后立即使用；如非立即使用，应将阿杜那单抗 0.9% 氯化钠注射液的稀释液储存于冷藏条件 2～8℃ 下最多 3d，或储存在 30℃ 以下的室温下最长 12h。在输注之前，使阿杜那单抗稀释液恢复至室温。

5. 不良反应 阿杜那单抗可导致淀粉样蛋白相关性影像异常 - 水肿（ARIA-E）（进行 MRI 可观察到脑水肿或脑沟积液），以及淀粉样蛋白相关性影像异常 - 含铁血黄素沉着症（ARIA-H）（包括微出血和表面铁质沉着症）。在开始治疗之前应获得最近（1 年内）的脑部磁共振成像（MRI）检查结果。在阿杜那单抗输注期间，有 1 名患者报告血管性水肿和荨麻疹。在首次观察到符合超敏反应特征的任何体征或症状时，立即终止输液并开始适当治疗。

常见不良反应（与安慰剂组相比，发生率偏高至少 10%）包括 ARIA- 水肿、头痛、ARIA-H 微出血、ARIA-H 表面铁质沉着症以及跌倒。

6. 注意事项 阿杜那单抗可导致 ARIA-E 和 ARIA-H。在开始治疗之前应获得最近（1 年内）的脑部 MRI 检查结果。前 8 次给药期间，尤其是滴定期间增强对 ARIA 的临床警戒。如果患者出现可能提示 ARIA 的症状，则应进行临床评估，如果出现指征，还应进行 MRI 检查。

在研究中，患者的年龄范围为 50～85 岁，平均年龄为 70 岁；79% 为 65 岁及 65 岁以上老年人，32% 为 75 岁及 75 岁以上老年人。这些年龄组之间的不良反应发生率不存在明显差异，65 岁及 65 岁以上患者与较年轻患者相比不存在额外的安全性问题。

四、抗 Tau 蛋白药物

目前尚无获得批准的抗 Tau 蛋白治疗 AD 的药物上市。2022 年 4 月 13 日，口服 Tau 蛋白聚集抑制剂甲磺酸氢甲硫堇（HMTM）的Ⅲ期临床试验已经在中国获批，拟定适应证为轻至中度阿尔茨海默病（AD），包括 AD 引起的轻度认知障碍。临床试验将进一步评估 HMTM 的安全性和有效性。这是一项为期 12 个月的研究，旨在对 TauRx 目前在欧美进行的Ⅲ期临床试验 LUCIDITY（NCT03446001）进行补充，LUCIDITY 研究已在 500 多名受试者身上进行测试。中国的研究和 LUCIDITY 一样都覆盖轻度认知障碍和轻至中度阿尔茨海默病患者，也是评估相同的认知和功能的复合主要终点。2023 年Ⅲ期临床试验结束，尚未见相关试验结论公布。

五、其他药物

（一）钙通道阻滞剂

尼莫地平（nimodipine）又称为硝苯吡酯、硝苯甲氧乙基异丙啶。

1. 药理学特点 尼莫地平为二氢吡啶类钙通道阻滞剂，具有以下药理作用①对脑血管的作用：正常情况下，血管平滑肌收缩依赖 Ca^{2+} 进入细胞内，引起跨膜电流去极化。尼莫地平能通过有效阻止 Ca^{2+} 进入细胞内，抑制平滑肌收缩，从而达到解除血管痉挛的目的。动物实验证明，尼莫地平对脑动脉的作用远较全身其他部位动脉的作用要强很多，且具有很高的亲脂性，易透过血 - 脑脊液屏障。当用于蛛网膜下腔出血的治疗时，脑脊液中的药物浓度可达 12.5ng/ml。②对神经系统的作用：尼莫地平可选择性扩张脑血管，增加脑血流量，从而起到脑保护作用；且极易透过血 - 脑脊液屏障，主要分布在与学习、记忆有关的脑皮质和海马等区域。动物实验显示，尼莫地平可改善老年大鼠的协调功能，并改善学习过程，还可显著降低老化过程中血管周围常见的纤维变性、基底膜增厚、淀粉样多肽和脂质沉积的发生率。③对老年痴呆的作用：许多脑血管疾病和老年痴呆的一个共同的病理特征是血管平滑肌细胞和神经细胞内的钙离子浓度过高，导致血管收缩、痉挛，神经细胞内能量耗竭、自由基产生增多、细胞膜受损，直至细胞死亡。降低或消除细胞内的钙超载状态是防治这类疾病的主要措施。尼莫地平作用于电压门控钙通道的二氢吡啶类受体，引起受体构型发生改变，使 Ca^{2+} 通道稳定在静止或不活动状态，从而阻断钙离子内流，降低细胞内钙浓度。

2. 药代动力学特点 口服后迅速吸收，约于 1h 内达峰浓度。由于尼莫地平经Ⅰ相反应快速代谢，口服后生物利用度极低，仅为 13%。进食时同时服用尼莫地平，可降低其生物利用度，从而降低药效。葡萄柚汁可增加尼莫地平的生物利用度。慢性肝损害患者因体内药物的生物活性增加，其峰浓度可达正常人的 2 倍。95% 以上的药物与血浆蛋白结合。口服每日 4 次，连续 7d 后血中没有明显蓄积。口服后大部分以代谢产物的形式排出体外，代谢产物的活性极弱,主要通过胆囊随粪便排出(约 80%),部分经尿液排出(约 20%)。少部分代谢产物经胆汁排泄后又被重吸收。仅约有不到 1% 的原型药从尿液排出。半衰期为 1～2h,彻底清除时间为 8～9h。

3. 适应证 主要用于缺血性脑血管疾病、脑供血不足、蛛网膜下腔出血引起的脑血管痉挛等,可预防偏头痛。对突发性聋也有一定疗效。也可用于老年人记忆减退及早期老年痴呆。也常被用于保护缺血性神经元,治疗血管性痴呆和脑梗死,但临床疗效并不肯定。

4. 用法与用量 尼莫地平片:10mg、20mg、30mg;尼莫地平胶囊:20mg;尼莫地平注射液:50ml:10mg。口服给药:①急性脑血管疾病恢复期可用每次 30～40mg,每日 4 次;②缺血性脑血管疾病及各型痴呆每次 30～60mg,每日 3 次,1 个月为 1 个疗程;③偏头痛每次 40mg,每日 3 次,12 周为 1 个疗程;④突发性聋 40～60mg/d,分 3 次服用。静脉滴注:①蛛网膜下腔出血发病后越早治疗效果越好。静脉滴注 0.5μg/(kg·min),随时监测血压,以血压不降或略降为宜;病情稳定后改为口服或鼻饲,每次 30～60mg。②脑池内滴注:脑动脉瘤切除术时,将 1ml 尼莫地平溶于 19ml 林格液中。配制完毕后,在滴注前 10min 应将溶液保温至 37℃ 范围。

5. 不良反应

(1)血液系统:偶有发生血小板减少和贫血的报告及弥散性血管内凝血的个案报道。在选择性心脏瓣膜置换术前后使用尼莫地平可能引起过度出血。

(2)心血管系统:常规剂量下多能被很好地接受。与剂量有关的不良反应常见的为低血压(约 5%),其他还包括水肿、心悸、潮红、出汗和高血压,发生率不足 1%。

(3)内分泌 / 代谢:可引起血糖升高、乳酸脱氢酶升高、低钠血症和体重减轻。

(4)胃肠道:可引起恶心、腹部痉挛性疼痛等,但多较轻微;其他胃肠道不良反应还包括腹泻、呕吐和胃肠出血等;还可能引起牙龈增生。

(5)肝脏:可引起肝炎、黄疸,发生率低于 1%;约 0.2% 的患者出现碱性磷酸酶和谷丙转氨酶升高。

(6)呼吸系统:偶有哮喘、咽炎;在首次服用时可能出现低氧血症。

(7)皮肤:可引起皮疹、痤疮。

(8)骨骼 - 肌肉系统:偶有肌肉痛的报道;还可能引起肌阵挛。

(9)其他:偶有耳鸣;突然停药时可引起停药综合征。

6. 注意事项 高血压患者同时使用尼莫地平可起到降血压作用。尼莫地平静脉滴注时,应缓慢将输液泵与普通输液一起,以二路形式缓慢输入,滴速一定要慢,滴入太快会出现头痛和颜面潮红。对高血压合并蛛网膜下腔出血或脑卒中的患者,应注意减少或暂时停用抗高血压药,或减少尼莫地平的剂量。对于缺血性脑卒中患者,原则上不要静脉滴注尼莫地平。静脉滴注时应避光。尼莫地平输液剂内含有 23.7% 乙醇,应注意与乙醇有关的配伍禁忌。出现假性肠梗阻时,应当减少用药剂量并密切观察。用药过量可出现颜面潮红、血压明显下降、心动过速或过缓,应立即停药,静脉给予多巴胺或去甲肾上腺素纠正血压,并进行对症支持治疗。

严重肝肾损害(如肝坏死或肾小球滤过率 <20ml/min)者禁用;动物实验显示本药有致畸性,孕妇及哺乳期妇女应慎用;脑水肿或颅内压显著增高、年老多病、有严重心血管功能障碍或严重低血压(收缩压 <90mmHg)者慎用。

7. 药物相互作用 与其他作用于心血管的钙通道阻滞剂联用,可增加其他钙通道阻滞剂的作用。与西咪替丁联用,使本药的血浆浓度可升高。甲硫双喹脲可增加本药的毒性。与地拉夫定、安普那韦联用可导致尼莫地平的代谢降低、血浆浓度增高、毒性增加,因为后两者均为细胞色素 P450 抑制剂。与 α 受体拮抗剂联用,可增强降血压作用。与 β 受体拮抗剂联用,可能引起低血压和心功能损害。与非甾体抗炎药、口服抗凝血药联用,可增加胃肠出血风险。与芬太尼联用,可能引起严重低血压。与胺碘酮合用时,可减慢窦房结节律或加重房室传导阻滞,故病态窦房结综合征或不完全房室传导阻滞患者应避免同时使用两药。与奎奴普丁 / 达福普汀、沙奎那韦、丙戊酸合用时,将增加本药的毒性。奎尼丁可能会使尼莫地平的代谢减慢。圣·约翰草可降低尼莫地平的作用。麻黄可降低尼莫地平的降血压作用。与有酶诱导作用的抗癫痫药(如苯妥英、苯巴比妥、卡马西平、扑米酮等)合用时,可导致尼莫地平的血药浓度下降。与肾毒性药物如氨基糖苷类、头孢菌素类、呋塞米等联用,可能引起肾功能减退。而与利福平联用,尼莫地平的疗效将降低。

(二)脑代谢赋活剂

麦角碱衍生物尼麦角林(nicergoline)的化学名为 10α- 甲氧基 -1,6- 二甲基麦角林 -8β- 甲醇基 -5- 溴烟酸酯。

1. 药理学特点 尼麦角林为半合成的麦角碱衍生物,有 α 受体拮抗和血管扩张作用。可加强脑细胞能量的新陈代谢,增加大脑氧和葡萄糖的利用。可促进神经递质多巴胺的转换而增加神经传导,加强脑部蛋白质的生物合成,改善脑功能。尼麦角林还具有抗血小板凝集活性和改善血液流变学作用。

2. 药代动力学特点 尼麦角林在口服给药后迅速并且几乎完全吸收,绝对生物利用度 <5%。尼麦角林的主要代谢产物为 MMDL(1,6- 二甲基 -8β- 羟甲基 -10α- 甲氧基 - 尼麦角林)和 MDL(6- 二甲基 -8β- 羟甲基 -10α- 甲氧基 - 尼麦角林)。尼麦角林大部分(>90%)与血浆蛋白结合,对血 α- 酸性糖蛋白的亲和力高于血清蛋白。在大鼠的研究中,给 ^3H 标记的尼麦角林(5mg/kg)时,肝脏的放射活性最高,其次为肾脏、肺、胰腺、唾液、淋巴、脾、肾上腺和心肌,脑中的放射活性低于血液中。给 ^3H 和 ^{14}C 标记的尼麦角林后,肾脏排泄是放射活性的主要衰减途径(约占总量的 80%)。粪便中的放射活性只占总量的 10%~20%。

在 4 组年轻人(24~32 岁)和老年人(69~70 岁)志愿者中进行研究,对药代动力学参数分别进行比较,结果显示尼麦角林的药代动力学不受年龄影响。有严重肾功能不全患者,尿液中的 MDL 和 MMDL 排泄量显著减少。在单剂量口服 30mg 尼麦角林后,轻度、中度或严重肾功能不全患者与肾功能正常者相比,尿液中的 MDL 排泄量分别平均减少 32% 和 59%。在国内进行生物利用度试验,12 名健康受试者在口服国产 10mg 尼麦角林薄膜衣片后,估算的 MDL 的消除半衰期为 8.1h±1.6h,达峰时间和峰浓度分别为 2.7h±1.2h 和 101.8ng/ml±23.0ng/ml;受试者口服国产 30mg 尼麦角林薄膜衣片后,估算的 MDL 的消除半衰期为 8.5h±2h,达峰时间和峰浓度分别为 2.6h±1.1h 和 102.8ng/ml±30.5ng/ml。尼麦角林片可能会增强抗高血压药的作用。由于尼麦角林是通过 CYP2D6 代谢,不排除通过相同代谢途径的药物有相互作用。

3. 适应证 注射剂主要用于由动脉硬化、脑部血栓形成和栓塞以及一过性脑缺血引起的急性和慢性脑血管代谢功能紊乱;急性和慢性外周血管代谢功能紊乱(器质性和功能性肢体动脉疾病、雷诺病以及其他外周血管改变导致的综合征);头痛和高血压的辅助治疗及高血压危象。

4. 用法与用量 糖衣片:10mg、30mg;注射粉剂:4mg×1 瓶。注射剂为白色冻干块状物。片剂 10mg 为白色薄膜衣片;30mg 为黄色薄膜衣片,除去薄膜衣后显白色。口服片剂时勿咀嚼。

片剂主要用于改善脑梗死后遗症引起的意欲低下和情感障碍(感觉迟钝、注意力不集中、记忆减退、缺乏意念、忧郁、不安等)。口服,20~60mg/d,分2~3次服用。连续给药足够的时间,至少6个月,根据病情决定是否继续给药。

对于血管性痴呆,尤其在早期治疗对认知、记忆等有改善,并能减轻疾病严重程度。可用注射剂肌内注射,每次2~4mg,每日2次。也可以静脉滴注,每次4~8mg,溶于100ml生理盐水或葡萄糖注射液中缓慢滴注,根据病情决定每日数次给药。动脉注射,每次4mg,溶于10ml生理盐水中,在2min内注射完毕。剂量、疗程、治疗期及用药途径可根据临床病情调整。部分病例建议先注射注射剂,然后口服片剂维持治疗。

5. 不良反应　注射剂使用中的不良反应少见,临床上均为非严重的不良反应,如眩晕和低血压、胃肠道功能紊乱、灼热感、皮肤潮红、嗜睡或失眠。罕见静脉注射后发生低血压,故建议注射后患者应休息几分钟,尤其是初次接受治疗的患者。片剂未见严重不良反应,可有低血压、头晕、胃痛、潮热、面部潮红、嗜睡、失眠。临床试验中可观察到血液中的尿酸浓度升高,但是这种现象与给药剂量和给药时间无相关性。

6. 注意事项　通常在治疗剂量时对血压无影响,但对敏感患者可能会逐渐降低血压。可增加抗高血压药的作用,因此与抗高血压药合用应慎重。慎用于高尿酸血症或有痛风史的患者,或同时使用可能影响尿酸代谢的药物的患者。肾功能不全者应减量。服药期间禁止饮酒。对本品或本品中的任何成分过敏者禁用。此外,还不适用于近期心肌梗死、急性出血、严重心动过缓、直立性血压调节功能障碍、出血倾向者。

虽然毒理学研究中尼麦角林没有显示出致畸作用,但孕妇使用应权衡利弊,只有在必要时且在医师直接监护下方可使用。儿童用药尚缺乏安全性和有效性研究资料。老年患者用药的药代动力学与耐受性试验表明,成人与老年患者的剂量与给药方法没有差别。药物过量方面尚缺乏相关研究资料。若有药物过量,应立刻停药,并给予支持和对症治疗。摄入高剂量尼麦角林可能引起血压暂时下降,一般不需治疗,平卧休息几分钟即可。罕见大脑与心脏供血不足的病例,建议在持续的血压监测下给予拟交感神经药。

(三) 其他药物

1. 胞磷胆碱(citicoline)

(1) 药理学特点:本药为核苷衍生物,能通过促进磷脂酰胆碱合成而改善脑功能。也能降低脑血管阻力,增加脑血流量,从而改善脑循环和脑组织代谢。还可增强脑干网状结构上行激活系统的作用,调节锥体系统的生理功能,改善运动麻痹。故对促进大脑功能恢复和促进苏醒有一定作用。

(2) 药代动力学特点:口服本药的生物利用度为99%。口服后可达两个药物浓度峰值,达峰时间分别为1h和24h。肌内注射后的达峰时间为0.4h。可透过血-脑屏障。是否在肝脏和肠壁代谢尚不确定,估计可在肝脏代谢为游离胆碱和二磷酸胞苷。肝脏又可用胆碱合成磷脂酰胆碱,并用二磷酸胞苷和胆碱再次合成胞磷胆碱。2%~3%经肾脏排泄,经粪便排泄的不足1%。约12%以二氧化碳的形式经肺排出。母体化合物的消除半衰期为3.5h(第一个峰浓度)和125h(第二个峰浓度),代谢产物胆碱的半衰期为2h。

(3) 适应证:主要用于急性颅脑外伤、脑手术、急性中毒、感染、大面积脑梗死时所致的意识障碍。也用于其他中枢神经系统急性损伤引起的意识和功能障碍,如偏瘫、运动障碍、运动性麻痹、失语症、记忆丧失、定向障碍等。还有助于脑卒中后遗症、脑卒中后偏瘫患者的上、下肢功能恢复,可与促进脑代谢及脑循环的药物同用。在颅内出血急性期不宜大剂量(单剂0.5g以上)使用,因本药可增加脑血流量。

（4）用法与用量：头部外伤及脑手术伴有意识障碍的患者通常成人以胞二磷胆碱计每次100～500mg，每日1～2次，静脉滴注、静脉注射或肌内注射，可根据年龄、症状适当增减。脑梗死急性期意识障碍患者通常以胞二磷胆碱计1 000mg，每日1次，静脉注射，连续2周。脑卒中偏瘫患者通常以胞二磷胆碱计1 000mg，每日1次，静脉注射，连续4周；或以胞二磷胆碱计250mg，每日1次，静脉注射，连续4周，有好转趋势时再连续注射4周。

（5）不良反应：偶见失眠，罕见头痛、眩晕、兴奋、烦躁不安、痉挛及一过性复视。用于脑卒中后偏瘫时，偶见麻痹肢体出现麻木感或麻木感增强。国外还有引起疲乏、震颤的报道。偶见恶心、干呕、厌食、胃痛、烧心、腹泻等，罕见食欲缺乏等。罕见一过性血压变化、休克。罕见胸闷、呼吸困难等。

2. 银杏叶提取物

（1）药理学特点：银杏是目前世界上生存的最古老的树种之一，已有2亿年的历史，中国人很早就认识到银杏的药用价值。20世纪50年代，德国某公司提出银杏叶提取物标准，该标准品称为EGB761。20世纪60年代，德国科学家发现银杏黄酮能防治心脑血管疾病和降血脂。德国某药厂首次注册上市银杏叶制剂Tebonin。20世纪80年代，法国科学家Brapuat发现银杏中的内酯成分有强大的拮抗血小板活化因子（PAF）作用。2000年版《美国药典》收录银杏叶制剂的质量标准，表明美国药政管理机构从过去对天然植物药的不信任转为支持。纽约大学医学中心等6个医学中心对早期和中期AD和VD进行为期1年的多中心双盲对照治疗观察，证明对相当数量的病例而言，银杏叶提取物是安全的，而且能持续改善患者的认知和社会功能长达6个月～1年。银杏叶提取物含黄烷酮苷22%～27%，萜类（银杏内酯、白果内酯）6%。药理作用：①改善循环，增加对脑缺氧的耐受性；②降低血液黏度，提高红细胞变形能力；③改善神经递质及受体障碍；④清除自由基，抑制外伤和毒物所致的脑水肿的发展；⑤拮抗血小板活化因子；⑥抑制老年性胆碱受体和肾上腺素受体减少，增加海马区胆碱的重吸收。

（2）适应证：主要用于脑器质性疾病引起的认知障碍、情绪障碍（如焦虑、抑郁）、躯体症状（如耳鸣、眩晕、头痛等），以及老年期痴呆。

（3）用法与用量：片剂规格为40mg/片。口服，每次1～2片，每日3次。

（4）不良反应：极少，偶尔可有轻微胃部不适、头痛、皮肤过敏反应。

（肖世富）

参 考 文 献

[1] SONG M S, RAUW G, BAKER G B, et al. Memantine protects rat cortical cultured neurons against beta-amyloid-induced toxicity by attenuating Tau phosphorylation[J]. European journal of neuroscience, 2008, 28 (10): 1989-2002.

[2] SHIMIZU E, TANG Y P, RAMPON C, et al. NMDA receptor-dependent synaptic reinforcement as a crucial process for memory consolidation[J]. Science, 2000, 290 (5494): 1170-1174.

[3] MCSHANE R, WESTBY M J, ROBERTS E, et al. Memantine for dementia[J]. Cochrane database of systematic reviews, 2019, 3 (3): CD003154.

[4] OLIVARES D, DESHPANDE V K, SHI Y, et al. *N*-methyl D-aspartate (NMDA) receptor antagonists and memantine treatment for Alzheimer's disease, vascular dementia and Parkinson's disease[J]. Current Alzheimer research, 2012, 9 (6): 746-758.

[5] GAO L B, YU X F, CHEN Q, et al. Alzheimer's disease therapeutics: current and future therapies[J]. Minerva medica, 2016, 107(2): 108-113.

[6] AGIRMAN G, YU K B, HSIAO E Y. Signaling inflammation across the gut-brain axis[J]. Science, 2021, 374(6571): 1087-1092.

[7] MEGUR A, BALTRIUKIENĖ D, BUKELSKIENĖ V, et al. The microbiota-gut-brain axis and Alzheimer's disease: neuroinflammation is to blame?[J]. Nutrients, 2020, 13(1): 37.

[8] WANG X Y, SUN G Q, FENG T, et al. Sodium oligomannate therapeutically remodels gut microbiota and suppresses gut bacterial amino acids-shaped neuroinflammation to inhibit Alzheimer's disease progression[J]. Cell research, 2019, 29(10): 787-803.

[9] HOCK C, KONIETZKO U, STREFFER J R, et al. Antibodies against beta-amyloid slow cognitive decline in Alzheimer's disease[J]. Neuron, 2003, 38(4): 547-554.

[10] MOIR R D, TSEITLIN K A, SOSCIA S, et al. Autoantibodies to redox-modified oligomeric abeta are attenuated in the plasma of Alzheimer's disease patients[J]. Journal of biological chemistry, 2005, 280(17): 17458-17463.

[11] SEXTON C, SNYDER H, BEHER D, et al. Current directions in Tau research: highlights from Tau 2020[J]. Alzheimers & dementia, 2022, 18(5): 988-1007.

[12] VANDEVREDE L, BOXER A L, POLYDORO M. Targeting Tau: clinical trials and novel therapeutic approaches[J]. Neuroscience letters, 2020, 731: 134919.

[13] DAM T, BOXER A L, GOLBE L I, et al. Safety and efficacy of anti-Tau monoclonal antibody gosuranemab in progressive supranuclear palsy: a phase 2, randomized, placebo-controlled trial[J]. Nature medicine, 2021, 27(8): 1451-1457.

[14] LEE S H, LE PICHON C E, ADOLFSSON O, et al. Antibody-mediated targeting of Tau in vivo does not require effector function and microglial engagement[J]. Cell reports, 2016, 16(6): 1690-1700.

[15] THEUNIS C, CRESPO-BIEL N, GAFNER V, et al. Efficacy and safety of a liposome-based vaccine against protein Tau, assessed in Tau.P301L mice that model tauopathy[J]. PLoS one, 2013, 8(8): e72301.

[16] NOVAK P, SCHMIDT R, KONTSEKOVA E, et al. Safety and immunogenicity of the tau vaccine AADvac1 in patients with Alzheimer's disease: a randomised, double-blind, placebo-controlled, phase 1 trial[J]. Lancet neurology, 2017, 16(2): 123-134.

[17] DEVOS S L, MILLER R L, SCHOCH K M, et al. Tau reduction prevents neuronal loss and reverses pathological Tau deposition and seeding in mice with tauopathy[J]. Science translational medicine, 2017, 9(374): eaag0481.

[18] GAUTHIER S, FELDMAN H H, SCHNEIDER L S, et al. Efficacy and safety of tau-aggregation inhibitor therapy in patients with mild or moderate Alzheimer's disease: a randomised, controlled, double-blind, parallel-arm, phase 3 trial[J]. Lancet, 2016, 388(10062): 2873-2884.

[19] WISCHIK C M, HARRINGTON C R, STOREY J M. Tau-aggregation inhibitor therapy for Alzheimer's disease[J]. Biochemical pharmacology, 2014, 88(4): 529-539.

第七章

中枢兴奋剂

中枢兴奋剂（stimulant）简称兴奋剂，是能提高中枢神经系统功能活动的一类药物。中枢兴奋剂的滥用近年来有逐年加剧的趋势。本类药物对中枢神经系统的不同部位具有一定的选择性作用。第一类是主要兴奋大脑皮质的药物，能提高大脑皮质神经细胞的兴奋性，促进脑细胞代谢，改善大脑功能；第二类是主要兴奋延髓呼吸中枢的药物，能兴奋延髓呼吸中枢；第三类是主要兴奋脊髓的药物，能选择性兴奋脊髓。本章主要介绍兴奋大脑皮质的药物，如盐酸哌甲酯类及促醒类兴奋剂等，可用于治疗注意缺陷多动障碍及辅助治疗抑郁症、发作性睡病、轮班工作睡眠障碍、阻塞性睡眠呼吸暂停相关的白天过度嗜睡等。中枢兴奋剂作用部位的选择性是相对的，随着药物剂量提高，不但兴奋作用增强，而且对中枢的作用范围也将扩大。在中毒量时，上述药物均能导致中枢神经系统广泛而强烈的兴奋，发生惊厥。严重惊厥可因能量耗竭而转入抑制，此时不能再用中枢兴奋剂来对抗，否则可由于中枢过度抑制而致死。具体应用时要严格掌握剂量及适应证。中枢兴奋剂具有成瘾性，短期内应用导致递质、多巴胺奖赏系统功能改变；长期应用不仅递质、功能改变，而且会产生器质性病变。停药后会出现一系列戒断反应，如快感缺乏、情绪低落、嗜睡和烦躁不安等，不过它们的戒断症状不是立即产生，而是在几日的心理渴求后发生。所以，在中国、美国等国家被严格管制。

第一节　概　　述

中枢兴奋剂是拟交感神经药，其结构与内源性儿茶酚胺相似，通过增强中枢和外周的神经递质多巴胺和去甲肾上腺素而起作用。目前临床常用的中枢兴奋剂包括短效、中效、长效盐酸哌甲酯（methylphenidate hydrochloride，MPH）、右旋苯丙胺（dextroamphetamine，DEX）及苯丙胺混合盐制剂（mixed salts amphetamine，Adderall）和莫达非尼（modafinil）。

Bradley 于 1937 年首次应用苯丙胺治疗儿童行为障碍取得疗效，以后很多学者进行关于中枢兴奋剂和注意缺陷多动障碍（attention deficit hyperactivity disorder，ADHD）的大量研究，近几十年来基于循证医学的临床多中心研究结果显示中枢兴奋剂治疗 ADHD 有明确疗效。

中枢兴奋剂是目前用于治疗 ADHD 的主要药物，主要有哌甲酯、右哌甲酯、匹莫林、苯丙胺。右旋苯丙胺和甲基苯丙胺在国内临床尚未推广应用。匹莫林由于其肝毒性已被美国 FDA 禁止上市和销售，目前国内临床已极少应用。中枢兴奋剂对于 ADHD 核心症状的短期疗效已得到证实，有效率为 65%～75%。

近 20 年来，中枢兴奋剂药理学的重要进展是药物剂型从速释向缓释的转变。哌甲酯和苯丙胺混合盐制剂的局限性是作用时间相对较短，需要每日多次服用来维持全天疗效。越来越多的研究和报道显示，长效、缓释或控释哌甲酯的疗效更持久、更稳定，有替代传统速效哌甲酯的趋势。哌甲酯缓释制剂(专注达，Concerta)采用口腔渗透(oral osmotic，OROS)系统设计，满足每日 1 次服用并且维持有效的需求。研究控释苯丙胺类制剂时，设计了二重峰释放系统以达到上升型药物曲线，生产了控释制剂 Adderall XR，已获得美国 FDA 批准用于临床。

中枢兴奋剂有促醒作用。世界各大文明都有自己传统的促醒文化，如中国人饮茶、西方人喝咖啡(有效成分为咖啡因)，还有苯丙胺(安非他明)等中枢兴奋剂构成第一代促醒药物。但第一代促醒药物的局限性有成瘾性和耐药性，以及引起行为激动而高级认知减退。莫达非尼属于非苯丙胺类强效促觉醒药，是由法国研发的新型中枢兴奋剂。莫达非尼及其衍生物构成第二代促醒药物。与传统的精神兴奋药不同，莫达非尼的促醒作用强大，依赖性和成瘾性较小，临床上用于治疗发作性睡病、睡眠障碍、轮班工作睡眠障碍等症状。莫达非尼作为新近研发的弱作用类中枢兴奋剂，其疗效和安全性尚需更多研究的支持。无论是传统还是新型中枢兴奋剂，仍需要不断验证其临床安全性与疗效。

第二节　分　　类

一、哌甲酯类药物

哌甲酯于 1944 年合成，不久确定为中枢兴奋剂。哌甲酯是治疗 ADHD 的一线药物，能够改善 ADHD 患者的临床症状和社会功能。大量研究证明中枢兴奋剂是治疗 ADHD 的安全、高效的药物，是儿童和青少年时期常用的精神障碍处方药。哌甲酯类药物包括盐酸哌甲酯和盐酸右哌甲酯。

(一)盐酸哌甲酯(methylphenidate hydrochloride，MPH)

MPH 被美国 FDA 批准用于治疗 6 岁以上儿童和青少年 ADHD 和发作性睡病。MPH 的品种主要包括：

1. 速释哌甲酯(MPH-IR)　片剂为利他林(Retalin)，起效快，维持时间约 4h，一般需要每日 2～3 次给药。

2. 长效/缓释哌甲酯　包括缓释哌甲酯片(利他林 -SR)、长效哌甲酯胶囊(利他林 -LA)、盐酸哌甲酯缓释片(专注达)。缓释哌甲酯片、长效哌甲酯胶囊的作用时间大约为 8h；而专注达的疗效维持时间更长，一般持续约 12h。

盐酸哌甲酯缓释片(Concerta，OROS MPH)是第一个开发的新一代药物，它利用渗透泵原理，使哌甲酯在血液中的含量以全面上升型曲线保持治疗效果。专注达的规格有 18mg、27mg、36mg 和 54mg，分别相当于每日 3 次服用速释哌甲酯 5mg、7.5mg、10mg 和 15mg。研究发现，专注达早上 1 次服用的剂量可以保持 12h 有效的任务行为以及学习和社交活动。

(二)盐酸右哌甲酯(dexmethylphenidate hydrochloride)

右哌甲酯是哌甲酯的右旋异构体，比标准哌甲酯有更多的药理活性，疗效维持时间稍长于哌甲酯，每日服用 2 次，间隔时间至少 4h。盐酸右哌甲酯的剂型包括缓释右哌甲酯(Focalin)、缓释右哌甲酯胶囊(Focalin XR)，被美国 FDA 批准用于 6 岁以上儿童和青少年及成人 ADHD。

二、苯丙胺类药物

苯丙胺是非儿茶酚胺类、拟交感胺类药物，具有中枢兴奋剂的作用。苯丙胺类药物主要包括硫酸苯丙胺和苯丙胺混合盐制剂。

（一）硫酸苯丙胺（amphetamine sulfate）

1. 硫酸右旋苯丙胺（dextroamphetamine sulfate，Dexedrine） 硫酸右旋苯丙胺是硫酸 D，L- 苯丙胺（benzedrine）的右消旋异构体，benzedrine 是第一个用于儿童和青少年的中枢兴奋剂。右旋苯丙胺的生物活性高于左旋苯丙胺，被美国 FDA 批注用于治疗 ADHD、发作性睡病和外源性肥胖。

2. 长效硫酸右旋苯丙胺制剂 每日服用 1 次，用于治疗 ADHD。摄入 8h 达峰浓度，血浆半衰期约为 12h，与速释制剂相似。生产厂商记录这种剂型未显示疗效优于每日 2 次服用同样剂量的右旋苯丙胺非控释制剂。

（二）苯丙胺混合盐制剂（Adderall）

苯丙胺混合盐制剂分为速释苯丙胺混合盐制剂和长效苯丙胺混合盐制剂，被美国 FDA 批注用于治疗 ADHD。

1. 速释苯丙胺混合盐制剂（Adderall） 摄入 3h 达峰浓度，血浆半衰期为 7~8h。

2. 长效苯丙胺混合盐制剂（Adderall XR） 平均达峰时间为 7h，作用时间相当于服用 2 次 Adderall，中间间隔 4h。

三、促觉醒药

莫达非尼（modafinil，MOD）属于非苯丙胺类强效促觉醒药。与传统的精神兴奋药不同，莫达非尼的促醒作用强大，可能具有成瘾性，其在中国、美国等国家被严格管制。另有药物阿莫达非尼，为从莫达非尼中提取的活性手性异构体。

临床上用于治疗发作性睡病和中、重度睡眠障碍，轮班工作睡眠障碍，阻塞性睡眠呼吸暂停相关的白天过度嗜睡等紊乱症状；也可用于军事或高危作业中以长时间保持清醒状态。

与传统的中枢兴奋剂比较，莫达非尼能有效调节睡眠、促进觉醒，且不良反应较小。但该药并不能预防和改变正常睡眠发生，能帮助白天嗜睡患者获得更稳定的觉醒水平。大量研究和应用表明，莫达非尼针对不同作业群体均有良好的促醒和认知增强效果，目前作为促觉醒药已在许多国家得到应用。

四、其他中枢兴奋剂

（一）匹莫林

匹莫林（pemoline）又称为苯异妥英，也属于中枢兴奋剂。临床可用于治疗注意缺陷多动障碍。但由于匹莫林存在较高的肝毒性风险，美国 FDA 禁止匹莫林上市和销售，目前国内临床已极少应用。

（二）咖啡因

咖啡因（caffeine，CAF）是一种黄嘌呤生物碱类化合物，在许多植物中都能够被发现。人类最常使用的含咖啡因的植物包括咖啡、茶及一些可可。咖啡因是广泛使用的精神活性药物，具有较强的中枢兴奋作用，在机体的多个系统中发挥重要作用，具有兴奋心肌、骨骼肌和中枢神经系统、松弛平滑肌及抗氧化等作用。咖啡因可以提高学习记忆功能及警觉性，常被用来在睡眠不足的情况下保持警觉性。

第三节　药理学特点

一、哌甲酯类药物

哌甲酯的结构与苯丙胺相似，但是其药理作用与可卡因更接近。哌甲酯是外消旋体，右旋异构体比左旋异构体更具有药理活性。哌甲酯的中枢兴奋作用较温和，拟交感神经作用弱，能改善活动，解除轻度抑制及疲乏感，使精神振奋，对呼吸中枢有较弱的兴奋作用，剂量大时也能引起惊厥。

哌甲酯以及其异构体右哌甲酯口服后能被完全吸收，但与食物一起服用会加快吸收，而且能减少食欲下降的发生。哌甲酯与血浆蛋白的结合率较低，只有 15%。摄入 0.3~4.4h（平均为 1.9h）达峰浓度，为短效药物，药效仅持续 4h，半衰期为 2~2.5h。主要经肝脏代谢产生无活性的代谢产物利他林酸。CYP2D6 对哌甲酯的影响很小或无影响。哌甲酯的血浆水平与临床疗效缺乏相关性。

哌甲酯通过提高突触内多巴胺和去甲肾上腺素的利用率而产生作用，其结果是强化注意过程，增强对强化的敏感性及行为抑制的控制，可提高儿童 ADHD 患者的注意广度、减少活动过度及冲动行为。

一项系统综述纳入 190 个随机试验共 26 114 名 ADHD 患者，比较药物、非药物干预治疗 ADHD 的有效性和安全性，结果发现最优的治疗策略有认知行为治疗、中枢兴奋剂及综合治疗。其中哌甲酯等中枢兴奋剂的疗效优于认知行为治疗和非兴奋剂，并且未观察到哌甲酯严重不良事件的风险增加。

有学者回顾性研究美国罗切斯特市 1976—1982 年出生的 379 名诊断为 ADHD 的儿童，受试者年龄从出生到平均 17.2 岁。77.8% 的受试者接受中枢兴奋剂治疗，平均治疗时间为 33.8 个月，73.1% 疗效良好。在治疗期间出现至少 1 种不良反应的有 22.3%，在性别上没有显著性差异。哌甲酯与右旋苯丙胺的疗效相似，而右旋苯丙胺的不良反应更多见。

由美国国立精神卫生研究所主持的儿童 ADHD 的多模式治疗采用多中心随机对照方法，对 579 例儿童 ADHD 患者进行为期 14 个月的随访。该研究比较 4 种治疗方法：①药物治疗；②强化行为治疗；③药物治疗结合强化行为治疗；④常规社区支持治疗。4 组儿童的症状都得到改善，但是药物治疗组和联合治疗组的疗效较强化行为治疗组和常规社区支持组更显著。联合治疗或单一药物治疗对 ADHD 的核心症状都有改善，然而联合治疗可能对非 ADHD 症状（如对抗和攻击性症状）有更好效果。

很多研究表明，中枢兴奋剂对儿童 ADHD 的短期和长期治疗均有效。一项荟萃分析结果表明哌甲酯缓解成人 ADHD 的效果与儿童和青少年相似。有些 ADHD 患者对一种中枢兴奋剂的反应可能优于另一种中枢兴奋剂。有人注意到对中枢兴奋剂的耐药性是罕见的，一旦发生，在 1~2 年内会逐渐发展，如果产生耐药性，建议试用另一种中枢兴奋剂，因为中枢兴奋剂不存在完全交叉耐药。

很多研究表明中枢兴奋剂可以改善 ADHD 中受损的多种功能，包括持续警觉、专注、对内心不感兴趣任务的努力；在需要时转移注意力、使用工作记忆、根据任务调整加工速度、维持加工速度以有效工作；在遇到挫折和失败时控制情绪继续工作；监督和自我调节。这些充分说明中枢兴奋剂对于减轻与 ADHD 相关的各种损害的效果。

二、苯丙胺类药物

苯丙胺是非儿茶酚胺类、拟交感神经作用的中枢神经刺激药物，能增加儿茶酚胺传出，抑制这类神经递质再摄取。苯丙胺主要作用于儿茶酚胺神经细胞的突触前膜，其作用机制是直接迅速地弥散到神经元终端，通过多巴胺（DA）和去甲肾上腺素（NE）转运体进入囊泡中，引起 DA 和 NE 释放到突触间隙，调节与精神和运动有关的作用如振奋精神、增加精力与自制、改善注意和激活运动。苯丙胺的 DA 作用的重要性在于其减少纹状体 γ- 氨基丁酸（GABA）能递质对多巴胺 D_2 受体传递的刺激，从而产生精神刺激作用，但结论有待于进一步确认。致欣快作用主要与影响 DA 释放、阻止重吸收有关。其他作用包括警觉性增高、支气管扩张、心率增快、心排血量增加、血压升高、胃肠蠕动减弱、食欲降低等。

临床常用其硫酸盐。苯丙胺具有高度脂溶性，能快速分布到机体组织中，并透过血 - 脑屏障，与血浆蛋白的结合变异性较大，平均分布容积（V_d）为 5L/kg，体内达峰时间为 2h，消除半衰期儿童为 6～8h，成人为 10～12h。其清除因本身的性质而多变，如果尿液酸化，会延缓清除，至 48h 时仍然有近 60% 的苯丙胺以原型存在；而碱化尿液则可通过代谢通道（去氨基化）加快其清除。苯丙胺排泄时，30% 以原型排出，右旋异构体的清除更快些。其他 20% 的苯丙胺经脱氨基化变为苯基丙酮（phenylacetone），再经氧化成为苯甲酸，最终以马尿酸的形式排出。

苯丙胺与其缓释制剂相比，起效快，但药效持续时间短。苯丙胺混合盐制剂（Adderall）起效也快，药效持续时间比哌甲酯长，但比其他中枢兴奋剂要短；Adderall 的药效持续时间与剂量有关，剂量越大，维持疗效的时间越长。

长期使用可能出现分裂样精神障碍、躁狂 - 抑郁状态及人格解体和现实解体症状、焦虑症状、认知损害，还可以出现明显的暴力、攻击和伤人犯罪倾向。

三、莫达非尼

莫达非尼属于 α_1 肾上腺素受体激动剂，其中枢兴奋作用与脑中抑制性递质 γ- 氨基丁酸的减少有关，并受 5- 羟色胺（5-HT）和去甲肾上腺素的调控。研究发现，莫达非尼的中枢兴奋作用可能是通过增加谷氨酰胺合成酶，从而减少 GABA 的生成，并促进神经细胞的解毒功能和能量代谢活动而起作用的。

对大小鼠及猫的行为药理学研究发现，莫达非尼和治疗嗜睡症的传统药物苯丙胺的促醒过程是不同的。与苯丙胺相比，莫达非尼对脑组织的影响区域更为专一，对锥体外系运动系统的作用不明显，可选择性增加清醒度，不良反应极小。利用放射性标记的药物测试发现，莫达非尼在猫脑组织中的分布较为集中，相反苯丙胺和哌甲酯的分布区域则大得多，这表明莫达非尼引起广泛的中枢神经系统兴奋的程度要远低于苯丙胺和哌甲酯。

莫达非尼能提高正常人群的中枢兴奋性，口服莫达非尼后第 1～22h 的脑电图监测表明反映警觉能力高低的 α/θ 值升高，偶发的微眠波几乎被完全抑制。睡眠剥夺会导致人的警觉能力和作业能力下降，服用莫达非尼能有效改善睡眠剥夺人群的这种状况。研究表明，经过一整夜的睡眠剥夺后，服用 200mg 莫达非尼，志愿者的心理运动能力明显高于安慰剂组；在长达 60h 的睡眠剥夺期间，每 8h 服用莫达非尼 200mg，仍能较好地维持睡眠剥夺者的中枢处于一定的兴奋状态，使他们保持相当的警觉能力和作业能力。莫达非尼还具有一定的神经保护作用，用脑损伤动物模型研究发现，莫达非尼能有效拮抗 1- 甲基 -4- 苯基 -1,2,3,6- 四氢吡啶产生的神经毒性作用，使症状得到明显缓解。莫达非尼的神经保护作用还分别在纹状体机械损伤模型和缺血损伤模型中得到证实。

多巴胺（DA）能神经是调控觉醒的重要神经系统之一。近期研究显示，多巴胺能神经系统在莫达非尼的促醒作用中发挥关键作用。莫达非尼可拮抗多巴胺转运体的活性、增加多巴胺的含量，并且莫达非尼的促醒效应主要由多巴胺 D_2 受体介导。另外，莫达非尼还具有增强左枕中、下回警觉的功能，可能与其调节去甲肾上腺素能活动有关。莫达非尼可直接抑制中枢多巴胺和去甲肾上腺素的摄取转运蛋白，导致皮质儿茶酚胺水平升高，间接上调脑 5-羟色胺、谷氨酸、促食欲素和组胺的细胞外浓度，并间接降低脑氨基丁酸的浓度。尽管认为莫达非尼的作用主要是由皮质神经递质系统的改变引起的，但在海马、丘脑、下丘脑、尾状核和中脑也有类似的兴奋性谷氨酸能神经调节作用。

有研究比较观察睡眠剥夺（sleep deprivation，SD）条件下莫达非尼与右旋苯丙胺的药效特点，为应用莫达非尼对抗认知疲劳提供实验依据。有学者纳入 51 名军人志愿者为研究对象，观察 64h 睡眠剥夺条件下分别服用莫达非尼 300mg、右旋苯丙胺 20mg 和安慰剂（于 SD 17.5h、47.5h 和 55.5h 各服用 1 次，共 3 次）对情绪状态、疲劳感和嗜睡感，以及反应时、逻辑推理和短时程记忆等主客观指标的影响。结果表明，与安慰剂相比，两种药物均可明显改善主观感受和客观绩效，并且使体温节律维持稳定；与右旋苯丙胺相比，服用莫达非尼的不良反应较少。在后续两夜恢复性睡眠中，莫达非尼对睡眠结构的影响小于右旋苯丙胺。相关研究表明，在 60h SD 过程中，健康志愿者服用莫达非尼 300mg 与右旋苯丙胺 20mg 呈现不同的脑电活动特征，提示两药的觉醒调节机制存在差异。右旋苯丙胺可能通过直接的皮质激活作用而抑制睡眠过程的发生，而莫达非尼可能通过阻断觉醒驱动的向下调节进而发挥抗睡眠效果。

有研究表明在模拟连续夜班工作过程中，莫达非尼具有良好的促醒与认知增强作用。有研究将 32 名健康成年志愿者随机分为 2 组，在 22:00 分别服用莫达非尼 200mg 和安慰剂，于 23:00—7:30 模拟夜班工作，进行觉醒保持试验、中枢警觉性、数字符号替换、多重执行功能任务以及主观嗜睡感等测评，次日 8:00 开始进行 6～8h 的多导睡眠图监测，连续 4 个昼夜。结果表明，莫达非尼可明显改善在典型夜间作业时出现的生理困倦和神经行为能力降低，并有利于执行功能任务的完成。

困倦和疲劳是军事人员在战斗环境中长时间保持清醒后睡眠不足所面临的关键问题，当给军事行动人员口服莫达非尼时，其困意比对照组减少。直升机飞行员在 40h 的持续警觉期间每隔 4h 服用 3 剂莫达非尼（100mg），服用莫达非尼的受试者表现出更高的警觉性和认知功能改善，并且没有航空医学问题的不良反应。该药能有效降低睡眠剥夺条件下飞行员的疲劳程度、提高其中枢警觉性，同时莫达非尼作为认知增强剂能显著改善飞行员睡眠剥夺条件下的认知功能。

四、其他中枢兴奋剂

（一）匹莫林

匹莫林（pemoline）为噁唑类化合物，通过提高中枢去甲肾上腺素的含量达到中枢兴奋作用，其兴奋作用为咖啡因的 5 倍，介于苯丙胺与哌甲酯之间；它的拟交感神经作用轻微，不影响呼吸系统及血压；能增加左旋多巴治疗帕金森病的作用。研究表明，用匹莫林治疗 ADHD 与其提高中枢去甲肾上腺素的含量、补充去甲肾上腺素的不足有关。

匹莫林的副作用有失眠、食欲减退、头痛、抑郁、易激惹、心悸、肝损害等。虽然匹莫林导致肝损害发生的原因还不十分清楚，但风险评估发现该药的肝损害风险大于效益，故美国 FDA 决定匹莫林退出市场。

（二）咖啡因

咖啡因（caffeine，CAF）是广泛使用的精神活性药物，为无色、无气味的粉末，有一点苦味，可通过胃肠道被快速吸收，由肝脏进行代谢，经肾脏排出。由于其脂溶性，咖啡因能够轻易透过血 - 脑屏障和体内所有组织的细胞膜，从而达到对中枢神经系统和刺激肌肉收缩的作用。在 15～45min 血液呈现高浓度，60min 可达峰浓度，峰浓度可维持 2h；咖啡因的浓度在摄入后3～6h 内下降 50%～75% 最长可维持 12h。咖啡因具有成瘾性，摄入量对于人体而言并不是绝对安全，成人的血液浓度为 15～60μg/ml 能导致中毒，血液浓度为 80μg/ml 能使人死亡。

咖啡因在体内主要通过拮抗腺苷 A_1 和 A_{2A} 受体来发挥其主要药理作用。咖啡因对腺苷受体的作用会导致对其他神经递质的继发效应，如去甲肾上腺素、多巴胺、5- 羟色胺、乙酰胆碱与谷氨酸。咖啡因具有较强的中枢兴奋作用，其中对心血管具有正性作用，小剂量便能产生心率增快、血压升高等作用，还能引起促肾上腺皮质激素和皮质醇合成的增加。在消化系统方面，可通过兴奋中枢神经系统的迷走中枢，刺激迷走神经胃支，从而引起胃壁酸增加和胃腺分泌亢进；也会刺激胃肥大细胞释放组胺，进而造成胃壁酸增加。在神经系统方面，咖啡因是中枢兴奋剂，能提高细胞内 cAMP 的含量。低、中摄入量能兴奋大脑皮质，振奋精神，改善思维活动，提高其注意力及对外界的感应性；增高警觉性和减少疲劳感，提高警惕性和维持持久的工作能力；增强识别能力，缩短快速与选择反应时间，并提高瞬时口头记忆力；影响睡眠，故入睡困难者晚上应减少其摄入量。大剂量则会兴奋延髓的呼吸中枢和血管运动中枢，增加呼吸频率和深度；可引起焦虑、烦躁、失眠、易怒及精细功能受损。

第四节　常用药物

一、哌甲酯类药物

哌甲酯类药物包括短效、中效、长效盐酸哌甲酯（methylphenidate hydrochloride，MPH）。国内上市的哌甲酯制剂有速释哌甲酯（利他林，Ritalin）和盐酸哌甲酯缓释片（专注达，Concerta），目前速释哌甲酯已停产。

（一）药代动力学

速释哌甲酯（利他林）经肝脏代谢后 75% 为无活性的代谢产物利他林酸，达峰时间为 1.9h（范围为 0.3～4.4h），半衰期为 2～2.5h，70%～80% 通过肾脏排泄，24h 左右可完全从体内清除。

专注达（Concerta）采用渗透泵技术，使哌甲酯在血液中的含量以全面上升型曲线保持续治疗效果，能维持 12h 的作用，可以每日早上 1 次给药，全天控制症状。专注达共有三层构成，外层包裹速释型哌甲酯，剂量为日剂量的 22%，服药后立即溶解释放，在 1～2h 达始峰浓度，在 6～8h 血药浓度逐渐升高到最大峰浓度，然后逐渐下降，半衰期为 3.5h±0.4h。

（二）适应证

哌甲酯适用于治疗 6 岁以上儿童和青少年、成人 ADHD 及发作性睡病。

哌甲酯在临床上对其他一些疾病的疗效也得到证实。例如可用于治疗与发作性睡病有关的过度睡眠症状；能改善艾滋病、抑郁或肌强直性营养失调所致的疲劳综合征；研究证实哌甲酯与苯丙胺改善抑郁症状的疗效相当，而且有半数以上的患者合用药物后食欲得到改善。

（三）用法与用量

1. 速释哌甲酯（利他林）　不可用于 6 岁以下儿童。6～17 岁儿童和青少年从每次 5mg 开始，每日 1～2 次，早上 7 时和中午服用，每周逐渐增加 5～10mg。最大推荐剂量为 60mg/d，分 2～3 次给药，最后一次给药不要晚于入睡前 4h。18 岁以上成人从每次 5mg 开始，每日 2～3 次，根据临床反应调整剂量，平均为 20～30mg/d，常用剂量为 10～60mg/d。

2. 盐酸哌甲酯缓释片（专注达） 禁用于 6 岁以下儿童。每日早上 1 片（18mg/ 片，黄色；36mg/ 片，白色），临床疗效能维持大约 12h；应整片吞下，不能咀嚼、掰开或压碎。推荐起始剂量为 18mg，每日早上 1 次，剂量可根据患者个体需要及疗效而定。每次可增加剂量 18mg，直至最大剂量为 54mg/d，每日 1 次，晨服。

（四）不良反应

常见不良反应包括食欲减退和失眠，一般较轻，常发生在用药早期，随应用时间延长而逐渐适应。其他不良反应有体重减轻、抽动、腹痛、头痛、口渴、情绪不稳、易激惹、无愉悦感以及心率增快和血压升高，后两者与剂量有关。减少剂量和改变用药时间可以减轻不良反应，停药后不良反应常可消失。轻度不良反应发生率为 4%～10%。罕见不良反应为精神病样症状和躁狂发作，发生率约为 0.25%，患者多于停药或降低剂量后 2～7d 内恢复。

哌甲酯可能引起情绪变化，从悲伤、爱哭到典型的抑郁样症状。情绪变化常发生在刚开始服药的几小时，可能与中枢兴奋剂迅速达峰或个体敏感有关，继续治疗大多数会消失。有的儿童用药后爱生气、易激惹，首先要评估是易激惹还是症状反跳。如果发生在服药后，可能是血药浓度高峰所致，减少剂量、改换缓释制剂可以缓解；如果发生在下午，可能是症状反跳。

哌甲酯过量时可能会造成抽搐发作、心律不齐或高热。哌甲酯在治疗剂量时的停药症状并不明显，但是如果长期滥用，就会出现与苯丙胺滥用相似的停药症状，如抑郁和偏执等。

对于生长发育的影响，尽管有研究发现服药期间儿童的身高、体重可能会受到抑制，可能与影响生长激素分泌有关，但停药后会出现生长加快，而不影响最终的身高发育。有学者分析 29 项有关儿童或在儿童期接受治疗到青春后期和成人 ADHD 患者的生长发育情况，结果显示在最初的 1～3 年中患者体重和身高的增长受到轻度抑制，但大多数患者存在补偿性增长，因此并不影响其最终的发育状态。

（五）注意事项

有青光眼和对哌甲酯过敏者，或有明显焦虑、紧张及激越症状的患者禁用；对于有癫痫、癫痫病史或脑电图有痫样放电的患者和有抽动秽语综合征或有抽动秽语综合征家族史的患者应谨慎使用。

美国 FDA 要求 MPH 的药品说明书中写入关于药物依赖性的加框警告。注意：应该警告有酒和药物依赖史的患者，长期、滥用哌甲酯可以导致明显的耐受性和伴有各种程度行为异常的心理反应。已经有滥用者在停药期间应仔细监控，因为可能发生严重抑郁。长期治疗用药如果停药，原有疾病可能复发，要进行追踪。

（六）特殊人群

1. 儿童人群 本品禁用于 6 岁以下儿童。

2. 孕妇与哺乳期妇女 尚无孕妇使用哌甲酯的安全性资料。尚未进行孕妇使用本品的研究，因此只有潜在利益大于对胎儿的潜在风险时，孕妇方可使用本品。当研究剂量为 200mg/（kg·d）时，发现哌甲酯对家兔有致畸作用，此剂量是以 mg/kg 为单位的人体最大推荐剂量的 100 倍。哌甲酯的剂量达 30mg/（kg·d）时未观察到对大鼠的致畸性，此剂量产生的大鼠血药浓度相当于人体服用最大推荐剂量的血药浓度的 9～12 倍。在连续 18 周的哺乳研究中，哌甲酯的剂量达 160mg/（kg·d）时不影响小鼠的生殖能力。尚不知哌甲酯是否由人体乳汁排出，许多药物可通过人体乳汁排出，所以哺乳期妇女应慎用。

3. 老年人群 尚无对照试验的研究资料。

（七）药物相互作用

1. 哌甲酯不应用于正在使用或在 2 周内使用过单胺氧化酶抑制剂的患者，因为哌甲酯可能引起血压升高，与升压药合用要谨慎。

2. 人体药理学研究表明哌甲酯可能抑制豆香素类抗凝血药、抗惊厥药（如苯巴比妥、苯妥英或扑米酮）和一些抗抑郁药（如三环类和选择性 5-HT 再摄取抑制剂）的代谢，如与哌甲酯合用，应减少上述药物的剂量。在开始或停止与哌甲酯合用时，如需要，应调整剂量或监测血浆药物浓度。

3. 由于哌甲酯的主要作用是增加细胞外的多巴胺水平，因此哌甲酯与抗精神病药同服时可能会产生药效学相互作用。正在同时服用哌甲酯与抗精神病药的患者应谨慎，因为这两类药物同时给药或调整其中一种或两种药物的剂量时可能会出现锥体外系不良反应。

4. 哌甲酯与可乐定合用时，当可乐定为高峰效应而哌甲酯的效应下降时容易出现镇静、低血压和心动过缓，而当哌甲酯为高峰效应而可乐定的效应下降时容易出现高血压和心动过速。所以如果确有必要合用，应在使用前与父母和孩子讨论风险与利益之比。

二、苯丙胺类药物

常用的苯丙胺（安非他明）类药物包括右旋苯丙胺（dextroamphetamine，DEX）及苯丙胺混合盐制剂（Adderall），对中枢的兴奋作用较强。

（一）药代动力学

右旋苯丙胺经肝脏代谢，片剂的达峰时间为 2h，长效胶囊剂的达峰时间为 8～10h，消除半衰期儿童为 6～8h、成人为 10～12h，主要排泄途径是以原型从肾脏排泄，随尿液 pH 不同而异，在碱性尿液中为 2%～3%，在酸性尿液中可达 80%。

苯丙胺混合盐制剂（Adderall）起效也快。长效苯丙胺混合盐制剂（Adderall XR）的平均达峰时间 7h。作用时间相当于 2 次速释 Adderall，中间间隔 4h，血浆半衰期约为 12h。胶囊可以打开洒在食物上服用，不会影响其吸收。

（二）适应证

右旋苯丙胺和苯丙胺混合盐制剂是现在唯一在美国用于治疗 ADHD 的苯丙胺类药物，是唯一被 FDA 批准用于 3 岁以上儿童的中枢兴奋剂。此外，当儿童和青少年患者服用哌甲酯疗效不理想时，右旋苯丙胺是首选的中枢兴奋剂。

除了治疗 ADHD 外，苯丙胺还可以治疗其他疾病。例如苯丙胺可用于治疗与发作性睡病有关的过度睡眠症状，而且对猝倒症状也有效；有研究显示许多中枢兴奋剂能促进情绪和认知过程，如 10mg/d 右旋苯丙胺能显著促进同时接受系列语言治疗的脑卒中后失语患者的语言康复，且 1 周内即可见效；右旋苯丙胺还能改善脑卒中后的运动功能水平。

右旋苯丙胺能减少使用可卡因成瘾患者的可卡因使用剂量，所以可以成为可卡因成瘾患者的替代疗法。研究发现右旋苯丙胺等中枢兴奋剂能改善艾滋病、抑郁障碍或肌强直性营养失调所致的疲劳综合征。有研究发现，苯丙胺与其他抗抑郁药合用能起到增效作用。

短期药物试验表明，服用苯丙胺有厌食等不良反应，可用于减肥。另有研究显示，大剂量（30mg/d）时虽然减少热量摄入，但只是减少脂肪摄入，而碳水化合物摄入则增加。

在某些严重躯体疾病患者，小剂量苯丙胺可以提高患者的觉醒水平、提高精力和食欲。

在阿片等麻醉药和催眠药等中毒时可服苯丙胺急救。

（三）用法与用量

1. 右旋苯丙胺 对于3～5岁儿童，起始剂量为2.5mg/d，视疗效与不良反应情况可以每次2.5mg逐渐加量；对于学龄儿童和青少年，起始剂量为5mg/d，每1～2周增加5mg，最大剂量不超过40mg/d，分2～3次服用。

2. 速释苯丙胺混合盐制剂 用于ADHD的起始剂量为20mg/d，每周增加10mg，最大剂量不超过60mg/d，分2～3次服用。

3. 长效苯丙胺混合盐制剂 每日服用1次，疗效可以持续12h。用于ADHD的起始剂量为20mg/d，每周增加10mg，最大剂量不超过60mg/d。可随食物服用或不随食物服用。

（四）不良反应

不良反应与其拟交感神经的药理学特点有关。最常见的、早期出现的不良反应包括失眠、恶心、腹痛、肌肉痉挛、呕吐、便秘或腹泻、头痛、口干、口渴、情绪不稳、悲哀、爱哭。右旋苯丙胺升高收缩压和舒张压，引起心动过速。大部分这些症状在用药几周后消失，血管改变可能会持续存在。严重不良反应包括心律不齐、高热、惊厥发作，过于严重可导致死亡。

苯丙胺类药物可以引起短暂的生长抑制，长期对生长发育的作用尚不能确定，治疗期间应该监测生长发育情况。

中枢兴奋剂可能导致的精神科不良事件包括精神病恶化、躁狂发作、新的精神症状或躁狂症状、儿童和青少年攻击行为、癫痫发作、视觉异常等。患有精神病的儿童其行为和思维障碍在用药后可能恶化。

（五）注意事项

1. 心血管疾病、中至重度高血压、甲状腺功能亢进症、对拟交感神经药过敏、青光眼患者禁用。

2. 患有心脏结构异常的儿童服用常规剂量可能发生猝死，应慎用。

3. 处于激越状态或有药物滥用史者应禁用。正在使用或14d内用过单胺氧化酶抑制剂治疗的患者禁用苯丙胺以避免高血压危象。有抽动障碍或Tourette综合征或类似家族史者应谨慎使用。

4. 傍晚后不宜服药，以免引起失眠。

5. 美国FDA要求所有苯丙胺的药品说明书中写入黑框警告：苯丙胺有高度滥用的可能性，长期应用可以导致药物依赖性。应该控制处方，特别注意获得苯丙胺用于非医疗用途或分发给其他人的现象。滥用苯丙胺可以导致猝死和严重的心血管反应。

（六）特殊人群

1. 儿童人群 不可以用于3岁以下儿童。苯丙胺有滥用的潜在风险，如果患者有物质滥用史，或家庭成员及同伴有药物滥用的可能性，都不宜处方苯丙胺类药物。在某些病例，如果儿童需要用药，而家庭不能保证药物不被其他人滥用，需要在控制的环境或密切监护下应用。因为儿童的大多数时间是在学校度过的，将药物由学校保管，不把药物交给家长是比较有价值的方法。

2. 孕妇与哺乳期妇女 孕妇应该避免服用该药，特别是在妊娠早期。对大鼠的研究表明，长期暴露于苯丙胺的大鼠从产前和产后的早期行为都有变化。哺乳期妇女也应慎用。

（七）药物相互作用

1. 由于一小部分苯丙胺通过CYP2D6代谢，所以当同时服用抑制CYP2D6代谢的药物时可能会增加苯丙胺的血药浓度，这种影响对于治疗剂量的苯丙胺影响并不大，但对同时服用

3,4- 亚甲二氧基甲基苯丙胺（3,4-methylenedioxymethamphetamine，MDMA）和对 - 甲氧基苯丙胺（paramethoxyamphetamine）的患者可以造成严重不良反应，与后两者有更强的毒性有关。有人发现 2 例苯丙胺和文拉法辛或西酞普兰合用可能导致 5- 羟色胺综合征的病例。

2. 锂盐可能抑制苯丙胺的兴奋效应。苯丙胺与三环类抗抑郁药合用时，彼此的药效都可增强。此外，与苯妥英或苯巴比妥有协同作用，能增加抗癫痫作用。包括苯丙胺在内的所有中枢兴奋剂都不应与单胺氧化酶抑制剂（MAOI）合用，以免产生高血压危象。苯丙胺能增强拟交感神经类药物的活性，拮抗抗组胺药和苯二氮䓬类药物的镇静催眠作用。

三、莫达非尼

作为新型中枢兴奋剂，莫达非尼（modafinil，MOD）首先在法国上市，现在已被全球数十个国家应用于临床。因为莫达非尼尚没有关于肝脏安全性的证据，故不建议长期使用；并且由于其属于精神类药物，在国内外均被严格管制，在绝大多数国家属于处方药。

（一）药代动力学

莫达非尼的化学名为 2-[（二苯甲基）亚磺酰基]乙酰胺。关于国内外健康受试者口服 MOD 的研究显示，其药代动力学呈线性关系。莫达非尼吸收迅速，口服后 2～4h 达最大血浆浓度，2～4d 达药代动力学稳定状态，清除较缓慢。MOD 与血浆蛋白的结合率高（60%），半衰期为 11～14h，35%～60% 代谢为无活性物质经尿液排泄。每日给药 200mg，血浆药物浓度达稳态后，不影响华法林、地西泮、普萘洛尔与血浆蛋白结合。莫达非尼在肝脏经细胞色素 P450 系统的 CYP3A4 代谢，因此联合应用 CYP3A4 诱导剂或抑制剂会影响本品的血药浓度及作用周期。本品经肝脏代谢，生成无治疗作用的两个主要代谢产物莫达非尼酸和莫达非尼砜。代谢产物占 90%，未代谢的母药不足 10%。药物经肾脏排泄，消除半衰期为 10～15h，年轻女性的药物清除率高于年轻男性，老年人的药物清除率明显低于年轻人。患有严重肝病和肾病的患者体内的药代动力学有所改变，因此肝肾功能障碍患者服药应减量。

（二）适应证

欧洲药品管理局（EMA）和美国食品药品管理局（FDA）批准莫达非尼用于治疗发作性睡病、阻塞性睡眠呼吸暂停相关的白天过度嗜睡和轮班工作睡眠障碍引起的过度嗜睡。但还可以用于治疗抑郁症及注意缺陷多动障碍。

莫达非尼作为一种新型促醒药物，能有效治疗发作性睡病，使患者日间摆脱睡意的纠缠，维持正常工作，却不会出现异常兴奋等不良反应，是迄今治疗这种睡眠障碍最为理想的药物。研究表明，莫达非尼能有效改善症状，明显减少白天睡眠时间和次数，而不影响夜间睡眠时间和质量。18 名自发性嗜睡症患者和 24 名发作性睡病患者口服莫达非尼，剂量为 200～500mg/d。结果显示，自发性嗜睡症和发作性睡病患者的睡眠发作和嗜睡明显减少，总体有效率分别为 83% 和 71%。

有研究认为，阻塞性睡眠呼吸暂停相关的白天过度嗜睡患者在接受持续气道正压通气（CPAP）治疗的情况下，再服用莫达非尼能有效治疗残留的日间睡眠过多。但需注意的是，莫达非尼并不能替代 CPAP 治疗，只能在 CPAP 治疗的前提下进行。莫达非尼还能对抗睡眠剥夺所致的精神运动障碍，改善认知功能，而对夜间睡眠的开始、维持、觉醒及睡眠构成等均无影响，也不影响凌晨的行为和白天的小憩。

莫达非尼能增强认知功能，可用于治疗抑郁症及儿童和青少年注意缺陷多动障碍。认知功能受损是抑郁症的重要临床表现之一，采用随机双盲安慰剂对照的方法，应用剑桥神经心理测验的神经认知测验,结果显示莫达非尼(200mg/d)可显著改善缓解期抑郁症患者的情景记忆和工作记忆。儿童和青少年注意缺陷多动障碍主要表现为学习注意力不集中及多动等,研究表明莫达非尼治疗注意缺陷多动障碍疗效肯定。

莫达非尼还可用于治疗酒精性器质性脑病综合征。有人用莫达非尼治疗酒精性器质性脑病综合征,进行临床心理测验及神经生理学研究,结果表明每日服用莫达非尼后兴奋性增加,临床治疗有效率为85%。本品的有效剂量200～400mg/d,于早、中分2次服用。

此外,莫达非尼还可用于治疗与抑郁症、强直性脊柱炎及脑卒中相关的疲劳。

（三）用法与用量

口服,每次200～400mg,每日1次,早上服用。

（四）不良反应

1. 全身 头痛、背痛、流感样症状、胸痛、寒战、颈强直。

2. 心血管系统 高血压、心动过速、心悸、血管扩张。

3. 消化系统 恶心、腹泻、消化不良、口干、口渴、食欲减退、便秘、肝功能异常、胃肠胀气、口腔溃疡形成。

4. 血液淋巴系统 嗜酸性粒细胞增多。

5. 代谢 水肿。

6. 神经系统 神经过敏、失眠、焦虑、头晕、抑郁、感觉异常、嗜睡、肌张力过高、运动障碍、运动亢进、激动、意识错乱、震颤、情绪不稳、眩晕。

7. 呼吸系统 鼻炎、咽炎、肺病、鼻出血、哮喘。

8. 皮肤 出汗、单纯疱疹。

9. 特异感觉 弱视、视觉异常、味觉倒错、眼痛。

10. 泌尿生殖系统 排尿异常、血尿、脓尿。

（五）注意事项

1. 老年患者的药物清除速率可能会由于衰老而降低,因此在应用时需谨慎使用或避免使用。

2. 左室肥大、有缺血性心电图改变、胸痛、心律失常或有临床表现的二尖瓣脱垂患者及近期发生心肌梗死、不稳定型心绞痛或有精神病病史者禁用或慎用。

（六）特殊人群

1. 孕妇与哺乳期妇女 妊娠早期服用莫达非尼,其子女发生先天畸形的风险显著增加。莫达非尼或其代谢产物是否通过人乳汁排泄尚不得知。因为许多药物都通过乳汁排泄,因此哺乳期妇女服用莫达非尼应谨慎。

2. 儿童人群 17岁以下儿科患者使用莫达非尼的安全性和有效性尚未确定,因此严禁用于治疗任何儿科患者。

3. 肝肾功能受损者 莫达非尼200mg单剂量给药研究中,严重慢性肾衰竭(肌酐清除率≤20ml/min)并没有对莫达非尼的药代动力学产生显著影响,但是莫达非尼酸(无活性的代谢产物)的量增加9倍。严重肝损害患者使用莫达非尼应减量。

（七）药物相互作用

1. 卡马西平、伊曲康唑等CYP3A4抑制剂或苯巴比妥、利福平等CYP3A4诱导剂与莫达非尼同时应用,可能改变本品的血药浓度。

2. 本品是CYP3A4诱导剂,它使环孢素的血药浓度降低50%,也可以降低茶碱的血药浓度。

3. 本品是可逆性CYP2C19抑制剂,它使华法林、地西泮、苯妥英钠的血药浓度升高,也可增加三环类抗抑郁药、氯丙嗪、奥美拉唑、兰索拉唑、普萘洛尔等的血药浓度。与上述药物同时应用时需相应调整剂量，并监测血药浓度。

4.本品能降低甾体类避孕药的疗效，使用本品期间及停药后1个月内应采取其他避孕措施。

四、咖啡因

咖啡因（caffeine，CAF）是中枢兴奋剂中的促觉醒药，是世界上使用最为广泛的精神活性药物。

（一）药代动力学

咖啡因及其相关制剂口服后主要经胃肠道吸收，15～60min达峰浓度，此峰浓度可持续2h。血浆蛋白结合率为10%～35%。半衰期为4.1～6.4h。咖啡因首先是由小肠进入门脉循环，经首过消除效应，主要由细胞色素P450作用。由于咖啡因的首过消除效应较弱，所以经吸收后能完全进入全身组织并且自由通过血、脑、胎盘、血-睾屏障。人体摄入的咖啡因几乎都是经肝脏代谢，一般咖啡因隔夜就会被肝脏代谢清除，其中只有不足5%的咖啡因以原型通过肾脏排泄。

（二）适应证

咖啡因能兴奋大脑皮质，振奋精神，提高注意力，改善工作效率，增高警觉性和减少疲劳感。

有些研究支持咖啡因治疗ADHD可能有效。有学者采用双盲安慰剂对照的交叉设计，研究对象为21名8～12岁学龄期健康儿童，每日食物中给予咖啡因至少20mg，研究咖啡因对学习、绩效、焦虑的影响。结果显示，在4项注意测试中有2项显著改善，即手工测验发现优势手灵活性提高，儿童报告他们很少感到困倦、懒惰，但受试儿童自述焦虑水平倾向于增高。

此外，咖啡因具有对抗睡眠剥夺、降低疲劳的效用，但只限于有限使用。咖啡因曾被推荐使用作为促醒药物来解决飞行中的昼夜节律紊乱所致的疲劳问题，服用600mg咖啡因可有效改善睡眠剥夺48h条件下的飞行操作能力和机敏性，且能维持飞行操作能力长达12h。但咖啡因会引起利尿和脱水，不利于长途飞行，故在长期飞行中很少服用。

（三）摄入量分级

成人每日摄入80～250mg咖啡因[1.1～3.5mg/（kg·d）]为低摄入量，300～400mg[4～6mg/（kg·d）]为中摄入量，超过500mg[7mg/（kg·d）]为高摄入量。

（四）不良反应

咖啡因大剂量或长期使用会引起成瘾性，可致失眠、激动不安、心悸、头痛；剂量过大可引起惊厥，停用会出现精神萎靡、浑身乏力等戒断症状。其耐受性增强导致用药量不断增加时，咖啡因还会引起阵发性惊厥和骨骼震颤，损害肝、胃、肾等内脏器官，诱发呼吸道炎症等疾病。妊娠前和妊娠期使用咖啡因可致小鼠受孕延迟，胎鼠吸收胎、死胎发生率升高。此外，咖啡因会给胎儿的新陈代谢系统增加负担，同时还可能减少胎盘血流量，对胎儿造成伤害。研究表明，咖啡因与老年人的认知功能、蛋白质病变也有一定关联。

（五）注意事项

咖啡因在体内代谢会产生茶碱，而茶碱类药物的治疗剂量与中毒剂量相当接近，其安全范围窄，极易引起中毒。长期大量摄入咖啡因会对人体中枢神经系统造成损害，引发心脏病和高血压；且咖啡因具有成瘾性，一旦停用会出现浑身困乏疲软、精神萎靡等各种戒断症状，因此被列入国家管制的精神药品范围。此外，咖啡因也是国际奥委会禁用物质中受管制药物之一，国际奥委会规定运动员尿液中的咖啡因浓度不能超过12mg/L。

（范　娟）

参 考 文 献

[1] 郑毅，刘靖. 中国注意缺陷多动障碍防治指南 [M]. 2 版. 北京：中华医学电子音像出版社，2015.

[2] 杜亚松. 儿童青少年临床精神药理学 [M]. 北京：人民卫生出版社，2011.

[3] 江开达. 精神药理学 [M]. 2 版. 北京：人民卫生出版社，2011.

[4] 高鸿云. 儿童青少年注意缺陷多动障碍的药物治疗进展 [J]. 世界临床药物，2007，28（6）：337-341.

[5] CATALÁ-LÓPEZ F, HUTTON B, NÚÑEZ-BELTRÁN A, et al. The pharmacological and non-pharmacological treatment of attention deficit hyperactivity disorder in children and adolescents：a systematic review with network meta-analysis of randomised trials[J]. Systematic reviews，2015，4（19）：1-10.

[6] A 14-month randomized clinical trial of treatment strategies for attention-deficit/hyperactivity disorder. The MTA Cooperative Group. Multimodal Treatment Study of Children with ADHD[J]. Archives of general psychiatry，1999，56（12）：1073-1086.

[7] SWANSON J M, KRAEMER H C, HINSHAW S P, et al. Clinical relevance of the primary findings of the MTA：success rates based on severity of ADHD and ODD symptoms at the end of treatment[J]. Journal of the American academy of child and adolescent psychiatry，2001，40（2）：168-179.

[8] GORE R K, WEBB T S, HERMES E D A. Fatigue and stimulant use in military fighter aircrew during combat operations[J]. Aviation space and environmental medicine，2010，81（8）：719-727.

[9] ESTRADA A, KELLEY A M, WEBB C M, et al. Modafinil as a replacement for dextroamphetamine for sustaining alertness in military helicopter pilots[J]. Aviation space and environmental medicine，2012，83（6）：556-564.

[10] SCAMMELL T E, ESTABROOKE I V, MCCARTHY M T, et al. Hypothalamic arousal regions are activated during modafinil-induced wakefulness[J]. Journal of neuroscience，2000，20（22）：8620-8628.

[11] 林建生. 大脑觉醒及三代促清醒药物 [J]. 中国药理学与毒理学杂志，2019，33（10）：755.

[12] 刘珺，杨晓明，邓略，等. 莫达非尼在对抗飞行员睡眠剥夺和提高认知能力方面的应用 [J]. 空军医学杂志，2021，37（1）：75-79.

[13] 胡春水，江文庆，沈红艳，等. 哌甲酯治疗注意缺陷多动障碍的研究进展 [J]. 中国儿童保健杂志，2018，26（10）：1104-1106.

[14] BROWN T E. 注意缺陷障碍 [M]. 王玉凤，译. 北京：北京大学医学出版社，2007.

[15] 刘萍，卢光照，鲁莹，等. 莫达非尼的临床应用、作用机制和不良反应的研究进展 [J]. 中南药学，2020，18（11）：1869-1874.

[16] 苑隆国，李电东. 新型中枢兴奋药莫达非尼 [J]. 中国新药杂志，2006，15（2）：149-151.

[17] 陈长瑞，曲卫敏，黄志力. 莫达非尼觉醒作用机制研究进展 [J]. 中国临床药理学与治疗学，2010，15（12）：1428-1434.

[18] GANDER P H, MULRINE H M, VAN DEN BERG M J, et al. Effects of sleep/wake history and circadian phase on proposed pilot fatigue safety performance indicators[J]. Journal of sleep research，2015，24（1）：110-119.

[19] LIN J S, ROUSSEL B, GASPAR A, et al. The unfinished journey with modafinil and discovery of a novel population of modafinil-immunoreactive neurons[J]. Sleep medicine，2018，49：40-52.

[20] WALSH J K, RANDAZZO A C, STONE K L, et al. Modafinil improves alertness，vigilance，and executive function during simulated night shifts[J]. Sleep，2004，27（3）：434-439.

[21] BARBARESI W J, KATUSIC S K, COLLIGAN R C, et al. Long-term stimulant medication treatment of attention-deficit/hyperactivity results from a population-based disorder：study[J]. Journal of developmental and behavioral pediatrics，2014，35（7）：448-457.

第八章

精神药物的新药研发

近年来,新型作用机制的精神药物审批上市进入瓶颈阶段,因此迫切需要加强对神经精神疾病类治疗药物的研发。为此,针对精神疾病病理生理机制的新型精神药物研发尤为关键,即可帮助寻找到治疗疾病根源的药物(治本),而不仅是对症治疗(治标)。这就要求药物研发初始需明确疾病的病理生理机制,有针对性地验证新的药物治疗靶点。一方面,更全面地了解疾病的发病轨迹将有助于药物治疗靶点的选择及药物筛选模型的建立。基于"从病理研发药物"的思路启发了 NEWMEDS(精神疾病新药研发新途径)的出现,这是一项在欧洲开展的项目,旨在识别不同精神障碍的特定大脑环路改变,尤其是与抑郁症和精神分裂症治疗及病理生理机制密切相关的前额叶皮质环路。另一方面,更好地了解传统药物的作用机制(所谓的反向转化方法),也能在一定程度上加深对神经精神疾病病理生理机制的理解,并且能够利用"从病理研发药物"的思路来设计新的药物。

由于"从病理研发药物"的思路才刚出现,因此使用该方法所发现的药物能否应用于精神疾病的临床治疗,且其疗效和耐受性方面是否比传统药物更有优势等问题仍不清楚。

本章将介绍近年来在精神药物新药研发中关键的几个方向,以及在神经精神药理学领域一些令人振奋的新发现。这些新作用机制药物,尤其针对精神分裂症和抑郁症的药物,最近已被批准用于临床或正在进行Ⅱ或Ⅲ期临床试验。

第一节　抗精神病药的新药研发

一、长效制剂

(一)6个月剂型帕利哌酮

继 1 个月和 3 个月棕榈帕利哌酮酯长效注射剂推出之后,利用微球控释技术的每 6 个月注射 1 次的帕利哌酮长效注射剂再次被推出。一项为期 12 个月的全球多中心随机双盲非劣效性Ⅲ期临床试验纳入来自 20 个国家的 702 名精神分裂症患者(18～70 岁),结果显示与活性对照药即棕榈帕利哌酮酯注射液 3 个月剂型相比,6 个月注射剂组在首次复发所需时间的主要终点上达到非劣效性标准;治疗 12 个月内,6 个月注射剂组与棕榈帕利哌酮酯注射液 3 个月剂型组分别有 92.5% 和 95% 的患者免于复发。安全性方面,上述试验观察到的安全性特征与既往研究中有关棕榈酸帕利哌酮注射液 1 个月剂型及棕榈帕利哌酮酯注射液 3 个月剂型的发现一致,未出现新的安全性信号。最常见的不良反应(发生率≥5%)包括上呼吸道感染(12%)、注射部位反应(11%)、体重增加(9%)、头痛(7%)及帕金森综合征(5%)。因此,美国 FDA 已批准该药(商品名为 Invega Hafyera)上市,用于治疗成人精神分裂症。2024 年 6 月 18 日该药也在中国获批上市,成为目前中国首个获批且唯一一个一年仅需注射两次的长效针剂抗精神病药。该药的注射部位为臀肌,注射后缓慢进入血流,在 6 个月内持续帮助患者控制症状。需要注意的是,患者在使用 Invega Hafyera 之前,必须已经接受棕榈酸帕利哌酮注射液 1 个月剂型治疗至少 4 个月,或棕榈帕利哌酮酯注射液 3 个月剂型治疗至少 3 个月。

(二)阿立哌唑长效制剂

阿立哌唑长效注射用干混悬剂 2013 年获得 FDA 和欧盟批准上市(商品名为 Abilify Maintena),每月注射 1 次,用于治疗精神分裂症。一项为期 52 周的随机双盲安慰剂对照的Ⅲ期临床研究,以及一项为期 38 周的以阿立哌唑口服制剂作为对照的随机双盲非劣效性研究结果显示,Abilify Maintena 治疗 26 周时的复发率为 7.12%,口服阿立哌唑治疗的复发率为 7.76%;而在不良反应方面两者相似。2017 年 6 月该药获得 FDA 批准用于双相Ⅰ型障碍的治疗。2023 年 7 月,阿立哌唑长效制剂在国内上市,用于治疗精神分裂症,目前获批剂型是 300mg、400mg 的,每月注射 1 次。2015 年,阿立哌唑长效混悬液 Aristada 在美国获批上市。值得注意的是,因其活性成分是月桂酰阿立哌唑,Aristada 能够降低"药 - 时曲线"的峰 / 谷浓度比,实现更长时间的药物缓释。但美中不足的是,与 Abilify Maintena 相似,对于首次使用阿立哌唑的患者,在使用 Aristada 治疗前需要连续 21d 使用口服阿立哌唑建立耐受性,弥补长效制剂不能尽快达到有效治疗浓度的缺陷。为此,Alkermes 又生产出基于纳米结晶技术的月桂酰阿立哌唑长效注射剂,并已获得 FDA 批准上市(商品名为 Aristada Initio)。阿立哌唑长效注射剂目前已有 4 种剂型、3 种给药频率可选,包括:①441mg、662mg 和 882mg,每月注射 1 次;②882mg,每 6 周注射 1 次;③1 064mg,每 2 个月注射 1 次。

(三)阿塞那平透皮贴剂

第一个用于治疗成人精神分裂症的透皮给药系统阿塞那平已在美国上市。使用透皮贴剂后,透皮给药系统(transdermal drug delivery system, TDDS)可以在给药的 24h 内维持血液中的药物浓度,持续稳定发挥药效。透皮给药方式避免口服药物的肝脏首过效应,因此可能使用更低的剂量就能达到同样的疗效。一项为期 6 周的双盲安慰剂对照的Ⅲ期临床研究对 616 名成人精神分裂症患者进行有效性和安全性评估,发现阿塞那平透皮贴剂在第 6 周的阳性和阴性精神症状评定量表(PANSS)总分较基线时得到显著改善,达到试验的主要终点;患者的临床总体印象 - 疾病严重程度(CGI-S)评估也达到有统计学意义的改善。阿塞那平透皮贴剂的安全性与阿塞那平舌下片一致。需要注意的是,阿塞那平透皮贴剂的药物标签信息中含有一则黑框警告,提示在老年痴呆相关精神病性障碍患者中使用可能增加死亡风险。目前阿塞那平透皮贴剂有 3 种剂量规格:3.8mg/24h、5.7mg/24h 和 7.6mg/24h,可贴于臀部、腹部、上臂或上背部等部位。与口服或注射剂相比,透皮贴剂的侵入性相对较低、使用方便,更易于被患者和护理人员接受。

(四)经鼻吸入洛沙平

经鼻吸入洛沙平于 2012 年 12 月在美国 FDA 获批上市,用于控制成人精神分裂症及双相Ⅰ型障碍患者的激越症状(攻击暴力)。中国国家药品监督管理局(NMPA)官网显示,已批准洛沙平吸入剂上市。它是通过热能产生气溶胶,将洛沙平吸入剂快速输送到肺部,从而快速被吸收。这种给药方式通常吸入 10min 内就可以起效,能快速控制患者的激惹行为。研究表明,对于有激惹行为的患者而言,吸入剂比注射剂更能让患者接受。需要注意的是洛沙平可能造成支气管痉挛,禁用于哮喘及慢性阻塞性肺疾病患者。

二、新靶点抗精神病药

（一）卢美哌隆

卢美哌隆（lumateperone）是一个多靶点作用药物，对不同的受体表现出差异性亲和力。卢美哌隆与 5-HT$_{2A}$ 受体的亲和性最高，对 D$_2$ 受体、D$_1$ 受体、5- 羟色胺转运体（SERT）及 α$_1$ 肾上腺素受体有中等亲和性，与 5-HT$_{2C}$ 受体、组胺 H$_1$ 受体、毒蕈碱受体等亲和性极低。卢美哌隆对 5-HT$_{2A}$ 受体的亲和性是 D$_2$ 受体的 60 倍，因此低剂量卢美哌隆表现为选择性 5-HT$_{2A}$ 受体拮抗剂，可促进睡眠，减少敌意及攻击行为；而随着剂量增加，该药与 DA 受体及 SERT 的作用逐渐显现，发挥其抗抑郁及减轻精神病性症状的疗效。另外，卢美哌隆对 D$_1$ 受体的中等亲和性导致 NMDA 受体谷氨酸受体 2B（GluN2B）亚基（NR2B）磷酸化，继而增强前额叶皮质的谷氨酸能神经传导，改善患者的阴性症状及认知受损。因此，卢美哌隆作为一种非 DA 能新型抗精神病药，可协同作用于 5- 羟色胺能、多巴胺能及谷氨酸能系统，其独特的作用机制使得该药不仅能改善精神分裂症的阳性症状，也对阴性症状及抑郁症状有效。常见不良反应有镇静、头痛、腹泻、口干等，对体重的影响较小。卢美哌隆已被美国 FDA 批准用于治疗成人精神分裂症。

（二）匹莫范色林

匹莫范色林（pimavanserin）是 5-HT$_{2A}$ 受体反向激动剂和拮抗剂，同时也对 5-HT$_{2C}$ 受体有较低的亲和性。它对 5-HT$_{2A}$ 受体的亲和性比 5-HT$_{2C}$ 受体高约 40 倍，但对 5-HT$_{2C}$ 受体的拮抗是其发挥抗精神病作用的主要机制。未检测到匹莫范色林对其他受体的亲和力。常见不良反应有头痛、困倦和失眠等。该药已获得美国 FDA 批准，是首个治疗帕金森病伴精神病性症状的抗精神病药。但在其 4 项Ⅲ期临床试验中均采用帕金森病性精神病阳性症状评估量表（scale for the assessment of positive symptoms for Parkinson's disease psychosis，SAPS-PD）作为疗效评估指标，而非 PANSS。目前正在申请扩大用于治疗与阿尔茨海默病精神病（Alzheimer's disease psychosis，ADP）相关的幻觉和妄想的适应证。最近一项针对阿尔茨海默病、帕金森病性痴呆、路易体痴呆、额颞叶痴呆或血管性痴呆伴精神病性症状患者的Ⅲ期随机双盲安慰剂对照的停药临床试验研究结果显示，对匹莫范色林有治疗反应的患者，继续服用匹莫范色林比停药后的复发风险更低。

（三）卡利拉嗪

卡利拉嗪是一个 D$_3$/D$_2$ 受体部分激动剂，对 5-HT$_{1A}$ 受体也具有一定的亲和力，尤其对 D$_3$ 受体具有较高的亲和性。卡利拉嗪已获得 FDA 批准上市，用于精神分裂症的治疗、双相 I 型躁狂发作或混合发作的急性期治疗、双相 I 型抑郁发作的治疗。在为期 6 周的精神分裂症患者的Ⅱb 期和Ⅲ期临床试验中，卡利拉嗪改善精神分裂症症状显著优于安慰剂。在另一项长期复发预防的Ⅲ期研究中，卡利拉嗪组较安慰剂组的复发时间延长。另一项纳入以阴性症状为主的精神分裂症患者的Ⅲ期临床试验结果显示，在改善阴性症状的 PANSS 因子评分方面卡利拉嗪也显著优于利培酮。在临床试验中，卡利拉嗪的耐受性良好，常见不良事件是锥体外系不良反应如静坐不能、失眠、多动、体重增加和头痛等。大多数不良事件的严重程度为轻至中度，观察到的代谢变化通常被认为不具有临床意义。总的来说，卡利拉嗪是治疗精神分裂症的一种选择，可能对以阴性症状为主的患者更有效。

（四）SEP-363856

该药是一种新型的痕量胺相关受体 1（trace amine associated receptor 1，TAAR1）和 5-HT$_{1A}$

受体激动剂类抗精神病药，是基于表型筛选策略发现的一种不与 D_2 或 5-HT_{2A} 受体结合的独特的抗精神病药。SEP-363856 对 TAAR1 具有强激活作用，对 5-HT_7 和 5-HT_{1A} 受体有较高的亲和性，对 5-HT_{1B}、5-HT_{1D}、5-HT_{2C}、α_{2A} 去甲肾上腺素（NE）受体（NE-α_{2A}）、NE-α_{2B} 受体具有中等亲和性，而与 D_2 和 5-HT_{2A} 受体的亲和性极低。临床前研究数据表明，SEP-363856 的疗效可能与激活 TAAR1 和 5-HT_{1A} 受体有关。一项为期 4 周的随机双盲Ⅱ期临床试验评估 SEP-363856 治疗急性恶化精神分裂症患者的疗效及安全性，发现治疗 4 周后 SEP-363856 组的 PANSS 总分减分（平均降低 17.2 分）显著优于安慰剂组（平均降低 9.7 分）。因此，该项临床试验显示 SEP-363856 可显著改善急性加重的精神分裂症患者的临床症状。SEP-363856 的安全性总体良好，常见副作用包括嗜睡及胃肠道症状；锥体外系不良反应发生率及基本生命体征如血脂、糖化血红蛋白、催乳素水平变化与安慰剂组相比无明显差异；两组患者均未出现 Q-Tc 间期延长；根据哥伦比亚自杀严重程度评定量表（C-SSRS）评分，SEP-363856 组无任何患者有自杀意念或行为，安慰剂组有 2 例自杀倾向；在 SEP-363856 组和安慰剂组中，失眠的发生率分别为 3.3% 和 10.4%，使用催眠药的比例分别为 8.3% 和 12.0%。

（五）F17464

F17464 是一种新型 D_3 受体拮抗剂，对 D_3 受体有很高的亲和性（$K_i=0.17nmol/L$）。同时也是 5-HT_{1A} 受体部分激动剂，对 5-HT_{1A} 受体也具有很高的亲和性（$K_i=0.16nmol/L$）。另外，对 D_2 受体具有中度亲和力（$K_i=6.5\sim12.1nmol/L$）。一项Ⅱ期随机双盲对照研究评价 F17464（20mg，每日 2 次）和安慰剂治疗急性加重期精神分裂症 6 周的疗效和安全性，结果显示 F17464 在改善 PANSS 总分方面较安慰剂更好。最常见的不良事件是失眠、激越、甘油三酯水平升高，未出现体重增加和锥体外系不良反应（静坐不能除外，但较罕见）。

（六）roluperidone

该药是一种 5-HT_{2A}/σ_2 阿片受体双重拮抗剂。第一项Ⅱ期临床试验显示，与安慰剂相比，roluperidone 对 PANSS 总分没有显著改善。然而，第二项为期 12 周的Ⅱ期临床试验显示，roluperidone 32mg 组和 64mg 组在 PANSS 阴性症状因子分以及 PANSS 总分方面均有显著改善，且 64mg 组在特定认知功能领域如视觉空间推理和言语记忆方面显著提高。常见不良事件是头痛、疲乏和嗜睡，未显示出有锥体外系不良反应的倾向。提示 roluperidone 在治疗精神分裂症认知损害方面具有潜力。

三、新型联合制剂

（一）ALKS3831（olanzapine/samidorphan，奥氮平/沙米多芬）

沙米多芬是一种选择性 μ 阿片受体拮抗剂，对 κ 阿片受体也有明显作用，作为成瘾治疗曾被研究，和纳曲酮等效，但不良反应更少，可以减少对食物的渴求，且对体重没有影响。沙米多芬和奥氮平联合使用，目的在于获得奥氮平的抗精神病疗效的同时，减轻奥氮平对体重和新陈代谢的不良反应。沙米多芬的主要机制推测与 κ 阿片受体的作用有关。ALKS3831 由可变剂量的奥氮平和固定剂量（10mg）的沙米多芬配制而成。Ⅰ/Ⅱ期（稳定期精神分裂症患者）临床研究表明 ALKS3831 可以明显减轻奥氮平所致的体重增加；两项随机双盲Ⅲ期临床试验结果显示，4 周的 ALKS3831 治疗可以显著改善急性恶化精神分裂症患者的 PANSS 和 CGI-S 评分；对稳定期精神分裂症患者进行 6 个月的 ALKS3831 治疗，体重增加百分比显著低于奥氮平治疗组。该药已获得美国 FDA 批准上市，适应证包括成人精神分裂症，以及单药或与锂盐/丙戊酸盐联合用于成人双相Ⅰ型障碍维持期及急性躁狂发作/混合发作的治疗。

（二）KarXT（xanomeline/trospium，占诺美林 / 曲司氯铵）

占诺美林是一种选择性 M_1 受体激动剂，可以有效改善精神分裂症的阴性症状和阳性症状，不具有多巴胺受体拮抗活性，但可引起胆碱能不良事件。曲司氯铵是一种外周限制性毒蕈碱型胆碱受体拮抗剂，可降低占诺美林的外周胆碱能不良反应。一项为期 5 周的随机双盲Ⅱ期临床试验评估占诺美林 / 曲司氯胺治疗精神分裂症的疗效及安全性，患者随机分配进入联合治疗组接受占诺美林 / 曲司氯铵联合治疗（7d 内滴定至 50mg 占诺美林 /20mg 曲司氯铵，每日 2 次，之后占诺美林的最大剂量为 125mg，曲司氯铵的最大剂量为 30mg）（$n = 90$）或进入安慰剂组（$n = 92$）治疗，持续 5 周。基线时 PANSS 总分的平均得分分别为 97.7 分（联合治疗组）和 96.6 分（安慰剂组）。治疗 5 周后，联合治疗组的 PANSS 总分平均降低 17.4 分，安慰剂组平均降低 5.9 分。联合治疗组在 PANSS 中的阳性症状、阴性症状、思维紊乱、敌对和焦虑 / 抑郁因子得分改善均优于安慰剂组。联合治疗组最常见的不良事件为便秘、恶心、口干、消化不良和呕吐，其中恶心、口干和呕吐副作用随着治疗持续，在第 5 周下降至与安慰剂组持平。组间的嗜睡、体重增加、坐立不安和锥体外系不良反应发生率相近。需进一步研究探讨这一合剂减轻外周不良反应的优势。

第二节　抗抑郁药的新药研发

（一）氯胺酮 / 艾司氯胺酮

氯胺酮是一种 NMDAR 非竞争性拮抗剂，通过拮抗 γ- 氨基丁酸能中间神经元上的 NMDA 受体，导致前额叶皮质细胞外谷氨酸的快速但短暂的增加。在分子水平上，氯胺酮通过拮抗 NMDA 受体，抑制延伸因子 2（elongation factor 2，EF2）激酶的去磷酸化作用，最终导致脑源性神经营养因子（brain-derived neurotrophic factor，BDNF）合成增加。临床研究表明，单次氯胺酮注射（0.5mg/kg）除引起轻微的精神病性症状和分离症状之外，可诱导快速的一过性抗抑郁作用。氯胺酮的抗抑郁作用通常在静脉注射后 1～2h 内发生，并且持续时间长达 2 周。这一快速起效的特性，促使研究者探索氯胺酮成为一种拯救具有自杀风险的 TRD 患者生命的药物的可能性。连续 2 周每周给予 0.5mg/kg 氯胺酮 2～3 次，并没有出现耐药性。荟萃分析也报告氯胺酮在单次和重复给药时具有抗自杀意念作用，重复输注 0.5mg/kg 氯胺酮的抑郁症患者中，自杀意念的减少可持续长达 6 周。该药的常见不良事件有精神病性症状、头晕、嗜睡、心率增快、血压升高等血流动力学事件，夜尿、排尿困难等下尿路症状和滥用倾向。最近研究提示，氯胺酮的药理作用并不仅是简单的 NMDA 受体拮抗剂，因为氯胺酮还可以结合 D_2 受体、阿片受体以及单胺转运体等。阐明氯胺酮快速抗抑郁作用的分子机制仍需要进一步研究。也需努力研发像氯胺酮那样快速起效，但不会引起精神病性效应的新型药物。艾司氯胺酮是氯胺酮的 S- 对映异构体，一项多中心随机双盲安慰剂对照的Ⅲ期临床试验显示，经过 28d 56mg/84mg（每周 2 次）艾司氯胺酮联合抗抑郁药较安慰剂组获得显著的症状改善，并显著降低复发风险。2019 年 3 月美国 FDA 批准其鼻喷雾剂（商品名为 Spravato）用于治疗难治性抑郁症（treatment-resistant depression，TRD），此后又增加了成人伴有急性自杀意念或行为抑郁症的适应证。2023 年 4 月，该药（商品名为速开朗）被国内批准与口服抗抑郁药联合治疗伴有急性自杀意念或行为的成人抑郁症患者。

（二）别孕烯醇酮

别孕烯醇酮是一种靶向 $GABA_A$ 受体的正向别构调节剂。该药已获得 FDA 批准上市，用于治疗产后抑郁,是第一种也是目前唯一获得产后抑郁适应证的药物。别孕烯醇酮治疗产后抑郁的可能机制是模拟体内的孕酮,增强 GABA 神经递质的抑制作用和修复 GABA$_A$ 跨膜通道。两项针对成人产后抑郁的多中心随机双盲安慰剂对照的Ⅲ期临床试验显示,60μg/(kg•h)和90μg/(kg•h)别孕烯醇酮给可在给药 60h 后获得显著优于安慰剂的症状改善,疗效可维持至少 30d。别孕烯醇酮的给药方式是静脉滴注 60h,其仅获批在密切的医疗监测下给药,并因可能诱发严重不良反应意识丧失、晕厥而被黑框警告。FDA 还建议,若患者在使用别孕烯醇酮时出现症状恶化,或出现自杀意念及行为,应考虑停用别孕烯醇酮。该药的其他不良事件是头痛、头晕、困倦、嗜睡 / 镇静、脸红 / 潮热、口干。

(三) zuranolone(SAGE-217/BIIB125)

Zuranolone 是 γ- 氨基丁酸 $_A$(GABA$_A$)受体正向别构调节剂,正在被开发用于治疗抑郁症和产后抑郁。一项随机双盲安慰剂对照的Ⅲ期临床试验显示,每日 50mg zuranolone 治疗 15d,可显著改善抑郁症患者的抑郁症状。另一项Ⅲ期临床试验显示,在常规抗抑郁药治疗的基础上加用 50mg zuranolone,在治疗的第 3 日即观察到优于安慰剂组的疗效,表明其具有快速增效作用,但是该试验在治疗第 15 日时两组之间的疗效无显著性差异。两项临床试验结果提示 zuranolone 治疗抑郁症的一个主要优势可能是提高起效时间。Zuranolone 和别孕烯醇酮有相同的作用机制,Ⅲ期临床试验显示 zuranolone 可治疗产后抑郁。针对产后抑郁的两项Ⅲ期临床试验结果显示,每日 30mg 或 50mg zuranolone 在治疗第 3 日和第 15 日可显著改善产后抑郁患者的抑郁症状,疗效显著优于安慰剂,且疗效可在治疗后第 45 日维持。与别孕烯醇酮相比,zuranolone 优化针对突触和突触外 GABA 受体的选择性以及口服给药的药代动力学特点,且无须连续静脉滴注,仅需每日口服,疗程共 2 周。该药最常见的不良事件为嗜睡、头晕、头痛、镇静,大多数不良事件的严重程度为轻至中度。目前已向 FDA 滚动提交 zuranolone 治疗抑郁症的新药上市申请,并计划在未来提交 zuranolone 治疗产后抑郁的上市申请。

(四) AXS-05(右美沙芬 / 安非他酮)

AXS-05 是一种新型 N- 甲基 -D- 天冬氨酸(NMDA)受体拮抗剂,由右美沙芬和安非他酮构成。右美沙芬是一种 NMDA 受体非竞争性拮抗剂,它同时也是 σ$_1$ 受体激动剂、烟碱型乙酰胆碱受体拮抗剂、5-HT 和去甲肾上腺素转运体抑制剂。安非他酮则能够通过抑制 CYP2D6 来提高右美沙芬的生物利用度。因此 AXS-05 具有多模式活性,用于治疗抑郁症和其他中枢神经系统障碍。随机双盲安慰剂对照的Ⅲ期临床试验显示,AXS-05 治疗中至重度抑郁症患者 6 周相较于安慰剂有显著的改善作用。另一项针对难治性抑郁症的Ⅲ期临床试验显示,AXS-05 较安非他酮在治疗 1 周末、2 周末疗效更好,但在治疗 6 周末并不优于安非他酮。AXS-05 的耐受性良好,最常见的不良反应是头晕、恶心、头痛、腹泻、嗜睡和口干。另外,AXS-05 还在进行用于治疗阿尔茨海默病激越和戒烟的临床试验,尚未见研究数据公布。

(五) 盐酸托鲁地文拉法辛缓释片(LY03005)

托鲁地文拉法辛是去甲文拉法辛的前体药物,是 5- 羟色胺和去甲肾上腺素再摄取抑制剂。针对中国成人抑郁症的随机双盲安慰剂对照的Ⅲ期临床试验显示,与安慰剂组相比,盐酸托鲁地文拉法辛缓释片 80mg 组和 160mg 组在 8 周末的抑郁症状显著改善。常见不良事件为恶心、呕吐、头痛、困倦等。盐酸托鲁地文拉法辛缓释片于 2021 年 6 月向中国国家药品监督管理局提交上市申请,适用于治疗抑郁症,2022 年 11 月已经在我国上市。此外,盐酸托鲁地文拉法辛缓释片用于治疗广泛性焦虑障碍的适应证已获批开展Ⅲ期临床试验,截至 2024 年 8 月仍在进行中。

（六）盐酸羟哌吡酮片（HHT-101）

羟哌吡酮是一种选择性 5-HT 再摄取抑制剂、5-HT$_{1A}$ 受体部分激动剂和 5-HT$_6$ 受体完全激动剂。临床前研究结果显示盐酸羟哌吡酮片具有显著的抗抑郁、抗焦虑和改善认知的作用，目前已完成 II 期临床试验，尚未见到研究数据公布。

（七）裸盖菇素（psilocybin）

裸盖菇素是一种具有神经致幻作用的神经毒素。裸盖菇素和脱磷裸盖菇素存在于具有精神活性的裸盖菇属蘑菇中。裸盖菇素抗抑郁疗效的可能机制是其 5-HT$_{2A}$ 受体激动作用。已有三个关于抑郁症的临床试验评估裸盖菇素的抗抑郁疗效。第一个试验是口服裸盖菇素（10mg 和 25mg，间隔 7d）的开放标签试验，用于治疗难治性抑郁症。结果显示 1 周后即可观察到显著改善抑郁症状，在治疗第 3 个月、第 6 个月依然显示出较基线抑郁症状的评分有显著改善。第二个试验是比较裸盖菇素和艾司西酞普兰疗效的随机双盲对照 II 期临床试验。裸盖菇素组接受 2 次 25mg 口服裸盖菇素（间隔 3 周），随后 6 周每日服用安慰剂；艾司西酞普兰组接受 2 次 1mg 口服裸盖菇素（间隔 3 周），随后 6 周每日服用艾司西酞普兰（10～20mg）。以贝克抑郁量表为主要结局指标，结果显示裸盖菇素的疗效优于艾司西酞普兰；而以患者报告的抑郁症状快速调查表（QIDS-SR16）为主要结局指标，则显示裸盖菇素和艾司西酞普兰无显著性差异。第三个试验是 II 期等待组对照试验（waiting list-controlled trial），在支持性心理治疗的背景下，抑郁症患者接受 2 次裸盖菇素静脉注射（间隔 1 周），结果显示在治疗 1 周和 4 周后，相较于等待组，治疗组的抑郁症状有显著缓解。两项 II 期临床试验报告的不良事件包括各种不良情绪（如恐惧和悲伤）、躯体症状（如感觉身体摇晃或颤抖）、头痛、偏头痛和恶心。

第三节 心境稳定剂的新药研发

（一）ebselen

该化合物具有很强的肌醇单磷酸酶抑制作用，而肌醇单磷酸酶是锂盐的潜在药理靶点之一，因此 ebselen 可能是潜在的心境稳定剂。最近一项随机双盲安慰剂对照的 IIa 期临床试验中，躁狂或轻躁狂患者在常规精神药物治疗的基础上辅助使用 ebselen 或安慰剂。在治疗 3 周后，ebselen 仅显示出优于安慰剂的趋势，无显著性差异，需要进一步的试验证明其疗效。

（二）戊诺酰胺（valnoctamide）

这种双丙戊酸衍生物具有肌醇单磷酸酶抑制作用，但并不抑制电压门控钠通道活性。一项随机双盲对照研究评价戊诺酰胺、利培酮和安慰剂治疗急性躁狂发作患者的疗效和安全性，结果显示利培酮的疗效优于安慰剂，但未发现戊诺酰胺的疗效优于安慰剂。尽管戊诺酰胺被认为比双丙戊酸具有更好的生殖耐受性，因为其降低动物先天畸形风险，但随机双盲对照试验结果显示戊诺酰胺治疗急性躁狂的疗效不佳。药效动力学差异可能是戊诺酰胺疗效不佳的原因。

第四节 促认知药的新药研发

（一）aducanumab

Aducanumab 是一种高亲和力、靶向 Aβ 构象表位的全人 IgG1 单克隆抗体。它能够选择性地与阿尔茨海默病患者大脑中的淀粉样蛋白沉积结合，通过激活免疫系统，清除淀粉样蛋白沉积。Aducanumab 的其中一项针对早期阿尔茨海默病的Ⅲ期临床试验（EMERGE）发现相较于安慰剂，高剂量的 aducanumab（10mg/kg）可显著改善患者的认知功能、降低大脑中的 β-淀粉样蛋白水平、减缓疾病发展。最常见的不良事件是淀粉样蛋白相关影像学 - 水肿、淀粉样蛋白相关影像学 - 脑出血、头痛、头晕、意识模糊和恶心。该药已获得 FDA 批准上市，用于治疗早期阿尔茨海默病，是自 2003 年以来 FDA 批准的首个治疗 AD 的新药。

（二）gantenerumab

Gantenerumab 是全人源化 IgG1 单克隆抗体，它倾向于与大脑中聚集的 Aβ 结合，通过募集小胶质细胞和激活的巨噬细胞，降解淀粉样蛋白沉积。尽管两项Ⅲ期临床试验（SCarlet RoAD 和 Marguerite RoAD）的中期无效性检验宣告试验失败，但是该两项研究的开放标签扩展研究均显示 gantenerumab 可以减少散发性阿尔茨海默病患者的 β- 淀粉样蛋白斑块，且呈现剂量依赖性，可能会给患者带来临床益处。因此，启动两项Ⅲ期临床试验（GRADUATE1 和 GRADUATE2），目前仍在进行，检验高剂量的 gantenerumab 对早期（prodromal to mild）阿尔茨海默病患者的安全性和有效性，实验组接受剂量高达 1 020mg，皮下注射。一项双盲安慰剂对照的Ⅲ期临床试验（SKYLINE）检验 gantenerumab 对出现的淀粉样蛋白病变是否有改善，但尚未发现有认知障碍的参与者的认知改善。

（三）甘露特钠胶囊（GV-971）

GV-971 是从海藻中提取的海洋寡糖类分子，通过靶向肠道菌群发挥其抗阿尔茨海默病作用。一项针对轻至中度阿尔茨海默病的随机双盲安慰剂对照试验显示，GV-971 可以在治疗 4 周后显著改善患者的认知功能，并持续至 36 周。但该临床试验的主要结局指标是阿尔茨海默病评定量表 - 认知部分（ADAS-Cog），且没有检测脑脊液、PET 或 MRI 等客观指标，因此存在一定争议。该药已获得国家药品监督管理局有条件批准上市，用于治疗轻至中度阿尔茨海默病。

第五节　睡眠障碍治疗药物的新药研发

（一）daridorexant

该药是一种双重促食欲素受体（OX1R 和 OX2R）拮抗剂，通过拮抗促食欲素与其受体结合来抑制觉醒驱动，因此可以避免许多传统的睡眠障碍治疗药物通过大脑的广泛镇静作用助眠而产生的不良影响。两项多中心随机双盲安慰剂对照的Ⅲ期临床研究结果显示，每日 50mg daridorexant 治疗 3 个月可以显著改善患者入睡和睡眠维持的客观指标，以及患者报告的总睡眠时间，还可显著减少患者的白天嗜睡。同时，未发现 daridorexant 有次日早晨的残留效应、反弹性失眠或停药后的停药症状。最常见的不良反应为鼻咽炎和头痛。该药已获得 FDA 批准用于治疗以入睡困难和 / 或睡眠维持困难为特征的成人失眠障碍。

（二）莱博雷生

莱博雷生（lemborexant）是另一种双重促食欲素受体（OX1R 和 OX2R）拮抗剂。一项荟萃分析比较不同药物在成人睡眠障碍的急性治疗（4 周左右）和长期治疗（＞3 个月）中的疗效，结果显示莱博雷生在急性治疗和长期治疗方面均优于安慰剂。最常见的不良事件是头痛和嗜睡。该药已被 FDA 批准用于治疗以入睡困难和 / 或睡眠维持困难为特征的成人失眠障碍。

（三）YZJ-1139

该药也是一种双重促食欲素受体（OX1R 和 OX2R）拮抗剂，是国内首个完成Ⅱ期临床试验的促食欲素受体拮抗剂。目前该药正在开展Ⅲ期临床试验。

（四）安达西尼胶囊（EVT201 胶囊）

该药是一种 GABA$_A$ 受体部分正向别构调节剂，选择性作用于 GABA$_A$ 受体的 α_1 亚单位，表现出高的亲和性和中等强度的激动作用，可诱导快速入睡和睡眠维持。该药已完成Ⅲ期临床试验，已达到主要终点和次要终点。与传统的 GABA 受体完全激动剂相比，该药在运动障碍、后遗效应、耐受性、躯体依赖、记忆损害等不良反应方面具有明显优势。该药已向国家药品监督管理局递交上市申请。

综上所述，人们可以更乐观地期待精神药理学的进一步发展。例如人们对有关脑内化学信号的知识了解得越来越多。众多的神经递质和神经调质与特定受体相互作用，后者又具备各种不同的亚型，其中不少受体已被克隆，也得到其选择性配体。人们关于这些化学信号如何通过特定脑区和神经回路之间的相互作用来改变行为的知识正在不断增加。

新药与已有药物的区别可能在于对人的行为的不同影响，它们很可能给精神药理学带来重要的新发展。由于精神疾病的病因十分复杂，所以病因和病理机制的相关知识很可能落后于治疗学的进展。这一现象在内科非传染性慢性疾病如糖尿病或原发性高血压等中也或多或少存在。在评价新的精神药物治疗时，还是要强调开展随机对照试验的重要性。

（司天梅）

参 考 文 献

[1] IOSIFESCU D V, JONES A, O'GORMAN C, et al. Efficacy and safety of AXS-05（dextromethorphan-bupropion）in patients with major depressive disorder: a phase 3 randomized clinical trial（GEMINI）[J]. Journal of clinical psychiatry, 2022, 83（4）: 21m14345.

[2] CARHART-HARRIS R, GIRIBALDI B, WATTS R, et al. Trial of psilocybin versus escitalopram for depression[J]. New England journal of medicine, 2021, 384（15）: 1402-1411.

[3] DAWS R E, TIMMERMANN C, GIRIBALDI B, et al. Increased global integration in the brain after psilocybin therapy for depression[J]. Nature medicine, 2022, 28（4）: 844-851.

[4] SAKURAI H, YONEZAWA K, TANI H, et al. Novel antidepressants in the pipeline（phase Ⅱ and Ⅲ）: a systematic review of the US clinical trials registry[J]. Pharmacopsychiatry, 2022, 55（4）: 193-202.

[5] MELTZER-BRODY S, COLQUHOUN H, RIESENBERG R, et al. Brexanolone injection in post-partum depression: two multicentre, double-blind, randomised, placebo-controlled, phase 3 trials[J]. Lancet, 2018, 392（10152）: 1058-1070.

[6] DELIGIANNIDIS K M, MELTZER-BRODY S, GUNDUZ-BRUCE H, et al. Effect of zuranolone vs placebo in postpartum depression: a randomized clinical trial[J]. JAMA psychiatry, 2021, 78（9）: 951-959.

[7] SPARACINO G, VERDOLINI N, VIETA E, et al. Existing and emerging pharmacological approaches to the treatment of mania: a critical overview[J]. Translational psychiatry, 2022, 12（1）: 169.

[8] AVGERINOS K I, FERRUCCI L, KAPOGIANNIS D. Effects of monoclonal antibodies against amyloid-beta on clinical and biomarker outcomes and adverse event risks: a systematic review and meta-analysis of phase Ⅲ RCTs in Alzheimer's disease[J]. Ageing research reviews, 2021, 68: 101339.

[9] LOBO M C, WHITEHURST T S, KAAR S J, et al. New and emerging treatments for schizophrenia: a narrative review of their pharmacology, efficacy and side effect profile relative to established antipsychotics[J]. Neuroscience and biobehavioral reviews, 2022, 132: 324-361.

[10] KNOPMAN D S, JONES D T, GREICIUS M D. Failure to demonstrate efficacy of aducanumab: an analysis of the EMERGE and ENGAGE trials as reported by Biogen, December 2019[J]. Alzheimers & dementia, 2021, 17（4）: 696-701.

[11] DAVIDSON M, SAOUD J, STANER C, et al. Efficacy and safety of roluperidone for the treatment of negative symptoms of schizophrenia[J]. Schizophrenia bulletin, 2022, 48(3): 609-619.

[12] WEIDEN P J, BREIER A, KAVANAGH S, et al. Antipsychotic efficacy of KarXT(xanomeline-trospium): post hoc analysis of positive and negative syndrome scale categorical response rates, time course of response, and symptom domains of response in a phase 2 study[J]. Journal of clinical psychiatry, 2022, 83(3): 21m14316.

[13] SHARPLEY A L, WILLIAMS C, HOLDER A A, et al. A phase 2a randomised, double-blind, placebo-controlled, parallel-group, add-on clinical trial of ebselen(SPI-1005)as a novel treatment for mania or hypomania[J]. Psychopharmacology(Berl), 2020, 237(12): 3773-3782.

[14] CORRELL C U, DAVIS R E, WEINGART M, et al. Efficacy and safety of lumateperone for treatment of schizophrenia: a randomized clinical trial[J]. JAMA psychiatry, 2020, 77(4): 349-358.

[15] KOBLAN K S, KENT J, HOPKINS S C, et al. A non-D2-receptor-binding drug for the treatment of schizophrenia[J]. New England journal of medicine, 2020, 382(16): 1497-1506.

第三篇 精神障碍的药物治疗学

第一章

神经认知障碍的治疗

原ICD-10诊断标准中的"器质性（包括症状性）精神障碍"在ICD-11中变更为"神经认知障碍"（neurocognitive disorder），这与DSM-5的分类相似。神经认知障碍在分类上保留谵妄（delirium）、轻型神经认知障碍（mild neurocognitive disorder）、遗忘障碍（amnestic disorder）、痴呆（dementia）及其他认知障碍。神经认知障碍的基本特征：其一，以认知障碍（如记忆、智能及学习障碍）或感觉中枢障碍（如意识及注意障碍）为主要特征构成的一组综合征；其二，患者并无广泛的大脑病理改变或功能紊乱，却以突出的感知觉障碍、思维内容障碍、心境和情绪障碍或人格和行为改变为特征的一组综合征，其认知功能或意识障碍可以很轻，不易察觉。多数在成年或老年期起病，某些障碍似乎是不可逆性的和进行性的，另一些则是短暂的或对治疗有效的。

第一节　谵妄的治疗

谵妄（delirium）是以意识、注意力、感知觉、思维、记忆、行为、情绪障碍和睡眠-觉醒节律紊乱表现为主的一组病因非特异性综合征。可以发生于任何年龄，但以老年人多见。谵妄一般起病急、病程短、病情发展迅速，曾称为急性脑病综合征（acute brain syndrome）。

尽管社区人群中谵妄的患病率仅有1%～2%，但≥85岁老年人群中的患病率可高达14%。综合医院住院患者谵妄的发病率为10%～30%，而术后、ICU和姑息性治疗环境中发病率更高，如ICU中老年人谵妄的发病率高达80%，大部分患者在死亡前也会发生谵妄。一些以活动过少或淡漠表现为主的谵妄类型临床识别率低，误诊率及死亡率均较高，因此临床上正确识别和规范治疗显得极为重要。

一、流行病学

在住院环境下，有统计显示老年人谵妄的发病率为6%～56%，而术后、ICU和姑息性治疗环境中发病率更高，如ICU中老年人谵妄的发病率高达80%，老年患者术后谵妄的发病率为15.53%，机械通气患者谵妄的发病率为50%～70%。社区环境中谵妄的总体发病率为4%～12%。养老机构中约40%的老年人可能在某个时间点经历过谵妄。据估计1/3～2/3的谵妄病例没有被医护人员正确识别。

二、病因和发病机制

（一）病因

谵妄是多种因素导致的广泛性脑功能障碍，病因大致可为以下三种：

1. 躯体疾病　谵妄可由多种躯体疾病引发，如心肌梗死、心源性休克和心力衰竭患者由于脑灌注降低导致谵妄；引起脑能量代谢障碍的器官功能不全、内分泌和代谢性疾病均可导致谵妄。感染能直接损害神经系统功能，也能通过细菌产物的毒性反应引发谵妄，如老年患者患菌血症易导致谵妄。低血糖、脑卒中、肝衰竭和糖尿病等急性躯体疾病，创伤（手术、骨折、头部创伤）、脱水和电解质紊乱等躯体疾病常导致谵妄。

2. 颅内疾病　谵妄可以源于多种脑部病变，如感染、肿瘤、脑外伤、癫痫和卒中等。脑血管病变引起基底节和丘脑损害时常会引起意识障碍，右侧颞叶、前额叶卒中时也常导致谵妄。各种原因引起的认知障碍如路易体痴呆、帕金森病性痴呆及血管性痴呆也是谵妄的常见病因。

3. 外源性药物　谵妄与物质滥用或药物治疗的不良反应有关。精神活性物质滥用能引起激越、幻觉和妄想状态，其临床表现与谵妄类似；神经阻滞剂恶性综合征或 5-HT 综合征的部分临床表现符合谵妄的特点；新型毒品、酒精、镇静催眠药突然戒断容易导致谵妄；其他导致 NMDA 能系统、GABA 能系统功能紊乱的药物也可能与谵妄的发生有关。抗胆碱药和具有抗胆碱能活性的药物如苯海索、三环类抗抑郁药、低效价抗精神病药容易导致老年人出现谵妄。老年人在正常使用地高辛、利多卡因和美西律等药物时可出现意识障碍，哌替啶特别容易引起意识障碍和幻觉。

谵妄的易感因素包括高龄、男性、认知障碍、精神发育迟滞、衰弱、慢性躯体疾病、营养不良、饮酒、药物或物质使用、视觉和 / 或听觉障碍、睡眠剥夺等。认知障碍是老年谵妄患者的重要危险因素，多达 2/3 的谵妄患者既往存在重度认知障碍。

诱发因素包括不同类型的身体损伤，如急性躯体疾病（败血症、低血糖、脑卒中、肝衰竭和糖尿病等）、创伤（手术、骨折、头部创伤）。此外，药物是谵妄的重要诱因，如苯二氮䓬类、二氢吡啶类、抗组胺药、阿片类药物、麻醉性镇痛药、抗病毒药、免疫抑制剂、单胺氧化酶抑制剂、拟交感神经药、GABA 受体激动剂、多巴胺受体激动剂、抗惊厥药、抗高血压药、β 受体拮抗剂、抗胆碱药、三环类抗抑郁药、抗精神病药等均有诱发谵妄的风险，多药联用更易诱发谵妄。

（二）发病机制

谵妄是由于多种因素相互作用产生的一种急性意识障碍。谵妄的神经生理学解释是胆碱能通路功能不足或多巴胺能通路活动亢进，上行网状激活系统（ARAS）的主要神经递质是乙酰胆碱，如抗胆碱药干扰 ARAS 功能，出现注意和警觉受损。谵妄患者的精神病性症状可能与氧化应激导致的内源性多巴胺释放有关。此外，其他多种神经递质参与谵妄的发生，如去甲肾上腺素和 / 或谷氨酸释放过量，5-羟色胺、组胺和 / 或 GABA 的变化。

有学者提出谵妄的三种发病机制假说，即脑代谢功能不全、炎症和药物、应激和神经递质紊乱。这些假说涉及脑灌注不足、缺氧、氧利用障碍、低血糖及葡萄糖利用障碍等能量代谢障碍，以及神经递质异常、感染、炎症、氧化应激、电解质紊乱和药物影响等。其中炎症是谵妄的重要假说，全身炎症反应使得炎症因子触发中枢神经系统炎症级联反应，发生内皮细胞激活、血流受损、小胶质细胞过度激活（产生促炎性细胞因子、活性氧、一氧化氮和趋化因子），同时伴有神经元凋亡和损伤。外周炎症也可以通过多种途径激活中枢神经系统，破坏血 - 脑屏障使得外周炎症因子更容易入侵中枢，内皮细胞和小胶质细胞过度激活产生神经毒性反应。

三、临床表现

谵妄常急性起病，症状具有波动性，昼轻夜重，有所谓的"日落"现象。以意识障碍为主，在此基础上表现出一过性注意力损害、认知障碍和神经精神症状。根据患者的警觉性水平、精神运动性兴奋或抑制的特征，临床上将谵妄分为兴奋型（活动过多）、抑制型（活动减少）和混合型。临床表现包括：

1. 意识障碍 表现为对时间、地点以及人物的定向障碍，注意力指向、聚焦、维持和转移能力减弱，注意力不集中。意识水平与患者平时状态有明显变化，其严重程度在一日中也会有波动。

2. 认知功能受损 急性认知功能受损，如短期记忆损害明显，次日不能回忆。涉及定向障碍、记忆障碍、视空间障碍、语言理解、阅读与书写障碍、抽象推理能力障碍、判断力障碍等。谵妄常叠加在认知障碍的基础上，与精神行为症状重叠，增加识别和鉴别难度。

3. 精神症状 谵妄患者可表现为精神运动性兴奋或抑制，常见感知觉障碍，包括对声、光刺激感觉过敏及错觉和恐怖性视幻觉，也常见烦躁不安、攻击言行、喊叫、拒绝照料等激越行为以及焦虑、恐惧、抑郁、欣快、淡漠、激惹性增高等情感症状等，部分患者可以有妄想体验。

4. 睡眠 - 觉醒节律紊乱 是谵妄的常见症状，可以表现为白天嗜睡和晚间失眠，嗜睡、睡眠 - 觉醒节律紊乱具有昼轻夜重的特点，患者每至午后、夜间意识障碍加剧，也称为"日落现象"。

四、神经心理评估

用于谵妄神经心理评估的工具较多，分别用于谵妄的筛查、监测和严重程度评估。包括意识模糊评定量表（confusion assessment method，CAM）、记忆谵妄评估量表（memorial delirium assessment scale，MDAS）、NEECHAM 谵妄量表（Neelon and Champagne confusion scale，NEECHAM）及谵妄评定量表 - 修订版 -98（DRS-R-98）。

1. 意识模糊评定量表 CAM 是一个标准化的评估工具，可帮助医师在临床和研究工作中快速准确地识别谵妄。CAM 通过 11 个条目对 4 类主要症状进行评估：①急性发作和波动病程；②注意力不集中；③思维混乱；④意识障碍。有学者制定了 CAM 中文修订版（CAM Chinese reversion，CAM-CR），总分为 11～44 分，将 22 分作为谵妄的分界值。还有一种 CAM-ICU 版本，用于机械通气患者的评估。CAM-S 是 CAM 的配套工具，可用于评估谵妄的严重程度，并有效区分谵妄和其他类型的认知障碍。

2. 记忆谵妄评估量表 MDAS 可以 24h 内重复评估患者谵妄及其严重程度。MDAS 包括意识、定向力、短时程记忆、数字广度、注意力能力、思维、知觉障碍、妄想、精神运动活动及睡眠觉醒周期共 10 个维度。根据损害程度，每个条目从 0 分（无）至 3 分（严重）进行评级，总分越高代表谵妄越严重。

3. NEECHAM 谵妄量表 这是在 DSM 标准的基础上为护士筛查谵妄而开发的工具，不仅可以用于评估患者是否存在谵妄，还可根据得分进行分级。但此量表评估方法复杂、耗时长，同时要求患者能语言交流并且遵从指令，对于机械通气或重症患者较难实施，限制了其在 ICU 的应用。NEECHAM 包括 3 类 9 项（总分 30 分）：①信息处理，包括注意力、记忆力、定向力，得分 0～14 分；②行为方面，包括外表、动作、语言，得分 0～10 分；③生理方面，包括生命体征、血氧饱和度、大小便失禁，得分 0～6 分。NEECHAM 还可根据得分情况分为没有谵妄（27～30 分）、具有谵妄风险（25～26 分）、早期或轻度谵妄（20～24 分）、中或重度谵妄（<20 分）4 个级别。

4. 谵妄评定量表 - 修订版 -98　DRS-R-98 分为 3 个诊断条目和 13 个严重程度条目。其中谵妄严重程度条目分别是睡眠 - 觉醒周期紊乱、知觉障碍和幻觉、妄想、情感、语言、思维过程异常、运动躁动、运动迟缓、定向、注意力、短期记忆、长期记忆和视觉空间能力。总分 15～25 分提示轻度谵妄，26～35 分提示中度谵妄，36～46 分提示重度谵妄。DRS-R-98 性能优越，能从不同的症状维度对谵妄的严重程度进行评估，从而客观地体现谵妄的病情变化及药物疗效，还能有效地与其他精神障碍进行鉴别，推荐用于 ICU 患者谵妄及其严重程度评估。但其条目结构限制了在机械通气患者中的使用。

五、治疗

（一）治疗原则

1. 在谵妄诊断确立后，识别诱发因素和易感因素，积极治疗和管理急性、危及生命的病因。
2. 如果谵妄患者感到痛苦或对自身及他人构成危险，首先使用非药物干预进行缓解。
3. 当非药物干预无效时，考虑短期使用包括精神类药物的药物治疗，但尽可能不超过 1 周。

（二）病因治疗

谵妄的病因常涉及多个方面，一旦确诊，应针对病因、易感因素和诱发因素进行积极干预，这涉及多个学科。如针对常见的肺部感染、尿路感染、尿潴留、营养状况、便秘、疼痛等制订相应的方案，针对可能导致谵妄的主要基础性疾病制定包括抗感染、抗炎、脏器功能维护、改善脑灌注和能量代谢、镇痛以及营养支持等方面的综合治疗措施，尽快稳定患者的躯体状态。梳理患者近期的药物使用和停药情况，特别注意是否用过会诱发谵妄或具有抗胆碱能作用的药物，尽量避免多重用药、停药或换药。如果暂时无法明确病因，应积极组织多学科会诊，制订综合治疗方案。

（三）非药物干预

谵妄症状波动，行为紊乱常不可预知，患者可能从活动过少突然转至活动过多，甚至出现突发冲动、外跑等行为。因此，密切观察病情变化，尽可能防止发生自伤、伤人及其他意外伤害行为。环境方面，病房日间要保持明亮，尽量利用自然光线，过于黑暗类似于夜间的环境可能引起嗜睡，加重意识障碍；夜间不能过分明亮或过于吵闹，外界听觉刺激过多、光线强烈可能引起患者惊恐不安。有条件应住单间，尽量提供安全、安静的照料环境，移除可能伤害患者的设施，由专人守护，必要时行安全保护。

对谵妄状态患者在护理时要态度亲切、动作轻柔，使患者有安全感。评估患者是否存在沟通障碍，并根据需要提供听力和视力的辅助设备。以冷静、不具威胁性的方式接触，医师先自我介绍，为积极互动做好准备，面带微笑倾听，每个任务、命令、步骤都使用准确的词语重复相关信息，以免患者跟不上节奏。允许患者有充足的反应时间，捕捉患者的非言语性情感和动作信息，并对患者的感受作出回应。对偏执或妄想患者不能试图强行纠正，应给予情绪安抚，通过分散患者注意力的方式来引导缓解焦虑情绪。加强支持性护理，注意患者气道情况，防治误吸、皮肤破损和跌倒。要保证患者的出入量，选择软食及富于营养的食物，注意大小便通畅。

（四）药物治疗

谵妄的治疗需要明确病因并积极干预，然而病因一时很难确定或潜在病因无法获得根本性治疗时，或者患者的谵妄状态已经明显影响患者接受其他治疗和护理措施时需考虑对症治疗，特别是在患者出现严重激越攻击行为危害到自身和他人安全时，非药物手段又无法解决，应选择精神药物治疗。常用药物包括抗精神病药、胆碱酯酶抑制剂、α₂受体激动剂、抗惊厥药、GABA 能药物等。

1. 抗精神病药 主要用于控制兴奋、激越症状,药物的镇静作用也有助于改善患者的昼夜节律紊乱,使患者晚间能休息,降低照料者应激。常用药物包括氟哌啶醇、利培酮、喹硫平等。研究发现氟哌啶醇的疗效与第二代抗精神病药相当,用于治疗谵妄安全有效。APA 治疗指南将氟哌啶醇作为谵妄的一线药物,认为氟哌啶醇具有半衰期短、无活性代谢产物、几乎无抗胆碱能活性、直立性低血压发生少、镇静作用较弱、使用方法较灵活等特点。APA 治疗指南推荐一般可以从 1～2mg 每 2～4h 注射 1 次开始,老年患者以更低的起始剂量如每 4h 用 0.25～0.5mg,对持续激越患者需要滴定至较高剂量。除氟哌啶醇注射剂外,也可选择齐拉西酮注射剂肌内注射。应个体化给药并注意氟哌啶醇、齐拉西酮可能引起 Q-Tc 间期延长和尖端扭转型室性心动过速,应常规监测 ECG,必要时请心脏科医师会诊或停用药物。

症状较轻的患者也常口服小剂量喹硫平(12.5mg,b.i.d.)、利培酮(0.5mg,b.i.d.)等,可酌情调整至症状控制并能耐受的剂量,病情稳定后及时减量或停药。应避免选用传统抗精神病药。苯二氮䓬类药物可用于酒精或镇静催眠药戒断引发的谵妄,但可能加剧其他病因导致的谵妄患者的意识障碍或认知损害,一般不推荐使用。

有研究提示对具有谵妄风险的患者术前短期使用药物可能预防谵妄,也可尝试通过改善环境和医疗措施加以预防。REDUCE 研究提出,对于非危重患者预防性使用氟哌啶醇可预防谵妄,但对于 ICU 的重症患者其预防作用有限,包括静脉用药 1mg 或 2mg,每日 3 次的治疗与安慰剂相比,主要终点无差异,也不能改善患者的 28d 生存率。

2. 胆碱酯酶抑制剂(cholinesterase inhibitor,ChEI) 作为 AD、路易体痴呆(DLB)或 VD 患者的促认知药,对伴有认知障碍基础的患者使用多奈哌齐、卡巴拉汀有助于预防谵妄,但一般无助于急性期治疗。毒扁豆碱是一种快速、短效的 ChEI,可增加突触的乙酰胆碱浓度,早期研究提示对谵妄有治疗作用,临床并不常用。

3. α₂受体激动剂 可以试用右美托咪定、可乐定、胍法辛,用于保护继发于缺氧或缺血的去甲肾上腺素释放而导致的进一步神经元损伤和谵妄恶化。右美托咪定的起始剂量从 0.4μg/(kg·h)开始,然后每 20min 滴定剂量。胍法辛和可乐定均可以作为替代方案,注意监测患者的血压。

4. 抗惊厥药 如丙戊酸、拉莫三嗪、加巴喷丁和卡马西平用于治疗兴奋型谵妄,但缺乏随机对照试验证据,临床应用也较少。

第二节　认知障碍的促认知治疗

在 ICD-11 和 DSM-5 中均使用神经认知障碍(NCD)来描述,摒弃原来使用的脑器质性精神障碍和痴呆的术语。神经认知障碍又分为轻度认知障碍和重度认知障碍,前者也就是轻度认知障碍(MCI),而重度认知障碍即痴呆。为了方便表述,本节仍会仍使用痴呆的概念。认知障碍的认知治疗包含药物治疗和非药物治疗,治疗药物种类及使用参见第二篇第六章。

一、促认知药治疗

目前国内主流的促认知药包括数种 ChEI、美金刚、2019 年在国内上市的甘露特钠(GV-971)和在美国上市的阿杜那单抗(aducanumab)等药物。ChEI 和美金刚等促认知药以对症治疗为主,无法根本逆转 AD 的病情进展。阿杜那单抗能清除淀粉样蛋白聚集,是目前上市的第一个此类药物。

1. 胆碱酯酶抑制剂 ChEI 增加突触间隙的乙酰胆碱含量,用于 AD 及其他类型痴呆的治疗,包括多奈哌齐、卡巴拉汀、加兰他敏和石杉碱甲。《2018 中国痴呆与认知障碍诊治指南》均明确指出 ChEI 作为 AD 患者的一线用药,可改善轻至中度 AD 患者的认知功能、总体印象和日常生活功能(均为Ⅰ级证据)。多项研究提示多奈哌齐、卡巴拉汀对中至重度 AD 有效。ChEI 对轻度 AD 的疗效优于中度 AD(Ⅱ级证据)。有研究证实在 AD 治疗中使用 ChEI 治疗 1～5 年内,可延缓 AD 认知障碍衰退的总体进程,患者的认知功能和总体功能下降程度减慢,优于安慰剂组(Ⅰ级证据)。多项 RCT 证实多奈哌齐、卡巴拉汀对轻至中度、中至重度 AD 患者的早期精神行为症状有效(Ⅰ级证据)。

ChEI 治疗存在明确的量效关系,随着剂量增高疗效增加,不良反应也更常见。荟萃分析发现对于轻至中度 AD 患者,多奈哌齐 10mg/d 治疗组对 ADAS-Cog 的改善要显著优于 5mg/d 组。另一项国际多中心研究提示,多奈哌齐 23mg/d 组可改善较重的 AD 患者的整体认知状况,尤其对语言和视空间功能改善明显(Ⅰ级证据),相关不良事件 23mg 组略高于 10mg 组。因此对药物耐受性良好的患者,推荐使用较高剂量并长期维持治疗。

卡巴拉汀透皮贴剂治疗 AD 的适应证已经获批,此药改变给药途径,增加患者服药依从性降低药物的胃肠道反应。IDEAL 研究显示,$10cm^2$ 卡巴拉汀透皮贴剂与 12mg 胶囊等效,胃肠道反应小,70% 以上的照料者倾向于使用透皮贴剂。有研究提示卡巴拉汀贴剂 $15cm^2$ 剂量组的疗效优于 $10cm^2$ 和 $5cm^2$ 剂量组,耐受性好(Ⅱ级证据)。

2. 美金刚 适应证是中至重度 AD,20mg/d 可改善患者的认知功能、日常生活能力、总体印象及精神行为症状(Ⅰ级证据)。美金刚可降低中至重度 AD 患者临床恶化的发生率。美金刚对中至重度 AD 患者的妄想、激越等精神行为异常有一定的治疗作用(均为Ⅰ级证据)。美金刚有助于降低患者激越的风险,能明显降低抗精神类药物的剂量。相比 ChEI 单药治疗,美金刚联合 ChEI 治疗可延缓中至重度 AD 患者的认知与功能降低,降低入住养老院的风险,可降低显著临床恶化的发生率,同时具有良好的安全性与耐受性。美金刚可供不耐受 ChEI 的 AD 患者选择。

部分使用多奈哌齐疗效不佳的患者换用卡巴拉汀可能获益。临床上常用 ChEI 联合美金刚治疗,尽管有数项研究提示美金刚联合 ChEI 治疗的患者有进一步获益,但 2010 年欧洲神经科学协会联盟(EFNS)指南不推荐联合用药。中国 2018 年指南对明确诊断的中至重度 AD 患者推荐选用美金刚或美金刚与多奈哌齐、卡巴拉汀联合治疗,对出现明显精神行为症状的重度 AD 患者,尤其推荐 ChEI 与美金刚联合使用(A 级推荐)。2015 年 EFNS-ENS/EAN 指南推荐美金刚与 ChEI 联合治疗中至重度 AD。这一方面得益于临床研究的积累,同时也体现治疗理念的转变。

3. 甘露特钠(GV-971) 即"九期一",属于国内原创的阿尔茨海默病治疗新药,2019 年获得国家药品监督管理局有条件批准用于治疗轻至中度 AD。其Ⅲ期临床试验结果显示 GV-971 治疗第 4 周即出现显著疗效,且持续稳定地改善患者的认知障碍。目前正在开展Ⅳ期临床试验或计划开展更多的临床研究积累更多的疗效和安全性数据。

4. 阿杜那单抗(aducanumab) 2021 年 FDA 宣布加速审批 aducanumab 上市,用于治疗 AD 源性 MCI 及轻度 AD。这是自美金刚上市以来,FDA 批准的首个 AD 治疗新药,据称也是首个能阻止疾病进展的药物,是能减少大脑 Aβ 沉积的新药。Aducanumab 上市后对其审批过程、疗效指标和疗效判定以及药物安全性颇有争议,需要进一步研究。

目前的促认知药基本都未取得其他认知障碍如血管性痴呆、路易体痴呆、帕金森病性痴呆或额颞叶痴呆的适应证,在这些治疗领域基本参考 AD 的治疗原则,属于扩大适应证用药,需要获得知情同意。多奈哌齐、卡巴拉汀和加兰他敏可改善血管性认知障碍,但需注意不良反应。美金刚可改善血管性认知障碍患者的认知功能。ChEI 有可能改善路易体痴呆、帕金森病性痴呆患者的认知功能,其疗效可能优于相同严重程度的 AD 患者,但需注意可能会加重患者的震颤、运动迟缓等锥体外系不良反应,加药、减药与停用都需谨慎。一般认为 ChEI 对额颞叶痴呆无效,甚至可能加剧患者的行为异常。目前部分证据支持美金刚、SSRI 用于额颞叶痴呆的治疗,但还需要进一步验证。

二、认知训练和康复

促认知药的疗效总体不甚理想,因此非药物干预探索也是本领域的研究热点,如认知训练和康复,健康管理,生活习惯纠正与调整,慢性疾病管理如高脂血症、高血压、糖尿病、抑郁症、肥胖、听力减退、视力减退等。物理治疗技术也有很多的探索和初步应用。

1. 认知训练(cognitive training,CT) 是使用标准化任务针对总体认知功能或特定认知功能如记忆力、注意力、执行功能、语言功能等维度进行训练。在 AD 和 VD 方面有大量研究,研究结果提示认知训练除可预防、延缓或改善认知衰退外,也能改善情绪、幸福感、功能独立性、生活质量和照料者的负担。

一项荟萃分析发现认知训练对 MCI 患者的总体认知以及对几种特定认知过程具有中等效果。另有一项关于 MCI 患者计算机认知训练的 Cochrane 综述表明对总体认知有中等效果。部分研究还显示认知训练对情节记忆、处理速度、工作记忆等特定认知领域也有一定改善,但是对非认知结局无效。对于轻至中度痴呆患者,认知训练与治疗终点的总认知和语言流畅性改善有关,这些改善可以持续到治疗后的 12 个月。

虽然认知训练仍然存在方法学上的挑战,尤其是治疗方案标准化困难和治疗对象的个体差异。尽管存在挑战,但认知训练至少可以使 MCI 和痴呆患者得认知测试评分有一定改善。

2. 认知刺激治疗(cognitive stimulation therapy,CST) 是认知障碍患者的一种非药物干预措施,一般是基于团体在社交环境下通过一系列愉快的活动,改善认知和生活质量,帮助认知障碍患者刺激记忆、学习和多感官刺激。团体 CST 涉及 14 个或更多的主题活动,通常每周进行 2 次。活动旨在积极鼓励参与的 MCI 和痴呆患者,同时提供最佳的学习环境和团体的社会效益。每节课都遵循一个总体主题,并选择合适的活动以满足团体的兴趣。CST 可由受过训练的医护专业人员实施,也可以由诸如志愿者、社会工作者、心理治疗师来完成。团体 CST 可以在居民活动中心、医院或日间照料中心等环境中进行。

此后还发展了维持性认知刺激治疗(maintenance cognitive stimulation therapy,MCST)和个体认知刺激治疗(individual cognitive stimulation therapy,iCST)。MCST 是指在完成为期 7 周的 CST 计划后,MCST 参与者将继续每周 24 次 CST 会议。iCST 是一种由受过 iCST 培训的非正式护理人员提供的基于家庭的一对一 CST。

一项关于团体认知刺激治疗的 Cochrane 综述来自 15 项随机对照试验的数据,显示与接受常规护理或替代活动的患者相比,治疗组在认知方面显著改善。认知刺激治疗已被 NICE 指南和国际阿尔茨海默病协会推荐用于认知障碍患者的非药物治疗方案中。

3. 认知康复(cognitive rehabilitation) 是一种基于问题解决导向的个体化方法,使痴呆患者能够参与或管理日常活动，发挥最佳功能并尽可能保持独立。认知康复最初是为因脑损伤而导致认知障碍的患者开发的，后来应用于痴呆患者，这与以人为本的痴呆照料价值观一致。其目标是支持痴呆患者的独立性和社会参与性。

认知康复作为一种行为改变干预，是基于对轻至中度痴呆认知变化的理解，即患者具有相当大的认知和行为能力，并且能够在适当的支持下改变行为和进行一些新的学习。因此认知康复是建立在保持相对较好的认知能力的基础之上，以解决和克服认知障碍的影响，并补偿其他领域更严重的损害。在心理上，成功实现目标和改善日常功能的经历可以增加患者的自我效能感，并有助于对抗痴呆的负面效应如丧失信心，从而减少残疾。

一项 RCT 研究中 653 名轻度 AD 患者［简易智力状态检查量表（MMSE）得分平均为 21.6 分］被随机分配到认知训练组（团体）、回忆治疗组（团体）、个体认知康复组和常规护理组（对照组），所有组别每周进行 1 次，持续 12 周，此后每 6 周 1 次，持续 21 个月。与对照组相比，所有干预措施组患者的认知衰退并未减缓。但与对照组相比，个体认知康复组在 24 个月时患者的功能障碍显著降低，机构化延迟 6 个月。

4. 运动锻炼 是以特定和有目的的训练为代表的身体活动。身体活动水平低是痴呆明确的危险因素之一，因此运动锻炼可能是痴呆预防策略的重要方面。有氧运动可以有利于 AD 动物模型中的 β- 淀粉样蛋白和磷酸化 Tau 蛋白降解和清除，还可能影响葡萄糖代谢，减轻神经炎症和氧化应激。虽然动物实验提供机制上的支持，然而运动锻炼是否能真正改善 MCI 和痴呆患者的认知功能仍存争议。

研究证实有氧运动可以改善 MCI 患者的执行功能和记忆力。AD 痴呆患者进行有氧运动干预其认知似乎趋于稳定，而对照组患者的认知继续下降。一项 RCT 以轻至中度 AD 患者为研究对象，比较有氧运动和伸展运动对认知的影响，结果表明运动可以减缓整体认知能力下降，但是有氧运动与伸展运动两者之间没有差异。另一项 RCT 研究显示中至高强度的有氧和力量运动训练并没有减缓轻至中度痴呆患者的认知损害，国内也有练太极等运动方式对痴呆的疗效探索性研究。

目前关于上述辅助疗法的研究结果不一致，原因可能在于研究设计的差异，如疾病严重程度、认知训练、运动方式（步行、慢跑、快跑或自行车等）和频率和强度变化均影响治疗结局。同时，目前的大部分研究都是较短期的研究设计，对认知障碍患者是否有长期肯定的疗效仍有争议，但至少可以改善患者的健康状况，也可以作为认知障碍的一种辅助治疗。

三、物理治疗

1. 经颅直流电刺激（transcranial direct current stimulation，tDCS） 是一种非侵入性脑刺激，在头皮上放置电极以施加弱直流电来调节大脑皮质功能。tDCS 的刺激可分为阳极刺激和阴极刺激；刺激电流大多为 1~2mA，每次刺激时间为数十分钟。不同极性的刺激对皮质有不同的影响。阳极 tDCS 使神经元的静息膜电位去极化，通过增加神经元自发放电的频率来增加皮质兴奋性；而阴极 tDCS 则使神经元的静息膜电位超极化，并通过降低神经元的放电频率来抑制皮质兴奋性。膜的极化是 tDCS 刺激后即刻作用的主要机制。

多项人体研究证据表明当 tDCS 刺激次数≥10 次、电流密度为 2.5mA/cm^2 时，可显著改善 MCI 和轻至中度 AD 患者的总体认知功能，AD 患者可能比 MCI 患者受益更多。tDCS 的治疗效果仅在 tDCS 结束时比较明显，2 个月以上的随访中未发现 tDCS 对改善认知功能的效果。

2. 经颅磁刺激（transcranial magnetic stimulation，TMS） 是一种非侵入性脑刺激技术。

基于法拉第电磁感应定律,当感应电流强度超过神经组织的兴奋阈值时,就会引起局部的大脑神经细胞产生去极化,引起兴奋性动作电位,产生一系列生理变化。重复 TMS(rTMS)调节皮质活性并产生后效应。两项关于 MCI 患者 2 周 10Hz rTMS 的研究显示,与对照组相比,治疗组的执行功能有显著改善。在 AD 治疗研究中发现刺激左侧背外侧前额叶皮质(DLPFC)20Hz rTMS 2 周可改善语言功能,4 周干预带来好的疗效。联合使用 rTMS 和认知训练比单独进行认知训练显示出更大的益处,在受教育程度和认知基线较高的受试者中改善更明显。左侧 DLPFC 刺激可能是 AD 治疗中有希望的方案。

3. 深部脑刺激(deep brain stimulation,DBS) 是一种侵入性脑刺激技术,通过在目标区域植入电极并进行电刺激,常用于帕金森病患者震颤的治疗。在痴呆患者中,控制记忆和认知的关键功能失调回路如胆碱能信号系统成为 DBS 的一个靶点。除了 DBS 的直接电效应外,细胞营养变化也发生在局部或远处互连的部位。人体试验发现成人海马神经发生,但 DBS 是否可以逆转痴呆患者的细胞变性仍然未知。有一项在 6 例轻度 AD 患者(MMSE 得分≥20 分)中开展的 DBS 小型临床试验将 DBS 置于双侧穹窿部位,连续刺激 12 个月,刺激参数为 3～5V、130Hz、90μs。术后 1 个月的 PET 影像学检查显示颞顶叶的氟代脱氧葡萄糖摄取增加,且这种增加在所有患者术后持续长达 1 年,发现较术前认知能力下降减缓,随访未见不良事件。

对轻度 AD 患者进行的另一项关于穹窿内 DBS 的随机双盲对照Ⅱ期临床研究结果显示,治疗组和对照组在认知和代谢方面无显著性差异。但亚组分析显示,65 岁及 65 岁以上患者的认知能力略有改善,而年轻患者在接受 12 个月的 DBS 治疗后认知能力恶化。后续研究也得出同样的年龄效应的结论,这一结论需要多中心研究去验证。迈纳特(Meynert)基底核(NBM)也被认为是 DBS 治疗 AD 的目标区域。NBM 是一个关键的胆碱能中继站,与新皮质和内侧颞叶有广泛联系。AD 患者存在 NBM 细胞丢失。一项小型双盲对照的 NBM-DBS Ⅰ期临床试验评估轻至中度 AD 患者,在 12 个月的随访评估中,2/3 的患者认知能力得到改善或稳定。

4. 感官刺激的伽马诱导(gamma entrainment using sensory,GENUS) 有学者研究使用 40Hz 闪烁光视觉刺激引起视觉皮质和大脑的其他多个区域伽马频率振荡可减少 AD 模型小鼠的淀粉样蛋白负荷并诱导神经胶质细胞反应,从而有效减少与 AD 相关的病理改变;小鼠的认知能力也有所改善。在后续的另一项研究中,发现使用 40Hz 重复的音频听觉刺激也可以诱发伽马频率的神经活动,并改善 AD 的病理。可以看出 40Hz 视觉和听觉刺激在 AD 模型小鼠获得有益的结果。

一项随机安慰剂对照试验($n=15$)在可能的轻度 AD 志愿者中通过 4 个月、每日 1h、40Hz 视觉和听觉复合感官刺激来评估安全性、依从性、诱导作用以及对大脑结构、功能、睡眠活动和认知功能的可能影响。两组对 40Hz 刺激的耐受性良好,依从性高。脑电图记录显示,新型 40Hz 感官刺激设备安全有效地诱导轻度 AD 参与者的伽马频率。刺激 3 个月后与对照组相比,脑室扩大减少,海马大小稳定。经过 3 个月的刺激后,神经网络的功能连接得到改善。此外,40Hz 刺激改善昼夜节律。与对照组相比,实验组在延迟回忆测试中表现更好。结果表明 40Hz GENUS 安全,在 AD 相关认知功能和生物标志物方面显示出良好结果,可增加样本量进行验证。

四、饮食治疗及补充制剂

根据当前的研究,没有发现单一的饮食或饮食方式可以改善 MCI 和痴呆患者的认知功能。Omega-3 多不饱和脂肪酸存在一定的治疗潜力,其包括三种亚型:α-亚麻酸(ALA)、二十碳五烯酸（EPA）和二十二碳六烯酸（DHA）。其中 EPA 和 DHA 来自鱼油，对心血管系统具有保护作用。在 AD 小鼠模型中，EPA 或 DHA 显示出神经保护特性，并改善记忆力和学习能力。在 MCI 患者中与安慰剂相比，3～12 个月补充 Omega-3 多不饱和脂肪酸可显著改善认知能力。在 APOE4 携带者中，磷脂 DHA 膳食补充剂具有预防 AD 发展的潜力。在轻至中度 AD 中，评估 DHA 补充剂的Ⅲ期随机对照试验结果显示，与安慰剂组相比，每日 2mg，持续 18 个月的 DHA 补充剂并不能改善治疗组患者的认知和功能下降。系统综述和荟萃分析研究表明，联合 DHA 和 EPA 才能改善 AD 患者认知能力的某些方面，没有一致的证据支持短期或中期治疗的效果。

第三节 神经精神症状的治疗

痴呆的行为精神症状（behavioral and psychological symptom of dementia，BPSD）也称为痴呆的神经精神症状（neuropsychiatric symptom，NPS）。以 AD 为例，90% 的患者在疾病的不同时期表现出 BPSD。BPSD 包括精神病性症状、抑郁和焦虑、激越和行为异常、睡眠障碍、食欲障碍和淡漠等。BPSD 会导致患者的生活质量降低，情绪困扰，意外受伤的风险增加，认知能力加速恶化，遭到虐待，住院率增加，早期机构化。对于家庭尤其是直接照料者，BPSD 带来更严重的照料者应激，导致家庭成员的躯体和心理疾病发病风险增加、体力负担、经济压力及家庭成员关系等问题，带来严重的疾病负担。据估计美国认知障碍的经济成本 30% 是由于 BPSD 产生的。

一、病因和发病机制

认知障碍 BPSD 发生的根本原因是脑器质性疾病或神经退行性变。以 AD 为例，发病机制包括异常蛋白质沉积、氧化应激及炎症反应、线粒体功能下降等复杂的病理改变，继发性病理改变包括众多神经通路和神经递质功能异常，引发 BPSD。同时也不应忽视心理社会因素诱发 BPSD 的作用。

目前已知，BPSD 涉及多个神经递质系统失衡。一项研究显示乙酰胆碱不足与 AD 的攻击行为相关。胆碱能神经元脱失导致脑内的特异性胆碱能神经递质缺陷，ACh 减少不仅与认知症状密切相关，也导致中脑边缘系统 DA 能系统异常亢进，引发幻觉、妄想、兴奋、激越等症状，这也是 BPSD 重要的神经生理学基础。ACh 减少与患者的生物节律改变和谵妄有关。5- 羟色胺能系统可能导致 BPSD 的发生。$5-HT_{2A}$ 与 AD 的激越 / 攻击和精神病性症状有关。$5-HT_{2A}$ 和 $5-HT_{2C}$ 与 AD 的抑郁障碍相关。$5-HT_{1A}$、$5-HT_{1B}$、$5-HT_{1D}$ 和 $5-HT_6$ 可能也与 AD 的 BPSD 有关，这可能是第二代抗精神病药、SSRI 治疗激越 / 攻击和精神病性症状的神经生物学基础。谷氨酸 /γ- 氨基丁酸失衡也与 BPSD 有关，特别是与 AD 的抑郁症状。

认知功能减退会促使患者与他人及环境的互动能力脆弱，对应激源的耐受性阈值降低，从而诱发 BPSD。这些应激源可能来自患者自身，也可能来自照料者和环境。患者自身因素包括：①未满足的需求，如睡眠不足、疲劳、饥饿、如厕问题、恐惧等；②心理及躯体问题，如人格特点、人格障碍、疼痛、感染、便秘、尿潴留、尿失禁、脱水、电解质紊乱、抑郁、药物副作用等；③感觉障碍，如视觉障碍和听觉障碍。照料者因素包括：①情绪状态，如悲伤、倦怠、抑郁；②缺乏相关疾病知识和应对技能，对患者抱有不恰当的期望；③与患者沟通交流的方式和方法存在问题。环境因素包括：①环境刺激过高或过低，如声、光、温度等；②安全因素，如接触尖锐物体、跌倒等；③居住环境、邻里关系、活动设施等。

二、临床表现

BPSD 可发生于认知障碍的任何阶段，在疾病中、晚期更为严重，早期的焦虑、抑郁等症状通常比较隐匿。存在明显的 BPSD 提示认知障碍程度较重或病情进展较快。BPSD 多种多样，但大致可归纳为以下几类：

1. 幻觉妄想 各种幻觉都可出现，以视幻觉多见。常见的视幻觉是看见偷窃者或入侵者、看见死去的亲人等。DLB 或者帕金森病痴呆（PDD）患者常表现为栩栩如生的视幻觉，也可有其他言语性幻听。嗅幻觉和味幻觉较少见。妄想以被窃妄想最为常见，严重时确信有人入室偷窃。嫉妒妄想也比较常见，患者认为配偶不忠。总体而言，痴呆患者的妄想往往不系统、结构不严密，时有时无。

2. 情绪障碍 大约 1/3 的痴呆患者伴有抑郁。在认知障碍早期可能主要是反应性抑郁，以轻度抑郁障碍为主，少部分患者可以达到抑郁症的诊断标准。早期认知障碍患者焦虑也比较常见，患者可能担心自己的工作与生活能力、健康、生命和社会经济水平等，表现为紧张不安、不敢独处；也可出现情绪不稳、易怒、激惹、欣快等情绪障碍。晚期情感淡漠日趋明显。

3. 激越/攻击、行为紊乱 包括言语攻击和身体攻击两类。最常见的攻击行为是骂人、违抗或抗拒为其料理生活，使洗澡、穿衣等非常困难。其他攻击行为有咬、抓、踢等。虽然患者可出现多种攻击行为，但造成严重伤害的事件较为少见。因认知功能下降，患者可出现多种无目的或重复的活动，例如反复搬移物品、反复收拾衣物、将贵重物品收藏在不恰当的地方。有些患者收集垃圾或废物。不少患者出现徘徊（wandering），整天不停漫步；或跟随照料人员，甚至晚间要求外出等。有些患者表现为活动减少、呆坐，意志缺乏。少数患者有尖叫、拉扯和怪异行为，也可见不适当的性行为和性攻击。

4. 饮食障碍 主要表现为饮食减少、体重减轻，大部分中、晚期患者有营养不良。也有患者不知饱足，贪甜食，饮食过多导致体重增加。还有极少数患者出现嗜异食。

5. 生物节律改变 正常老年人的睡眠时间有减少，入睡晚，睡眠浅，易醒或早醒，睡眠质量差，导致白天疲劳。认知障碍患者的这些变化更为明显，表现为晚上觉醒次数增加。随着认知障碍进展，快速眼动睡眠减少，白天睡眠增加，最后睡眠节律完全打乱。表现为白天睡觉，傍晚或者晚上吵闹。

三、评估

尽管 BPSD 的临床表现可能涉及广泛的精神症状或症状组合，有几种经过验证的量表可以筛查和评估患者的各种症状和行为，并评估其严重程度和造成的困扰。

1. 神经精神问卷（neuropsychiatric inventory，NPI） 用于筛查与认知障碍相关的 12 种常见的 BPSD。确定其中的某个症状后，会根据严重程度、发生频率和对照顾者的困扰程度进行评级。12 个症状分别为妄想、幻觉、激越/攻击、抑郁、焦虑、淡漠、兴奋/欣快、脱抑制、激惹/不稳定、异常运动行为、睡眠/夜间行为、食欲/饮食障碍。

2. 科恩-曼斯菲尔德激越问卷（Cohen-Mansfield agitation inventory，CMAI） 是通过对 29 个与激越行为相关条目的频率筛查和评估来描述激越行为。每个条目按照 7 个频率等级评分项目分为身体攻击行为、身体非攻击行为、言语攻击行为、言语非攻击行为 4 个亚类。身体攻击行为有 11 个症状，如打自己或他人，踢、抓、推、扔东西，咬、吐、抓、伤害自己或他人，破坏东西，身体性侵犯；3 个言语攻击行为，如对他人尖叫，带有性色彩的挑逗，咒骂/辱骂他人；10 个身体非攻击行为，如踱步/无目的徘徊，故意摔倒，不安，无故离开/擅自去其他地方，进食/饮用不恰当的东西，不适当地处理物品、藏匿物品、囤积物品，重复行为，不恰当地穿/脱衣服；5 个言语非攻击行为，如重复言语、抱怨、消极言语、发出怪异的声音、不断请求不必要的关注。

3. 阿尔茨海默病行为病理评定量表（behavioral pathology in Alzheimer's disease rating scale，BEHAVE-AD）　该量表从照料者或其他知情者处获取信息，涵盖 7 个领域，包括偏执和妄想症状、幻觉、活动异常、攻击性、昼夜节律障碍、情感障碍、焦虑和恐惧，包含 25 个症状，每个症状评分范围为 0～3 分。通常有情感和躯体反应，总体部分评定精神行为症状严重程度。

4. 评估认知障碍抑郁和淡漠的量表　在认知障碍中，通常很难区分抑郁和淡漠。这两种症状都很常见，但也可能重叠。康奈尔痴呆抑郁量表（Cornell scale for depression in dementia，CSDD）是基于从患者处获得的信息，共 19 个项目，每项评分范围未 0～2 分。包括情绪、行为和身体变化，这些变化除了日间变化和负面陈述外，还可以表明抑郁。淡漠评估量表（apathy evaluation scale）是用来区分淡漠状态和抑郁障碍的。该量表的几个版本已经被开发出来，包括患者、知情者和临床医师使用的版本。

四、治疗

由于 BPSD 的复杂性，在进行治疗时需系统考虑，兼顾疾病因素以及可能的触发因素，进行全面评估、干预并监测疗效。其中"DICE"模型是经过验证的，对促进 BPSD 管理更为实用。DICE 模型中包括患者和护理人员在内的个体化评估管理方案，分为四个步骤。①描述（describe）：通过对患者和护理人员（家属和专业人员）的详细询问，从而确定 BPSD。了解哪些症状是最痛苦或造成伤害最大的，分析并预测症状造成的后果。②调查（investigate）：调查可能导致 BPSD 的因素，包括患者因素、照料者因素和环境因素，具体参见病因和发病机制部分。③创建/协作（create/collaborate）：创建患者和护理人员在内的协作干预方案，解决潜在的原因和 BPSD。这个方案包含非药物干预和药物干预。④评估（evaluate）：评估治疗方案的效果，监测 BPSD 复发和药物不良事件。监测的频率各地区不同，加拿大痴呆共识规定至少每 3 个月 1 次。

BPSD 以对症治疗为主，促认知药是治疗的基础。对于没有造成严重困扰的精神病性症状，首选非药物干预，这也获得多项专家共识和指南的优先推荐。精神药物会增加不良事件的发生，增加死亡和卒中风险，目前没有批准用于治疗 BPSD 的精神药物。在某些情况下如出现令人痛苦的激越/攻击、重度抑郁症或精神病性症状，对患者和照料人员造成伤害时精神药物治疗仍是第一选择。用于治疗 BPSD 的精神类药物包括促认知药、抗精神病药、抗抑郁药、抗惊厥药、苯二氮䓬类药物等。

抗精神病药可导致脑血管事件、直立性低血压、心律失常和 Q-Tc 间期延长等心血管副作用，代谢综合征，锥体外系不良反应，跌倒以及肺部感染风险，因此在使用药物时充分考虑风险/收益比。精神类药物治疗需遵循老年精神病学的一般处方原则：从低剂量起始，缓慢加量。抗精神病药的起始剂量通常是成人起始剂量的 1/4～1/2，最大剂量一般推荐成人最大剂量的 1/2。抗抑郁药需要充分的疗程和剂量。

1. 药物治疗　BPSD 常见且危害严重，故需提高医师对 BPSD 的重视程度。治疗确有难度，可谓"进退两难"，一方面是照料者迫切的求治需求，却又缺乏非常有效的治疗手段，抗精神病药治疗存在相当的风险，故应慎用。目前尚无任何一种抗精神病药获得批准用于 BPSD 的治疗，药品说明书中明确不推荐使用并加黑框提示药物风险。同时常用的促认知药对严重患者的疗效有限，对于严重激越／攻击行为的患者常不得不使用抗精神病药，这种"off-label"（包括扩大适应证或者超推荐剂量用药）具有风险。

BPSD 患者使用抗精神病药的不良反应包括常见的过度镇静、EPS、跌倒等；抗胆碱能不良反应如头晕、意识模糊等，神经系统以外的表现可以有视物模糊、低血压、心动过速、传导阻滞、口干、便秘和尿潴留等；较大剂量的抗精神病药还会明显损害认知功能。由于痴呆患者多为老年人，故不良反应常更为严重，其他比较少见但致命性不良反应如神经阻滞剂恶性综合征、氯氮平导致的粒细胞缺乏更应注意预防。如果使用抗精神病药出现 EPS，提示药物剂量已经偏大，应首先降低药物剂量；如减药后仍有严重的 EPS，应考虑换药或停药。对于痴呆患者禁用苯海索、东莨菪碱等抗胆碱药，也不需要预防性应用。AD 等痴呆患者本身存在胆碱能功能不足，抗胆碱药将明显加剧患者的认知损害，诱发意识障碍或谵妄，导致患者的精神行为症状加剧。

抗精神病药用于 BPSD 的长期风险包括死亡率增加，荟萃分析显示药物组的平均死亡率高于安慰剂组 1.6～1.7 倍，死因主要心力衰竭、猝死和感染。不同药物治疗 BPSD 的总体疗效差异不大，应根据药物的不良反应特点、剂型和服药方便性选择药物，用药后密切监测疗效和不良反应。利培酮 0.5～1mg/d 有助于缓解认知障碍患者的精神病性症状。对于 PDD 和 DLB 患者出现的精神病性症状，因为对抗精神病药的副作用敏感而需谨慎使用。帕金森病痴呆（PPD）和 DLB 患者的精神病性症状首选 ChEI 作为 BPSD 的一线治疗，对 ChEI 无反应的患者可选用喹硫平，谨慎使用氯氮平。匹莫范色林（pimavanserin）被美国 FDA 批准用于治疗帕金森病相关精神病性症状。然而，与其他第二代抗精神病药一样，匹莫范色林仍然带有相同的黑框警告，用于认知障碍患者致死亡率增加，并可能导致 Q-Tc 间期延长。

2. 抑郁症状的药物治疗 抗抑郁药通常是认知障碍抑郁症状治疗的一线选择，舍曲林和西酞普兰的药物相互作用少，推荐用于老年人，但没有明确证据证明其对抑郁症状的有效性。临床实践和研究试图通过简单的干预来解决复杂、异质、多因素的现象，然而认知障碍抑郁症状患者可能与普通抑郁症个体存在不同的神经生物学变化，这种差异部分解释了对抗抑郁药治疗反应差的部分原因。

尽管缺乏可靠证据，但 AD 患者服用抗抑郁药的可能性是同龄未患痴呆者的 3 倍。Cochrane 系统评价抗抑郁药治疗重度认知障碍抑郁症状的结论是"临床有效性证据模棱两可且薄弱"。此外，没有充分证据表明抗抑郁药可有效改善其他结局，例如日常生活能力、认知、照顾者负担以及临床总体严重度；并且抗抑郁药还存在一些严重副作用。

总体而言，鉴于这些不利影响和缺乏可靠证据，抗抑郁药一般不应用于年轻时没有抑郁症病史的患者，痴呆患者的用药决策依赖对风险、危害和潜在益处的个体化评估。且有研究提示使用抗抑郁药后难以停药，发现停药导致抑郁症状加重，虽然这并不意味着抗抑郁药肯定有效，症状加重也可能来自药物的停药反应或停药综合征。所以对已经使用抗抑郁药的患者，需定期评估药物的风险／获益比，及时稳妥调整。

3. 激越与行为异常的药物治疗 抗精神病药是治疗认知障碍激越的首选药。<1mg/d 的利培酮可改善激越症状，特别是当攻击性（认为是激越的一个亚型）作为治疗的目标症状时体现利培酮的优势。氟哌啶醇对攻击性症状有效，但对其他激越症状没有明显效果，针对攻击性症状可以短期使用。奥氮平和喹硫平能改善激越／攻击性症状，但阿立哌唑可能会改善激越症状，需要更多高质量的证据验证。总体而言，证据表明利培酮相对于其他第二代抗精神病药更能获益。除了症状严重的患者外，在症状控制后停用抗精神病药没有发现对激越或神

经精神症状的影响。尽管 ChEI 治疗整体上对 AD 的 BPSD 有益，但部分患者的激越需要考虑是否由 ChEI 所引起，有小样本 RCT 研究表明患者停用 ChEI 后激越症状减轻，也有研究提示停用美金刚对 BPSD 的治疗没有影响。

一项荟萃分析表明，SSRI 类抗抑郁药西酞普兰和舍曲林与激越症状的改善有关，其不良反应与安慰剂相似。一项 30mg 西酞普兰的随机对照试验显示，与安慰剂相比，神经行为评定量表激越子量表和 CMAI 总分显示对激越的疗效，但是高剂量西酞普兰会导致 Q-Tc 间期延长和认知恶化。用 SSRI 治疗激越时，注意从低剂量开始，缓慢加量，达到可耐受的最大剂量；快速滴定可能会加重激越症状。西酞普兰从 10mg/d 起始，最大剂量为 20mg/d；舍曲林从 25mg/d 起始，最大剂量为 200mg；每 2～3 周随访 1 次，以确定疗效和耐受性；注意复查心电图检测 Q-T 间期变化。对激越或攻击没有明确疗效证据的药物包括丙戊酸盐和苯二氮䓬类药物。

4. 淡漠症状的药物治疗 ChEI、美金刚和抗抑郁药的研究并未证明对淡漠有益。哌甲酯可适度改善淡漠症状，不良反应风险低。在哌甲酯的 ADMET 试验中，基线时存在激越症状和心脏疾病被排除；与安慰剂相比，在心脏副作用上没有差异，但接受哌甲酯治疗的患者存在体重减轻，并且 2 名使用哌甲酯的患者出现幻觉或妄想，而安慰剂患者则没有（无统计学意义）。哌甲酯的副作用通常发生在几日内，因此一个好的给药策略是从 2.5mg 或 5mg 开始，每周滴定 2.5mg 或 5mg。

5. 睡眠障碍的药物治疗 认知障碍的睡眠障碍病因复杂，发生在 25%～55% 的神经退行性重度认知障碍患者中。在制订治疗策略时需要首先排除原发性睡眠障碍，以及抑郁症引起的睡眠障碍。Cochrane 系统评价没有发现药物治疗重度认知障碍患者睡眠障碍的确切证据（ChEI，如多奈哌齐和加兰他敏；抗抑郁药，如曲唑酮和米氮平；或褪黑素和雷美替胺），苯二氮䓬类或非苯二氮䓬类催眠药的研究证据也较少。

虽然缺乏证据支撑，但是睡眠障碍治疗药物的应用仍较普遍，如褪黑素、Z 类催眠药、镇静类抗抑郁药、抗精神病药和苯二氮䓬类药物。褪黑素能有效改善入睡时间和夜间睡眠时间，可能还具有潜在的认知效益，但证据不一致。催眠药包括苯二氮䓬类药物和 Z 类药物，不推荐使用苯二氮䓬类药物，因为其副作用较多，包括白天镇静、意识错乱、跌倒和骨折风险及加剧认知损害。Z 类药物的副作用略低于苯二氮䓬类药物，可谨慎考虑短期使用。

认知障碍伴有睡眠问题和抑郁时，通常考虑使用镇静性抗抑郁药。三环类抗抑郁药可使认知功能恶化，白天可引起头晕、嗜睡，应避免使用。米氮平作为一种抗抑郁药对治疗失眠有一定益处，但存在镇静作用，剂量需要密切监测。曲唑酮可以增加夜间睡眠时间，不会导致白天嗜睡及影响认知，可以选择。抗精神病药常用于控制认知障碍的行为紊乱。当存在夜间激越时，部分具有镇静作用的第二代抗精神病药常被使用，考虑到这类药物的副作用、猝死风险，有心脏病病史和 Q-T 间期延长的患者应慎用。对于帕金森病和路易体认知障碍患者使用抗精神病药面临更多的运动方面的副作用。大约 20% 的路易体重度认知障碍患者和帕金森病重度认知障碍患者会出现快速眼动（REM）睡眠障碍，低剂量氯硝西泮可以抑制快速眼动睡眠，一般作为首选。

（李 霞 李冠军 肖世富）

参 考 文 献

[1] MALDONADO J R. Acute brain failure: pathophysiology, diagnosis, management, and sequelae of delirium[J]. Critical care clinics, 2017, 33(3): 461-519.

[2] VAN DEN BOOGAARD M，SLOOTER A J C，BRÜGGEMANN R J M，et al. Effect of haloperidol on survival among critically ill adults with a high risk of delirium：the REDUCE randomized clinical trial[J]. JAMA，2018，319（7）：680-690.

[3] XIAO S F，CHAN P，WANG T，et al. A 36-week multicenter，randomized，double-blind，placebo-controlled，parallel-group，phase 3 clinical trial of sodium oligomannate for mild-to-moderate Alzheimer's dementia[J]. Alzheimer's research & therapy，2021，13（1）：62.

[4] BUDD H S，AISEN P S，BARKHOF F，et al. Two randomized phase 3 studies of aducanumab in early Alzheimer's disease[J]. Journal of prevention of Alzheimer's disease，2022，9（2）：197-210.

[5] 中国痴呆与认知障碍写作组，中国医师协会神经内科医师分会认知障碍疾病专业委员会. 2018 中国痴呆与认知障碍诊治指南（二）：阿尔茨海默病诊治指南 [J]. 中华医学杂志，2018，98（13）：971-977.

[6] SCHMIDT R，HOFER E，BOUWMAN F H，et al. EFNS-ENS/EAN Guideline on concomitant use of cholinesterase inhibitors and memantine in moderate to severe Alzheimer's disease[J]. European journal of neurologyl，2015，22（6）：889-898.

[7] RABINS P V，BLACKER D，ROVNER B W，et al. American Psychiatric Association practice guideline for the treatment of patients with Alzheimer's disease and other dementias. Second edition[J]. American journal of psychiatry，2007，164（12 Suppl）：5-56.

[8] IACCARINO H F，SINGER A C，MARTORELL A J，et al. Gamma frequency entrainment attenuates amyloid load and modifies microglia[J]. Nature，2016，540（7632）：230-235.

[9] LIVINGSTON G，SOMMERLAD A，ORGETA V，et al. Dementia prevention，intervention，and care[J]. Lancet，2017，390（10113）：2673-2734.

[10] RODAKOWSKI J，SAGHAFI E，BUTTERS M A，et al. Non-pharmacological interventions for adults with mild cognitive impairment and early stage dementia：an updated scoping review[J]. Molecular aspects of medicine，2015，43-44：38-53.

[11] DEEB W，SALVATO B，ALMEIDA L，et al. Fornix-region deep brain stimulation-induced memory flashbacks in Alzheimer's disease[J]. New England journal of medicine，2019，381（8）：783-785.

[12] YU F，VOCK D M，ZHANG L，et al. Cognitive effects of aerobic exercise in Alzheimer's disease：a pilot randomized controlled trial[J]. Journal of Alzheimer's disease，2021，80（1）：233-244.

[13] DE LA ROSA A，OLASO-GONZALEZ G，ARC-CHAGNAUD C，et al. Physical exercise in the prevention and treatment of Alzheimer's disease[J]. Journal of sport and health science，2020，9（5）：394-404.

[14] SUN Y，ZHANG X，WANG Z. Comparative effectiveness of 3 settings of cognitive stimulation therapy on cognition and quality of life for people with dementia：a systematic review and network meta-analysis[J]. Journal of the American medical directors association，2022，23（3）：461-467.

[15] WHITTY E，MANSOUR H，AGUIRRE E，et al. Efficacy of lifestyle and psychosocial interventions in reducing cognitive decline in older people：systematic review[J]. Ageing research reviews，2020，62：101113.

[16] SIKKES S，TANG Y，JUTTEN R J，et al. Toward a theory-based specification of non-pharmacological treatments in aging and dementia：focused reviews and methodological recommendations[J]. Alzheimers & dementia，2021，17（2）：255-270.

[17] YU T W，LANE H Y，LIN C H. Novel therapeutic approaches for Alzheimer's disease：an updated review[J]. International journal of molecular sciences，2021，22（15）：8208.

[18] PELLICCIARI M C，MINIUSSI C. Transcranial direct current stimulation in neurodegenerative disorders[J]. Journal of ECT，2018，34（3）：193-202.

[19] BAHAR-FUCHS A，MARTYR A，GOH A M，et al. Cognitive training for people with mild to moderate dementia[J]. Cochrane database of systematic reviews，2019，3（3）：D13069.

第二章

躯体疾病所致精神障碍的治疗

躯体疾病所致精神障碍是指在内脏器官、内分泌、营养、代谢、血液等系统疾病过程中，由于影响脑功能而出现的各种精神障碍。这种精神障碍是在躯体疾病的基础上产生的，因此可将精神障碍视作躯体疾病全部症状的一个组成部分，故临床上又称为症状性精神障碍。并认为躯体疾病所致精神障碍与脑器质性疾病所致精神障碍不同，前者的脑功能紊乱是继发的，后者则为脑部原发性损害所致。症状性精神障碍疾病是指躯体疾病所致精神症状时脑组织对各种外因性损害的反应，并认为不论何种躯体疾病，所产生的精神障碍并无特异性，所以命名为"外因性反应型"。因为对躯体疾病所致精神障碍的内涵及归类一直比较模糊，缺乏统一意见和标准，主要涉及与脑器质性精神障碍的关系。所以，在 DSM-Ⅲ-R 及 ICD-10 中对本病没有设立独立的章节，而是与脑器质性精神障碍合并在一起，统称为器质性精神障碍。到了DSM-5 及 ICD-11，已经不再去纠结精神障碍是脑功能的原发改变还是继发结果导致，躯体疾病的概念也更加广义，在每个类型的精神障碍分类中都是由于"躯体疾病所致"，例如"躯体疾病所致抑郁障碍""躯体疾病所致焦虑障碍"等。躯体疾病所致精神障碍在综合医院多见，有学者报道在综合医院精神科会诊中约占 60%，其中心内科及消化科约占 30%。精神障碍的类型以急、慢性器质性精神障碍最为多见（40%），其次是焦虑、抑郁（22%），躯体疾病引起的心理反应也不少（13%）。可见，躯体疾病所致精神障碍是联络 - 会诊联络精神医学的重要内容，也是促进医学模式转变的重要立足点。

第一节 感染所致精神障碍的治疗

一、颅内感染所致精神障碍

颅内感染是指病原微生物（包括病毒、细菌、真菌、寄生虫、螺旋体等）侵犯脑组织的实质、被膜及血管等引起的急、慢性炎症性疾病。

（一）病毒性脑炎所致精神障碍

1. 概述 病毒性脑炎是指病毒直接进入神经系统引起脑实质损伤的中枢神经系统感染性疾病。临床上先后曾使用过散发性脑炎、非典型脑炎、急性播散性脑脊髓炎、急性脱髓鞘脑病等多种名称。有研究根据病理学资料证实，散发性脑炎的实质是病毒性脑炎和急性脱髓鞘脑炎，故现在已不再使用散发性脑炎等名称。若能确定已知病毒所致脑炎，应以病因命名，如流行性乙型脑炎、单纯疱疹病毒性脑炎等，其中以单纯疱疹病毒性脑炎（herpes simplex virus encephalitis，HSE）最常见。HSE 是由单纯疱疹病毒（herpes simplex virus，HSV）感染引起的脑实质性反应，又称为急性坏死性脑炎。HSV 最常侵犯大脑颞叶、额叶及边缘系统，引起脑组织

出血坏死和 / 或变态反应性脑损害。

病毒性脑炎所致精神障碍可能与多种因素有关。一方面，病毒直接侵犯脑实质（主要为颞叶、额叶及边缘系统）引起脑组织的炎性改变如脑水肿、软化、出血、坏死等直接损伤脑功能；另一方面，病毒入侵机体引起免疫功能障碍，如神经组织的免疫性脱髓鞘改变、神经外组织的淋巴结内病毒增殖、血 - 脑屏障的破坏以及产生一些免疫抗体（如抗 NMDA 受体抗体），导致精神障碍和意识障碍。

2. 治疗原则 本病的治疗主要包括抗病毒治疗和对症支持治疗。早期诊断和及时抗病毒治疗对本病的预后起关键作用。

（1）抗病毒治疗：阿昔洛韦（acyclovir，无环鸟苷）50% 可透过血 - 脑屏障，对正在细胞内复制的病毒有抑制作用，14～21d 为 1 个疗程；若病情严重，可延长治疗时间或再重复治疗 1 个疗程。对阿昔洛韦耐药者可选用更昔洛韦（ganciclovir）。

（2）对症支持治疗：对于严重脑水肿、癫痫发作、急性呼吸衰竭、高热、昏迷等威胁患者生命的症状需采取相应的干预措施，如保持气道通畅、预防压疮及呼吸道感染等并发症、降温、控制癫痫发作、营养支持、维持水与电解质平衡等。肾上腺皮质激素有非特异性抗炎作用，能降低毛细血管通透性、保护血 - 脑屏障、解毒和减轻脑水肿，对于病情危重者应早期、足剂量、短程应用。

（3）抗精神病药：对于生命体征平稳伴发精神症状的患者，如兴奋躁动、幻觉、妄想等症状，可给予副作用较小的抗精神病药，如口服喹硫平片（100～400mg/d，起始剂量为 12.5mg）、奥氮平片（5～20mg/d，起始剂量为 2.5mg/d）；也可选用利培酮、阿立哌唑或齐拉西酮，均需从小剂量开始，逐渐缓慢加量，治疗剂量不宜过大，同时密切观察病情变化，以防由于药物不良反应而掩盖原发病的病情。或选用氟哌啶醇注射液临时肌内注射以控制兴奋躁动症状。

（二）结核性脑膜炎所致精神障碍

1. 概述 结核性脑膜炎（tuberculous meningitis，TBM）是指由于结核分枝杆菌通过血行播散侵犯脑膜和脊膜的非化脓性炎症。较多见于儿童和青少年，致残率和病死率较高，常伴发身体其他部位的原发性结核感染。结核性脑膜炎所致精神障碍常伴有明显的精神症状，而结核症状不明显，临床上常导致误诊，从而延误治疗。TBM 伴发精神症状的主要原因是结核分枝杆菌经血行播散在软脑膜下形成结核结节，结节破溃后大量结核分枝杆菌侵犯脑膜所致。病理改变为脑膜广泛性炎性改变，蛛网膜下腔大量炎性渗出物，脑膜增厚粘连，引起脑积水及颅内压增高，并继发一系列精神与神经症状。此外，机体免疫反应也与精神症状的产生有关。

在疾病早期和急性期，精神症状主要为类神经症样表现，患者有精神萎靡、脾气暴躁、易激惹、睡眠不安等，特别是以往较安静的儿童可能变得烦躁易哭和无端尖叫，而以往活泼的儿童却表现得精神呆滞和懒言懒动。成年患者以头痛较为多见，且对声、光刺激尤为敏感，易怒等。病情严重时可出现幻觉、妄想等精神病性症状及抑郁、焦虑、兴奋等情感症状。晚期可有思维迟缓、记忆减退、情感淡漠、人格改变等表现。

2. 治疗原则 TBM 的治疗主要包括系统规范的抗结核治疗和对症支持治疗。抗结核治疗的原则是早期、适量、联合、全程、规律。对症支持治疗包括降低颅内压、维持水与电解质平衡、保持气道通畅、预防压疮等。

针对抑郁焦虑及失眠症状，可选用抗抑郁药或苯二氮䓬类药物；以幻觉妄想等精神病性症状为主的，可选用第二代抗精神病药如利培酮，从小剂量开始，逐渐缓慢加量，主要的药物不良反应为锥体外系不良反应及高催乳素血症；对人格改变以及智能障碍，可给予特殊教育及劳动训练。

（三）神经梅毒所致精神障碍

1. 概述 梅毒是由梅毒螺旋体（*Microspironema pallidum*）引起的慢性、系统性性传播疾病。近年来梅毒在全球增长迅速，据世界卫生组织调查显示，全球每年约有 630 万新发病例。有研究表明，1983 年以前梅毒患者的主要梅毒螺旋体谱系与现在的梅毒患者显著不同，且目前许多国家存在几乎相同的亚种，这表明梅毒在世界范围内卷土重来，并在全球迅速传播。根据国家卫生健康委员会全国法定传染病报告统计，我国 2020 年梅毒新发病例为 464 435 例，2021 年梅毒新发病例为 480 020 例。因此，目前梅毒已成为报告病例数最多的性传播疾病，并成为我国重要的一个被低估的公共卫生和社会问题。梅毒的治疗不难，然而在梅毒螺旋体感染的任一阶段（而非传统意义上的三期梅毒）均可侵犯神经系统发展造成脑实质、血管等损害，从而发展成为神经梅毒（neurosyphilis）。神经梅毒的症状表现多样，包括精神病性症状如各种妄想、情感症状（兴奋话多、情绪高涨）、神经系统症状（卒中样表现、癫痫发作）、认知损害（cognitive impairment，CI）。CI 在神经梅毒患者中的发病率高达 40.86%。早期神经梅毒的 CI 主要表现为注意力和记忆力下降。三期梅毒可发展为麻痹性痴呆，表现为认知功能全面下降，未进行治疗者可于 3～4 年内死亡。由于神经梅毒的多样性临床表现，与多种神经系统疾病和精神疾病存在症状交叉，从而导致诊断困难。此外，梅毒的治疗需要全病程治疗。

神经梅毒的发生与发展分为 3 个阶段。①早期阶段：可表现为头痛、头晕、睡眠障碍、情绪高涨、易兴奋、易激惹或发怒、注意力不集中、记忆减退、易疲劳等。②疾病进展阶段：可出现各种妄想，以夸大妄想最多见，伴有情绪高涨、兴奋话多；也可有被害、疑病、罪恶等妄想，妄想内容离奇荒谬。③晚期阶段：痴呆日趋加重，若不经治疗，最终可导致死亡。神经梅毒在不同的发展阶段需要与双相障碍、精神分裂症、抑郁症等进行鉴别，避免误诊。目前在精神科门诊，梅毒螺旋体抗体筛查尚未成为常规筛查，从而导致误诊以及延误治疗，建议对就诊于精神科门诊的梅毒高危人群进行常规梅毒螺旋体筛查。梅毒高危人群包括不安全性行为、多性伴侣或性伴侣感染史，或有输血史等人群。

2. 治疗原则 针对神经梅毒，需及早发现、全病程规范治疗，建议开展多学科协作治疗及全病程治疗。伴有精神病性症状的患者可选用第二代抗精神病药如奥氮平口服治疗，应从小剂量开始，并观察药物不良反应，精神病性症状改善或消除后可减少抗精神病药的剂量或停药。基于一项病例报告研究显示，锥体外系不良反应（EPS）发生率较低的药物（喹硫平）治疗神经梅毒的疗效要优于 EPS 发生率高的药物（利培酮）。然而，目前基于神经梅毒精神症状的治疗学研究尚缺乏大规模随机对照研究。

神经梅毒诊治过程中，抗生素使用需足剂量、足疗程。根据美国性传播疾病 2021 年治疗指南（Sexually Transmitted Infections Treatment Guidelines，2021 U.S. Department of Health and Human Services Centers for Disease Control and Prevention），神经梅毒首选的治疗方案为水剂青霉素 300 万～400 万 U 静脉滴注 q.4h.，连续 10～14d；替代方案可用头孢曲松钠 1～2g/d 肌内注射或静脉滴注注射 q.12h.，连续 10～14d。在首次治疗的 6～12 个月后，需进行临床和梅毒血清学评估。在此期间，如有重复感染的担忧，可进行更为密集的随访。血清抗体检测需要与治疗开始前的基线进行比较，然而到目前为止，尚缺乏明确的滴度改善标准。假如患者一直存在相关症状和体征，或者症状和体征存在波动性发作，查验梅毒螺旋体非特异性抗体滴度升高 4 倍持续时间超过 2 周，则考虑重新感染或既往治疗失败，此时可根据脑脊液的梅毒螺旋体血清学检查结果进一步评估后续治疗,这些患者还需要进一步评估是否有人类免疫缺陷病毒感染。临床证据表明,10%~20%的梅毒患者在治疗后的 1 年中血清梅毒螺旋体抗体滴度无法达到降低 4 倍的标准。血清梅毒螺旋体无法顺利降低的原因包含多种,如梅毒发病早期治疗更容易些,后期则出现治疗困难;另外,与患者年龄也有相关性(老年患者较年轻患者更容易出现治疗困难)。对于血清梅毒螺旋体抗体滴度持续不降低的患者,需要进一步随访以及重新评估是否有 HIV 感染。

二、躯体感染所致精神障碍

躯体感染所致精神障碍(mental disorder due to physical infection)是由于各种细菌、病毒、真菌、螺旋体、寄生虫等作为病原体导致中枢神经系统以外的全身性感染所产生的精神障碍,主要表现为意识障碍、精神病性症状、行为及情绪改变、焦虑、人格改变等。在多数情况下躯体感染所致精神障碍是暂时的,一般经过及时治疗,随全身症状好转而逐渐恢复。但儿童在严重感染后,若治疗不及时可出现性格改变,一旦出现,持续时间较长,不易痊愈。

(一)流行性感冒所致精神障碍

流行性感冒(influenza)为流感病毒引起的急性传染性呼吸道疾病。由于流感病毒对中枢神经系统有很强的亲和力,是流感所致精神障碍的主要原因。在急性期和恢复期均可出现一些精神症状,如高热可出现意识朦胧或谵妄。随病情好转进入恢复期,患者可出现抑郁、焦虑状态。部分患者可出现片段的幻觉和妄想。流感患者可以在意识障碍背景的基础上出现特殊的"潮湿性幻觉",主要表现为患者感到仿佛有水或其他液体灌入身体,或感到仿佛用空针向体内注水以致身体感到肿胀或看到泛滥的湖泊,在幻觉的同时可出现被水淹没的感觉等。此症状持续时间不长,为数小时至数日。

流行性感冒所致精神障碍的治疗包括首先积极治疗流行性感冒,进行抗感染、抗病毒治疗。因为流行性感冒和普通感冒不同,流行性感冒的病毒传染性更强、病原体攻击力更大,基本需要药物的帮助才能战胜。其次是对症支持,补充营养液,保证营养水分,维持电解质及酸碱平衡。给予适量能量合剂或药物,促进脑细胞功能恢复。对于精神症状较重的患者,及时给予小剂量抗精神病药和抗抑郁药等。除了对症治疗外,环境和心理治疗也非常关键,干净舒适的环境和心理治疗可以帮助患者消除焦虑和恐惧。有意识障碍的患者要注意安全护理,防止患者出现跌倒或自伤行为。

(二)肺炎所致精神障碍

肺炎(pneumonia)是最常见的呼吸系统感染。肺炎所致精神障碍与病原体感染导致的全身中毒反应有关,也可能与感染后机体代谢异常、脱水及大量出汗所致的水与电解质紊乱等并发症有关。婴幼儿及老年人患肺炎时容易出现谵妄及意识障碍,提示精神症状的出现可能与个体免疫功能下降有关。此外,肺炎治疗过程中使用的药物如肾上腺皮质激素、氟喹诺酮类抗生素也可能与肺炎所致精神障碍有关。

肺炎出现精神症状多在高热时,以意识障碍最为多见。多数患者常见的是意识模糊、谵妄状态;病毒性支气管肺炎患者出现谵妄少见,可出现焦虑、烦躁、嗜睡、短暂的定向障碍。意识障碍持续时间不长,随着肺炎控制而好转。

早期诊断、早期治疗对于肺炎所致精神障碍的治疗非常重要。首先根据感染病原体的种类和感染的性质,给予相应的抗感染治疗,这是最根本的病因治疗。同时,要积极进行对症支持治疗,如降体温、补充能量、纠正酸碱平衡失调和电解质紊乱。针对肺炎患者的精神症状,一般不主张用药,加强原发病及对症支持治疗,随病情好转,患者的精神症状也会缓解。必要时,可短期使用抗焦虑药或改善睡眠的药物,谨慎使用苯二氮䓬类药物,主张小剂量、短期使用原则。但苯二氮䓬类药物不宜与氨基糖苷类抗生素联合使用,因可导致肌肉软弱、呼吸抑制,甚至呼吸麻痹。如精神病性症状或焦虑、抑郁症状较重,可以请专科医师会诊,选择相应的抗精神病药或抗焦虑药或抗抑郁药改善患者病情。

(三)病毒性肝炎所致精神障碍

病毒性肝炎是由肝炎病毒所致的全身性传染性疾病,主要累及肝脏。由于疾病具有一定的传染性、难治性及预后不确定性,在社会生活中可能遭受一定的歧视,患者往往隐瞒病情,与人群过度隔离,在此过程中可能影响人际交往,并担心肝硬化及肝癌的产生,患者容易出现焦虑、抑郁等情绪。

病毒性肝炎所致精神障碍主要表现为有的患者出现神经症性症状,表现为情绪不稳定、精神和躯体易疲劳、焦虑、失眠等。有的患者可出现意识障碍,多数患者表现为嗜睡,在病情严重的情况下患者可以出现谵妄状态,甚至昏迷。也有的患者出现抑郁障碍,表现为情绪低落、自我评价低、出现自杀意念及行为,有的患者则表现为易激惹。如果患者长期使用干扰素治疗,干扰素本身就可能导致抑郁障碍。

对于病毒性肝炎所致精神障碍的治疗主要以原发病的治疗为主,包括抗病毒、调整免疫、保护肝脏、改善肝功能、防止纤维化、改善肝脏微循环以及休息、营养、补充能量等。对于患者出现的精神症状,一般不主张马上用药,应加强原发病及对症支持治疗,随病情好转,患者的精神症状也会缓解。如精神症状较重,必须使用相应的药物治疗,一定要选择对肝脏影响小的抗精神病药及抗抑郁药,以小剂量短期使用为原则。

第二节 脑血管疾病所致精神障碍的治疗

一、概述

脑血管疾病(cerebrovascular disease,CVD)是指由于各种原因导致的脑血管性疾病的总称。其中脑卒中(stroke)为脑血管疾病的主要临床表现类型,包括缺血性卒中和出血性卒中,又称为脑血管意外(cerebrovascular accident),是指各种诱发因素引起脑血管痉挛、狭窄、闭塞或破裂,而造成局限性或全面性、一过性或永久性脑功能缺损综合征,以突然发病、迅速出现局限性或弥散性脑功能缺损为共同临床特征。有文献报道,脑血管疾病所致精神障碍的患病率约为50%,可见于脑卒中急性期、恢复期及后遗症期等各个阶段。

脑血管疾病所致精神障碍的精神症状主要有以下几种。①抑郁焦虑:40%~60%的脑卒中患者出现抑郁症状,如情绪低落、食欲减退、思维迟缓、悲伤、兴趣减退等,严重者可出现绝望及自杀意念,常伴有睡眠障碍;部分患者在卒中急性期会出现焦虑症状,如恐惧紧张、过度担心、坐立不安等。②认知障碍:多见于脑卒中后遗症期或多次脑卒中后出现,表现为注意力不集中、记忆减退及计算力减退,严重者出现痴呆,表现为计算、判断和理解能力丧失,言语功能障碍,大小便失禁等。③情感失禁:表现为不能自控地强哭、强笑。④人格改变:原有性格完全改变或更加极端化,表现为敏感、易怒、行为幼稚等。⑤精神病性症状:出现被害妄想、关系妄想等。⑥神经症及自主神经功能紊乱症状:如头晕、易疲劳、阵发性心慌不适、多汗等。

二、治疗原则

对于脑血管疾病所致精神障碍的治疗原则是积极治疗原发病的同时,尽快对出现的精神症状早期诊断和及时恰当处理,有助于患者树立信心、提高疗效、改善预后。

1. 原发病的治疗 根据脑卒中的不同类型给予相应治疗,加强护理,减少并发症,预防复发,提高生活质量。

2. 精神障碍的治疗 分为药物治疗和心理治疗。

(1)药物治疗:抑郁症状可选用 SSRI 类抗抑郁药,如舍曲林、西酞普兰、艾司西酞普兰等与其他药物相互作用较少的药物;也可以根据症状和耐受性选用 NaSSA 类抗抑郁药如米氮平、SNRI 类抗抑郁药如度洛西汀及伏硫西汀等。焦虑症状可选用丁螺环酮、坦度螺酮,或短期单独或合并使用苯二氮䓬类药物如阿普唑仑、劳拉西泮等。对于幻觉、妄想、躁动不安等症状,可使用小剂量第二代抗精神病药如利培酮、喹硫平、鲁拉西酮等,一般应该从小剂量起始,缓慢加量,最低个体化剂量和最短疗程应用。

(2)心理治疗:对于卒中患者的焦虑、抑郁症状,如果是轻度或轻至中度,可给予心理治疗,如认知行为治疗(CBT),通过心理教育、疏导、解释、鼓励、改变认知、行为激活等认知和行为技术,改善患者的焦虑、抑郁症状,提高患者的生活质量。

第三节 多发性硬化所致精神障碍的治疗

一、概述

多发性硬化(multiple sclerosis)是中枢神经系统常见的以炎性脱髓鞘为主要特征的自身免疫病。自身免疫异常在发病中起一定作用,以麻疹、病毒感染后变态反应的证据较多。病变部位不一,可侵犯视神经、脊髓、脑干、小脑和大脑等部位。起病形式急缓不一,多为急性或亚急性起病,占半数以上(50%~70%)的患者;年长者以慢性起病为多。临床表现多种多样,多数患者的病程呈复发-缓解型,随着病情进展而有加重趋势。

精神症状以情感异常较为常见,如情绪低落、抑郁、焦虑或易激惹,这可能与脑部病变及免疫异常有关。情绪低落严重者可有自杀意念和行为,这往往由视觉障碍引起。情绪欣快者少见,约占 10%;情绪不稳,时而郁闷,时而激动或喊叫也不少见,占 11.2%~40%。有人认为情感症状与患者病前人格有关。精神病性症状较少见,如幻觉、妄想、言语紊乱等可见于部分患者,但持续时间不长,多在 1 个月左右,而且抗精神病药治疗效果良好。认知损害者约占 40%,表现为:①视觉和听觉注意缺损,多在疾病早期出现;②记忆障碍,主要为回忆困难;③执行功能缺损,认知损伤与脑病灶严重程度有关。这也是痴呆症状的早期指征。

二、治疗原则

多发性硬化目前尚无特效治疗,但皮质类固醇治疗仍为有效药物,可达 60%~70% 的效果,激素治疗越早越好。病情急性期可用短程甲泼尼龙冲击疗法,1 周后改口服泼尼松,并逐渐减量。为防止停用激素后病情反跳性加剧,可继续减量治疗 2~3 个月。在激素治疗的同时可并用免疫制剂,如硫唑嘌呤、环磷酰胺和丙种球蛋白,以提高本病的缓解率。最近有报道用 glatiramer acetate——一种人工合成的多聚肽乙酰盐制剂治疗本病,经临床验证显示本品对多发性硬化有防治作用,尤其对本病的复发 - 缓解型效果较好,患者能耐受,是很有希望的一线药物。

对精神症状明显的患者,可根据病情选用适宜的抗精神病药或抗抑郁药,以改善其整体病情。此外,良好的护理、预防并发症也是全部治疗的一部分。

第四节　癫痫所致精神障碍的治疗

一、概述

癫痫相关精神障碍在原发性和继发性癫痫患者中均可发生,在癫痫发作前、发作时和发作后产生,也可表现为持续的精神障碍。

(一)发作前精神障碍

主要是指癫痫发作的先兆和前驱症状。先兆在癫痫强直阵挛发作前数秒或数分钟出现,对癫痫病灶的定位诊断有重要价值,如颞叶癫痫有 5% 的患者出现幻嗅先兆。前驱症状是指发作数小时至数日出现的精神异常表现,主要表现为易激惹、紧张、烦躁不安、情绪抑郁、常挑剔或抱怨他人等,这些症状的出现常预示着癫痫发作即将来临。

(二)发作时精神障碍

主要是指精神运动性发作。有人认为其发作为颞叶病变引起,又称为颞叶癫痫。包括:①特殊感觉性发作,是指幻觉和错觉。嗅幻觉常是指闻及难以形容的不愉快的嗅觉;味幻觉者尝物为苦味;视幻觉者眼前有自简单的闪光至复杂的录像;听幻觉者可听到噪声、语声或音乐声。②内脏感觉性发作,最常见者为腹气或胸气上升感,也可有心急、腹痛、肠鸣等。③记忆障碍性发作,常见为似曾相识感、陌生感,或环境失真感等。④思维障碍性发作,如强迫性思维。⑤情感障碍性发作,发作时感到恐惧、愤怒、抑郁。⑥自动症,表现为意识障碍,无目的地咀嚼、解系纽扣或机械地继续其发作前正在进行的活动如行走、骑车等。一般发作历时数秒,每次症状相同。少数患者发生较为持久复杂的精神运动障碍,如外出游荡,不知回家,历时数日,事后对上述症状不能回忆。

(三)发作后精神障碍

癫痫发作后常呈现意识模糊、定向障碍、反应迟钝、有生动幻觉及各种自动症;也有出现情感暴发,如惊恐、暴怒以及躁狂狂暴行为,一般持续数分钟至数小时等。

(四)发作间精神障碍

部分癫痫患者经反复多年发作后,在意识清晰的情况下出现联想障碍、强制性思维、被害妄想和幻听等类似于偏执型精神分裂症的症状,称为慢性癫痫性分裂样精神病。此时,患者的癫痫发作已减少或停止,精神症状可持续数月或数年之久。有人认为可能与长期服用抗癫痫药所致的叶酸代谢障碍有关。部分癫痫患者在长期发作后逐渐发生人格改变,表现为固执、自我中心、纠缠、思维停滞、病理性赘述、好争论和情感暴发;情感暴发时兴奋、冲动好斗、自伤伤人,而不能自制。这种人格改变见于约 50% 的颞叶癫痫患者。少数癫痫患者因发作频繁,可出现智能改变,尤其是初发年龄小、继发于脑损害的癫痫、颞叶癫痫及病程长的严重癫痫,称为癫痫性痴呆。癫痫的发作类型中以频繁大发作患者的智能损害最为严重。癫痫患者出现神经症的症状并非罕见,最常见的为焦虑和抑郁状态及癔症样反应,称为癫痫性类神经症综合征。

二、治疗原则

癫痫所致精神障碍的治疗应根据癫痫发作的不同类型及精神障碍与癫痫发作的关系，调整抗癫痫药的种类和剂量，控制癫痫发作，同时控制精神症状。但应注意的是，许多抗精神病药（如氯氮平、氯丙嗪等）及抗抑郁药（如三环类及四环类抗抑郁药）均会降低癫痫发作阈值而引起癫痫发作。对有智能障碍和人格改变的患者，应加强管理和教育，进行心理治疗和工娱疗法等康复措施。

第五节 内脏器官疾病所致精神障碍的治疗

一、概述

人体很多重要的内脏器官如果出现疾病，均可导致精神障碍的产生。这些重要的内脏器官包括如心脏、肺脏、肝脏和肾脏等。

（一）肺性脑病

又称为呼吸性脑病、肺脑综合征，是指由慢性肺部疾病引起重度肺功能不全或呼吸衰竭时的一种神经精神障碍。

（二）肝脏疾病所致精神障碍

肝脏疾病导致精神障碍主要是由于肝功能不全，不能有效地执行解毒功能以及门静脉分流，体内代谢产生的有害物质或由消化道吸收的有害物质直接作用于中枢神经系统，造成中枢神经系统功能混乱所致。

以严重肝脏疾病引起的中枢神经系统功能障碍为主要表现的综合征在临床上统称为肝脑综合征或肝性脑病。肝脑综合征的临床表现包括躯体、神经系统和精神三个方面的症状。在临床上将肝脑综合征分为以下四个时期：

1. 前驱期 以情绪障碍和行为障碍为主要表现，患者可出现易激惹、情绪低落或情感淡漠、意志减退、生活懒散、退缩等表现。此外，患者出现脑衰弱综合征的表现如反应慢、记忆减退、乏力等，有的患者可以出现嗜睡。

2. 昏迷前期 此期患者可表现为明显嗜睡，并伴有时间、地点及人物定向障碍，判断理解力减退，近事记忆明显减退等，有扑翼样震颤。有的患者可出现明显兴奋、躁动、易激惹等。随着躯体疾病加重，患者可出现谵妄，此时可出现错觉、幻觉以及不协调的精神运动性兴奋等。

3. 昏睡期 主要表现为意识清晰度下降，患者对言语刺激的应答反应基本消失而保持非言语刺激（如疼痛刺激，较强的声、光、冷、热刺激）的部分应答反应，有扑翼样震颤。由于昏睡期的唤醒阈值明显提高，因此患者不能被完全唤醒。

4. 昏迷期 表现为对言语和非言语刺激均完全没有应答反应，患者完全不能被任何刺激所唤醒。随着昏迷程度的加深，患者可表现为各种形式的震颤及抽搐停止、肌张力明显下降、腱反射消失、各种病理征消失、瞳孔对光反射迟钝等。提示深昏迷的关键指标是角膜反射消失。急性肝性脑病发展迅速，患者可很快由上述的前驱期进展到昏迷期；而慢性肝性脑病则发展缓慢，精神症状也可时轻时重。此外，慢性肝性脑病患者可出现人格改变、智能障碍以及幻觉、妄想等症状。

（三）心脏疾病所致精神障碍

精神障碍在心血管疾病患者中发病率较高，常见的精神障碍有抑郁障碍、焦虑障碍、创伤后应激障碍、睡眠障碍等。抑郁是心血管疾病的独立危险因素，显著增加心血管疾病的发病率和死亡率。心血管疾病患者较普通人群精神障碍患病率高的原因可能与遗传、生物因素、心理社会因素及药物因素有关。心血管疾病与精神障碍存在共同的遗传特征以及病理机制，相关生物学过程包括 5- 羟色胺能系统功能异常、自主神经系统功能失调、炎症反应系统改变、氧化应激系统改变以及下丘脑 - 垂体 - 肾上腺轴（HPA 轴）内分泌功能紊乱等。心血管疾病引起这些生物学过程发生变化，从而产生精神症状。既往身体健康的个体发现患心血管疾病后会产生一系列焦虑、抑郁、易激惹、多疑、孤独等心理反应，这些患者会增加对自己独立性、自主性、控制权的关注，会感觉自尊心降低、担心失去爱、害怕自己生活能力和质量下降、害怕死亡，影响自己的心理健康。同时对躯体不适特别敏感，稍有不适就要去医院看门诊或急诊。在急诊非心脏病性胸痛中，疑病症、躯体形式障碍、惊恐发作患者占大多数。此外，在心血管疾病患者中，年轻、女性、既往有精神疾病发作是伴发精神障碍的危险因素，社会功能差、独居、受教育程度低也增加精神障碍的发生风险。部分心血管疾病治疗药物的使用也可引起精神障碍，如地高辛（引起视幻觉、谵妄、抑郁）、利多卡因（引起易激惹、谵妄）、β 受体拮抗剂（引起疲劳、性功能障碍）、甲基多巴（引起抑郁、焦虑、睡眠障碍、性功能障碍）等。

心脏疾病所致精神障碍的主要表现：①抑郁症。是心血管疾病中最常见的精神障碍，主要表现为显著而持久的情绪低落、兴趣下降、思维迟缓、行为迟缓、不愿与人交往、自责、睡眠困难等。②焦虑障碍。也是心血管疾病中常见的精神障碍，主要包括广泛性焦虑障碍和惊恐发作。③创伤后应激障碍。心血管事件是威胁生命的、痛苦的、创伤性的，所以在部分患者中可以出现创伤后应激障碍，主要表现为创伤体验的反复出现、持续性的警觉性增高和回避行为。④谵妄。各种心脏疾病导致循环障碍，使脑血流量下降，脑部缺血、缺氧，脑细胞代谢障碍及水肿，出现谵妄状态。⑤睡眠障碍。心血管疾病可诱发睡眠障碍，主要表现为入睡困难、频繁醒转、多梦及早醒等，白天困倦、头痛、头晕、注意力不集中、反应迟钝等。

（四）尿毒症脑病

又称为肾性脑病，是指由于各种原因引起的急性、慢性肾衰竭导致的精神和神经障碍，其发生率高达 65% 以上。尿毒症引起精神障碍的病因和发病机制还不十分清楚，病理生理基础是神经元代谢紊乱，主要可能与毒素蓄积、脑代谢障碍、电解质代谢障碍、脑血管细胞膜透过性异常、代谢中毒、神经递质代谢障碍等学说有关。主要表现为睡眠障碍以及明显的情绪低落、广泛性焦虑等情绪障碍，情绪明显低落的患者可出现自杀行为。

慢性肾功能不全患者，特别是进入肾衰竭期的患者可出现人格改变，表现为固执、敏感多疑、易冲动、明显的自我中心；部分患者还可出现幻觉、妄想等精神病性症状等。肾透析所致精神障碍是指急、慢性肾功能不全和尿毒症脑病在透析过程中急剧出现的精神障碍和神经症状，主要可能与血 - 脑屏障障碍、电解质紊乱、铝蓄积及心理因素等有关。

二、治疗原则

（一）肺性脑病

1. 首先要避免诱发肺性脑病的各种因素，如禁用或慎用麻醉药、催眠药、抗精神病药，预防呼吸道感染、充血性心力衰竭、气胸、血压降低等的发生。

2. 加强通气功能，加速二氧化碳排出，但不可吸入高浓度氧，否则会引起意识障碍；改善脑缺氧,降低颅内压,维持电解质及酸碱平衡。

3. 可用促进脑代谢药,如 ATP、辅酶 A、胞二磷胆碱等。

4. 对于精神障碍的处理,有意识障碍时,如兴奋躁动较轻不必应用抗精神病药,以免进一步抑制呼吸功能;兴奋加剧时可肌内注射氟哌啶醇,意识清晰者可口服小剂量奋乃静或奥氮平等。

(二)肝脏疾病所致精神障碍

肝性脑病目前尚无特效疗法,需采用综合措施。治疗要点为去除诱因、降低血氨、保肝和支持治疗。精神障碍的处理禁用或慎用麻醉药、镇静剂和抗精神病药,以免诱发肝昏迷,必要时可慎用少量地西泮及对肝功能影响相对少的小剂量抗精神病药如奥氮平等。

(三)心脏疾病所致精神障碍

对于心脏疾病所致精神障碍的治疗包括药物治疗和心理治疗。

1. 药物治疗

(1)抗抑郁药:心血管疾病患者的焦虑及抑郁障碍均可使用抗抑郁药。抗抑郁药需达到治疗剂量,而不能因为担心其副作用或代谢延长就降低使用剂量,除非严重的心力衰竭导致肝淤血、腹水、黄疸。三环类抗抑郁药因其心血管系统的严重不良反应,不推荐作为一线药物应用,且在急性心肌梗死患者中禁忌使用。SSRI 类抗抑郁药目前是一线选择,西酞普兰被报道高剂量时出现过 Q-Tc 间期延长,使用时注意剂量和对心电图的复查。SNRI 和米氮平也有使用,但高剂量文拉法辛可导致某些患者出现血压升高,使用米氮平时有的患者会出现直立性低血压。此外,使用药物时应注意药物之间的相互作用。

(2)抗精神病药:使用时要注意抗精神病药的副作用。抗精神病药的心血管系统不良反应主要是直立性低血压和 Q-Tc 间期延长。直立性低血压主要出现于第一代抗精神病药中的低效价药物,如氯丙嗪。Q-Tc 间期延长要高度重视,因其是极度危险的尖端扭转型室性心动过速的危险因素。硫利达嗪和齐拉西酮导致 Q-Tc 间期延长的风险最高,高剂量使用氟哌啶醇也可引起 Q-Tc 间期延长。有学者对 32 种口服抗精神病药进行系统综述和 meta 分析,结果显示 14 种抗精神病药中有 7 种相较于安慰剂可引起明显的 Q-Tc 间期延长,这 7 种药物依次为喹硫平、奥氮平、利培酮、伊潘立酮、齐拉西酮、氨磺必利、舍吲哚。研究还显示,鲁拉西酮对 Q-Tc 间期的影响最小。因此,在心血管疾病患者中,对于 Q-Tc 间期延长的高风险患者,使用抗精神病药前及用药过程中需监测心电图,对代谢有改变的患者缓慢增加药物剂量,并注意监测患者的电解质水平。

(3)抗焦虑药:苯二氮䓬类药物没有特殊的心血管系统不良反应,使用后焦虑水平下降,从而交感神经系统兴奋性降低、心率减缓、心肌兴奋性下降。因有依赖性,只能短期使用。

(4)心境稳定剂:锂盐偶然导致窦房结功能异常或停搏。在一般心血管疾病患者中,甚至是心排血量减少的情况下,只要注意下调剂量,锂盐的使用是安全的。但如果心力衰竭后肾功能异常,则需进一步调整剂量。而心力衰竭、急性冠脉综合征、急性电解质和体液紊乱患者则避免使用锂盐。丙戊酸盐和拉莫三嗪无明显的心血管系统不良反应。卡马西平与三环类类似,可引起心律失常和房室传导阻滞。

2. 心理治疗 对于心血管疾病伴发精神障碍如抑郁焦虑障碍的患者,应激干预、心理健康教育等心理治疗方法能改善其心血管疾病的预后。目前使用较多的有支持性心理治疗、认知行为治疗、问题解决疗法、人际心理治疗等,最近兴起的行为激活疗法、正念认知治疗等也可用于心脏病所致精神障碍的治疗。

（四）尿毒症脑病

积极预防和治疗原发病，预防肾衰竭至关重要；避免出现精神障碍的诱发因素，如炎症、发热、外伤、手术、拔牙和心理因素等；纠正血中的代谢产物，避免非蛋白质氮蓄积和维持水与电解质平衡；对兴奋、躁动或谵妄患者必要时可用地西泮，慎用抗精神病药、镇静催眠药等。透析治疗对躯体和脑症状均有效，为防止出现透析所致精神障碍，透析前要做好准备工作，包括心理和躯体两个方面，前者要向患者耐心说明透析治疗的目的、方法、疗效、注意事项和可能发生的问题，减少顾虑，增强信心，防止出现恐惧、惊慌、焦虑、不安等情绪；后者要防治躯体并发症。纠正水、电解质紊乱和代谢性酸中毒。使用小剂量精神药物和抗痉挛药对症治疗，但要注意药物不良反应。预后取决于原发病，一般情况经恰当治疗常可在短期内缓解。

第六节　内分泌疾病和代谢性疾病所致精神障碍的治疗

一、概述

内分泌与精神活动有密切联系，从组织结构上看，肾上腺髓质和交感神经节都是由神经节细胞演化而来的，因此它们在功能上联系更密切，正常的内分泌功能活动不同程度地依靠中枢神经系统来控制，内分泌对调节中枢神经功能也起重要作用。因此，在精神疾病时常出现内分泌功能异常，当内分泌疾病时也往往导致精神障碍。

（一）垂体前叶功能异常所致精神障碍

垂体前叶功能异常可见两种情况，一是垂体功能亢进（hyperpituitarism），由于垂体前叶的嗜酸性细胞瘤或嫌色细胞瘤分泌过量的生长激素，在青春期造成巨人症，在成人造成肢端肥大症；二是垂体功能减退（hypopituitarism），由于不同性质的病变造成垂体前叶激素分泌不足，继发导致甲状腺激素、肾上腺皮质激素、性激素分泌不足，进而导致躯体症状、体征以及精神症状的产生。垂体前叶功能亢进时所出现的精神障碍主要有个性改变，有的患者可表现为懒散、始动性差，有的患者可表现为情绪不稳和易激惹，还有的患者可出现幼稚行为和冲动；认知功能水平下降，表现为反应慢、领悟力较差，有的患者可以出现智能障碍；部分患者可表现为敏感、多疑；少数患者可出现抑郁综合征。垂体前叶功能减退可伴有甲状腺功能减退、肾上腺皮质功能减退以及性腺功能减退时所伴发的各种精神障碍。

（二）甲状腺功能亢进所致精神障碍

甲状腺功能亢进可分为甲状腺性甲状腺功能亢进、垂体性甲状腺功能亢进、甲状腺功能亢进伴副肿瘤综合征和 / 或人绒毛膜促性腺激素（hCG）相关的甲状腺功能亢进、卵巢甲状腺肿伴甲状腺功能亢进、医源性甲状腺功能亢进以及暂时性甲状腺功能亢进等。出现精神障碍的主要原因应该是甲状腺激素水平升高，导致中枢神经系统功能紊乱。毒性弥漫性甲状腺肿又称为 Graves 病（GD）是在一定遗传素质的基础上，由于对精神刺激的应激反应，诱发躯体的免疫功能紊乱，使躯体免疫耐受、识别和调节功能减退，进而导致甲状腺自身的结构损害、功能异常以及 T_3、T_4 增高，并导致精神障碍产生。GD 符合心身疾病的条件，而在临床上所描述的甲状腺功能亢进所致精神障碍主要是指 GD 所致精神障碍。精神症状可出现躁狂综合征，有的患者可以出现幻觉、妄想等精神病性症状，有的患者可出现典型的躁狂综合征或精神分裂症综合征。甲状腺危象时可出现意识障碍，主要表现为谵妄，同时伴有体温明显上升。此外，近年来研究提示，下丘脑 - 垂体 - 甲状腺轴（HPT 轴）功能不稳定与患者出现焦虑或激惹有密切关系。

（三）甲状腺功能减退所致精神障碍

甲状腺功能减退在临床上分为三种类型，即原发性甲状腺功能减退症、继发性甲状腺功能减退症（或下丘脑-垂体性甲状腺功能减退症）和甲状腺激素抵抗综合征。其中原发性甲状腺功能减退症占90%左右。由于甲状腺激素分泌减少，造成躯体代谢低下，引起透明质酸、黏蛋白、黏多糖在躯体各器官和组织中浸润，造成脑血流量下降、脑细胞萎缩、神经纤维退行性变等中枢神经系统病变，最终导致各种精神障碍的产生。有研究表明，甲状腺功能减退所产生的各种精神障碍与患者病前性格也有一定关系。对于婴儿期患者来说，甲状腺功能减退的后果主要是导致躯体以及中枢神经系统发育受到明显影响，在此基础上出现精神障碍。成人期甲状腺功能减退的精神症状主要表现为：①抑郁综合征；②情感平淡或情感淡漠；③幻觉、妄想等精神症状；④智能障碍，患者可以出现智能全面减退，如果及时发现并治疗原发病，智能障碍是可逆转的；⑤黏液性水肿昏迷，一般在冬季发生，老年患者多见，在发生昏迷以前一般有畏寒、嗜睡、体温下降等前驱表现。

婴儿期由于甲状腺激素水平低下，造成躯体和智能发育明显缺陷，因此婴儿期甲状腺功能减退又称为呆小病，临床上分为三型，即神经型、黏液性水肿型和混合型。绝大多数患者的临床表现都是在躯体发育明显障碍的情况下伴有明显的智能发育迟滞，患者的智能水平极低。其中神经型以智能低下为主要表现，黏液性水肿型和混合型均是在有智能障碍的基础上合并有躯体方面的各种症状。

（四）库欣综合征所致精神障碍

库欣综合征（Cushing syndrome）是指皮质醇增多症（hypercortisolism），是一组由高皮质醇血症引起的临床综合征。库欣综合征所致精神障碍的原因可能与下列因素有关：肾上腺素分泌过多学说。皮质醇增多可直接导致HPA轴功能异常，诱发焦虑、抑郁情绪，严重的肾上腺功能亢进可导致电解质失调，影响意识清晰度，有学者认为血内肾上腺素浓度增高可激活色氨酸酶，使脑内的5-HT减少，导致抑郁症状。有人发现抑郁症与皮质醇增多症有相似的易感性，皮质醇增多症家族中因抑郁症自杀者较多。近来皮质醇受体基因多态性与抑郁症的关系也被多项研究证实。此外，由于该综合征导致的精神障碍以情绪低落最为常见，因此临床上首先推测可能和患者患病以后出现的如向心性肥胖、"满月脸"和"水牛背"等特殊外貌有很大关系，即认为躯体疾病作为一个明显的心理因素导致精神障碍的产生。库欣综合征特别是库欣病符合心身疾病的许多特点，如患者发病与应激以及情绪因素有密切关系；许多患者在患库欣病之前有应激性生活事件的影响；此外，还有部分患者以精神症状作为首发症状。临床上库欣综合征出现抑郁综合征最为常见，主要表现为情绪低落、自我评价下降、精神萎靡、睡眠障碍、思维和行为抑制等，也伴有明显的焦虑情绪，有的患者可有自杀意念和行为，还有的患者可表现出抑郁性木僵。此外，有的患者可在抑郁综合征的基础上出现思维障碍，如被害妄想、关系妄想、疑病妄想等精神病性症状。

（五）慢性肾上腺皮质功能减退症所致精神障碍

慢性肾上腺皮质功能减退症分为原发性和继发性两种情况，前者又称为艾迪生病（Addison's disease），是由于肾上腺本身的各种病变如感染、结核、自身免疫性肿瘤等造成肾上腺破坏，继而造成肾上腺功能减退所致；后者由下丘脑-垂体病变导致ACTH水平下降所致。关于慢性肾上腺皮质功能减退症所致精神障碍的机制可能和糖皮质激素、盐皮质激素、性激素全面下降，从而使躯体出现低血糖、低血钠等有关。

慢性肾上腺皮质功能减退症的患者约有70%可出现各种精神症状，其精神症状可表现为：

①记忆障碍,特别是近事记忆障碍,还有一些患者可以在记忆障碍的基础上发展为智能活动全面减退,出现类似于痴呆的表现;②意志减退;③情感不稳;④人格改变;⑤睡眠障碍;⑥在艾迪生病危象的情况下,患者可出现各种类型的意识障碍,如嗜睡、昏睡、谵妄状态等。

(六)性腺功能异常所致精神障碍

性腺功能异常所致精神障碍是指由于生理和病理原因引起性腺激素平衡失调,致性腺功能异常引发的精神障碍。一般是指女性性腺在不同时期,如月经期、妊娠期、分娩期、产后和更年期由于内分泌发生改变、性腺激素平衡失调所产生的各种精神障碍。本病与其他内分泌疾病所致精神障碍的区别是其临床表现主要为情感改变、抑郁障碍、本能异常等,一般症状较轻,预后良好,不出现脑器质性症候群。

1. 经前焦虑症 是指患者在过去 1 年的大多数月经周期中在月经开始前出现明显的抑郁症状,在月经开始后几日症状开始改善,在月经 1 周后症状基本消失。主要症状有:①明显的情绪不稳定;②明显的易激惹或愤怒;③明显的抑郁心境;④明显的紧张、焦虑;同时有下列 1 个(或更多)症状,如兴趣下降、注意力难以集中、嗜睡及易疲劳、食欲下降或贪食、睡眠过多或失眠、感到被压垮或失去控制、乳房疼痛和肿胀及关节痛或肌肉痛等躯体症状。上述症状导致患者明显痛苦,或干扰工作、学习及社交活动。

2. 妊娠期精神障碍 与妊娠过程中以脑垂体为主的内分泌系统病理生理改变及肾上腺皮质功能亢进、雌激素水平增高、甲状腺功能减退等因素有关,也与精神因素及本人的性格有一定关系。

3. 产后精神障碍 一般认为内分泌因素起一定作用。妊娠期间甲状腺素、皮质类固醇、雌激素及孕酮均不同程度地增加,而分娩后由于胎盘娩出,绒毛膜促性腺激素迅速减少引起孕酮分泌障碍和比例失调可能是本病发生的主要因素。另有报道认为分娩时儿茶酚胺减少与产后抑郁有关。病前人格缺陷以及分娩本身都可削弱产妇对负性生活事件的抵御能力,可诱发产褥期精神障碍。产后大出血及产褥期感染也可能是其促发因素。

4. 更年期综合征及精神障碍 往往是生物因素、心理社会因素相互作用的结果。更年期性腺功能减退,特别是卵巢功能减退,雌激素和孕激素、促卵泡激素和黄体生成素升高,造成下丘脑 - 垂体 - 卵巢轴的平衡失调,引起内分泌功能及代谢障碍、自主神经功能紊乱等。不少学者倾向于雌激素缺乏是本病的主要原因。但单纯生物因素不能给本病作出圆满解释,因为并不是所有妇女在更年期都会出现症状,而激素代替疗法也并不能完全消除症状。此外,也与女性的个性特点、行为方式、经济状况、居住环境、文化背景、应激性生活事件、对更年期的认知评价、社会支持和既往的生理心理健康状况等有关。

5. 周期性精神病 病因迄今未明,多数学者认为与内分泌障碍有关,临床和内分泌试验研究表明本病与间脑 - 脑垂体、下丘脑系统功能障碍有关,患者具有卵巢功能不稳定、下丘脑 - 垂体 - 甲状腺轴功能低下、肾上腺皮质功能亢进、垂体 - 性腺功能不足。心理因素在本病的诱发上也起作用,据调查 35%～75% 的患者在起病时有精神刺激,患者的性格特征多为敏感、多疑、胆小、脆弱、热情、活跃、易激惹,而临床表现与性格也有一定联系。

二、治疗原则

(一)垂体前叶功能异常所致精神障碍

治疗上包括病因治疗、精神症状治疗、支持治疗、对躯体症状和精神症状的护理和监护等。

（二）甲状腺功能亢进所致精神障碍

首先是针对甲状腺功能亢进的病因治疗（手术、放疗或化疗），其次是精神症状的治疗和支持治疗。对于精神障碍的处理，具有神经症状者可采用安定类抗焦虑药，具有抑郁情绪者可用抗抑郁药，对幻觉、妄想、兴奋、躁动和分裂样精神症状者可用小剂量抗精神病药如奋乃静、利培酮、阿立哌唑、奥氮平等。

（三）甲状腺功能减退所致精神障碍

首先积极治疗原发病。对于甲状腺功能减退导致的抑郁综合征可采用抗抑郁药。对于甲状腺功能减退导致的智能减退应加强训练，以促进其智能恢复。给予甲状腺素，对于缓解患者的抑郁综合征有重要作用。但应根据患者整个下丘脑 - 垂体 - 甲状腺轴（HPT 轴）的功能情况具体处理，否则给予甲状腺素后由于对患者整个 HPT 轴的功能造成干扰，反而不利于患者躯体症状以及精神症状的改善，因此对于某些病例应由精神专科医师和内分泌专科医师联合处理。应加强营养和护理，特别是老年患者。

（四）库欣综合征所致精神障碍

1. 原发病的治疗 如果病因是肾上腺瘤或肾癌，可行手术切除；肾癌除了手术外，还可以选择放疗、化疗等方法。可有一过性垂体功能减退症状，需对症处理。

2. 精神障碍的治疗

（1）以对症治疗为主：焦虑、抑郁患者可选用抗抑郁药如 SSRI、SNRI 等，也可采用阿普唑仑、劳拉西泮等改善患者的焦虑及睡眠。精神病性症状可选用第二代抗精神病药，一般主张小剂量开始，根据病情、耐受性及个体情况进行调整。

（2）心理治疗：患者因为形象的改变，出现自卑，敏感，采用心理治疗如 CBT 改善患者的不良认知、激活行为、放松身体会有很好的疗效。

（五）慢性肾上腺皮质功能减退症所致精神障碍

对于以 HPA 轴功能亢进为主要病理生理背景的抑郁障碍的治疗目标应该是降低 HPA 轴的活性或稳定 HPA 轴的功能，目前能够起到这一作用的抗抑郁药主要有阿米替林、多塞平、帕罗西汀、舍曲林、西酞普兰、文拉法辛、度洛西汀等；对于这类患者所出现的精神病性症状仍应根据患者的具体情况使用相应的第二代抗精神病药。

（六）性腺功能异常所致精神障碍

1. 经前焦虑症 建议药物治疗与心理治疗相结合来改善情绪相关症状。

（1）药物治疗：使用 SSRI 类抗抑郁药，特别是氟西汀治疗，疗效好。应足剂量、足疗程治疗。

（2）心理治疗：通过心理教育及改变认知、放松等方法消除患者的疑虑、猜测和紧张。

（3）精神障碍的处理：对焦虑、失眠及抑郁症状严重者可采用抗焦虑药如丁螺环酮、劳拉西泮及抗抑郁药如 SSRI 治疗，疗效较好。

2. 妊娠期精神障碍 为避免药物对胎儿的影响，各类药物均应慎用。而孕妇所需的药量比一般人群要大，剂量偏小则效果不佳，但剂量越大但对胎儿的影响则越明显，故终止妊娠是减轻精神症状、减少患者痛苦和家庭负担的良策。终止妊娠后一般在 1～2 周内症状就会消失，如重症可酌情采用抗焦虑药如地西泮、艾司唑仑及小剂量抗精神病药对症治疗。

3. 产后精神障碍 治疗中要注意药物治疗和心理治疗相结合。心理治疗中的改善认知以及心理教育、放松等技术对患者的抑郁焦虑有很好的疗效。尽量避免不良精神刺激，并说服家属尤其是丈夫对患者给予关爱以消除其"孤独感"，减轻其精神压力。同时注意患者安全，预防自杀。对兴奋躁动患者可服用小剂量第二代抗精神病药，对抑郁状态可应用抗抑郁药如 SSRI、

SNRI 等,对有强烈自杀行为、木僵状态或不能控制的兴奋躁动患者应考虑电休克治疗。预后通常良好,但再次妊娠的复发率约为 20%,因此对产后精神病的高危产妇应采用相应的预防措施。

4. 更年期综合征及精神障碍 结合妇产科的激素替代疗法。

(1)心理治疗:通过认知行为治疗、人际心理治疗及家庭治疗,既让个人及家庭对更年期的生理心理改变给予理解、同情和照顾,又让患者通过认知改变、放松等技术接纳自己目前的状况,积累正性情感。

(2)药物治疗:如果患者的抑郁焦虑、失眠或易激惹症状较重,可以使用小剂量抗抑郁药、抗焦虑药及第二代抗精神病药进行对症治疗。

第七节 系统性红斑狼疮所致精神障碍的治疗

一、概述

系统性红斑狼疮(systemic lupus erythematosus,SLE)是一种累及多系统、多器官,具有多种自身抗体的自身免疫病,是结缔组织病中最为常见的疾病,临床以颜面、皮肤红斑,同时累及多个脏器结缔组织病变为特征。

本病的确切病因尚不清楚,研究表明它是以多种免疫调节功能障碍为特征的疾病,可能是遗传因素、内分泌异常、感染及某些药物共同作用的结果。系统性红斑狼疮的主要发病机制是免疫调节障碍。出现精神障碍的原因最可能是该病所造成的多脏器损害,特别是对中枢神经系统的损害。SLE 所致精神障碍主要有以下几种表现:

1. 急性脑综合征 患者主要表现为谵妄状态,持续时间可为数小时至数日,并可反复出现。

2. 慢性脑综合征 较为少见。出现该综合征的患者以记忆障碍、智能障碍和人格改变为常见症状。

3. 躁狂综合征 患者出现类似于躁狂综合征的表现,如情感高涨或易激惹、活动增多、自我评价过高等。

4. 抑郁综合征 是较为常见的精神障碍。多表现为情感平淡,或思维、行为的抑制症状,在症状较为明显的情况下可出现亚木僵或木僵状态,在较为严重的情况下可出现自杀意念和行为。

5. 分裂样精神障碍 可出现幻觉、妄想、思维形式障碍及不协调的精神运动性兴奋、紧张综合征。

6. 焦虑障碍 可出现类似于分离性障碍、疑病症、焦虑症、脑衰弱综合征等神经症的表现。

二、治疗原则

包括对原发病的治疗,对神经系统症状的治疗,对精神症状的治疗,支持治疗,对躯体症状、神经系统症状和精神症状的护理。

第八节 恶性肿瘤所致精神障碍的治疗

一、概述

在 20 世纪中期,一门既涉及肿瘤学又涉及心理学、社会学以及伦理学的新兴交叉学科诞生，这门学科称为心理肿瘤学（psychooncology），主要研究恶性肿瘤患者及其家属在疾病发展的各个阶段所承受的压力和他们所出现的心理反应，以及心理、行为因素在恶性肿瘤的发生、发展及转归中的作用。

癌症患者常见的精神障碍包括焦虑障碍、抑郁障碍和谵妄，临床表现和诊治原则与普通人群基本类似，但也有一些与疾病相关的特点。焦虑和抑郁会导致患癌的风险增加13%，因癌症死亡的风险增加27%。应激易感人格、不良应对方式、负面情绪反应以及生活质量差的人群患癌的风险更高，癌症的生存期更短，死亡率更高。

1. 焦虑障碍 在癌症患者中很常见。神经内分泌肿瘤如嗜铬细胞瘤、小细胞肺癌、甲状腺癌也可引起焦虑。一些抗肿瘤药如干扰素可以导致焦虑和惊恐发作，化疗前常使用的类固醇激素可以引起情绪不稳和躁动不安，周期性化疗中会出现预期焦虑、恶心或呕吐，突然停用大剂量酒精、麻醉性镇痛药、镇静催眠药会导致焦虑。焦虑障碍的患病率为10%～30%。有焦虑的癌症患者常会对死亡、毁容、残疾和依赖等过分担心，看起来无助、无望，常伴随食欲差或失眠等躯体症状，常与抑郁障碍共病。

2. 抑郁障碍 癌症患者重度抑郁障碍的患病率为10%～25%，晚期癌症患者的抑郁高达26%，但在临床上仍存在识别率低和治疗率不足的状况。常见导致抑郁的肿瘤科药物有类固醇激素（地塞米松、泼尼松），一些化疗药物如干扰素、白介素-2、长春新碱、丙卡巴肼等。抑郁可能与器官功能衰竭有关，或与癌症的营养、内分泌和神经系统并发症有关。促炎性细胞因子如白介素-1、白介素-6和肿瘤坏死因子可能导致抑郁。肿瘤患者易发生抑郁的生物社会因素有：①生物因素，如年龄小、有抑郁家族史、既往患抑郁障碍、晚期癌症、某些肿瘤类型（胰腺癌、头颈部、肺癌、脑肿瘤、胃癌）、疼痛、疲乏等；②心理因素，如低自尊、消极的态度、习惯性压抑自己的负面情绪；③社会因素，如社会支持系统差、社会功能差、近期面临丧失、应激性生活事件、物质滥用等。抑郁障碍会严重影响患者的治疗及预后。

3. 谵妄 是癌症患者，特别是晚期癌症患者常见的一种精神症状。在住院的癌症患者中，15%～30%有谵妄表现，终末期患者则达到85%。癌症患者发生谵妄的原因比较复杂，可以是癌症对中枢神经系统的直接影响，也可以是疾病或治疗（如副肿瘤综合征等）对中枢神经系统的间接影响。肿瘤的临床治疗中常导致谵妄的药物有麻醉药，化疗药物如甲氨蝶呤、氟尿嘧啶、长春新碱、顺铂等，糖皮质激素，白介素-2等。

二、治疗原则

对癌症患者的焦虑最有效的治疗是包括心理治疗和药物治疗的综合治疗。心理治疗对减轻癌症伴发的焦虑障碍是有效的，可以降低孤独感、加强应对技巧。在轻至中度焦虑障碍患者中可仅使用心理治疗。对药物治疗和心理治疗的对比研究发现，药物治疗有显著疗效并且起效较快。常用的抗焦虑药有苯二氮䓬类药物、抗抑郁药和某些抗精神病药，要注意与抗肿瘤药之间可能的相互作用。从小剂量开始服用，如果耐受性好，再逐渐增加剂量。

当患者发生谵妄时，首先要对谵妄进行评估，寻找并纠正可能导致谵妄的原因，如抗感染治疗、纠正代谢紊乱、调整抗癌治疗方案等，对酒精戒断导致的谵妄可给予氯硝西泮治疗，疼痛用阿片类药物治疗。当患者过度激越、精神症状突出或者对自身及他人有潜在危险时，应给予药物治疗。氟哌啶醇是最常用的抗精神病药，第二代抗精神病药喹硫平、奥氮平等对谵妄也有效。

第九节　人类免疫缺陷病毒/获得性免疫缺陷综合征所致精神障碍的治疗

一、概述

获得性免疫缺陷综合征（acquired immune deficiency syndrome，AIDS）是由人类免疫缺陷病毒（HIV）感染所致，临床常表现为全身衰竭和免疫功能低下，引起一系列"机会性感染"，同时伴随神经精神障碍。感染 HIV 后 80% 的患者不表现临床症状，因体内携带 HIV，能传给他人，具有主要的流行病学意义。10%～20% 的患者经过 2～10 年的潜伏期后可出现临床症状，其潜伏期长短与感染 HIV 的量有关。HIV 具有亲神经性，故出现的神经系统症状较多，可有脑瘤症状、脑炎症状、周围神经症状等。在 HIV 感染后各期，患者可产生各种脑器质性精神障碍，如谵妄、痴呆、情感障碍、行为和人格改变等。一般认为痴呆是 HIV 本身引起的脑退行性改变，或由于免疫功能降低引起颅内病变及感染（如弓形虫病、淋巴瘤）、系统疾病所致的间接影响（如由败血症、低氧血症等造成）。痴呆是 AIDS 常见的临床表现，约占 70%。起病缓慢潜隐，开始表现为乏力、倦怠、丧失兴趣、性欲减退；以后出现特征性认知障碍和行为障碍，主要有近事记忆障碍、定向障碍、注意障碍、情感淡漠、行为退缩、精神运动性抑制、震颤、共济失调、癫痫发作、偏瘫等；晚期出现缄默和大小便失禁。AIDS 性痴呆进展迅速，多在数周至数月发展为重度痴呆，进而死亡。AIDS 患者在整个病程中都可能发生谵妄，特别是在中枢神经系统感染、肺部感染、发热及水和电解质紊乱的情况下更易发生。部分患者在痴呆早期可出现躁狂发作、人格改变；明显痴呆时可伴有幻觉、妄想等精神病性症状。HIV 感染者、AIDS 患者因患此症所致的心因性症状主要表现焦虑和抑郁，其中部分患者可致焦虑、抑郁障碍或创伤后应激障碍。

二、治疗原则

1. 原发病的治疗。AIDS 的治疗应包括抗病毒、抗感染、抗肿瘤治疗和重建或恢复被破坏的细胞免疫。

2. 伴有明显精神症状者可使用小剂量抗精神病药或抗抑郁药如 SSRI 等。因患 AIDS 可产生继发性抑郁，也有 AIDS 恐惧症或焦虑症（实际未患 AIDS），也需进行精神科治疗。在 HIV/AIDS 的治疗中，心理辅导、心理咨询和心理治疗有非常重要的地位，有效的心理干预不仅能够改善患者的生活质量，而且可以提高患者对抗病毒治疗的依从性，从而延长生存期。

（邵春红　江开达　郭晓云）

参 考 文 献

[1] 江开达. 精神病学 [M]. 2 版. 北京：人民卫生出版社，2010.

[2] 王高华，曾勇. 会诊联络精神病学 [M]. 北京：人民卫生出版社，2016.

[3] 李恒芬. 会诊联络精神医学 [M]. 北京：人民卫生出版社，2015.

[4] 郝伟. 精神病学 [M]. 6 版. 北京：人民卫生出版社，2008.

[5] 陆林. 沈渔邨精神病学 [M]. 6 版. 北京：人民卫生出版社，2018.

[6] HUHN M，NIKOLAKOPOULOU A，SCHNEIDER-THOMA J，et al. Comparative efficacy and tolerability of

32 oral antipsychotics for the acute treatment of adults with multi-episode schizophrenia: a systematic review and network meta-analysis[J]. Lancet，2019，394（10202）: 939-951.

[7] MURPHY D，WILLIAMSON C，BAUMANN J，et al. Exploring the impact of COVID-19 and restrictions to daily living as a result of social distancing within veterans with pre-existing mental health difficulties[J]. BMJ military health，2022，168（1）: 29-33.

[8] THEODORE A S，NED H C，GREGORY L F，et al. Massachusette general hospital handbook of general hospital psychiatry[M]. 6th ed. Philadelphia，Saunders，2010.

[9] 沈渔邨. 精神病学 [M]. 5 版. 北京：人民卫生出版社，2009.

[10] STERN T A，FRICCHIONE G L，CASSEM N H，et al. 麻省总医院精神病学手册：第 6 版 [M]. 许毅，译. 北京：人民卫生出版社，2017.

[11] 李凌江. 精神科即时会诊（供非精神科医师专用）[M]. 长沙：湖南科学技术出版社，2005.

[12] 海峡两岸医药卫生交流协会睡眠医学专业委员会. 曲唑酮临床应用中国专家共识 [J]. 中华医学杂志，2022，102（7）: 468-478.

[13] STAHL S M. Stahl 精神药理学精要：神经科学基础与临床应用 [M]. 司天梅，黄继忠，于欣，译. 3 版. 北京：北京大学医学出版社，2011.

[14] KHOUZAM H R. A review of trazodone use in psychiatric and medical conditions[J]. Postgraduate medicine，2017，129（1）: 140-148.

[15] YI X Y，NI S F，GHADAMI M R，et al. Trazodone for the treatment of insomnia: a meta-analysis of randomized placebo-controlled trials[J]. Sleep medicine，2018，45: 25-32.

[16] PERLIS R H，GREEN J，SANTILLANA M，et al. Persistence of symptoms up to 10 months following acute COVID-19 illness[J]. medRxiv，2021.

[17] MCINTYRE R S，LEE Y. Projected increases in suicide in Canada as a consequence of COVID-19[J]. Psychiatry research，2020，290: 113104.

[18] HAGERTY S L，WILLIAMS L M. The impact of COVID-19 on mental health: the interactive roles of brain biotypes and human connection[J]. Brain behavior immunity health，2020，5: 100078.

[19] MIYAOKA T，FURUYA M，HORIGUCHI J，et al. Efficacy and safety of yokukansan in treatment-resistant schizophrenia: a randomized，double-blind，placebo-controlled trial（a positive and negative syndrome scale，five-factor analysis）[J]. Psychopharmacology（Berl），2015，232（1）: 155-164.

[20] SARRIS J，MCINTYRE E，CAMFIELD D A. Plant-based medicines for anxiety disorders，part 2: a review of clinical studies with supporting preclinical evidence[J]. CNS drugs，2013，27（4）: 301-319.

[21] WATNICK S，KIRWIN P，MAHNENSMITH R，et al. The prevalence and treatment of depression among patients starting dialysis[J]. American journal of kidney diseases，2003，41（1）: 105-110.

[22] CARNEY R M，BLUMENTHAL J A，CATELLIER D，et al. Depression as a risk factor for mortality after acute myocardial infarction[J]. American journal of cardiology，2003，92（11）: 1277-1281.

[23] RUO B，RUMSFELD J S，HLATKY M A，et al. Depressive symptoms and health-related quality of life: the heart and soul study[J]. JAMA，2003，290（2）: 215-221.

[24] GLASSMAN A H，O'CONNOR C M，CALIFF R M，et al. Sertraline treatment of major depression in patients with acute MI or unstable angina[J]. JAMA，2002，288（6）: 701-709.

[25] BERKMAN L F，BLUMENTHAL J，BURG M，et al. Effects of treating depression and low perceived social support on clinical events after myocardial infarction: the enhancing recovery in coronary heart disease patients（ENRICHD）randomized trial[J]. JAMA，2003，289（23）: 3106-3116.

[26] BARELLO S，PALAMENGHI L，GRAFFIGNA G. Burnout and somatic symptoms among frontline healthcare professionals at the peak of the Italian COVID-19 pandemic[J]. Psychiatry research，2020，290: 113129.

第三章

物质使用或成瘾行为所致障碍的治疗

精神活性物质是指摄入人体后能影响思维、情感、意志行为等心理过程的物质。物质成瘾是严重的公共卫生问题和社会问题，给个人、家庭、社会均带来严重影响。根据 2022 年联合国毒品和犯罪问题办公室（United Nations Office on Drugs and Crime，UNODC）数据显示，目前全球吸毒人员已经占到 2.75 亿。2021 年中国禁毒报告显示，我国登记在册的吸毒人员已经高达 148.5 万，在现有吸毒人员中，滥用海洛因 55.6 万名、冰毒 79.3 万名、氯胺酮 3.7 万名和大麻 1.8 万名。此外，还有烟草、酒精、苯二氮䓬类镇静催眠药等合法物质滥用，人数也呈现日趋上涨。成瘾被认定为一种慢性、复发性脑病，主要表现一组认知、行为、生理症状群。个体尽管明白使用成瘾物质会带来明显的问题，但依然在使用。自我用药的结果导致耐受性增加、戒断症状、强迫性觅药行为、不顾一切后果冲动性使用药物。成瘾行为的形成、发生、发展，以及预后都与生物因素、心理社会因素密切相关。因此，对于成瘾性疾病的治疗也需要从多个方面着手，包括药物治疗、心理治疗及物理治疗等多种治疗模式相结合。本章节主要针对各种物质成瘾的药物治疗进行介绍，以期指导临床工作。

第一节　精神活性物质使用所致障碍治疗的历史沿革

人类对成瘾行为的粗浅认识始于古老文明的非洲和欧洲，而其专业化发展得益于美国。在将物质成瘾看作一个医学专业之前，美国医师对严重而顽固的酒精和其他药物依赖性问题的治疗已经开展了 2 个多世纪。早在 18—19 世纪，酒精相关问题在美洲土著居民中急剧上升，美国土著医士便以植物制剂来引起酒徒们对酒的厌恶感，从而抑制其对酒的渴望。1774 年社会改革家 Anthony Benezet 发表《强大摧毁者的展示》一文，使酒的形象从"上帝的礼物"转化为"迷人的毒药"。其后，Benjamin Rush 在 1784 年发表《烈酒对人脑和身体影响的调查》，这是美国第一篇关于酒精依赖的论文，描述了急、慢性醉酒的症状及其发展过程，并认为慢性酗酒是"不道德行为引起的疾病"，认为酒徒可以通过医学治疗而完全恢复。

1774—1829 年，随着相关资料的积累，美国人提出成瘾（addiction）这一概念，认为慢性酗酒是一个有生物学基础和不良后果的问题，所以属于可医治的范畴。这些早期的成瘾医学先驱者宣称慢性酒精中毒是一种疾病状态，而且他们将这一疾病的特征与成瘾概念中的主要要素（生物学易感性、药物的毒性和耐受性、疾病进展、病态渴求、对酒精/药物摄入的意志控制的丧失，以及持续摄入所致的病理生理后果）联系起来。成瘾医学的出现，将治疗酒精成瘾的医疗后果转变到治疗成瘾行为本身。

1830—1900 年是成瘾医学专业化发展的早期。1849 年 Magnus Huss 的《慢性酒精中毒》一书，被认为是成瘾医学历史上最重要的里程碑之一。在对酒精中毒的远期影响做了广泛综述之后认为:"这些症状以这样一种特殊的方式形成,值得被命名和描述为一个明确的疾病……正是这组症状,将其命名为'慢性酒精中毒(chronic alcoholism)'"。而"慢性酒精中毒"这一疾病的患者在19—20世纪的过渡期间也变得越来越多。

1870年成立美国醉酒治疗协会(AACI)。AACI成员定期交流并出版关于成瘾的专业医学期刊——醉癖(the Journal of Inebriety)。其后,美国的成瘾专业医师发表大量有关成瘾的论文,包括如《酒精醉癖》(alcoholic inebriety)、《鸦片醉癖》(opium inebriety)、《可卡因醉癖》(cocaine inebriety)以及《乙醚醉癖》(ether inebriety),并认为对这类患者的治疗要个体化。到19世纪80年代,他们就已经开始研究治疗后复发预防的问题。

匿名戒酒会(AA)的成立掀起现代戒酒运动,该运动鼓励地方医院对酒精依赖患者进行戒酒治疗,并鼓励地方社区建立出院后的戒酒康复中心。该运动使不少地方医院建立"AA病房",一些州开发模式化门诊戒酒诊所以及以社区为基础的小区模型。20世纪中叶的改革运动倡导用医疗途径,而不是刑法来治疗阿片类药物成瘾者,同时也促进成瘾医学的重生。至20世纪70年代初,通过具有里程碑意义的立法,创立美国国立酒精滥用与中毒研究所(NIAAA)和美国国家药物滥用研究所(NIDA),开创了联邦、州和地方社区的合作,这成为现代成瘾治疗的基础。NIAAA和NIDA的深入研究使得对成瘾的神经生物学机制取得更多了解,从而激励人们更多地从医疗手段来解决问题。

美国成瘾医学协会(American Society of Addiction Medicine,ASAM)和美国成瘾精神病学会(American Academy of Addiction Psychiatry,AAAP)对成瘾医学作为医疗实践的一门临床专科的重现起到巨大的推动作用。ASAM的成就包括:①促成美国医学会在1990年6月将成瘾医学添加至其专业名录;②为成瘾医学专家提供认证和再认证程序;③举办成瘾医学年会;④发布被广泛应用的患者处置标准;⑤发展成瘾医学的准则;⑥出版了《成瘾疾病杂志》和《成瘾医学期刊》。AAAP的贡献包括:①将成瘾医学定为一门亚专科;②对成瘾精神病学认证和再认证程序进行管理;③主办成瘾精神病学年会;④出版了《美国成瘾期刊》;⑤促成成瘾精神病学奖学金;⑥对改善成瘾医学教育提出额外的措施。此外,NIAAA和NIDA创建了职业教师计划,开办了成瘾医学相关课程,并在59所美国医学院校对医师进行培训。至2008年,美国有14 400多名医师致力于成瘾治疗,每年使190多万患者得到治疗。

在禁毒及戒毒运动方面,对中国历史影响最为深刻的是三次大的禁烟(鸦片)运动。1839年林则徐任禁烟钦差大臣,发动了中国历史上,也是世界历史上第一次大规模的禁烟运动,最具代表性的就是虎门销烟。清末民初中国政府发动了第二次禁烟运动,这场运动前后经历了10年,其最大成果就是在外交上阻止了英国的鸦片合法进口到中国。1949年中华人民共和国成立后,仅用3年时间,中国政府就一举扫除了贻害中国200余年的烟毒。1953年中国向全世界庄严宣布:"中国已经消灭了前人未能消灭的陋习。"此后的30余年时间,我国毒品问题出现一个由滥到治的相对稳定期。

20世纪80年代中期,海洛因等各种新型合成毒品的使用人数年年攀升,这一问题引起政府和专业人员的高度重视。

1984年成立"北京大学中国药物依赖性研究所",这是我国专门从事有关药物依赖性研究的国家级机构,标志着我国的戒毒事业从盲目走向科学的开始。

1990年成立国家禁毒委员会,这是禁毒领域的最高领导机构,由外交部、公安部、最高人民法院、最高人民检察院、司法部、民政部、教育部和卫生部等25个部委组成,主要负责研究制定禁毒方面的重要措施和政策,协调有关毒品的重大问题,统一领导全国的禁毒工作。

2008 年 6 月 1 日《中华人民共和国禁毒法》颁布施行。从此，对禁毒、戒毒工作的开展也全面步入正轨。

除了毒品外，酒文化的影响也源远流长。酿酒在中国已有数千年的历史，酒在中国已经被作为一种文化的载体，渗透到经济、政治、文化教育等各个方面。既往更多将酒作为一种文人墨客写诗作画的助燃剂，以及养生延寿的保健品。随着目前相关研究的积累，酒精所致的精神及身体危害也逐渐被大众所认知。

在古代，嗜酒长期被视为可能导致败坏世风、动摇农本、浪费资源的社会危害。儒学经典中也可见对嗜酒危害的警惕。《尚书》中就将"酒"与政治上的得失、成败、盛衰、兴亡相联系。古人好写戒酒令来呼吁戒酒。宋太宗常亲自赋诗劝诫其身边的文人戒酒。陶渊明也曾作《止酒》诗，后"止酒"被宋代文人竞相应和仿制，成为具有范式意义的语言标品。如胡士行说："敬则不饮，此止酒第一剂也。"中医上也有许多戒酒方法，包括针灸、耳穴贴压和艾灸法等。《脾胃论·论饮酒过伤》中认为："酒性大热，伤元气。"湿热之邪上蒙清阳，则头晕、头昏重、失眠，甚至出现幻觉、错觉。因此，中医上认为可通过调节体内阴阳平衡及脏腑偏盛偏衰恢复体内平衡，以达到戒酒的目的。在古代，还有采用厌恶疗法来戒酒的雏形。唐代《外台秘要》中有记载："刮马汗和酒饮之，终身不饮酒。"即采用特殊的方法处理酒，使酒的口感令人作呕，嗜酒者饮用了这些经过处理的酒后会对酒产生厌恶心理，从而打消饮酒的念头。近代以来相关的戒酒治疗、康复机构也依托各精神卫生中心成立，为规范酒精成瘾的治疗提供有利条件。

近 30 年来，我国在精神活性物质滥用的预防与治疗方面取得长足进步。政府部门和相关人员对戒毒工作的理念有了全新转变，工作的方式、方法也在逐步与国际接轨。但是，由于我国相对薄弱的人力资源及基础设施，加上成瘾人群庞大，成瘾物质层出不穷、种类繁多，因此相关工作依然面临一定的困难和压力。

第二节　精神活性物质中毒与戒断的治疗原则及策略

《国际疾病分类》(第 11 版)(*International Classification of Diseases*, 11th revision, ICD-11)中共包括 14 类精神活性物质：酒精、大麻、合成大麻、阿片类、镇静催眠或抗焦虑药、可卡因、兴奋剂(包括苯丙胺、甲基苯丙胺或甲卡西酮)、合成卡西酮、咖啡因、致幻觉药、尼古丁、吸入剂、MDMA 或相关物质和分离性药物(包括氯胺酮、苯环己哌啶)。物质使用所致障碍类型包括物质单次有害性使用、物质有害性使用模式、物质依赖、物质中毒、物质戒断和物质所致精神障碍。物质所致精神障碍包括谵妄、精神病性障碍、心境障碍、焦虑障碍、神经认知障碍和强迫相关障碍等。精神活性物质所致精神障碍的治疗需要社会心理干预与药物治疗的有机结合。本章主要介绍国内常见的精神活性物质急性中毒、戒断和维持治疗的药物使用方法。

一、精神活性物质急性中毒的抢救

物质中毒(过量)是指酒精或其他滥用药物使用后产生的急性效应对个体的直接影响以及躯体对药物的应答反应，中毒状态可以表现为欣快或镇静到危及生命的情况。物质中毒的症状表现与所使用的物质种类密切相关。

总体上讲，治疗精神活性物质急性中毒的原则与其他药物急性中毒类似，遵循抢救生命优先原则。具体措施包括：①紧急评估，确定诊断；②一般处理，包括去除病因、加速排泄、延缓吸收和支持对症治疗等；③特殊疗法，使用特效解毒药或拮抗剂等。治疗的首要目标是预防并发症与死亡。

（一）紧急评估

1. 病史资料　要尽快获得最重要的病史资料。如患者意识不清，可以询问其他知情者。此外，药瓶、用药工具、既往用药史和患者呼出的气味等线索可供参考。除常规临床病史资料外，应尽量了解患者服药的时间、剂量、种类以及既往的躯体、精神状况等。确定物质在患者体内的吸收量、摄入物质的种类以及是否伴有其他严重疾病，因为危及生命的中毒常与这些情况直接相关。

2. 临床表现　患者的临床表现有助于确定物质中毒的种类和中毒的程度。如阿片类物质中毒表现为意识障碍、呼吸抑制和瞳孔缩小三联征。轻度中毒患者常表现出欣快或嗜睡，如患者出现谵妄、昏迷或精神错乱等，常是中、重度中毒的表现。

（二）治疗

1. 治疗目标　维持生命功能稳定，直到体内的毒物排完为止。对慢性物质依赖患者，为后续治疗做好衔接。

2. 治疗方法

（1）支持治疗：应当在充分保护患者知情同意权的基础上制订抢救方案，所有抢救方案均需服从于优先保证患者生命的原则。具体措施包括：①去除病因，根据药物特点，可以考虑洗胃、利尿、吸附等；②支持对症治疗，包括维持生命体征、维持水与电解质平衡和血氧水平；③如存在严重并发症，或已出现严重继发症状，需优先处理。同时，需要提供有利于治疗的安静、舒适的环境和必要的心理支持措施。

（2）特殊疗法：迅速、全面终止药物过量中毒的急性效应是治疗的基础。某些精神活性物质中毒有特异性解毒药或拮抗剂，如阿片类物质中毒可使用纳洛酮、苯二氮䓬类药物中毒可使用氟马西尼。对于没有特异性解毒药的药物中毒患者，非特异性药物对症处理也常常有效，应根据患者情况及时使用。具体方法详见以下各节。

二、精神活性物质依赖患者的脱毒治疗

精神活性物质的戒断综合征表现与所使用物质的药理作用相反。药理学特点相似的物质常会产生相似的戒断症状，但戒断综合征在出现、持续时间和强度方面与使用药物的种类、使用时间、神经系统的适应程度及躯体情况有关。

对精神活性物质依赖患者的处理原则：①评估、确定诊断和建立良好的医患治疗联盟；②脱毒治疗，包括一般处理（支持对症、治疗共病）、替代治疗和非替代治疗的对症处理；③康复，涉及一系列持续治疗服务，旨在促进患者维持长久的戒断，获得心身状况的全面恢复。

（一）评估

医师和患者需建立密切的治疗合作关系，采用灵活的技巧、耐心的态度来对待患者含糊多变的主诉，通过询问知情者来获得可靠的病史材料。初期的医学评估对判定患者是否需要医疗及药物处理非常重要。对有医学急症的患者，要优先处理。

第一步：了解患者目前的药物使用情况，包括使用的剂量、时间和种类；使用后的反应；改变使用剂量时的原因和反应；有无多种物质滥用。

第二步：评估戒断症状的可能严重程度，可以根据患者目前的用药情况及既往戒断的情况来判断，曾有复杂戒断症状的患者提示再次出现复杂戒断反应的可能性非常大。也可借助

某些量表来判断，例如酒精戒断症状评定量表修订版（clinical institute withdrawal assessment for alcohol, CIWA-Ar）就是一个非常实用的评估工具。

第三步：了解既往史，有无精神疾病史；使用明尼苏达多相人格调查表（MMPI）评估人格特征，因高依赖性、被动、神经质和回避型人格会增加戒断症状严重程度和戒断难度；有无创伤、手术、长期服处方药、意识丧失、痉挛、癫痫发作及其他重要躯体疾病史。

第四步：完成躯体和精神现状检查，必要时可借助量表评估。

第五步：实验室检查，包括药物/毒品筛查、常规实验室检查、血生化检查、肝肾功能检查、HIV 检查、结核检查、妊娠检查和心电图检查等。

第六步：确定诊断，制订个体化治疗计划。通过对上述资料的分析作出诊断，要注意戒断症状可能与器质性精神症状相重叠。

第七步：签署书面知情同意书或签订治疗协议，开始戒断治疗。

（二）治疗

1. 脱毒的目标　脱毒是指采用一系列处置措施，使成瘾物质所致的躯体依赖逐步消失。《美国成瘾社会学杂志》列举了成瘾物质脱毒的三个直接目标：①为药物依赖者提供安全的戒断保障，使药物在体内得到清除；②提供一种既人道又能维护患者尊严的戒断方法；③为患者后续持续的治疗做好准备。

2. 脱毒治疗的要求　开展脱毒治疗需要满足特定的要求：①人员要求，包括有共情能力；受过专门训练，能制订合理的治疗计划，有处理困难问题的经验；能恪守医疗保密性原则。②场所要求，良好的脱毒环境是脱毒成功的先决条件。因此要能提供支持性、有合理医疗监护、抢救设施的治疗环境。③能提供各种可供选择的脱毒药物。④治疗计划中要考虑到患者的躯体问题、法律问题、精神科问题及家庭问题等，要动员能提供照顾和支持患者的亲友来帮助患者戒毒。⑤选择门诊治疗还是住院治疗要依据患者的戒断动机强弱、戒断症状严重程度、是否共患躯体或精神疾病、是否多药滥用以及社会支持系统等因素来综合考虑。一般来说，以住院脱毒更为安全有效。

3. 脱毒治疗措施

（1）药物治疗：戒断症状的药物处理一般有两个策略。①通过应用交叉耐受的药物抑制戒断症状。典型特征应该是一种作用时间长，其本身不会引起明显戒断症状的药物，如使用美沙酮来戒断阿片类物质依赖、使用苯二氮䓬类来处理急性酒精戒断等。②通过改变另一种神经药理学过程来减轻戒断症状和体征，如利用可乐定、某些中药来戒毒等。由于戒断后的长期维持受多种因素影响，因此单纯的脱毒治疗很少能达到彻底戒断的目的。

脱毒期通常被定义为从患者接受药物治疗开始到结束的时间，但某些症状和体征可能会持续很长时间（稽延性戒断症状）。脱毒药物使用的时间也要因人而异，根据患者使用药物的种类、剂量、持续时间及戒断症状严重程度和持续时间等来综合考虑。

（2）支持治疗：包括营养支持、躯体内环境的稳定、生命体征的观察和维持以及各种躯体并发症的处理等。

（3）心理干预：安慰、鼓励，强化戒断动机，增加治疗依从性，有利于急性脱毒后的长期戒断。

三、预防复吸与康复

成瘾属于"慢性、复发性脑病"，这一性质决定了急性脱毒只是长期戒断的第一步，不少患者会长期处于"偶吸—复吸—再治疗—戒断"这一循环之中。成瘾行为的复发预防绝不会像疫苗接种一样一劳永逸，而是个不断反复的改变过程。

（一）复吸的影响因素

要预防复吸，首先需要了解导致复吸的因素，这样才能有的放矢，采取有针对性的干预措施。研究发现，以下因素是影响复吸的重要原因。

1. 个人内在因素

（1）自我效能（self-efficacy）：是指个体为了达到某个目标或完成某个任务，计划组织并实施一系列特定行动的信念和能力。研究表明，低水平的自我效能是复吸的重要预测因子。

（2）对物质使用后果的期待：研究发现，成瘾个体的典型特征就是期望从药物使用中得到一些正性结果和/或消除一些负性结果。这种期待也是导致复吸的重要原因。

（3）渴求和驱动感：渴求（craving）是个体希望使用某种物质的强烈愿望，这种认知体验与个体对该物质能产生的预期效应高度相关；而驱动感（urge）则定义为行为的目的或以不能控制地使用某种物质为特征。两者均与复吸有关。

（4）动机：个体对自我改善的努力与动力是决定其物质使用复发可能性的重要因素。

（5）应对技巧：根据复吸的认知行为模式，个体采取恰当的方法应对高危情形的能力是复吸的最关键的预测因子。

（6）情绪状态：无论是为了追求良好的情绪状态（正性强化），或是消除不良的情绪状态，都有可能导致复吸行为。

2. 人际影响因素　在成瘾治疗中，有效的社会支持或情绪支持水平能准确预测长时间保持戒断。人际关系不良及社会支持缺乏者的复吸率会增加。

（二）降低复吸的临床干预策略

1. 让患者理解复吸，并学会识别复吸的危险信号。

2. 帮助患者识别他们的高危场景，建立正确的认知行为应对方式。

3. 提高交流技巧，改善人际关系，建立有助于保持操守的社交圈。

4. 帮助患者识别、减少以及有效处理负面情绪状态。

5. 帮助患者识别并处理渴求和出现在渴求之前的线索暗示。

6. 帮助患者识别并改变扭曲的认知。

7. 帮助患者培养均衡协调的生活方式。

8. 在社会心理治疗中考虑联合使用药物治疗。

9. 对完成脱毒治疗的患者，鼓励参与后续治疗项目，以巩固疗效。

10. 延长患者接受服药和社会心理干预的时间。

四、特殊人群治疗原则

（一）孕妇与哺乳期妇女

阿片类物质戒断可以引起胎儿宫内窒息，从而导致早产及流产。因此，医师要告知所有孕妇与哺乳期妇女，成瘾物质从乳汁中排出对胎儿有潜在危险。国内外指南推荐孕妇和哺乳期妇女除非有明确证据证明脱毒药物能大量进入乳汁而对哺乳的婴儿造成伤害，否则可以选择美沙酮或丁丙诺啡脱毒治疗或维持治疗。孕妇服用美沙酮维持治疗时应尽可能选择最小有效剂量，并改为每日2次给药，同时要与产科医师联合管理患者。

（二）HIV 感染者

普通人群所使用的药物同样适用于 HIV 阳性患者。但需注意治疗艾滋病的抗病毒药与脱毒药物之间可能存在的相互作用，必要时要适当调整剂量。

（三）共患其他躯体疾病者

1. 神经系统疾病 ①脑外伤是诱发癫痫发作的危险因素，因此这些患者的减药过程应更慢；②镇静催眠药戒断前，使用抗惊厥药的剂量应该稳定且足量。

2. 心血管疾病 ①需要连续的临床评估；②在酒精、镇静催眠药及阿片类物质戒断的过程中，潜在的心血管疾病可能由于自主神经症状的出现（血压升高、脉搏增快和出汗）而恶化；③脱毒药物在停药时必须比正常治疗状态要慢。

3. 肝肾疾病 对这类患者应使用短效脱毒药物，并低剂量缓慢滴定，还需要防范药物蓄积和过度镇静。

4. 慢性疼痛、手术患者 ①对有成瘾病史的慢性疼痛患者处方药物时应谨慎，可以先使用非麻醉性镇痛药，如对乙酰氨基酚和非甾体抗炎药。②有非阿片类物质滥用史的慢性疼痛患者是预测阿片类物质依赖的最强因子。此外，同时患有精神障碍也是发生阿片类物质依赖的高危因素。③正在服用美沙酮的患者如需外科手术，可使用短效阿片类镇痛药，且剂量可能需要相对高一些。④使用丁丙诺啡者在择期手术前 24～36h 应停止使用，术后要等阿片类麻醉药的药效消失后才可重新使用。⑤口服纳洛酮者需在手术前 72h 停药，注射长效纳洛酮缓释制剂者需在手术前 30d 停药。

（四）合并其他精神障碍者

对正在接受脱毒治疗和在脱毒治疗完成后 2～3 周内的患者，均需进行全面的精神状况评估。在脱毒期间，由于代谢失调，某些患者会出现精神病性症状、抑郁及重度焦虑等，此时需要仔细评估治疗戒断症状的药物的剂量是否合适。如果脱毒药物的剂量合适，但患者持续出现精神症状，则需要给予抗精神病药、抗痉挛药、抗焦虑药或抗抑郁药对症处理。需要注意，突然停用精神药物也可能导致停药综合征或潜在精神症状的再度出现。

（五）青少年

青少年较成年患者的躯体依赖症状要轻，能更快地完成脱毒治疗。临床医师要仔细询问患者的学习成绩、出勤情况以及纪律问题，这对确定成瘾物质使用障碍的危险性特别重要。要仔细评估潜在的自杀危险性。青少年药物滥用者，尤其是与抑郁障碍共病者的自杀率会明显升高。住院治疗时，青少年患者应该与成年患者分开居住。对于 18 岁以下患者的治疗，要咨询相关法律要求并征得父母同意。

（六）老年人

包括：①老年人由于常共患多种躯体疾病，故常会服用多种处方药，或同时服用多个医师处方的不同药物，因此要注意药物相互作用；②更可能出现处方药物被滥用；③可能因社会隔离或躯体疾病使其活动受限而难于接近治疗机构；④脱毒通常应在医疗监控或医疗管理环境中进行；⑤多年饮酒的累积效应在老年群体中可能导致更严重的戒断综合征；⑥因为代谢缓慢及与其他疾病并存，因此需要适当减少脱毒药物的剂量。

（七）有刑事法律问题的患者

具有刑事案件背景的人比普通人药物使用障碍发生的比例要高。对此类患者的脱毒治疗与常规治疗原则相同，可与就近的脱毒机构联系，除非有国家法律规定在监狱中限制使用美沙酮或丁丙诺啡及其他脱毒药物。

第三节 酒精中毒与戒断的治疗

酒精是水溶性小分子，可以从胃、小肠和结肠吸收到血液中。酒精的吸收率与胃排空时间密切相关，当小肠内有食物时吸收会延迟。女性胃部代谢酒精的能力低于男性，在体重相当并且饮用同样数量酒精的情况下，女性的血中酒精浓度高于男性20%～25%。

酒精代谢主要在肝脏。酒精被乙醇脱氢酶（ADH）和CYP2E1所降解，ADH将酒精转变为乙醛，乙醛随后由乙醛脱氢酶转变为乙酸。ADH代谢酒精的速率是相对恒定的，因为对相对较低的血中酒精浓度而言，ADH是饱和的，所以表现出零级动力学代谢（单位时间内氧化的量是固定的）。慢性饮酒者的CYP2E1水平会增加。

一、急性酒精中毒

（一）临床表现

急性酒精中毒的症状表现随着血液中酒精浓度的变化而不同。酒精的临床效应与血液中酒精浓度的关系见表3-3-1。

表3-3-1 酒精的临床效应

血中酒精浓度/（mg/100ml）	临床表现
20～99	肌肉协调性丧失，情绪、人格和行为改变
100～199	神经系统损害、共济失调、动作不协调、精神损害
200～299	除对酒精能极其耐受者外，多数人可出现明显的中毒症状，如恶心、呕吐和明显的共济失调
300～399	体温过低、严重构音障碍、遗忘、初期阶段的麻痹
400～599	依据对酒精的耐受程度，开始出现酒精中毒昏迷、进行性反应迟钝、呼吸抑制、血压降低、体温下降、尿失禁或尿潴留、明显的反射减退或消失
600～800	由于保护性呼吸道反射丧失而发生舌后坠、胃内容物误吸堵塞呼吸道，或由于中枢性呼吸抑制出现呼吸停止而致死

（二）治疗

开始治疗前，应按照本章第二节精神活性物质急性中毒的评估方式进行评估，以制订合理的个体化治疗方案。

急性酒精中毒的医疗处置主要是支持与对症处理，最重要的是保持气道通畅，避免患者出现严重的呼吸抑制。由于酒精存在导致低血糖的风险，长期饮酒者可能存在维生素B_1缺乏，在难以实施快速血糖检测的情况下，可考虑在肌内注射维生素B_1后再静脉补充葡萄糖。

由于酒精能够快速吸收进入血液循环，如果没有明确证据表明患者有其他药物的胃内摄入，酒精中毒超过30min或60min就不推荐催吐或洗胃。极个别重度酒精中毒患者如条件允许，可考虑血液透析，以快速清除体内的酒精。血液灌注或强制性利尿对于酒精中毒或过量通常无效。

目前尚无能有效逆转酒精效应的药物，选择性苯二氮䓬受体拮抗剂氟马西尼也不能阻断或逆转酒精中毒症状。重度酒精中毒昏迷、呼吸抑制患者可使用纳洛酮0.4～0.8mg静脉注射，必要时在 20min 后可以重复 1 次；也可将纳洛酮 1.2～2mg 加入 5% 葡萄糖溶液 500ml 中静脉滴注，直至患者清醒。

对有冲动、激越行为者，最好采取非药物手段的支持性保护措施（包括保护性约束）。在医疗机构内，轻、中度中毒者的行为症状有必要药物治疗时，可单独肌内注射起效迅速、作用时间短暂的苯二氮䓬类药物如劳拉西泮，也可与氟哌啶醇联合使用。但要注意此类药物可能加重酒精所致的呼吸抑制作用，因此应谨慎使用。

二、酒精戒断综合征

酒精可直接或间接地通过增强 γ- 氨基丁酸（GABA）功能来发挥部分效应。具体而言，酒精可通过调节 $GABA_A$ 受体的立体构象和增强 GABA 能神经激素直接发挥对 $GABA_A$ 受体的正性调节作用，也可通过影响神经细胞内第二信使的传导间接增强 $GABA_A$ 受体的正性调节作用。但与急性短期酒精对 $GABA_A$ 受体的作用相反，慢性长期连续饮酒则会导致 $GABA_A$ 受体表达下调、功能及功能适应性降低。骤然停止饮酒可产生 GABA 能神经递质功能活动相对不足，这被认为可能是酒精戒断症状中焦虑、精神运动性兴奋和癫痫发作的诱因。此外，骤然停止饮酒可导致大脑和外周去甲肾上腺素能系统反跳性功能活动过度，这种交感自主神经活动过度可引起酒精戒断综合征（alcohol withdrawal syndrome，AWS）。

（一）临床表现

酒精戒断症状的表现多种多样，严重程度可从轻度的手抖、失眠到重度的震颤性谵妄（delirium tremens，DT）。

酒精戒断症状常在最后一次饮酒后 6～8h 出现，24～48h 达高峰。常见症状包括坐立不安、震颤、出汗、恶心、呕吐、焦虑、激越、失眠及食欲减退等，心动过速和收缩压升高也会出现。5%～15% 的患者会出现癫痫样发作，多在戒断后 24h 内出现。

5%～12% 的患者可发展为 DT，多在断饮后 72～96h 出现，死亡率约为 5%。典型的 DT 表现为意识模糊、各种生动的幻觉及明显的震颤（三联征）。

（二）治疗

AWS 的治疗目标包括打断患者的饮酒模式；缓解戒断症状；预防严重并发症和严重戒断症状（癫痫发作、震颤性谵妄或死亡）的发生；将患者过渡到维持长期戒断的康复治疗中。治疗原则是在全面评估的基础上，遵循个体化、综合治疗原则。

1. 治疗前评估 治疗前的全面评估有利于疾病严重程度的判断、个体化治疗方案的制定以及疗效的评判。评估内容包括①饮酒模式：最初饮酒年龄、每次饮酒量、饮酒频率和种类、每日饮酒的时间和方式、近期的饮酒模式和饮酒量、最后一次饮酒的时间和饮酒量等。需注意，知情者提供的病史可能比患者自述的更可靠。②既往治疗情况：是否曾尝试戒酒，有无严重戒断反应如癫痫、震颤性谵妄等发生。③是否共病躯体和精神疾病：良好的躯体状态有利于患者顺利度过急性戒断期；如共病躯体和 / 或精神障碍则易于出现重度戒断症状，需同时治疗。④是否同时使用其他成瘾物质或处方药。⑤戒断反应严重程度：评估当前戒断反应是否发生及其严重程度。⑥实验室检查：全血细胞计数，尿常规，电解质，心、肝、肾功能，凝血时间和尿筛查以及酒精呼气浓度测定等。⑦量表评估：有助于评定症状严重程度、辅助诊断、指导用药及评估疗效，CIWA-Ar 和 SAWS（short alcohol withdrawal scale）常用。国外研究表明，多数酒精依赖患者通过社区医师的定期监测，能在家里或社区中安全度过急性戒断期。在我国，由于社区医疗的相对不足，建议中、重度患者最好住院治疗。符合以下之一者应考虑住院戒酒：①严重酒精依赖者；②既往有癫痫发作或 DT 发作史者；③社区戒断治疗失败者；④缺乏社会支持和无家可归者；⑤有认知损害者；⑥共患精神疾病者（如焦虑、抑郁、自杀意念和精神病性障碍等）；⑦躯体情况差或共患躯体疾病者（如糖尿病，心、肝、肾疾病和高血压等），或特别年轻、年老的患者。

2. 治疗 苯二氮草类药物（benzodiazepine，BZD）是目前公认的处理 AWS 最为安全有效的药物。这类药物与酒精有交叉耐受性，具有抗焦虑、镇静、肌肉松弛和抗癫痫作用。药物的选择需考虑药物的药代动力学特点（半衰期、代谢途径、起效时间及成瘾潜力）、患者的临床特征（症状严重程度、年龄、肝功能、肺功能及有无癫痫发作等）。一般来说，长效 BZD（如地西泮、氯氮草等）作为首选药具有以下优势：更能平稳地缓解戒断症状；停药后症状反跳不明显；不需每日多次给药；更能有效地预防癫痫发作；成瘾潜力较低等。缺点是可能产生药物蓄积、共济失调和过度镇静，尤其对老年和严重肝损害患者。短效 BZD（如劳拉西泮、奥沙西泮）的肌肉松弛作用和镇静作用较轻，对肝脏的损害小。因此，对老年、严重肝损害、有脑外伤和呼吸系统疾病的患者，可选择奥沙西泮和劳拉西泮。

急性酒精脱瘾时 BZD 通常应在 5～7d 内逐渐减停（每日减量约 20%），少数症状严重或有并发症者可延长到 10d 左右。临床常用 BZD 的特点见表 3-3-2。

表 3-3-2　常用苯二氮草类药物的特点

药物名称	等效剂量（相当于 5mg 地西泮）	达峰时间	半衰期 /h	活性代谢产物	是否推荐用于 AWS
地西泮	5mg	口服 1～2h，肌内注射 1h，静脉注射 8min	20～70	有	常用，肝损害者慎用
劳拉西泮	1mg	口服 1～4h，肌内注射 1h，静脉注射 5～10min	10～20	无	常用，肝损害者可用
奥沙西泮	15mg	口服 1～4h	5～12	无	常用，肝损害者可用
氯硝西泮	0.5mg	口服 1～4h	19～60	无	常用
阿普唑仑	0.4mg	口服 1～2h	12～15	很少	不建议用
三唑仑	0.25mg	口服 1～2h	1.5～5	无	不用
氯氮草（利眠宁）	25mg	口服 1～4h	>100	有	国外常用

其他药物的总体疗效均不如 BZD，一般需要与 BZD 联合使用，或在使用 BZD 有禁忌或无效时使用。卡马西平可以减轻戒断症状和防止戒断所致的癫痫发作，其优点是不会被滥用、没有嗜睡。抗精神病药对出现精神病性症状者可短期使用，但不应选用诱发癫痫发作作用强的药物如氯丙嗪、氯氮平等。β 受体拮抗剂可以缓解部分戒断症状，但不能预防 DT 及抽搐的发生。Wernicke-Korsakoff 综合征是由于维生素 B_1 缺乏造成的急性脑病，常发生于慢性酒精依赖患者。酒精依赖患者脱瘾治疗时，均应常规补充 B 族维生素（尤其是维生素 B_1）和叶酸，以预防韦尼克脑病的发生，尤其是在给予葡萄糖溶液之前应通过肌内注射或静脉注射给予维生素 B_1。

震颤性谵妄和酒精戒断性癫痫发作是提升 AWS 病情严重的两种临床表现，有时会危及生命，应积极处理。

（1）震颤性谵妄的治疗：震颤性谵妄（DT）是医学急症，及早发现和治疗极为重要。对于 CIWA-Ar 评分＞15 分，且有震颤性谵妄发生的高危因素者应特别注意。

1）DT患者需要严密监护、支持对症和有效的镇静治疗（BZD和抗精神病药），同时必须积极治疗其躯体疾病和并发症，治疗必须个体化。

2）支持治疗。提供安静、光线柔和的环境，给予心理安慰，动态评估生命体征及戒断症状。对严重兴奋躁动患者可行短期的保护性约束，一旦药物的镇静作用起效，即应解除约束。及时建立静脉通道，纠正水和电解质紊乱，积极治疗躯体疾病的并发症。一般来说，等渗静脉补液可以迅速纠正脱水。必须补充维生素 B_1（可以每日肌内注射300mg），最好在静脉补充葡萄糖前进行。如患者能进食，应口服补充叶酸、维生素 B_{12}、复方维生素B及维生素C。

3）使用BZD，常用地西泮、劳拉西泮及奥沙西泮。通常首选长效BZD如地西泮，因其更能平稳地缓解戒断症状，较少发生症状反跳和抽搐发作。短效BZD如咪达唑仑推荐用于可能发生过度镇静、老年、头部外伤、严重肝损害和其他躯体疾病患者。治疗应该在有严密监控的医疗环境中进行。

推荐静脉给药，以保证药物快速起效。剂量滴定应考虑患者发生DT的危险因素和耐受性。

通常使用地西泮治疗。第1日应有专门经验的医师仔细评估，结合患者的症状与体征、酒精呼气浓度及每1～6h1次的CIWA-Ar评分来滴定地西泮的剂量。首日总剂量的确定：可以在5～10min内静脉滴注地西泮10～20mg，以后每2h重复静脉滴注10～20mg，持续6h；以后可每6h静脉滴注10～20mg，直到患者出现适度镇静。或建议每小时口服地西泮20mg直至总量为80mg；或静脉注射咪达唑仑起始剂量5mg，以后每小时静脉滴注2mg；或每小时肌内注射劳拉西泮2mg。不论采用哪种给药方法，一旦患者出现适度镇静（安静但能唤醒）即可停止药物增量，此时的剂量即可确定为首日总剂量。对多数患者而言，首日总剂量为地西泮50～80mg、氯氮䓬250mg即足够。第2～7日在首日剂量确定的基础上，且戒断症状稳定好转的情况下可启用标准减药程序，一般每日减少15%～20%。药物可以每6h1次，晚间剂量可适当偏大，以保证较好的睡眠。部分患者的减药期可能需要适当延长。

4）难治性DT的处理。难治性DT一般是指大剂量BZD仍难以控制的DT。通常指第1小时使用地西泮超过50mg或劳拉西泮超过10mg，或在最初的4h使用地西泮超过200mg或劳拉西泮超过40mg，但戒断症状仍难以获得满意的控制。此时可以试用苯巴比妥或丙泊酚治疗，苯巴比妥的用量为130～260mg/次，每15～20min可重复，直到症状控制。治疗期间最好进行气管插管和机械通气治疗。

有精神病性症状者可同时合用抗精神病药。常用氟哌啶醇2.5～5mg/次，肌内注射，每日1～3次（剂量要个体化），一旦症状控制，即可逐渐减停。

治疗期间的观察与管理：①每次观察指标包括临床观察和CIWA-Ar量表评分，以及血压、心率、血氧饱和度和酒精呼气浓度；②第一个24h至少每1～2h要观察、评估和记录1次，第2日以后至少每日要观察、评估和记录2次以上。

（2）酒精戒断性癫痫发作的治疗：酒精戒断性癫痫发作多在断酒或减少酒量后24h内发生，在戒酒后48h内消失。发作形式常为全身强直阵挛性抽搐，通常是单次发作，但也可以发作2～3次，每次发作可持续5min。酒精戒断性癫痫发作患者约1/3可发展为震颤性谵妄，因而需要积极防治。治疗前要仔细进行临床评估，尤其要排除其他可能的脑部疾病。

酒精戒断性癫痫发作是极为严重的戒断症状，应住院治疗，以保证患者在安静的环境下得到仔细观察、全面治疗和护理。首选BZD静脉注射，一般1～3min即可生效。推荐地西泮10～20mg，缓慢静脉注射（2～5mg/min）。如癫痫持续或复发，可于15min后重复给药，同时要保持气道通畅、给氧以及监护生命体征等。

三、预防酒精依赖复发的药物治疗

预防酒精依赖患者复发是治疗康复领域的重点和难点。预防措施除社会心理干预外,药物治疗也有一定作用,最好是两者结合治疗。

美国 FDA 已经正式批准 3 种专门用于治疗酒精依赖的药物:双硫仑、纳曲酮和阿坎酸。此外,还有 5 种药物在其适应证外常被用来帮助治疗酒精使用障碍患者:纳美芬、巴氯芬、加巴喷丁、昂丹司琼和托吡酯。然而,即使在控制很好的临床试验中,这些药物仅有轻微的疗效。

(一)双硫仑

临床应用已超过 60 年,使用该药治疗的患者在饮酒时产生一种令人不适的反应。该药通过抑制酒精代谢所需要的肝药酶——乙醛脱氢酶来改变酒精代谢,这导致酒精代谢产物乙醛累积。如果患者在服用双硫仑的几日内摄入酒精,乙醛累积会导致乙醛综合征,表现为面部潮红、搏动性头痛、恶心、呕吐、胸痛、血压不稳及其他痛苦的症状。然而,使用双硫仑来减少饮酒的对照试验结果却不尽如人意。

患者在接受双硫仑治疗时复饮的一个常见原因是焦虑,有学者研究劳拉西泮和双硫仑联用的效果。尽管劳拉西泮对已经服用双硫仑的酒精使用障碍患者似乎是治疗焦虑的一种安全且有效的方法,但依然对使用双硫仑的依从性造成影响,最初入组的 41 名患者在第 16 周随访时仅有 26 名接受随访评估。

(二)阿片受体拮抗剂

阿片受体拮抗剂通过阻断饮酒所致的内源性阿片肽释放而起作用。也就是说,阿片受体拮抗剂减少酒精带来的愉悦感。有证据表明,个体在饮酒前相对较短的时间内(如 1h)服用阿片受体拮抗剂效果最好;如果在饮酒前过早服用的话,阿片受体拮抗剂可能无法阻断酒精的奖赏效应。

纳曲酮是一种阿片受体拮抗剂,是已被 FDA 批准用于治疗酗酒的口服制剂(商品名为 ReVia),每月使用 1 次的注射用缓释微球剂(商品名为 Vivitrol)已被批准上市。治疗早期最常见的副作用包括恶心、呕吐、腹痛、头痛以及疲惫。每日 100~300mg 高剂量使用可能对肝脏造成损害,但停用后可以恢复。在纳曲酮治疗中禁止继续服用阿片类药物,因为纳曲酮对阿片受体的拮抗作用会阻断阿片类药物的镇痛作用。与安慰剂相比,注射纳曲酮显著减少患者日常饮酒量和严重饮酒天数。对于不能按照医嘱口服用药的患者注射长效纳曲酮,其稳定的药物释放机制能更好地发挥功效。除了注射引起的疼痛和刺激性外,注射用纳曲酮的副作用和口服纳曲酮类似。

纳美芬和纳曲酮一样,是 μ 和 δ 阿片受体拮抗剂,但同时也是 κ 阿片受体部分激动剂。有一项临床前研究显示,与安慰剂相比,患者在渴求时服用纳美芬药片 6 个月后严重酗酒天数略有下降,但脱落率相当高。纳美芬因其适应证在欧洲被批准为一种按需使用的药物,将用药的控制权交给患者。如果患者认为自己可能会饮酒或者已经开始饮酒,可立刻服用 1 粒 18mg 的片剂。有 3 项临床试验的结果表明,严重酗酒者使用纳美芬可以有效控制酒精的摄入量。

(三)阿坎酸

阿坎酸(商品名为凯莫普拉,Campral),在 1984 年被 FDA 批准用于治疗酗酒,它是第一种为酒精依赖人群研发的、用于戒酒后维持治疗的药物。其作用机制是激活 GABA 受体,同时抑制 NMDA 受体,它通过作用于中枢神经系统,恢复因慢性酒精刺激而改变的谷氨酰胺能神经元的正常活性。

阿坎酸口服很难吸收,因此要服用相对较高的剂量(约 2g/d),半衰期约 18h。腹泻是最常见的副作用,过高剂量使用可能出现神经紧张、疲劳、失眠和抑郁等症状。

早期研究表明阿坎酸的疗效约为安慰剂的 3 倍,患者的饮酒频率会减少 30%~50%。有研究发现,阿坎酸与认知治疗或与纳曲酮联用的疗效会优于单独使用,同时服用阿坎酸和纳曲酮显著提高阿坎酸的吸收速度和程度。阿坎酸不影响纳曲酮的药物代谢动力学,因此在两者联用时,阿坎酸的剂量可以减少 33%。

(四)巴氯芬

巴氯芬自 20 世纪 70 年代末起被用于治疗神经肌肉痉挛,是一种 $GABA_B$ 受体激动剂。酒精使用障碍患者体内的 GABA 转运下调,这也是为什么当前开发的针对酒精使用障碍的新药通常针对 GABA 系统。有研究显示,每日服用 270mg 巴氯芬在减少渴求和维持戒断方面有较好疗效。巴氯芬是一种相对安全的药物,副作用较轻微,常见不良反应为疲劳、恶心、晕眩、嗜睡和腹痛;没有滥用风险。

(五)加巴喷丁

FDA 批准加巴喷丁治疗癫痫和带状疱疹所致的神经痛。与 GABA 类似,加巴喷丁能增强中枢神经系统 GABA 能活动,抑制谷氨酸活性,并降低去甲肾上腺素和多巴胺释放。每日使用 400~1 600mg 加巴喷丁,通常较安全且耐受性良好。有证据表明,加巴喷丁能减少酒精使用障碍患者对酒精的渴求和使用、延迟复饮并改善睡眠。早期研究显示加巴喷丁能纠正 GABA 或谷氨酸失衡,进而降低复饮的风险。临床试验发现,每日服用 600~1 800mg 是戒酒或减少严重饮酒的有效措施。每日合并使用 1 200mg 加巴喷丁和 50mg 纳曲酮,连续使用 6 周,在减少严重饮酒时间与天数及每日饮酒量方面,疗效优于纳曲酮加安慰剂或双倍安慰剂。加巴喷丁有助于改善睡眠,可能也是其有效的原因之一。对有严重肝脏疾病或在戒断过程中可能饮酒的患者,加巴喷丁是苯二氮䓬类药物的安全替代品。加巴喷丁的不良反应包括日间镇静、头晕、共济失调、疲劳以及消化不良。

(六)托吡酯

FDA 和我国均批准托吡酯用于治疗偏头痛和一些癫痫障碍。托吡酯能阻断某些特定的谷氨酸受体亚型,而激活 GABA 能神经元。作为一种抗惊厥药,托吡酯对于治疗酒精戒断综合征有效;作为抗焦虑、抗复饮、稳定情绪的药物,托吡酯对于长期酗酒的治疗有益。相比安慰剂,每日服用约 300mg 托吡酯能更好地减少严重饮酒天数和每日饮酒量、降低渴求以及增加戒断天数。在一项为期 3 个月的试验中,与安慰剂相比,托吡酯提高"安全饮酒量"(女性每日少于 1 个标准杯,男性每日少于 2 个标准杯)。处于饮酒、戒断和维持阶段的患者都可以服用该药。主要副作用为记忆损害和注意力受损,非常缓慢滴定剂量并控制在每日 300mg 以下可避免认知障碍;快速滴定或高剂量也可能诱发感觉异常和神经性厌食。其他副作用包括代谢性酸中毒、肾结石和闭角型青光眼。该药有可能导致唇腭裂,因此孕妇或任何育龄妇女禁用。托吡酯通过肾脏排泄,因此肾损害患者应减量使用。

(七)其他药物

有报告显示,$5\text{-}HT_3$ 受体拮抗剂昂丹司琼(商品名为枢复宁)对酒精使用障碍有积极作用。$5\text{-}HT_3$ 受体可能是酒精在大脑中的作用位点,特别是在奖赏效应方面。两项临床试验均发现昂丹司琼对早发酗酒(early onset alcoholism, EOA)有效。早发酗酒被定义为在 25 岁或更早阶段发展出酗酒行为,主要与酒精使用障碍家族史和显著的反社会人格特征相关。有一项试验纳入 271 名早发酗酒者,发现相比安慰剂,昂丹司琼更有助于减少患者的渴求和每日饮酒量,以及增加戒酒天数。常见副作用有便秘或腹泻、氨基转移酶升高、心动过速、头痛和疲劳。禁忌证为长 Q-T 间期综合征、有 Q-Tc 间期延长风险或严重肝脏疾病等患者禁用。

第四节　阿片类物质中毒与戒断的治疗

阿片类物质（opioid）是指对人体产生类似于吗啡效应的系列药物。天然的阿片碱及其半合成衍生物包括吗啡、海洛因、氢吗啡酮、可待因、羟考酮等；合成的吗啡类物质包括左啡诺、丙氧芬、芬太尼、美沙酮、哌替啶及激动 - 拮抗剂喷他佐辛等。阿片类物质具有镇痛、镇静、致欣快、呼吸抑制、胃肠道抑制和缩瞳等药理作用，其处方药的适应证包括镇痛、镇静、镇咳和止泻等。非医疗目的的使用易导致中毒和依赖性。

阿片类物质主要作用于 μ、κ 和 δ 三种阿片受体，这三种阿片受体亚型都与镇痛和阿片类药物的奖赏效应有关，但临床相关的阿片类物质活性主要集中在 μ 受体。

一、阿片类物质中毒

当阿片类物质使用剂量超过躯体耐受剂量时可出现中毒。尽管轻至中度中毒（如欣快或过度镇静）通常不具有生命危险，但严重者可在数分钟内死亡，是需要紧急处理的医学急症。死亡原因多与呼吸功能抑制有关。

急性过量中毒的原因包括经过脱毒治疗后重新使用、给药途径改变、药品纯度增加、多药滥用（尤其与酒精、BZD 同时使用）以及共患躯体疾病等。此外，由于个体对阿片类物质所致的欣快效应耐受较快，而对其所致的呼吸抑制作用耐受较慢，这容易导致使用过量，即便是经常性使用者也常出现使用过量的情况。

（一）评估

1. 病史询问　通过询问患者和知情者收集资料。由于多种药物滥用具有相似性，因此除了询问阿片类物质使用情况外（使用剂量、最后使用时间等），还要询问有无多药滥用。

2. 评估中毒程度　依据患者的呼吸抑制程度（频率、深度和血气分析结果）、循环系统表现（心率、心律、血压和发绀等情况）、神经系统表现（意识、瞳孔和反射）来判断。在判断无其他并发症和继发性病理改变的情况下，呼吸低至 4～6 次 /min 则可判断为中、重度中毒。严重血压降低、发绀、心动过缓和心律失常，再加上瞳孔散大、固定或不等大、对光反射异常者，提示病情危重，是继发脑缺氧和脑水肿的表现。

3. 评估其他原因　低血糖、酸中毒或水、电解质紊乱和肝脏疾病晚期并发症等可以导致或加重中毒症状。

在上述评估的基础上，如患者有意识水平改变并至少有下列一项：①呼吸抑制（呼吸频率 <12 次 /min）；②瞳孔缩小；③有阿片类使用的其他证据（如皮肤注射瘢痕、毒物筛查阳性等），排除低血糖、酸中毒、水与电解质紊乱及其他躯体疾病所致，基本可以确诊。

（二）治疗

治疗原则为抢救患者生命，预防并发症和后遗症，为后续脱毒及戒断打下基础。

1. 保持气道通畅　对气道通畅患者，加强监护直至患者意识清醒；对气道不通畅患者，给予 100% 氧气吸入或机械辅助通气。

2. 盐酸纳洛酮注射　最初给予 0.4～0.8mg 静脉注射，必要时重复使用（观察 2～3min）。如果仍持续存在呼吸抑制或者氧气吸入不足，则应考虑机械通气。

对纳洛酮反应良好的患者：①若无其他并发症，使用纳洛酮后观察 2～3h；②若临床反复出现显著的镇静状态，需重复使用纳洛酮；③有肺部症状者需行胸部 X 线检查。对纳洛酮反应不良的患者：①尝试使用 2mg 纳洛酮；②考虑多种物质使用过量或其他原因（需修改诊断）。

纳洛酮可迅速逆转阿片类物质的中枢及心肺抑制效应，静脉注射大约在 2min 内起效。但纳洛酮的 $t_{1/2}$ 仅为 30～78min，故需重复使用，以充分拮抗体内过量的阿片类物质，在估计体内的阿片类物质代谢完毕后即可停药。通常短效阿片类物质（如海洛因）的平均代谢时间是 4～5h，严重肝肾损害时代谢时间可能延长。若为长效阿片类药物（如芬太尼或美沙酮）过量中毒，则需不断静脉注射更高剂量的纳洛酮以保证其更长的作用时间。对所有患者，在停止使用纳洛酮后仍需密切观察，如出现症状反跳，则应恢复使用。

给予纳洛酮 2min 后，阿片类物质中毒的特征性症状即应开始恢复。临床观察指标主要是意识、瞳孔和自主呼吸，其中自主呼吸最为重要。如果纳洛酮使用剂量达到 10mg 仍未获得满意的疗效，则应考虑并发症和多药滥用。最常见的并发症包括缺氧引起的各个器官功能障碍，一旦出现，则需优先处理。需注意瞳孔变化对诊断具有提示价值，但对于判断中毒深度等方面参考价值有限。

3. 对症支持治疗　应给予支持治疗，严重患者需进行基础生命支持与强心药治疗。必须监测生命体征与心肺功能，维持心肺功能稳定；必须保证静脉通道通畅，维持内环境稳定。

纳洛酮可迅速逆转阿片类物质的效应，因此处理阿片类物质中毒最复杂的常是处理由阿片类物质中毒引起的继发性病理变化，如脑缺氧、循环障碍及肺水肿等。因此，需要依据患者状况进行不同程度的营养、支持、维持水与电解质平衡和血氧水平等的处理。同时需治疗共患的躯体疾病。

4. 具有严重躯体疾病的患者可以继续住院接受进一步的治疗。其他患者在中毒症状改善后，可以转到成瘾或精神专科治疗机构进一步治疗。

二、急性戒断综合征

阿片类物质的急性戒断症状是一个自限性过程，戒断症状严重程度、持续时间因阿片类物质的使用类型、剂量以及持续时间的不同而不同，通常不会导致患者死亡。阿片类物质戒断症状出现的时间与所使用药物的半衰期有关。如哌替啶（meperidine）的戒断症状在断药后 8～12h 达高峰，持续 4～5d；而海洛因的戒断症状在断药后 36～72h 达高峰，持续 7～14d；美沙酮的戒断症状在末次使用后 36h 才出现，4～6d 达高峰，且在 10～12d 内都不会有明显减轻。常见临床症状包括疼痛症状群、神经精神症状群、自主神经系统症状、呼吸系统症状，以及心血管系统相应症状。

临床上还应关注稽延性戒断综合征，这是一组急性戒断期后持续存在的症状。常见表现包括各种形式的睡眠障碍、各种躯体不适感、精神症状（焦虑、抑郁情绪）以及持久的渴求症状。

（一）评估

1. 通过询问患者及知情者获得可靠的病史材料，包括药物使用的时间、剂量、频率、用药方式、末次使用的剂量和时间以及是否多药使用等。

2. 应进行详细的检查以发现与戒断一致的特异性阳性发现，进而明确诊断。客观证据包括尿液或唾液阿片检测呈阳性；客观的阿片类物质戒断体征（表3-3-3）；近期注射痕迹。

3. 根据患者的病史材料、临床表现和躯体情况，结合量表评估，判定患者药物依赖的程度及戒断症状严重程度。

表 3-3-3   阿片类物质戒断症状量表

症状	正常	轻至中度戒断反应	重度戒断反应
流泪	无	眼球湿润	不断流泪 / 擦眼睛
流涕	无	吸鼻	大量分泌（擦鼻）
激越	无	烦躁	静坐不能
出汗	无	皮肤潮湿	出现汗珠
汗毛竖起	无	勉强可触及	明显，可见汗毛竖起
脉搏 /（次 /min）	<80	>80 且 <100	>100
呕吐	无	无	有
颤抖	无	无	有
呵欠 /10min	<3	3～5	6 或 6 以上
瞳孔	<4mm	扩大，4～6mm	明显扩大，>6mm

（二）治疗

处理阿片类物质依赖患者需要有专门经验的医师，因为美沙酮使用不当可能致命，而阿片类物质戒断反应常不会致命。阿片类脱毒治疗采用一般支持治疗与特定的药物治疗相结合的方法，支持治疗包括确保安全的环境、适量的营养与心理支持；药物治疗包括急性脱毒和维持治疗，且药物治疗始终只是全面治疗的一部分。决定对患者实施门诊还是住院治疗，依赖患者状况、社会支持（如家庭成员的监护与交通条件）的可及性以及是否有多药滥用等情况。

治疗目标：①减轻或预防戒断症状；②减少或消除毒品的使用；③降低毒品引起的伤害（尤其是注射行为）；④与患者建立关系，并提供与患者一同努力戒毒的机会。

急性戒断反应的治疗包括替代治疗和非替代治疗。替代治疗是利用与毒品有相似作用的药物来替代毒品，并在一定时间内减停药物，以减轻戒断症状严重程度，帮助患者平稳度过急性戒断期。常用替代药包括美沙酮和丁丙诺啡。非替代药包括可乐定、洛非西定、某些中药以及针灸等。

1. 美沙酮替代治疗   起始剂量既要足以抑制戒断症状，又不能太大以免出现呼吸抑制。一般起始剂量为 10～20mg（建议首次剂量最好低于 40mg），口服后观察以下体征：①瞳孔散大；②出汗、鸡皮疙瘩、流泪及流涕；③脉搏每分钟增加 10 次；④收缩压增加 10mmHg。当 4 个体征出现 2 个时，再给予 10mg 口服，每 4h 观察，必要时在 24h 内可再用 10mg，以第一个 24h 总剂量为基准，次日将此剂量分 2 次服用，然后每日减少 10%～20%，整个减停过程一般在 2～3 周内完成。

2. 丁丙诺啡替代治疗   丁丙诺啡治疗阿片类物质戒断症状优于可乐定，在改善戒断症状、延长操守时间、提高治疗彻底性方面与美沙酮疗效相当。丁丙诺啡的"天花板效应"降低药物过量使用的风险，即便是高剂量使用毒性也较低，有较大的安全剂量范围。

该药也能够产生足够的耐受性，从而阻断外源性阿片类物质的效应，表明此药能够降低阿片类物质非法使用。它从 μ 阿片受体缓慢分离导致其作用时间较长（对维持治疗效果较理想），且可降低停止使用阿片类物质时戒断症状与体征的严重程度，使它在阿片类脱毒治疗中有独特的功效。

丁丙诺啡一般在末次使用短效阿片类药物如海洛因 6～12h 后或长效阿片类药物如美沙酮 24～72h 后使用，以避免促发戒断症状。推荐起始剂量为 2～4mg，观察 1～1.5h，如无戒断症状，以后根据观察评估（可以使用临床阿片戒断量表 COWS 辅助评估）结果，可以每次给药 2～4mg 进行剂量滴定，直到达到满意的疗效。多数患者 8mg/d 足够，部分患者需 12～16mg/d，最大剂量不应超过 24mg/d。减药时间没有具体规定，要个体化，通常要根据患者的起始剂量、依赖程度和躯体情况等综合决定。一般住院患者可考虑 7～14d 减完，门诊患者可延长至 14d 至数周。

3. 可乐定 首次剂量不宜太大，约为最大日剂量的 2/3，第 2～3 日增至最大剂量，第 5 日开始逐渐递减，第 11 日或第 12 日停止给药。具体可参考以下方法：第 1 日剂量为 0.1～0.2mg，每 4～6h 1 次，最大剂量为 1.0mg；第 2～4 日改为 0.2～0.4mg，每 4～6h 1 次，最大剂量为 1.2mg/d；第 5 日起每日减少 0.2mg。此药目前主要用于急性脱毒的辅助治疗，如在停止使用美沙酮后使用。不良反应为直立性低血压、口干和嗜睡。

4. 其他药物 某些中药对缓解戒断症状、促进机体康复有一定作用。常用中药制剂包括参附汤、益安口服液及安君宁等。苯二氮䓬类药物、抗抑郁药、抗焦虑药和抗精神病药也可缓解患者的相应症状，可短期使用。

三、阿片类物质依赖患者戒断后的长期维持治疗

对于阿片类物质依赖患者来说，急性期戒断仅是治疗的开始。除了生物学原因外，阿片类物质依赖伴发的心理社会问题也需要更长期、更专业的辅助治疗。

（一）纳曲酮维持治疗

纳曲酮是长效阿片受体拮抗剂，大约每周口服 350mg 即可完全阻断阿片类药物的强化效应。因此，对于已成功脱毒、处于康复期的阿片类物质依赖患者，从理论上讲纳曲酮是一个理想的防复吸维持治疗药物。然而，这种乐观的理论观点与临床实际情况有差距，在一项为期 6 个多月的纳曲酮维持治疗中，只有 20%～30% 的戒断率，但较安慰剂有效。对服药依从性差的患者，可选用纳曲酮长效注射剂。

用药前患者需满足以下条件：① 7～10d 内未使用过阿片类药物。②尿液吗啡检测阴性；如为阳性，则应推迟到阴性后再用药。③纳洛酮激发试验阴性。皮下注射或肌内注射 0.4～1.2mg 纳洛酮，观察 1h，如无戒断症状即为阴性；如为阳性，则应推迟到激发试验阴性后再用药。

用药前 3～5d 为诱导期，最好在住院时进行，目的是让患者逐步适应纳曲酮治疗。一般第 1 日口服 2.5～5mg，观察患者反应，如反应严重，应暂缓加量；以后可每日增加 5～15mg；维持期剂量一般为 50mg/d，1 次顿服。疗程要个体化，原则上只要存在复吸的可能性，就可服用纳曲酮预防，建议至少服用半年以上。

降低首日用量的主要原因是减少胃肠道不良反应如恶心、呕吐，大约 10% 的服用者有此反应。纳曲酮最严重（但很少发生）的不良反应是肝毒性，多为自限性，停药后多会缓解，一般不会发展为肝衰竭。

（二）美沙酮维持治疗

美沙酮维持治疗是为了降低非法滥用毒品的危害而采取的一种办法，其目的包括：①避免戒断症状；②阻止非法阿片类药物作用，减少渴求；③促进患者参加以康复为导向的活动，预防重新使用毒品。

美沙酮维持治疗用药前应确认患者确实存在阿片类物质依赖，并且在有适当的监护条件下给予一个安全的起始剂量，同时定期评估以降低中毒风险。建议至少在前 3 个月或在达到稳定状态前每日给药，并在监护下服药。以下方案可供参考：

早期引入：第一个 24h 内，可在患者末次使用毒品 4～6h 后给予首剂美沙酮 15～30mg（根据患者使用毒品的剂量与时间等决定）；首次剂量后观察 6～8h，如患者出现戒断症状，可在 5～10mg/ 次的剂量范围内调整。

晚期引入：在其后的 1～3 周内，根据患者反应，可按照 5～10mg/ 次的剂量范围调整，确定合适剂量。

维持（稳定）治疗期：维持合适剂量持续治疗，一般为 40～120mg/d。

在美沙酮的持续应用中，除了出现男性性功能减退和 Q-T 间期延长，极个别可能发展为尖端扭转型心动过速外，不会伴发严重不良反应。轻微不良反应包括便秘、多汗、嗜睡、性欲减退和性行为减少。

影响体内美沙酮代谢的因素：①慢性疾病（如慢性肝肾疾病等）。②药物相互作用。有研究发现，美沙酮与利福平、苯妥英钠及卡马西平存在相互作用；动物研究提示，与酒精、双硫仑、苯巴比妥、地西泮、地昔帕明、雌激素、西咪替丁及治疗艾滋病的抗病毒药也会发生相互作用。③生理状态改变，尤其是妊娠。

美沙酮维持治疗的常见问题：①过早退出治疗；②合并使用非阿片类物质（如甲基苯丙胺、酒精）；③将美沙酮转移到非法市场等。这些都需要引起医师重视。

美沙酮维持治疗与艾滋病治疗药物的相互作用：美沙酮维持治疗能降低与注射毒品有关的 HIV 感染，能改善患者对抗逆转录病毒治疗的依从性以及 HIV 感染的治疗结局。但美沙酮与艾滋病治疗药物可能产生相互作用，应予注意。如美沙酮能升高某些艾滋病防护药物的血药浓度；抗逆转录病毒药物可以诱导美沙酮的代谢，一旦停药，美沙酮的血药浓度会增加，可能导致心律失常。

（三）丁丙诺啡维持治疗

丁丙诺啡舌下片有两种剂型。一种是只包括丁丙诺啡一种药物的单一剂型；另一种复合剂型称为赛宝松（Suboxone），由丁丙诺啡和阿片受体拮抗剂纳洛酮按 4∶1 的比例配制。单一剂型主要应用于临床监护的情况下，而复合剂型更适用于家庭使用。

1. 复合剂型的使用方法 分为诱导期、稳定期与维持期治疗。

（1）诱导期治疗：第 1 日应在戒断症状即将出现或已经出现轻微戒断症状时开始使用，最好使用单一剂型。一般在末次使用短效阿片类药物如海洛因 6～12h 后或长效阿片类药物如美沙酮 24～72h 后使用，以避免促发戒断症状。一般首次使用 2mg，舌下含服，观察 2h。如戒断症状缓解，则定为首日剂量；如戒断症状不缓解，则追加 2mg，再观察 2h。以此类推，可多次给药，但首日剂量不超过 12mg；如有戒断症状，可用非阿片类药物对症处理。第 2 日使用复合剂型。如果第 1 日服药后无明显的戒断症状，首次剂量为第 1 日的总剂量；如果仍有戒断症状，首次剂量则在第 1 日总剂量的基础上增加 4mg，使用后观察 2h。如无戒断症状，即为第 2 日的总剂量；如仍有戒断症状，可以再追加 4mg，再观察 2h，直到达到满意的剂量。但第 2 日的总剂量不应超过 16mg。第 3～7 日可按照第 2 日的方案调整剂量。在 1 周的诱导期间，12～16mg/d 对多数患者合适。国外报告最大剂量可达 32mg/d。

（2）稳定期治疗：一般为 1～2 个月。此期最好要求患者每周至少复查 1 次，稳定早期仍可根据对患者的评估进行每周 2～4mg 之间的剂量调整。

（3）维持期治疗：持续时间不定，至少要求 12 个月以上，甚至终身用药。维持剂量要个体化，一般为 8～24mg/d。在维持治疗期间，如因各种原因需要中断治疗，医师要制订逐步减量停药的方案。除非特殊情况，建议缓慢减药，减停时间最少持续 2 周以上。在使用丁丙诺啡维持治疗期间，要加强对患者的监控与管理，至少每月要评估 1 次。对某些患者可能需要实行不定时的抽查和尿检，以预防患者将药物作为他用。

2. 单一剂型的使用方法　大致可以参考上述复合剂型的使用方法。一般在末次使用短效阿片类药物如海洛因 6～12h 后或长效阿片类药物如美沙酮 24～72h 后使用，以避免促发戒断症状。推荐首次剂量为 2～4mg，舌下含服，不要嚼碎或吞服。在服用首次剂量后观察 1～1.5h，评估是否有不良反应。以后根据观察评估（可以结合量表评估）结果，可以每次给药 2～4mg 进行剂量滴定，每次增量后需观察 2～4h，以便进一步评估，直到达到疗效满意的合适剂量（此过程一般需要 3～5d）后进行维持治疗。满意的疗效是当每日服用 1 次剂量 2h 后能有效控制戒断症状，且效应能维持至次日给药。多数患者 8mg/d 便足够，部分患者需 12～16mg/d，最大剂量不应超过 24mg/d。

丁丙诺啡具有轻度抑制呼吸作用。其他不良反应有镇静、恶心、低血压和便秘等。丁丙诺啡较美沙酮更少出现心电图异常。

3. 丁丙诺啡与美沙酮之间的转换　对服用美沙酮的患者，建议在美沙酮治疗剂量减少到 30mg/d 持续 1 周或更长时间后方可换用丁丙诺啡治疗。丁丙诺啡至少在美沙酮末次剂量 24h 后才开始应用，且起始剂量为 2mg。如果在首次给予 2mg 丁丙诺啡后出现戒断症状和体征，应再次给予 2mg。必要时第 1 日可以给予最大剂量 8mg。

（四）妊娠期维持治疗

妊娠期间吸食海洛因会给母亲和胎儿带来不良后果，包括感染、早产和低体重儿，这些都是胎儿后天发育迟缓的危险因素。

研究发现，吸食海洛因的孕妇采用美沙酮维持治疗能长时间保持戒断，能更好地遵从产科护理，避免相关危险行为，减少胚胎期违禁药品接触，从而提高新生儿的预后。美沙酮维持治疗的受益还包括胎儿发育稳定、死亡率降低、感染 HIV 的危险降低、患先兆子痫的危险降低以及胎儿接触海洛因引发的戒断风险降低。此外，作为综合治疗的一部分，目前没有研究证实产前接触维持治疗剂量的美沙酮与婴儿发育及认知损害相关。

一般来说，50%～81% 的产前接触美沙酮的新生儿会出现一些阿片类物质戒断症状，但多不严重，且没有危险的后遗症。

孕妇使用丁丙诺啡对母亲和胎儿的影响如何，尚缺乏确切证据。

第五节　兴奋剂中毒与戒断的治疗

兴奋剂是指主要通过加强儿茶酚胺突触的神经递质活动而引起中枢和外周交感神经系统兴奋作用的一类物质。兴奋剂包括自然产生的植物生物碱（如可卡因和麻黄碱）和 10 多种合成药物（如苯丙胺类和哌甲酯）。大多数兴奋剂虽分属于各种类别，但都具有苯乙胺的基本化学结构。兴奋剂的给药途径对其药代动力学特点有很大影响。烟吸类兴奋剂（如可卡因或甲基苯丙胺）通过肺部迅速吸收，可能 6～8s 就到达大脑，给药几分钟内达高峰；静脉注射给药也在 4～7min 就在脑部达高峰；兴奋剂的鼻腔（intranasal）和口服给药吸收较慢，需 30～45min 起效，其峰值效应持续较长，进入高峰后效应下降也较慢。

一、兴奋剂中毒

（一）临床表现

1. 兴奋剂中毒的心理与行为效应　轻度兴奋剂中毒的预期效应包括增强精力、警觉性和社交能力，提高情绪与欣快感、降低疲劳、睡眠减少以及食欲减退。随着中毒程度加重，患者会出现焦虑、易激惹、人际关系敏感、过度警觉、多疑、夸大、判断力受损、刻板行为以及偏执与幻觉等精神病性症状。兴奋剂使用者通常保持较好的警觉与定向力，但是妄想状态可能会影响其判断、认知与注意力。兴奋剂所致精神障碍有时非常类似于精神分裂症急性发作的表现，容易造成误诊。

可卡因所致精神障碍可能不同于急性精神分裂症样精神病，因为较少出现思维障碍、怪异的妄想以及少语、注意涣散等阴性症状。兴奋剂所致的幻觉可以是幻听、幻视或躯体感觉障碍。幻触是兴奋剂所致精神障碍中尤具代表性的症状，如皮下蚁走感。恐惧不安感很常见，甚至会演化成惊恐发作。

严重兴奋剂中毒可导致极度兴奋躁动、谵妄或致命性脑器质性综合征。此时，应立即进行急性神经精神科（如颅内出血）评估并给予及时治疗。

2. 兴奋剂中毒的生理效应　轻度兴奋剂中毒（使用者渴求达到的状态）可能出现一种或一种以上自限性生理效应，如烦躁不安、窦性心动过速、过度换气、瞳孔散大、夜间磨牙、头痛、出汗或颤抖。这些生理效应通常不会导致患者去寻求治疗。

非创伤性胸痛是兴奋剂使用者中一种常见且持续存在的并发症，有该并发症的患者常紧急就诊于医疗机构。1%～6%的可卡因使用所致的胸痛患者，以及约1/4的甲基苯丙胺使用所致的胸痛患者可能会出现急性心肌梗死。梗死的风险最易出现在可卡因使用后的1～3h，而后这种风险迅速下降。对非创伤性兴奋剂相关胸痛患者应持续观察评估9～12h。延迟出现并发症者罕见，因此一旦症状消失，各项评估指标结果正常就可以考虑出院或转诊。

与兴奋剂相关的横纹肌溶解患者常不会出现肌肉痛、压痛与肿胀等症状。肌酸激酶（CK）超过正常值5倍（排除其他组织损伤）以及尿隐血试验阳性而镜检无明显的红细胞（提示尿中有游离的肌红蛋白或血红蛋白）。

兴奋剂中毒对各器官系统的影响见表3-3-4。

表3-3-4　兴奋剂中毒对不同器官的急性效应

器官系统	药物效应
头、耳、眼、鼻、咽喉	瞳孔散大、头痛、夜间磨牙
肺	换气过度、呼吸困难、咳嗽、胸痛、哮鸣音、咯血、哮喘急剧加重、气压损伤（气胸、纵隔积气）、肺水肿
心血管系统	心动过速、心悸、血压升高、心律失常、胸痛、心肌缺血或梗死、动脉瘤破裂、心源性休克
神经系统	头痛、激越、精神病态、震颤、反射亢进、小的肌颤搐、抽搐、刻板动作、肌阵挛、癫痫发作、脑出血或梗死（卒中）、脑水肿
消化系统	恶心、呕吐、肠系膜缺血、肠梗死或穿孔
肾脏	多尿、肌红蛋白尿或急性肾衰竭
体温	低热或恶性高热
其他	横纹肌溶解

（二）治疗

在治疗前需要对患者进行全面评估，具体评估内容参考本章第二节精神活性物质急性中毒的紧急评估相关内容。

1. 对兴奋剂中毒所致心理行为障碍的处理　开始建议使用非药物干预措施。让患者在安静、舒适的环境中接受观察，避免声、光等刺激，以免加重症状。治疗人员应以冷静与自信的方式与患者交流，可运用旧金山海特阿什伯里免费诊所（Haight Ashbury Free Clinic in San Francisco）研制的"ART"方法进行处理：首先接受（acceptance，A）患者的即刻需要（例如缓解疼痛或上厕所）；而后给予患者保证，消除患者的恐惧（reassurance，R），解释这种状况是由兴奋剂所致，并且这种不适有可能在几小时后消失；最后与患者交谈，安慰患者（talk down，T），使患者回复到现实中来，避免敌对情绪。

应尽量避免用约束躯体的方法来控制激越。因为使用约束可增加高热与横纹肌溶解的危险，导致严重并发症。

如果确需药物治疗，推荐选用 BZD（如地西泮 10～30mg 口服或 2～10mg 静脉注射，或劳拉西泮 2～4mg 口服、肌内注射或者静脉注射），而不首选抗精神病药来控制严重的激越、焦虑或精神病性症状。因为前者可保护中枢神经系统与心血管系统免受兴奋剂的毒性作用；而后者可能加重兴奋剂的拟交感神经与心血管效应，降低癫痫发作阈值，增加高热风险。

如需使用抗精神病药来控制精神病性症状，可首选高效价药物如氟哌啶醇（5～10mg 口服或肌内注射）或利培酮（2～4mg 口服），因为该类药物的抗胆碱能作用较轻。

精神病性症状通常在停止使用兴奋剂后的几日内出现。如精神病性症状持续时间较长（如持续 1 周以上），则提示症状的产生不仅与使用兴奋剂有关，还可能有其他原因。

2. 对兴奋剂生理中毒状态的处理　处理严重急性兴奋剂中毒首要的是予以基础生命支持。应密切监测生命体征、水与电解质以及神经系统状况。严重高血压（即舒张压 >120mmHg）持续 >15min 应迅速予以治疗，以防中枢神经系统出血。横纹肌溶解者应大量补液以维持尿液排出量 >2ml/（kg·h），以避免肌红蛋白尿性肾衰竭。可用碳酸氢钠（1mmol/kg 静脉滴注）维持尿液 pH>5.6，以预防肌红蛋白解离与沉淀。BZD 作为镇静剂的使用是心血管与中枢神经系统中毒初始治疗的选择方法。禁用 β 肾上腺素受体拮抗剂如普萘洛尔或艾司洛尔，因为有加重血管收缩与血压升高的风险。α 与 β 肾上腺素受体拮抗剂拉贝洛尔（labetalol）尽管只有轻微的 α 肾上腺素受体拮抗作用，也应避免使用。若 α 肾上腺素受体拮抗剂无效，可直接采用硝普钠（sodium nitroprusside）0.25～10μg/（kg·min）静脉滴注或硝酸甘油 5～100μg 静脉注射，以扩张血管。

可卡因所致心律失常的治疗首先应纠正任何可加重该症状的情形，如心肌缺血、缺氧及电解质紊乱或酸碱平衡失调。可卡因使用后即出现节律异常是源于其对钠通道的阻滞作用。动物研究表明利多卡因（也阻滞钠通道）可能会诱发或加重可卡因所致的节律紊乱，因此在这种情况下应谨慎应用。应避免使用奎尼丁、普鲁卡因胺或丙吡胺等Ⅰa类抗心律失常药，因上述药物具有潜在的延长 QRS 与 Q-T 周期的附加效应。

兴奋剂相关的急性冠脉综合征的治疗除了避免使用 β 肾上腺素受体拮抗剂与拉贝洛尔外，在抗凝治疗的同时，初始治疗包括吸氧、BZD 镇静、吗啡镇痛、舌下含化硝酸甘油扩张血管以及阿司匹林抗凝等。溶纤维蛋白疗法与经皮腔内冠状动脉成形术治疗心肌梗死均具有肯定效果。但对于可卡因使用者，由于纤维蛋白溶解有增加颅内出血的风险，应该谨慎使用溶纤维蛋白疗法。

推荐静脉注射 BZD（地西泮 5～10mg 或劳拉西泮 2～10mg，注射时间超过 2min，必要时可重复使用）来控制兴奋剂导致的癫痫发作。

急性兴奋剂中毒的治疗总结见表 3-3-5。

表 3-3-5 急性兴奋剂中毒的治疗总结

临床问题	中度症状的治疗	重度症状的治疗
焦虑、激越	提供心理支持，将患者安置在一个安静、没有威胁的环境中	地西泮（10～30mg 口服，2～10mg 肌内注射或静脉注射）或劳拉西泮（2～4mg 口服、肌内注射或静脉注射），每 1～3h 可重复使用
偏执状态、精神病	将患者安置在一个安静、没有威胁的环境中；给予苯二氮䓬类镇静	给予高效价抗精神病药（如氟哌啶醇）或第二代抗精神病药治疗
高热	监测体温，安置于凉爽的房间	如果体温超过 102℉（口测法）（1℉＝-17.22℃），可用冷水、冰袋、低温毯体外降温；如果体温超过 106℉，使用体内降温，用冰盐水进行胃灌注
抽搐发作	地西泮（2～20mg 静脉注射，注射剂量＜5mg/min）或劳拉西泮（2～8mg）	对癫痫持续状态，静脉注射地西泮或苯妥英（15～20mg/kg 静脉注射，注射剂量＜150mg/min）；或苯巴比妥（25～50mg 静脉注射）
高血压	监测血压；给予苯二氮䓬类镇静	如果舒张压＞120mmHg 持续 15min 以上，给予酚妥拉明（2～10mg 缓慢静脉注射，持续 10min 以上）
心律失常	监测心电图与生命体征；给予苯二氮䓬类镇静	对某些特殊节律的患者，使用最先进的心脏治疗措施
心肌梗死	给予苯二氮䓬类镇静；吸氧；舌下含化硝酸甘油扩张血管；阿司匹林抗凝；吗啡镇痛	给予硝酸盐类（nitrates）静脉注射使冠状动脉扩张；酚妥拉明（2～10mg 静脉注射）控制血压；溶栓，血管成形术（经确认有血块且没有出血的情况下）
横纹肌溶解	补液，维持尿量＞2ml/（kg·h）	强制利尿（通过大量补液）
增加尿中药物的排泄	对肝肾功能正常者，给予酸果蔓汁（Cranberry juice），8oz（盎司）/次（1oz＝28.35g），t.i.d.；或氯化铵 500mg/次，每 3～4h 1 次口服，直到尿液 pH＜6.6	同中等程度中毒状态的处理
减少近期（几小时内）摄食药物的吸收	口服药用炭或经鼻饲管洗胃（若患者清醒并能够合作）	气管内插管术后经鼻饲管洗胃（若患者意识不清）

二、兴奋剂戒断

长期的兴奋剂使用者若突然停用，会出现抑郁、焦虑、疲乏、注意力难以集中、应变性差、快感缺失、药物渴求增加、食欲增加、嗜睡以及多梦等症状。上述症状大多轻微且具有自限性，不经治疗可在 1～2 周内消失，因此目前因兴奋剂戒断需要住院治疗者不多。兴奋剂戒断第 1 周可能会导致心肌缺血，这可能与冠状血管痉挛有关。

兴奋剂戒断症状的治疗最好是休息、适度锻炼与健康饮食的支持治疗。

对激越或睡眠障碍严重的患者可给予劳拉西泮等短效 BZD，但要防止产生依赖性。有严重自杀意念或持续存在(>2～3 周)抑郁情绪或精神病性症状的患者,可考虑住院给予相应的药物治疗。

兴奋剂戒断的复发风险高,尤其在早期戒断时,部分是因为对药物的渴求很容易被(遇到的)药物相关刺激所诱发。降低早期复发率的最好办法是进行心理 - 社会治疗,如支持治疗、认知行为治疗、防复发治疗以及权变管理(contingency management)等措施。

目前尚无特异性替代药和抗复发药。兴奋剂、莫达非尼、纳曲酮、阿坎酸和氨己烯酸(vigabatrin)对减轻可卡因的使用带来一些希望,而安非他酮和纳曲酮对降低苯丙胺的使用可能有效。

对阿片类物质合并可卡因或苯丙胺类兴奋剂使用的多药滥用者,可使用美沙酮或丁丙诺啡进行阿片类物质依赖的替代治疗,同时有可能降低兴奋剂的使用。

第六节　分离性物质中毒与戒断的治疗

分离性物质(dissociatives)包括一系列对 N- 甲基 D- 天冬氨酸(NMDA)受体具有拮抗作用的化合物。这些化合物非竞争性地阻滞谷氨酸(脑内一种主要的兴奋性神经递质)对 NMDA 受体的作用,导致大脑和外部及内部环境的分离而出现一类临床症状。分离性物质包括多种芳基氯己胺类(arylcyclohexylamines)、地佐环平(dizocilpine)、气体麻醉药和氧化亚氮(N_2O)。芳基氯己胺类、苯环己哌啶(PCP)和氯胺酮(K 粉)是最常被滥用的非法药物;右美沙芬(dextromethorphan,DXM)是常被滥用的非处方药。

分离性物质的急性不良反应与使用剂量和使用的物质种类有关。使用芳基氯己胺类如 PCP 或氯胺酮的患者可以表现出多种不同的神经系统和精神病性症状及体征,随着剂量增加,可以观察到患者出现抑制增加,症状从意识清晰度下降进展到谵妄。急诊救治芳基氯己胺类导致的昏迷患者时,可以看到逆转过程中相反的表现形式。精神分裂症患者对使用芳基氯己胺类更为敏感,易于诱发持续的精神病性障碍。长期使用的慢性作用可能包括心境恶劣、记忆减退、认知受损、情感淡漠和易激惹。尽管有证据表明此类物质也存在耐受性和躯体依赖的可能性,但是尚需进一步研究。

DXM 以临床治疗剂量使用时引起的不良反应相对较少,这些不良反应可能与合并使用的镇咳药中的其他成分有关,包括皮疹、瘙痒、恶心和呕吐。DXM 具有明显的 5-HT 能作用,还有显著的 NMDA 受体拮抗效应。随着剂量增加,它可能引起嗜睡、眩晕、视力减退、心血管效应、类似于 PCP 和氯胺酮中毒的中枢神经系统反应。

N_2O 引起的神经症状与继发性维生素 B_{12} 缺乏相关。维生素 B_{12} 是蛋氨酸合成酶的辅酶,使甲基四氢叶酸转化为四氢叶酸,再使同型半胱氨酸(Hcy)添加甲基转化为蛋氨酸,维持神经髓鞘的产生与代谢。氧化亚氮通过氧化维生素 B_{12} 的钴中心,成为其他钴胺素类似物,引起维生素 B_{12} 失活,抑制蛋氨酸合成酶活性。氧化亚氮滥用引起的神经症状包括脊髓病变、多发性周围神经病以及脊髓亚急性联合变性,精神症状包括幻觉、妄想以及认知障碍,其他临床症状包括肺气肿、急性呼吸窘迫以及全血细胞减少。N_2O 引起急性缺氧是由于肺部的氧气被 N_2O 等气体置换后引起的,肺中的氧气含量降低导致血液中的氧合作用减少,继而大脑缺氧。

一、分离性物质急性中毒

分离性物质中毒的心理行为效应可分为 3 个阶段。①第一阶段:意识清晰,有轻度心理学效应；②第二阶段：麻木、木僵或浅昏迷，对疼痛刺激有反应；③第三阶段：昏迷，对疼痛刺激无反应。心理效应的时程变异性较大，难以预测。因此，即便是恢复期患者，仍应严密观察直到症状完全消失，通常至少需要观察 12h。总体来讲，氯胺酮的急性中毒效应较 PCP 的急性中毒效应程度相对轻，且持续时间短，可能与氯胺酮较 PCP 的效能低、半衰期短有关。由于氯胺酮能快速吸收并由尿液排出，中毒症状常在支持性处理后 2～6h 恢复，恢复时间在不同个体间的差异很大。

（一）评估

结合病史资料（包括对知情者的询问），在体格检查、实验室检查和尿液毒品筛查的基础上确定诊断。尤其要重视生命体征评估，还要排除是否其他药物中毒或多药滥用、是否共患外伤或其他躯体疾病以及其他精神疾病等。对于急性中毒患者，在生命体征平稳，患者脱离危险期后，可以进行相应的心理评估来辅助指导进一步的治疗。

（二）治疗

1. 治疗原则与目标 目前尚无对抗分离性物质中毒的有效拮抗剂。治疗原则与措施同其他药物中毒类似，以支持治疗与对症处理为主。治疗目标应维持生命体征稳定，直到体内的毒物排完为止。

支持治疗与对症处理：采用心理安慰以消除其疑虑；将患者隔离在一个安静的房间，避免声、光等外界刺激，密切观察，直到症状消失。对处于急性谵妄状态及攻击、激越症状明显者，为保证患者安全，可行短期的保护性约束。轻度中毒可以不使用药物治疗；中、重度中毒是医疗急症，需要在综合医疗机构进行治疗。应该注意的是，大多数氯胺酮急性中毒患者缓解迅速，症状严重和 / 或症状持续存在者需要考虑共患其他疾病的可能性。

2. 急性精神症状的治疗 症状严重，尤其是谵妄及有攻击、激越行为者可使用地西泮 10mg 或更高剂量的等效 BZD 肌内注射，持续滴定以控制严重的焦虑、激越或精神病性行为，直到患者出现镇静状态（剂量要个体化）。由于 BZD 高剂量使用可降低肾脏对氯胺酮的清除率，应予注意。若 BZD 不能控制症状，可选用氟哌啶醇 2.5～10mg/ 次，肌内注射，1～2 次 /d，日剂量不宜超过 20mg；也可选用利培酮、奥氮平等第二代抗精神病药口服。要特别注意躯体及生命体征监测。

在急性中毒症状消除后，如患者仍持续存在精神症状，则需进行进一步的诊断和治疗评估，给予更长时间的相应药物治疗。

3. 急性躯体症状的治疗 中、重度氯胺酮中毒最常出现的躯体症状为自限性窦性心动过速伴有胸痛，一般不需特殊处理。少数患者可出现心力衰竭，则应请心内科医师协助治疗。

其他常见症状为与下尿道感染症状和上腹痛，这些多发生在慢性使用的急性中毒患者。

N_2O 中毒可能会出现步态不稳、共济失调、行走困难、大小便障碍、四肢对称性远端麻木、手套 / 袜套样感觉障碍和腱反射减弱以及肢体软瘫等症状，必要时请神经内科医师会诊协助制定治疗方案。

颅内出血、发热、抽搐、横纹肌溶解、急性肾衰竭、呼吸兴奋或抑制以及支气管分泌物增加、支气管扩张属于少见症状，一旦出现可行对症处理，必要时请相关科室会诊。

如出现呼吸、心跳骤停，应遵循 C-A-B（胸外按压 - 开放气道 - 人工呼吸）这一心肺复苏急救程序进行急救，给予必要的呼吸、循环支持，并及时转送到有条件的医院进行抢救。

二、分离性物质戒断

（一）评估

完整的临床评估内容涉及病史资料、实验室资料、心理状况以及社会支持等方面。在询问病史前一定要尽可能消除患者的顾虑，建立良性的医患治疗联盟，告知真实的病史资料对疾病诊断与治疗的重要性，以取得患者的合作。必要时，可以向知情者询问病史或核实病史资料的可靠性。

心理评估和精神科量表评定有助于诊断和治疗计划的制订，可以参考使用。

（二）治疗

1. 治疗原则与目标 应遵循预防为主、个体化和综合治疗原则。对使用分离性物质者应早期发现与早期干预，防止发展到依赖。对依赖患者应遵循慢性、复发性疾病的治疗原则。分离性物质使用相关障碍患者最好住院治疗，以对症支持治疗为主。治疗的最终目标是促进患者全面康复，维持操守，重建健康的生活方式。

2. 药物治疗

（1）相关精神障碍的治疗：目前尚无减轻心理渴求的药物，也无特异性抗复吸治疗药物，药物治疗主要属于对症支持处理。①精神病性症状：出现幻觉、妄想等精神病性症状时，推荐选用第二代抗精神病药如利培酮（1～6mg/d）、奥氮平（5～15mg/d）等口服。对兴奋激越症状明显者，可用氟哌啶醇 2.5～10mg/ 次肌内注射，必要时可重复，但一般最大日剂量不宜超过20mg。抗精神病药的使用应缓慢加量，待精神病性症状消失后可逐渐减停药物，维持治疗的时间视患者的具体情况而定。②抑郁、焦虑症状：对焦虑、抑郁症状明显、持续时间较长以及影响社会功能的患者可选用 SSRI 及 SNRI 类抗抑郁药治疗，应从小剂量起始，缓慢加量，待症状消失后可逐渐减停药物，维持治疗的时间视患者的具体情况而定。急性焦虑症状也可使用苯二氮䓬类药物，但不宜长期大量使用，以防滥用。③认知障碍：对认知损害明显者可试用促认知药。④稽延性精神症状：稽延性焦虑与抑郁情绪的治疗通常可采用心理 - 社会治疗，症状严重者可使用上述抗焦虑药、抗抑郁药治疗。治疗稽延性精神病性症状基本上应遵循慢性"功能性精神病"的治疗原则。

（2）相关躯体化障碍的治疗：①泌尿系统损害。氯胺酮所致的泌尿系统损害目前尚无确切有效的治疗方法，停止氯胺酮的使用是解决泌尿道症状的最好办法，必要时请泌尿科会诊。②鼻部并发症。戒断鼻吸氯胺酮是治疗的关键。有鼻炎、鼻中隔穿孔、鼻出血等均可对症治疗，一旦大量出血，应及时转专科处理。③上腹痛。对上腹痛的处理主要是停止使用和对症治疗，停止使用与继续使用者上腹痛减轻的比值比是 12.5。如伴胆囊炎、胆管扩张等，需同时治疗。④神经系统症状。N_2O 引起的神经、精神症状可以通过及时补充维生素 B_{12} 有效改善。可以给予甲钴胺 2 000μg/d 及鼠神经生长因子治疗，同时加强神经系统康复训练。

第七节　镇静催眠药中毒与戒断的治疗

镇静催眠药是指一组抑制中枢神经系统（CNS）活动的不同种类的化学物质，常作为抗焦虑药、催眠药、抗惊厥药、肌松药或麻醉诱导剂使用。本节主要讨论苯二氮䓬类、非苯二氮䓬类催眠药、巴比妥类和其他各种相关化合物中毒与戒断的治疗。

苯二氮䓬类药物的基本结构是 1,4- 苯二氮䓬核。各种替代药是通过改变苯二氮䓬类药物的效能、效价和某个苯二氮䓬类药物的其他属性而完成的。目前,已有 4 种非苯二氮䓬类催眠药出现:①佐匹克隆,一种环吡咯酮衍生物;②右佐匹克隆,是佐匹克隆的 *S*- 立体异构体;③扎来普隆,一种吡啉唑酮嘧啶类非苯二氮䓬类镇静催眠药;④唑吡坦(国内商品名为思诺思),一种咪唑吡啶衍生物。虽然这些药物是通过作用于 γ- 氨基丁酸 $_A$(GABA$_A$)受体发挥催眠作用的,但其作用机制与传统的苯二氮䓬类药物相比还是不一样的。

一、镇静催眠药急性中毒

(一)临床表现

不同种类的镇静催眠药在中毒时的体征和症状相似。轻、中度中毒患者表现为言语含糊不清、共济失调及运动协调性下降(与酒精中毒相似),某些患者(尤其老年患者)可表现为激越、意识模糊及谵妄;重度中毒患者可出现木僵和昏迷。

非苯二氮䓬类药物中毒的程度可逐渐进展,最后导致致死性呼吸抑制或心血管意外。此外,如果经常规律性使用这类药物,其耐受性可逐渐增大,而致死效应的耐受性并无改变,由于治疗效应降低,药物维持剂量就会逐渐达到或接近中毒剂量。一旦患者稍微增加剂量,中毒或过量就会出现。

各种 BZD 的口服致死剂量均未建立。分析为数不多的死亡案例发现均与短效、高效 BZD 的使用有关,如阿普唑仑、三唑仑;或与静脉注射有关。镇静催眠药如果与酒精、抗精神病药、抗抑郁药或阿片类等混合使用,致死性更高。

镇静催眠药过量中毒应根据以下情况作出诊断:镇静催眠药服用史(询问使用药物的种类、剂量及末次使用时间);躯体检查提示有中枢神经系统抑制和呼吸抑制;实验室检验排除由低血糖、酸中毒或水、电解质异常所致;药物筛查阳性。

(二)治疗

抢救镇静催眠药中毒最重要的是维持呼吸道通气功能;其次应使用大口径的胃管进行插管、洗胃,这样既可激活咽反射,也可以保护气道。

氟马西尼(flumazenil)是选择性苯二氮䓬受体拮抗剂,对 BZD 具有非常弱的激动作用,能够逆转镇静催眠药的镇静效应。推荐首次静脉注射剂量为 0.3mg,如果在 60s 内未达到所需的清醒程度,可重复使用直至患者清醒或达总量 2mg。氟马西尼的作用时间较短,30~60min 后中毒症状就会再现,如果患者再度出现昏睡,可以每小时静脉滴注 0.1~0.4mg,滴注速度应根据患者的清醒程度进行调整。如在使用氟马西尼的过程中出现意外的过度兴奋体征,可静脉注射 5mg 地西泮并根据患者反应小心调整剂量。在使用氟马西尼时,应对再次镇静、呼吸抑制及其他 BZD 戒断反应进行监控。

不良反应:少数患者会出现面色潮红、恶心和 / 或呕吐;快速注射氟马西尼者偶尔会有焦虑、心悸、恐惧等不适感;有出现心律不齐、癫痫和惊恐发作的报道。

使用的注意事项:不要在神经肌肉阻滞剂的作用消失之前注射本品;使用本品 24h 内应避免操作危险的机器或驾车;对本品过敏、严重抗抑郁药中毒或癫痫患者禁用。

二、镇静催眠药戒断

多数镇静催眠药或抗焦虑药的长期使用均能导致心理、躯体依赖或成瘾。不同种类的药物其戒断症状在发生率、出现时间及严重程度方面会有差异,具有临床意义的戒断综合征多出现在常规剂量(低剂量)使用 4~6 个月后或超过推荐治疗剂量 2~3 倍(高剂量)应用 2~3 个月后。

（一）影响戒断症状的因素

1. 药物特征 短效类的劳拉西泮、奥沙西泮、三唑仑、阿普唑仑和替马西泮的戒断症状发生于停药 24h 内，1～5d 达高峰，持续 7～21d；长效类的地西泮、氯氮䓬和氯硝西泮等的戒断症状发生于停药 5d 内，1～9d 达高峰，持续可长达 10～28d。短效、高效能药物（如三唑仑和阿普唑仑）的镇静催眠效应耐受性出现快，戒断症状更为严重，因而使用这些药物比其他药物更应注意并长期监测。

2. 使用剂量和时间 使用时间越长、剂量越大，越容易出现戒断症状且症状越严重。每日服用 BZD 持续约 10d，停药时就可能出现短暂失眠；低剂量使用 1 年以上者，20%～100%会出现中、重度戒断症状；高剂量（常规治疗上限剂量的 4～5 倍）使用 6～12 周，所有患者均会出现中、重度戒断症状。当持续使用超过 1 年后，使用时间就不再是影响戒断症状严重程度的重要因素。

3. 多药滥用 会增加 BZD 戒断症状的复杂性。合用巴比妥类能增加戒断症状严重程度，使病程更加不可预测。中枢兴奋剂的戒断症状与 BZD 的戒断症状谱系相反，当两者合用时，其戒断症状的临床表现差异很大，在嗜睡、困倦的同时可以混杂有严重的激越、抑郁、易激惹和躯体感觉过敏等症状。酒精依赖患者使用 BZD 的比例高达 29%～76%，且具有更高的 BZD 依赖倾向；而 BZD 依赖者也具有更高的酒精依赖遗传素质。因此，临床医师必须对所有药物滥用者排除是否有共患 BZD 滥用，反之亦然。

4. 个人内在因素

（1）共患其他精神疾病：研究显示，40%～100% 的 BZD 依赖者共患其他精神障碍，而患者的精神病理症状和人格特征会严重影响 BZD 戒断症状严重程度和戒断难度。BZD 停药前，医师应仔细评估患者的精神状况，严密观察精神症状的出现。戒断期间，恐惧、焦虑的降低是戒断成功的重要预测指标。

（2）共患躯体疾病：BZD 戒断对共患的躯体疾病可产生不良影响。因此，对 BZD 依赖患者在急性躯体疾病治疗期间，应尽量使用充足的 BZD，以免出现戒断症状。慢性躯体疾病患者出现的 BZD 戒断症状一般会更严重。

（3）年龄与性别：老年患者对 BZD 的代谢速度比年轻患者慢 2～5 倍（除劳拉西泮、替马西泮和奥沙西泮外）。由于长效药物能代谢为具有镇静催眠作用的复合物，且具有很长的肝脏消除半衰期，停用后出现的戒断症状会更严重。女性服用 BZD 的比例是男性的 2 倍，且较男性更易出现严重戒断症状。

（二）临床表现

镇静催眠药戒断症状包括：①中枢神经系统症状，如激越、焦虑、谵妄、幻觉、失眠、易激惹、噩梦、感觉异常、震颤、发热和耳鸣等；②心血管系统症状，如心动过速、高血压等；③胃肠道症状，如食欲缺乏、腹泻、恶心等；④大剂量（严重）戒断症状，如癫痫发作、谵妄、死亡。应注意，多数患者其戒断症状在不同的戒断时间会有不同。

（三）评估

医师和患者需建立密切的治疗合作关系，采用灵活的技巧、耐心的态度来对待患者含糊多变的主诉，通过询问知情者来获得可靠的病史材料。初期的医学评估对判定患者是否需要医疗及药物处理非常重要。对有医学急症的患者，要优先处理。具体评估内容参见本章第二节。

（四）治疗

戒断程序包括逐渐减量法和药物替代递减法。前者应用最广，最符合此类药物的停药逻辑,适用于使用治疗剂量的门诊患者、单一药物使用者及愿意随访的患者。具有以下特征的患者则需住院治疗:①多种物质滥用者;②大剂量镇静催眠药使用者;③有精神行为异常者;④使用过程中出现过特殊医学事件者;⑤共患躯体、精神疾病者。

1. 逐渐减量(tapering)法 治疗要点:①使用固定剂量的减药方案;②以周为基础进行药物减量;③长期使用者(1年以上)的停药速度每周不超过地西泮5mg等量剂量(氯氮䓬12.5mg或巴比妥15mg等效剂量),或每周不超过当前用量的10%,无论哪种方式都要尽量少减剂量;④第一个50%的药物减量比第二个50%的减量通常更加平稳、快速,戒断症状更少;⑤最后25%～35%的每周减量速度应比第一个50%的减量速度更慢,减量时间间隔应是原减量间隔的2倍,不要随便加快减量速度;⑥如发生戒断症状,可临时增加剂量,直至症状消失,但其后的减量速度应更慢;⑦减药期间要求患者至少每周复诊1次;⑧应明确告知患者,药品丢失不补。

2. 药物替代递减法 是应用具有交叉耐受性的长效BZD(如氯氮䓬或氯硝西泮)或苯巴比妥等效剂量替代患者依赖的镇静催眠药。氯氮䓬、氯硝西泮和苯巴比妥是应用最广的替代药。因为在稳态情况下,这些药物的血药浓度变化很少,逐渐减量时药物的血药浓度降低更小,可以减少戒断症状的风险;且这些药物的滥用潜能较低,苯巴比妥最低,其次是氯硝西泮,然后是氯氮䓬。临床实践表明,苯巴比妥替代递减在多药依赖、高剂量依赖、剂量不明依赖或剂量不定的多药依赖者中使用最广,效果更好。此法适用于门诊短半衰期药物停药患者或不能耐受逐渐减量的患者。镇静催眠药替代药剂量换算见表3-3-6。

表3-3-6 镇静催眠药替代药剂量换算表

药物	苯巴比妥30mg等量剂量/mg
苯二氮䓬类	
阿普唑仑(安宁神)	0.5～1
氯氮䓬(利眠宁)	25
氯硝西泮	1～2
地西泮(安定)	10
艾司唑仑	1
氟西泮(盐酸氟胺安定)	15
劳拉西泮(氯羟安定)	2
奥沙西泮(去甲羟安定)	10～15
夸西泮	15
替马西泮	15
三唑仑(海乐神)	0.25
巴比妥类	
戊巴比妥(宁必妥)	100
司可巴比妥(速可眠)	100
布他比妥(Fiorinal)	100
异戊巴比妥(安米妥)	100
苯巴比妥	30
非巴比妥类-非苯二氮䓬类	
格鲁米特(导眠能)	250
甲喹酮(安眠酮)	300
水合氯醛	500

具体操作步骤如下：

（1）根据药物效价换算成氯氮䓬、氯硝西泮或苯巴比妥的等效剂量。由于"等效"剂量存在个体差异，故治疗期间要密切观察，并适当调整剂量。

（2）分次给予替代药，氯氮䓬、苯巴比妥每日给药3～4次，氯硝西泮每日给药2～3次。

（3）按照固定的治疗方案，在替代药达稳态血药浓度前如患者出现戒断症状，可在第1周内临时给予原来使用的BZD，然后停止。

（4）固定患者的替代药剂量（替代药连续数日使用相同剂量），通常在1周内完成。

（5）逐渐减少替代药剂量。减药速度每周折算成地西泮5mg、氯氮䓬12.5mg、苯巴比妥15mg等效剂量，或每周减少当前用量的10%。临床上第一个50%的药物减量比第二个50%的减量通常更加平稳、快速，戒断症状更少。

（6）最后25%～35%的药物减量速度应更慢。如出现戒断症状，应保持原来药量3～4d，待病情稳定后再重新减药。

（7）减药期间应鼓励患者经常复诊，给予患者信心与支持。

3. 辅助性戒断药物

（1）抗癫痫药：此类药物的优点是没有成瘾性。可单独选用卡马西平200mg/次，t.i.d.；或联合3d BZD的逐渐减量法。卡马西平至少持续应用2～3周，并监测戒断症状的出现。其不良反应包括胃肠不适；中性粒细胞减少；血小板减少；低钠血症。因此，治疗前和治疗过程中要监测这些不良反应。也可单独选用丙戊酸钠250mg/次，t.i.d.（60岁以上者250mg/次，b.i.d.）；或联合3d BZD的逐渐减量法。丙戊酸盐的优点有能够治疗焦虑；不良反应比卡马西平少；住院和门诊患者均可使用。

（2）普萘洛尔：能减轻戒断的交感神经亢进的症状和体征，每日60～120mg，分3～4次服用。

（3）丁螺环酮：与BZD或其他镇静催眠药没有交叉耐受性，能够在BZD戒断患者中替代使用。

（4）曲唑酮：能减轻停用BZD的焦虑情绪，提高患者保持戒断的能力，改善睡眠。不良反应包括口干、晨起"宿醉"反应、嗜睡、眩晕和阴茎异常勃起。

第八节　尼古丁依赖的戒断

尼古丁是外源性烟碱型乙酰胆碱受体激动剂。乙酰胆碱和尼古丁都能够稳定地维持烟碱型乙酰胆碱受体离子通道的"开放"，离子通道开放会使细胞膜去极化。nAChR在体内多样且广泛地存在，使之可以起到多种作用，并且能对许多神经递质的释放进行调节。针对哺乳动物中枢神经系统的大量研究显示，nAChR在突触上所发挥的作用影响神经递质释放。nAChR激动剂如尼古丁促进多种神经递质释放，例如肾上腺素、去甲肾上腺素、ACh、5-羟色胺、GABA、谷氨酸、多巴胺。一般认为，大脑奖赏中枢多巴胺水平的增加是尼古丁成瘾的主要原因。

香烟中的一些非尼古丁化学物质（如乙醛和生物胺）可以降低单胺氧化酶A和单胺氧化酶B的生物活性。单胺氧化酶的主要作用是代谢儿茶酚胺类物质，如多巴胺。尼古丁暴露后单胺氧化酶被抑制，造成脑内的多巴胺水平升高，并可能加重尼古丁的犒赏效应及增加成瘾风险。

尼古丁的有害作用与吸烟直接相关，因此治疗的首要目标是完全戒烟。目前，被多数国家认可的戒烟药物主要有尼古丁替代制剂、安非他酮（bupropion）及酒石酸伐尼克兰（varenicline tartrate）。

综合国内外有关戒烟的治疗指南，以下共识值得参考：①应将烟碱替代疗法（NRT）、伐尼克兰以及安非他酮推荐给想戒烟的人。②伐尼克兰和安非他酮不应用于 18 岁以下、孕妇及哺乳期妇女。对有不稳定心血管疾病的患者，在使用伐尼克兰和安非他酮前要做相应的临床评估；如采用 NRT，要解释 NRT 的风险与效益。③一般不要将 NRT、伐尼克兰或安非他酮联合使用。严重尼古丁依赖患者可考虑尼古丁贴片联合安非他酮治疗。④对尼古丁高度依赖者或之前发现单一的尼古丁替代制剂不足以缓解症状者，可考虑尼古丁贴片和其他任何一种尼古丁替代制剂（如口香糖、吸入剂、含片或鼻型喷雾）联用。⑤治疗方式的选择需考虑戒烟的动机、戒烟相关问题咨询的可及性、以往戒烟的经历、药物的禁忌证及潜在不良反应，以及个人的偏好。⑥为提高戒烟效果，社会心理干预应贯穿于戒烟治疗的全过程。

一、尼古丁依赖的药物治疗

1. 尼古丁替代疗法（nicotine replacement therapy，NRT）　是用尼古丁替代制剂来减轻尼古丁戒断症状及对吸烟的欲望。剂量的选择应根据尼古丁依赖的程度、每日吸烟总量、以往戒烟尝试时出现戒断反应的严重程度来定。

（1）剂型和剂量：各种类型的 NRT 都应该使用 8～12 周或更长时间。不同剂型可联合使用，如贴片加上快速起效的口服制剂来抑制对吸烟的境遇性渴求。一项综述表明，相较于单独使用贴片，联合使用对长期戒断更优。尼古丁替代制剂的剂型与推荐剂量见表 3-3-7。

表 3-3-7　尼古丁替代制剂的剂型与推荐剂量

剂型	推荐剂量
舌下片（2mg/ 片）	通常 1 片 /h，严重烟瘾（每日超过 20 支）者 2 片 /h，最多不超过 40 片 /d
嚼胶（2mg/ 片或 4mg/ 片）	最多不超过 15 片 /d
贴片（各种剂型的疗效相当）	16h 剂型有 5mg、10mg、15mg 及 25mg 四种，缓慢释放尼古丁 16h，于睡前移除；24h 剂型有 7mg、14mg 及 21mg 三种剂型，每日早晨换用
喷雾剂（spray）	每喷 1 次含尼古丁 0.5mg，1 个剂量 = 对每个鼻孔各喷 1 次，最大使用剂量为 2 个剂量 /h 或 32 个剂量 /d。适用于重度依赖者
吸入剂	10mg/ 罐，用塑料烟嘴吸入，最多 12 罐 /d，每小时吸 20min
糖果	剂型有每颗含尼古丁 1mg、2mg 和 4mg 三种，最多用 15 颗 /d。使用时不要吮吸，含在嘴里让其自然融化吸收

（2）不良反应：常见轻微的局部刺激作用，如皮肤刺激性，对口、咽喉和鼻的刺激性。与剂型有关，多能很快耐受，继续使用通常会消失。

（3）特殊人群使用 NRT 的建议：为了鼓励更大范围的烟草依赖者戒烟，英国 MHRA（Medicines and Healthcare Products Regulatory Agency）对特殊人群使用 NRT 提出以下建议（表 3-3-8），可供参考。

2. 安非他酮　吸烟者较不吸烟者更可能有重度抑郁障碍病史。吸烟者在尝试戒烟的整个过程中，许多吸烟者都体验到抑郁情绪，有的甚至发展为明显的抑郁发作。

表 3-3-8　MHRA 关于特殊人群使用 NRT 的建议

患者群体	与 NRT 相关的情况	理由
12～18 岁青少年	控制在 12 周；超过 12 周的治疗需要健康专家的建议	安全性和有效性资料有限
孕妇	最好在不使用 NRT 下戒烟；如果不行，在对孕妇进行风险 / 效益比评估后尽早推荐 NRT，目标是在 2～3 个月后终止 NRT。间断口服制剂更可取；恶心、呕吐严重者可使用 16h 的贴片，于睡前移除	孕妇继续吸烟对胎儿的影响大于 NRT
哺乳期妇女	推荐间断（口服）方式；尽可能避免使用贴片	乳汁中接触到的尼古丁比母亲的二手烟对婴儿的危害少；NRT 可使母亲有更多的时间管理孩子
心血管疾病患者	鼓励严重心肌梗死、心律失常、脑血管意外患者在非药物干预下戒烟；如果失败，需在医学监视下考虑 NRT；对于稳定的心血管疾病患者，NRT 比继续吸烟的危害更小	这些人群中的资料有限
糖尿病人群	启动 NRT，对血糖的检查应更频繁	尼古丁释放儿茶酚胺，可影响碳水化合物的代谢
中、重度肝肾损害人群	小心使用	对尼古丁及其代谢产物的清除能力可能降低，潜在增加不良反应
使用其他药物的人群	戒烟导致的药物相互作用比 NRT 更明显。腺苷是唯一可能与 NRT 发生相互作用的药物（不良的血流动力学作用）	—

在尝试戒烟的整个过程中，抑郁情绪的出现与复吸相关。所有抗抑郁药中，安非他酮是第一个被批准用于治疗烟草依赖的非尼古丁类药物，其是一种抑制去甲肾上腺素和多巴胺再摄取的单环类抗抑郁药。边缘系统和伏隔核多巴胺的释放被认为是尼古丁和其他成瘾药物强化特性的基础。安非他酮在戒烟中的作用被认为与边缘系统和伏隔核主管"快乐"与"奖赏"的多巴胺能神经元激活有关。同时也发现，安非他酮对烟碱型乙酰胆碱受体有拮抗作用。

安非他酮单独或联合尼古丁贴片较单独尼古丁贴片或者安慰剂治疗，能显著地提高吸烟者的长期戒断率。安非他酮在吸烟患者计划停止吸烟之前 1 周开始使用，前 3d 150mg/d，然后改为每次 150mg，每日 2 次，通常疗程为 6～12 周，但也可以更长时间使用。若吸烟量较少、以往有短期戒烟（<24h）或长期戒烟（>4 周）史及男性患者都是预示着安非他酮单独治疗结局良好的因素。安非他酮禁用于有癫痫发作史、伴有颅骨骨折的严重脑外伤或意识障碍、进食障碍（神经性厌食或贪食症）或同时使用降低惊厥阈值的药物的患者。

安非他酮长期使用用于预防复吸，对于有或没有抑郁障碍病史的吸烟者都有效。

由于吸烟者有较高的抑郁障碍患病率，临床医师常会遇到已经在服用抗抑郁药但又想戒烟的患者。安非他酮与其他选择性 5- 羟色胺再摄取抑制剂（SSRI）或三环类抗抑郁药（TCA）之间没有药物相互作用。因此，在其他抗抑郁药使用的同时再合用安非他酮，然后再逐步过渡到安非他酮单独治疗，是一种更为合适的选择。

该药的不良反应有失眠、口干、头痛（常见）、抽搐、高血压以及皮疹（少见）。使用安非他酮有1‰的风险致癫痫发作，所以使用前必须斟酌。

3. 伐尼克兰（varenicline） 是一种选择性结合 α4β2 烟碱型乙酰胆碱受体的部分激动-拮抗剂。伐尼克兰通过阻滞尼古丁与 α4β2 烟碱型乙酰胆碱受体（拮抗剂效应）结合，拮抗受体激动所介导的活性（激动剂效应），从而导致多巴胺释放，减轻"渴求"及尼古丁戒断症状。

两项重要的临床试验发现，伐尼克兰用于烟草戒断较安慰剂或安非他酮更有效，伐尼克兰、安非他酮和安慰剂的治疗终点持续烟草戒断率分别为44%、30%和18%。

伐尼克兰与 NRT 相比，显示出良好的烟草戒断效果，不良反应与 NRT 相当。

不推荐伐尼克兰和 NRT 联合使用。然而，某些患者可能需要短作用的 NRT 用于控制尼古丁戒断症状，尤其是在伐尼克兰治疗的最初几日。

该药的常见不良反应是恶心，发生率大约为30%。然而，大多数患者的恶心程度为轻至中度，因为恶心而脱落的患者不常见。美国 FDA 曾发出一项公共卫生公告，原因是一位服用伐尼克兰的患者报告出现自杀想法、攻击及异常行为。此外，一些个案报道提示伐尼克兰可能恶化伴有重度精神障碍患者的精神病性症状，因此对这类患者使用伐尼克兰时应该严密监控。

4. 去甲替林 是一种三环类抗抑郁药，推荐作为二线药物用于治疗烟草依赖。系统综述阐明该药治疗烟草依赖较选择性 5-羟色胺再摄取抑制剂（SSRI）更有效，而后者没有研究显示对烟草戒断有作用。与安慰剂相比，去甲替林的戒烟有效率明显优于安慰剂。去甲替林似乎与安非他酮一样能有效治疗伴有慢性阻塞性肺疾病的吸烟者。

常见不良反应是镇静和口干。去甲替林禁止与单胺氧化酶抑制剂（MAOI）联用，或禁止在一种药物中断后 14d 之内使用另一种。此外，对去甲替林过敏者或心肌梗死急性恢复期患者也要禁用。

5. 可乐定（clonidine） 是一种中枢 α 受体激动剂，是治疗尼古丁依赖的二线药物。经皮肤容易吸收，推荐剂量为 0.2mg/d，使用 3～10 周。可乐定透皮贴片在烟草依赖患者计划停止吸烟之前 1 周开始使用，此后每周改变剂量。该药的不良反应包括口干和困倦（昏昏欲睡），对此药过敏者禁用。

二、尼古丁依赖治疗的特殊问题

1. 对精神疾病患者的考虑 有精神疾病的吸烟者大多戒烟的动力低，更不能耐受戒断症状，预示着戒烟的成功率更低。戒烟过程中无论有无药物支持，都可能恶化潜在的精神疾病（如抑郁），临床医师应引起注意。

安非他酮对精神分裂症吸烟患者有效，尤其是当联用 NRT 时。涉及去甲肾上腺素能的抗抑郁药如去甲替林、文拉法辛同样对精神分裂症患者的戒烟有效，但 SSRI 类药物则未能显示出效果。

伐尼克兰可能是最有效的药物，不过风险也较高。当精神疾病患者在戒烟过程中出现激越、抑郁情绪或自杀想法时应中断戒烟治疗，并寻求医学帮助。有精神疾病史者在使用伐尼克兰时须仔细监测。有抑郁症发作史者更可能出现不良反应和/或戒断症状（紧张、激动、易怒、生气、困惑和抑郁等）。

2. 戒烟对其他药物的影响 戒烟可能影响某些药物的药代动力学和药效动力学，包括一些可能需要调整剂量的精神药物，如阿普唑仑、茶碱、氯丙嗪、地西泮、华法林、胰岛素、氯米帕明、氯氮平、地昔帕明、多塞平、氟哌啶醇、丙米嗪和奥沙西泮等。戒烟不会改变氯氮䓬、酒精、劳拉西泮以及咪达唑仑的血药浓度。吸烟通常可以提高 CYP1A2 的血浆浓度,吸烟诱导 CYP1A2。

第九节　行为成瘾的戒断

ICD-11 将赌博障碍(gambling disorder)和游戏障碍(gaming disorder)正式列入"成瘾行为所致障碍类别",与物质使用所致障碍并列,这标志着继美国《精神疾病诊断与统计手册》(第5版)之后,行为成瘾作为一种疾病基本得到世界的认可。导致成瘾的行为本身具有奖赏效应,因此有可能使个体形成持续的或反复发作的、不顾负性后果的行为模式。这样的行为模式给个体带来痛苦体验,或在其家庭、社交及职业等方面造成严重的功能损伤。由于这类行为模式在临床表现、共病、遗传风险、心理特征、神经环路功能、治疗方法及效果等诸多方面与物质成瘾存在共性,因此将其称为行为成瘾。许多行为都有可能成瘾,而赌博和游戏行为是目前最为明确、影响最大的两类行为。

行为成瘾患者的戒断症状并不常见。即使出现疑似的戒断反应,也以情绪状态为主,主要表现为抑郁、焦虑,或者容易激惹、发脾气,严重者可能会出现冲动甚至肢体冲突,单纯因为行为成瘾的戒断而出现精神病性症状者尚未见报道。

针对行为成瘾的治疗,目前缺乏有针对性的治疗药物,主要以心理治疗、行为治疗为主。应用于物质成瘾的心理、行为干预技术均适用于行为成瘾的干预。对于行为成瘾患者戒断所致的情绪问题或冲动行为,可以对症给予抗抑郁药、心境稳定剂等。对于行为成瘾的共病患者,包括抑郁障碍、焦虑障碍、双相障碍以及注意缺陷多动障碍等精神障碍,可以给予相应的精神药物对症处理,具体剂量和疗程可以参考各类共病障碍的治疗指南。药物治疗的同时,针对患者的心理和行为干预依然不可缺少。

(赵　敏　杜　江　刘铁桥)

参 考 文 献

[1] CAVACUITI C A. 成瘾医学精要 [M]. 郝伟,刘铁桥,译. 北京:人民卫生出版社,2014.

[2] 刘铁桥,赵敏. 镇静催眠药临床使用指南 [M]. 北京:人民卫生出版社,2022.

[3] 中华人民共和国卫生部. 中国吸烟危害健康报告 [M]. 北京:人民卫生出版社,2012.

[4] 胡建,陆林. 中国物质使用障碍防治指南 [M]. 北京:中华医学电子音像出版社,2015.

[5] 郝伟. 酒精相关障碍的诊断与治疗指南 [M]. 北京:人民卫生出版社,2014.

[6] 郝伟. 复方丁丙诺啡纳洛酮制剂临床使用指南 [M]. 北京:科学出版社,2014.

[7] 刘婧,徐文锦,洪青晓,等. γ- 氨基丁酸能系统在药物成瘾中的作用研究进展 [J]. 中华精神科杂志,2019, 52(2):149-154.

[8] 陈锋,LAWRENCE A J,梁建辉. 酒精滥用与成瘾中枢神经递质的研究进展 [J]. 中国药物依赖性杂志, 2007,16(1):5-12.

[9] HILLEMACHER T, FRIELING H. Pharmacotherapeutic options for co-morbid depression and alcohol dependence[J]. Expert opinion on pharmacotherapy,2019,20(5):547-569.

[10] TAYLOR D M, BARNES T R, YOUNG A H. The Maudsley prescribing guidelines in psychiatry[M]. West Susssex: John Wiley & Sons,2021.

[11] RICHARD J F, SHELDON I M, AVRAM H M. Clinical textbook of addictive disorders[M]. 3rd ed. New

York: The Guilford Press, 2005.

[12] SADOCK B J, SADOCK V A, RUIZ P. Kaplan & Sadock's concise textbook of clinical psychiatry[M].
Philadelphia: Lippincott Williams & Wilkins, 2017.

[13] GEDDES J R, ANDREASEN N C. New Oxford textbook of psychiatry[M]. New York: Oxford University
Press, 2020.

[14] AKBAR M, EGLI M, CHO Y, et al. Medications for alcohol use disorders: an overview[J]. Pharmacology &
therapeutics, 2017, 185: 64-85.

第四章

精神分裂症的治疗

精神分裂症（schizophrenia）是一种病因未明的慢性脑病，具有高复发率及高致残率特点。该病的临床表现复杂多样，被认为是一组综合征。多起病于青壮年，主要表现为感知觉、思维、情感、行为等障碍及精神活动不协调，病程多迁延。通常认为精神分裂症是一种神经发育障碍，复杂的遗传因素与生物环境及环境因素相互作用导致疾病的发生。

抗精神病药治疗是精神分裂症的主要治疗手段，20%～30% 的患者呈现治疗抵抗，称为难治性精神分裂症；虽然氯氮平被推荐用于治疗难治性精神分裂症（"金标准"），但仍有约 60% 的难治性精神分裂症患者经氯氮平治疗无效，针对这部分患者目前尚无有效治疗方案。此外，阴性症状及认知障碍均被认为是精神分裂症的独立症状维度，目前尚缺乏有效干预方案。

2020 年，美国精神病学协会（APA）在《精神分裂症治疗指南》（第 3 版）中明确提出"促进及维持康复"是精神分裂症的首要治疗目标，充分体现精神分裂症治疗理念的变化，更要注重患者生活质量的改善及社会功能的提高。

第一节　精神分裂症的临床表现及治疗学发展

一、临床表现

对于精神分裂症的认识是个漫长的过程。18 世纪，人们开始对精神疾病的人性化治疗予以重视。19 世纪，人们开始用"综合征"来描述该病，如 Morel 的"早发性痴呆"、Kahlbaum 的"紧张症"和"青春期妄想症"。Kraepelin 被认为是现代精神病学奠基人，其对精神疾病的分类作出重大贡献，提出"早发性痴呆"的概念，认为起病年龄早及衰退是该病的两大特征。Bleuler（1911）首次提出"精神分裂症"的概念，提出精神分裂症的基本症状和附加症状，基本症状包括联想障碍、情感淡漠、内向性和矛盾观念（即 4A 症状），4A 诊断标准在精神分裂症的早期临床实践及科研工作中发挥重要作用。20 世纪中叶，Schneider 提出精神分裂症的"首级症状"（又称为一级症状），如思维插入、思维被夺、思维被广播、议论性幻听及被动体验等，该诊断标准主要强调精神分裂症的阳性症状，具有较好的操作性及实用性，是后期各种诊断标准的基础及尝试。

精神分裂症的临床表现主要包括以下几个方面：

1. 感知觉障碍　最突出的感知觉障碍是幻觉，以幻听最为常见。精神分裂症的幻听内容多半是争论性的，或评论性的，也可以是命令性的，还可以思维鸣响的方式表现出来。此外，精神分裂症还可以出现视幻觉、触幻觉、味幻觉、嗅幻觉、内脏幻觉、本体幻觉及功能性幻觉等各种幻觉，以及各种类型的感知觉综合障碍。

2. 思维障碍 包括①思维联想障碍:主要表现为联想结构障碍和自主性方面障碍。联想结构障碍的主要症状是思维散漫和思维破裂;自主性方面障碍主要包括思维云集、思维中断、思维插入、思维被夺等。②思维逻辑障碍:常见的有内向性思维、病理性象征性思维及语词新作等。内向性思维患者通常沉浸在自己的思维活动中,有时内容极为丰富,与现实明显脱节,甚至分不清主观思维和客观现实的界限。③思维内容障碍:可以出现各种形式的妄想,最常出现的妄想是被害妄想和关系妄想。原发性妄想往往出现于疾病早期阶段,如妄想知觉、妄想心境及突发性妄想对精神分裂症的早期诊断具有一定价值。对精神分裂症具有重要诊断价值的妄想还有物理影响妄想、被控制感、被洞悉感及思维被广播等。

3. 情感障碍 包括情感不协调、情感倒错、矛盾情感、情感平淡或情感淡漠。可表现为表情的变化减少或者没有变化;自主活动减少;对外界刺激的反应减少或者完全没有反应;对周围的人和自己漠不关心。情感淡漠往往伴随意志活动的明显减退。另一个值得注意的问题是抑郁情绪,往往出现于疾病早期阶段,伴随病耻感或与其他精神症状同时出现。

4. 意志与行为障碍 意志减退比较常见,对将来的生活没有规划和要求,少数患者可以出现病理性意志增强。行为异常可以表现为不协调性精神运动性兴奋或精神运动性抑制,如缄默、违拗及木僵等,紧张症患者可以出现精神运动性兴奋与抑制交替发作。

二、治疗学发展

精神分裂症作为一种疾病,其真正治疗史不足百年。20世纪30年代,胰岛素低血糖治疗及电休克治疗(electroconvulsive therapy,ECT)被应用于临床,目前胰岛素低血糖治疗已在临床上被淘汰,而ECT仍是临床常用治疗方法。ECT源自对癫痫患者的临床观察,临床发现癫痫发作后患者的精神症状有所改善,最初应用樟脑和戊四氮(pentylenetetrazol)诱导癫痫发作,后来逐渐以电刺激诱导癫痫发作。早期ECT并没有使用麻醉药和肌松药,癫痫发作时患者往往会经历典型的"大发作"过程,出现明显的意识丧失、肌强直及震颤等,有时甚至出现骨折及外伤等意外;近年来,ECT的方法学进一步提高和改善,即改良电休克治疗(modified electro-convulsive therapy,MECT),治疗中应用麻醉药和肌松药,可以减少患者的恐惧情绪及外周肌肉震颤和强直等。

药物治疗始于20世纪50年代,氯丙嗪(chlorpromazine)在精神分裂症治疗史上具有里程碑意义,而氯丙嗪在精神科的应用也来源于临床实践中的"偶然发现"。20世纪50年代初,法国外科医师Henri发现氯丙嗪可以减轻手术前患者的紧张和焦虑,随后精神病学专家证实氯丙嗪对幻觉、妄想及兴奋激越症状的显著疗效。此后,精神药理学进入一个相对快速的发展阶段,精神分裂症的药物治疗取得长足进步,一些与氯丙嗪具有相似药理作用的抗精神病药先后问世并应用于临床实践,如硫利达嗪(thioridazine)、氟奋乃静(fluphenazine)、氟哌啶醇(haloperidol)和替沃噻吨(thiothixene)等。药理学家研究发现这些药物虽然结构不同,但具有相似的药理作用——多巴胺D_2受体拮抗作用,在此基础上发展为精神分裂症发病机制的多巴胺功能亢进假说。同时,这些药物也称为传统(conventional)、经典(typical)或第一代抗精神病药(first generation antipsychotics,FGA),对幻觉妄想等精神病阳性症状具有较好疗效,但对阴性症状及认知缺陷症状缺乏疗效,并有较多的锥体外系等不良反应。

氯氮平(clozapine)是另一个具有重要意义的抗精神病药。该药于1958年被发现并应用于临床,结果发现其具有良好的抗精神病作用,且较少引起锥体外系不良反应,不过,临床实践发现氯氮平具有致命性副作用——粒细胞缺乏症,严重时可以导致患者死亡。1976年后氯氮平在西方国家遭到禁用,国内当时因此进行大量的临床病例分析,发现这一情况的发生概率大约在 1%,并且白细胞减少的情况是可以预防和治疗的,从而积累较为丰富的氯氮平临床使用经验。20 世纪 90 年代,临床研究发现氯氮平对难治性精神分裂症具有较好疗效而再度引起国内外学者的关注。目前,氯氮平在临床中作为二线药物使用,作为难治性精神分裂症的首选药。

20 世纪 90 年代开始,先后有一批新药上市,如利培酮(risperidone)、奥氮平(olanzapine)等。这些药物(包括氯氮平)不同于氟哌啶醇等传统抗精神病药,较少产生锥体外系不良反应,药理作用方面不仅拮抗多巴胺受体,对 5-HT$_{2A}$ 受体也具有较强的拮抗作用,称为新型、非典型(atypical)或第二代抗精神病药(second generation antipsychotics,SGA)。相对于传统药物而言,新型抗精神病药不仅可以有效治疗精神病阳性症状,而且对阴性症状和认知缺陷症状也有效,从而改善精神分裂症的功能预后及长期治疗结局。特别值得一提的是,由于精神分裂症患者往往需要长期服药,甚至终身服用,目前已有长效注射剂上市,可以减少患者的服药次数及病耻感,从而提高患者的治疗依从性。

第二节　精神分裂症的治疗原则、治疗目标及策略

一、治疗原则

(一)治疗总原则

1. 正确诊断是治疗的前提。对于精神分裂症而言,反复求证的诊断性评估须贯穿于治疗的全过程。

2. 早期识别、早期诊断及早期干预原则。提高早期识别率,缩短未治疗时间,尽早采取合理而有效的综合干预措施。

3. 规范化治疗原则。一旦明确诊断,就应启动规范化治疗程序,进行足剂量、足疗程治疗。

4. 个体化治疗原则。治疗方案的制订、药物种类及剂量的选择均应遵循个体化原则。

5. 整合治疗原则。遵循生物 - 心理 - 社会医学模式,结合生物学、心理学及社会学等治疗措施帮助患者,争取最大限度的功能恢复及回归社会。

(二)药物治疗原则

2020 年,美国精神病学协会(American Psychiatric Association,APA)发布最新版精神分裂症治疗指南,共 24 个条目,其中药物治疗包括 11 个条目(条目 4~14)。主要包括以下几项原则:

1. 抗精神病药治疗原则　精神分裂症患者应使用抗精神病药治疗,并监测其有效性及副作用(条目 4,1A 推荐)。

2. 抗精神病药维持治疗原则　如果精神分裂症患者在使用抗精神病药后症状改善,则应继续使用抗精神病药治疗(条目 5,1A 推荐)。

3. 继续使用同一种抗精神病药治疗原则　如果精神分裂症患者使用某种抗精神病药后症状改善,则建议继续使用同一种抗精神病药治疗(条目 6,2B 推荐)。

4. 难治性精神分裂症患者治疗原则　难治性患者使用氯氮平治疗(条目 7,1B 推荐)。经过其他方案治疗后,如果患者仍存在明显的自杀企图或自杀风险,则推荐使用氯氮平治疗(条目 8,1B 推荐)。经过其他方案治疗后,如果患者仍存在明显的攻击行为,则推荐使用氯氮平治疗(条目 9,2C 推荐)。

5. 抗精神病药长效注射剂使用原则 如果患者愿意(偏好)或者服药依从性差,则建议使用长效注射剂治疗(条目 10,2B 推荐)。

二、治疗目标及策略

(一)急性期治疗目标及策略

1. 急性期治疗目标

(1)预防伤害,控制异常行为,降低精神病性症状及相关症状的严重性。

(2)制订短期和长期(预防复发)治疗计划。

(3)尽快恢复功能的最佳水平。

(4)同患者及其家属建立良好的医患联盟。

(5)防止严重药物不良反应的发生,如神经阻滞剂恶性综合征、抗胆碱能意识障碍等。

2. 急性期治疗策略 对于首发患者要早发现、早治疗,急性期患者以阳性症状、激越冲动为主要表现,宜采取积极的药物治疗以缓解症状。根据病情、家庭照料情况和医疗条件选择治疗场所,包括住院、门诊、社区和家庭病床治疗;如果患者有明显的危害他人及社会安全,或者有明显的消极和自伤行为时,建议住院治疗。依据患者病情及其他相关因素,制订中、长期治疗计划,选用合适的药物种类及剂量。长期治疗有助于患者病情的稳定并获得最大程度的缓解。积极进行家庭教育,加强与患者及其家属的沟通,建立良好的医患联盟。定期对患者进行心理治疗、康复和职业训练。通常,首发患者对药物治疗比较敏感,药物的治疗剂量低于慢性疾病患者。

精神分裂症是一种严重的精神疾病,明确诊断非常重要。治疗开始前需详细询问病史,进行体格、神经系统及精神检查,同时进行各项实验室检查如头颅 CT 或 MRI、脑电图等,排除脑器质性疾病或躯体疾病所致精神障碍、梅毒或精神活性物质所致精神障碍等。症状评估尤其注意患者是否存在自杀意念或企图,对他人是否存在伤害或冲动行为,严重患者需要进行保护性非自愿治疗,药物可以选择第一代或第二代抗精神病药,需要快速控制病情时可以联合使用电休克治疗。加强监测药物不良反应,如直立性低血压、头晕、锥体外系不良反应、体重增加等代谢综合征、血清催乳素水平升高、失眠、镇静等,提高患者治疗和服药的依从性。

加强与患者及其家属的沟通及教育,建立有效的医患同盟,向家属告知病情及选用的治疗方案,为患者提供社会心理干预,降低应激水平,为保证患者及照料者的安全提出建议,争取家属和患者的配合。症状改善后,鼓励患者尽早参加康复训练。积极处理共病情况,苯二氮䓬类药物可以治疗紧张、焦虑和激越,抗抑郁药可以改善患者的抑郁和强迫。

(二)巩固期治疗目标及策略

1. 巩固期治疗目标

(1)防止已缓解症状的复发或再燃,进一步提高对难治性症状(如阴性症状、认知缺陷症状及顽固性幻听等)的控制及疗效。

(2)增加患者的社会适应能力,促进职业及社会功能恢复、回归社会。

(3)控制和预防精神分裂症后的抑郁和强迫症状,预防自杀。

(4)控制和预防长期用药带来的不良反应,如迟发性运动障碍,闭经,溢乳,体重增加,糖脂代谢异常,心、肝、肾损害等。

2. 巩固期治疗策略 急性期症状获得改善的患者需要继续巩固期治疗,治疗场所建议在门诊或社区进行,治疗方式仍以药物治疗为主,坚持使用急性期有效药物及有效剂量继续治疗 3～6 个月，促进阴性症状的进一步改善。开展家庭教育和对患者的心理治疗。

加强对患者或家属的教育和帮助，维护良好的医患同盟，告知长期药物治疗的重要性，过早降低剂量或停止药物治疗容易导致病情反复。告知如何识别及处理疾病反复的早期症状，监测长期药物治疗的不良反应。社会心理干预仍为支持性干预，加强患者和家属的继续教育，包括疾病的病程和预后及影响病程和预后的相关因素。逐渐恢复正常生活及活动，鼓励患者在工作或日常生活中发挥出尽可能高的水平，促进社会功能恢复。

（三）维持期治疗目标及策略

1. 维持期治疗目标

（1）维持症状持续缓解，预防复发。

（2）促进患者的功能水平和生活质量持续改善。

（3）监测与处理药物持续治疗中的不良反应。

（4）提供心理干预，提高药物治疗效果与依从性，改善预后。

2. 维持期治疗策略 治疗场所仍主要在门诊及社区进行，旨在防止症状复发并最大限度地提高功能和生活质量。维持期治疗在预防复发的效果上来说，继续使用原标准剂量的急性期药物治疗 ≈ 换药 > 减药 > 停药。对于维持期治疗的时长，国外各临床指南并无统一意见，建议个体化。《中国精神分裂症防治指南》（第 2 版）建议，首发患者至少需要维持期治疗 2 年，1 次复发患者需要 3～5 年，多次复发患者需要维持期治疗 5 年以上。但也有研究得出结论，抗精神病药长期维持治疗确实可以降低病情复发或者死亡风险，但同时随着药物治疗时间延长，复发风险不是降低而是增加。

同时需要加强对患者及其家属的教育及心理治疗，可以提供的帮助包括帮助认识疾病复发的先兆症状，以便及时处理；帮助认识药物的治疗作用和常见不良反应，以提高长期用药的依从性；在恢复社会功能、回归社会的过程中，帮助患者应对应激性社会事件；督促患者积极锻炼、增强体质，预防躯体疾病的发生及所带来的应激反应。

对大多数处于维持期的患者来说，社会心理干预对药物治疗具有增效作用，可以改善预后。维持期抗精神病药治疗对降低复发风险具有重要价值，但药物剂量因人而异，以不引起精神分裂症症状加重或复发为准。同时需要监测药物治疗的不良反应，包括神经系统、代谢、内分泌、性功能、心血管系统不良反应和镇静等。

由于阴性症状及认知缺陷症状的影响，多数患者存在社会功能损害。需要评估患者是否残留阴性症状，以及这些残留症状是否继发于抑郁或帕金森综合征。如果患者存在强迫或抑郁情绪，可加用抗抑郁药。苯二氮䓬类药物有助于抗焦虑和治疗失眠，但不宜长期使用，避免产生耐受性与依赖性。

第三节 精神分裂症的治疗

一、急性期治疗

药物治疗是急性期最为重要的治疗手段，急性期治疗是否恰当直接影响巩固期治疗和维持期治疗能否顺利进行。选择合适的抗精神病药及合理的治疗剂量是决策的关键，使患者在获得最佳疗效的同时仅出现较少的不良反应。急性期治疗的疗程至少为 6～8 周。

药物治疗方案的决策过程中需要考虑以下因素：①患者的主要临床表现及相关影响因素；

②患者的躯体情况，特别是代谢障碍和心血管疾病风险，以及既往药物治疗经历及敏感性等；③选用药物的药理学特点（如受体结合情况）、疗效优势及不良反应等（如镇静、便秘等）；④急性期治疗药物是否适合长期维持治疗，是否可以预防复发，是否有利于患者治疗结局的持续改善及社会功能恢复；⑤患者的主观接受度及长期治疗的依从性；⑥可获得的医疗条件、医学资源及社会支持系统。

药物治疗期间需要持续监测以下内容：①诊断和治疗决策的重新评估及修正；②对症状及疗效的评估，尤其注意自杀和冲动伤害行为的风险评估及防范；③对治疗相关不良反应的定期评估，监测体重、腰围［体重指数（BMI）］、血压、心率、血糖、血脂及肝肾功能变化，尤其注意长期治疗可能出现的不良反应如迟发性运动障碍；④急性期治疗与复发风险的相关性分析。如果患者经规范治疗后部分缓解或无效，临床医师应评估并确定患者的治疗药物剂量是否合适，并通过监测血药浓度等手段评价患者的治疗依从性。如果药物的血药浓度在合适范围内，则可采取下列措施：①继续观察治疗一段时间以确定其临床疗效；②调整或优化治疗剂量，可以考虑使用较高剂量治疗；③增加另一种治疗药物（增效剂）。通常情况下，首发患者的药物治疗剂量宜偏低，即较小剂量就可获得较为满意的治疗效果。

急性期除药物治疗外，必须重视心理社会问题，社会心理干预应与药物治疗相结合，并及时应用于精神分裂症病程的特定阶段，促使其社会功能迅速而有效地恢复。临床医师、患者和家庭成员之间合作和信任的关系也是精神分裂症得到有效缓解的基础。

下面主要介绍世界生物精神病学会联合会（World Federation of Societies of Biological Psychiatry，WFSBP）精神分裂症治疗指南及《中国精神分裂症防治指南》（第2版）的主要治疗建议。

（一）首发精神分裂症

对首发患者强调充分、反复的评估，包括治疗前的初始评估和治疗中的重新评估。针对每位首发患者的个体化条件制订合适的治疗方案。相对于慢性疾病患者而言，首发患者对抗精神病药更为敏感（包括疗效及不良反应），治疗剂量宜小，如利培酮和奥氮平的治疗剂量常为复发患者的1/2。通常以单一抗精神病药治疗为原则，以治疗药物标准剂量范围的下限作为起始剂量，逐步滴定至目标治疗剂量。优先采用口服用药方式，如果患者服药不配合或者口服用药困难，可以考虑使用非口服用药方式如肌内注射，但非口服用药方式的使用时间应尽可能缩短。目前临床上常用的速效注射剂主要包括齐拉西酮注射液和氟哌啶醇注射液，前者属于第二代抗精神病药，使用时间限于3d内，这是根据循证医学证据作出的治疗建议，然后调整为口服制剂；如果患者治疗中再次出现无法口服用药的情况，则可再度使用齐拉西酮注射液1～3d。后者属于第一代抗精神病药，临床中已广泛使用多年，尤其对兴奋、激越及冲动患者具有较好疗效，使用剂量和时间可以依据临床具体情况而定。

第一代抗精神病药（FGA）和第二代抗精神病药（SGA）对首发精神分裂症急性期均有明确疗效。但FGA的疗效主要体现在阳性症状方面，对其他维度精神症状的疗效并不理想，甚至加重精神分裂症的阴性症状和认知损害，应尽量避免选用FGA，如果选用的话应尽量避免高剂量。建议优先选用SGA，如阿立哌唑、氨磺必利、喹硫平、帕利哌酮、利培酮、奥氮平或齐拉西酮等已经作为首发患者的一线用药。近年来布南色林及鲁拉西酮也逐渐被广泛使用，至于具体选择何种抗精神病药作为首选治疗药物，应根据个体化评估结果和不同药物的作用特点作出抉择。

临床上通常基于药物疗效进行证据级别（categories of evidence）划分，共分为A～F六个级别。

证据级别 A：证据全部来自对照研究，即①至少有 2 项双盲平行对照的 RCT 研究支持该药的疗效优于安慰剂；和②在有安慰剂对照的"三臂"研究或非劣效性研究中，至少有 1 项研究证实该药的疗效优于或者相当于其他已知有效的治疗药物。如果当前存在阴性研究结果，则至少有 2 项阳性结果的研究或者 meta 分析支持该药的疗效优于安慰剂，并且其疗效不劣于其他已知有效的治疗药物。

证据级别 B：有限的阳性结果研究证据，即①至少有 1 项 RCT 研究支持该药的疗效优于安慰剂；或②随机对照的非劣效性研究（没有安慰剂对照）证实该药的疗效不劣于当前的标准治疗。并且没有阴性结果研究报道。

证据级别 C：C1 级证据来自非对照研究，即①至少有 1 项准自然、开放性研究（病例数>5）支持该药的疗效；或②与参考药物比较支持该药的疗效，但样本量偏小不足以成为非劣效性研究。并且没有对照研究的结果为阴性。C2 级证据来自病例报告，即至少 1 个阳性有效的病例报告，并且没有对照研究的结果为阴性。C3 级证据来自同行专家的意见。

证据级别 D：研究结果不一致，RCT 的阳性研究结果与阴性研究结果相当。

证据级别 E：阴性证据。

证据级别 F：缺乏证据。

推荐等级（recommendation grades）：不仅基于药物疗效，还要综合药物不良反应及药物相互作用等其他信息。共分为 5 个级别，推荐等级 1 级为 A 级证据，好的风险 / 收益比（risk-benefit ratio）；推荐等级 2 级为 A 级证据，风险 / 收益比中等；推荐等级 3 级为 B 级证据；推荐等级 4 级为 C 级证据；推荐等级 5 级为 D 级证据。

对首发患者的基本治疗观点：①FGA 和 SGA 均是有效治疗药物（A 级证据，推荐等级 1）；②相对于慢性疾病患者而言，首发患者的药物治疗剂量偏低（A 级证据，推荐等级 1）；③由于神经系统副作用风险降低，有限证据支持 SGA 是首发患者的一线用药（C3 级证据，推荐等级 4）；④有限证据支持 SGA 能降低首发患者的治疗中断率（B/C3 级证据，推荐等级 3/4）；⑤不推荐氯氮平作为首发患者的一线用药；⑥治疗决策及药物选择遵循个体化原则，应该结合药物的疗效及不良反应等信息整合分析。

（二）精神分裂症急性复发与恶化

相对于首发患者而言，复发患者应详细回顾和评价以往治疗方案，包括治疗药物选择、不同治疗阶段的药物剂量及持续治疗时间、不同药物的疗效及不良反应、治疗依从性、中断治疗的原因、躯体情况、共病问题、药物经济学及社会支持系统等。尤其重点分析患者本次病情复发的原因，其中中断治疗和不合理减少药物剂量是病情复发最常见的原因。根据患者目前的主要临床症状特点和上述急性期治疗决策原则，重新做好新的全面治疗计划或方案。

一般来说，优先选择既往治疗有效的药物，复发患者对药物疗效和不良反应的敏感性相对较低，在起始治疗剂量、目标治疗剂量、完成剂量滴定时间、联合药物治疗选择及不同治疗药物剂型选择等方面均可采取相对积极的方法，以便尽快控制急性期症状。少数患者存在明显的治疗抵抗，对既往治疗有效药物缺乏反应，对这类患者要有足够的耐心，可以考虑：①仔细核查服药记录以了解患者是否真的服用药物；②了解药物剂量是否足够，有条件的地方可以测定药物的血药浓度；③适当延长药物治疗观察时间；④考虑是否合用电休克治疗等物理治疗手段以尽快控制急性期症状；⑤考虑是否合用丙戊酸盐等增效剂以协助控制急性期症状。对难治性精神分裂症（连续使用至少 2 种以上足剂量、不同类别的抗精神病药，而疗效不明确）考虑使用以氯氮平为主的治疗方案。

　　对急性复发或恶化患者的基本治疗观点：①FGA 和 SGA 均是有效治疗药物（A 级证据，推荐等级 1）；②药物选择遵循个体化原则，充分考虑患者既往使用某种类型药物的治疗经历，包括疗效及不良反应特点；③重视药物不良反应，尤其注意运动、代谢及心血管系统不良反应；④有证据显示 SGA 在降低治疗中断率及预防复发方面具有优势（B/C3 级证据，推荐等级 3/4）；⑤某些 SGA 的总体疗效可能优于其他 SGA 和 FGA（B/C3 级证据，推荐等级 3/4）；⑥FGA 的神经系统不良反应风险较大，支持临床中选择某些 SGA（C3 级证据，推荐等级 4）；⑦依据患者耐受情况，药物滴定速度可以较快，但同时需要关注不舒服及潜在危险性的不良反应，通常建议使用最小有效剂量控制患者的急性复发或恶化（C 级证据，推荐等级 4）；⑧在换用另一种抗精神病药之前，通常使用当前药物的有效剂量治疗 2～8 周，除非存在无法接受的耐受性或禁忌证（C 级证据，推荐等级 4）。

　　表 3-4-1 列出常用抗精神病药在首发及复发患者中推荐的治疗剂量。

表 3-4-1　常用抗精神病药在首发及复发患者中推荐的治疗剂量

抗精神病药	起始剂量/（mg/d）	用法/（次/d）[1]	首发患者的治疗剂量/（mg/d）	复发患者的治疗剂量/（mg/d）	最大剂量/（mg/d）[2]
第二代抗精神病药					
氨磺必利（amisulpride）	100～200	(1)～2[#]	100～300	400～800	1 200
阿立哌唑（aripiprazole）	5～10	1	15～(30)	15～30	30
阿塞那平（asenapine）[3]	5	1	5～10	5～20	20
氯氮平（clozapine）	25	2～(4)[#]	100～250	300～800	900
伊潘立酮（iloperidone）[3]	1～2	2	4～16	4～24	32
鲁拉西酮（lurasidone）[3]	20～40	1	40～80	40～120	120
奥氮平（olanzapine）	5～10	1	5～15	5～20	20
帕利哌酮（paliperidone）[3]	3～6	1	3～9	3～12	12
喹硫平（quetiapine IR/XR）	50～100	2/1[*]	300～600	400～750	750
舍吲哚（sertindole）	4	1	12～20	12～24	24
利培酮（risperidone）	1～2	1～2	1～4	3～10	16
齐拉西酮（ziprasidone）	40～80	2	40～120	80～160	160
佐替平（zotepine）	25～50	2～(4)[#]	50～150	100～250	450
第一代抗精神病药					
氯丙嗪（chlorpromazine）	50～150	2～4	300～500	300～1 000	1 000
氟奋乃静（fluphenazine）	4～10	2～3	2.4～10	10～20	20～(40)[#]
氟哌噻吨（flupentixol）	2～10	1～3	2～10	10～20	60
氟哌啶醇（haloperidol）	2～8	(1)～2[#]	1～4	3～15	100
奋乃静（perphenazine）	4～12	1～3	6～36	12～42	56
匹莫齐特（pimozide）	1～4	2	1～4	2～12	16
珠氯噻醇（zuclopenthixol）	2～50	1～3	2～10	25～50	75

注：①[1]是指推荐的每日服药次数，1 表示 1 次/d，2 表示 2 次/d 等；②[2]是指多数国家批准的最大剂量，而不同国家批准的最大剂量可能并不相同；③[3]是指目前仍缺少首发精神分裂症患者的研究证据；④[#]()内数字指比较少的情况下采用的用法或剂量；⑤[*]/之前的数字是速释片用法，/之后的数字是缓释片用法。

（三）不同急性期症状群的药物治疗程序

1. 以幻觉妄想等精神病性症状为主要临床相患者的处理程序

（1）不合作患者

第一步治疗：选择药物肌内注射，包括第一代抗精神病药（FGA）如氟哌啶醇或氯丙嗪短效注射剂和第二代抗精神病药（SGA）如阿立哌唑、奥氮平、齐拉西酮等。第二代抗精神病药肌内注射的疗效并不亚于氟哌啶醇肌内注射，却较少引起运动方面的副作用（A级证据，推荐等级1），如齐拉西酮短效注射剂（20～40mg/d）可连续肌内注射1～3d，然后转为口服（齐拉西酮或其他新型抗精神病药），此类方法已经越来越多地应用于临床实践，并获得明确的疗效和安全性。此外，同时肌内注射苯二氮䓬类药物如劳拉西泮或氯硝西泮可作为抗精神病药的增效治疗，有助于兴奋激越更快地得到控制，但该联合治疗方案是否恰当目前尚未明确，需要注意联合用药会增加药物不良反应（C级证据，推荐等级4）。避免联合应用奥氮平及苯二氮䓬类药物（肌内注射），因为存在猝死风险；避免联合应用苯二氮䓬类药物（肌内注射）与氯氮平，因为存在呼吸衰竭的风险。

《激越患者精神科处置专家共识》认为静脉给予镇静药或抗精神病药可快速起效，但可能会引起呼吸抑制、低血压等，应谨慎使用。如有必要，应在具备心肺复苏设备的条件下，由有经验的操作者实施，并密切关注患者的生命体征变化。除非极特殊的情况外，不建议静脉注射苯二氮䓬类药物或氟哌啶醇。

对于不合作患者也可以采取口服第二代抗精神病药如利培酮、帕利哌酮、奥氮平、喹硫平、齐拉西酮、阿立哌唑或氨磺必利，同时合并注射苯二氮䓬类如劳拉西泮、氯硝西泮等。口服抗精神病药通常根据药物效价特点从小剂量开始尽快滴定至目标治疗剂量，并继续治疗7～10d，再进一步进行疗效和安全性评估，制订并完善下一步治疗方案。部分病情较严重且同时符合适应证条件的病例也可选用联合电休克治疗，以加快临床症状缓解。

第二步治疗：如果以上治疗措施获得有效结果，可继续选择上述相应药物或者采用第二代抗精神病药长效制剂继续治疗，确保患者对急性期有效治疗的依从性。其药物治疗过程与合作患者的治疗路径相同。

（2）合作患者

第一步治疗：优先采用口服一种第二代抗精神病药如利培酮、帕利哌酮、奥氮平、喹硫平、齐拉西酮、阿立哌唑或氨磺必利，其次可考虑使用一种第一代抗精神病药如氯丙嗪、氟哌啶醇、奋乃静或舒必利治疗。治疗应从小剂量起始，根据药物效价特点在3～14d内逐渐滴定至目标治疗剂量。因抗精神病药加药速度过快易出现多种不良反应，应向患者及其家属告知可能出现的相关不良反应、如何预防发生以及如何在家庭中处理或及时至医院寻求帮助等，以取得患者及其家属的理解和配合。治疗药物达到目标治疗剂量后应持续治疗观察6～8周，并定期评定疗效和安全性，根据疗效和不良反应对目标治疗剂量进行适当调整，完善个体化治疗方案。获得"有效"后应继续上述治疗。

如治疗无效，可选择换用另一种第二代或第一代抗精神病药，或者换用第二代抗精神病药长效制剂，也可谨慎使用氯氮平或者联合电休克治疗。获得"有效"后应继续上述有效药物治疗。

第二步治疗：经上述处理后仍"无效"，可考虑采用抗精神病药增效治疗，或联合治疗（如一种第二代抗精神病药和一种第一代抗精神病药或另一种第二代抗精神病药，或联合长效制剂），或采用以氯氮平为主的治疗。

第三步治疗：针对第二步治疗无效的患者，考虑联合电休克治疗。

2. 以兴奋激越和暴力行为为主要临床相患者的处理程序

（1）第一步治疗：在迅速完成患者的躯体情况评估和精神科初步诊断后，应首选第一代抗精神病药如氟哌啶醇、氯丙嗪肌内注射或第二代抗精神病药如齐拉西酮肌内注射，可根据患者的兴奋激越严重程度考虑是否同时合用苯二氮䓬类药物如劳拉西泮或氯硝西泮肌内注射；或者以口服第二代抗精神病药为主，合并肌内注射苯二氮䓬类药物。兴奋激越或暴力行为控制后，尽快改为口服用药方式，应充分考虑长期治疗的要求而选择第二代抗精神病药治疗，具体治疗路径同以幻觉妄想症状为主的合作患者。

（2）第二步治疗：上述处理无效的患者，可以根据患者的躯体情况换用以氯氮平为主的治疗或合并心境稳定剂如丙戊酸钠治疗。

（3）第三步治疗：第二步治疗仍无效的患者，可考虑联合电休克治疗。

3. 以紧张症状群为主要临床相患者的处理程序 针对紧张症状群或精神运动性抑制患者，开始治疗前应明确诊断，尤其排除各种器质性疾病、精神药物所致的神经阻滞剂恶性综合征或药源性紧张症等，治疗中需要密切关注病情变化及躯体情况，对诊断进行重新评估与确认。药物治疗方面，苯二氮䓬类药物（如劳拉西泮）是紧张症的一线用药（C级证据）。另外可以选择舒必利静脉滴注治疗，起始剂量为 50～100mg/d，3～5d 内滴定至目标治疗剂量 200～600mg/d，可持续治疗 1～2 周，治疗中需要密切关注舒必利对心肺功能的影响。也可选择第二代抗精神病药口服制剂或口崩片，对不配合患者可以保证药物吸收和治疗的有效性。为了尽快控制病情（如恶性紧张症）或劳拉西泮治疗失败时，考虑电休克治疗（C级证据，推荐等级 4）。电休克治疗对该类患者具有较好疗效，可以单独或者联合药物治疗同时使用，多数患者的紧张症状群或抑制症状可以快速缓解。后面的治疗路径与以幻觉妄想症状为主的合作患者相同。

4. 以突出的自杀或自伤行为为主要临床相患者的处理程序

（1）第一步治疗：首选高效价、剂量滴定速度快、起效较快、对心境症状可能有一定疗效的第二代抗精神病药如喹硫平、奥氮平、阿立哌唑、氨磺必利、齐拉西酮和帕利哌酮等，自杀或自伤行为突出的患者可联合 MECT，有利于自杀或自伤行为的迅速控制。如果有效，在完成 MECT 疗程后，继续使用已选择的第二代抗精神病药治疗。

（2）第二步治疗：上述处理无效的患者，需要进一步评估自杀或自伤风险与心境症状如抑郁的相关性，如抑郁症状明显，可联合新型抗抑郁药如 SSRI、SNRI 或米氮平等治疗；如果自杀或自伤风险更多与精神病性症状相关，则换用另一种第二代抗精神病药如氯氮平治疗，氯氮平是目前获得证据较多的治疗药物。

（3）第三步治疗：第二步治疗无效的患者，可考虑氯氮平联合 MECT。

5. 以阳性症状伴有抑郁为主要临床相患者的处理程序

（1）第一步治疗：首选一种第二代抗精神病药如阿立哌唑、氨磺必利、喹硫平、齐拉西酮、利培酮、帕利哌酮或奥氮平，或第一代抗精神病药如舒必利，或谨慎使用氯氮平。但抗精神病药对精神分裂症患者的抑郁症状仅产生轻度（small and modest）疗效（B级证据，推荐等级 3）。如果疗效欠佳，可换用另一种第二代抗精神病药治疗。部分患者如果伴有严重的消极行为（如自杀、自伤或拒食），可联合电休克治疗。

（2）第二步治疗：上述处理无效的患者，可在第一步治疗用药的基础上，联合抗抑郁药（SSRI、SNRI、NaSSa 或 TCA）治疗。

（3）第三步治疗：第二步治疗无效的患者，可考虑联合电休克治疗。

二、巩固期治疗和维持期治疗

经急性期治疗后，精神分裂症患者的精神症状被有效控制，患者病情处于一个相对稳定期，所有精神分裂症患者均需要继续巩固期治疗和维持期治疗，治疗场所建议在门诊或社区进行，治疗方式仍以药物治疗为主，治疗目的是维持病情稳定、改善心理社会功能及生活质量。

长期治疗往往需要家属与患者的配合、参与和共同决策，因此良好治疗联盟的建立有助于长期治疗的顺利进行。急性期治疗阶段就应考虑到长期治疗计划，共同讨论并制订长期治疗的目标与方案，共同决策并达成共识。除了药物治疗外，社会心理干预及教育作为辅助措施有助于改善治疗依从性及结局，如精神分裂症患者对药物的自我管理（从抗精神病药维持期治疗中获益，如何应对副作用），对症状的自我管理与控制（如何识别复发的先兆症状，制订预防复发计划，拒绝非法物质和酒精），生活独立性、社交技巧及社会功能培训等。

（一）巩固期治疗和维持期治疗的必要性和有效性

有学者于 1955 年报道 500 例精神分裂症患者随访 3～50 年的情况，发现 53.4% 的患者首次发作呈持续进展恶化，而 25% 的患者呈反复发作性，这基本上反映了抗精神病药问世前的病程与结局。另有学者对 1978—1979 年纳入研究的精神分裂症患者进行随访，结果发现 11% 的患者首次发作后呈持续精神病状态，而 54.9% 的患者为反复发作性。有学者认为如果患者首发发作后不进行巩固期治疗和维持期治疗，1 年内复发率高达 60%～70%，2 年内复发率高达 90%。预防复发是精神分裂症防治的关键。

应用抗精神病药对精神分裂症患者进行长期治疗对于减少复发或再入院风险具有肯定作用，可使复发风险降低 70%，可使稳定期患者的复发率降至 30% 以下；并且维持期治疗时间越长，精神分裂症患者的复发率越低。国内有项研究对 406 例首发患者进行随访，结果发现维持期治疗时间越长复发率越低，其中维持期治疗 4 年的患者的复发率为 19.0%。因此，精神分裂症患者首次发作后进行巩固期治疗及维持期治疗是非常必要的，可以有效降低患者的复发率。

（二）巩固期治疗和维持期治疗的建议

有研究比较第一代与第二代抗精神病药在精神分裂症长期治疗中的疗效。此外，新的第二代抗精神病药长效制剂给精神分裂症患者提供新的治疗选择及希望，长效制剂也许更适合某些患者的长期治疗。

美国的抗精神病药干预有效性临床试验（Clinical Antipsychotic Trials of Intervention Effectiveness，CATIE）研究比较奋乃静（8～32mg/d）、奥氮平（7.5～30mg/d）、喹硫平（200～800mg/d）、利培酮（1.5～6.0mg/d）及齐拉西酮（40～160mg/d）对慢性精神分裂症的效果，研究时间为 18 个月，结果支持奥氮平在精神分裂症的维持期治疗方面优于其他药物，但同时奥氮平较多引起体重增加和代谢综合征。

欧洲首发精神分裂症临床试验（European First Episode Schizophrenia Trial，EUFEST）比较氟哌啶醇（1～4mg/d）、氨磺必利（200～800mg/d）、喹硫平（200～750mg/d）、奥氮平（5～20mg/d）及齐拉西酮（40～160mg/d）对首发精神分裂症的疗效，研究时间为 12 个月，结果显示各个治疗组的脱落率分别为奥氮平组和氨磺必利组 33%、齐拉西酮组 45%、喹硫平组 53%、氟哌啶醇组 72%。从症状改善程度看，上述 5 种药物的临床疗效相当（均约为 60%）。从不良反应看，奥氮平组的体重增加明显，氟哌啶醇组和氨磺必利组有较多的锥体外系不良反应。欧洲的精神分裂症门诊患者健康结局研究（Schizophrenia Outpatient Health Outcome，SOHO）比较奥氮平与其他抗精神病药（利培酮、喹硫平、氨磺必利、奥氮平、第一代抗精神病药口服制剂及长效制剂）对门诊患者的效果，结果显示第二代抗精神病药比第一代抗精神病药的中断治疗率更低、疗效更好，并且患者的主观舒适度更佳。

英国的抗精神病药治疗精神分裂症的成本效益研究（Cost Utility of the Latest Antipsychotic Drugs in Schizophrenia Study，CUtLASS）比较 FGA 或 SGA（除外氯氮平）的效果，随访 52 周，结果第一代和第二代抗精神病药在精神分裂症的长期治疗中没有差异。

一项 meta 分析纳入观察期 6 个月以上的随机试验，结果提示在预防精神分裂症复发方面，第二代抗精神病药显著优于第一代抗精神病药，至于第二代抗精神病药中的哪种药物更具有优势，meta 分析没有明确结论。

超过 40% 的精神分裂症患者对口服抗精神病药部分依从或依从性差，这是精神分裂症长期治疗面临的主要问题。因此，长效制剂已成为精神分裂症长期治疗的重要选择，尤其对于依从性差的患者。

APA 精神分裂症治疗指南明确指出，如果精神分裂症急性期治疗有效，则继续使用同一种抗精神病药治疗。巩固期治疗的药物剂量原则上与急性期治疗剂量相同，疗程一般持续 3～6 个月。维持期治疗的药物剂量在疗效稳定的基础上可以减量，减量速度不宜过快，通常为急性期治疗剂量的 1/3～1/2；也可以每 6 个月减少原剂量的 20%，直至最小有效剂量。维持期治疗的疗程通常取决于个体情况，一般不少于 2～5 年。长期治疗中需要持续注意和监测迟发性运动障碍和代谢方面的副作用，一旦出现应尽快处理。

精神分裂症长期治疗的建议包括药物选择、药物剂量、维持期治疗时间及长效制剂等方面。

抗精神病药选择的基本观点：①抗精神病药（FGA 和 SGA）均可有效预防精神病复发（A 级证据，推荐等级 1）；②在长期治疗过程中，FGA 和 SGA 均可有效控制精神病性症状，并且两类药物之间没有显著性差异（A 级证据，推荐等级 1）；③有证据显示某些 SGA 在降低治疗中断率及预防复发方面具有优势（B 级证据，推荐等级 3）；④某些 SGA 的运动障碍不良反应（如 TD）的风险较低，支持 SGA（C 级证据，推荐等级 4）；⑤某些 SGA 引起继发性阴性症状的可能性较低，支持 SGA（C 级证据，推荐等级 4）；⑥ TD 和代谢综合征似乎是长期治疗中最为重要的影响因素，需要连续监测并及时处理（C 级证据，推荐等级 4）；⑦开始药物治疗时就应该考虑到长期治疗的可行性及方案；⑧应该选用那些在急性期具有较好疗效，且不良反应最小的有效药物进行长期治疗；⑨药物选择上遵循个体化原则，充分考虑药物的疗效及不良反应。

药物剂量：常用抗精神病药在长期治疗中的推荐剂量参见表 3-4-1。

抗精神病药维持期治疗时间的基本观点：①首发患者至少需要继续治疗 1 年（C 级证据，推荐等级 4）。②复发患者至少需要维持期治疗 2～5 年，严重病例需要终身治疗（C 级证据，推荐等级 4）。③长期治疗的时间长短同样遵循个体化原则，需要综合考虑患者的动机、心理社会功能及社会支持系统等。如果患者既往有明确的严重自杀企图或暴力、攻击行为及反复多次复发，则推荐终身服药治疗（C 级证据，推荐等级 4）。

长效制剂在精神分裂症的长期治疗中具有较高的证据级别及推荐等级。表 3-4-2 列出抗精神病药长效制剂在精神分裂症长期治疗中的使用方法及推荐剂量。

表 3-4-2　抗精神病药长效制剂在首发及复发患者中推荐的治疗剂量

抗精神病药长效制剂	用法 /（次 /w）	首发患者的剂量 /mg	复发患者的剂量 /mg
SGA			
利培酮（微球）	2	25	25～50
棕榈酸帕利哌酮注射液（1M）[1]	4	25～75	25～150
棕榈酸帕利哌酮注射液（3M）[2]	12	175～525	175～525
奥氮平（双羟萘酸盐）	2～4	150～210/2w	150～210/2w
		300～405/4w	300～405/4w
FGA			
氟哌噻吨癸酸盐	2～3	20～40	20～100
氟奋乃静癸酸盐	2～4	6.25～37.5	12.5～50
氟哌啶醇癸酸盐	4	50～100	100～200
奋乃静癸酸盐	2～4	12～100	50～200
珠氯噻醇癸酸盐	2～4	100～200	200～400

注：①[1] 是指起始治疗首日注射本品 150mg，1 周后再次注射 100mg，前 2 剂的注射部位均为三角肌；第 2 剂药物之后，每 4 周 1 次注射的部位可以为三角肌或臀肌。②[2] 是指患者已接受棕榈酸帕利哌酮注射液（1 个月剂型）至少 4 个月的充分治疗后使用。

第四节　难治性精神分裂症的治疗

难治性精神分裂症通常源自多种因素，包括患者因素（如服药依从性问题，患者是否真正做到遵从医嘱治疗）、疾病因素（如合并躯体情况及共患其他疾病，增加治疗难度）、医师因素（如治疗中是否按照治疗原则足剂量、足疗程治疗，是否过快过频换药以及不合理联合用药等）和社会环境因素（如家属对疾病及治疗的态度、周围环境及人的影响等）。研究提示 10%～15% 的首发患者在起病初期即表现出治疗抵抗性，最终 30%～60% 的患者发展为难治性精神分裂症。

一、难治性精神分裂症的定义

关于难治性精神分裂症有不同定义，各大指南也不尽相同。精神病治疗反应及治疗抵抗（Treatment Response and Resistance in Psychosis，TRRIP）工作组发现，超过一半的临床试验对难治性精神分裂症的定义不充分，并且几乎所有研究都没有充分确定治疗依从性。为此，TRRIP 工作组在 2014—2016 年全面回顾各大指南及文献后，提出关于难治性精神分裂症的详细、明确的定义和标准。共识标准条目需包括：①关于难治性精神分裂症术语的规范；②难治性精神分裂症临床亚型的划分；③症状阈值（包括建议使用标准化评级量表、绝对阈值、症状变化、功能影响）；④治疗抵抗的描述（包括治疗抵抗的程度、发生的时间）；⑤足够治疗的定义（包括治疗持续的时间、剂量、既往治疗次数、氯氮平难治、治疗依从性）；⑥足够治疗应答的定义。

据此，2017 年 TRRIP 工作组在专家共识中提出难治性精神分裂症的具体定义如下：经足剂量（相当于至少 600mg/d 氯丙嗪等效剂量，经证实至少服用 80% 以上的药量，其间至少监测

1次血药浓度)、足疗程(每种药物至少6周)抗精神病药(至少2种不同化学结构)治疗后,仍存在超过12周的中等程度以上的阳性症状、阴性症状、认知症状或功能障碍(6周以上随访,PANSS减分率<20%)的精神分裂症。特别提出,如果患者只存在一种症状,那么必须达到重度水平;如果是两种或两种以上症状,则可以是中度水平以上。

二、难治性精神分裂症的治疗

面对难治性精神分裂症,需要考虑以下问题:①重新评估临床诊断的正确性,进一步复习病史并进行详细的精神检查;②详细复习病史,尤其是药物治疗史,了解既往不同治疗方案的疗效、影响因素及其执行情况;③评估患者既往治疗的依从性问题,有条件的地方建议监测药物的血药浓度。经过详细、认真的评估后,如果确认患者确实属于难治性病例,则进入难治性精神分裂症的治疗程序并制订新的治疗方案。

(一)难治性精神分裂症的治疗策略

1. 对当前的治疗方案进行修正和调整　可以适当增加当前的用药剂量和治疗时间,延长治疗时间对某些个体是有效的,建议同时监测药物的浓度。

2. 换用氯氮平治疗　系列研究证实氯氮平对难治性精神分裂症的疗效,其被各大指南推荐为治疗难治性精神分裂症的金标准,是目前难治性精神分裂症的首选药。而且氯氮平还可以有效改善患者的自杀风险和攻击行为。但由于氯氮平的不良反应较为明显,尤其存在潜在的血液系统严重不良反应(粒细胞减少,甚至缺乏)和代谢综合征风险,换用氯氮平治疗时需要密切监测血象及其他不良反应,防止不良后果的发生。

3. 换用其他第二代抗精神病药　其他第二代抗精神病药对难治性精神分裂症是否具有疗效仍有争议。临床对照研究提示利培酮与氯氮平治疗难治性精神分裂症的疗效相当或稍逊于氯氮平。同时,这些患者往往因需要高剂量的利培酮治疗而显著增加锥体外系不良反应。此外,奥氮平或喹硫平在较高剂量时对难治性精神分裂症可能也具有一定疗效。

4. 物理治疗　研究揭示单用或联合电休克治疗对难治性精神分裂症仍有一定疗效,但电休克治疗对记忆等认知损害明显,尽量避免短期内反复多次使用。其他物理治疗如磁抽搐治疗或重复经颅磁刺激、经颅电刺激等对难治性精神分裂症可能有效,但目前证据不多、结论不一,需要进一步研究。

(二)氯氮平治疗抵抗(超难治性精神分裂症)患者的治疗策略

虽然氯氮平对部分难治性精神分裂症患者有效,但仍有30%～50%的难治性精神分裂症患者对氯氮平治疗无反应或不能耐受。为此,2020年TRRIP工作组提出以下详细的治疗策略:

1. 难治性阳性症状　①首选增加氯氮平的剂量,使氯氮平血药浓度的≥350ng/ml。②联合使用第二种抗精神病药,推荐氨磺必利和阿立哌唑口服。不得联合使用抗抑郁药,因为会增加氯氮平的血药浓度。③联合电休克治疗,推荐急性期使用电休克治疗后继续维持期治疗,每周3次,推荐次数的中位数为12次。④少数专家建议使用rTMS。⑤联合CBT,推荐疗程的中位数为15.5次。⑥联合社会心理干预治疗。⑦无论选择以上何种联合治疗策略,氯氮平的剂量与单药治疗期间相同。

2. 难治性阴性症状　①首选增加氯氮平的剂量,使氯氮平的血药浓度≥350ng/ml。②继续等待氯氮平的延迟反应。③联合使用非抗精神病药或第二种抗精神病药,TRRIP工作组近1/3的专家建议将氯氮平与不同的抗精神病药联合使用,首推的药物是氨磺必利和阿立哌唑。④联合使用抗抑郁药,西酞普兰和艾司西酞普兰最为推荐。⑤联合使用心境稳定剂,拉莫三嗪最为推荐。⑥少数专家建议联合使用氟伏沙明。⑦联合电休克治疗,推荐急性期使用电休克治疗后继续维持期治疗,每周 3 次,推荐次数的中位数为 12 次;少数专家建议使用 rTMS。⑧联合 CBT,推荐疗程的中位数为 17.5。⑨联合社会心理干预治疗。⑩无论选择以上何种联合治疗策略,氯氮平的剂量与单药治疗期间相同。

3. 难治性混合性症状 具体策略同氯氮平难治性阳性症状。

4. 难治性认知症状 TRRIP 工作组专家只有 23.7% 的人建议使用促认知药。

5. 难治性持续性自杀意念 对于氯氮平难治性自杀意念症状的管理,推荐联合使用抗抑郁药、心境稳定剂、电休克治疗。抗抑郁药推荐西酞普兰 / 艾司西酞普兰、氟西汀,心境稳定剂推荐锂盐和拉莫三嗪。

6. 难治性攻击性症状 对于氯氮平难治性攻击性症状的管理,推荐联合使用抗精神病药和心境稳定剂,同时推荐合并电休克治疗;少数专家推荐联合使用抗抑郁药。

对于氯氮平单药治疗后仍存在明显的阳性症状、阴性症状和混合性症状的患者,以及功能无改善甚至恶化的患者,首要的就是提高氯氮平的血药浓度≥350ng/ml。总体而言,对于氯氮平治疗抵抗的难治性阳性症状不建议逐渐减少或停用氯氮平而使用替代药、神经刺激(包括但不限于 ECT)或其他补充治疗。

第五节 药物的不良反应及处理

抗精神病药可以引起一系列不良反应,不良反应的发生主要与其受体作用特点相关,如药物与 M 胆碱受体结合可引起抗胆碱能作用(包括视物模糊、便秘、口干、出汗减少、窦性心动过速、青光眼、排尿困难和尿潴留等,严重病例可出现麻痹性肠梗阻和谵妄);拮抗 DA 受体不仅发挥治疗作用,还会引起内分泌功能紊乱、高催乳素血症、月经紊乱、性功能障碍及锥体外系不良反应(静坐不能、急性肌张力障碍、药源性帕金森综合征、迟发性运动障碍)等;拮抗肾上腺素受体(主要为 α_1 受体)可引起直立性低血压、反射性心动过速、头晕和射精障碍等;拮抗组胺受体(H_1 受体)可引起低血压、镇静和体重增加等。目前,有些不良反应(如粒细胞缺乏症、神经阻滞剂恶性综合征等)的发生机制尚不明确。

一、锥体外系不良反应

锥体外系不良反应(EPS)是第一代抗精神病药的常见不良反应,包括急性肌张力障碍、静坐不能、药源性帕金森综合征及迟发性运动障碍,与药物对多巴胺 D_2 受体(黑质纹状体通路)的拮抗作用相关,通常认为 D_2 受体拮抗率超过 80% 时才会产生明显的 EPS。第一代抗精神病药中的高效价药物最容易引起 EPS;第二代抗精神病药较少引起 EPS,以利培酮、帕利哌酮和氨磺必利较多,阿立哌唑与齐拉西酮次之,奥氮平和喹硫平较少出现,而氯氮平几乎不引起 EPS。

(一)急性肌张力障碍

针对此种症状往往需要紧急处理,否则会影响患者及其家属对治疗的依从性。急症时予以东莨菪碱 0.3mg 或苯甲托品 2mg 肌内注射,痉挛症状可迅速缓解。预防措施可以用抗胆碱药如盐酸苯海索片,口服,2~4mg/ 次,2~3 次 /d;或者肌内注射氟哌啶醇时联合应用东莨菪碱。值得注意的是,青光眼和前列腺肥大患者慎用抗胆碱药,可用抗组胺药如苯海拉明或异丙嗪肌内注射或口服。如果上述处理后症状仍明显存在,则应考虑减少药物剂量或换药治疗。

（二）静坐不能

急症时可予以东莨菪碱 0.3mg 肌内注射，然后用抗胆碱药如盐酸苯海索继续治疗，部分患者对抗胆碱药疗效欠佳，可以考虑使用 β 受体拮抗剂（如普萘洛尔片，口服，10mg/ 次，2～3次 /d），急症或重症患者考虑使用苯二氮䓬类药物（如阿普唑仑片，口服，0.4～0.8mg/ 次，2～3次 /d）。注意防止消极等意外事件的发生。

（三）药源性帕金森综合征

一般予以抗胆碱药（如苯海索 2～4mg 口服，2～3 次 /d）治疗。但是青光眼和前列腺肥大患者禁用抗胆碱药，可予以抗组胺药如苯海拉明或异丙嗪 25～50mg 口服，2～3 次 /d。

（四）迟发性运动障碍

通常出现在抗精神病药治疗数月或数年后，第一代抗精神病药的平均发生率为 24%～30%，具体发生机制不明。危险因素包括老年、有脑器质性疾病、绝经期女性、罹患心境障碍（尤其是抑郁障碍）、大剂量使用抗精神病药及共患一些躯体疾病如糖尿病等。一旦出现，首先建议患者到神经内科就诊，排除神经系统疾病及可能的躯体疾病（如亨廷顿舞蹈症、甲状腺疾病等），然后才考虑迟发性运动障碍（TD）的可能性。

目前 TD 缺乏有效的治疗手段，主要是早期识别与防范。治疗原则是换用一种迟发性运动障碍可能性小的第二代抗精神病药如氯氮平，氯氮平较少引起 TD，部分 TD 患者早期换用氯氮平后其 TD 症状有可能消失或缓解。抗胆碱药可能加重 TD，应慎用或停用。丁苯那嗪是一种囊泡单胺转运蛋白 2（VMAT2）抑制剂，适用于治疗亨廷顿舞蹈症和成人迟发性运动障碍，但存在半衰期短、患者依从性低等缺陷。氘丁苯那嗪在 2017 年通过 FDA 批准上市，成为第一个上市的氘代药物，并于 2020 年 5 月在中国获准上市。氘丁苯那嗪通过将丁苯那嗪苯环上的两个甲氧基中的氢原子用氘原子置换，显著降低药物的代谢速度，延长药物的半衰期，从而减少药物的给药剂量，同时还抑制由于药物的血液浓度下降产生的戒断反应。根据迟发性运动障碍的减少情况和耐受情况，需要为每名患者单独滴定剂量。首次用药推荐起始剂量为每日 12mg（6mg/ 次，每日 2 次），然后以 6mg/d 为增量每周增加 1 次，推荐最大日剂量为48mg；每日总剂量为 12mg 或 12mg 以上时分 2 次给药，与食物同服。可能出现的不良反应包括抑郁和自杀情况，Q-Tc 间期延长，神经阻滞剂恶性综合征，静坐不能、激越和躁动，帕金森病，镇静与嗜睡，高催乳素血症，与含黑色素组织的结合。

其他对 TD 可能有效的药物包括维生素 E 和维生素 B₆、多奈哌齐、左旋多巴、金刚烷胺、褪黑素、支链氨基酸及司来吉兰等。有个案报道 ECT 和深部脑刺激等物理治疗可能有一定效果。

二、过度镇静

主要表现为困倦、乏力、头晕、夜间睡眠增多以及白天嗜睡，与抗精神病药对组胺受体（H₁受体）的拮抗作用有关。镇静在治疗初期较为明显，而且对于患者往往会产生有利作用，随着治疗时间延长，部分患者能逐渐耐受，但也有少数患者觉得无法忍受，影响其日常活动及社会功能。处理上可以调整服药方式，将部分白天服用的药物调整至晚上服用或仅晚上服用；在治疗许可的情况下可以降低药物剂量；如果患者确实无法耐受则考虑换用镇静作用弱的药物，但需要告知患者调整治疗药物的可能风险。

三、癫痫发作

接受抗精神病药治疗的患者有 0.5%～0.9% 会出现癫痫发作，主要是由于抗精神病药可以降低癫痫发作阈值，一般呈剂量相关性，药物剂量越大，诱发癫痫发作的可能性越大。以氯氮平最为常见，其可以引起脑电图改变，但任何剂量的氯氮平都可能发生癫痫发作，并且风险随着剂量增加而增高。剂量低于每日 300mg 的风险为 1%，每日 300～600mg 的风险为 2.7%，超过每日 600mg 的风险为 4.4%。有癫痫发作史或头部外伤患者的风险更高。临床上需要密切观察，当患者出现癫痫发作时，首先需要尽可能寻找原因，如果确认癫痫发作与抗精神病药之间存在相关性，则需要调整治疗方案，包括降低抗精神病药的剂量、换用其他抗精神病药及是否需要合用抗癫痫药等。多数患者经上述调整后不再会出现癫痫发作。

四、心血管系统不良反应

主要表现为直立性低血压、心动过速、心动过缓、传导阻滞及心电图改变（ST-T 波改变、T 波平坦或倒置和 Q-T 间期延长）。

直立性低血压会增加患者发生意外摔倒和骨折的风险，严重时会导致死亡。一旦发生直立性低血压，需要积极快速和防范处理。

抗精神病药可减慢心脏复极，从而引起心动过缓、Q-T 间期延长甚至房室传导阻滞，从而增加室性心律失常及猝死风险。Q-Tc 间期是校正的 Q-T 间期，是反映心肌细胞复极过程的指标，正常上限值为 440ms，超过此值即属于延长。Q-Tc 间期延长被认为与多源性室性期外收缩和多形性室性心动过速有关，可引起晕厥、心脏停搏和心室颤动性猝死。Q-Tc 间期超过 470～500ms 可明显增加发生扭转型室性心动过速和心室颤动的风险，临床上表现为心源性晕厥或称为阿 - 斯综合征，猝死风险很高。对于这类风险关键是预防，服药前详细了解患者的既往史（尤其心脏相关疾病史）和治疗史，对有长 Q-T 间期（甲状腺功能减退、家族性长 Q-T 间期综合征）、心动过缓、电解质紊乱（低钾血症、低镁血症）的患者尽量选用对心血管风险小的药物，治疗中注意监测电解质及心电图，一旦发现有明显的 Q-Tc 间期延长，应积极处理，包括调整治疗及请心内科协助诊断与治疗等。此外，抗精神病药尽量避免与影响 Q-T 间期的药物联合使用，如抗心律失常药 I a 类（奎尼丁、普鲁卡因胺、丙吡胺）、I c 类（氟卡尼、恩卡尼、普罗帕酮）、Ⅲ类（胺碘酮、索他洛尔、溴苄铵），以及三环类抗抑郁药（丙米嗪、阿米替林、氯米帕明、多塞平等）。

五、内分泌改变及高催乳素血症

高催乳素血症（hyperprolactinemia，HPRL）主要是由于抗精神病药拮抗结节漏斗部位的多巴胺 D_2 受体所致，也与不同的抗精神病药透过血 - 脑屏障能力的差异有关。以利培酮、帕利哌酮、舒必利及氨磺必利较多见，其次是鲁拉西酮、奥氮平和齐拉西酮，而氯氮平、阿立哌唑及喹硫平的影响最小。针对可能出现的上述问题，临床上可采取以下措施：

1. 早期预防 合理选用抗精神病药。急性期选药需要兼顾短期疗效与长期不良反应及依从性的平衡，首发或早期患者尽量选用 HRPL 风险低的抗精神病药。针对高危患者，尽量选择对多巴胺 D_2 受体亲和力较低的第二代抗精神病药如阿立哌唑、齐拉西酮、鲁拉西酮等。此外，选择健康的生活方式也很重要。

2. 定期监测 起始治疗时应评估催乳素水平，并定期监测。如果患者的基线催乳素水平正常，使用抗精神病药治疗的过程中出现 HPRL 以及相关临床症状，则需要密切观察随访以确定两者之间是否存在因果关系。如果患者因为 HPRL 而接受临床干预，需要持续观察随访。《Maudsley 精神科处方指南》（第 12 版）建议，患者接受抗精神病药治疗后的第 3 个月、第 6 个月和第 12 个月监测催乳素水平。对于无症状的 HPRL 患者无须干预,但仍需定期监测随访。

3. 干预方案 ①减少抗精神病药的剂量。②联合阿立哌唑治疗:较多的研究证据支持联合阿立哌唑治疗可以降低 HPRL 患者体内的催乳素水平,目前研究推荐阿立哌唑的使用剂量范围为 5~20mg/d,但针对不同剂量的研究显示并未发现明显的量效关系。中国神经科学学会精神病学基础与临床分会精神分裂症临床研究联盟专家共识推荐使用 5mg/d。③联合二甲双胍治疗:可能与二甲双胍具有改善内源性拟多巴胺活性有关。剂量研究显示,高剂量二甲双胍(2.55~3.0g/d)有效降低体内的催乳素水平。但值得注意的是,大剂量使用二甲双胍应关注其安全性及肝肾功能、血糖等指标。④联合多巴胺受体激动剂治疗:联合溴隐亭或卡麦角林等多巴胺受体激动剂治疗也可以降低体内的催乳素水平。需要注意的是,多巴胺受体激动剂有可能使某些患者的精神病性症状恶化,如加重幻觉和攻击性,但也有文献报道联合小剂量多巴胺受体激动剂安全。溴隐亭的常见不良反应发生率低,并且半衰期长,治疗依从性更好。⑤联合中成药治疗:包括天葵一号方、芍药甘草汤、通达汤、乌鸡白凤丸、血府逐瘀汤、丹溪治湿痰方、五积散、甜梦口服液、红花逍遥片、柴胡调和汤、滋肾柔肝汤等。⑥换用对内分泌影响小的药物。

4. 相关症状的对症治疗 如果患者存在食物摄入问题,建议补充足够的钙与维生素 D。如果患者是育龄妇女且闭经 6 个月以上,则建议联络会诊考虑服用避孕药。如果患者存在较高的骨折风险,则建议联络会诊指导药物治疗(如双膦酸盐类、活性维生素 D 及其类似物等)以预防骨质疏松。

六、血液系统变化

抗精神病药对血液系统会产生不良影响,包括白细胞增多或减少、红细胞增多或减少、淋巴细胞减少、中性粒细胞减少及罕见的血小板减少等,具体机制不明,可能的机制包括过敏假说、毒性代谢产物假说及毒性自由基假说。以氯氮平最常见,可引起严重的粒细胞缺乏症,发生率约为其他抗精神病药的 10 倍;1%~2% 的接受氯氮平治疗者发生粒细胞减少或缺乏,通常出现在治疗的 6~18 周,第 1 年发生率约为 0.73%,第 2 年发生率约为 0.07%,患者的白细胞及粒细胞突然降低,有致命危险,已引起普遍关注。粒细胞缺乏症的危险随年龄增长而增高,女性患者较多见。

如果患者的白细胞计数低于 3 000/mm³ 或者中性粒细胞低于 1 500/mm³,需要监测白细胞分类和计数,每周 2 次。如果患者的白细胞计数低于 2 000/mm³ 或者中性粒细胞计数低于 1 000/mm³,必须停用氯氮平,每日检查白细胞分类和计数,必要时进行血液学检查如骨髓穿刺,注意隔离以严防感染,以及对症支持治疗;同时给予升白细胞药物如利可君、鲨肝醇、碳酸锂、重组人粒细胞刺激因子注射液及人粒细胞巨噬细胞刺激因子等治疗,如发现及时且无合并症,1 周后白细胞回升,2~3 周恢复正常。发生粒细胞缺乏症的患者不宜再次使用氯氮平治疗,因为可重新出现粒细胞缺乏症,而且比第一次出现得更快、引发剂量更低。

通常在氯氮平治疗初期宜每周检测白细胞分类及计数,6 个月后改为每 2~4 周检测 1 次,直到停药后 1 个月。如果氯氮平治疗期间出现任何发热或感染体征(如咽喉炎)均需即刻查白细胞分类及计数。另外,卡马西平可增加氯氮平发生粒细胞缺乏的风险,应避免和氯氮平合用。

七、抗胆碱能不良反应

抗精神病药拮抗 M 胆碱受体而引起一系列抗胆碱能副作用。外周抗胆碱能作用主要表现为口干、视物模糊、心动过速、胃肠蠕动减弱、便秘、尿潴留及射精障碍等,通常无须特殊处理,或者对症处理如用肠道软化剂、泻药、补充含纤维较多的饮食或增加体液摄入等治疗便秘。尤其需要注意防范胃肠蠕动减弱和便秘导致的肠梗阻,若诊治不及时,会危及患者生命。一旦出现肠梗阻症状,则停用所有抗精神病药及抗胆碱药,禁食、禁水及胃肠减压,注意水、电解质及酸碱平衡,防治感染,必要时可能需要手术治疗。

中枢抗胆碱能作用主要表现为意识障碍、谵妄、兴奋激越、多汗、震颤及认知障碍,多见于老年人、伴有脑器质性疾病和躯体疾病者,或者与强抗胆碱能作用药物(如三环类抗抑郁药)联合应用。一旦发现,应立即减药或停药,并对症治疗。

八、体重增加、肥胖及代谢综合征

抗精神病药可引起体重增加或肥胖、糖脂代谢异常,同时又可增加心血管疾病及糖尿病的风险。这些代谢综合征症状已引起临床广泛重视,是第二代抗精神病药的常见不良反应。

如果患者年龄在40岁以上,患有高血糖、高血脂、高血压及肥胖,或者一级亲属中有糖尿病患者,均为易患代谢综合征的高危人群,尽量避免选择奥氮平及氯氮平等药物。用药初期应及时告知患者及其家属注意节制饮食,养成良好的生活习惯,加强锻炼。用药中定期监测体重、血压、血糖及血脂变化,强调早期发现及预防。如果患者出现代谢综合征症状,一方面重新考虑并制订新的治疗方案;另一方面建议内分泌科会诊,共同制订治疗方案。目前,治疗干预措施主要包括以下几个方面:①生活方式干预,包括饮食控制和体育锻炼,制订个体化饮食管理和持续的体育锻炼方法。②可以试用二甲双胍、托吡酯、瑞波西汀及金刚烷胺等药物治疗。有几项随机对照研究发现二甲双胍可以减轻抗精神病药引起的体重增加及改善胰岛素抵抗,每日600~1 000mg,分2次在餐后半小时内服用,持续3个月。③换用对体重、糖脂代谢影响小的其他抗精神病药。有meta分析建议,"当使用非药物手段干预药源性肥胖证据还不充分,而调整其他代谢副作用轻微的抗精神病药会降低治疗疗效时,不改变原有抗精神病药的使用同期伴随使用二甲双胍可作为众多干预方案的首要选择。"

九、神经阻滞剂恶性综合征

神经阻滞剂恶性综合征(NMS)是一种与抗精神病药相关的严重不良反应,几乎所有抗精神病药均可引起,具体机制不明,可能与DA功能低下有关。

治疗原则是立即停用所有抗精神病药,强调对症支持处理,如补液、降温、预防感染、抗痉挛及吸氧等,维持水、电解质及酸碱平衡。目前没有特效治疗或处理,可以试用DA受体激动剂如培高利特(pergolide)及溴隐亭,大剂量胞二磷胆碱(增加DA活性)及抗癫痫药丹曲林钠(dantrolene sodium)。此外,临床上有人试用电休克治疗神经阻滞剂恶性综合征获得较好疗效。值得注意的是,神经阻滞剂恶性综合征的完全缓解一般需要数周,而重新使用抗精神病药可能再次出现神经阻滞剂恶性综合征。因此再次治疗时需谨慎,应选用不同种类的抗精神病药,缓慢加量并密切观察。

十、猝死

猝死是指患者在治疗过程中突然死亡,而既往并无致死性躯体疾病的证据。该不良反应罕见,研究发现猝死的可能原因包括窒息、肺梗死、急性坏死性胰腺炎及心源性猝死。心源性猝死可能源自药物对ATP酶的抑制,使得细胞内外K^+失衡,异位节律增加,从而出现室性心动过速、心室扑动及心室颤动等心律失常,最后出现阿-斯综合征(Adams-Stokes syndrome),即心源性脑缺血综合征。一旦发现,应立即就地抢救,包括心肺复苏等急救措施。强调预防为主,在患者接受抗精神病药治疗前需要详细了解患者的家族史及既往史,进行详细的体格检查和心电图检查,对于高危人群如老年人、肥胖及有心脏病病史者谨慎用药。

十一、其他不良反应

肝损害较为常见,多数抗精神病药(如氯丙嗪、氯氮平、奥氮平等)均可引起肝脏氨基转移酶升高,甚至出现胆汁淤积性黄疸。有的为一过性氨基转移酶升高,可以自行恢复正常,如果患者的谷丙转氨酶(GOT)持续升高,超过正常参考值上限的 3 倍,则应调整治疗方案如减少药物剂量或者换药治疗,同时加用保肝药治疗。严重时可以出现乏力、发热、黄疸等药源性肝炎症状,需要积极处理,并请传染病科会诊治疗。因此,抗精神病药治疗过程中需要定期复查肝功能。

部分药物如吩噻嗪类药物氯丙嗪可引起药源性皮疹,皮疹可分为过敏性和光敏性两种。前者多出现在治疗初期,躯体多部位出现斑丘疹、荨麻疹或红斑等;而后者主要表现为日晒后皮肤暴露部位出现红斑、红肿等。过敏性皮疹的治疗原则是停药或换药,并加用抗组胺药治疗。光敏性皮疹无须特殊处理,但应注意皮肤保护,避免暴晒。严重病例者应警惕剥脱性皮炎的发生。

某些药物(如氟哌啶醇)在使用过程中可能出现抑郁或加重抑郁症状,需要及时识别及防范,防止出现消极等不良后果。部分药物(如氯氮平)在调整治疗或停药时会出现症状反跳或加重,如患者表现为兴奋激越及失眠,甚至有类似于意识障碍及行为紊乱的表现。因此氯氮平停药时宜缓慢,尤其在 100mg/d 以下时,可以每周减少 1 片或半片,极少数患者甚至无法完全停用氯氮平。

第六节 精神分裂症的物理治疗

一、电休克治疗

早期电休克治疗(electroconvulsive therapy,ECT)患者往往会经历典型的"大发作"过程,出现明显的意识丧失、肌强直及震颤等。近年来,ECT 时加用麻醉药及肌松药可以减少患者的恐惧情绪及外周肌肉震颤和强直,即改良电休克治疗(modified electro-convulsive therapy,MECT)。

1. 适应证 ①严重抑郁,有强烈的自伤、自杀行为或明显的自责、自罪者;②极度兴奋躁动、冲动伤人者;③拒食、违拗和紧张性木僵者;④抗精神病药治疗无效或对药物治疗不能耐受者。

2. 禁忌证 脑器质性疾病,心血管疾病,骨关节疾病,出血性疾病,稳定的动脉瘤畸形,有潜在引起视网膜脱离的疾病,急性全身性感染,严重呼吸系统疾病,严重肝肾疾病,嗜铬细胞瘤,老年人及孕妇。需要说明的是,MECT 的安全性较 ECT 明显提高,上述各种情况是 ECT 的禁忌证,某些疾病如果不是特别严重仍可考虑 MECT,此时需要医患双方沟通及共同决策,权衡精神症状及躯体疾病的风险及严重性,具体情况需具体分析。

3. 治疗疗程 通常每周治疗 2~3 次,10~12 次为 1 个疗程。临床上较少单独使用 MECT,

而是 MECT 与抗精神病药联合治疗,这种联合治疗通常是安全有效的,治疗期间可以适当降低抗精神病药的使用剂量,治疗后往往需要抗精神病药继续维持治疗。某些药物如苯二氮䓬类药物或抗癫痫药会影响治疗效果,建议治疗前减量或停用。

4. 注意事项　①治疗前准备:治疗师及麻醉师需要向患者及其监护人充分告知,包括疗效、不良反应及注意事项等诸多方面,患者或监护人需要签署知情同意书;进行体格检查,完善必要的实验室检查;治疗前至少 6h 内禁食、禁水;治疗前排空大小便,取下活动义齿、发卡,解开领口和腰带;治疗室应安静、宽敞明亮,并备好各种急救药品和器械。②治疗过程中需进行心电监护及脑电图监测,根据脑电图判断患者是否发作及发作情况。注意患者的生命体征、意识及呼吸,以及肌肉抽动情况。治疗中如果出现意外情况,则行气管插管积极抢救。③治疗后需要注意患者的意识恢复情况,意识恢复后才能离开治疗场所。治疗后 2h 内仍需禁食、禁水,治疗当日避免进食较硬的食物。部分患者治疗后意识恢复较慢,甚至可能出现意识模糊或谵妄等,需要约束保护,防止发生意外。④常见不良反应包括头痛、恶心、呕吐、焦虑、肌肉痛、关节痛及短暂的意识障碍,通常无须特殊处理。记忆损害是患者最常见的主诉,主要表现为逆行性遗忘,即患者难以记起治疗前发生的事情,部分患者约经数周或数月后逐渐恢复,但也有部分患者持续时间较长。这种记忆缺失会恢复,但是治疗期间以及治疗前 6 个月的事情可能无法恢复。

二、磁刺激治疗

经颅磁刺激(transcranial magnetic stimulation,TMS)是一种作用于大脑皮质的无创电生理技术,主要用于基础神经科学研究和精神神经疾病的治疗。基本原理是法拉第电磁感应定律,具体操作是将一个绝缘的线圈放在患者头颅表面,通以电流,当线圈中的电流改变时会产生磁场,而这个磁场可以穿过一些高电阻率物质如皮肤和骨头;当迅速改变磁场时,会在神经组织中产生电场梯度,而这个电场梯度可继发产生电流,即所谓的感应电流,产生的感应电流能干扰或促进神经细胞功能。目前在精神科使用的磁刺激治疗主要包括三种技术:重复经颅磁刺激(repetitive transcranial magnetic stimulation,rTMS)、深部经颅磁刺激(deep transcranial magnetic stimulation,dTMS)及磁抽搐治疗(magnetic seizure therapy,MST)。

(一)重复经颅磁刺激

通常认为高频刺激(≥3～5Hz)可以易化局部神经元活动,提高大脑皮质兴奋性;而低频刺激(≤1Hz)可以抑制局部神经元活动,降低大脑皮质兴奋性。rTMS 不仅影响刺激局部和功能相关的远隔皮质功能,实现皮质功能重建,而且产生的生物效应在刺激停止后仍将持续一段时间,是重塑局部大脑皮质或整体神经网络功能的良好工具。

目前 rTMS 对抑郁症状的疗效比较肯定;对于精神分裂症而言,研究主要集中在言语性幻听及阴性症状。重复经颅磁刺激应用的循证指南 2014—2018 更新版指出,关于低频刺激左侧颞顶叶皮质对言语性幻听的影响,阳性研究结果和阴性结果一样多,但考虑到各种荟萃分析中计算效应的大小,目前的文献数据支持低频刺激左侧颞顶叶皮质对言语性幻听可能有效(证据等级 C)。针对阴性症状,增加 2014—2018 年以来新的研究,最终平衡所有研究后提出高频刺激左侧前额叶背外侧对精神分裂症阴性症状的可能疗效从 B 级降为 C 级,由于参加这些研究的患者存在广泛的异质性,并且 rTMS 的位置在其临床方面的意义尚不明确,因此值得进一步研究。

rTMS 治疗精神障碍的刺激强度通常为 80%～110% 的运动阈值,最高可达 120;刺激频率范围为 0.3~20Hz,可简单分为低频刺激和高频刺激。治疗方案包括单次刺激次数、每日刺激次数以及总治疗天数。针对不同的症状往往需要采用不同的治疗方案,现在国内常用方案为每分钟刺激次数为 40 次,每日治疗时间为 20min,单个疗程为 2 周共 10d(去除周六、周日)。rTMS 的不良反应较少,如紧张性头痛、噪声及可能的癫痫发作,通常是自限性、可逆性的。治疗前需了解患者是否存在脑部疾病及癫痫病史等。

(二)深部经颅磁刺激

dTMS 技术的新发展克服当前磁刺激技术的缺陷,刺激可达深部组织,不同线圈的刺激靶点更加精准。根据线圈的形状,分为"H"线圈、"C"线圈和圆形冠状位线圈。唯一经过有效性和安全性测试的是"H"线圈,其原理是在颅骨表面产生几个电场,每个电场产生的磁场都会径向聚集到大脑内部的一个公共点上,从而在特定靶区产生一个总的磁场强度。同时"H"线圈具有灵活的结构,允许电路在所有方向上与头皮相切,从而限制第二感应场的衰减。此外,"H"线圈的结构可以根据皮质靶区的形态进行形态学调节。通常,在高频刺激(>5Hz)下发送的脉冲序列会产生促进效应,导致神经元兴奋性增加;而低频刺激(~1Hz)会导致神经元兴奋性降低;因此,特定大脑区域的神经元活动可以被调节。目前美国 FDA 已批准 dTMS 用于抑郁症的治疗,欧洲已批准用于成瘾性疾病的治疗。

常用于治疗精神疾病的线圈包括"H1、H4、H7"三种,其中 H1 线圈可用于精神分裂症的治疗,包括幻听、阴性症状等,但针对精神分裂症的治疗并没有标准范式。有研究表明,每日接受 10min 的 H1 线圈刺激(600 个脉冲),频率为 1Hz,强度为 MT 的 110%,持续 10~20d,可暂时有效缓解幻听症状。将 H1 线圈置于左背外侧前额叶皮质水平,频率为 20Hz,强度为 MT 的 120%,持续 4 周,可有效缓解阴性症状。目前已有的研究提示 dTMS 是安全、可耐受的,但仍有部分患者在治疗过程中可能存在头痛、头晕、失眠、恶心、呕吐、头皮发麻等不适。有癫痫病史或者家族史、头部有金属植入物或者合并有其他神经系统疾病的情况下不推荐进行 dTMS。

(三)磁抽搐治疗

MST 是一种新的抽搐疗法,基本原理是利用磁场可以无损穿过颅骨这一特性,通过快速变换的强烈磁场在大脑皮质表面形成电流,从而诱发抽搐的发生。相对于 ECT,MST 具有明显优势:在临床应用中,可以通过精确定位,选择靶区域诱发局部抽搐,可以降低电刺激颅骨时引起电流在整个颅骨分流和散布,而避免在其他区域诱发较大范围的抽搐,在达到治疗目的同时又可避免不良反应的发生。与 MECT 相比,MST 诱发抽搐发作的过程中没有电流直接通过脑深部结构(海马和丘脑等),通常认为 MST 的不良反应较少且轻微。

目前 MST 主要用于抑郁症及相关机制的研究。理论上,ECT 有效的疾病也可以使用 MST,且 MST 对认知功能和自主神经的影响较小,因此适用人群更广。小样本开放性研究显示,MST 可以改善难治性精神分裂症的临床症状及生活质量,且没有明显的认知不良反应。未来可探寻 MST 长期维持治疗以及与不同的物理治疗联用。

三、其他新型神经调控治疗

经颅电刺激作为一种新型的非侵入性神经调控技术,具有安全、无创、可耐受、不良反应小、依从性好、便携、经济等优势。根据施加电场特征的不同,又可分为经颅直流电刺激(transcranial direct current stimulation,tDCS)、经颅交流电刺激(transcranial alternating current stimulation,tACS)和经颅随机噪声刺激(transcranial random noise stimulation,tRNS)。经颅电刺激经过至少 2 个电极将低强度电流(1~2mA)传递到大脑皮质。tDCS 在阳极和阴极之间施加的是直流电场，tACS 通过电极驱动的刺激系统在头皮上施加低强度交流电，而 tRNS 则产生频率和强度随机变化的振荡电流。

tDCS 在精神分裂症中的应用主要是言语性幻听和阴性症状。目前研究主要有两种连接方式：阳极连接左侧 DLPFC，阴极连接左侧颞顶叶；阳极连接左侧 DLPFC，阴极连接右侧眶上区。两种连接方式可减轻言语性幻听以及阴性症状。

tACS 在精神分裂症中最常用的频率是 θ（4.5Hz 和 6Hz）、α（10Hz）和 γ（40Hz）。目前 tACS 主要是针对幻听、阴性症状以及认知，但研究结果不一。

tRNS 目前只有极少的研究报告。一项 RCT 研究表明高频 tRNS（100～640Hz，2mA，20min），阳极置于 AF3，阴极置于 AF4、F2、F6 和 FC4，可改善精神分裂症的阴性症状。个案报道提示 tRNS 改善一例偏执型精神分裂症患者的洞察力和社交能力。还有一项多中心研究尝试将 tRNS 用于治疗难治性精神分裂症，截至 2024 年 8 月，仍在研究中。

（刘登堂　项　琼）

参 考 文 献

[1] 徐一峰. 精神分裂症 [M]. 北京：人民卫生出版社，2012.

[2] 徐韬园. 我国现代精神病学发展史 [J]. 中华神经精神科杂志，1995，28（3）：168-176.

[3] 江开达. 精神病学 [M]. 2 版. 北京：人民卫生出版社，2010.

[4] 江开达. 精神药理学 [M]. 2 版. 北京：人民卫生出版社，2011.

[5] 李华芳. 精神药物临床研究常用量表 [M]. 上海：上海科技教育出版社，2011.

[6] 张明园. 精神科评定量表手册 [M]. 长沙：湖南科学技术出版社，1993.

[7] 赵靖平，施慎逊. 中国精神分裂症防治指南 [M]. 2 版. 北京：中华医学电子音像出版社，2015.

[8] 刘登堂，徐一峰. 思维，语言和交流评定量表（TLC）的信度和效度研究 [J]. 上海精神医学，2008，20（4）：229-233.

[9] American Psychiatric Association. Diagnostic and statistical manual of mental disorders[M]. 5th ed. Arlington, VA: American Psychiatric Association，2013.

[10] HASAN A，FALKAI P，WOBROCK T，et al. World federation of societies of biological psychiatry（WFSBP）guidelines for biological treatment of schizophrenia，part 1：update 2012 on the acute treatment of schizophrenia and the management of treatment resistance[J]. World journal of biological psychiatry，2012，13（5）：318-378.

[11] HASAN A，FALKAI P，WOBROCK T，ET al. World federation of societies of biological psychiatry（WFSBP）guidelines for biological treatment of schizophrenia，part 2：update 2012 on the long-term treatment of schizophrenia and management of antipsychotic-induced side effects[J]. World journal of biological psychiatry，2013，14（1）：2-44.

[12] HOWES O D，MCCUTCHEON R，AGID O，Et al. Treatment-resistant schizophrenia：treatment response and resistance in psychosis（TRRIP）working group consensus guidelines on diagnosis and terminology[J]. American journal of psychiatry，2017，174（3）：216-229.

[13] WAGNER E，KANE J M，CORRELL C U，et al. Clozapine combination and augmentation strategies in patients with schizophrenia-recommendations from an international expert survey among the treatment response and resistance in psychosis（TRRIP）working group[J]. Schizophrenia bulletin，2020，46（6）：1459-1470.

[14] LEFAUCHEUR J P，ALEMAN A，BAEKEN C，et al. Evidence-based guidelines on the therapeutic use of repetitive transcranial magnetic stimulation（rTMS）：an update（2014-2018）[J]. Clinical neurophysiology，2020，131（2）：474-528.

第五章

抑郁障碍的治疗

抑郁障碍由遗传、环境和心理等多种因素共同致病，患者的生活、工作或学习常受到不同程度的影响，同时可出现睡眠、饮食和整体健康问题。当前临床上，并非所有抑郁障碍患者均接受充分的治疗干预，规范的治疗方案包括心理治疗、药物治疗和物理治疗，有证据表明联合治疗更为有效。

美国精神病学协会（American Psychiatric Association，APA）治疗指南建议将抗抑郁药作为抑郁障碍的首选治疗方法，初次治疗应根据患者症状严重程度、共患疾病、既往治疗史和患者偏好等因素进行个体化治疗。在病情可能对患者本人或他人造成重大伤害的情况下需要住院治疗。其他治疗措施无效时，可以考虑电休克治疗等物理治疗措施。近年来的神经调控治疗、功能神经外科治疗措施也成为研究热点，部分治疗方法例如 rTMS 被转化到临床应用中。

抑郁障碍的复发率较高，抑郁障碍的平均终身发作次数约为 4 次。影响预后的因素较多，部分患者预后较差与治疗不规范、首发症状严重、伴有精神病性症状、与其他严重精神疾病或躯体疾病共病、发病年龄较早、反复发作、不良的家庭环境和社会适应不良等相关。

目前，基于评估的诊断、治疗与协作管理的综合医疗模式逐渐发展，在抑郁障碍的诊疗中应全病程管理和规范化治疗，以提高抑郁障碍的总体临床治愈率。

第一节　抑郁障碍的治疗学发展

关于抑郁的记载可以追溯到公元 4 世纪，希波克拉底（Hippocrates）将"厌食、沮丧、失眠、烦躁和坐立不安"的精神状态定义为忧郁（melancholy）。此后有学者观察到除了抑郁之外，有些个体在某些阶段还会呈现出躁狂的表现。Kraepelin（1896）最早将具有躁狂和抑郁这两类不同精神状态的疾病合并为"躁狂抑郁性精神病"。在此基础上，Leonhard（1957）提出单相抑郁（unipolar depression）的概念，认为这是和双相障碍（bipolar disorder）不同的疾病。Angst 和 Perris（1966）的研究证实了 Leonhard 的疾病分类理念，此后国际上对于心境障碍疾病范畴的认识逐渐统一。心理治疗是最早有文献记载的抗抑郁疗法，20 世纪 40 年代以电休克治疗为代表的物理治疗成为主流疗法，直至 20 世纪 50 年代抗抑郁药的引入使抑郁症的治疗发生了革命性改变。如今，药物治疗已经成为抑郁障碍首选的治疗手段。

一、药物治疗发展史

药物发展的历史上，临床应用抗抑郁药有一定的偶然性。20 世纪 50 年代初，在结核病患者的治疗过程中，使用抗结核药异丙烟肼（iproniazid）的患者出现欣快表现如话多、活动多、睡眠减少等，此后临床上发现该类药物如苯乙肼、苯异丙肼、烟肼酰胺等均能改善抑郁症患者的情绪。这类药物能抑制体内的单胺氧化酶，上调体内和中枢的单胺能神经递质，因而具有抗抑郁作用，称为单胺氧化酶抑制剂，曾经广为临床应用。但由于容易与某些食物和药物相互作用，引起高血压危象、肝功能问题等不良反应，在临床上应用逐渐减少。

20世纪50年代初，丙米嗪（imipramine）被发现具有一定的抗抑郁作用，而最初该药的临床试验是针对精神分裂症来设计的。丙米嗪的化学结构与氯丙嗪相似，被认为可能是一种新的抗精神病药，由于临床观察到其干预抑郁症状的疗效，才得以用于抑郁障碍患者的治疗。丙米嗪的抗抑郁疗效较为显著，成为第一个真正意义上的抗抑郁药。以丙米嗪为代表的三环类抗抑郁药陆续发展，并取代单胺氧化酶抑制剂，在此后的约30年中成为抑郁障碍治疗的首选药。除丙米嗪外，临床常用的还有阿米替林、多塞平和氯米帕明等，其药理作用为抑制突触间隙的单胺递质（主要为5-HT和NE）再摄取，上调突触间隙的单胺递质而产生抗抑郁作用。然而，由于其还会拮抗其他多种神经递质受体，从而导致不良反应。例如拮抗M胆碱受体会出现口干、视物模糊、便秘、尿潴留、青光眼加剧、记忆功能障碍等；拮抗α_1肾上腺素受体会出现直立性低血压、反射性心动过速；拮抗组胺H_1受体会出现嗜睡、体重增加。

20世纪70年代，以马普替林为代表的四环类抗抑郁药也开始用于临床，其药理作用与三环类抗抑郁药不尽相同，能选择性拮抗突触前膜的α_2肾上腺素受体，使突触间隙的去甲肾上腺素浓度增高，同时能拮抗中枢$5-HT_2$受体，但是对其他神经递质再摄取的调节效应较少，不良反应相对较少。

20世纪80年代，抗抑郁药的研发有了飞跃，临床上开始应用以选择性5-羟色胺再摄取抑制剂（SSRI）为代表的新型抗抑郁药，包括氟西汀、帕罗西汀、舍曲林、氟伏沙明和西酞普兰以及艾司西酞普兰。这些药物对5-HT再摄取抑制有选择性，保证疗效与不良反应之间的平衡，相比三环类抗抑郁药，其不良反应较少，心血管毒性、镇静作用、抗胆碱能等不良反应均较小。

20世纪90年代，临床出现具有新的药理作用机制的抗抑郁药，包括5-HT和NE再摄取抑制剂（SNRI）、NE能和特异性5-HT能抗抑郁药（NaSSA），代表药物分别为文拉法辛和米氮平。

近10余年来，又增添了一些具有独特作用机制的抗抑郁药。例如维拉唑酮是一种5-羟色胺再摄取抑制剂和$5-HT_{1A}$受体部分激动剂；托鲁地文拉法辛是一种5-羟色胺-去甲肾上腺素-多巴胺三重再摄取抑制剂（SNDRI）；阿戈美拉汀具有褪黑素受体激动剂的作用；安非他酮可以增加大脑的去甲肾上腺素和多巴胺浓度，但是对5-HT无明显影响，降低发生5-HT综合征的风险；氯胺酮可通过直接抑制 N-甲基-D-天冬氨酸（NMDA）受体，快速、有效地缓解抑郁症状。

二、心理治疗发展史

早在2 000多年前，我国传统医学典籍中就有关于心理治疗的记载。例如《素问》提出"必先治神"方能治病；《黄帝内经》的"告之，语之，导之，开之"则是朴素的心理治疗原则。西方心理治疗史漫长，例如希波克拉底曾提出"言语"是治病的法宝之一；而现代心理治疗开创于18世纪末，奥地利医师率先以催眠术治病，他诱导出催眠现象，认为是"通磁"效应并引入医学领域。Freud在此基础上创建精神分析疗法，并且提出某些疾病用心理治疗就可以治愈，其继承者们不断修正和发展精神分析理论，在20世纪中叶成为影响力巨大的心理治疗方法。20世纪50年代之后，基于一系列神经心理学和行为学实验证据的行为治疗迅速崛起，包括Wolpe系统脱敏疗法、厌恶疗法、阳性强化法及模拟法等。20世纪70年代，有学者提出暴露或冲击疗法；同时期还出现以Beck为代表人物的认知治疗，该方法强调通过纠正其不合理的信念，深入患者的内部情绪及行为反应，从而治疗病态的情绪与行为。

随着心理治疗理论发展，抑郁障碍的心理治疗方法也随之发展，例如支持性心理治疗、心理动力疗法、认知治疗、行为治疗、人际心理治疗、婚姻治疗和家庭治疗等。支持性心理治疗可适用于各类抑郁障碍患者；心理动力疗法可用于治疗抑郁障碍的某些亚类；认知行为治疗可以矫正患者的认知偏见；人际心理治疗主要处理患者的人际问题，提高社会适应能力；婚姻治疗或家庭治疗可减少不良夫妻关系和家庭关系对疾病的影响。临床上对不同严重程度、不同治疗阶段的抑郁障碍，有明确循证证据的主要是认知行为治疗及人际心理治疗。

抑郁障碍接受规范心理治疗的作用包括减轻和缓解心理社会应激的影响；改善正在接受抗抑郁药治疗的依从性；纠正抑郁障碍继发的各种不良心理社会性后果，如婚姻不和睦、自卑绝望、退缩回避等；最大限度地使患者达到心理社会功能和职业功能的康复；协同抗抑郁药维持治疗，预防抑郁障碍复发等。

三、物理治疗发展史

20 世纪 40 年代至今，电休克治疗（electroconvulsive therapy，ECT）用于抑郁障碍的治疗已有约 80 年的历史，大量临床研究证实电休克治疗是一种快速、有效的治疗方法，尤其是对于急性发作、重度发作、有消极风险的抑郁障碍，ECT 能快速缓解其症状。经典的 ECT 是以一定量的电流通过患者的大脑，引起意识丧失，诱导痉挛发作，从而达到治疗目的。自 20 世纪 50 年代起，改良电休克治疗（modified electro-convulsive therapy，MECT）开始用于临床。MECT 又称为无抽搐性电休克治疗，在给患者通电流之前应用氯化琥珀胆碱等肌松药，选择性阻滞神经肌肉接头，使骨骼肌松弛在治疗过程中不出现抽搐，但是患者的脑电在电流的影响下发生变化，从而起到治疗作用。

重复经颅磁刺激（repetitive transcranial magnetic stimulation，rTMS）是一种通过局部磁场脉冲穿透头皮和颅骨，刺激大脑皮质并达到一定深度，从而调节大脑功能的一种无创神经调控方式。rTMS 在大脑皮质的神经细胞诱发感应电流，从而改变神经细胞兴奋性、皮质代谢及局部血流，进而调节神经功能。高频刺激（3～5Hz）可以提高局部大脑皮质兴奋性，而低频刺激（≤1Hz）则抑制局部大脑皮质兴奋性。与 ECT 相比，患者在清醒状态下接受 rTMS，对记忆力没有负面影响，具有无创、副作用小等优点。左侧背外侧前额叶皮质（L-DLPFC）是最经典的治疗靶点，另外学者们发现刺激右侧背外侧前额叶皮质（R-DLPFC）、初级视觉皮质（V1）也能改善抑郁症状。治疗模式方面除了传统的低频刺激和高频刺激外，近年的研究提示连续 θ 爆发刺激（continuous theta burst stimulation，cTBS）和间断 θ 爆发刺激（intermittent theta burst stimulation，iTBS）也能干预抑郁症状。例如斯坦福大学的研究发现，通过功能磁共振精确定位 L-DLPFC 中与膝下扣带回（sgACC）负相关的位置，给予连续 5d 高强度（10 次 /d，2 次治疗间隔 50min，1 800 个脉冲 / 次，90% 的运动阈值）的 iTBS 治疗后，难治性抑郁症的缓解率达到 90%，研究者认为疗效与精准定位、高强度的治疗剂量密不可分，这也为未来如何提高 rTMS 的疗效提供新的思路。2008 年美国 FDA 批准 rTMS 用于治疗对抗抑郁药有治疗抵抗的抑郁障碍，当前除了美国外，加拿大、澳大利亚、新西兰、欧盟和以色列等国家和地区也已经批准将 rTMS 用于难治性抑郁症的治疗。

迷走神经刺激（vagus nerve stimulation，VNS）最初被美国和加拿大批准用于治疗癫痫，临床上发现其对难治性抑郁症的治疗有效。目前 VNS 治疗的机制仍不明确，2001 年加拿大卫生部批准其用于治疗难治性抑郁症，FDA 于 2005 年批准 VNS 用于难治性抑郁症的治疗。VNS

需要将双极电极植入左侧迷走神经,线圈作为一个脉冲发生器将电信号传递到左侧迷走神经。信号的强度和频率可以遥控调节,常用的刺激参数为 20～30Hz 的频率、0.25mA 的强度、每 5min 30s 左右的脉冲刺激。VNS 的不良反应包括声音改变、脖子痛、咳嗽、呼吸及吞咽困难等。

深部脑刺激(deep brain stimulation,DBS)技术在近 10 余年来快速发展,随着 MRI 等引导的立体定位法的发展及精密电极、刺激材料、刺激器的出现,DBS 发展为一种有潜力的治疗新方法,在难治性抑郁症的干预研究中有了新进展。DBS 通过将电极植入患者脑内,运用脉冲发生器刺激其大脑深部的某些神经核,纠正异常的脑电环路,从而减轻患者的临床症状,达到治疗目的。对 TRD 治疗的机制可能是 DBS 调节靶区代谢,调节抑郁相关递质、炎症介质浓度,调节星形胶质细胞功能、兴奋性,从而达到抗抑郁效果。

经颅直流电刺激(transcranial direct current stimulation,tDCS)利用恒定、低强度的直流电(1～2mA)调节大脑皮质神经元活动,这种非侵入性治疗技术近年来也被用于探究治疗抑郁障碍。tDCS 通过头皮向颅内特定区域输入电流来对颅内电流进行调节,输入不同极性的电流会提高或降低神经元兴奋性,可引起大脑功能改变,从而用于治疗疾病。既往 tDCS 广泛用于神经心理学研究,通过刺激特定区域并观察受试者在认知任务时的各种表现,从而探究其认知、思维、情感等方面。一项纳入 572 名受试者的荟萃分析表明,tDCS 对急性期抑郁症具有中等治疗效果且不良反应较小,但对难治性抑郁症的治疗效果欠佳。

四、其他治疗发展史

抑郁障碍的补充或替代药治疗(complementary and alternative medicine,CAM)只是作为心理治疗和药物治疗的一类附加治疗,包括光照疗法、睡眠剥夺、运动治疗、针灸治疗、营养食品疗法[ω-3 脂肪酸、脱氢表雄酮(DHEA)、色氨酸、叶酸等]及草药疗法(藏红花等)。其中,证据较为充分的是光照疗法治疗季节性抑郁症,被加拿大批准用于临床。

第二节 抑郁障碍的治疗原则及治疗策略

抑郁障碍的治疗目标在于提高临床治愈率,最大限度地减少病残率和自杀率,提高生活质量,恢复社会功能,防止复燃及复发。治疗成功的关键在于早期诊断,及时、规范治疗,彻底消除临床症状,减少复燃和复发风险。为了达到以上治疗目标,临床上需要按照抑郁障碍的总体治疗原则和策略来规范治疗患者。

一、治疗原则

(一)充分评估与监测原则

治疗前对疾病诊断、症状及其特征、影响药物治疗的躯体情况、患者的社会功能与生活质量,以及药物经济负担等进行充分评估。治疗中定期用实验室检查及精神科量表进行治疗反应及耐受性、安全性方面的量化评估与监测。

(二)治疗时机的选择

对于轻度抑郁障碍,在建立良好医患同盟的基础上,可以择时选择相应的心理治疗干预。对于本人不愿接受药物治疗,或专业医务工作者认为不需要治疗干预也可以缓解的轻度抑郁障碍需要谨慎等待,通常应该在 2 周内进一步评估以决定是否用药。评估患者为中至重度抑郁障碍、有消极风险、急性发作加重者,应尽早开始抗抑郁药干预等综合治疗措施。

（三）个体化用药原则

应根据患者的不同临床因素，包括年龄、性别、躯体情况及药物耐受性、合并躯体疾病的情况、临床伴随特征，进行个体化抗抑郁药选择。在选择药物时需要考虑的基本因素较多：疾病层面，需要评估抑郁障碍严重程度、伴发精神障碍、伴发躯体化障碍等；治疗反应层面，需要评估既往用药史、疗效、药物相互作用、患者耐受性、安全性、药物遗传学等，随着药物基因组学研究及基于基因多态性的临床药物筛选技术发展，将来在临床上进行个体化"精准"用药成为可能；治疗依从性层面，患者的治疗偏好、有无过量服药情况、药物的可获得性、药物的价格和成本问题，以及服用方法是否简便、调整剂量是否方便等。临床实践中，评估药物疗效或不良反应来选择药物种类；评估不同年龄患者的代谢差异来调整药物剂量；评估患者的自杀风险来控制药物处方的总量；评估患者的既往用药史，首选既往疗效、不良反应、依从性相对平衡的药物方案。

（四）单一用药原则

抗抑郁药尽可能单一使用，药物临床效应的综合评估需要基于足剂量、足疗程干预；当单一药物疗效不佳时可以考虑换药治疗，经评估仍旧无效的情况下可以联合不同种类的抗抑郁药、增效剂、心理治疗甚至物理治疗。特殊的临床抑郁障碍例如难治性病例可以联合治疗，伴有精神病性症状的抑郁症应该采取抗抑郁药和抗精神病药合用的药物治疗方案。

（五）药物剂量调整原则

为了尽早获得症状改善，抗抑郁药的使用剂量应逐步递增、适时调整。治疗开始阶段应尽可能应用最小有效剂量，以减少药物不良反应，提高服药依从性。如果在服用抗抑郁药2周后症状没有改善且药物剂量仍有上调空间，提高药物剂量是较为合理的选择，对表现出部分疗效的患者可以考虑维持相同剂量的抗抑郁药治疗至4周。治疗过程需要综合疗效和患者耐受情况，适当调整用药剂量。

（六）增效治疗原则

当换药治疗无效时，可考虑2种作用机制不同的抗抑郁药联合使用以增加疗效，例如有证据支持一线抗抑郁药联合米氮平、米安色林或安非他酮有效。不主张联用2种以上抗抑郁药。也可以根据临床表现考虑其他增效强化治疗方案，例如联合抗焦虑药丁螺环酮、锂盐、第二代抗精神病药及甲状腺素等。

（七）治疗共病原则

积极治疗与抑郁发作共病的焦虑障碍、人格障碍、物质依赖，以及伴发的躯体疾病。与躯体疾病共病的治疗可参见第三篇第二章。

（八）建立医患同盟的原则

对患者及其家属进行疾病知识教育，使其能够认识自己的病情、了解抑郁症的危害性、综合治疗的必要性等。告知患者治疗目标、适用的治疗方法、各种方法的利弊及起效所需的时间。治疗前向患者及其家人阐明药物性质、作用和可能发生的不良反应及应对措施等。

二、治疗策略

（一）基于生物 - 心理 - 社会医学模式的策略

精神科需要对不同患者进行三个方面因素的综合评估，这个策略可以了解到不同抑郁障碍患者产生抑郁症状的可能因素，从而制订个体化治疗方案。评估内容包括临床症状、体格检查和实验室检查，采集现病史时要重点关注患者的生物因素、心理社会因素，也要详细评估既往史、个人史和家族史。既往的诊断、治疗情况,可能伴发的其他精神疾病或躯体疾病;个人的心理生理发育史,童年期创伤(例如躯体的、性的、情感的被虐待和被忽略),生活环境变化,严重创伤的心理应激、生活事件,社会交往史,非处方药或其他精神活性物质的使用情况(包括咖啡、烟草、酒精等),需要重视个体的社会功能评估如人际关系、家庭功能、工作表现、生活质量等;详细了解患者家族中有无精神疾病史,若有,需了解其发病年龄、诊断、疾病严重程度和治疗效果。

(二)全病程治疗策略

为防止复燃及复发,改善疾病的整体预后,临床上倡导全病程治疗策略。全病程治疗策略分为急性期治疗、巩固期治疗和维持期治疗。①急性期治疗:控制症状,尽量达到临床治愈;②巩固期治疗:在此期间患者病情不稳定,复燃风险较大,原则上应继续使用急性期治疗有效的药物,并强调治疗方案、药物剂量、使用方法保持不变;③维持期治疗:维持期治疗时间的研究尚不充分,一般倾向于至少2~3年,多次复发以及有明显残留症状者主张长期维持治疗。

持续、规范的治疗可以有效降低抑郁症的复燃/复发率。维持期治疗结束后,病情稳定,可缓慢减药直至终止治疗。停药策略主要为对再次发作风险很低的患者,维持期治疗结束后在数周内逐渐停药;若有残留症状,不应停药。应强调患者在停药前应该征求医师的意见。在终止治疗后2个月内复燃风险最高,应在停药期间随访,仔细观察停药反应或复发迹象。若已复发,应重新进行急性期治疗、巩固期治疗及维持期治疗。

全病程治疗中需要密切评估患者的自杀风险,包括评估患者的自杀企图和行为、计划或准备实施自杀的范围、自杀手段的可用性和致命性、实施自杀计划的坚决程度。这些评估、随访、监测是治疗成功的关键一环。当前有研究期望利用人工智能技术来进行相关风险的动态监测与防范。除了自杀风险之外,一些患者有可能实施自我伤害行为,并非指向自杀死亡的目的。精神科医务人员应尽最大努力和患者监护人一起,在全病程中评估患者自我伤害的危险性,预防患者自伤与自杀。

第三节　抑郁障碍的治疗

抑郁障碍的复发率高达50%~85%,其中一半以上在疾病发生后2年内复发。目前倡导全病程治疗,包括急性期治疗、巩固期治疗和维持期治疗。

一、急性期治疗

急性期治疗的疗程建议至少8~12周。急性期治疗的疗效决定患者疾病的预后与转归,应该合理治疗以改善长期预后和促进社会功能康复。急性期治疗包括药物治疗、心理治疗、物理治疗或光照疗法等治疗方式,其中药物治疗是急性期非常重要的治疗手段。

(一)初始治疗

应根据患者的临床特征(如症状严重程度、有无共病、有无心理社会应激)、既往治疗经历以及患者对治疗的偏好等选择初始治疗方案(表3-5-1)。在急性期治疗过程中,需要规律地、系统地对患者的治疗耐受性和疗效充分性进行评估。

1. 药物选择的影响因素　选择药物时不仅需要考虑药物本身的因素,还需要关注患者的治疗偏好等。在现有的各种抗抑郁药中,有效性必须是第1位需要考虑的因素。第二,药物的选择不仅应该考虑抑郁症亚型,还应该考虑患者以往的抗抑郁药治疗史,特别是可能存在的

表 3-5-1　抑郁障碍的初始治疗方案选择

疾病严重程度	治疗措施			
	药物治疗	心理治疗	药物治疗联合心理治疗	ECT
轻至中度	选择	选择	对存在心理社会或人际关系问题、心理冲突或伴发人格障碍的患者可能有效	对特定患者可选择
重度,不伴精神病性症状	选择	不选择	选择	选择
重度,伴精神病性症状	选择,抗抑郁药和抗精神病药联合治疗	不选择	选择	选择

注:参考《中国抑郁障碍防治指南》(第 2 版),2015 年。

因其他疾病共病导致的禁忌证,以及相关耐受性问题。第三,在评估所选择的药物的优缺点后,兼顾患者的个人偏好选择药物。第四,药物都会有医源性及可预测性不良反应。医源性不良反应很难预测,往往与剂量无关,也与治疗阶段无关,原因尚不明确,主要包括皮肤反应、血液恶病质、肝脏副作用等。处方时应考虑那些可预测性不良反应,这些不良反应与药物对特定神经递质的特殊药理作用有关,最常出现在治疗早期,通常与剂量有关。

一般来说,选用患者既往服用疗效好的抗抑郁药或患者近亲中使用有效的抗抑郁药,往往会有好的疗效。共病或共存其他精神症状也会影响药物的选择,如共患有强迫症时,可考虑选用 5-HT 能药物如 SSRI 类药物或氯米帕明;伴有失眠或焦虑时,可选用镇静作用较强的抗抑郁药如米氮平。这种针对性选药使得早期即有症状改善成为可能,会进一步增强患者的治疗依从性。影响疗效的因素之一即为服药依从性,据报道脱落率 TCA 为 7%～44%、SSRI 为 7%～23%。选择患者能够耐受的药物可以提高依从性。此外,患者伴随某些躯体疾病也会影响抗抑郁药的选择,如癫痫患者不应选用安非他酮、心脏传导异常患者应慎用 TCA。

另外,在选药时还必须考虑药物的药代动力学。大多数抗抑郁药均能被小肠很好吸收,有广泛的首过代谢效应,分布容积大,血浆蛋白结合率高,通过肝微粒体酶代谢,由肾脏排泄。而且抗抑郁药的半衰期($t_{1/2}$)范围大,以氟西汀最长(平均为 87h),文拉法辛、阿莫沙平和曲唑酮最短(8h 左右)。短效药物可能有严重药物反应或有药物相互作用,对需尽快清除药物的患者有益;而长半衰期药物在停药时较少或不引起停药症状。性别也会对药物代谢动力学产生影响,女性的药物代谢动力学与男性有差异,其分布容积不同。有研究发现,给予相同剂量的药物后,女性的血浆药物水平较男性为高。还有研究表明,女性可能对 SSRI 更有反应,而男性则对 TCA 更有反应。种族可能也对药物代谢酶有影响,例如肝脏 CYP450 的活性等。有研究表明,西班牙患者对抗抑郁药更敏感;亚洲人较欧洲人相比药物代谢速度更慢;服用相同剂量的 TCA,非洲裔美国人的血浆药物水平较高加索人高。

药物相互作用是选择药物选药时应该考虑的因素。最常见的药物相互作用主要涉及对肝脏代谢的抑制。抗抑郁药主要通过肝脏 CYP450 氧化酶代谢,对同样通过肝脏 CYP450 代谢的药物具有抑制作用。CYP3A4 和 CYP2D6 是大多数抗抑郁药的代谢酶,其他较重要的酶还有 CYP1A2、CYP2C9 和 CYP2C19。由基因多态性决定的 CYP2D6 与某些抗抑郁药具有高度的临床相关性,这些抗抑郁药包括 TCA、SSRI 中的氟西汀及帕罗西汀、文拉法辛和米氮平,它们是该酶的底物。由相同的酶代谢的药物会影响合用药物的代谢率。如一些 SSRI 是 CYP2D6 抑制剂,特别是氟西汀和帕罗西汀,还有安非他酮,可引起有临床意义的抑制作用,结果导致其他底物血浆水平的提高，如抗心律失常药、β受体拮抗剂（普萘洛尔或美托洛尔）及阿片类药物（可待因）。其他抗抑郁药包括丙米嗪、奈法唑酮、文拉法辛和瑞波西汀都是通过 CYP3A4 途径代谢的，另一些抗抑郁药也显示对该酶有潜在的抑制作用，如氟西汀和氟伏沙明。而有些药物联合使用会导致严重后果，如 MAOI 与拟交感神经药如多巴胺能药物合用可能会引起高血压危象，与麻醉药尤其是哌替啶合用可能会出现致死反应；SSRI 与其他能增强 5-HT 的药物如 MAOI、L- 色氨酸合用可能会引起 5-HT 综合征，甚至致死。因此，在考虑增量治疗或联合治疗时，为监测药物之间的相互作用，对治疗药物的血药浓度监测（TDM）也可能是一个重要工具。

综上所述，选药时要综合考虑下列因素。①既往用药史：选择既往治疗有效的药物；②药物遗传学：选择家族中使用有效的抗抑郁药；③药物的药理学特点：如有镇静作用的药物对明显焦虑、激越患者可能较好；④有无药效动力学或药代动力学配伍禁忌；⑤患者的躯体情况和耐受性；⑥抑郁亚型：如非典型抑郁症可选用 SSRI 或 MAOI，精神病性抑郁可选用阿莫沙平；⑦药物的可获得性。

2. 初始治疗的抗抑郁药推荐 抑郁障碍的药物治疗近年来发展迅速，药物种类繁多。2009 年 Cipriani 等在 *Lancet* 杂志上发表一项 meta 分析，比较 12 种新型抗抑郁药用于急性期治疗的有效性及可接受性。结果显示，米氮平、艾司西酞普兰、舍曲林、文拉法辛的疗效优于其他新型抗抑郁药，而艾司西酞普兰、舍曲林、安非他酮和西酞普兰的可接受性优于其他新型抗抑郁药，艾司西酞普兰与舍曲林的疗效和耐受性较为平衡。而在 2018 年 Cipriani 等在 *Lancet* 杂志上再次刊发一项 meta 分析，比较 21 种新型抗抑郁药用于急性期治疗的有效性及可接受性。结果显示，阿戈美拉汀、阿米替林、艾司西酞普兰、米氮平、帕罗西汀、文拉法辛和伏硫西汀的疗效优于其他抗抑郁药，而阿戈美拉汀、西酞普兰、艾司西酞普兰、氟西汀、舍曲林和伏硫西汀的耐受性优于其他新型抗抑郁药，伏硫西汀、艾司西酞普兰与阿戈美拉汀的疗效和耐受性较为平衡。基于循证证据，加拿大和我国的抑郁障碍管理指南对药物进行分级推荐，基本类似。

（1）A 级推荐药物：包括 6 类 13 种药物，SSRI（氟西汀、帕罗西汀、氟伏沙明、舍曲林、西酞普兰、艾司西酞普兰）、SNRI（文拉法辛、度洛西汀、米那普仑）、NaSSA（米氮平）、NDRI（安非他酮）、MT$_1$/MT$_2$ 受体激动剂和 5-HT$_{2C}$ 受体拮抗剂（阿戈美拉汀），以及 5-HT 再摄取抑制和 5-HT 调节剂（伏硫西汀）均为 A 级推荐药物。①大样本 RCT 研究支持在抑郁症的急性期治疗中，SSRI 的疗效显著优于安慰剂。系统综述和 meta 分析显示 SSRI 对重性抑郁发作的疗效与 TCA 相当，不同 SSRI 类药物之间的总体疗效无明显差异。② meta 分析表明，SNRI 类药物文拉法辛、度洛西汀和米那普仑治疗抑郁症的疗效与 SSRI 相当。安非他酮对体重的影响较小，可能适用于超重或肥胖的抑郁症患者。

（2）B 级推荐药物：包括 TCA 和四环类药物、SARI 类如曲唑酮、SSRA 类如噻奈普汀和 NRI 类如瑞波西汀。大量研究证明 TCA 和四环类药物对抑郁症有确切疗效，其中阿米替林的疗效略优于其他 TCA，但由于其安全性和耐受性问题，TCA 和四环类药物作为 B 级推荐药物。曲唑酮的疗效优于安慰剂，逊于 SSRI。低剂量曲唑酮有改善睡眠的作用，但长期使用需要注意药物不良反应和耐受性问题。RCT 研究表明噻奈普汀治疗抑郁症的疗效与帕罗西汀相当。一项 meta 分析显示瑞波西汀的疗效逊于 SSRI。因此，这些药物被作为 B 级推荐药物。

（3）C 级推荐药物：选择性 MAOI 由于其安全性和耐受性问题，以及药物对饮食的限制问题，被作为 C 级推荐药物。MAOI 可以有效治疗抑郁症，常用于其他抗抑郁药治疗无效的抑郁症。

（4）其他药物：目前获得国家药品监督管理局正式批准用于治疗抑郁症的药物还包括中草药，主要用于治疗轻至中度抑郁症。包括：①圣·约翰草提取物片（extract of St. John's wort tablets），其主要有效成分为贯叶金丝桃素，主要用于治疗轻至中度抑郁症，同时可改善失眠及焦虑。②舒肝解郁胶囊，是由贯叶金丝桃、刺五加复方制成的中成药胶囊制剂，用于治疗轻、中度单相抑郁属于肝郁脾虚证者。研究发现，舒肝解郁胶囊治疗轻、中度单相抑郁的疗效与氟西汀相当。③巴戟天寡糖胶囊，被批准用于治疗轻至中度抑郁症，中医辨证属于肾阳虚证者。

3. 疗效评估 疗效通常使用症状量表进行评定，有效定义为 MADRS 或 HAMD-17 减分率＞50%，无效定义为 MADRS 或 HAMD-17 减分率＜25%，而部分有效的减分率介于 26%～49%。通常认为，抗抑郁药治疗起效的时间一般在治疗后的 2～4 周。开始的 2～4 周主要评估服药依从性，如果临床病情需要和能够耐受治疗，可增加药物剂量，特别是治疗无效时；如果治疗耐受性很好，则维持现有治疗措施。从药物角度确定治疗是否充分，通常会在治疗剂量下观察 4～6 周。疗效评估的节点可以参考治疗周期的界定，按照 WFSBP 抑郁症治疗指南，急性期药物治疗应该持续至少 6 周或 8～10 周。但有学者建议，在 4 周治疗后仍无反应时，对首次治疗的患者可换用另一种抗抑郁药，对复发患者第一种药物治疗部分有效或无效者建议应给予增效治疗。也有证据表明，尤其是老年患者可能需要更长的时间（要达到 12 周）才能充分显示抗抑郁药的疗效。

在评估无效或以往治疗剂量是否适当时，对治疗药物的血药浓度监测（TDM）可能会有帮助。TDM 是建立在药物的血浆浓度和其临床疗效之间存在密切关系的基础上的，例如锂盐和 TCA 中的去甲替林、阿米替林、地昔帕明和丙米嗪等。由于 TDM 的费用较贵，仅推荐用于血药浓度与疗效/副作用之间已建立联系者，或因为药物过量导致严重副作用者等。血药浓度测定应该在稳态时进行（至少 5 个半衰期，大部分药物是在剂量增加/减少后 1 周）。药物的吸收和排泄、生物利用度及与血浆蛋白的结合率等因素可能会干扰血药浓度的测定。这些因素决定药物的血浆半衰期，血浆半衰期较短（2～10d）的药物有文拉法辛、曲唑酮、反环苯丙胺和吗氯贝胺，血浆半衰期很长的药物如氟西汀的半衰期为 3～15d。

（二）对疗效不充分抑郁障碍的治疗

对疗效不充分抑郁障碍，建议使用如下治疗策略：

1. 首先可增加抗抑郁药的剂量至最大治疗剂量，在加药过程中应观察药物不良反应，有条件的应监测血药浓度；对于接受心理治疗的患者，需要监测并评估心理治疗的质量，调整心理治疗的频率、类型，必要时可联合药物治疗等。

2. 可考虑换用另一种非 MAOI 类抗抑郁药。换用的药物可以是作用机制相同的药物（如一种 SSRI 换为另一种 SSRI），也可以是作用机制不同的抗抑郁药（如 SSRI 换为 SNRI）。对于疗效不充分或无法耐受药物的患者，换用另一种抗抑郁药是否能提高其有效率和缓解率，不同研究的结果不尽一致，但是目前尚没有充分的循证资料说明对 SSRI 治疗无效者换用不同类型的药物比换用相同类型的药物效果更好。

3. 可进一步选择联合及强化治疗方案，包括两种不同类型或不同药理机制的抗抑郁药联用，如 SSRI 与 SARI、SSRI 与 SNRI/NaSSA、SNRI 与 NaSSA 联用等；抗抑郁药合并增效剂，具体联用方案有合并锂盐、抗癫痫药、第二代抗精神病药、丁螺环酮及抗抑郁药与甲状腺素联用。2016 年发布的 CANMAT 管理指南中，对针对一种抗抑郁药无应答或部分应答的抑郁障碍给出增效药物的推荐，见表 3-5-2。增效剂中，锂盐是研究最充分的药物，从开始加用锂盐治疗至充分显效的时间间隔为数日至 4 周不等，如果治疗有效且能够耐受，锂盐需在急性期和巩固期后继续使用，并可以降低自杀风险；但如果治疗 3～4 周后仍没有反应，就需要考虑停用。另外，甲状腺素可以增加抗抑郁药的疗效，T_3 通常耐受性良好，但高剂量长期治疗的研究证据尚不充分，如果较高剂量的 T_3 治疗 2 周仍无效，就应该考虑停用。

4. 还可以采用电休克治疗、经颅磁刺激、迷走神经刺激。关于物理治疗有以下几点注意事项：① ECT 或者 MECT 是最有效的治疗形式；②急性期选择 rTMS 的支持性证据较少；③对于至少经 4 种充分抗抑郁治疗（包括 ECT 或者 MECT）均无效的患者，VNS 也是一个选择。采取生物 - 心理 - 社会综合干预措施也非常重要，去除心理诱因，减轻和缓解心理社会应激，这对于抑郁症状的改善非常重要；提高患者的服药依从性，矫正抑郁障碍继发的各种不良心理社会性后果如婚姻不睦、退缩回避等，最大限度地使患者达到心理社会功能和职业功能的康复。

表 3-5-2　对一种抗抑郁药无应答 / 部分应答时的增效药物推荐

推荐	增效药物	证据等级	推荐剂量
一线	阿立哌唑	A 级	2～15mg
	喹硫平	A 级	150～300mg
	利培酮	A 级	1～3mg
二线	依匹哌唑（brexpiprazole）	A 级	1～3mg
	安非他酮	B 级	150～300mg
	锂盐	B 级	600～1 200mg（可通过血药浓度判断是否达到有效剂量）
	米氮平 / 米安色林	B 级	15～45mg（根据米氮平的药品说明书）
	莫达非尼	B 级	100～400mg
	奥氮平	A 级	2.5～10mg
	三碘甲腺原氨酸	B 级	25～50mg
三线	其他抗抑郁药	C 级	多种
	其他兴奋剂（如哌甲酯、二甲磺酸赖右苯丙胺）	C 级	多种
	TCA（如地昔帕明）	C 级	多种
	齐拉西酮	C 级	20～80mg b.i.d.
试验性	氯胺酮	A 级	0.5mg/kg（单次注射剂量）
不推荐	吲哚洛尔	A 级（缺乏疗效）	不适用

注：参考 CANMAT 成人抑郁障碍管理指南，2016 年。

在抑郁障碍患者中，有 20%～30% 经过两种或多种抗抑郁药足剂量、足疗程治疗后始终无效或效果不佳，即 HAMD-17 减分率 <20%，属于难治性抑郁症（treatment-resistant depression，TRD）。在诊断 TRD 时，应注意以下几个问题：①诊断是否准确；②患者是否伴有精神病性症状；③有无考虑抑郁障碍的诊断亚型；④患者依从性如何；⑤患者是否得到适当治疗（包括剂量及疗程）；⑥药物使用方式是否合适；⑦不良反应是否影响达到有效治疗剂量；⑧是否存在影响疗效的躯体疾病及精神病性障碍；⑨是否存在其他干扰治疗的因素；⑩治疗结果是如何评价的。只有全面考虑以上这些问题后，才能对 TRD 作出正确诊断。

二、巩固期治疗

巩固期治疗的主要目的是预防复燃。研究显示,在症状缓解后的 4～9 个月内复燃是相当常见的,即使在坚持治疗的患者中仍然有 20% 的复燃率,而停止治疗的患者中复燃率则可高达 85%。有证据提示,与急性期治疗完全缓解的患者相比,未完全缓解的患者复燃风险更高。在一项为期 15 个月的前瞻性抑郁症患者随访研究中,持续存在的残留症状强烈提示会发生早期复燃,有残留症状者早期复燃的发生率为 76%,而无残留症状者早期复燃的发生率为 25%。因此,通常建议对首次抑郁发作并已在急性期抗抑郁治疗达到临床治愈的患者推荐继续巩固期治疗 4～6 个月,而对以往病史中发作时间长的患者可能需要进行更长时间的巩固期治疗,强烈建议巩固期治疗直至所有症状全部消失。原则上,巩固期应继续使用急性期治疗有效的药物及相同的剂量治疗,治疗过程中应定期系统评估患者的症状、治疗反应、依从性和功能情况。抗抑郁药巩固期治疗时间参见表 3-5-3。

表 3-5-3 急性期治疗有效后抗抑郁药巩固期治疗时间的备选指南

	巩固期治疗时间 / 月	需更长维持期治疗时间(发作次数)
英国抗抑郁联合申明	4～6	≥2 次
美国健康政策和研究机构	4～9	≥3 次
英国精神药物协会	6	过去 5 年内≥3 次(或总的≥6 次)
美国精神病学协会	4～6	未特定
中国抑郁障碍防治指南	4～6	≥2 次

目前研究支持,与安慰剂相比,SSRI、SNRI、米氮平、安非他酮、阿戈美拉汀均可有效预防抑郁症复燃,可作为 A 级推荐药物进行巩固期治疗。锂盐对于预防复燃也具有一定作用,为 B 级推荐药物。为防止患者在巩固期出现复燃,推荐合并使用认知行为治疗等心理治疗。对患者及其家属进行健康教育,指导他们识别抑郁复燃的症状是非常重要的。如有任何残留症状、症状恶化或再现及社会功能下降等征象,提示患者可能复燃。一旦出现复燃,则需返回急性期治疗。同时有必要寻找复燃的诱因,如应激性生活事件、物质滥用、与抑郁伴随的躯体疾病发生变化、治疗依从性不佳等。

三、维持期治疗

有研究发现,即使获得临床痊愈,仍有 20% 的抑郁症患者会在 6 个月内出现复发。50%～85% 的患者在一生中至少有 1 次复发,抑郁症的终身发作次数与其复发率高度相关,每发作 1 次,其复发风险增加 16%。此外,有过抑郁发作的患者,之后也有较高的出现其他类型心境障碍的风险。导致抑郁症复发的危险因素主要包括残留症状持续存在;之前多次抑郁发作史;首次发作及后续发作症状严重;起病年龄早;共病其他精神障碍;有慢性躯体疾病;有心境障碍、精神障碍家族史;持续的心理社会应激或功能缺陷;消极的认知观;持续的睡眠障碍等。因此,在巩固期治疗结束后应该进入维持期治疗以降低抑郁症复发风险,且在维持期应定期系统评估患者的病情变化及药物治疗反应,有助于早期发现复发症状。

有关维持期治疗时间的研究尚不充分,意见尚不统一。① WHO 推荐仅发作 1 次、症状轻、间歇期长（≥5年）者一般可不维持期治疗。②CANMAT管理指南中指出，具有频繁复发、严重发作（伴精神病性症状、严重功能受损、有自杀倾向）、慢性发作、存在精神及其他躯体合并症、存在残留症状及难治性发作等高危因素的抑郁障碍患者需进行长期（≥2年）抗抑郁药维持期治疗。③WFSBP抑郁症治疗指南建议无特殊危险因素的复发患者进行5～10年的维持期治疗；有更大危险因素的患者如有更严重发作史，尤其是在2～3次尝试停药却紧跟着在1年内再次发作者则应考虑长期维持治疗。④临床研究及荟萃分析均有力支持抗抑郁药维持期治疗的有效性，但是目前尚无对照研究用以评估维持期治疗的最佳持续时间，或是评定如何去确定清晰的指征来选择一个个体化维持期治疗时间。

维持期治疗推荐继续使用急性期治疗和巩固期治疗有效的抗抑郁药，且应继续使用相同的剂量治疗。关于药物在维持期预防复发的临床研究较多，TCA及新型抗抑郁药均能起到有效预防复发的作用。一项meta分析显示，与安慰剂相比，SSRI在预防抑郁症复发方面具有明显优势，可显著降低抑郁症复发风险，作为A级推荐药物。SNRI、安非他酮、阿戈美拉汀等预防复发的疗效明显优于安慰剂，均作为A级推荐药物。锂盐也可以在维持期继续使用。尽管在维持期采用心理治疗的疗效研究较少，但部分研究结果显示心理治疗是有效的。而且有证据表明，药物治疗联合心理治疗比单一治疗更能有效地预防复发。

四、不同亚型特征或维度的抑郁障碍治疗推荐

根据DSM-5的诊断分类系统中抑郁障碍的特征标注或维度，CANMAT管理指南给出相应的药物推荐。针对伴焦虑痛苦特征的抑郁障碍，建议选择对广泛性焦虑具有疗效的抗抑郁药（4级），但现有研究发现SSRI、SNRI、安非他酮之间疗效并无显著性差异；而针对伴紧张特征的抑郁障碍，尚缺乏抗抑郁药研究，可考虑给予苯二氮䓬类（3级）；伴忧郁特征的抑郁障碍，尽管有TCA和SNRI的相关研究，但无特定的抗抑郁药显示出优越性（2级）；对于伴非典型特征的抑郁障碍，早期研究发现MAOI优于TCA，但无特定的抗抑郁药显示出优越性（2级）；伴精神病性特征的抑郁障碍，推荐抗精神病药与抗抑郁药联合（1级）；伴混合特征的抑郁障碍，可考虑使用鲁拉西酮（2级）或齐拉西酮（3级）；针对抑郁障碍伴季节模式的患者，虽然有SSRI、阿戈美拉汀、安非他酮、吗氯贝胺的研究，无特定的抗抑郁药显示出优越性（2级、3级）。针对伴有其他维度症状的抑郁障碍，有一些高推荐等级的药物方案，如伴认知功能缺损，推荐伏硫西汀（1级）、安非他酮（2级）、度洛西汀（2级）、SSRI（2级）和吗氯贝胺（3级）；伴睡眠障碍，推荐阿戈美拉汀（1级）、米氮平（2级）、曲唑酮（2级）和喹硫平（2级），但需权衡对睡眠障碍的改善与日间镇静等副作用之间的关系。伴躯体症状①疼痛：推荐度洛西汀（1级）、其他SNRI（2级）；②疲劳：推荐安非他酮（1级）、SSRI（2级）；③能量不足：推荐度洛西汀（2级）。但抗抑郁药对疼痛与其他躯体症状的比较研究较少，尚需进一步研究。

自杀是抑郁障碍患者最恶性的结局，精神科医师应该在整个治疗过程中反复评估患者的自杀风险，需评估的具体危险因素见表3-5-4。对有自杀意念、企图或计划的患者必须加强监护，并考虑给予更加强化的抗抑郁治疗，包括住院治疗、联合药物治疗和心理治疗、ECT等。除了抗抑郁治疗外，为降低自杀风险，同时治疗伴随的焦虑（特别是惊恐发作）、失眠、激越、精神病性症状、酒精或其他精神活性物质滥用等也是非常重要的。当然，抗抑郁药治疗本身是否增加自杀意念和行为的风险仍存在一定争议，美国FDA对于儿童、青少年、24岁前的抑郁症患者使用抗抑郁药给予黑框警告。因此，精神科医师在对上述人群处方抗抑郁药时应充分权衡疗效与可能的自杀风险。

表 3-5-4 评估自杀危险性需要考虑的因素

既往自杀企图和自杀未遂史,包括性质、严重程度和次数
当前的自杀意念、意向或计划,以及其致命性
自杀工具的获得性和致命性,如农药
绝望、精神痛苦、自尊下降、自卑等
严重焦虑、惊恐发作、激越、冲动等
认知缺陷,如执行能力下降、缺乏解决问题的能力
精神病性症状,如命令性幻听或现实检验能力受损
酒精或其他精神活性物质滥用
近期在精神病院住院治疗
发生致残性躯体疾病,特别是预后不良,如恶性肿瘤、艾滋病等
人口学特征,如年龄、种族、性别、婚姻、性取向等
存在急性或慢性心理社会应激
缺少心理支持和社会支持网络,如失业、独居、与家人关系欠佳等
有童年创伤史,特别是性虐待和躯体虐待
有自杀家族史或最近目睹自杀
缺乏保护因素,如家里有孩子、对家族有责任感、妊娠、生活满意、信仰

注:参考《中国抑郁障碍防治指南》(第 2 版),2015 年。

五、抑郁障碍共病其他精神障碍的治疗

目前对于共病问题有很多不同的认识和理解,但较为公认的定义是依据 DSM-5,同时符合抑郁障碍和其他精神障碍诊断标准者。

1. 焦虑障碍 是抑郁障碍最常见的共病。在治疗上,除遵循单一疾病的治疗原则外,要特别强调个体化综合治疗原则。药物治疗建议选择同时具有焦虑障碍适应证的抗抑郁药及抗焦虑药。①抗抑郁药:大量临床证据证明抗抑郁药对焦虑也有较好疗效。加拿大指南推荐 SSRI、SNRI 可被优先用于治疗抑郁障碍共病焦虑,安非他酮治疗抑郁焦虑障碍或伴有焦虑症状抑郁症的疗效与 SSRI 相当。另外,还可考虑选用有镇静作用的抗抑郁药如米氮平、曲唑酮等。需要注意的是,抗抑郁药在初始阶段有可能加重患者的焦虑症状,故在临床使用时起始剂量要小,然后缓慢加量。②苯二氮䓬类药物:抗抑郁药在治疗初期可能会加重焦虑症状且使起效时间延长,因此在临床中可合并苯二氮䓬类药物如氯硝西泮、劳拉西泮、阿普唑仑等。③5-HT$_{1A}$ 受体激动剂:丁螺环酮和坦度螺酮能有效治疗焦虑症状,建议作为增效剂治疗抑郁障碍。④第二代抗精神病药及抗癫痫药:第二代抗精神病药以及加巴喷丁、普瑞巴林等抗癫痫药也可作为增效剂使用,研究发现上述药物合并使用抗抑郁药对抑郁障碍共病焦虑有效。⑤心理治疗联合药物治疗对于抑郁障碍共病焦虑有较好疗效,认知行为治疗和人际心理治疗常作为治疗首选。

2. 心境恶劣 是一种持续性抑郁障碍,疾病严重程度轻于重度抑郁症,因此常常被忽视。然而,心境恶劣患者往往极为痛苦且存在功能残疾。研究表明,TCA、SSRI、其他新型抗抑郁药及 MAOI 对心境恶劣和慢性抑郁障碍均有疗效。SSRI 由于具有良好疗效和耐受性,可优先用于治疗持续性抑郁障碍。此外,SNRI、NaSSA 类药物也可推荐使用。对于此类患者,药物

治疗联合心理治疗的疗效优于任何一种单一治疗。

3. 痴呆 有 10%～15% 的抑郁障碍患者共病痴呆，共病患者的认知损害更明显、自杀风险更高、社会功能损害更严重。在治疗上应遵循综合治疗原则，注意避免患者的认知功能进一步损害。一项 meta 分析显示 SSRI 对抑郁障碍共病老年痴呆有较弱的治疗效果。APA 抑郁障碍治疗指南推荐使用抗胆碱能副作用较小的抗抑郁药进行治疗，如舍曲林、氟西汀、安非他酮、曲唑酮和某些 TCA（地昔帕明、去甲替林）。社会心理干预及物理治疗也可考虑。研究显示 ECT 对抑郁障碍共病老年痴呆的治疗是有效的，但 ECT 可能会导致认知功能出现短暂恶化，所以使用时应谨慎。

4. 物质使用障碍 STAR*D 研究显示抑郁障碍共病物质使用障碍的终生患病率达 30%～42.8%，其中共病酒精依赖和酒精滥用最为多见。患者常具有抑郁症状更重、自杀风险更大、药物耐受性和治疗依从性更差，以及社会功能损害更显著的特点。社会心理干预对于抑郁障碍共病物质使用障碍也能够起到积极的效果。其中，动机增强治疗、列联管理常被作为治疗首选，也可使用社区网络治疗。

5. 人格障碍 研究显示，20%～50% 的住院和 50%～85% 的门诊抑郁障碍患者有人格障碍，最常见的是边缘型人格障碍和回避型人格障碍。共病人格障碍的抑郁症患者其抑郁症状更严重、有更高的复发率和自杀率以及更差的治疗效果。在治疗上应在综合评估的基础上强调药物治疗和心理治疗的联合应用，同时防止患者自伤、自杀。研究认为应优先推荐使用心境稳定剂和第二代抗精神病药，包括托吡酯、拉莫三嗪、丙戊酸盐、阿立哌唑、奥氮平等，它们对情绪不稳、冲动控制障碍、感知障碍、易激惹等症状有效。由于人格障碍患者常存在较多的情绪与行为问题，因此早期联合心理治疗可进一步提高疗效。少量研究显示 ECT 对于抑郁共病人格障碍有效。

6. 进食障碍 15%～20% 的抑郁障碍患者共病进食障碍。共病进食障碍的抑郁障碍患者常有人际关系、自我概念的问题和冲动行为，并有较多的焦虑和强迫症状。应在保证患者营养状况的基础上，以心理治疗为主，联合抗抑郁药治疗。推荐首选 SSRI，如氟西汀、舍曲林、西酞普兰、艾司西酞普兰；此外，抗癫痫药如托吡酯、唑尼沙胺、拉莫三嗪也可被推荐用于治疗共病进食障碍。

六、抑郁障碍共病躯体疾病的治疗

1. 神经系统疾病 ①脑卒中：卒中后抑郁是脑血管疾病的常见并发症，其发生率为 6%～79%。多项 RCT 研究证实，SSRI 类药物对于心脑血管疾病和老年人均具有良好疗效和安全性，优先推荐使用西酞普兰、舍曲林、艾司西酞普兰。SNRI 能较好地改善情绪和认知功能，也被推荐用于治疗卒中后抑郁。CBT、问题解决疗法等心理治疗对卒中后抑郁有效。②帕金森病：帕金森病患者中有 40%～50% 共病抑郁障碍。目前尚无任何证据表明有特定的抗抑郁药对帕金森病伴抑郁障碍有较好疗效和安全性。通常推荐使用 NRI、SNRI，而 SSRI 的疗效不充分，且由于其 5-HT 激活可能使帕金森病恶化，仅作为一般建议。研究发现 CBT 可有效可改善帕金森病患者的抑郁症状。③癫痫：癫痫患者中有 6%～50% 共病抑郁障碍。目前尚缺乏抗抑郁药的优先推荐证据，建议使用米安色林以及 SSRI 中的西酞普兰、艾司西酞普兰、舍曲林。如果 SSRI 疗效欠佳，可选用文拉法辛。应禁用安非他酮。此外，抗癫痫药拉莫三嗪、普瑞巴林也可用于治疗癫痫共病抑郁。少量研究显示 CBT、放松疗法可以改善患者病情。研究显示 ECT 有抗惊厥和抗抑郁作用，可用于对抗抑郁药有抵抗的癫痫患者。

2. 心血管系统疾病 ①高血压：目前认为 SSRI、SNRI 可改善高血压共病抑郁患者的血压和抑郁症状。其中，文拉法辛可引起剂量依赖性血压升高，在当剂量＞300mg/d 时尤为明显，使用时应监测血压。需要注意的是，TCA 和 MAOI 可引起直立性低血压，应慎用。尽管目前认为高血压患者存在抑郁等心理问题，但尚无足够证据证明心理治疗可改善高血压患者的抑郁情绪。此外，生物反馈疗法也有助于高血压患者抑郁程度和血压水平的改善。②冠心病：冠心病患者中至少有 20% 共病抑郁障碍。SSRI 在冠心病共病抑郁障碍的治疗中具有较好疗效和安全性，常被作为优先推荐使用，主要包括舍曲林、西酞普兰、艾司西酞普兰（西酞普兰和艾司西酞普兰大剂量使用可能会引起 Q-Tc 间期延长，特别是老年患者）。此外，米氮平也具有较好的治疗效果。研究显示认知行为治疗、人际心理治疗和问题解决疗法对冠心病伴抑郁情绪有明显的改善作用。

3. 内分泌疾病 ①糖尿病：糖尿病患者中共病抑郁障碍的比例约为 20%，其死亡率增加 1.5 倍。研究发现，SSRI 能有效改善抑郁症状并使糖尿病患者的血糖控制得更好，常优先建议使用；而 CBT、健康教育、问题解决疗法等心理治疗也有一定疗效。目前尚无充分证据说明何种物理治疗对糖尿病共病抑郁障碍治疗有效。②甲状腺疾病：76% 的甲状腺功能减退患者可伴随抑郁症状，如情感淡漠、无望无助，常先于躯体症状出现；部分患者可伴有幻听、妄想等精神病性症状。药物治疗方面，有证据表明氟西汀和舍曲林均不增加甲状腺功能减退的风险，可用于治疗甲状腺功能减退共病抑郁障碍。此外，合用左甲状腺素钠也可以加快抑郁症状缓解，提高临床治愈率。心理治疗及物理治疗方面尚缺乏可信的证据。

4. 其他疾病 ①肿瘤：20%～40% 的肿瘤患者共病抑郁障碍。目前认为肿瘤患者使用抗抑郁药可有效改善抑郁症状，建议使用的药物有艾司西酞普兰、西酞普兰、米安色林，一般推荐使用的药物有舍曲林、米氮平、安非他酮；帕罗西汀、氟西汀由于药物相互作用，应慎用。有研究显示健康教育、CBT、问题解决疗法以及支持性心理治疗对缓解肿瘤患者的抑郁症状有效。②疼痛综合征：疼痛综合征和抑郁障碍共病较常见。调查发现，1/2～2/3 的抑郁障碍患者存在不同程度的疼痛；如果是长期慢性疼痛或者涉及多种疼痛，则抑郁障碍的患病率可能会增加。SNRI 对精神性疼痛、躯体疼痛有较好疗效；而 SSRI 和 TCA 由于其疗效不足或耐受性问题，常被用于二线推荐。认知行为治疗、人际心理治疗以及情绪控制疗法可在一定程度上减轻疼痛。

第四节 抗抑郁药的不良反应及处理

一、常见不良反应及处理

药物不良反应会影响患者对治疗的耐受性和依从性，在治疗过程中应密切观察并及时处理。不同抗抑郁药的常见不良反应有所不同（表 3-5-5）。总体而言，大部分新型抗抑郁药的耐受性优于 TCA，安全性更高，治疗中断率更低。

表 3-5-5 抗抑郁药的常见不良反应及处理措施

常见不良反应	相关药物	处理措施
心血管系统		
心律失常	TCA	心功能不稳定或心肌缺血者慎用；会与抗心律失常药产生相互作用

续表

常见不良反应	相关药物	处理措施
高血压	SNRI, 安非他酮	监测血压; 尽量使用最小有效剂量; 加用抗高血压药
高血压危象	MAOI	紧急治疗; 如果高血压是严重的, 需使用静脉内抗高血压药 (如拉贝洛尔、硝普钠)
直立性低血压	TCA, 曲唑酮, 奈法唑酮, MAOI	加用氟氢可的松; 增加食盐的摄入
消化系统		
便秘	TCA	保证摄入充足的水分; 加用泻药
口干	TCA, SNRI, 安非他酮	建议使用无糖口香糖或糖果
胃肠出血	SSRI	确定合并用药是否会影响凝血功能
肝毒性	奈法唑酮, 阿戈美拉汀	提供有关的教育和监测肝功能
恶心、呕吐	SSRI, SNRI, 安非他酮	餐后或分次给药
泌尿生殖系统		
排尿困难	TCA	加用氨甲酰胆碱
性唤起障碍、勃起功能障碍	TCA, SSRI, SNRI	加用西地那非、他达拉非、丁螺环酮或安非他酮
性高潮障碍	TCA, SSRI, 文拉法辛, MAOI	加用西地那非、他达拉非、丁螺环酮或安非他酮
阴茎异常勃起	曲唑酮	泌尿科紧急治疗
神经及精神系统		
谵妄	TCA	评估其他可能导致谵妄的病因
头痛	SSRI, SNRI, 安非他酮	评估其他病因 (如咖啡因中毒、磨牙、偏头痛、紧张性头痛)
肌阵挛	TCA, MAOI	加用氯硝西泮
癫痫	安非他酮, TCA, 阿莫沙平	评估其他病因, 并加用抗惊厥药
激越	SSRI, SNRI, 安非他酮	早晨服用
静坐不能	SSRI, SNRI	加用 β 受体拮抗剂或苯二氮䓬类药物
失眠	SSRI, SNRI, 安非他酮	早晨服用; 加用镇静催眠药; 增加褪黑素; 提供睡眠卫生教育或 CBT
镇静	TCA, 曲唑酮, 奈法唑酮, 米氮平	睡前给药, 加用莫达非尼或哌甲酯
其他		
胆固醇水平增加	米氮平	加用他汀类药物
体重增加	SSRI, 米氮平, TCA, MAOI	鼓励运动, 咨询营养师, 更改抗抑郁药, 可考虑使用仲胺基 (如 TCA) 或其他较少引起体重问题的药物 (如安非他酮)
视物模糊	TCA	加用毛果芸香碱滴眼液
磨牙症	SSRI	若有临床指征, 需牙科医师会诊
多汗	TCA, SSRI, SNRI	加用 α_1 肾上腺素受体拮抗剂 (如特拉唑嗪)、中枢 α_2 肾上腺素受体激动剂 (如可乐定) 或抗胆碱药 (如苯甲托品)

常见不良反应	相关药物	处理措施
跌倒风险	TCA，SSRI	监测血压；评估镇静作用、视物模糊或精神错乱；改善环境
骨质疏松	SSRI	进行骨密度监测，并添加特殊治疗，以减少骨质流失（如钙和维生素 D、双膦酸盐类、选择性雌激素受体调节剂）

注：参考《中国抑郁障碍防治指南》（第 2 版），2015 年。

二、5-HT 综合征

5- 羟色胺综合征（serotonin syndrome，SS）又称为血清素综合征，是神经系统 5-HT 功能亢进引起的一组症状和体征，是一种有可能危及生命的药物不良反应。5-HT 综合征通常表现为自主神经功能改变、精神状态改变和神经肌肉异常的临床三联征，可以从轻微的震颤和腹泻到威胁生命的谵妄、肌强直和高热。轻微的症状容易被忽略，而无意中加大药物剂量或增加具有促 5-HT 能作用的药物则可引起严重的临床症状恶化。

MAOI 与严重的 5-HT 综合征密切相关，特别是这类药物与其他 5-HT 能药物合并使用时，可能发生致命性 5-HT 综合征。因此，当 MAOI 与 SSRI（氟西汀除外）、SNRI 或 TCA 互换时，需要停用先前的药物至少 2 周后才可以开始使用新的药物治疗。由于氟西汀代谢产物的半衰期较长，当氟西汀更换为 MAOI 时，至少需要停用氟西汀 5 周后才可以使用 MAOI 治疗。换药期间需要密切关注，以避免 5-HT 综合征的发生与发展。

最常使用的 5-HT 综合征临床诊断标准：①在原药物治疗方案中合并或增加一种 5-HT 能药物剂量的同时，发生至少 3 项下列临床症状，包括精神状态变化（意识模糊、轻躁狂）、激越、肌阵挛、反射亢进、出汗、寒战、震颤、腹泻、共济失调、发热；②已排除其他病因（如感染、代谢性疾病、精神活性物质滥用或停药）；③在上述症状体征出现前没有开始使用某种抗精神病药或增加剂量。

早期识别 5-HT 综合征是十分重要的。如果患者正在服用多种可能引发 SS 的药物，医师应告知患者相关的症状和体征。治疗包括去除诱发 SS 的药物、支持治疗、使用苯二氮䓬类药物如地西泮控制躁动。轻度患者采用以上措施可得到控制；中度患者除上述措施外，可使用 5-HT$_{2A}$ 受体拮抗剂（赛庚啶）积极控制自主神经功能失调和高热；重度患者应给予经口气管插管、神经肌肉麻痹和化学镇静措施。SS 症状通常在治疗后和终止 5-HT 能药物 24h 内消退，但当患者所接受药物的消除半衰期长、代谢产物有活性或作用时间延长时，症状可能一直持续。在保守治疗过程中如果病情发生突然恶化，应立即给予积极的处理措施。

三、停药综合征

抗抑郁药的停药综合征（withdrawal syndrome）出现在约 20% 的患者中，在停药或减药时发生。几乎所有抗抑郁药都有可能发生停药综合征，与药物使用时间较长、半衰期较短有关。停药综合征通常表现为流感样症状、精神症状，以及神经系统症状等。还有一些少见的停药反应表现为锥体外系不良反应和躁狂 / 轻躁狂症状。停药综合征有可能被误诊为病情复燃或复发。

有证据表明，在 SSRI 中氟西汀的停药反应最少，帕罗西汀的停药反应最为常见。SNRI

中文拉法辛（去甲文拉法辛）的停药反应比度洛西汀更为常见。在使用抗抑郁药后不宜突然停药，应在 2 个月内逐步减量，以减少停药综合征的风险。停药时应考虑以下可能的影响因素：①药物引起停药反应的可能性；②药物使用剂量；③患者既往是否出现过停药综合征；④药物是否有抗胆碱能作用；⑤紧急停药。停药综合征不经治疗通常在 1～2 周内消失。当患者出现较为严重的停药反应时，应使用原来的治疗药物缓解停药反应，减缓减药过程；或换用长效抗抑郁药氟西汀治疗 1～2 周，之后再逐渐停用氟西汀。

四、代谢综合征

（一）体重增加

所有 SSRI 都可能对体重有潜在影响。尽管 SSRI 的短期使用对体重的影响不明显，但长期用药的患者中可能有 5%～20% 出现体重增加（体重较基线增加≥7%）。阿米替林、米氮平和帕罗西汀可能与体重增加相关，而氟西汀和安非他酮则可能使体重降低。临床医师和患者需要定期监测体重变化，及时发现并制订计划减少和阻止体重进一步增加。

（二）血糖紊乱与糖尿病

大部分抗抑郁药短期使用不会导致胰岛素敏感性的降低，反而会有所增加。但去甲肾上腺素能抗抑郁药如马普替林可能导致胰岛素敏感性的削弱。有研究发现，长期使用 TCA 和 SSRI 与 2 型糖尿病（DM2）的发生有关。临床医师在选择抗抑郁药时，应避免选用长期使用对体重有明显影响的药物，以减少 DM2 的发生风险。

（三）高血压

高血压与抗抑郁药对去甲肾上腺素的再摄取作用有关。SNRI 可能会导致血压升高，其风险与药物剂量有关，文拉法辛的治疗剂量超过 150mg/d 或度洛西汀 60～120mg/d 或去甲文拉法辛 50～100mg/d 时关系更密切。对伴有高血压的抑郁障碍，可考虑选用其他类型的抗抑郁药。

（四）血脂异常

抗抑郁药治疗可能引起血脂异常。研究表明，米氮平可以升高胆固醇及甘油三酯水平，TCA 如丙米嗪、多塞平也可导致血清胆固醇水平增加。

五、自杀

2004 年美国 FDA 要求所有生产上市抗抑郁药的厂商在药品说明书中就儿童和青少年服用抗抑郁药可能激发自杀意念和行为加上黑框警告；2007 年又将抗抑郁药致自杀风险增加警示的年龄上限提高到 24 岁。尤其是在治疗第 1～2 个月内，以及增加用药剂量期间应密切关注患者的自杀风险，对自杀的评估应贯穿于整个治疗过程中。

六、药物过量

抑郁障碍患者常有自杀意念，有意或误服过量的抗抑郁药以致中毒时有发生。抗抑郁药中以 TCA 过量中毒危害最大，尤其是对老年人和儿童。一次摄入超过 1g 的 TCA 常发生中毒，可对肝脏和心脏造成严重损害，甚至危及生命。MAOI 在循环中的浓度很低，难于检出，安全的治疗浓度和中毒浓度的数据也十分匮乏。中毒表现过程可能比较缓慢，通常需要服药后 12h 才会表现出来，在 24h 达高峰。因此，即使患者过量服用该类药物后暂时未表现出异常，也应进行洗胃并密切观察。过量服药后经过一段无症状期，可能发生 5-HT 综合征，严重时导致死亡。SSRI 和 SNRI 类药物过量时的毒性低于 TCA，但文拉法辛的心血管毒性显著大于 SSRI。

药物过量的关键在于预防，对于有自杀风险的患者应适当减少单次门诊药物处方量，处方时详细询问实际服药情况，了解剩余药品数量；药品应由监护人保管，按时发放并监督患者服用。治疗中应提高警惕，及早发现药物过量并积极治疗。处理方法包括监测生命体征，洗胃、输液、利尿、保持气道通畅、吸氧等支持治疗，积极对症处理心律失常、低血压、心力衰竭等并发症。CNS 毒性也是致死原因之一，癫痫发作是 TCA 过量最难控制的合并症，可用地西泮 5~10mg 缓慢静脉注射（2mg/min），每 5~10min 可重复 1 次，直至癫痫得到控制。对苯二氮䓬类药物效果差的患者，可用苯妥英钠 15mg/kg，每分钟不超过 50mg 的满负荷使用也可有效控制癫痫发作。

（彭代辉 刘晓华）

参 考 文 献

[1] 江开达. 精神药理学 [M]. 2 版. 北京：人民卫生出版社，2011.

[2] LOZANO A M, MAYBERG H S, GIACOBBE P, et al. Subcallosal cingulate gyrus deep brain stimulation for treatment-resistant depression[J]. Biological psychiatry, 2008, 64（6）: 461-467.

[3] NEIMAT J S, HAMANI C, GIACOBBE P, et al. Neural stimulation successfully treats depression in patients with prior ablative cingulotomy[J]. American journal of psychiatry, 2008, 165（6）: 687-693.

[4] MORISHITA T, FAYAD S M, HIGUCHI M A, et al. Deep brain stimulation for treatment-resistant depression: systematic review of clinical outcomes[J]. Neurotherapeutics, 2014, 11（3）: 475-484.

[5] DE RISIO L, BORGI M, PETTORRUSO M, et al. Recovering from depression with repetitive transcranial magnetic stimulation（rTMS）: a systematic review and meta-analysis of preclinical studies[J]. Translational psychiatry, 2020, 10（1）: 393.

[6] RAVINDRAN A V, DA SILVA T L. Complementary and alternative therapies as add-on to pharmacotherapy for mood and anxiety disorders: a systematic review[J]. Journal of affective disorders, 2013, 150（3）: 707-719.

[7] FRANK E, KUPFER D J, PEREL J M, et al. Three-year outcomes for maintenance therapies in recurrent depression[J]. Archives of general psychiatry, 1990, 47（12）: 1093-1099.

[8] GREDEN J F. Antidepressant maintenance medications: when to discontinue and how to stop[J]. Journal of clinical psychiatry, 1993, 54 Suppl: 39-45, 46-47.

[9] 李凌江, 马辛. 中国抑郁障碍防治指南 [M]. 北京：中华医学电子音像出版社，2015.

[10] 江开达. 抑郁症的规范化治疗与药物选择 [J]. 中华精神科杂志，2013，46（4）: 245-246.

[11] American Psychiatric Association. Practice guideline for the treatment of patients with major depressive disorder[M]. Third Edition. Washington, DC: American Psychiatric Association, 2010.

[12] American Psychiatric Association. Diagnostic and statistical manual of mental disorders[M]. 5th ed. Arlington, VA: Amercian Psychiatric Association, 2013.

[13] MADHOO M, LEVINE S Z. Initial severity effects on residual symptoms in response and remission: a STAR*D study during and after failed citalopram treatment[J]. Journal of clinical psychopharmacology, 2015, 35（4）: 450-453.

[14] CIPRIANI A, FURUKAWA T A, SALANTI G, et al. Comparative efficacy and acceptability of 12 new-generation antidepressants: a multiple-treatments meta-analysis[J]. Lancet, 2009, 373（9665）: 746-758.

[15] CIPRIANI A, FURUKAWA T A, SALANTI G, et al. Comparative efficacy and acceptability of 21 antidepressant drugs for the acute treatment of adults with major depressive disorder: a systematic review and network meta-

analysis[J]. Lancet，2018，391（10128）：1357-1366.

[16] KENNEDY S H，LAM R W，MCINTYRE R S，et al. Canadian network for mood and anxiety treatments （CANMAT）2016 clinical guidelines for the management of adults with major depressive disorder：section 3. Pharmacological treatments[J]. Canadian journal of psychiatry，2016，61（9）：540-560.

[17] ZHOU X，TENG T，ZHANG Y，et al. Comparative efficacy and acceptability of antidepressants，psychotherapies， and their combination for acute treatment of children and adolescents with depressive disorder：a systematic review and network meta-analysis[J]. Lancet psychiatry，2020，7（7）：581-601.

[18] STAHL S M. Stahl's essential psychopharmacology：neuroscientific basis and practical applications[M]. Cambridge：Cambridge University Press，2021.

[19] CUIJPERS P. The challenges of improving treatments for depression[J]. JAMA，2018，320（24）：2529-2530.

[20] MOLENAAR N M，KAMPERMAN A M，BOYCE P，et al. Guidelines on treatment of perinatal depression with antidepressants：an international review[J]. Australian and New Zealand journal of psychiatry，2018，52（4）： 320-327.

[21] PARK L T，ZARATE C J. Depression in the primary care setting[J]. New England journal of medicine，2019， 380（6）：559-568.

[22] MAJ M，STEIN D J，PARKER G，et al. The clinical characterization of the adult patient with depression aimed at personalization of management[J]. World psychiatry，2020，19（3）：269-293.

第六章

双相障碍的治疗

双相障碍是一种常见且易复发的严重精神疾病,90%以上为反复发作,终身平均发作9次。2011年WHO心理健康调查计划结果显示,全球双相障碍的终生患病率为2.4%(双相Ⅰ型、Ⅱ型障碍和未定型的终生患病率分别为0.6%、0.4%和1.4%)。其中,美国的患病率最高(双相障碍的终生患病率和12个月患病率分别为4.4%和2.8%),印度最低(双相谱系障碍的终生患病率和12个月患病率均为0.1%),我国深圳市为1.5%(双相Ⅰ型、Ⅱ型障碍和未定型的终生患病率分别为0.3%、0.2%和1.0%,年患病率分别为0.2%、0.2%和0.8%)。根据2019年全球疾病负担最新报告显示,双相障碍的患病率从1990年的2480万上升至3950万,升幅达到59.3%;但该报告对双相障碍伤残调整生命年(DALY)数据存在缺陷,无法做出趋势性分析。参考2017年数据,双相障碍的DALY从1990年的602万上升至929万,升幅54.4%。双相障碍所致的危害不仅表现躁狂发作、轻躁狂发作、混合发作、抑郁发作等疾病状态给患者造成各种功能损害,这种功能障碍通常在精神症状改善后很久才能全面恢复,而且反复发作可导致持久的社会功能损害。鉴于双相障碍临床表现的多样性和复杂性,制订合理、有效的治疗方案是非常重要的。

第一节　双相障碍的历史沿革及治疗学发展

古希腊人认为躁狂是一种疯狂乱语、情绪亢奋的状态。躁狂和抑郁的关系可能早在公元前1世纪就有记载,Soranus曾发现在一次发作中同时存在躁狂和抑郁,表现为愤怒、情感不稳、失眠,有时感到悲伤和自卑,他还指出有交替发作的倾向。19世纪对情感发作的认识逐渐深入。法国医师Falret曾描述躁狂和抑郁可在同一患者身上交替出现,命名为"环性精神病(folie cirulaire)",其症状为发作性,可自行缓解。德国精神病学家Kahlbaum首先提出躁狂和抑郁不是两个独立的疾病,而是同一疾病的两个阶段,并据此命名为环性精神障碍(cyclothymia)。Kraepelin通过纵向研究,将躁狂和抑郁合二为一,命名为躁狂抑郁性精神病(manic-depressive insanity,MDI)。20世纪德国医师Leonhard根据情感相位(polarity)特征提出单相(unipolar)与双相(bipolar)障碍的概念,既有躁狂又有抑郁发作者称为双相障碍,反复出现躁狂或抑郁发作而无相反相位者称为单相障碍。其后,Angst等的研究进一步证实Leonhard的单相、双相障碍的分类观点,并逐渐被学界所接受,现已成为ICD及DSM等系统中关于心境障碍的诊断分类基础。

ICD-10、DSM-Ⅳ及ICD-11诊断体系中,双相障碍与抑郁障碍归属于心境障碍(mood disorder)大类。然而,鉴于双相障碍与精神分裂症在症状特点、家族史及遗传学上的密切联系与重叠,同时临床研究发现双相障碍和抑郁障碍在病情演变、治疗选择、治疗反应及预后上的显著性差异。DSM-5 将双相障碍从心境障碍中独立出来，单列为一大类疾病；并将双相谱系障碍的内涵进一步扩大，规定曾有抑郁发作但存在未达到病程标准或症状标准的阈下轻躁狂发作患者归为其他特定的双相障碍。DSM-5 将双相及相关障碍亚类划分为双相Ⅰ型障碍、双相Ⅱ型障碍、环性心境、物质或药物所致双相及相关障碍、躯体疾病所致双相及相关障碍、其他特定的双相及相关障碍、非特定的双相及相关障碍。而最新的 ICD-11 在亚类划分方面接受 DSM-5 的观点，也将双相障碍划分为双相Ⅰ型和Ⅱ型障碍。

20 世纪 50 年代以来，随着抗精神病药广泛应用于精神科临床和精神药理学的里程碑式发展，特别是 60 年代以来以锂盐为代表的心境稳定剂的广泛使用，使得双相障碍的防治水平有了长足进展。然而复杂的临床特点常常导致双相障碍，尤其是双相障碍抑郁发作的临床识别不足与诊治延后。由此学界开展了一系列研究以探索该疾病的概念与特征，以期深入理解本质，并在临床工作中遵循循证证据，践行有关诊断标准及治疗理念的修正，制定并及时更新相应的防治指南。尽管经历了这几十年来的发展，但目前无论国内外，双相障碍的识别率、诊断率及治疗率依然很低；临床防治过程中，治疗方案的选择过于经验化，缺少对于高等级循证证据的借鉴，难以规范。全球范围内对于双相障碍的诊治现状不容乐观，对于我国的双相障碍诊治现状来说更是道阻且长。

第二节　双相障碍的治疗原则、治疗目标及策略

一、治疗原则

总体而言，双相障碍的规范化治疗应遵循以下基本原则：

（一）充分评估、量化监测原则

由于双相障碍的临床表现复杂多样，患者的疾病特征各不相同，影响治疗的因素众多，其中包括患者的症状特征、躯体情况、共患其他精神障碍或躯体疾病、目前用药和既往用药情况、治疗依从性以及心理社会应激等，因此特别需要在充分评估的基础上开展个体化治疗。建议定期应用实验室检查和精神科量表（包括自评量表和他评量表）对治疗反应、耐受性、安全性、认知功能、社会功能、生活质量以及治疗经济负担等各个维度进行量化监测。

（二）综合治疗原则

尽管目前可用于治疗双相障碍的精神药物有了长足发展，但双相障碍各种发作的急性期治疗以及预防复发的疗效均不尽如人意。因此需采用综合治疗原则，结合患者个体特点，将药物治疗、物理治疗、心理治疗、疾病健康教育、危机干预等措施综合运用，以期尽可能提高疗效、降低复发风险、改善治疗依从性，减少自杀和攻击行为、改善社会功能，更好地提高患者的生活质量，促进患者全面康复。

（三）全病程治疗原则

由于双相障碍的慢性、复发性特点，因此需要按照慢性疾病的防治模式开展全病程治疗。双相障碍的治疗目标除缓解急性期症状外，必须包括全病程治疗原则，以阻断疾病反复发作。在开始首次治疗之前，就应当告知患者及其家属全病程治疗的重要性及实施办法，争取建立良好的医患关系和治疗依从性。

（四）全面治疗原则

双相障碍的特点在于情绪的不稳定性，因此在治疗措施的选择方面不能只针对患者的抑

郁发作或躁狂发作进行对症处理,而应当将全面提高情绪稳定性作为双相障碍治疗的核心要点。因此在药物选择上,具有心境稳定作用的药物是针对双相障碍各种发作类型的核心选择。

(五)提高治疗依从性原则

治疗依从性是维持疾病持续缓解、避免复发的关键,对于双相障碍慢性化、反复发作的特点来说,更需要引起足够重视。影响双相障碍患者的治疗依从性的因素众多,包括药物治疗的不良反应、自知力不全、病耻感、经济因素以及服药的便捷性和药物的可获得性。尽可能消除心理社会应激,合理选择药物治疗、心理健康教育及鼓励药物治疗与心理治疗相结合等手段,有助于提高双相障碍患者的治疗依从性。

(六)优先原则

在急性期治疗选择时,应考虑特殊人群和特殊状态,优先考虑某些特殊治疗手段。例如对于孕妇的严重双相障碍发作(需系统评估,权衡利弊)、存在高度自杀风险者、伴有精神病性症状者或躯体状态危及生命者,可优先考虑改良电休克治疗(MECT)。对于存在谵妄、明显的精神病性症状、严重抑郁发作、严重躁狂发作、自杀及攻击风险、拒食行为的双相障碍患者,应优先考虑精神科住院治疗。

(七)共同参与原则

双相障碍治疗的成功既需要专业人士包括精神科医师、临床药师、护士、心理治疗师、康复治疗师、职业治疗师、社会工作者等的通力合作,也需要患者、患者家属及重要关系人士如其雇主、老师、同事等的配合。在患者同意的基础上,让相关方共同参与治疗过程,可以使治疗取得更好效果。强调患方共同参与治疗,变被动为主动,有助于提高患者的治疗依从性,增强预防复发的效果。此外,这种互动方式也有助于维护良好的医患关系。

(八)治疗共病原则

双相障碍的高共病率特点不仅决定其识别诊断困难,更对双相障碍的治疗造成极大的困难。因此,在积极治疗双相障碍的同时,应针对患者的共病进行积极的治疗。双相障碍共病的治疗不仅包括共病其他精神障碍(例如焦虑障碍、物质依赖、强迫障碍等),也应包括共病躯体疾病的治疗。

二、治疗目标及策略

双相障碍是一种慢性、复发性疾病,因此需要长程的、多学科的管理方法。其治疗目标应该参考其他慢性疾病管理模式,详见表3-6-1。急性发作期应快速控制症状,使疾病完全缓解;预防复发,消除残留症状;恢复社会功能;提高生活质量。此外还需要加强对患者及其家属的长期管理,在基本临床管理(包括明确诊断、共病以及躯体情况)确定之后,患者的健康教育和药物治疗应即刻开展,并成为所有患者治疗的第一步。

除常见的临床特征外,双相障碍患者还常出现焦虑、易冲动、行为草率、性欲增强、自知力受损、注意力不集中等症状,在躁狂发作或混合发作时还有感觉过敏。因此在治疗策略中需关注双相障碍的临床处理要点,包括进行诊断性评估,对患者及他人的安全状况进行评估以决定治疗场所,建立并维持治疗联盟,密切观察治疗效果,为患者及其家庭成员提供相关知识、教育,增加治疗依从性,增进对应激的识别、对活动及睡眠规律性的认识,与患者一起讨论一些复发的早期迹象,以及评估并处理患者社会功能受损。

双相障碍最常见的表现为抑郁发作。研究显示,在非专科医院的医疗机构中接受治疗的抑郁障碍患者有15%~30%后来被诊断为双相Ⅰ型或Ⅱ型障碍。如果患者目前表现为抑郁状

表 3-6-1 双相障碍的慢性疾病管理模式

自我管理支持	教育患者如何进行健康和治疗的自我管理；使用有效的自我管理策略，包括评估目标、设定行动计划、解决问题和后续随访
决策支持	制订符合循证证据和患者偏好的临床治疗方案；将基于证据的指南融入日常临床实践中并与患者分享这些信息，以鼓励他们参与决策，使用完善的照料者教育资料
医疗体系	评估治疗结局，以促进医疗策略的改进，实现全面的系统改革；制订促进组织内部和各组织之间协作的协议
社区支持	鼓励患者参与社区活动；与社区组织建立合作关系
服务系统	为患者提供符合他们文化背景的临床护理和自我管理支持；确保护理团队定期进行随访，为不同的团队成员确定任务；为复杂的患者提供临床个案管理服务
临床信息系统	及时提醒医师和患者；制订个体化的患者护理计划；与患者和家属共享信息，以协同管理

态而接受治疗，但存在双相障碍家族史，应考虑双相障碍诊断的可能性。双相障碍患者伴随物质滥用的情况较多，还常与焦虑障碍、进食障碍、注意缺陷障碍、冲动控制障碍以及偏头痛等共病。所以应注意对其这些情况进行评定，相反对患有上述疾病的患者也要考虑是否共患双相障碍。在此基础上，应对患者及他人的安全状况进行评估，据此评估结果来决定合适的治疗场所，如需住院治疗还是门诊治疗。因为患者在发病时常伴有自杀风险及行为草率、暴力行为（躁狂发作）等，所以评估的要点包括是否有自杀或杀人的想法、意图或计划，是否有机会得到致命性自杀工具，是否存在命令性幻听及其他精神病性症状或严重焦虑，是否伴有酒精或物质滥用，是否既往有自杀企图史及其严重性如何，是否有自杀家族史或最近是否目睹他人自杀等。

治疗是否成功很大程度上取决于患者对治疗的依从性，因此从第一次接触患者开始，便应重视建立并维持一种良好的"治疗联盟"关系。进一步的目标是加强对患者及其家庭成员的教育、维持治疗、识别病情恶化或复发的早期迹象。由于双相障碍可以导致病残及日常生活等方面的社会功能不同程度受损，因此也许需要特殊的心理治疗以及康复干预措施。

第三节 双相障碍的治疗

《中国双相障碍防治指南》正式发布后，其在精神科临床工作中被广泛使用，对我国精神医学界重视双相障碍的识别、开展临床诊治与疾病预防有重要的指导作用。《中国双相障碍防治指南》（第 2 版）的出版，使得我国在双相障碍的规范化治疗领域又向前迈进一大步。

《中国双相障碍防治指南》作为精神疾病防治工作的重要参考，而非必须执行的操作规范。在《中国双相障碍防治指南》实施过程中，应根据地域特点及患者个体差异灵活掌握。

《中国双相障碍防治指南》与众多国外双相障碍防治指南的理念逐步接轨。这些国外代表性的双相障碍治疗指南包括国际双相障碍学会（ISBD）、加拿大心境障碍与焦虑障碍治疗协作组（CANMAT）、世界生物精神病学会联合会（WFSBP）、美国精神病学协会（APA）、英国国家卫生与临床优化研究所（NICE），以及澳大利亚与新西兰皇家精神科医师学会（RANZCP）等指南。本节将针对双相障碍躁狂发作、抑郁发作，以及巩固／维持期的规范化治疗进行阐述。

一、双相Ⅰ型躁狂发作、混合状态、快速循环型，以及双相Ⅱ型轻躁狂发作的急性期治疗

（一）治疗目的与意义

1. 双相Ⅰ型躁狂发作 躁狂发作处于急性期时，患者往往有明显兴奋冲动、挥霍、性欲亢进等症状，极易出现人际关系破坏、伤人、违法、经济损失及感染性疾病等，因此药物治疗及MECT/ECT 的首要目的是尽快控制或缓解躁狂症状。对于严重急性躁狂发作患者，由于难以管理，建议住院治疗以减少患者的破坏性和危险性。对于躁狂发作急性期患者，推荐心境稳定剂和抗精神病药联合治疗。对于轻躁狂发作患者，可酌情单一使用心境稳定剂。对于躁狂发作急性期患者，药物治疗的次要目标是为恢复患者的社会功能、回归社会做好准备；第三个目标是降低药物治疗的不良反应。在决定对每位患者进行治疗时要全面考虑临床表现及症状严重性，如有无精神病性症状、何种发作形式、近期发作频率等。

2. 混合状态 临床研究显示，混合状态时患者的症状更严重、致伤更多见、自杀风险也更高。普遍认为具有混合发作或混合特征的双相障碍治疗疗效不如单纯抑郁或躁狂发作，常常需要联合用药。治疗的难点在于同时处理躁狂和抑郁症状增加心境转换的风险：抗精神病药，尤其是第一代抗精神病药单药治疗只改善躁狂症状，但有可能增加转为抑郁发作的风险；相反，抗抑郁药对抑郁症状的改善作用有限，但可能诱发躁狂发作，应避免使用。目前研究证据支持优先选用第二代抗精神病药与双丙戊酸盐，且两者常需联合使用。近年来，双相障碍在儿童和青少年中越来越常见，且伴混合状态多见，需要引起关注。

3. 快速循环型 双相障碍的特征为几乎总是反复出现心境发作，但如果双相障碍在12个月内至少发作4次（无论是躁狂/轻躁狂发作，或是抑郁发作），则可称为"快速循环型"。有的学者将循环周期小于 48h 的称为超快速循环型。甲状腺功能减退、使用抗抑郁药及物质滥用常与快速循环型有关，因此评估甲状腺功能及停用抗抑郁药、兴奋剂和其他精神药物等至关重要。应逐渐减停精神活性物质的使用，以防出现停药反应，并也要考虑循环发作次数、症状严重程度以及如何迅速稳定情绪。快速循环型治疗的关键在于阻断循环发作，抗抑郁药尤其是三环类抗抑郁药可以导致快速循环发作，此类患者应避免使用抗抑郁药。鉴于目前尚无证据显示有任何一种一线治疗药物对快速循环型的疗效优于其他，因此选药应主要基于维持期治疗策略，往往还需要使用多种心境稳定剂联合治疗。

4. 双相Ⅱ型轻躁狂发作 有研究表明双相Ⅱ型与Ⅰ型障碍可能是一种截然不同的疾病，双相Ⅱ型障碍的诊断需要有 1 次或多次轻躁狂发作、1 次或多次重度抑郁发作，而无躁狂发作。在 DSM-5 和 ICD-11 中，关于轻躁狂的诊断标准与躁狂相似，病程标准为持续至少 4d（ICD-11为数日）。与躁狂相比，轻躁狂未出现明显的功能损害或需住院治疗，且必须不伴有精神病性症状。虽然轻躁狂比躁狂的疾病严重程度更轻，但两者的致残率相当，且双相Ⅱ型障碍所致的疾病负担是双相Ⅰ型障碍的 4 倍。评估躁狂的一般原则同样适用于轻躁狂的治疗，治疗应包括停用使症状恶化或延长的药物，包括抗抑郁药和兴奋剂，并使用适宜的药物治疗。然而许多治疗躁狂的心境稳定剂如锂盐和多数第二代抗精神病药均未在轻躁狂中进行研究，这就使得很难对轻躁狂的治疗提出具体建议。临床经验表明，所有抗躁狂药对轻躁狂也有疗效。

（二）药物治疗

药物治疗是双相障碍躁狂发作的主要手段，包括锂盐、丙戊酸盐、其他抗惊厥药、第一代和第二代抗精神病药以及其他药物和疗法。

1. 锂盐 自 1949 年澳大利亚医师 John Cade 将锂盐正式引入精神科临床以来,锂盐一直是治疗躁狂发作的主要药物。此后,有医师证实锂盐对躁狂发作的特殊治疗效果,并建立血锂浓度监测方法。

锂盐是最早用于双相障碍治疗的"金标准",也是双相障碍的基础治疗药物,在躁狂发作期、抑郁发作期、维持治疗期均是一线也是首选治疗药物。此外,锂盐也被广泛用于心境障碍的其他领域。近几十年来,尽管电休克、苯二氮草类药物、抗惊厥药、抗精神病药等先后用于心境障碍的治疗,但锂盐在心境障碍尤其是双相障碍治疗中的特殊作用仍然难以被取代。

锂盐口服后,锂离子能被胃肠道迅速而完全地吸收,生物利用度为 100%。人体内的锂 95% 经肾脏排泄。锂在人体内的平均消除半衰期约为 22h,锂的半衰期与年龄有关,青少年平均为 18h、中年人为 24h,而 60 岁以上者可达 36h,因而在老年人体内易于蓄积。

锂盐对躁狂发作的有效率为 70%～80%,躁狂发作是锂盐的首要适应证。在双相障碍的多种表现形式中,锂盐对急性精神运动性兴奋的控制效果最好,对快速循环发作、混合发作的疗效相对较差。

2. 丙戊酸盐 与锂盐一样,丙戊酸盐也是双相障碍躁狂发作和维持治疗的一线和首选治疗药物。相比锂盐,丙戊酸盐更适合用于混合发作和快速循环发作。

与锂盐不同,丙戊酸盐治疗急性躁狂的有效血药浓度在 50～125μg/ml 范围内,一些证据显示在该范围的上限时治疗效果更好。丙戊酸盐的作用特点包括:①控制急性躁狂发作的疗效与锂盐大致相当;②对混合发作、快速循环发作的疗效优于锂盐;③对双相抑郁发作的疗效不及锂盐;④对各种情感发作复发的预防效果与锂盐相当,但更倾向于预防躁狂复发;⑤起效速度不及抗精神病药,与锂盐大致相当;⑥与锂盐或抗精神病药联合使用可以提高疗效;⑦对伴精神病性症状者的疗效不及抗精神病药;⑧耐受性较好,安全范围较锂盐要大。

3. 抗精神病药 除了锂盐和丙戊酸盐以外,大量研究结果提示抗精神病药已经越来越多地用于双相障碍的治疗,尤其是第二代抗精神病药目前在双相障碍的治疗中越来越受到重视,具有十分重要的地位。目前,第二代抗精神病药治疗双相障碍的适应证越来越广泛,从急性躁狂发作(几乎所有药物)到抑郁发作(喹硫平、鲁拉西酮)、维持治疗(奥氮平、利培酮、喹硫平、阿立哌唑、齐拉西酮)等的一线药物治疗推荐受到广大临床精神科医师的推崇。

第二代抗精神病药之所以如此广泛地被应用于双相障碍的治疗,究其原因主要在于其较好地满足临床治疗的需要。其主要优势有以下几点:①起效快,通常较锂盐或抗惊厥药快,大多不到 1 周便可见效;②安全性高,安全范围较锂盐大,过量中毒的风险很低;③作用谱广泛,对双相障碍的多种情感、行为、思维障碍均有良好效果,尤其是对激惹性增高、活动增加以及冲动、攻击、暴力等行为效果明显,且不论是否混合发作、有无快速循环发作、是否伴有精神病性症状,均适用这类药物。

(1)喹硫平:近年来,喹硫平用于双相躁狂的治疗受到极大的关注,不同国家的多位研究者通力合作,进行了 4 项大规模的多中心随机双盲安慰剂对照研究,407 例受试者均为符合 DSM-Ⅳ双相Ⅰ型障碍的诊断、目前正处于急性躁狂发作的成年患者。结果证实,无论是单用还是与心境稳定剂联用,喹硫平的剂量即使高达 800mg/d 也能在保证疗效的前提下获得良好的耐受性,并且喹硫平单一治疗的抗躁狂作用显著优于安慰剂,心境稳定剂联用喹硫平组的治疗有效率和症状缓解率也明显高于心境稳定剂联用安慰剂组。与安慰剂组相比,喹硫平使用后最常见的不良反应是嗜睡、口干及头晕。此外,喹硫平组与对照组的锥体外系不良反应如静坐不能、体重增加和血清催乳素水平改变的发生率均无明显差异;各个治疗组药物诱导抑郁发生的情况也基本类似。一项 meta 分析显示，喹硫平能够改善患者的躁狂症状，且耐受性良好，较少出现 EPS。

（2）阿塞那平：有两项为期 3 周的随机双盲对照研究，结果显示阿塞那平单药治疗急性躁狂发作有效，且继续服药治疗 9 周和 40 周，疗效持续。一项为期 12 周的随机双盲对照研究显示，在锂盐或丙戊酸盐的基础上加用阿塞那平，疗效优于安慰剂。

（3）阿立哌唑：急性躁狂治疗的 meta 分析显示，在第 3 周末阿立哌唑的疗效显著优于安慰剂。一项为期 12 周的随机双盲对照研究显示，阿立哌唑的疗效与氟哌啶醇相当。一项为期 6 周的随机双盲对照研究锂盐或丙戊酸盐疗效不佳的患者合用阿立哌唑或安慰剂，阿立哌唑组显著优于安慰剂组。

（4）帕利哌酮：两项为期 3 周的随机双盲对照研究结果显示帕利哌酮缓释片对躁狂或混合发作有显著疗效。另有研究显示锂盐或丙戊酸盐合用帕利哌酮缓释片对急性躁狂的疗效显著优于单用锂盐或丙戊酸盐。

（5）利培酮：较多研究证实利培酮能有效治疗双相障碍躁狂发作，且不会诱发或加重抑郁。一项 meta 分析显示，利培酮能快速控制双相躁狂发作急性期症状，但可引起体重增加、镇静和催乳素水平升高。

（6）奥氮平：许多研究表明，奥氮平治疗急性躁狂发作的疗效与锂盐、丙戊酸盐及氟哌啶醇相当，甚至优于上述药物。一项 meta 分析显示，奥氮平可以改善青少年双相障碍患者的症状，但比成人更易引起体重增加，值得关注。最新指南推荐其作为急性躁狂发作的二线用药。一项 RCT 研究发现，奥氮平在治疗双相混合状态患者时，能更好、更快地减轻躁狂和抑郁症状。

（7）齐拉西酮：齐拉西酮与氟哌啶醇对照治疗急性躁狂发作研究结果显示，第 12 周周末两者均显著优于安慰剂组，但齐拉西酮组的疗效显著低于氟哌啶醇组。一项为期 3 周的超过 600 例患者的随机双盲对照研究中，患者在锂盐或丙戊酸盐的基础上合用齐拉西酮或安慰剂，两者之间无差异。因有出现 Q-Tc 间期延长的风险，最新指南推荐其作为急性躁狂发作的二线用药。

（8）氟哌啶醇：用于治疗急性躁狂发作有很长的历史。一项 meta 分析显示，对于急性躁狂发作患者，氟哌啶醇与锂盐、丙戊酸盐及喹硫平等相比其疗效相当或更有效。但是由于第一代抗精神病药的副作用较大且会诱发抑郁，因此最新指南推荐其作为急性躁狂发作的二线用药，当躁狂症状缓解后逐渐减停，也不推荐用于维持期。

（9）氯氮平：对伴或不伴精神病性症状的急性躁狂疗效显著，但由于其发生严重不良事件（如粒细胞缺乏和抽搐发作）的风险较大，仅限于难治性躁狂的治疗。一些大样本研究显示氯氮平治疗难治性躁狂效果较为显著。

4. 电休克治疗　在电休克治疗（ECT）前加用静脉麻醉药和肌松药，使患者抽搐明显减轻和无恐惧感，称这为改良电休克治疗（MECT）。ECT/MECT 已被广泛用于治疗躁狂发作，回顾性研究显示 ECT/MECT 对急性躁狂发作的总体有效率为 80%。ECT/MECT 对躁狂发作严重、伴精神病性症状或紧张症症状的躁狂患者是一种重要的治疗手段。

5. 心理治疗　急性躁狂患者的心理治疗主要是建立和维持治疗性同盟关系，改善自知力、监督治疗反应，并为患者及其家属提供有关双相障碍的基础理论知识和临床表现。当症状缓解后，心理治疗将提高患者及其家属对压力和睡眠卫生的认识，帮助他们识别复发的先兆，并评估他们对康复设施的需求。

6. 治疗时应注意的问题

（1）联合用药：急性躁狂发作症状为较轻及中度者主张单一选择锂盐、丙戊酸盐、第二代抗精神病药(喹硫平、阿塞那平、阿立哌唑、帕利哌酮、利培酮、卡利拉嗪)中的任一种药治疗，但也有人认为合并用药不仅起效快，疗效也比单一用药好。合并用药尤其适用于重度躁狂和伴精神病性症状的患者。

（2）躁狂和混合发作：尽管锂盐是公认的抗躁狂药，但其控制混合发作的效果似乎不如躁狂发作。而丙戊酸钠和奥氮平在控制躁狂和混合发作方面效果较好。另有研究显示卡马西平也能有效治疗混合发作。在《双相障碍伴混合特征临床诊治指导建议》中指出躁狂/轻躁狂发作伴混合特征的药物治疗建议，单药应选择丙戊酸盐、锂盐、奥氮平、利培酮、帕利哌酮、阿立哌唑、卡马西平；或者在丙戊酸盐/碳酸锂的基础上，选择奥氮平、利培酮、帕利哌酮、喹硫平、阿立哌唑联合治疗。对于抑郁发作伴混合特征的单药治疗，推荐丙戊酸盐、锂盐、喹硫平；或者在丙戊酸盐/碳酸锂的基础上，选择喹硫平、奥氮平联合治疗。需要注意的是，在这两种情况下都不推荐使用抗抑郁药。

二、双相抑郁的急性期治疗

对多数双相障碍患者而言，抑郁发作或一些慢性亚临床抑郁综合征是其主要表现，也是致残的主要原因。队列研究结果表明，对于双相障碍患者来说，处于抑郁发作的时间远远超过其躁狂/轻躁狂发作的时间。此外，对于双相抑郁患者的自杀意念及风险的管理至关重要。患者在抑郁发作阶段出现的消极自杀风险远远高于其在躁狂/轻躁狂阶段，有研究表明超过70%的自杀死亡及自杀未遂事件发生于抑郁期。一旦伴有混合特征，短期内自残，甚至自杀死亡的风险更高。更为重要的是，有研究显示抑郁发作次数与患者的社会功能减退密切相关，但躁狂发作次数对社会功能的变化无预测作用。因此，双相抑郁的治疗目标不仅是急性发作期的症状完全缓解，还应考虑到维持治疗阶段的预防复发和功能康复。

目前研究者主要评估锂盐、抗惊厥药、一些第二代抗精神病药及其他一些药物(如抗抑郁药等)对双相抑郁急性期的疗效。在选择药物时应充分评估患者的症状特点，基于疗效证据等级、安全性、耐受性对这些药物的优先级进行排序。抑郁发作患者处于急性期时往往有明显的消极观念，自伤、自杀企图或行为发生率非常高(25%～50%)，因此需要药物治疗以及改良电休克治疗以尽快缓解或控制症状。对严重抑郁发作患者，建议住院治疗。

（一）心境稳定剂

多数双相抑郁的随机对照研究样本由双相Ⅰ型障碍患者组成，而当研究中也包括双相Ⅱ型障碍患者时，这些患者对治疗的反应并没有分别报道。此外，关于双相Ⅱ型障碍的RCT研究数量远远少于双相Ⅰ型障碍，仅存的结论中可信度相对较差。

1. 锂盐 迄今为止唯一的大型双盲安慰剂对照试验中，锂盐对双相抑郁急性期的疗效并不比安慰剂有效。但在这项研究中血锂水平较低，仅为0.61mmol/L。两项对心境稳定剂加用帕罗西汀治疗双相抑郁的研究对使用锂盐加抗抑郁治疗的效果进行探讨，发现锂盐治疗的患者的血锂浓度超过0.8mmol/L时，加用帕罗西汀或丙米嗪的抗抑郁效果并不比加用安慰剂好。这些结果表明，即给予患者最大的锂盐治疗剂量，或开始使用锂盐时尽快使血锂浓度超过0.8mmol/L，是确保锂盐治疗双相障碍有效的重要一步。但对于双相抑郁发作期间合适的血锂浓度仍然存在一定争议，CANMAT/ISBD指南推荐的血锂浓度为0.8～1.0mmol/L，NICE指南推荐为0.6～0.8mmol/L，澳大利亚CADE锂盐诊所推荐的浓度为0.4～0.8mmol/L。

2. 拉莫三嗪 CANMAT/ISBD指南推荐拉莫三嗪作为治疗急性双相抑郁的一线用药(二级证据)。一项由206例双相Ⅰ型、Ⅱ型障碍患者进行的安慰剂平行对照研究中，拉莫三嗪的剂量灵活调整,但未发现拉莫三嗪的疗效显著优于安慰剂;但进一步分析发现在双相Ⅰ型障碍患者中拉莫三嗪的疗效明显优于安慰剂。尽管有研究显示拉莫三嗪治疗急性双相抑郁有效,但没有令人信服的研究证明拉莫三嗪有显著的抗躁狂效果。此外,拉莫三嗪的短期和长期耐受性好是主要优势。

3. 丙戊酸盐 目前还没有丙戊酸盐治疗急性双相抑郁的随机对照研究报道。一项临床试验则未发现丙戊酸盐的疗效优于安慰剂;另有 4 项开放性研究显示丙戊酸盐治疗双相抑郁总的有效率仅为 30%,但治疗过程中不会产生转相或诱发快速循环发作。还有研究显示丙戊酸盐对烦躁不安性躁狂、混合状态、快速循环型的治疗效果较好。虽然丙戊酸盐单药治疗并没有足够的循证证据证明其对双相抑郁急性期的治疗效果,但有研究显示丙戊酸盐联合鲁拉西酮治疗能够显著改善双相抑郁。

(二)抗精神病药

1. 喹硫平 作为双相抑郁的治疗药物已被广泛应用和研究。对喹硫平治疗双相抑郁的 meta 分析发现,喹硫平能明显改善抑郁症状,且有较好的耐受性。RCT 研究发现,喹硫平能改善患者的抑郁症状,且引起的躁狂发作率很低。目前有研究发现,喹硫平缓释制剂能快速改善双相抑郁的症状,在治疗第 1 周就能改善抑郁的核心症状。在另一项研究中,喹硫平要比锂盐更能改善患者急性期的抑郁症状,且耐受性良好,常见不良反应有嗜睡、口干、头晕。除了喹硫平单药治疗研究外,也有关于喹硫平联合治疗双相抑郁的研究。一项关于喹硫平联合拉莫三嗪治疗双相Ⅰ型和Ⅱ型障碍的开放性研究发现,喹硫平联合拉莫三嗪有利于难治性双相抑郁的治疗。

2. 鲁拉西酮 两项为期 6 周的随机双盲对照研究显示,单用或合用该药对双相抑郁均有效。与安慰剂对照,鲁拉西酮治疗双相Ⅰ型抑郁发作在第 2 周就显示出效果。对锂盐或丙戊酸盐疗效不佳的双相Ⅰ型抑郁发作患者,合用鲁拉西酮可以显著改善抑郁症状、提高患者的社会功能及生活质量。RCT 研究结果显示,鲁拉西酮治疗较少引发过度镇静、体重增加和代谢综合征,对于不能耐受药物的镇静作用和体重增加副作用的患者尤其适用。

3. 奥氮平联合氟西汀 奥氮平 / 氟西汀联合治疗最早被美国 FDA 批准用于双相抑郁。一项为期 8 周的对 833 名双相Ⅰ型抑郁发作患者的研究发现奥氮平以及奥氮平合用氟西汀控制抑郁症状的疗效均优于安慰剂,开始治疗 1 周左右使用奥氮平者的疗效就已突显出来,而奥氮平合用氟西汀者不仅在整个试验过程疗效均优于安慰剂,而且从治疗后 4 周至治疗 8 周试验结束,奥氮平合用氟西汀组疗效也优于单用奥氮平组;三组之间的转躁率(6%～7%)无明显差异。有两项 meta 分析都支持奥 - 氟合剂对双相抑郁发作急性期的疗效。但在治疗中同时增加高胆固醇血症和体重增加的风险。

(三)抗抑郁药

双相抑郁发作是否使用、如何使用抗抑郁药一直是有争议的话题,临床研究结果也各不相同,甚或意见相左。一般认为,抗抑郁药用于治疗双相抑郁易导致与预期相反的不良效应,如疗效差、加剧心境不稳定和转躁、恶化双相障碍病程,以及混合发作和快速循环发作增多等。因而,对于双相抑郁不宜单独使用抗抑郁药;若确有必要,应在充分使用心境稳定剂的基础上联合抗抑郁药使用。

有报道抗抑郁药相关的转躁率为 10%～70%,尤其是长期联合使用时更易发生。因此,2018 年加拿大情绪和焦虑治疗网络(Canadian Network for Mood and Anxiety Treatments,CANMAT)/ 国际双相障碍协会(International Society for Bipolar Disorders,ISBD)联合发布的

双相障碍管理指南建议轻至中度双相抑郁应避免使用抗抑郁药,可单用心境稳定剂治疗;对重度或持续双相抑郁在使用抗抑郁药使症状缓解后,应尽快停用抗抑郁药。

许多抗抑郁药相关的转躁发生率的估计是以自然研究为依据,没有设立对照组来减少疾病本身转躁产生的偏倚。最近拉莫三嗪单一治疗、奥氮平单一治疗及帕罗西汀合用锂盐或者锂盐合用丙戊酸钠治疗(6~8周)急性抑郁的随机对照研究报道的转躁率为3%~5%。两项关于安非他酮、文拉法辛、舍曲林随机对照治疗双相抑郁的研究显示,三种药物抗抑郁治疗的有效率、痊愈率无差异,但安非他酮的转躁率较低,而文拉法辛的转躁率相对较高。但也有报道使用安非他酮、文拉法辛、舍曲林与心境稳定剂合用治疗10周的转躁率为14%(其中8%为轻躁狂、6%为躁狂),这些药物之间的转躁率无明显差异。因此,新型抗抑郁药与心境稳定剂合用似乎转躁率较低。这些研究结果与最近的一些自然研究结果一致,他们也发现抗抑郁药与心境稳定剂合用时转躁风险降低近一半。

(四)其他治疗

1. ECT　一项开放性研究显示,ECT治疗双相抑郁的有效率为69.6%、治愈率为26.1%,混合发作患者的有效率为66%、治愈率为30%;对201例采用ECT的双相障碍患者的回顾性分析显示,治疗期间服用抗癫痫药者与未服用抗癫痫药者的疗效相当,但他们需要更大的刺激强度。严重抑郁、伴精神病性症状或紧张症状的抑郁可能尤其适用ECT。

2. 重复经颅磁刺激(rTMS)　有小样本研究发现低频率的右背外侧前额叶皮质重复经颅磁刺激联合心境稳定剂治疗对混合发作均有效。另一项小样本开放性研究也认为低频率的右背外侧前额叶皮质重复经颅磁刺激治疗难治性双相抑郁安全、有效。

3. 心理治疗　虽然药物治疗对于双相障碍患者不可或缺,构成成功治疗的基石,但联合社会心理干预也可能对双相抑郁患者有益。针对双相抑郁,目前尚无一线社会心理治疗方案。联合心理教育、认知行为治疗(CBT)、家庭聚焦治疗(FFT)、人际社会节奏治疗(IPSRT)等心理治疗均可以有效降低双相障碍患者的疾病复发率、减少住院次数和药物使用剂量,可以稳定情绪、增强社会功能和治疗依从性。

(五)治疗中应注意的问题

1. 联合治疗　对急性双相Ⅰ型抑郁发作的治疗多数建议首选心境稳定剂,主要依据有:①在不少随机安慰剂对照研究中至少一些心境稳定剂有肯定的抗抑郁效果;②心境稳定剂单一治疗的转躁风险明显低于心境稳定剂与抗抑郁药联用;③如果单用心境稳定剂不足以预防转躁,单用抗抑郁药也无法预防转躁。针对以上抗抑郁药使用的争论,近年的一项meta分析研究显示,在心境稳定剂或第二代抗精神病药治疗的基础上联用抗抑郁药,在抑郁发作急性期仅能给患者带来非常微弱的改善作用;但若长期使用抗抑郁药联合治疗,会明显增加转躁风险。2018 CANMAT/ISBD双相障碍管理指南已经将抗抑郁药联合治疗降低为二线推荐。

2. 快速循环型　快速循环发作是一种特殊的病程形式,是指在过去12个月中至少有4次情感障碍发作,每次发作形式不论,但符合(轻)躁狂发作、抑郁发作或混合发作的标准。极快速循环发作者甚至可以48h为1个循环,两相之间常无明显的间歇期,常被看作是双相障碍的恶性病程,临床上终止其循环颇为棘手。快速循环发作可以是自发性病程,也可以是抗抑郁治疗特别是抗抑郁药促发躁狂或轻躁狂而成。其中,以三环类抗抑郁药(TCA)最易诱发,安非他酮、SSRI相对较少。快速循环型病程中急性抑郁发作的治疗是一个非常棘手的问题,因为即便同时合用心境稳定剂,抗抑郁药也有可能使循环发作的病程一发不可收拾。鉴于尚无证据显示有何种一线治疗药物对伴有快速循环型的患者有效,选药应主要基于维持期治疗策略。对于有快速循环型的双相障碍，往往需要使用多种心境稳定剂联合治疗，并且一般不推荐使用抗抑郁药。

三、双相障碍的巩固/维持期治疗

双相障碍是一种慢性发作性疾病，具有治疗中断率高和复发率高的特性。尽管经过急性期治疗后症状可减轻或治愈，但治疗 2 年后患者达到功能复原的却不到 50%。双相障碍由于反复发作，导致患者的心理及工作能力下降、躯体疾病共病和自杀，使得该疾病目前已成为全球的主要致残性疾病之一。

急性期治疗目标达成之后的 3 个月内，治疗目的在于防止复燃。因而，药物治疗应维持相当的强度，药物的种类和剂量与急性期治疗应大抵相同。此外，由于患者的精神症状已经得到控制，自知力和社会功能也得到基本恢复，巩固期治疗也是心理治疗和社会康复治疗的黄金期。

巩固期治疗平稳度过，可以视为一个疾病过程已经结束。治疗进入维持期，目的是预防复发。此期的药物治疗重点应放在药物远期不良反应的监测与处理，药物种类可以酌情适当减少，但主要治疗药物的剂量仍应维持在巩固治疗期的水平，直至准备停止治疗之前。

回顾近几年的最新研究结果，CANMAT/ISBD 在其双相障碍管理指南中提出两阶段治疗理论（急性期和维持期），以取代传统的三阶段治疗期（急性期、巩固期和维持期）。急性期治疗的目标在于尽可能控制症状，恢复患者的心理社会功能；维持期治疗的目标在于防止疾病复发，同时尽可能帮助患者回归社会，保证生活质量。

维持期治疗中，单药治疗是理想的用药策略，主要包括锂盐、抗惊厥药和第二代抗精神病药，主要临床发作相是影响治疗选择的主要因素。然而很少有患者能够通过单药治疗达到目标疗效，并且与联合用药相比疗效欠佳，因此在碳酸锂/丙戊酸盐的基础上联合第二代抗精神病药是临床中常见的治疗方式。

（一）锂盐

在双相障碍的维持期治疗中，锂盐是研究最为广泛的药物，已被视为双相障碍长期治疗的标杆。已有多项随机安慰剂对照研究显示锂盐可以预防复发，在为期 6 个月和 1 年的随访中复发风险比安慰剂低 4 倍。在最近两项为期 18 个月的随机平行对照研究中，锂盐在预防躁狂发作方面优于安慰剂。但是在这些研究结束时只有小部分患者依然是锂盐单一治疗。随后的观察与几项自然研究结果一致，也反映实际的临床实践情况。一项 meta 分析纳入 1970—2012 年间的 33 项 RCT，结果显示在预防躁狂及抑郁复发方面，锂盐均优于安慰剂，但耐受性较安慰剂差；建议锂盐应作为预防双相障碍复发的首选治疗药物。

合适的血药浓度是锂盐维持治疗的关键。维持期治疗的锂盐血药浓度常低于控制急性躁狂所需的血药浓度。有研究发现疗效与血锂浓度水平有关，维持期治疗的最佳血锂浓度对多数患者而言便是能预防复发、减轻亚临床症状，同时不良反应最小的血锂浓度。锂盐与安慰剂维持治疗双相 I 型障碍的双盲对照研究显示，相比血锂浓度 <0.6mmol/L，血锂浓度 0.6～1.2mmol/L 大大延迟双相障碍（包括躁狂或抑郁发作）复发，支持充足剂量的锂盐（血锂浓度 >0.6mmol/L）可以更有效地预防双相 I 型躁狂发作或抑郁发作复发。

（二）丙戊酸盐

纳入 6 个 RCT 的系统评价显示，无论是躁狂急性期治疗还是缓解期维持治疗，丙戊酸钠都是有效药物，没有发现与锂盐疗效的差异。两者联合治疗预防复发的效果可能更好，但要考虑患者耐受性。一项随机开放性研究则显示，经过 2 年的临床随访，发现丙戊酸钠与锂盐联合治疗和锂盐单药治疗双相Ⅰ型障碍可能比丙戊酸钠单药治疗能更有效地防止复发,该研究既不确定也不反驳锂盐单药治疗比联合治疗的优势。另一项包括双相障碍急性期治疗和缓解期维持治疗的随机临床研究显示,与锂盐相比,处方双丙戊酸钠的患者因不良反应而停止治疗的人数(12%)比锂盐治疗的患者(23%)少,经过1年的随访发现,两组患者在预后、生活质量、残疾天数方面差异无统计学意义。

目前的治疗主要通过监测丙戊酸的血药浓度(50~125mmol/L),使用最小有效剂量,既能预防复发,又能预防亚临床症状群的出现。

(三)拉莫三嗪

由于拉莫三嗪对双相障碍维持期的疗效好,美国FDA及中国NMPA均已批准拉莫三嗪用于成人双相障碍的维持期治疗。国内外的双相障碍防治指南也纷纷将拉莫三嗪作为双相障碍维持期治疗的一线推荐。

一项纳入34个RCT的荟萃分析支持拉莫三嗪是预防双相障碍复发,特别是预防抑郁发作的有效维持治疗药物。两项为期18个月的大样本安慰剂对照研究比较拉莫三嗪(200~400mg/ml)和锂盐(0.8~1.1mmol/L)维持治疗的效果,结果发现拉莫三嗪在预防抑郁发作方面优于安慰剂,而锂盐则比拉莫三嗪在预防躁狂发作方面优于安慰剂。在这些研究中,1 200例服用拉莫三嗪的患者有9%出现良性皮疹,而1 056例安慰剂治疗的患者也有8%出现良性皮疹,其中有2例因严重皮疹需住院治疗。

(四)卡马西平

卡马西平的作用特点与丙戊酸盐基本类似,对混合发作、快速循环发作的控制和预防具有相对较好的效果。尽管一些研究已经对卡马西平维持治疗双相障碍进行研究,但其中的多数研究结果方法学解释较困难。最近有两项比较卡马西平和锂盐维持治疗的研究。一项研究中维持治疗1年后,卡马西平组(37%)和锂盐组(31%)的复发率无明显差异。另一项研究中维持治疗2.5年后,锂盐组在一些检测结果方面优于卡马西平组。

由于卡马西平在临床应用中可能导致粒细胞减少,治疗期间应定期复查血象;且卡马西平是多种药物代谢酶诱导剂,与其他药物联合使用时,其他药物可能被活性增高的代谢酶快速代谢,导致其血药浓度降低,从而影响疗效。因此,卡马西平往往用于二线治疗,在其他心境稳定剂或第二代抗精神病药治疗无效时才会考虑使用。

(五)第二代抗精神病药

1. 喹硫平 已被证明是用于双相障碍维持期治疗的常用选择。一项RCT发现,双相Ⅰ型和Ⅱ型障碍经喹硫平维持治疗后复发风险低,而且有很好的耐受性。另一项研究也证明,喹硫平明显延迟患者情绪事件复发。在双相Ⅰ型障碍的维持期治疗中,喹硫平联合碳酸锂或丙戊酸盐治疗的复发风险要低于安慰剂组和碳酸锂或丙戊酸盐组。有两项meta分析结果均显示双相Ⅰ型障碍在维持期治疗中继续应用喹硫平,无论联合锂盐还是丙戊酸钠,都可以有效地延迟情绪事件复发。

2. 阿塞那平 两项阿塞那平对双相障碍维持期治疗的长期研究显示,阿塞那平单用治疗可以降低杨氏躁狂状态评定量表(YMRS)评分,从而有益于双相躁狂的维持期治疗。

3. 阿立哌唑 可以预防双相躁狂复发。一项meta分析发现,阿立哌唑可以有效预防双相躁狂复发。一项RCT研究发现,阿立哌唑联合碳酸锂或双丙戊酸钠可以有效预防双相躁狂或混合发作复发。另一项双盲对照研究显示,阿立哌唑能很好地预防双相躁狂或混合发作复发,且没有体重增加的副作用。

4. 奥氮平 一项为期 44 周的研究证实，奥氮平维期持治疗与丙戊酸盐维持治疗的效果相当。一项为期 1 年的维持期治疗研究中，在预防情感发作方面奥氮平优于安慰剂。另一项为期 1 年的维持期治疗研究中，在预防躁狂发作方面奥氮平优于锂盐，在预防抑郁发作方面奥氮平与锂盐相当。急性期联合治疗有效的患者再进行随机分组后，奥氮平联合锂盐或丙戊酸盐维持治疗 18 个月，预防复发的疗效优于安慰剂联合锂盐或丙戊酸盐治疗，甚至奥氮平单一维持治疗也比单用锂盐更能延缓躁狂或混合状态复发，其差异具有显著性；然而联合治疗组体重增加的人数是单一治疗组体重增加的人数的 2 倍。一项纳入 68 项研究的 meta 分析显示，奥氮平能改善患者的躁狂症状。虽然奥氮平能有效预防复发，但由于其代谢综合征的安全性问题，故在 2018 CANMAT/ISBD 双相障碍管理指南中被推荐为二线治疗。

5. 利培酮 在双相障碍的维持期治疗中，利培酮长效注射剂（RLAI）显示出很好的效果。随访及 RCT 研究发现，RLAI 可以显著延迟双相障碍复发，且耐受性良好。另一项 RCT 研究发现，RLAI 不但可以延迟躁狂复发，且没有发现抑郁症状恶化。另一项长期开放性研究也获得同样的结果。一项为期 6 个月的利培酮单一治疗双相障碍的研究证实，躁狂和抑郁症状均随着时间延长而不断改善。FDA 已批准 RLAI 作为双相 I 型障碍维持期治疗的单一治疗以及用作锂盐或丙戊酸钠的辅助治疗。

6. 帕利哌酮 在一项为期 3 个月的维持期治疗研究中发现，对帕利哌酮治疗有效的患者，继续应用帕利哌酮能比安慰剂更有效地预防复发。

7. 鲁拉西酮 有研究发现，鲁拉西酮联合锂盐 / 丙戊酸盐对首次发病为抑郁的双相障碍，在预防症状复发方面的效果较安慰剂有优势。

8. 齐拉西酮 虽然齐拉西酮在急性期治疗的疗效各研究结果不一致，但在预防躁狂发作时，口服齐拉西酮联合锂盐 / 丙戊酸盐已被证实有效。

（六）其他治疗

1. ECT 关于 ECT 维持治疗双相障碍的系统性随机对照试验较少。然而一些自然研究提示，对药物维持治疗反应不充分的患者采用 ECT 维持治疗也是一种选择。一项小样本研究发现，ECT 维持治疗 2 年的快速循环型患者 58% 无复发，42% 的患者每年发作 1 次，安全性好，认为 ECT 可以作为快速循环型的维持期治疗方法。

2. 心理治疗 双相障碍虽然以药物治疗为主，但某些心理治疗的联合治疗可以用于维持期治疗，可帮助预防复发及恢复个人和家庭的生活质量。这些干预措施包括心理教育、认知行为治疗（CBT）、家庭聚焦治疗（FFT）、人际社会节奏治疗（IPSRT）和朋辈支持。维持期心理治疗应该针对所有首发患者及其家属，尤其是心理教育以预防复发，并根据个人意愿、症状特点选择其他社会心理治疗方法。

第四节 双相障碍治疗药物的不良反应及处理

在选择双相障碍治疗药物时，不仅要考虑药物的疗效，也应该考虑药物的安全性和耐受性。由于药物副作用是患者治疗依从性差的重要原因，很多患者及其家属可能对于药物治疗会有很多担心和害怕，因此临床医师在开始药物治疗之前应与患者及其家属讨论这些潜在问题及应对策略，从而更好地制订治疗决策。虽然目前双相障碍首选的治疗药物总体安全性和耐受性较好，但是在长期维持治疗过程中仍需关注患者的代谢 / 内分泌系统、肝损害、精神神经系统、镇静 / 嗜睡、血药浓度异常增高 / 降低、皮疹和血液系统。

一、代谢 / 内分泌系统

代谢综合征是一组复杂的代谢紊乱症候群，是导致糖尿病及心脑血管疾病的重要危险因素，主要表现为肥胖或超重、高脂血症、高血压、胰岛素抵抗、葡萄糖耐量异常。治疗双相障碍的多种药物常常使患者食欲增加，加之过度镇静使活动减少，从而导致明显的体重增加。同时，也可能与糖耐量异常乃至糖尿病及血脂代谢紊乱显著关联，进而导致慢性心脑血管疾病的发生概率增加。第二代抗精神病药、抗惊厥药及锂盐均可能与体重增加关联。近期研究发现部分第二代抗精神病药（如阿立哌唑、齐拉西酮、鲁拉西酮、阿塞那平）并无突出的体重增加作用，但氯氮平、奥氮平等的体重增加不良反应最常见。锂盐及丙戊酸盐也与体重增加显著关联，但其程度较奥氮平轻。而对于拉莫三嗪和卡马西平，体重增加则不是重要问题。为防治代谢综合征，尤其在双相障碍的长期维持治疗中，应选用治疗有效而且体重增加的不良反应较少的药物，注意定期监测体重、血糖和血脂，患者则应合理节制饮食、适度参加体育锻炼。

锂盐维持治疗会增加甲状腺功能减退的风险，而甲状腺功能减退也与双相障碍复发、快速循环发作和更严重的抑郁风险有关。超过 30% 的使用锂盐维持治疗的老年患者或已经提高促甲状腺素释放激素水平或需要甲状腺激素替代治疗，近期研究提示锂盐治疗可能对女性患者的甲状腺功能影响更突出，因此应在锂盐治疗期间推荐进行甲状腺功能检查。对于治疗疗效较好的患者，轻度甲状腺功能减退通常不作为锂盐停药指征，而是建议补充甲状腺激素。

接受丙戊酸盐治的女性患者中出现月经过少或高雄激素血症，并可能增加多囊卵巢综合征（polycystic ovary syndrome，PCOS）的风险。然而这些证据主要来自对癫痫患者的研究，而癫痫患者本身就有较高的 PCOS 患病率。但如果女性患者在治疗中出现月经异常，并有雄激素升高的证据，尤其是对于可能有潜在生育计划的女性患者，应慎用丙戊酸盐。

一些第二代抗精神病药还有可能导致高催乳素血症，继而引发短期和长期不良反应。利培酮、帕利哌酮、氨磺必利较其他药物更容易导致高催乳素血症。高催乳素血症可导致停经、性功能障碍、溢乳及其他障碍，长期服用可能导致男性乳房发育和骨质疏松。当出现这些不良反应时，应该减少药物剂量或换用对催乳素影响较小的药物。

二、肝损害

双相障碍治疗药物尤其是丙戊酸盐及卡马西平常引起肝脏氨基转移酶升高，但多为一过性的，可自行恢复。轻者不必停药，合并保肝药治疗；但重者或出现黄疸者或相关躯体症状明显者应立即停药，加强护肝治疗。胆汁阻塞性黄疸罕见，有时可以同时发生胆汁性肝硬化。对于有基础肝病或肝炎的患者，应谨慎选择肝损害小的药物。

三、精神神经系统

锥体外系不良反应（EPS）为第一代抗精神病药治疗最常见的神经系统不良反应，但第二代抗精神病药的 EPS 发生率较低，使用缓释制剂能降低此风险。可用抗胆碱药（如东莨菪碱及盐酸苯海索）处理，但静坐不能使用苯二氮䓬类药物和 β 受体拮抗剂如普萘洛尔等治疗。用药时间越长，迟发性运动障碍的发生率越高。最典型的体征是舌或口唇周围轻微震颤或蠕动，早期发现、早期处理有可能逆转，因此关键在于预防。

神经阻滞剂恶性综合征（NMS）虽然罕见，但却是可能危及生命的严重副作用。尽管 NMS 的出现通常不可预测，但在以下情况下风险最高，例如在治疗初始阶段、快速增加剂量、静脉给药或肌内给药、大剂量或联合用药、患者被约束或脱水、高温环境、老年患者以及共患躯体疾病,需高度警惕。

双相障碍可引起认知损害,症状较重或慢性疾病患者的认知损害更为严重。某些治疗药物也有可能对患者的记忆、注意、执行能力等认知功能造成损害,但目前尚缺乏能够将双相障碍本身及治疗药物造成的认知功能进行区分的研究证据。如丙戊酸盐减量或换药可能会减轻认知损害,抗精神病药治疗过程中出现的过度镇静也会加重患者的认知损害,但此领域尚需进一步研究。

四、镇静 / 嗜睡

丙戊酸盐和第二代抗精神病药治疗过程中有可能出现镇静和嗜睡的副作用。

氯氮平、奥氮平的镇静作用最为明显,而其他第二代抗精神病药的镇静作用中等,齐拉西酮、阿立哌唑、鲁拉西酮、阿塞那平的镇静作用非常轻微。出现过度镇静应根据情况考虑减药、停药或换药。

五、血药浓度异常增高 / 降低

由于锂盐的治疗窗非常狭窄,因此血药浓度监测非常重要,目标血锂浓度为 0.6～1.0mmol/L,每 3～6 个月重复检测 1 次。换用缓释片能够有效降低血药浓度异常增高或降低的发生。

一般当血锂浓度上升到 1.5mmol/L 以上时,就可能出现锂中毒,典型中毒主要表现为不同程度的意识障碍,伴构音障碍、共济失调、反射亢进、锥体束征阳性等神经系统征象;严重时可出现昏迷、血压降低、心律失常、肺部感染、少尿或无尿,甚至死亡。一旦发现毒性反应需立即停用锂盐,大量给予生理盐水或高渗钠盐加速锂的排泄,或进行人工血液透析。

六、皮疹

拉莫三嗪、丙戊酸盐及卡马西平均可能出现严重皮疹,如中毒性表皮坏死松解症和 Stevens-Johnson 综合征。虽然皮疹的发生率较低,其中以拉莫三嗪更为常见(10%),但应引起临床重视,尤其是在刚开始接受新药物治疗的前 3 个月。

合并使用以上两种药物或加量过快都会显著增加出现皮疹的风险,若降低拉莫三嗪的推荐起始剂量、减慢药物滴定速度可显著减少皮疹的发生及危害。应该告知使用拉莫三嗪的患者上述风险,并且在出现皮疹后立即与医师联系,如果有出现严重皮疹的可能性,应该立即停药。

锂盐可能会引起少见但严重的难治性脓疱性痤疮,而这只有在患者停用锂盐后才会缓解。

七、血液系统

使用卡马西平可能有引起白细胞减少的风险,这种副作用通常在剂量减少或停药后可以逆转。同时还应该注意由于个体差异所造成的药物高敏感性而导致突然出现骨髓抑制,尤其是老年患者。

氯氮平最容易导致药源性白细胞计数改变,所有使用氯氮平的患者均应在基线及每周检测 1 次白细胞,在此后的治疗过程中每 2～4 周检测 1 次。

一项有 122 562 名患者参与的大型调查显示,可能或确定由药物引起的白细胞计数改变的大部分原因是由氯氮平(0.18%)、卡马西平(0.14%)和甲哌丙嗪(0.09%)导致的。发现此类药物导致血细胞严重减少时,除停药以外,应及时给予集落刺激因子等有效治疗。

第五节 与治疗相关的医学问题

双相障碍联合治疗在临床上非常普遍，不仅对双相障碍的急性期治疗很重要，对双相障碍的维持治疗也同样重要。一项前瞻性研究对 258 个门诊双相障碍患者随访 1 年，发现其中 20.9% 的患者是 3 种药物维持治疗，18.2% 的患者是 4 种药物维持治疗，17.1% 的患者是 2 种药物维持治疗，单一药物维持治疗者只占 6.6%。在决定采用单药治疗或联合治疗时，应考虑患者当前及既往用药情况，优先选择既往治疗有效的药物，应根据每种药物的安全性、耐受性及哪种药物疗效更优等因素进行权衡考虑。总体而言，联合治疗的不良反应多于单药治疗。在选择治疗手段前均应与患者及其照料者进行讨论，并了解他们的倾向。

一、心境稳定剂联用

双相障碍的最佳药物维持治疗，对任何一种心境稳定剂均需要达到一定的血药浓度才能减少亚临床症状群、预防复发。然而随机对照研究和自然研究结果显示，只有少数双相障碍通过心境稳定剂单药治疗获得最佳收益（没有复燃或复发、少到无的亚临床症状）。因此，临床实践过程中联合治疗有必要而且很常见。可惜的是，目前较少有关于特定心境稳定剂联合应用及其相对优势、耐受性的研究。在 BALANCE 研究中，研究者对 330 例双相障碍患者进行长达 2 年的随访，比较锂盐单药、丙戊酸单药及锂盐联合丙戊酸三组之间在预防双相障碍复发方面的作用差异。其中，对于药物剂量和血药浓度的限定为血锂浓度必须是 0.4～1.0mmol/L、丙戊酸的日剂量不少于 750mg 或者丙戊酸的浓度不低于 50mmol/L。结果表明，锂盐联合丙戊酸在预防复发方面效果最佳，但并未显示出更多的不良反应。也有其他临床研究结果显示，在碳酸锂治疗的基础上联合拉莫三嗪，较之碳酸锂单药治疗组能够显著降低双相抑郁复发风险。锂盐和丙戊酸盐联用、锂盐和拉莫三嗪联用均有系列病例报道治疗有效。然而，尽管心境稳定剂联合治疗明显降低躁狂或抑郁复发风险，但同时不良反应也更多，且相关的研究数据有限，临床应用时需谨慎。

二、心境稳定剂与第二代抗精神病药联用

心境稳定剂与第二代抗精神病药联用更常见，尤其在双相障碍躁狂发作和双相障碍的维持治疗中，都有大量的循证证据表明此两类药物联用具有更好的疗效优势。

在双相障碍躁狂发作治疗阶段，相比单用锂盐或丙戊酸，联合第二代抗精神病药治疗的疗效更优，尤其是针对首发症状更严重的患者。联合治疗的优先级高于心境稳定剂单药治疗。经临床研究结果显示，联合治疗起效更快，且治疗有效的患者较单药治疗多出约 20%。此外，还有一些临床研究显示联合治疗的疗效优于第二代抗精神病药单药治疗，例如有研究发现喹硫平联合心境稳定剂治疗的疗效优于喹硫平单药治疗。

在双相障碍抑郁发作的治疗中，如果患者正在使用锂盐单药治疗，但仍然出现抑郁发作，此时应先考虑联用鲁拉西酮、喹硫平、拉莫三嗪治疗，然后再换用喹硫平或鲁拉西酮单药治疗。

在双相障碍维持期的药物治疗方面，当第二代抗精神病药与碳酸锂或丙戊酸联合使用时，双相障碍复发风险降低。有研究表明第二代抗精神病药与锂盐或丙戊酸联用治疗急性躁狂发作时，在达到有效的 6 个月内继续使用第二代抗精神病药，可显著降低复发风险。但 6 个月后的疗效仍不确切，因此建议临床医师在 6 个月后重新评估联合用药的风险与获益，权衡是否

有必要继续使用第二代抗精神病药联合治疗。虽然单药治疗仍然是双相障碍维持期的一线选择,但是其他联合治疗方案包括喹硫平联合碳酸锂/丙戊酸盐治疗或者阿立哌唑联合碳酸锂/丙戊酸盐治疗也可以作为一线选择。

三、心境稳定剂或第二代抗精神病药与抗抑郁药联用

关于双相障碍抑郁发作时抗抑郁药的使用问题,一直存在着争议。基本达成共识的是,双相Ⅰ型障碍、双相混合、双相快速循环的抑郁发作不主张使用抗抑郁药,双相Ⅱ型障碍抑郁发作时在使用足量心境稳定剂或第二代抗精神病药的情况下抑郁应答不足或无应答,可酌情考虑使用抗抑郁药,且抑郁缓解后尽快停用抗抑郁药。不建议长期的抗抑郁药联合治疗,有meta分析结果表明,即便是与心境稳定剂或第二代抗精神病药联用,抗抑郁药的使用如果超过半年,仍然会大大增加转躁风险。因此,限制抗抑郁药的使用可以减少转躁或发展为快速循环型的风险。然而也有观点认为维持治疗时中断抗抑郁治疗会增加抑郁发作风险。涉及两组不同双相障碍患者自然状态下治疗的两项研究显示,中断抗抑郁药治疗1年后抑郁复发风险增加2~3倍。这两项研究结果提示,以抗抑郁药合并心境稳定剂预防双相抑郁复发有其使用价值,尤其是针对没有快速循环发作病史或快速循环发作风险因子(如物质滥用、甲状腺疾病)的患者,或者既往抗抑郁药联合治疗有效的患者。

四、第二代抗精神病药联用

虽然第二代抗精神病药与锂盐/丙戊酸盐联合治疗被广泛应用于双相障碍各个阶段的治疗,各国指南也认同这样的联合治疗方式,但对于不同种类的第二代抗精神病药之间的联用并不推荐。目前尚缺乏足够的循证证据证明不同种类的第二代抗精神病药联用能够增加对双相障碍的疗效。此外,对于这样的联用是否会增加药物副作用,尤其是长期维持治疗阶段,也是值得关注的问题。

(方贻儒 陈 俊)

参 考 文 献

[1] 江开达. 精神药理学[M]. 2版. 北京:人民卫生出版社,2011.

[2] 江开达. 精神障碍药物治疗指导[M]. 北京:人民卫生出版社,2017.

[3] 于欣,方贻儒. 中国双相障碍防治指南[M]. 2版. 北京:中华医学电子音像出版社,2015.

[4] BAUER M S, MITCHNER L. What is a "mood stabilizer"? An evidence-based response[J]. American journal of psychiatry, 2004, 161(1): 3-18.

[5] 方贻儒,汪作为,陈俊. 关注双相障碍概念与分类诊断的演变[J]. 中华精神科杂志, 2015, 48(5): 257-259.

[6] 方贻儒,汪作为,陈俊. 中国双相障碍的研究现状与展望[J]. 中华精神科杂志, 2015, 48(3): 141-146.

[7] 汪作为,方贻儒. 透过重重迷雾,寻觅双相障碍真相[J]. 中华精神科杂志, 2018, 51(2): 81-82.

[8] 方贻儒,刘铁榜. 双相障碍抑郁发作药物治疗专家建议:双相障碍抑郁发作药物治疗专家委员会[J]. 中国神经精神疾病杂志, 2013, 39(7): 385-390.

[9] 中华医学会精神医学分会双相障碍协作组. 双相障碍伴混合特征临床诊治指导建议[J]. 中华精神科杂志, 2018, 51(2): 83-89.

[10] 陈俊,方贻儒. 新型非典型抗精神病药:鲁拉西酮[J]. 临床精神医学杂志, 2022, 32(1): 81-84.

[11] WANG Z W, CHEN J, YANG H C, et al. Assessment and management of bipolar disorder: principal summary of updated Chinese guidelines[J]. Bipolar disorders, 2018, 20(3): 289-292.

[12] WANG Z W，CHEN J，ZHANG C，et al. Guidelines concordance of maintenance treatment in euthymic patients with bipolar disorder：data from the national bipolar mania pathway survey（BIPAS）in mainland China[J]. Journal of affective disorders，2015，182：101-105.

[13] WANG Z W，GAO K M，HONG W，et al. Pharmacotherapy for acute mania and disconcordance with treatment guidelines：bipolar mania pathway survey（BIPAS）in mainland China[J]. BMC psychiatry，2014，14：167.

[14] WANG Z W，GAO K M，HONG W，et al. Guidelines disconcordance in acute bipolar depression：data from the national bipolar mania pathway survey（BIPAS）in mainland China[J]. PLoS one，2014，9（4）：e96096.

[15] 王娟，李华芳. 新型抗精神病药：阿塞那平 [J]. 中国新药与临床杂志，2011，30（12）：886-890.

[16] YATHAM L N，KENNEDY S H，PARIKH S V，et al. 2018 加拿大心境障碍与焦虑障碍治疗协作组 / 国际双相障碍学会指南：双相障碍的管理 [J]. 中华精神科杂志，2019，52（1）：5-49.

[17] KISHI T，IKUTA T，MATSUDA Y，et al. Pharmacological treatment for bipolar mania：a systematic review and network meta-analysis of double-blind randomized controlled trials[J]. Molecular psychiatry，2022，27（2）：1136-1144.

[18] XU N，SHINOHARA K，SAUNDERS K，et al. Effect of lithium on circadian rhythm in bipolar disorder：a systematic review and meta-analysis[J]. Bipolar disorders，2021，23（5）：445-453.

[19] CALABRESE J R，BOWDEN C L，SACHS G S，et al. A double-blind placebo-controlled study of lamotrigine monotherapy in outpatients with bipolar I depression. Lamictal 602 study group[J]. Journal of clinical psychiatry，1999，60（2）：79-88.

[20] FERRARI A J，STOCKINGS E，KHOO J P，et al. The prevalence and burden of bipolar disorder：findings from the global burden of disease study 2013[J]. Bipolar disorders，2016，18（5）：440-450.

[21] WHITEFORD H A，DEGENHARDT L，REHM J，et al. Global burden of disease attributable to mental and substance use disorders：findings from the global burden of disease study 2010[J]. Lancet，2013，382（9904）：1575-1586.

[22] ZHOU M G，WANG H D，ZENG X Y，et al. Mortality，morbidity，and risk factors in China and its provinces，1990-2017：a systematic analysis for the global burden of disease study 2017[J]. Lancet，2019，394（10204）：1145-1158.

[23] KETTER T A. Monotherapy versus combined treatment with second-generation antipsychotics in bipolar disorder[J]. Journal of clinical psychiatry，2008，69 Suppl 5：9-15.

[24] OGAWA Y，TAJIKA A，TAKESHIMA N，et al. Mood stabilizers and antipsychotics for acute mania：a systematic review and meta-analysis of combination/augmentation therapy versus monotherapy[J]. CNS drugs，2014，28（11）：989-1003.

[25] LIN D，MOK H，YATHAM L N. Polytherapy in bipolar disorder[J]. CNS drugs，2006，20（1）：29-42.

[26] GEOFFROY P A，ETAIN B，HENRY C，et al. Combination therapy for manic phases：a critical review of a common practice[J]. CNS neuroscience & therapeutics，2012，18（12）：957-964.

[27] BOURIN M S，SEVERUS E，SCHRONEN J P，et al. Lithium as add-on to quetiapine XR in adult patients with acute mania：a 6-week，multicenter，double-blind，randomized，placebo-controlled study[J]. International Journal of bipolar disorders，2014，2：14.

[28] YATHAM L N，BEAULIEU S，SCHAFFER A，et al. Optimal duration of risperidone or olanzapine adjunctive therapy to mood stabilizer following remission of a manic episode：a CANMAT randomized double-blind trial[J]. Molecular psychiatry，2016，21（8）：1050-1056.

[29] SUPPES T，VIETA E，LIU S，et al. Maintenance treatment for patients with bipolar I disorder：results from a north american study of quetiapine in combination with lithium or divalproex（trial 127）[J]. American journal

of psychiatry, 2009, 166 (4): 476-488.

[30] VIETA E, SUPPES T, EGGENS I, et al. Efficacy and safety of quetiapine in combination with lithium or divalproex for maintenance of patients with bipolar I disorder (international trial 126) [J]. Journal of affective disorders, 2008, 109 (3): 251-263.

[31] CARLSON B X, KETTER T A, SUN W, et al. Aripiprazole in combination with lamotrigine for the long-term treatment of patients with bipolar I disorder (manic or mixed): a randomized, multicenter, double-blind study (CN138-392) [J]. Bipolar disorders, 2012, 14 (1): 41-53.

[32] CULLEN C, KAPPELMANN N, UMER M, et al. Efficacy and acceptability of pharmacotherapy for comorbid anxiety symptoms in bipolar disorder: a systematic review and meta-analysis[J]. Bipolar disorders, 2021, 23 (8): 754-766.

第七章

焦虑与恐惧相关障碍的治疗

　　焦虑与恐惧相关障碍在 ICD-10 中归为神经症性、应激相关的及躯体形式障碍一个大类；在 ICD-11 中将焦虑与恐惧为基础障碍设为新的独立的一类，即为焦虑与恐惧相关障碍。ICD-11 的焦虑与恐惧相关障碍有多种亚型，包括广泛性焦虑障碍、惊恐障碍、广场恐惧障碍、社交焦虑障碍、分离焦虑障碍和其他特定或未特定的焦虑与恐惧相关障碍。据 WHO（2019）报道，全球焦虑障碍患者约 3.01 亿，占总人口的 4%。在我国，根据 2019 年完成的基于 DSM-Ⅳ 诊断标准的全国流行病学调查显示，焦虑障碍在我国的终生患病率为 7.6%，成为患病率最高的精神疾病。美国流行病学研究显示焦虑障碍的终生患病率仅次于心境障碍，在所有精神障碍中排第 2 位。

　　焦虑与恐惧相关障碍通常病程迁延，导致患者工作、健康、社会关系、家庭生活等多维度受损。但是焦虑障碍的严重性常被低估，诊断率和治疗率低，在我国从未得到治疗的焦虑障碍占全部焦虑障碍的 88%，且在精神专科获得治疗的患者只有 8.5%，是全球伤残调整生命年损失占第 2 位的疾病（WHO，2019）。患者往往因各种躯体症状频繁在初级保健机构或综合医院就诊，在获得正确诊断前，已经进行了许多不必要的检查和治疗，造成巨大的医疗资源浪费，进一步加剧患者的疾病负担。因此，掌握焦虑障碍的规范治疗对精神科医师、全科医师及临床内、外科医师都非常重要。

第一节　焦虑与恐惧相关障碍的历史沿革及治疗学发展

一、焦虑与恐惧相关障碍的历史沿革和诊断分类

　　从 DSM-5 到 ICD-11 精神障碍的诊断与分类标准，焦虑障碍的内涵和重点有了一定改变，更加强调焦虑（worry）和恐惧（fear）的核心特征，ICD-11 的诊断类类别的名称更改为"焦虑与恐惧相关障碍（anxiety and fear-related disorder）"。在 ICD-10 中，焦虑障碍属于"神经症性、应激相关的及躯体形式障碍"；在 ICD-11 中，强迫障碍、应激相关障碍和躯体痛苦及躯体体验障碍都独立为诊断单元；ICD-10 中属于"起病于童年与青少年的行为与情绪障碍"中的选择性缄默症和分离焦虑障碍、广泛性焦虑障碍、惊恐障碍、广场恐惧障碍、社交焦虑障碍等均被归入"焦虑与恐惧相关障碍"。ICD-10 存在一定的等级诊断原则，尽管这些原则有其理论和临床原理佐证，但多缺乏具体临床实践支持，已逐步被淘汰；而多项诊断共存在某种程度上可视为疾病严重程度的标志，是囊括临床复杂表现的最好方式。当抑郁症状先于焦虑发作时，ICD-10 的等级诊断原则要求抑郁症的诊断优先于焦虑障碍，即不作出焦虑障碍的诊断，但排除抑郁之后的焦虑障碍诊断会导致不能对患者实施有针对性的合理治疗。与此类似，ICD-10 指明在出现抑郁发作、恐惧性焦虑障碍、惊恐障碍或强迫症时不应作出广泛性焦虑障碍（generalized anxiety disorder，GAD）的诊断，因此 ICD-10 更多地是将 GAD 作为排除性诊断。然而大量实证研究显示，GAD 是可造成巨大社会和经济负担的严重慢性疾病，可与其他疾病包括其他焦虑障碍相鉴别；同时，由于 GAD 的治疗干预需要不同的措施，当 GAD 与其他疾病共患时，若不作出 GAD 的诊断则可能会导致治疗不足。因此，ICD-11 规定 GAD 和其他焦虑与恐惧相关障碍及强迫症可以共存，但鉴于 GAD 与抑郁症存在较多的症状重叠，仅当超出抑郁发作或其他明显抑郁症状、足以满足 GAD 诊断需要的焦虑症状出现时，才可以作出 GAD 的附加诊断。

焦虑障碍是一组以焦虑或恐惧为临床表现的精神障碍的总称，相应诊断系统的分类有所不同，具体见表 3-7-1。目前国际上较通用的精神障碍诊断和分类系统包括《国际疾病分类》（*International Classification of Diseases*）第 10 版和第 11 版（ICD-10/ICD-11）、《精神疾病诊断与统计手册》（第 5 版）（*Diagnostic and Statistical Manual of Mental Disorders*，5th edition，DSM-5）、《中国精神障碍分类与诊断标准》（第 3 版）（CCMD-3）。

表 3-7-1 焦虑障碍的分类体系

DSM-5	ICD-10	ICD-11
焦虑障碍	F40 恐惧性焦虑障碍	焦虑与恐惧相关障碍
309.21 分离焦虑障碍	F40.0 广场恐惧症	6B00 广泛性焦虑障碍
312.23 选择性缄默症	F40.00 不伴惊恐发作	6B01 惊恐障碍
300.29 特定恐惧症	F40.01 伴惊恐发作	6B02 广场恐惧障碍
300.23 社交焦虑障碍	F40.1 社交恐惧	6B03 特定恐惧障碍
300.01 惊恐障碍	F40.2 特定的（孤立的）恐惧	6B04 社交焦虑障碍
300.22 广场恐惧症	F40.8 其他恐惧性焦虑障碍	6B05 分离焦虑障碍
300.02 广泛性焦虑障碍	F40.9 恐惧性焦虑障碍，未特定	6B06 选择性缄默症
293.84 躯体疾病所致的焦虑障碍	F41 其他焦虑障碍	6B0Y 其他特指的焦虑与恐惧相关障碍
300.09 其他特定的焦虑障碍	F41.1 惊恐障碍（间歇发作性焦虑）	6B0Z 未特指的焦虑与恐惧相关障碍
300.00 非特定的焦虑障碍	F41.2 广泛性焦虑障碍	
	F41.3 其他混合性焦虑障碍	
	F41.8 其他特定的焦虑障碍	
	F41.9 焦虑障碍未特定	

二、焦虑症状群

焦虑是一种内心紧张不安，是对潜在或者预期危险或威胁的反应，是个体预感到似乎将要发生某种不利情况而又难以应付的不愉快情绪。恐惧则是指面对现实危险或威胁情景下的反应。焦虑和恐惧可以是正常的情绪反应，只要超过一定的严重程度即为病理性焦虑，即焦虑症状。病理性焦虑要符合四个特征：①自主性，即患者体验到情绪反应源自"本身"，是患者自身的内心体验，而非来自外界；②紧张程度，即患者自觉情绪压抑的程度和痛苦水平已超出他（她）所能承受的范围，开始寻求解除办法；③时间，即该症状需要是持续性的，一般要超过 1 个月，而非短暂的适应反应；④行为，即这些焦虑已经影响个体对日常生活的应对方式，导致正常社会功能（工作、学习等）被破坏，或有特殊行为如回避或退缩。

焦虑症状的临床表现多种多样，主要包括以下三个方面：

1. 与处境不相称的担心、紧张等痛苦情绪体验 典型形式为没有确定的客观对象和具体而固定的观念内容的提心吊胆和恐惧,也常称为浮游性焦虑(floating anxiety)。有些患者的表现则反复呈现不祥预感,总是担心出现最坏的结局,继之患者常表现伤感、易流泪和哭泣。

2. 精神运动性不安 表情紧张、双眉紧锁、姿势僵硬不自然、坐立不安、来回走动,甚至奔跑喊叫;也可表现为不自主的震颤或发抖。

3. 躯体焦虑 症状表现有:①呼吸困难较突出,主观感觉吸气不足、胸闷、呼吸不畅,可出现叹息样呼吸或窒息感。②心血管症状,如心前区疼痛,呈针刺样或隐痛、钝痛等,可持续几小时,局部有压痛感;心慌、心悸很常见。③神经系统症状,如耳鸣、视物模糊、头晕及晕厥感。④自主神经功能紊乱的表现,如尿频、尿急、阳痿、性欲冷淡、月经紊乱;其他症状可伴有手、足心多汗,急性发作时可出现大汗淋漓,头颈、面部、四肢肌肉紧张,严重时可出现抽搐等。⑤睡眠障碍,典型症状为入睡困难、卧于床上思虑重重、辗转反侧而无法入眠,也可表现为睡眠浅、多梦、易惊醒。

广泛性焦虑障碍、惊恐障碍、社交焦虑障碍、广场恐惧症、选择性缄默症、分离焦虑障碍等焦虑障碍各亚型从不同角度反映和体现上述症状群,诊治时需要系统把握,它们是诊断的基础,更是疗效评估的依据。这些症状群的判断要尊重患者的自身体验,避免有主观推测,减少患者的抵触、否认和病耻感。对既往以各种躯体主诉就诊于非精神科的患者,他们的焦虑症状可能表现为反复主诉多种躯体不适;进行检查前或等待检查结果时过度担心和犹豫、反复询问、难以确信及要求医师给予安慰或保证;表现出烦躁、缺乏耐心等;难以解释的症状和睡眠问题可能是焦虑的线索。

一些量表工具能辅助用于焦虑障碍的筛查和焦虑症状严重程度的评估,但需要注意的是它们不能作为诊断疾病的依据,只能用于反映患者当前是否存在症状及反映临床症状严重程度和持续时间。目前常用的焦虑自评量表有医院焦虑抑郁量表(HADS)、Zung 氏焦虑自评量表(self-rating anxiety scale,SAS)、状态 - 特质焦虑问卷(STAI)、广泛性焦虑量表(GAD-7)等。已有一些针对焦虑障碍特定亚型的专用量表,如用于评估社交焦虑障碍严重程度的 Liebowitz 社交焦虑量表、评价惊恐障碍严重程度的惊恐相关症状量表和惊恐障碍严重度量表等。

三、焦虑与恐惧相关障碍的治疗学发展

即使是获得明确诊断的焦虑与恐惧相关障碍,其充分治疗率也明显不足。在接受治疗的患者中仅有约 26.5% 同时接受药物治疗和心理治疗,这些患者有近 1/3 在治疗获得充分疗效前就停止治疗。这很大程度上要归于既往治疗方式的单一,主要依赖一些耐受性欠佳或有成瘾性的药物为主的治疗方式。

20 世纪以前仅少数药物如溴剂、水合氯醛、三聚乙醛用于镇静催眠。1903 年出现苯巴比妥类药物,是 20 世纪 50 年代以前主要的镇静催眠药和抗焦虑药。既往抗焦虑药称为弱安定剂,就是因为老一代抗焦虑药在能够减轻或消除紧张和焦虑症状的同时具有镇静和催眠作用,还有抗痉挛和肌肉松弛等作用。

20 世纪 50 年代,精神药物领域中一个引人瞩目的进展是抗焦虑药苯二氮䓬类药物的研制成功。1957 年第一个苯丙二氮䓬类衍生物氯氮䓬合成,替代容易滥用、成瘾且毒副作用大的巴比妥类,成为当时抗焦虑的首选药。1963 年又推出地西泮,此后此类药物迅速发展,临床常用的也有 30 余种。但在临床实践中人们相继发现苯二氮䓬类药物也具过度镇静、软弱、头痛、视物模糊等副作用,并有耐药性、依赖性和戒断症状。

1955 年上市的丁螺环酮(buspirone)的作用部位在大脑海马部位的 5- 羟色胺受体及多巴

胺受体,抑制 5- 羟色胺活性而促进去甲肾上腺素和多巴胺活性,与苯二氮䓬类药物促进 γ- 氨基丁酸(GABA)传导而发挥抗焦虑作用不同,开辟了抗焦虑药的一个新途径,具有高度的选择性抗焦虑作用,还兼有镇静催眠作用,副作用减少,未发现有成瘾的报告。丁螺环酮之后又相继出现伊沙匹隆(isapirone)、吉吡隆(gepirone)和坦度螺酮(tandospirone)等药物。

随着抗抑郁药的发展,人们发现三环类抗抑郁药(TCA)、单胺氧化酶抑制剂(MAOI)、选择性 5- 羟色胺再摄取抑制剂(SSRI)等对某些广泛性焦虑症、混合性焦虑与抑郁障碍、惊恐障碍有效,已广泛用于焦虑障碍的治疗。

焦虑障碍的治疗也越来越强调药物治疗和心理治疗联合使用,甚至对于特定恐惧症是首选治疗方式,对惊恐障碍等研究表明心理治疗的疗效与药物治疗相当。对于心理治疗的具体方法也有很多探讨。新近研究表明,有氧运动是焦虑障碍的有效治疗方式,尤其是高强度水平运动能降低焦虑障碍严重程度。近年来对于改良电休克治疗和 rTMS 等物理治疗也有较多研究,并获得一定认可,尤其是 rTMS 成为新的研究和治疗热点。

(陆　峥　李清伟)

第二节　焦虑与恐惧相关障碍的治疗目标、治疗原则及治疗策略

一、治疗目标

焦虑与恐惧相关障碍的治疗目标应以改善症状,促使临床症状完全消失,即达到临床治愈(remission),进而改善社会功能和防止复发为核心。应与患者充分沟通,使其了解焦虑与恐惧相关障碍是慢性病程,复发率高,社会功能明显缺损,是严重影响生活质量的疾病。需告知焦虑与恐惧相关障碍患者药物治疗的常见不良反应,可能的疗程、疗效、费用及自行停药的后果,在心理治疗中引导患者自己选择治疗方案,有助于增加依从性。许多焦虑与恐惧相关障碍患者合并抑郁或躯体疾病,抑郁或躯体疾病的症状改善也是焦虑与恐惧相关障碍改善的重要指标。早期的焦虑与恐惧相关障碍识别并及时治疗有利于改善焦虑与恐惧相关障碍患者的预后。

二、治疗原则

焦虑与恐惧相关障碍的治疗原则强调综合、个体化和长期治疗。焦虑与恐惧相关障碍的治疗有药物治疗、心理治疗或药物治疗联合心理治疗,以及物理治疗。随治疗联盟和整合治疗概念的深入,焦虑与恐惧相关障碍的治疗更加强调完整的治疗应包括药物治疗、心理治疗和患者教育。与其他心理障碍相比,焦虑与恐惧相关障碍的患者教育在治疗和康复中更占据基础地位,要与患者沟通其疾病特征、治疗起效时间、可能发生的不良反应、疾病加重和复发的征象等内容,还需要教育患者学会一定的自我干预方法。治疗方式需要个体化,具体治疗方式的选择需要结合患者年龄特点、疾病严重程度、共病因素、躯体情况、有无合并症、既往药物治疗史,考虑患者的自我选择和医师的经验。

考虑到焦虑与恐惧相关障碍患者常为慢性、迁延性病程,强调治疗持续的重要性。在急性期治疗缓解或消除焦虑症状及伴随症状后,需要长期治疗恢复患者的社会功能和预防复发。通常需持续治疗 12~24 个月以上。

药物治疗是焦虑与恐惧相关障碍的主要治疗方式。药物治疗的原则包括:

1. 诊断确切。根据焦虑与恐惧相关障碍的不同临床亚型和临床特点选择用药。

2．考虑患者合并躯体疾病、药物相互作用、药物耐受性及有无并发症等情况，实施个体化药物治疗方案。

3．尽可能单一用药，足剂量、足疗程治疗。必要时可联用两种作用机制不同的抗焦虑药。

4．治疗期间密切观察病情变化和药物不良反应情况，及时调整药物治疗方案。

5．治疗期间向患者及其家属告知药物性质、作用、可能发生的不良反应及应对措施。

6．第二代抗精神病药被推荐用于焦虑与恐惧相关障碍的二线或三线治疗，最好与一线抗抑郁药联合使用，同时权衡糖尿病、体重增加等不良反应与疗效。

7．注意苯二氮䓬类药物的依赖性、停药综合征、记忆损害等问题。

8．对儿童、妊娠及哺乳期间的药物治疗应予以特殊关注，权衡药物治疗的风险及效益。

目前，国内外的焦虑与恐惧相关障碍防治指南或者专家共识越来越强调"治疗必须基于评估"的重要性。一般而言，临床总体印象（clinical global impression，CGI）量表以其简单、综合权衡患者疾病严重程度和疗效等优点，可作为日常临床实践中的首选评估工具；汉密尔顿焦虑量表（Hamilton anxiety scale，HAMA）和针对各种疾病的专用量表常用于各种焦虑与恐惧相关障碍研究。临床疗效评价应该基于上述客观评价工具的结果和减分率判断。上述量表评分降低 25%～50% 为治疗有效；痊愈是指希恩（Sheehan）残疾量表和健康调查量表 36（SF-36）评估未显示患者社会功能受损，其症状达不到相应疾病的诊断标准，量表评估低于界值分（HAMA 评分≤7 分）。

三、治疗策略

抗焦虑治疗需要基于患者的临床表现、个性特征和心理 - 社会总体状态统筹规划药物治疗和心理治疗。心理治疗的内容参考相应资料，此处不再赘述。

药物治疗是焦虑与恐惧相关障碍的主要治疗方式，甚至是基础治疗途径。具体到药物选择，临床医师首先要依据适应证，治疗必须达到有效治疗剂量；权衡药物疗效、安全性、患者的共病以及使用时间。可选的药物有多种，由于国内外的药品监督管理机构如中国 NMPA、美国 FDA 等批准的适应证不尽相同，2023 年出版的《中国焦虑障碍防治指南》（第 2 版）强调，应尽可能选择获得中国 NMPA 批准的药物，但是在临床实践中，医师可能会根据个人经验和患者的临床表现选择一些未在中国批准该适应证的抗抑郁药。一般首先选用 SNRI 和 SSRI，它们比 NaSSA、TCA 和 MAOI 的安全性和耐受性更好。苯二氮䓬类药物被认为是治疗早期的辅助用药，或者用于药物未起效时，尤其是严重焦虑、激越或者急性应激，但因其有镇静作用、依赖性和认知损害，一般不长期使用。非苯二氮䓬类药物主要是指 5-HT$_{1A}$ 受体激动剂如坦度螺酮和丁螺环酮等，因其较好的耐受性和疗效，获得越来越多的认可和使用。

焦虑与恐惧相关障碍的药物治疗应从小剂量开始，以 1～2 周为时间间隔逐渐加量，4～6 周达到有效治疗剂量。一般而言，患者的症状在药物治疗 2～8 周后显著改善，到 12 周或更长时间方能完全缓解。开始的 6 周内每 2 周随访 1 次患者，此后每月随访 1 次。

焦虑与恐惧相关障碍常为慢性病程，常伴有显著的功能缺损和生活质量下降。充分的监测和足够的疗程才能保证患者的转归。临床上如果仅被诊断为焦虑症状，药物治疗后症状消失，则可停药。但如有已经确证具体的焦虑亚型，则疗程需依据规范，不尽相同。为预防焦虑与恐惧相关障碍复发，近年来主张给患者进行 12～24 个月的长期治疗，个别患者可能需要终身服药。治疗过程中可使用各种临床量表如汉密尔顿焦虑量表、焦虑自评量表、临床疗效总评量表等评估疗效，一般每 2 周评估 1 次。

rTMS 和改良电休克治疗也是焦虑与恐惧相关障碍的治疗方法之一,目前研究较多。对某些焦虑与恐惧相关障碍反复发作或急性焦虑,尤其是运动性焦虑,有极度烦躁不安的自伤或伤人行为,可短程进行电休克治疗。需要明确的是,这只是一种对症治疗方法,目的是使急性焦虑迅速缓解,从而继续使用药物治疗。

(陆 峥 李清伟)

第三节　焦虑与恐惧相关障碍的治疗

一、广泛性焦虑障碍

广泛性焦虑障碍(generalized anxiety disorder,GAD)是常见的焦虑障碍。1992 年美国流行病学调查显示,成人 GAD 的终生患病率为 4.1%~6.6%;而在 2019 年的中国精神卫生调查中,成人 GAD 的终生患病率仅为 0.3%;两者数据相差较大,原因有多种。GAD 起病年龄的中位数约为 31 岁,平均为 32.7 岁。患病人群中,45~55 岁年龄组的比例最高,女性患者是男性的 2 倍。GAD 是老年人群中最常见的焦虑障碍,患病率约为 10.2%。

GAD 以难以控制的持续的扩大化担忧伴焦虑、紧张、自主神经症状为主要表现。GAD 药物治疗的靶症状包括担心、焦虑、紧张、躯体症状和自主神经症状等。理想的治疗应能快速减少这些核心症状,同时能改善相关社会功能损害,对共病也要有治疗作用,且能长期安全地用于 GAD 的治疗。

一线治疗药物主要有 SNRI 和 SSRI,其有效率在 30%~50%。与三环类药物相比,SSRI、SNRI 类药物的反应较轻,常被推荐为治疗 GAD 的一线药物。尽管既往研究多认为不同 SSRI 或 SNRI 之间在治疗广泛性焦虑障碍方面疗效相近,但近期有一项大型荟萃分析比较 22 种常用于广泛性焦虑障碍治疗的药物之间的相对疗效,共纳入 89 项研究,总样本量为 25 441 人。研究发现,度洛西汀、普瑞巴林、文拉法辛和艾司西酞普兰与安慰剂相比疗效更优,且具有较好的可接受性;米氮平、舍曲林、氟西汀、丁螺环酮和阿戈美拉汀同样有效,但研究样本相对较小;喹硫平和苯二氮䓬类药物具有较好疗效,但耐受性欠佳。

在加拿大广泛性焦虑障碍诊疗指南中,其他药物如苯二氮䓬类、安非他酮、丁螺环酮等归为二线治疗药物。

(一)一线治疗药物

应选择获得中国 NMPA 批准的适应证为 GAD 的药物。NMPA 批准用于治疗 GAD 的药物有文拉法辛缓释胶囊、度洛西汀、丁螺环酮和坦度螺酮、曲唑酮以及传统三环类抗抑郁药多塞平。美国 FDA 批准用于治疗 GAD 的药物包括文拉法辛、度洛西汀、帕罗西汀、艾司西酞普兰和丁螺环酮。丁螺环酮适用于各种焦虑障碍,曲唑酮可用于治疗伴抑郁症状的焦虑障碍;传统三环类抗抑郁药多塞平的适应证为各型焦虑障碍。临床实践中,医师可根据患者的临床表现选择一些未在中国批准该适应证的抗焦虑药,但应慎重,应根据相应的超说明书用药指南或共识处方药物。

1. SNRI 代表药物是文拉法辛和度洛西汀。与 BZD 相比,SNRI 的优势在于具有抗抑郁作用,不会引起滥用和依赖性,能有效治疗精神焦虑症状。

(1)文拉法辛缓释制剂:对 GAD 的精神焦虑和躯体焦虑均有效,是 FDA 第一个批准的长期治疗 GAD 的药物。很多证据表明文拉法辛治疗 GAD 的有效率约 67%,安慰剂为 44%。除有明显的抗焦虑效果外,文拉法辛还对 GAD 合并的精神症状(反刍、担忧)疗效较好。一项为期 8 周的安慰剂对照研究中,541 名门诊患者使用文拉法辛缓释制剂(37.5mg/d、75mg/d 或 150mg/d)或安慰剂,在研究结束时,文拉法辛缓释制剂 75mg/d 和 150mg/d 组所有量表的改善均优于安慰剂,在治疗第 2 周末患者的精神焦虑症状就有显著改善,但对躯体症状改善较慢,需 4～8 周才见效。另一项研究观察不同剂量的文拉法辛缓释制剂(75mg/d、150mg/d 或 225mg/d)的疗效,结果显示文拉法辛缓释制剂对所有量表的改善均优于安慰剂,在 225mg/d 剂量下疗效最好。有研究显示文拉法辛缓释制剂对精神焦虑症状效果显著,但对躯体焦虑症状的效果与安慰剂没有差异。文拉法辛缓释制剂对 GAD 的长期疗效也有多项研究证实。两项研究显示固定剂量(37.5mg/d、75mg/d 或 150mg/d)或灵活剂量(75～225mg/d)治疗 GAD 时,1 周就能起效,而且在随后的 28 周随访期间能维持疗效。在灵活剂量的研究中,剂量为 150mg/d 时疗效最好。较高的两个剂量组在治疗末对患者的社会功能有显著改善,且疗效持久。

(2)度洛西汀:其治疗广泛性焦虑障碍的中国上市临床研究采用多中心随机双盲安慰剂对照方法,研究发现度洛西汀组的 HAMA 平均减分显著优于安慰剂组,第 7 周就有统计学差异且疗效持续。起始剂量为 60mg/d,一些患者可能需要起始剂量为 30mg/d,1 周后调整至 60mg/d;经 60mg/d 剂量治疗不能充分产生疗效的患者,可以考虑将剂量提高到 90mg/d,最高可增至 120mg/d。对 65 岁以上老年 GAD 患者的随机双盲安慰剂对照研究也显示出度洛西汀有较好疗效和耐受性,该研究纳入度洛西汀组 151 例和安慰剂对照组 140 例。两组完成研究的比例分别为 76% 和 75%,度洛西汀组的便秘、口干和倦怠发生率相对较高,但度洛西汀组和安慰剂组的 HAMA 减分值分别为 15.9 分和 11.7 分,差异有统计学显著性($P < 0.001$),社会功能也相应改善。

2. SSRI 对多种焦虑障碍都有治疗作用,但关于在 GAD 中应用的研究并不多见。研究最早和最多的是帕罗西汀,国外最早进行的四项设计严谨的短期(6～8 周)研究和几项长期(6 个月)研究均证明帕罗西汀能有效缓解 GAD 患者的症状,并且一项研究还发现患者的生活质量和心理社会功能明显改善。为期 6 个月的长期研究结果证实,帕罗西汀能够有效预防 GAD 复发。帕罗西汀通常从 10～20mg/d 开始,逐渐增加剂量,最大剂量为 60mg/d。

SSRI 对 GAD 共病抑郁的患者疗效较好,而此类患者的疗效通常不如仅患 GAD 或抑郁的患者。一项为期 12 周的安慰剂对照研究显示,帕罗西汀治疗焦虑症状的有效率(45%)高于安慰剂(24%),但不如文拉法辛(59%)。有必要进行为期大于 8 周的临床试验观察帕罗西汀及其他 SSRI 对 GAD 的长期疗效。

3. 普瑞巴林 是一种 γ-氨基丁酸(GABA)类似物,能阻滞电压门控钙通道,减少神经递质释放。目前主要用于治疗外周神经痛、糖尿病性外周神经病引起的疼痛等。对照研究显示普瑞巴林对广泛性焦虑障碍的疗效优于安慰剂,与苯二氮䓬类药物相当。普瑞巴林对广泛性焦虑障碍患者的精神焦虑和躯体焦虑症状都有较好疗效。但是在 2009 年美国 FDA 药品评价和研究中心(CDER)修改了普瑞巴林胶囊的安全性标签,增加了安全性警告。提示普瑞巴林能引起自杀意念和行为,使用该药时应密切观察患者的情绪变化以及是否出现抑郁、自杀倾向或行为。

(二)二线治疗药物

1. 5-HT$_{1A}$ 受体部分激动剂 即阿扎哌隆类药物,结构上是 BZD 的衍生物,通过 5-HT$_{1A}$ 受体部分激动作用发挥抗焦虑作用。包括丁螺环酮、坦度螺酮。坦度螺酮相对于丁螺环酮,药物受体作用更加单一,对多巴胺受体等的亲和力更小,镇静作用相对较小。

(1)坦度螺酮:适用于治疗各种神经症所致的焦虑状态,如广泛性焦虑症及原发性高血压、消化性溃疡等躯体疾病伴发的焦虑状态。国内外的几项研究结果显示坦度螺酮可以治疗广泛性焦虑障碍，改善患者的焦虑症状，对抑郁症患者的焦虑症状也有效，长期治疗可预防复发。国内进行的多中心对照研究显示坦度螺酮治疗广泛性焦虑障碍的有效率达 73%。通常成人的剂量为每次 10mg，每日 3 次；可以根据临床疗效和安全性调整剂量，最大剂量为 60mg/d。坦度螺酮 30mg/d 和 60mg/d 治疗广泛性焦虑障碍的随访对照研究表明，60mg/d 治疗的显效率为 35.7%、有效率为 69%，均优于 30mg/d 治疗的疗效（显效率和有效率分别为 20.6% 和 57.3%）。研究表明，剂量增加对改善广泛性焦虑障碍的心血管症状和消化道症状更加有效，且耐受性较好。老年人可从小剂量如每次 5mg，每日 3 次起始，逐步增加剂量。

（2）丁螺环酮：在我国批准的适应证是各种焦虑症。关于丁螺环酮治疗 GAD 的研究较多，包括安慰剂对照、活性药物（如苯二氮䓬类药物、三环类抗抑郁药或 SSRI 等）对照研究，结果证明丁螺环酮减轻 GAD 患者焦虑症状的疗效。最长达 40 个月的长期随访研究中，结果显示丁螺环酮预防焦虑复发的疗效。该药的缺点是剂量增大时副作用发生率增加，起效较慢。该药的抗抑郁作用较强，对既往使用 BZD 疗效较好的患者可能效果不好。一般成人的起始剂量为 10~15mg/d，分 2~3 次服用；第 2 周可以增加至 20~30mg/d，分 2~3 次服用；常用治疗剂量为 20~40mg/d。目前推荐将丁螺环酮作为治疗广泛性焦虑障碍的二线用药。

2. TCA 关于焦虑性神经症的回顾性研究显示，TCA 对与 GAD 相似的焦虑状态有效。一项为期 6 周的对照研究比较丙米嗪和阿普唑仑的疗效，在治疗 2 周后两药的疗效相似，丙米嗪对精神焦虑症状的疗效较好，而阿普唑仑对躯体症状的疗效较好。一项为期 8 周的双盲安慰剂对照研究比较丙米嗪、曲唑酮和地西泮的疗效，地西泮起效快，2 周就能起效，且对躯体症状的疗效更好；在随后的 6 周中，TCA 对精神焦虑的效果更好。总体而言，丙米嗪的疗效优于地西泮，曲唑酮的疗效与地西泮相似，这 3 种药物的疗效均优于安慰剂。一项丙米嗪、帕罗西汀和 2-氯去甲地西泮的对照研究也发现 BZD 在 2 周时就能起效，但经 4 周治疗后，抗抑郁药的总体疗效较好，尤其是对精神焦虑症状。

TCA 相对 BZD 而言，其优势在于对焦虑和抑郁症状均有效，没有滥用和依赖性风险，而且可以用于处理长期使用 BZD 停药时出现的情况。但是 TCA 的 H_1 受体、$α_1$ 肾上腺素受体和 M 受体拮抗作用可以引起很多副作用，限制了这类药物的临床应用。常见副作用有体重增加、直立性低血压、水肿、排尿困难、视物模糊、口干和便秘。镇静也较常见，对有些患者而言是副作用，但对另一些患者而言可能具有治疗作用。TCA 的心脏毒性和过量时的致命危险也限制了它们的临床应用。

3. 去甲肾上腺素能和特异性 5-HT 能抗抑郁药 抗抑郁药米氮平也具有抗焦虑作用。但目前仅有一项米氮平治疗抑郁症共病 GAD 的开放性研究，结果理想，但还需进行对照研究来进一步评估米氮平对 GAD 的疗效。

4. 苯二氮䓬类药物 自 20 世纪 60 年代以来，苯二氮䓬类药物已广泛用于治疗急、慢性焦虑障碍。它们通过抑制 GABA（γ-氨基丁酸）与 $GABA_A$ 受体结合起效，起效较为迅速，但停药后复发率高。由于其耐受性和依赖性特点，通常不作为一线治疗药物。资料显示足剂量的 BZD 治疗对大约 70% 的 GAD 患者有效，其中 50% 以上可以达到症状缓解。不同的苯二氮䓬类药物之间没有明显的疗效差异。过去有物质滥用史的患者更应慎用此类药物，长期使用增加共病抑郁的风险。尤其是地西泮，由于其长半衰期和脂溶性高等特点，"宿醉"反应相对突出，使用更需慎重。通常建议在治疗初期其他抗焦虑药疗效尚未出现时可以考虑选择苯二氮䓬类药物，合并苯二氮䓬类药物对于焦虑障碍患者的躯体症状有较好疗效，但是通常建议最长使用2~3周，随后逐渐减药、停药。如果决定终止治疗，应当尽可能慢地逐渐停药，以便减少停药反应、焦虑反弹和复发的风险。

（三）其他药物

小样本随机对照研究显示第二代抗精神病药奥氮平和利培酮作为增效剂治疗难治性广泛性焦虑障碍有一定疗效。

羟嗪是H_2和M受体拮抗剂，已有研究将其用于GAD的治疗。对照研究显示羟嗪治疗第1周末的疗效优于安慰剂，且能持续至研究结束（4周）。一项多中心对照研究比较羟嗪和丁螺环酮的疗效，疗程为4周，治疗第28日羟嗪组HAMA评分的改善优于安慰剂组。

氟哌噻吨美利曲辛片（商品名为黛力新）具有抗焦虑、抗抑郁和兴奋特性，临床多用于轻、中度焦虑症。黛力新用于广泛性焦虑障碍治疗的长期获益缺乏循证医学证据的充分支持。

β受体拮抗剂如普萘洛尔能够减轻患者的躯体焦虑症状和自主神经功能紊乱症状，但单独用于治疗广泛性焦虑障碍的作用有限。

广泛性焦虑障碍治疗药物剂量推荐见表3-7-2。

表3-7-2　广泛性焦虑障碍治疗药物剂量推荐表

药物名称	起始剂量 /（mg/d）	最大剂量 /（mg/d）	剂量递增
SNRI			
文拉法辛（venlafaxine）	37.5~75	225	30mg/次
度洛西汀（duloxetine）	30~60	120	37.5~75mg/次
阿扎哌隆类			
丁螺环酮（buspirone）	5 b.i.d.~t.i.d.	60	5mg/3d
坦度螺酮（tandospirone）	5~10 b.i.d.~t.i.d.	60	15mg/2~4w
SSRI/SNRI			
艾司西酞普兰（escitalopram）	10	20	10mg/1~2w
帕罗西汀（paroxetine）			
舍曲林（sertraline）	20	50	10mg/1~2w
氟西汀（fluoxetine）	25	200	25~50mg/1~2w
西酞普兰（citalopram）	10~20	50	10~20mg/2w
	5~10	20	5~10mg/1~2w
三环类抗抑郁药			
多塞平（doxepin）	25（睡前）　b.i.d.	300	25mg/4d，达100mg后，
丙米嗪（imipramine）			以50mg递增
阿米替林（amitriptyline）			
氯米帕明（clomipramine）			
其他抗抑郁药			
曲唑酮（trazodone）	50（睡前）	400	50mg/3~4d
米氮平（mirtazapine）	15（睡前）	45	15mg/1~2w
安非他酮（bupropion）	100	400	100mg/4~7d
苯二氮䓬类			
阿普唑仑（alprazolam）	0.2~0.4 t.i.d.	4	0.4mg/3~4d
氯硝西泮（clonazepam）	1 b.i.d.	6	1~2mg/w
艾司唑仑（estazolam）	1 t.i.d.	6	1~2mg/w
劳拉西泮（lorazepam）	1 b.i.d.	6	1~2mg/w

续表

药物名称	起始剂量 /（mg/d）	最大剂量 /（mg/d）	剂量递增
抗精神病药			
喹硫平（quetiapine）	25	200	25～50mg/1～2w
氟哌噻吨（flupentixol）	0.5	1.5	0.5mg/1～2w

广泛性焦虑障碍治疗的规范化程序见图 3-7-1。

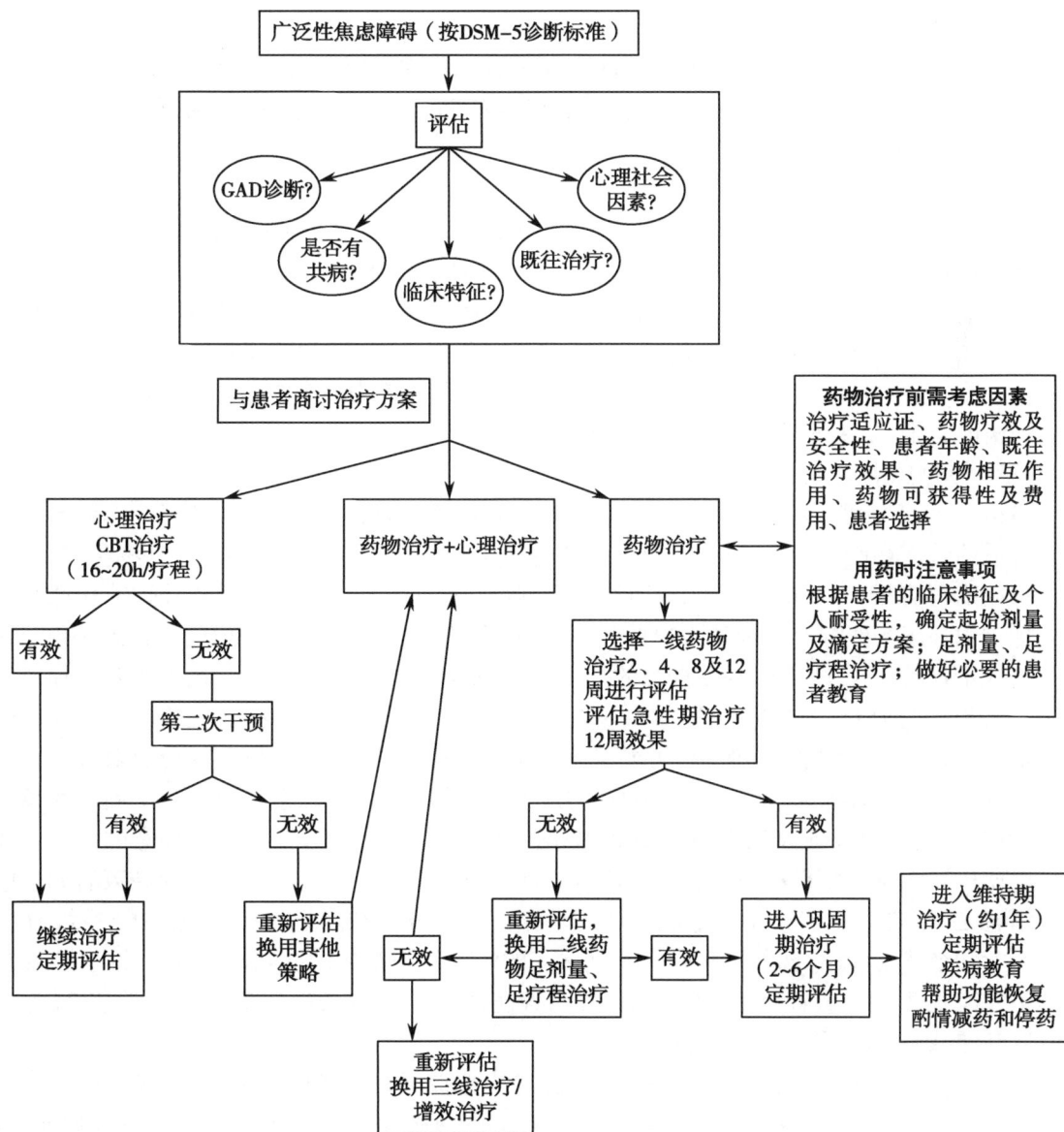

图 3-7-1　广泛性焦虑障碍治疗的规范化程序

（陆　峥　李清伟）

二、惊恐障碍

惊恐障碍（panic disorder）的患病率约为 2%，是一种造成沉重经济负担的慢性疾病，在急诊室中经常可以看到，很多患者初次就诊于心脏、呼吸、消化等各科。该障碍存在严重的共病问题和自杀风险，有效的治疗可以减少急诊和实验室及其他医疗资源的浪费。惊恐障碍有五个核心领域需要治疗：①完全的或部分的惊恐发作；②预期焦虑；③与恐惧相关的焦虑；④一般健康状态；⑤残疾。治疗效果可以通过惊恐障碍严重度量表（panic disorder severity scale，PDSS）间接而完全地评估。

（一）治疗目标

包括：①降低惊恐发作频率和严重程度，缓解预期焦虑、恐惧型回避，治疗相关抑郁症状，使患者达到临床痊愈；②最大限度地降低共病率，降低病残率和自杀率；③恢复患者的社会功能，提高生存质量。

（二）治疗策略

包括：①早期诊断，及时治疗。②选择适当的治疗场所。③仔细评估患者的躯体情况，进行详细的精神检查，评估患者潜在的躯体疾病、心理社会应激、社会支持和日常生活环境，制订适当的治疗计划。④疗程。惊恐障碍的急性期治疗疗程通常为 12 周，如果治疗有效，则患者不再出现惊恐发作。关于维持期治疗时间的研究证据较少，通常建议是经过有效的药物急性期治疗后，至少维持期治疗 1 年，再根据患者的临床特征考虑逐渐减药。减药期间密切观察患者的病情变化，如果复发应当立即重新开始药物治疗。

（三）治疗原则

包括：①一旦诊断，早期治疗。②综合考虑患者各个方面的影响因素，选择个体化治疗方案及合适的治疗场所。③目前 FDA 批准用于惊恐障碍的药物有帕罗西汀、阿普唑仑、阿普唑仑缓释制剂、氯硝西泮、氟西汀、帕罗西汀缓释制剂、舍曲林、文拉法辛缓释制剂、艾司西酞普兰。加拿大临床实践指南则推荐 SSRI 及文拉法辛作为一线治疗药物，而 BZD 和氯米帕明等作为二线治疗药物。中国 NMPA 批准的药物有帕罗西汀、艾司西酞普兰、氯米帕明。临床实践中，医师可根据患者的临床表现选择一些未在中国批准该适应证的抗焦虑药。④治疗前向患者及其家属阐明药物性质、作用、可能发生的不良反应及应对措施、停药反应及对策。⑤抗抑郁治疗初期躯体症状可能会加重，药物治疗的不良反应也大多发生在治疗第 1 周。惊恐障碍患者往往更加敏感，建议从小剂量开始，根据治疗反应调整剂量，直到达到满意的疗效。如果急性期抗抑郁药治疗有效，应当以有效剂量巩固治疗 6 个月～1 年。巩固治疗结束后如果患者病情稳定，可考虑适当减量。⑥联合心理治疗。荟萃分析和随机对照研究结果显示，在急性期治疗和维持期治疗，药物治疗联合心理治疗的疗效优于单一的认知行为治疗或药物治疗，心理治疗有助于提高患者对治疗的依从性，可改善患者的总体预后。⑦不宜立即停药，停药时应逐渐递减剂量，至少持续 3 个月。

选择药物治疗还是心理治疗，或者联合治疗，主要要根据患者偏好、依从性和既往治疗效果、疾病严重程度、共病情况，以及医师的技能与经验、心理治疗的可获得性等。有证据显示，药物治疗、心理治疗（主要是认知行为治疗）或两者联合治疗均可作为惊恐障碍的起始治疗手段。单一的认知行为治疗可能对共病中、重度抑郁症，严重的、反复发作的，和 / 或有自杀意念的惊恐障碍疗效欠佳。证据显示，在维持期两者联合治疗的疗效优于单一药物治疗。一项 meta 分析显示，心理治疗的疗效劣于药物治疗，联合药物治疗不会削弱心理治疗获得的效果。

（四）治疗药物

1. 急性期治疗

（1）SSRI：有研究发现，SSRI 对惊恐障碍的疗效优于丙米嗪和阿普唑仑。大样本随机对照研究证明帕罗西汀、帕罗西汀控释片、氟西汀、西酞普兰、艾司西酞普兰、氟伏沙明、舍曲林能有效治疗惊恐障碍，安全性高。一项荟萃分析包括 27 项共纳入 2 348 例患者的前瞻性随机双盲安慰剂对照试验，结果显示 SSRI 治疗惊恐障碍的效应值优于阿普唑仑和丙米嗪，各个 SSRI 类药物之间的疗效无明显差异，不良反应主要有体重增加、性功能障碍、睡眠问题、药物相互作用的潜在危险等。另一项 SSRI 治疗惊恐障碍的长期随访研究显示，帕罗西汀、西酞普兰的性功能不良反应多于氟西汀和氟伏沙明，帕罗西汀、西酞普兰、氟西汀引起体重增加大于氟伏沙明。此外，氯米帕明也对惊恐障碍有效。

虽然 SSRI 多作为惊恐障碍的一线用药，但仍应注意以下几点。惊恐障碍患者往往对抗抑郁药引起的激活作用十分敏感，对心动过速、出汗、震颤等症状的耐受性差，因此这些患者通常很快对治疗失去信心并且停用药物，有时甚至不和医师商量。这种情况通常可以通过合并使用 BZD 或逐渐增加 SSRI 的剂量以使患者对药物耐受来避免。医师向患者保证始终做好准备为其提供帮助非常重要。停药过程必须谨慎。除了明显的复发外，除氟西汀以外的所有 SSRI 都有可能会引起停药症状。这些症状大多与惊恐障碍的症状相似，一般建议逐渐减小药物剂量，并且做好患者教育，建立良好的医患联盟。也可选用行为治疗等方法。此外，还可使用 5-HT$_2$ 或 5-HT$_3$ 受体拮抗剂如米氮平、奈法唑酮和昂丹司琼等，以减少调节这些通路而产生的症状（如失眠、应激、胃肠道反应）。

（2）BZD：在 20 世纪 80 年代后期，阿普唑仑首先获得 FDA 批准用于治疗惊恐障碍。一些研究显示阿普唑仑的疗效优于安慰剂，另有一项研究显示丙米嗪和阿普唑仑的疗效都优于安慰剂。氯硝西泮对惊恐障碍也有疗效。虽然阿普唑仑曾广泛用于治疗惊恐障碍，但目前主要作为二线用药，其主要缺点是需要多次给药、大剂量时易产生镇静、可能产生滥用以及停药反应。研究显示，阿普唑仑高血浆浓度（>70ng/ml）的疗效优于低血浆浓度（20~40ng/ml）。由此可见阿普唑仑在大剂量时疗效较好，尤其是对控制恐惧的回避，但同时也增加副作用和停药风险。阿普唑仑缓释制剂也获得 FDA 批准用于治疗惊恐障碍。氯硝西泮的半衰期较阿普唑仑长，因此只需每日给药 1~2 次。它和其他 BZD 具有相似的作用，会产生镇静、抑郁和停药反应。BZD 用于老年人时应谨慎。老年人不仅易出现镇静、跌倒（导致骨折）、颅脑损伤等不良反应，还较易出现停药反应。

几乎所有评定方法都显示氯硝西泮 1mg/d 的疗效优于安慰剂，但是 0.5mg/d 时除了汉密尔顿焦虑量表（HAMA）外，其他评定工具都不能显示疗效。通常而言，剂量逐渐增加至 4mg/d 并不能产生更好的疗效，这一剂量常用于低剂量时难治的患者。在关于氯硝西泮的研究中，惊恐障碍发作次数是最不能区分药物和安慰剂疗效差异的指标。有学者指出，将惊恐发作次数作为预后的主要评价指标并不能全面反映总体疗效。虽然多数人对这一评价指标表示不满，但目前其仍广泛用于研究中。氯硝西泮治疗惊恐障碍的研究发现其能显著改善患者的生活质量和工作能力。所有 5 个用于评估精神疾病相关生活质量的工具都显示出广泛的疗效。在一项为期 6 周的研究中，氯硝西泮组患者 SF-36 量表心理健康成分值变化值是安慰剂组的 2 倍，其工作效率改善程度也显著高于安慰剂组。在工作能力方面，氯硝西泮组患者的每周工作时间比安慰剂组长 6h（每周共 40 个工作时）。

（3）其他药物：早在 1964 年有研究显示丙米嗪治疗惊恐障碍的效果显著优于安慰剂。选择性去甲肾上腺素再摄取抑制剂地昔帕明的疗效也优于安慰剂。随后一些研究显示氯米帕明、地昔帕明等三环类抗抑郁药（TCA）对惊恐障碍有效。一项 meta 分析显示 TCA 治疗惊恐障碍的疗效与 SSRI 没有显著性差异，但不良反应和脱落率明显高于 SSRI。虽然 TCA 对惊恐障碍确实有较好疗效，但相关副作用如心血管问题、体重增加以及过量致命问题都必须引起重视。目前 TCA 是治疗惊恐障碍的二线药物。TCA 的使用剂量也很关键，研究发现丙米嗪和地昔帕明的血浆浓度为 110～140ng/ml 时恐惧症状改善明显，而控制惊恐发作所需的血药浓度则相对较低。

研究发现单胺氧化酶抑制剂（MAOI）中的苯乙肼和丙米嗪对伴有广场恐惧症的惊恐障碍的疗效显著优于安慰剂，有学者认为 MAOI 的疗效也许优于 TCA。但是由于不良反应等问题，MAOI 正在逐渐退出历史舞台。安全性较好的可逆性单胺氧化酶抑制剂吗氯贝胺对惊恐障碍的疗效有限。

有两项开放性研究提示 5- 羟色胺和去甲肾上腺素再摄取抑制剂（SNRI）类药物文拉法辛治疗惊恐障碍有效，随后的大样本随机对照研究和病例系列观察报告显示文拉法辛缓释胶囊可以缓解惊恐症状。去甲肾上腺素能和特异性 5- 羟色胺能抗抑郁药米氮平是另一个具有双重受体作用的抗抑郁药，一项开放性研究、一项单盲研究及一项小样本随机对照研究显示米氮平治疗惊恐障碍有效。瑞波西汀是一种选择性去甲肾上腺素再摄取抑制剂，一项随机双盲研究显示剂量为 6～8mg/d 时对惊恐障碍的疗效显著优于安慰剂，能明显减少惊恐发作次数，改善恐惧症状，汉密尔顿抑郁量表、Hopkins 症状量表、希恩残疾量表的得分也均有改善。瑞波西汀引起口干多于安慰剂，但多能为患者耐受。在瑞波西汀已被批准用于治疗抑郁症的国家，可考虑将该药用于对 SSRI 和 BZD 治疗无效的患者。因其具有抗抑郁作用，可能比 BZD 更有效。但马普替林和安非他酮对惊恐障碍却没有疗效。一项开放性研究显示文拉法辛可能对惊恐障碍有效，但与安慰剂的双盲研究未显示出疗效差异。

2. 长期治疗　一般建议维持治疗必须持续至少 12～24 个月。在一项帕罗西汀、氯米帕明和安慰剂对照研究中，帕罗西汀组在 9 个月的疗程中有 84% 的患者逐渐不再出现惊恐发作。一项对 367 例惊恐障碍患者进行的为期 4 年的自然随访研究发现，维持治疗 4 年的患者在惊恐发作、恐惧型回避、日常功能等方面的改善都优于维持治疗 1 年的患者，且疗效在此后的若干年内可以持续存在。长期随机对照研究显示，西酞普兰、氯米帕明、氟西汀、帕罗西汀、舍曲林和丙米嗪治疗惊恐障碍有效。研究显示，如果获得良好疗效，一段时间后复发的可能性会减小。因此，如果患者在治疗 1 年后还不能满意地停药，则他可能会因为停药晚而降低复发风险。

3. 停药　虽然停药反应和复发存在很多相似的症状，但停药会引起停药反应是毫无疑问的。如果操作不规范，停药会导致许多问题。有些方法可以使停药过程更易耐受。首先是逐渐减小药物剂量，事实上一些 BZD 的停药过程有时甚至需要持续几周至几个月；其次是停药的时间安排非常重要，在停药过程中患者的其他情况必须稳定。改用长效 BZD 如氯硝西泮也许会有所帮助。一些学者认为可考虑使用抗癫痫药如卡马西平和丙戊酸盐，行为治疗也可能对减少停药反应有所帮助。

（王立伟）

三、广场恐惧症

广场恐惧症（agoraphobia）又称为场所焦虑障碍、场所恐惧症，主要表现为处于某些特定场所如公交、人群、独自离家、商场、剧院排队等候等时，患者担心难于逃离或担心得不到帮助而出现显著而过度的害怕或焦虑，或担心到了这些场所会发生惊恐，这种害怕或焦虑与所处场所及社会文化环境所造成的实际危险不相称。往往有回避行为，或需要陪伴，或痛苦地忍受，导致社交、职业或其他重要功能受损，可伴有惊恐发作。ICD-11 和 DSM-5 均将此列为独立的疾病诊断单元。

（一）治疗目标

1. 控制可能伴发的惊恐发作。

2. 缓解预期焦虑。

3. 消除回避行为。

（二）治疗方法

关于广场恐惧症的治疗，主要从一般心理治疗、认知行为治疗和药物治疗三个方面入手。

1. 一般心理治疗 包括心理健康教育、支持治疗、放松训练等，目的在于减轻患者的预期焦虑，树立治疗的信心，鼓励患者重新进入害怕的场所。

2. 认知行为治疗

（1）认知治疗：通过认知治疗，纠正患者对处境产生的焦虑反应、预期焦虑及回避行为三者之间关系的不合理错误认知，打断"恶性循环"。可以引导患者想象害怕的场所或情境，鼓励患者进入现场暴露，反复训练，但对消除回避行为效果有限。

（2）行为治疗：是治疗广场恐惧症的首选方法之一，主要包括系统脱敏疗法和暴露疗法，其基本原理是消除恐惧对象与焦虑、恐惧反应之间的条件性联系，对抗回避反应，并在此过程中改变自己不合理的认知。治疗无惊恐发作的广场恐惧症以暴露疗法为主。暴露疗法可以团体或互助小组的形式进行。随着计算机技术的进步，虚拟现实脱敏和暴露也开始应用于恐惧症的治疗。

单纯认知治疗有助于减轻焦虑和惊恐发作，但对不伴有惊恐发作的广场恐惧症效果较差；而暴露疗法可减轻焦虑症状和回避行为，但非惊恐发作，所以有指南不建议将虚拟现实暴露用于治疗惊恐发作。

3. 药物治疗 伴有惊恐发作的患者宜先采用抗惊恐药治疗，常见药物包括 BZD 和抗抑郁药（参阅相关章节）。由于国际上最近才将广场恐惧症作为独立的诊断，专门研究广场恐惧症的文献不多，大多数临床治疗指南也很少涉及其治疗，所以广场恐惧症的治疗原则通常参照惊恐障碍。2015 年德国焦虑障碍治疗指南中将惊恐障碍和广场恐惧症合并在一起，列出治疗惊恐障碍 / 广场恐惧症的一线药物是西酞普兰、艾司西酞普兰、舍曲林、帕罗西汀、度洛西汀和文拉法辛。氯米帕明的疗效不亚于 SSRI 或 SNRI，但由于其副作用较为严重，故作为二线药物。

无论伴或不伴惊恐发作，均推荐首先使用抗焦虑药和抗抑郁药，如 SSRI 和 SNRI 等。一项系统综述和网络 meta 分析结果显示，对于伴有惊恐发作的患者，综合临床痊愈率和安全性指标，SSRI 类药物优于其他类别的药物，其中舍曲林和艾司西酞普兰为最优。

（王立伟）

四、特殊焦虑障碍

特殊焦虑障碍又称为特殊恐惧症、特定恐惧症、简单恐惧症，是焦虑障碍中最常见的类型，其终生患病率为 11.3%。特定恐惧症是指对特定物体、场景或活动的局限性恐惧，主要表现在三个方面:可能要面对恐怖刺激带来的预期焦虑、恐惧本身,以及为减少焦虑所采取的回避行为。多数患者的特定恐惧症并未造成严重影响,因此很少寻求治疗。只有少数患者的特定恐惧症会造成严重功能障碍,从而需要治疗。

最有效的治疗方法是暴露疗法,关于药物治疗疗效的研究较少。

(一)暴露疗法

暴露疗法可以根据暴露于恐惧对象是否是"实景",分为实景暴露和想象暴露两类。实景暴露是指患者与实际生活中的恐怖刺激接触,而想象暴露是通过治疗师对恐怖刺激的描述以及对其的想象。

近年来,随着互联网、虚拟现实、人工智能和机器学习技术的快速发展,出现一些新型治疗手段。一种是借助计算机和智能手机通过互联网或无线通信技术,在治疗师指导协助下完成的"自我帮助暴露程序";另一种是虚拟现实暴露技术,通过设备"虚拟暴露",实现一些实景暴露无法实施的"暴露"。德国焦虑障碍治疗指南建议虚拟现实暴露应用于特定恐惧症的治疗,尤其是恐惧蜘蛛、恐高症和飞行恐惧。药物治疗有助于增强暴露疗法的疗效维持时间。

(二)CBT

CBT 等心理治疗可能短期有效,但不能持续很长时间。暴露疗法可以合并不同程度和类型的认知治疗,通过逐渐增加恐怖刺激强度的方法鼓励患者接受"冒险"。

(三)药物治疗

药物治疗特定恐惧症的研究较少,治疗指南中也鲜有专门的建议。对伴有惊恐发作的特定恐惧症,可以使用控制惊恐发作的药物(参阅惊恐障碍的章节)。药物对消除回避行为的效果也有限。

SSRI 类药物是治疗特定恐惧症的首选药,其中以帕罗西汀的治疗研究为多。在一项双盲对照研究中,11 名患者接受帕罗西汀(最大剂量为 20mg/d)或安慰剂治疗,疗程为 4 周。以 Marks 恐惧问卷和 HAMA 作为评估工具,治疗组的有效率为 60%(3/5),安慰剂组的有效率为 17%(1/6)。

间断地使用 BZD 可能对合并特定恐惧症的躯体焦虑有效。氯硝西泮用于社交恐惧症的长期治疗研究显示,对于输血 - 注射恐惧(blood-injury phobia),氯硝西泮能改善输血 - 注射恐惧量表和 Marks 恐惧问卷分值及相关躯体焦虑。由于这些药物可能产生躯体依赖,因此使用时必须小心谨慎。

如果标准治疗无效,可以试用其他抗焦虑药,如三环类和四环类药物、SNRI、丁螺环酮和 β 受体拮抗剂等。

(王立伟)

五、社交焦虑障碍

社交焦虑障碍(social anxiety disorder,SAD)以前称为社交恐惧症(social phobia),是焦虑障碍最常见的亚型之一,多数国家的年患病率在 0.5%~2% 之间。中国精神卫生调查数据显示,国内的 SAD 终生患病率为 0.6%,12 个月患病率为 0.4%。其主要临床特征是患者在一种或多种社交场合或表演情境中表现出与环境实际威胁不相称的强烈恐惧和 / 或焦虑,并有回避行为。社交焦虑障碍常伴有其他精神障碍,大概有 72% 的患者报告同时共病其他精神障碍。最常见的共病是其他焦虑障碍、抑郁症和物质使用障碍,其次是回避型人格障碍、躯体变形障碍、注意缺陷多动障碍。

（一）治疗目标

包括：①控制社交性警觉性增高和焦虑症状，缓解与社交有关的焦虑综合征；②纠正患者对社交行为的歪曲认知，减轻预期焦虑，减少恐惧性回避行为；③改善和提高患者的社会功能，提高患者的生活质量；④减少急性期治疗后的残留症状，预防复发。

（二）治疗策略

包括①早诊断、早治疗：当明确诊断为社交焦虑障碍时，应当及早开展治疗。②选择适宜的治疗方案：首先明确患者有无共病其他精神疾病，认真评估患者的躯体情况及社会功能。药物治疗应按照合理、充分、足剂量、足疗程的策略开展，剂量以不出现影响个人生活和器官功能的副作用为度。心理治疗通过揭示和纠正患者存在的功能不良认知行为模式来帮助患者学习和掌握良好的社交和人际交流。③制订治疗计划：治疗包括急性期治疗和维持期治疗，以及药物治疗和心理治疗相结合。治疗方式的选择应结合患者的倾向性和临床情况来确定。对于大多数患者而言，治疗应至少持续 12～24 个月。药物治疗应从低剂量开始，并在 1～2 周内逐渐增至推荐剂量范围。尽管有部分患者仅在高剂量下显示疗效，但也有患者延迟到 8～12 周方起效。

（三）治疗原则

详见图 3-7-2。

1. 个体化原则。选用药物前要评估患者的症状严重程度及病程、是否共病其他精神障碍、是否合并躯体疾病、经济状况、既往治疗及对治疗的反应、药物相互作用、药物耐受性等，合理选用药物，提高治疗依从性。

2. 药物选择应参考适应证和临床指南。目前推荐使用选择性 5-羟色胺再摄取抑制剂（SSRI）及 5-羟色胺和去甲肾上腺素再摄取抑制剂（SNRI）类药物作为社交焦虑障碍的一线治疗，中国 NMPA 批准的治疗社交焦虑障碍的药物有帕罗西汀、丁螺环酮及多塞平适用于治疗各种焦虑障碍，曲唑酮可用于伴有抑郁症状的焦虑障碍。经美国 FDA 批准的治疗社交焦虑障碍的药物包括帕罗西汀、帕罗西汀控释制剂、氟伏沙明、舍曲林、文拉法辛缓释制剂、普瑞巴林、氯硝西泮、阿普唑仑。临床实践中，医师会根据患者表现及循证医学证据选择未在中国批准该适应证的抗焦虑药。

3. 小剂量开始，根据治疗反应调整剂量，有助于将不良反应减至最轻，提高患者依从性，以控制症状的最小剂量为宜。若治疗 4 周后疗效欠佳且副作用较小，增加剂量通常能获得更好的疗效。但有研究表明，也有约 25% 的患者使用同样的剂量，在治疗 8 周后药物起效。如需快速改善症状或睡眠障碍严重时，可短期合并苯二氮䓬类药物。

4. 治疗前及治疗时应与患者及其家属保持沟通，用药前充分告知，用药后及时沟通患者的不良反应与药物使用问题，争取其主动配合，提高依从性。

5. 联合使用心理治疗和药物治疗时，研究表明认知行为治疗（CBT）与 SSRI 联合治疗社交焦虑障碍有效，也有一些研究发现联合治疗对患者的预后有所改善，但结论并不一致。通常认为，药物治疗对 SAD 起效更快，CBT 的疗效更持久。

6. 抗抑郁药治疗社交焦虑障碍需 4～12 周才有效，如果服用 4～12 周后效果仍不明显，可考虑换药，换用另一种同类药物或作用机制不同的药物。通常如一线治疗无效时，考虑换用二线药物或其他有效药物，必要时可短期联合苯二氮䓬类药物。应充分注意药物相互作用带来的影响。

7. 社交焦虑障碍是一种慢性、长期性疾病，其治疗的有效性受制于患者对治疗的接受和配合。持续服药能获得更大的疗效改善,并降低复发率。持续服药半年后复发率降低,因此建议患者至少维持治疗半年以上。对于大多数患者而言,治疗应至少持续12～24个月。

8．不宜立即停药,停药时应逐渐减少剂量。

9．治疗期间应密切观察病情变化和不良反应并及时处理,积极治疗与社交焦虑障碍共病的其他躯体疾病、物质依赖和抑郁障碍等。

（四）治疗药物

治疗药物的选择应基于适应证、临床指南、药物可及性、患者耐受性和接受度等综合抉择,总之应基于个体化原则(表3-7-3)。

1. 一线治疗药物　多项荟萃分析证明SSRI和SNRI类药物治疗SAD的效果明显优于安慰剂。随机对照试验证据支持SSRI类的帕罗西汀、舍曲林、艾司西酞普兰、氟伏沙明以及SNRI类的文拉法辛缓释片均为社交焦虑障碍的一线用药。多项SSRI治疗SAD的随机对照研究的meta分析显示,SSRI短期治疗的有效率达55%,优于安慰剂的32%。虽然探讨SSRI治疗SAD的随机对照研究质量高低不等,但一项荟萃分析显示高质量研究与低质量研究报告的治疗有效率相仿。目前没有充分证据支持不同SSRI类药物之间对社交焦虑障碍治疗的疗效差异,帕罗西汀缓释片(二级证据)的有效性也有证据支持。加拿大焦虑障碍指南及新加坡焦虑障碍指南也均建议将文拉法辛及SSRI类视为一线治疗药物。

帕罗西汀的起始剂量为10～20mg/d,最大日剂量60mg;舍曲林的起始剂量为25～50mg/d,日剂量为100～200mg/d;艾司西酞普兰的起始剂量为5～10mg/d,一般剂量为10～20mg/d;氟伏沙明的起始剂量为50mg/d,最大剂量为300mg/d;文拉法辛的起始剂量为75mg/d,最大剂量为225mg/d。

2. 二线治疗药物　随机对照试验中,西酞普兰比安慰剂更有效。虽然在社交焦虑障碍的治疗研究中证据有限,但西酞普兰与其他SSRI类药物一样有效。西酞普兰的一般剂量为20～40mg/d。

苯二氮䓬类药物的随机对照试验中,阿普唑仑、氯硝西泮治疗社交焦虑障碍均有效,且有荟萃分析发现苯二氮䓬类药物与SSRI类药物一样有效,但因为苯二氮䓬类药物对于SAD常见的共病治疗效果有限,且对于既往有物质滥用病史的患者有药物依赖性及滥用的潜在风险,故被推荐作为二线治疗方案。对于需要快速缓解症状的患者,苯二氮䓬类可用作初始或辅助治疗手段。

3. 三线治疗药物　氟西汀在一项大型随机对照试验中的疗效显著优于安慰剂,但另有两项小型随机对照试验未发现氟西汀相比安慰剂有更多益处,提示氟西汀治疗社交焦虑障碍可能不如其他SSRI类有效。同样在随机试验中疗效不显著的还有米氮平和度洛西汀。小型开放试验表明安非他酮及氯米帕明可能对社交焦虑障碍有效。

有多项随机对照试验证明普瑞巴林在较高剂量(600mg/d)时治疗效果明显优于安慰剂,加拿大焦虑障碍指南也将普瑞巴林推荐为焦虑障碍的一线治疗药物。然而有研究提示,普瑞巴林的有效率仅为30%～43%,略高于安慰剂的20%～22%。一项关于加巴喷丁的随机对照试验也显示相似的结果,有效率仅为38%,安慰剂为14%。且普瑞巴林与SSRI类的疗效比较结果尚不明确。

奥氮平、司来吉兰、阿托西汀等在小型随机对照试验中显示出一定疗效。虽然苯乙肼的疗效已在多项随机对照试验中得到证实,但考虑到其使用的复杂性(药物相互作用及饮食的限制)和严重副作用(高血压危象),苯乙肼不作为首选治疗推荐药物。

以上药物被推荐为三线选择,在一线和二线药物单一治疗及辅助治疗失败后可能对难治性患者有用。

4. β受体拮抗剂 虽然随机对照试验中β受体拮抗剂的疗效结果为阴性,加拿大焦虑障碍指南也不推荐,但β受体拮抗剂(如普萘洛尔)常用于治疗表演性焦虑(如音乐家、演员、公共演讲者等)。服用1h后,此类药物可减轻自主神经症状,如震颤、出汗及心动过速等。苯二氮䓬类也可根据需要治疗表演性焦虑,但可能导致过度镇静。临床推荐在使用苯二氮䓬类药物之前,先小剂量试用观察其副作用。

表 3-7-3 社交焦虑障碍的药物治疗剂量

药物名称	起始剂量 /(mg/d)	目标剂量 /(mg/d)	常见副作用
SSRI 类			头痛、胃肠道反应、失眠、性功能障碍、镇静、出汗、戒断综合征,儿童和青少年可能出现自杀意念
舍曲林	50	50~200	
帕罗西汀	10~20	20~60	
帕罗西汀缓释片	12.5	50	
氟伏沙明	50	100~300	
艾司西酞普兰	5~10	10~20	
西酞普兰	20	20~40	
氟西汀	20	20~60	
SNRI 类			副作用类似于 SSRI 类,以及高血压
文拉法辛缓释制剂	75	75~225	
抗癫痫药			口干、镇静、共济失调、恶心、头晕、乏力、腹胀、性欲减退
普瑞巴林	150	600,常分为 2~3 次	
加巴喷丁	300	900~3 600	
苯二氮䓬类			镇静、认知损害、共济失调、戒断综合征
氯硝西泮	0.25	0.5~4,每日 1 次或 2 次	
阿普唑仑	0.4	0.4~4	
劳拉西泮	按需	按需	
	0.5	0.5~2	
MAOI 类			低血压、体重增加、镇静、失眠
苯乙肼	15	15~90,常分为 3 次	为避免高血压反应,需采用低酪胺饮食;为避免 5-HT 综合征,禁止与 SSRI、SNRI 合用
β 受体拮抗剂			低血压、心动过缓
普萘洛尔	按需	按需	
	10	10~40	

5. 其他治疗　对于抗抑郁治疗效果不佳或者耐药性较高的患者,可以考虑使用其他治疗方式。开放性研究和病例报告系列研究表明,难治性社交焦虑障碍患者使用阿立哌唑、利培酮、丁螺环酮等药物会有所获益。

社交焦虑障碍治疗的规范化程序见图 3-7-2。

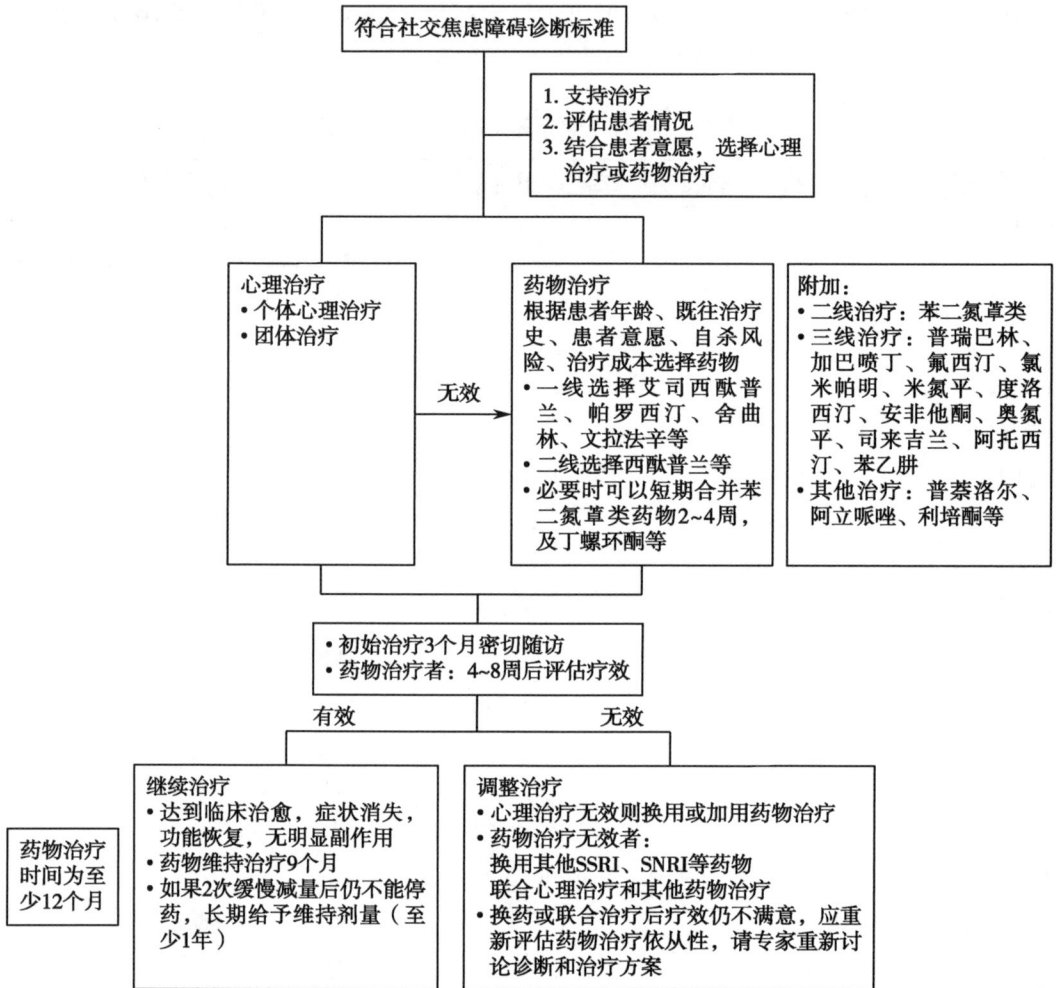

```
                    ┌──────────────────────┐
                    │ 符合社交焦虑障碍诊断标准 │
                    └──────────┬───────────┘
                               │      ┌────────────────────┐
                               ├──────│ 1. 支持治疗          │
                               │      │ 2. 评估患者情况      │
                               │      │ 3. 结合患者意愿,选择心理 │
                               │      │    治疗或药物治疗     │
                               │      └────────────────────┘
```

| 心理治疗
• 个体心理治疗
• 团体治疗 | 药物治疗
根据患者年龄、既往治疗史、患者意愿、自杀风险、治疗成本选择药物
• 一线选择艾司西酞普兰、帕罗西汀、舍曲林、文拉法辛等
• 二线选择西酞普兰等
• 必要时可以短期合并苯二氮䓬类药物2~4周,及丁螺环酮等 | 附加:
• 二线治疗:苯二氮䓬类
• 三线治疗:普瑞巴林、加巴喷丁、氟西汀、氯米帕明、米氮平、度洛西汀、安非他酮、奥氮平、司来吉兰、阿托西汀、苯乙肼
其他治疗:普萘洛尔、阿立哌唑、利培酮等 |

（无效）

• 初始治疗3个月密切随访
• 药物治疗者:4~8周后评估疗效

有效　　　　无效

| 继续治疗
• 达到临床治愈,症状消失,功能恢复,无明显副作用
• 药物维持治疗9个月
• 如果2次缓慢减量后仍不能停药,长期给予维持剂量(至少1年) | 调整治疗
• 心理治疗无效则换用或加用药物治疗
• 药物治疗无效者:
　换用其他SSRI、SNRI等药物
　联合心理治疗和其他药物治疗
• 换药或联合治疗后疗效仍不满意,应重新评估药物治疗依从性,请专家重新讨论诊断和治疗方案 |

药物治疗时间为至少12个月

图 3-7-2　社交焦虑障碍治疗的规范化程序

如果需要减药,应逐渐减药,防止停药过快出现停药反应,减药时间至少需要 2~3 个月。说明:平衡疗效和风险,具有抗焦虑作用的新型抗抑郁药常常作为一线治疗药物,应优先考虑。

因此,一旦患者确诊后,可以根据患者年龄、既往治疗反应、自杀与自伤风险、耐受性、患者自己对治疗药物的偏好、就诊环境、药物的可获得性、药物治疗费用等因素选择适当的治疗药物,及早开始药物治疗或心理治疗。

如果患者伴有睡眠障碍、焦虑症状较重或者抗焦虑药治疗早期患者不能耐受药物的精神性不良反应,可以早期合并苯二氮䓬类药物,短期治疗 2~4 周后减药,直至停药。

开始药物治疗前,应告知患者及其家属药物的起效时间、疗程、可能发生的不良反应、需要遵医嘱服药、如果突然停药可能出现的停药反应。

初始治疗 4～8 周后评估疗效，如果有效，继续巩固和维持治疗 3～9 个月。如果一线药物治疗或心理治疗效果差，则考虑增加药物剂量、换药、合并用药、合并心理治疗、专家会诊等。有研究显示，心理治疗尤其是认知行为治疗对社交焦虑障碍有一定的治疗作用，甚至有研究提示和药物治疗具有相等的疗效，可作为药物治疗疗效欠佳时的补充或替代治疗。对于具体患者，如果某种单一治疗没有达到理想疗效，两种治疗可合并应用。需要指出的是，有复发预防研究提示艾司西酞普兰、舍曲林、帕罗西汀等持续治疗停药后的复发风险为 4%～14%，合并认知行为治疗有助于降低上述药物停药后的复发风险。

治疗过程中需监测疗效、耐受性，评估患者的治疗依从性。

（陆　峥　李清伟）

六、分离焦虑障碍

（一）概述

分离焦虑障碍（separation anxiety disorder）是指与依恋照顾者（通常是父母或者其他最主要的照顾者）分开时产生的焦虑不安情绪。婴幼儿多数从 8～12 个月之间发展出对陌生人害怕的情绪，开始当所依恋的对象（通常是父母或者其他家庭成员）不在身边时会出现紧张不安的情绪，通常 9～18 个月达高峰，2 岁半左右减弱，这属于正常焦虑情绪的发展。分离焦虑障碍与人类生存焦虑有关，在成长甚至成年后，在某些应激情况下如入学等会再次出现。只有当这种害怕分离的情绪达到与年龄不符的异常程度，而且明显导致与人交往等功能出现问题时，才可以考虑分离焦虑障碍的诊断。分离焦虑障碍往往首发于儿童，随着年龄增长与认知情绪能力调节成熟，患病率会下降。美国流行病学调查显示婴儿的年患病率约 4%，青少年期下降到 1.6%，成人 12 个月的患病率为 0.9%～1.9%，女性略多见于男性。童年分离焦虑障碍日后比健康对照者更容易患其他类型的焦虑障碍、抑郁障碍或其他精神疾病，因此早期发现与治疗有助于改善预后。DSM-Ⅳ以及 ICD-10 均将分离焦虑障碍归入儿童情绪障碍，因此局限了对患该病的成人患者的诊疗。按照疾病全病程诊治原则，DSM-5 及 ICD-11 均将分离焦虑障碍归入焦虑障碍疾病大类，有助于促进对成人分离焦虑障碍诊疗的关注。

根据 DSM-5 的诊断标准，分离焦虑障碍的主要临床特征为与父母或其他照顾者分开时的害怕或者焦虑过于强烈，超过同龄人的表现。当满足相关焦虑的 3 个或 3 个以上症状条目（包括：①当预期或经历与家庭或与主要依恋对象离别时，产生反复的、过度的痛苦；②持续性和过度地担心会失去主要依恋对象，或担心他们可能受到诸如疾病、受伤、灾难或死亡的伤害；③持续地、过度地担心会经历导致与主要依恋对象离别的不幸事件（例如走失、被绑架、事故、生病）；④因害怕离别，持续表现不愿或拒绝出门、离开家、去上学、去工作或去其他地方；⑤持续和过度地害怕或不愿独处或不愿在家或其他场所与主要依恋对象不在一起；⑥持续性地不愿或拒绝在家以外的地方睡觉或不愿在家或其主要依恋对象不在身边时睡觉；⑦反复做内容与离别有关的噩梦；⑧当与主要依恋对象离别或预期离别时，反复地抱怨躯体性症状（例如头疼、胃疼、恶心、呕吐）），并且持续至少 4 周（儿童和青少年）或 6 个月（成人），导致明显痛苦与功能损害，无其他疾病可以解释时，可以诊断为分离焦虑障碍。

研究发现分离焦虑障碍患者存在遗传与家庭抚养环境因素，两者均在分离焦虑障碍的发生与发展中起重要作用。父母抚养因素包括通过过度保护示范了回避或焦虑行为，通过严厉的教养方式如威胁不乖时抛弃孩子等引发孩子的焦虑，当孩子焦虑时父母未能成功安抚孩子等。

（二）治疗原则

分离焦虑障碍的治疗包括对患者及其家庭成员有关疾病的心理教育；对于未成年人，治疗期间提供对父母、学校老师的咨询也是必要的。首选治疗为心理治疗，如认知行为干预、精神动力性心理治疗、家庭治疗等。对于中至重度焦虑症状或者功能损害导致心理治疗有困难、心理治疗效果不理想，或者存在明显干扰破坏心理治疗的因素如心理治疗动机不强、依从性差、极度退缩回避等，可以尝试阶段性药物治疗。

1. 心理治疗 研究发现 CBT 通过操作性行为干预技术来减少对依赖行为的强化，运用逐级暴露可以有效逐渐增加儿童分离的能力，认知技术可以帮助儿童学习自信应对分离情景。此外，研究表明父母和家庭可能在童年分离焦虑障碍的发展和维持中具有重要作用，例如父母由于自己的焦虑情绪不想离开儿童或者父母担心儿童无法独立等，此时重点需要干预父母或者做家庭治疗。除了家庭治疗外，对焦虑儿童进行 CBT 和精神动力疗法的临床工作者们通常也需要把父母干预纳入治疗过程中来。

2. 学校教室干预 当焦虑障碍干扰学校功能时，需要考虑提供老师一些教室管理咨询与建议。如当焦虑使得儿童无法完成作业时，应根据学生的能力来减少作业量，安排心理老师用问题解决或焦虑管理策略来帮助儿童。对班级老师进行有关学生焦虑的心理教育和相关对策建议可以促进学生发展应对焦虑的能力。

3. 药物治疗 SSRI 类药物是目前最主要、应用最多的童年分离焦虑障碍治疗药物，但尚无证据表明药物的长期有效性。随机安慰剂对照研究发现 SSRI 类药物在治疗童年分离焦虑障碍时具有短程效果，但是这类药物包括其他抗抑郁药使用中需要监测药物副作用，因为可能会加重抑郁、激惹性增高或者自杀念头风险，尤其是在药物使用前期或剂量改变阶段；对其长期使用的风险和获益情况还没有进行研究。目前没有实证证据表明一种特定的 SSRI 对儿童焦虑障碍进行治疗时要优于另一种。儿童使用 SSRI 类药物有很好的耐受性，副作用少，但是在使用前需要常规进行双相障碍或者双相障碍家族史筛查。目前有关剂量的使用是参考成人剂量，但是尤其对于 12 岁以下儿童，建议从小剂量开始并密切监测副作用，然后在治疗反应和耐受性的基础上缓慢增加剂量。其他使用的抗焦虑药有去甲肾上腺素类抗抑郁药（文拉法辛和三环类抗抑郁药）、丁螺环酮和苯二氮䓬类药物等，当单个药物对焦虑症状没有效果时可以合并用药。目前能用来指导儿童焦虑障碍的药物治疗的数据是非常有限的。存在共病诊断时需要谨慎考虑药物的选择。

（程文红）

七、选择性缄默症

（一）概述

儿童选择性缄默症的临床特征为在一个或一个以上特定的社交场合（通常是学校或者家庭之外的公共场所）下持续表现不开口说话，有些患者可以在一些情景中与同伴或者老师轻声耳语或者进行单独的非语言交流。选择性缄默症的发病率为 0.03%～1%，临床采样的流行病学调查研究发病率会高些，社区采样的流行病学调查研究发病率会低些，女童比男童更多见。选择性缄默症的起病年龄在 4～8 岁，尽管患者的选择性缄默症症状多数出现在 5 岁之前，但是通常在上学后因为症状明显而被诊断为选择性缄默症，多数患儿还伴有社交焦虑症状。诊断此病需排除言语障碍、神经系统疾病或者广泛性发育障碍，这些儿童至少在某个情景中表现出正常的言语能力。

一项长程随访研究显示，选择性缄默症患者 50% 在 5～10 岁时病情明显改善，但是到了 10 岁仍然无明显改善者提示病程长、预后不佳。严重选择性缄默症患者会导致学业挫败，甚至无法独立进入社会。约 1/3 的选择性缄默症患者可能会发展为其他精神疾病，主要是其他焦虑障碍与抑郁障碍。有关选择性缄默症病程与预后的研究不多。DSM-5 以及 ICD-11 均首次将选择性缄默症归入焦虑障碍大类，有助于促进对这一疾病对成人的影响以及全病程诊疗的关注。

关于选择性缄默症的病因机制研究显示，选择性缄默症发病与易感遗传基因、父母关系与养育方式、语言与言语的发展等因素有关。

（二）治疗原则

1. 有关选择性缄默症的治疗主要聚焦于儿童群体，成人群体的干预研究与临床经验比较少。儿童选择性缄默症多数需要整合干预，包括疾病教育、心理治疗或训练，如果这些帮助效果不佳，可以考虑接受短期药物治疗。疾病教育包括告诉家庭选择性缄默症的临床特征、病因、预后与治疗方法等知识。通过临床评估，了解选择性缄默症发生与发展的相关个体易感因素、家庭环境、压力、养育方式，训练家庭采用何种行为管理帮助患者应对过度社交场合开口说话恐惧，减少增加症状的不恰当养育方式。同时可以用与认知发育相符合的方式解释他（她）的困难以及该做什么，鼓励积极面对。对于所在的场所如学校，可以向老师提供咨询，让老师了解困难以及需要提供的帮助支持。

2. 心理治疗 / 行为训练。主要采用认知行为治疗原理与技术，对患者在特定社交或公开场合的非理性灾难性认知、习惯性说话回避及紧张的心理生理反应给予认知重构、暴露练习、放松等技术的积极干预或者训练，从而建立适应性认知、情绪与行为，逐渐减轻症状，恢复日常功能。选择性缄默症的 CBT 则需要个体化、多模式治疗计划，包括训练父母和老师来检测孩子在家里和学校的沟通，并且当孩子完成一步暴露梯度时给予正性强化。在进行到完全能说话之前可能还包括放松的非言语参与、口头单词、在学校与父母说话、与同学或老师低声说话。鼓励成人、兄弟姐妹和同班同学暂时不要与这个孩子说话避免引发紧张情绪等。其他治疗方法包括精神动力疗法、家庭治疗等。

3. 药物治疗。一些临床开放性研究、随机双盲安慰剂对照研究均表明 SSRI 类药物对改善儿童选择性缄默症有显著疗效，如氟西汀（20～60mg/d）、氟伏沙明（50～300mg/d）、舍曲林（25～200mg/d）以及帕罗西汀（10～50mg/d）。通常起始剂量从最小剂量的一半开始，根据耐受性与效果，可以逐渐增加至所需的最大治疗剂量。SSRI 类药物对儿童没有特异性生理损害，需要常规定期监测血常规、肝肾功能。

（程文红）

第四节　焦虑与恐惧相关障碍治疗药物的不良反应及处理

焦虑与恐惧相关障碍障碍治疗药物涉及的种类繁多，主要包括抗抑郁药、抗焦虑药和 BZD。抗抑郁药和抗焦虑药又有很多种类，其不良反应在各相关章节中均有详细介绍。本节主要介绍 BZD 的不良反应及处理。

一、镇静和操作能力损害

镇静作用既被认为是药物的治疗效果，又可以是药物的副作用。不少治疗焦虑障碍的药物可以导致过度镇静等不良反应，引起操作能力损害，影响患者的日常生活、工作能力和社交能力,甚至导致跌倒、骨折、车祸或工伤事故等。其中以苯二氮䓬类药物最为常见,尤其在服药早期。即使是睡前服用 BZD,尤其是长半衰期药物,醒来时也可能会有残留的镇静作用。在老年人中,服用 BZD 可增加跌倒和骨折风险,而髋骨骨折会大大增加死亡率。当 BZD 超过相当于 3mg/d 的地西泮剂量时,骨折风险就明显增加。在开始服药时或连续服药 1 个月以后,骨折风险最大。服用 BZD 的患者发生严重交通事故的概率是不服用该类药物者的 5 倍。在服用 BZD 后的前 2 周内,由于意外事故入院的风险是服用抗抑郁药和抗精神病药的数倍。

除了 BZD 外,其他用于治疗焦虑障碍的药物如三环类和四环类药物、曲唑酮等也具有较强的抗组胺能和抗胆碱能作用,可以导致过度镇静、意识模糊,甚至昏迷、谵妄,尤其是合并使用 BZD 时。由于多塞平、阿米替林、马普替林、米氮平、奥氮平及喹硫平等有镇静作用,因此也被用作催眠药。考虑到这些药物,尤其是三环类对心脏的毒性作用,甚至因过量服用而致命危险,故不主张作为催眠药使用。

对于此类不良反应的处理关键在于预防,避免或减少因过度镇静和操作能力损害继发的不良后果。最好的预防措施是在开始处方 BZD 之前就这些问题与患者展开讨论,包括对驾驶和危险器械操作的警示,做到知情同意。教育患者有关酒精和其他药物对 BZD 的增效作用及不良后果。建议他们避免突然停药,避免长期使用 BZD。

处方时必须提醒服用 BZD 的患者,尤其是长半衰期镇静催眠药可引起困倦、头晕、精神不振、嗜睡等,操作能力受到影响,对于从事机械操作的人员有潜在危险,故服药者不宜驾驶车辆和操纵机器,以免发生事故。

与其他中枢神经抑制药(抗组胺药、镇痛药、酒精等)合用时抑制作用可叠加,可出现严重后果,应严格避免。酒精对 GABA-苯二氮䓬受体复合物有一定作用。酒精摄入会影响脑内的 BZD 浓度,如酒精能降低三唑仑的浓度、增加地西泮的浓度。

镇静催眠药有肌肉松弛作用,患者服用后易跌倒,故应在睡前服用;服用后立即上床,不宜再活动、做事。

如果镇静作用显著,患者难以忍受,可以考虑考虑换用其他不易引起镇静作用的镇静催眠药如 Z 类药物(佐匹克隆)或抗焦虑药如 SSRI;也可选择 BZD 缓释制剂来逐渐替换常规制剂,这样的剂型转变能减弱药物的毒性和减少症状复发。

二、苯二氮䓬类药物过量和中毒

苯二氮䓬类药物过量和中毒通常发生在一次性误服或故意吞服大量药物,或者长期大剂量药物治疗导致体内大量药物蓄积,尤其是多种苯二氮䓬类药物联合使用,或者苯二氮䓬类药物合并其他药物如其他镇静催眠药、三环类抗抑郁药、镇痛药、抗组胺药、阿片类或酒精等更易发生中毒。主要表现为过度镇静、意识障碍,甚至昏迷。

单一苯二氮䓬类药物过量时,若抢救及时,预后通常良好。常规治疗包括洗胃、导泻、补液、利尿、吸氧及其他支持治疗等。但是如果多种药物合并使用时,尤其是与酒精合用,常病情严重,甚至有生命危险,因为对氯通道的协同作用造成细胞膜超极化,加剧对机体的损害。在此危重情况下,除了常规抢救措施外,可以静脉注射氟马西尼(flumazenil)治疗,以期逆转 BZD 过量引起的中毒效应。氟马西尼是选择性苯二氮䓬受体拮抗剂,主要作用于 GABA$_A$ 受体的 BZD 亚单位。氟马西尼也可用于治疗 Z 类催眠药(如佐匹克隆、唑吡坦等)急性中毒。氟马西尼用于苯二氮䓬类合并其他药物中毒的治疗效果尚未证实,特别是合并 TCA 过量时氟马西尼的使用更应谨慎,因为氟马西尼可激活被 BZD 抑制的 TCA 所致的心律紊乱和癫痫发作。

三、依赖性、停药反应和反跳作用

医师和患者均注意到 BZD 依赖的问题。当医师处方恰当并在严密的用药监测下，通常很少发生滥用和依赖性问题。然而，当 BZD 超剂量或超时服用时，依赖性尤其是躯体依赖常会发生。"躯体依赖"被定义为一种生理学状态，是对药物所导致的耐受性不断提高和延长戒断时间导致戒断症状出现的特殊适应状态。在长期用药停止后的停药期内可能会触发有关生化学、生理学或者行为学上的一些改变。在正常使用 BZD 时，往往出现躯体依赖表现。突然停药或减药过快可以导致停药反应，或原有焦虑及失眠症状再现即反跳作用。

（一）BZD 的耐药性

BZD 存在显著的耐药性，因此有可能导致药物依赖性。虽然在长期使用 BZD 时，通过仔细调整药物剂量可以获得比较满意的结果，但是随着持续服药时间延长（通常是 2 周左右），药物疗效开始减弱。如果增加药物剂量，患者能重新感到药物的作用，耐药性也可能随之增强，随着时间推移，疗效又下降，随之而来的又是不断增加剂量，形成恶性循环，称为耐药性。BZD 使用中出现耐药性的时间和程度并不相同。通常，半衰期长的 BZD 如氟西泮、夸西泮（quazepam）、地西泮和氯硝西泮在耐药性出现以前，作用可持续 1 个月或 1 个月以上；相反，半衰期短的 BZD 如三唑仑、阿普唑仑、羟基西泮和劳拉西泮在起效不久后就失去部分作用，有时作用只能维持 1 周多。

苯二氮䓬类药物之间也存在交叉耐药，虽不常见，仍应引起重视。必要时鼓励患者从一种 BZD 替换成另一种 BZD。耐药性可能还与药物效价有关，换药时也应考虑效价转换，例如 1mg 阿普唑仑相当于 0.7mg 氯硝西泮、10mg 地西泮和 1mg 劳拉西泮。

（二）BZD 滥用与依赖性

1. BZD 滥用 与其他成瘾物质不同，低毒性和高耐药性更容易导致大剂量甚至超大剂量使用，最终导致滥用与依赖。

由于 BZD 的耐药性、特殊的疗效和生理 / 心理效应、良好的安全性及个体特性，不少 BZD 使用者会出现滥用行为。研究苯二氮䓬类药物滥用一般使用以下四个标准：①达到很高的剂量；②产生明显的精神退缩；③剂量明显高于医师的处方剂量；④非适应证性使用。基于这个标准，BZD 滥用在临床中的发生率相对较低。

一些患者在长期治疗中增加 BZD 的剂量达原来的几倍，但平均增加的剂量还是很小的。虽然数据显示苯二氮䓬类药物依赖性和滥用的发生率很低，但是这个发生率在那些酒精和其他药物滥用的病例中并不真实。苯二氮䓬类是目前主要的滥用药物，约占多种药物滥用的 1/3。有少数证据认为，持续释放的剂型相对即刻释放的剂型较少引起药物滥用。总的来说，目前存在的证据显示，除了在那些滥用酒精和其他药物的患者中，BZD 滥用还是比较少见的。

2. 物质依赖的诊断标准 不适当地使用物质，引起有临床意义的损害或痛苦，且在 12 个月内的任何时候出现，并证实有下列 3 项或 3 项以上。

（1）耐药性，确定有以下任何一项：①对使用物质的数量明显增加需求，并出现中毒或渴求反应；②在持续使用相同数量物质的情况下作用明显下降。

（2）停药，确定有以下任何一项：①存在物质停药综合征的特点（符合镇静剂、催眠药或抗焦虑药停药综合征标准中的标准 A 和 B）；②同样（或密切相关）物质使用可缓解或解除停药综合征的症状。

（3）物质的使用总是超过标准，大剂量或超长时间使用。

（4）停止或控制物质使用时出现渴求或挫折感。

（5）大量的时间用于物质的寻求（例如访问多个或很远的医师），使用物质（持续吸烟），或从它的反应中恢复。

（6）放弃或由于物质使用减少重要的社交、职业或娱乐活动。

（7）尽管了解会出现或反复出现的生理或心理问题，仍持续使用物质，这些问题可能是由物质所引起或导致恶化（尽管认识到饮用酒精会引起溃疡，仍继续饮酒）。

3. BZD 依赖的常规治疗方法

（1）逐步缓慢减少剂量。

（2）换用等价剂量的长半衰期药物。

（3）两者结合。

对于长期服用中、小剂量的 BZD 依赖者，上述方法通常会取得较好效果。普萘洛尔对于 BZD 依赖者的戒除也有一定效果，尤其是地西泮和劳拉西泮依赖者。另外有报道称 captodiamine、抗癫痫药和抗精神病药也有助于 BZD 依赖者克服戒除症状。

但是对于大剂量或超大剂量服用 BZD 的患者，上述常规方法鲜有成功。这些依赖者的戒除非常困难，对于伴有人格障碍或伴有其他物质依赖的患者可采用替代疗法，即用缓慢起效的 BZD 如氯硝西泮来替换原来的 BZD。对于无共病的单纯 BZD 依赖者，可以静脉注射选择性苯二氮䓬受体拮抗剂氟马西尼（flumazenil）帮助戒除（即尼维罗氟马西尼脱毒治疗方案，Verona detox approach with flumazenil）。

一项系统综述和 meta 分析显示，无论短程还是长程 CBT 均能够有效地帮助焦虑障碍患者戒除 BZD 依赖。

（三）停药反应

停药反应又称为停药综合征，是一种可以预计的并且相互影响的征兆和症状，主要是指在突然停药或者快速减少药物剂量时出现的涉及中枢神经活动改变的一些症状，主要有心悸、血压升高、肌肉痉挛、焦虑、失眠、惊恐发作、记忆减退和注意减退、感知觉障碍等。严重的停药反应会出现幻觉、类偏执性妄想等精神病性症状及癫痫发作或谵妄等，这些症状都比较罕见，往往发生在高效价 BZD 在高剂量时突然停药，或者发生在一些老年患者中。一般来说，停药反应可在 BZD 停药的当日出现，并可能持续数周或数月。短半衰期 BZD 的停药反应会更快出现，症状也会更严重。使用短半衰期药物、高效价药物、药物剂量较高、服药时间较长、减药速度较快等均与停药反应的发生及严重程度有关。惊恐障碍诊断本身也是一个相关危险因素。

应当让所有服用 BZD 的患者知晓突然停药可能带来的危险性，并严格遵医嘱逐渐缓慢减量后才能停药。这才是避免或减少停药反应发生最有效的应对之道。

恢复服用引起停药反应的原有药物可以很快缓解停药反应症状。

许多药物曾经被尝试作为辅助用药来使减药过程变得容易些。结果证明，多数尝试对服用 BZD 1 年或者甚至更长时间的患者无效。丁螺环酮对服用劳拉西泮 3 个月或者更短时间的患者会有一些益处。卡马西平可能对减药过程有所帮助。

（四）反跳作用

反跳作用是指 BZD 突然停药时焦虑和失眠症状的反弹。避免或应对此反跳现象的根本策略就是逐渐缓慢地减少剂量。作为一般规律，大多数精神药物的停药均需一个缓慢的逐步减量过程，宜慢而不宜快。对于使用 BZD 治疗 3 个月以上的患者，BZD 的减量应该控制在大约每周 10%。例如接受阿普唑仑 4mg/d 治疗的患者应每周减量 0.5mg，持续 8 周。

再次服用原来的药物或恢复到原来的剂量往往可以使反弹的症状得到缓解。可以尝试换用 BZD 缓释制剂,或加用某些具有助眠及抗焦虑作用的非 BZD 如曲唑酮,这样可以使得 BZD 减量变得容易些,也有助于避免或缓解反跳症状。

四、认知损害

有研究显示,长期使用 BZD 与认知功能减退有关,包括痴呆和痴呆样疾病,尤其在老年人群。

通过认知功能检测工具,可以发现长期服用 BZD 者存在学习能力、记忆、联想速度、注意力和视觉空间能力等诸多方面的损害。流行病学研究揭示,BZD 使用与痴呆样疾病关联。BZD 可导致顺行性遗忘,尤其是高剂量静脉给药时。认知损害的发生与 BZD 的剂量、服用时间长短、年龄、躯体疾病(如痴呆)等相关。

建议谨慎给老年人或痴呆患者处方 BZD,避免增加跌倒或发生谵妄的风险。在处方 BZD 时,医师应当告知患者潜在的健忘风险。

五、脱抑制

脱抑制(disinhibition)是一个理论概念,指在大脑控制功能减弱或缺失时个体表现出冲动或不受约束的行为,常用来解释神经精神疾病的一些临床现象,也用来构建临床现象、认知功能,甚至细胞结果之间相互关联的脑机制理论。这里所指的脱抑制是一个狭义的概念,是指一类继发于药物的脱抑制行为或行为脱抑制(behavioral disinhibition),常表现为易激惹、冲动,甚至攻击和暴力行为,属于一种少见且严重的药物不良反应。常见药物包括 BZD、唑吡坦、三环类、SSRI。继发于 BZD 脱抑制的可能机制是这类 $GABA_A$ 受体激动剂作用于中脑 - 前额叶 - 纹状体回路,使得谷氨酸代谢异常增强,出现脱抑制现象。使用选择性 $GABA_A$ α_1 亚基受体激动剂唑吡坦,$GABA_B$ 受体激动剂巴氯芬(氯苯氨丁酸)发生的脱抑制验证了此假说。在罕见的情况下,脱抑制行为是发生在停药后,类似于停药综合征,此时应加以鉴别。

大多为临床案例报告,鲜有 RCT,发生率不详。发生脱抑制行为的重要药物和患者因素包括患者年龄;药物的剂量、效能和消除半衰期;给药途径,即进入脑内的速度;认知功能,如存在脑损伤;联合用药;合并精神障碍,如冲动控制障碍;停药,即清除时间;药物耐受性等医疗史。

脱抑制行为相关的症状包括易激惹,导致暴怒或攻击行为;欣快感,导致轻躁狂;躁动或激越,导致冲动行为如自杀冲动;活动增多,导致社交不当行为。这些症状有时酷似躁狂发作,需要加以鉴别。

随着 SSRI 更多应用于焦虑障碍的治疗,更多的报道涉及脱抑制相关不良反应的发生,尤其在惊恐障碍,因为这些患者对不寻常身体感觉更敏感。儿童和青少年接受 SSRI 治疗更容易发生脱抑制行为。

脱抑制行为的处理原则如下:

1. 对因处理　通常情况下,停药可以缓解脱抑制行为。为了避免或减少该不良反应的发生,应使用最小有效剂量,缓慢增加剂量,加强药物不良反应监测,尽可能避免多种药物联合使用。停药宜逐渐减量,尤其是 BZD。

2. 对症处理　在逐渐停药的过程中,可以考虑换用其他有类似治疗效果且不易导致脱抑制反应的药物。如果脱抑制行为持续存在或非常严重,可以考虑用小剂量抗精神病药加以控制。

3. 重视预防 增强意识，预防为主，特别是给焦虑障碍患者处方 BZD，更要加强药物不良反应监测，及时发现苗头；事先告知患者可能出现的相关先兆征象。

（王立伟）

参 考 文 献

[1] 江开达. 精神药理学 [M]. 北京：人民卫生出版社，2007.

[2] 吴文源. 中国精神障碍防治指南丛书：焦虑障碍防治指南 [M]. 北京：人民卫生出版社，2010.

[3] BANDELOW B，REITT M，RÖVER C，et al. Efficacy of treatments for anxiety disorders：a meta-analysis[J]. International clinical psychopharmacology，2015，30（4）：183-192.

[4] CRASKE M G，STEIN M B. Anxiety[J]. Lancet，2016，388（10063）：3048-3059.

[5] LEICHSENRING F，LEWEKE F. Social anxiety disorder[J]. New England journal of medicine，2017，376（23）：2255-2264.

[6] LI Q，ZHANG H，LIN G，et al. Relative safety and efficacy of two doses of tandospirone citrate for generalized anxiety disorder：a multicenter randomized controlled trial[J]. Neuropsychiatric disease and treatment，2022，18：1653-1664.

[7] MAYO-WILSON E，DIAS S，MAVRANEZOULI I，et al. Psychological and pharmacological interventions for social anxiety disorder in adults：a systematic review and network meta-analysis[J]. Lancet psychiatry，2014，1（5）：368-376.

[8] MCENERY C，LIM M H，TREMAIN H，et al. Prevalence rate of social anxiety disorder in individuals with a psychotic disorder：a systematic review and meta-analysis[J]. Schizophrenia research，2019，208：25-33.

[9] PELISSOLO A，KASSM S A，DELHAY L. Therapeutic strategies for social anxiety disorder：where are we now?[J]. Expert review of neurotherapeutics，2019，19（12）：1179-1189.

[10] PENNINX B W，PINE D S，HOLMES E A，et al. Anxiety disorders[J]. Lancet，2021，397（10277）：914-927.

[11] ROSENBAUM J F. Benzodiazepines：a perspective[J]. American journal of psychiatry，2020，177（6）：488-490.

[12] SLEE A，NAZARETH I，BONDARONEK P，et al. Pharmacological treatments for generalised anxiety disorder：a systematic review and network meta-analysis[J]. Lancet，2019，393（10173）：768-777.

[13] TAYLOR J H，LANDEROS-WEISENBERGER A，COUGHLIN C，et al. Ketamine for social anxiety disorder：a randomized，placebo-controlled crossover trial[J]. Neuropsychopharmacology，2018，43（2）：325-333.

[14] WILLIAMS T，MCCAUL M，SCHWARZER G，et al. Pharmacological treatments for social anxiety disorder in adults：a systematic review and network meta-analysis[J]. Acta neuropsychiatrica，2020，32（4）：169-176.

[15] WU W Y，WANG G，BALL S G，et al. Duloxetine versus placebo in the treatment of patients with generalized anxiety disorder in China[J]. Chinese medical journal，2011，124（20）：3260-3268.

[16] HALES R E，YUDOFSKY S C，GABBARD G O. 精神病学教科书：第 5 版 [M]. 张明园，肖泽萍，译. 北京：人民卫生出版社，2010.

[17] GABBARD G O. GABBARD 精神障碍治疗学：第 4 版 [M]. 赵靖平，译. 北京：人民卫生出版社，2010.

[18] EDINOFF A N，NIX C A，HOLLIER J，et al. Benzodiazepines：uses，dangers，and clinical considerations[J]. Neurology international，2021，13（4）：594-607.

[19] CASARI R，METASTASIO A，ZAMBONI L，et al. Addiction of high dose of benzodiazepine：Verona detox approach with flumazenil[J]. Frontiers in psychiatry，2022，13：857376.

[20] FLUYAU D，REVADIGAR N，MANOBIANCO B E. Challenges of the pharmacological management of benzodiazepine withdrawal，dependence，and discontinuation[J]. Therapeutic advances in psychopharmacology，2018，8（5）：147-168.

[21] RICKELS K，MOELLER H J. Benzodiazepines in anxiety disorders：reassessment of usefulness and safety[J].

World journal of biological psychiatry，2019，20（7）：514-518.

[22] GALLO A T，HULSE G. Pharmacological uses of flumazenil in benzodiazepine use disorders：a systematic review of limited data[J]. Journal of psychopharmacology，2021，35（3）：211-220.

[23] NICE. Generalised anxiety disorder and panic disorder in adults：management[M]. London：National Institute for Health and Care Excellence（NICE），2011.

[24] GANDOTRA K，CHEN P，KONICKI P E，et al. Clonazepam-related paradoxical behavioral disinhibition：an uncommon but grave adverse effect[J]. Journal of clinical psychopharmacology，2019，39（3）：281-282.

[25] BOND A J. Drug-induced behavioural disinhibition[J]. CNS drugs，1998，9（1）：41-57.

[26] CHAWLA N，ANOTHAISINTAWEE T，CHAROENRUNGRUEANGCHAI K，et al. Drug treatment for panic disorder with or without agoraphobia：systematic review and network meta-analysis of randomised controlled trials[J]. BMJ，2022，376：e66084.

[27] HUEY E D. A critical review of behavioral and emotional disinhibition[J]. Journal of nervous and mental disease，2020，208（4）：344-351.

[28] SHINFUKU M，KISHIMOTO T，UCHIDA H，et al. Effectiveness and safety of long-term benzodiazepine use in anxiety disorders：a systematic review and meta-analysis[J]. International clinical psychopharmacology，2019，34（5）：211-221.

[29] BANDELOW B，WERNER A M，KOPP I，et al. The German Guidelines for the treatment of anxiety disorders：first revision[J]. European archives of psychiatry and clinical neurosciences，2022，272（4）：571-582.

[30] KATZMAN M A，BLEAU P，BLIER P，et al. Canadian clinical practice guidelines for the management of anxiety，posttraumatic stress and obsessive-compulsive disorders[J]. BMC psychiatry，2014，14（Suppl 1）：S1.

[31] TAKESHIMA M，OTSUBO T，FUNADA D，et al. Does cognitive behavioral therapy for anxiety disorders assist the discontinuation of benzodiazepines among patients with anxiety disorders? A systematic review and meta-analysis[J]. Psychiatry and clinical neurosciences，2021，75（4）：119-127.

[32] KAUFMANN C N，MOORE A A，BONDI M W，et al. Association between the use of non-benzodiazepine hypnotics and cognitive outcomes：a systematic review[J]. Current sleep medicine reports，2020，6（1）：11-20.

[33] MOHATT J，BENNETT S M，WALKUP J T. Treatment of separation，generalized，and social anxiety disorders in youths[J]. American journal of psychiatry，2014，171（7）：741-748.

[34] WANG Z，WHITESIDE S P H，SIM L，et al. Comparative effectiveness and safety of cognitive behavioral therapy and pharmacotherapy for childhood anxiety disorders：a systematic review and meta-analysis[J]. JAMA pediatrics，2017，171（11）：1049-1056.

第八章

强迫及相关障碍的治疗

强迫及相关障碍（obsessive-compulsive and related disorder，OCRD）是一类以反复出现的想法和行为为特征的精神疾病，DSM-5 及 ICD-11 均认为这类疾病在病因上是共通或彼此相关的，将其列为独立的诊断单元，不再附属于其他精神障碍。以 ICD-11 为例，该类疾病包括强迫症、躯体变形障碍、嗅觉牵连障碍、疑病症、囤积障碍、聚焦于躯体的重复行为障碍等。强迫及相关障碍的总患病率达 9.1%，这些疾病在诊断要素上具有共性且常共病，具有类似的遗传因素，既相互独立又具有相似的临床特征，如均存在持续性、侵入性、不必要的想法或表象，以及重复的行为这两大核心症状，具有相似的病理生理基础，常共同出现，对特定药物和心理治疗也有相似的反应。强迫症本身就是一种复杂的精神疾病，其症状表现多样，具有多种临床亚型，OCRD 中的各个疾病也具有较大的异质性，其现象学和症状学并不完全一致，因此了解 OCRD 对治疗的不同反应、疾病的具体类型及症状本身的特殊性将有助于选择最有效的治疗方法。本章节将主要概述强迫症的规范治疗，其他强迫及相关障碍的治疗做简单叙述。

第一节 概 述

强迫症是一种以反复出现的强迫思维和 / 或重复行为为基本特征的慢性致残性精神疾病。强迫思维是反复且持续的、被体验为侵入性和不必要的想法（如与污染有关）、影像（如暴力场景）或冲动 / 意向（如想刺伤某人），通常与焦虑有关。强迫行为是反复出现的行为或仪式，包括反复的精神活动（如在心里重复特定短语、计数等），个体往往感到重复行为或精神活动是为应对强迫思维而被迫执行的，以满足必须严格执行的规则，或获得"完整"感。

强迫症的终生患病率为 0.8%～3%，儿童患病率为 2%～4%；平均发病年龄为 19～35 岁，有青少年前期和成年早期两个发病高峰。强迫症被世界卫生组织列为排名第 10 位的致残性疾病，在 15～44 岁女性中甚至成为排名前 5 位的致残性病因，对患者的婚姻、职业、情感、家庭及社会功能产生较大影响。

尽管强迫症的致残率较高，但很多患者却不寻求医治，这可能与普通民众对强迫症的知晓率低、缺乏正确认识（不知道强迫症是精神疾病或认为疾病可以自愈）、精神疾病妖魔化带来的病耻感、疾病的季节波动性等因素有关，造成就医行为大幅延迟。有研究显示患者从症状首次出现到最终确诊为强迫症大概平均经历 17 年，50% 的患者在就医行为前的 20 年就已经出现强迫症状，且只有 34% 的患者寻求医学治疗。早期识别、早期诊断及早期治疗对强迫症具有重要意义，患者往往需要同时接受药物治疗及心理治疗。

第二节 强迫及相关障碍的治疗原则、治疗目标及策略

一、治疗原则

（一）建立有效的医患治疗联盟

强迫症起病与遗传因素、个人成长过程中的创伤、物质依赖和环境应激有关，总体而言强迫症的依从性较差，可能的原因如下：①强迫症的病程是波动的，在某个缓解期或症状较轻时，患者可能会否认治疗的必要性；②强迫症药物治疗起效较慢，需要足够的时间和耐心，对于追求迅速起效的患者来说依从性很差，患者会辗转于各个医师之间，不断调整方案，难以达到获取有效治疗的目的；③强迫症患者本身具有犹豫、怀疑的性格，容易对治疗产生怀疑，拒不配合，导致依从性更低；④强迫症的治疗周期长，部分患者症状严重或共患其他疾病，治疗反应差，病情反复，疾病很容易慢性化，也会使患者失去治疗信心。

因此，由专业人员告诉患者及其家属他们患有一种比较常见的疾病，目前的治疗方法能够减轻部分症状并改善生活质量，将有助于消除患者的无助感、对家人的内疚、患病的羞耻感，使患者及其家属在舒适、轻松、开放的环境中表达自己的体验和思想。协助患者了解治疗方法的利弊及治疗经过，邀请患者参与到治疗决策中，尊重患者的治疗倾向，将有助于建立有效的医患联盟，提高患者依从性，达到提高疗效和降低不良反应风险、培训患者自我监测技能等目的。

（二）定期随访和评估

治疗的全面评估要贯穿于整个治疗过程。包括定期的全面精神状况检查、强迫症的临床症状和疾病严重程度、与共病（精神障碍和躯体疾病）的进展和严重程度、自伤和自杀、冲动和健康风险、既往治疗史、患者对治疗方案的倾向、童年创伤史及家族史、心理社会应激、患者应对压力的方式、疾病对患者的功能和生活质量的影响、患者对治疗的反应、副作用及治疗依从性、家庭及社会支持系统等，均需要进行定期评估并根据结果及时调整临床治疗方案。随访频率从几日至 2 周不等，一般急性期治疗应该保证至少每 2 周 1 次，维持期治疗最好保证每月 1 次，在每次修改治疗方案前一定要进行评估。

（三）个体化治疗

SSRI 类药物治疗及认知行为治疗（cognitive behavioral therapy，CBT）均为推荐的强迫症一线治疗方法，此外还有物理治疗可供选择。临床医师应根据患者的一般情况（年龄、性别、病程）、症状严重程度、既往治疗效果、心理治疗的可及性、患者的精神和经济承受能力、患者主观的治疗倾向、对不良反应的态度和接受性、潜在的药物相互作用等因素来制订合适的治疗方案，根据患者情况使用最小有效剂量。对于症状较轻且没有共病的儿童及青少年，无明显的抑郁和焦虑情绪，或是不愿采用药物治疗的患者，可将心理治疗作为初始治疗方案；疾病严重、无法配合心理治疗或既往对药物治疗反应良好的患者可选择药物治疗。此外，对于共病躯体疾病的强迫症患者，需要和其他专科医师一起制订治疗方案，使多种疾病的治疗方案相互不冲突，协同提高疗效，防止治疗的不良反应。

（四）全病程治疗

强迫症是一种病程迁延、病情反复波动的慢性精神障碍，需要制订急性期和维持期的全病程治疗计划。确诊强迫症之后，选择单一一线推荐药物进行为期 10~12 周的急性期治疗，

随后进行系统评估，判断疗效及选择下一步的治疗方案，如有效可进行 1～2 年的维持期药物治疗，有助于降低复发风险（1/A）；如疗效不足或无效，可尝试另一种 SSRI 治疗 10～12 周或考虑联合增效药物或非药物治疗，如心理治疗或物理治疗（1/A）。有研究证据支持，停止 SSRI 治疗后，可以换为 CBT 继续长期治疗，可进一步降低复发风险（3/B）。应注意，不宜在某一种治疗药物短期使用无效时就频繁换药。对于使用高剂量药物的患者，要密切监测包括 5-HT 综合征在内的不良反应。

（五）综合治疗

目前强迫症的主要治疗措施包括药物治疗、心理治疗及药物与心理联合治疗，应根据患者的症状性质和严重程度、共病的精神障碍和躯体疾病的性质、患者对治疗的偏好和承受能力、治疗措施的易得性等因素来制订合适的治疗方案。一系列研究证据支持药物治疗联合心理治疗的综合治疗方法的疗效优于单一药物治疗或心理治疗（1/A），特别是当患者对单一疗法不满意、存在共病或有明显的应激因素时，综合治疗是患者的最佳选择。治疗初期，药物治疗联合支持性心理治疗的综合治疗有助于医患之间保持良好的治疗联盟，可以提高患者对药物治疗的依从性（3/B）；维持期，药物治疗联合含暴露与反应预防疗法的认知行为治疗、家庭治疗等综合治疗策略有助于改善患者的生活质量和社会功能，并提高患者的治疗依从性，降低疾病复发风险（3/B）。

二、治疗目标及策略

（一）急性期

1. 治疗目标 最大限度地减少强迫思维、强迫行为及相关症状（不良情绪）的频率和严重程度，尽可能改善患者的生活质量和社会功能（包括家庭、社会、工作/学习、家庭和休闲方面）。在此期间需要监测病情变化和潜在的药物不良反应，及时调整治疗方案，提高疗效和降低不良反应发生率；制订急性期和长期（预防复发）治疗计划；进行患者及其家庭成员教育，使患者或家庭成员了解疾病特点和治疗经过，提高治疗依从性。

2. 治疗策略

（1）药物治疗：应遵循足剂量、足疗程和单一用药的治疗原则，选择一种一线推荐治疗药物，尽早开始治疗。每种药物均有各自的起始剂量、常用有效剂量和常用最大推荐剂量（表 3-8-1）。在治疗开始后，需要选择合适的随访频率（一般是开始治疗后从几日至 2 周），这取决于患者的症状严重程度、并发症、自杀意念及不良反应等，仔细询问和积极处理药物不良反应，监测患者对治疗的反应，并制订个体化剂量滴定策略。大多数患者在治疗 4～6 周后才开始逐渐起效，有效患者甚至经 10～12 周治疗其症状才有改善，因此一般建议急性期治疗 10～12 周，如果疗效好可进入维持期 1～2 年。目前已有研究探索可以提高药物起效速度的策略，包括快速滴定、联合增效药物等。对于伴有焦虑症状、对药物不良反应过度担心以及老年患者，需要降低药物的起始剂量（如常规起始剂量的一半），在系统评估的基础上更缓慢地滴定剂量，以减少不良反应。

（2）心理治疗：对于没有太多抑郁或焦虑症状，或是不愿意采用药物治疗而有意愿接受认知行为治疗的患者，建议将认知行为治疗（包括暴露与反应预防疗法）作为初始治疗，根据患者的症状严重程度及其个人特征设置 12～20 次疗程不等，每次 90～120min，每周 1～5 次，完成后进行疗效评估。

表 3-8-1 国家药品监督管理局批准的强迫症治疗药物剂量范围

药物名称	起始剂量/（mg/d）	常用目标剂量/（mg/d）	常用最大剂量/（mg/d）
舍曲林	50	200	200
氟西汀	20	40～60	80
氟伏沙明	50	200	300
帕罗西汀	20	40～60	60
氯米帕明	25	100～250	250

（二）疗效判定及转归

1. 如果疗效理想，则进入维持期。

2. 如果部分有效时，可以考虑检测血药浓度，以评估是否存在治疗依从性差或个体为药物快代谢型，基因检测也有助于发现个体的药物代谢类型。此外，还可以增加 SSRI 的剂量或换用另一种 SSRI 类药物。

（三）维持期

1. **治疗目标** 根据疾病严重程度和治疗反应制订维持期治疗目标。①临床治愈，疗效较好的患者可沿用急性期治疗药物及治疗剂量继续治疗，以期达到强迫症状消失、社会功能和生活质量恢复、促进全面康复的目标，防止已缓解的症状波动和恶化；②症状减轻，部分有效的患者在治疗方案调整的基础上，期望能够达到对社会功能和生活质量影响较小的目标，改善焦虑、抑郁情绪，能够带着症状生活，防止症状有大的波动；③对于难治性患者，应最大限度地减少症状频率和程度，尽可能减少疾病对生活质量和社会功能的影响，提高患者依从性，使其愿意接受持续治疗。

在此期间应当帮助患者找出诱发或加重病情的环境应激，为患者提供应对技巧，监测药物不良反应，及时调整药物治疗方案。

2. **治疗策略** 经过急性期治疗，临床症状完全或明显好转，社会功能基本不受影响的情况下，可进入维持期治疗。

（1）药物治疗：选择药物治疗的患者推荐至少维持急性期同样的治疗剂量 1～2 年后才能开始逐渐缓慢减药，可以显著预防复发。适合减药者应在监测复发和停药反应的基础上，在数月甚至更长的时间内逐渐减量。如果监测到症状波动，需恢复到原来的治疗剂量，并延长维持期治疗时间。

（2）心理治疗：急性期治疗后需要继续治疗以巩固治疗效果，需要在急性期治疗后进行 3～6 个月的周期性集中治疗，此后进行规律的心理治疗，推荐每月 1 次，维持 1 年。

第三节 强迫及相关障碍的治疗

强迫及相关障碍患者往往需要接受较长时间的治疗，包括急性期治疗和维持期治疗。

一、急性期治疗

急性期治疗的疗程建议为 10～12 周，以最大限度地减少强迫思维和强迫行为的频率和严重性、尽可能提高患者的生活质量和社会功能为主要目标。急性期治疗选择包括药物治疗、心理治疗或物理治疗等，可以根据患者的临床需求、治疗方法的可及性、患者的承受能力及治疗意愿来制订个体化治疗方案。

药物治疗是急性期最常使用的治疗手段。

（一）药物选择的影响因素

1. 躯体疾病 强迫症共病躯体疾病的情况并不少见，临床医师在选择药物之前需全面了解患者的躯体疾病及其用药情况，包括 6 个月之内的处方药、非处方药及老年患者的营养保健品，此外还应询问酒精或其他物质滥用情况。应避免使用可能加剧躯体疾病的药物，例如许多中老年强迫症患者同时存在高血压等代谢综合征相关疾病，需要注意避免使用可能升高血压的 SNRI 类药物，还要考虑抗强迫药物是否对降血脂、抗凝治疗产生影响。

2. 药物代谢 SSRI 类药物进入患者体内后，主要通过肝脏 CYP450 氧化酶代谢，其代谢产物可以调节 5- 羟色胺再摄取。SSRI 中的帕罗西汀及氟伏沙明主要经 CYP2D6 代谢；氟西汀可经 CYP2D6 和 CYP2C9 代谢为具有药理活性的去甲氟西汀对映异构体；西酞普兰和艾司西酞普兰主要经 CYP2C19 代谢；舍曲林可经 CYP2C9、CYP2D6、CYP2C19 及其他多态性 CYP450 代谢，其中 CYP2C19 是其主要代谢途径。

不同个体的上述肝药酶代谢类型并不一致，了解个体的肝药酶代谢类型将有助于药物的选择。以 CYP2D6 为例，CYP2D6 超快代谢型者在服用帕罗西汀后，其药物及代谢产物的血浆浓度较低甚至检测不到，这可能是患者治疗失败的原因之一，需要考虑使用不经 CYP2D6 广泛代谢的替代 SSRI；对于 CYP2D6 中间代谢型者，无须根据其活性调整帕罗西汀或氟伏沙明的剂量，可根据常规推荐剂量治疗；CYP2D6 慢代谢型者在接受帕罗西汀和氟伏沙明治疗时面临的药物暴露量会显著增加，这可能是药物引起副作用的危险因素，因此美国 FDA 指出对于已知 CYP2D6 代谢水平降低的患者应谨慎使用氟伏沙明及帕罗西汀。

CYP2D6 慢代谢型（PM）在白种人中为 2%～10%，而在亚洲人和非洲人中为 1%～2%；而相比高加索人（1%～6%）和非洲人（1%～7.5%），亚裔人群的 CYP2C19 慢代谢型比例较高，为 12%～23%。2015 年临床药物基因组学实施联盟（CPIC）已发布临床指南，推荐在使用三环类抗抑郁药和 SSRI 之前对 CYP2D6 和 CYP2C19 进行药物遗传学检测，方便临床医师根据代谢情况调整药物剂量。

3. 药物不良反应 应考虑任何相关的 FDA 和 NMPA 给予警告的、潜在的药物相互作用及对躯体疾病的影响。如氯米帕明可能会降低癫痫发作阈值，诱发心律失常、高血压等心脏毒副作用，不宜作为共患癫痫、心律失常、充血性心力衰竭或血压异常，以及超重的患者使用。

（二）单一药物治疗推荐

强迫症患者尽可能单一药物治疗，选择药物应从推荐的一线药物足剂量、足疗程开始。基于循证证据及《中国强迫症防治指南》对药物进行分级推荐。

1. 一线治疗药物 包括 4 种选择性 5- 羟色胺再摄取抑制剂（SSRI）类药物舍曲林、氟西汀、氟伏沙明和帕罗西汀，是 NMPA 和 FDA 批准用于治疗强迫症的药物。SSRI 是强迫症药物治疗的中流砥柱，有研究者在 1989 年首次发现氟伏沙明对强迫症有效，此后有超过 20 项临床研究证实 SSRI 单药治疗强迫症的有效性，英国国家卫生与临床优化研究所（NICE，2006）和美国精神病学协会实践指南（APA，2013）均推荐 SSRI 类药物为强迫症的一线治疗药物。大量循证证据支持 SSRI 类药物对急性期强迫症具有显著疗效（1/A），可以缓解强迫症状，改善患者的生活质量。急性期治疗有效的患者继续长期治疗（最长 12 个月），有效率可逐渐提高，并显著降低强迫症患者的复发风险（1/A）。

相比抑郁障碍，强迫症所需要的 SSRI 治疗剂量更大、治疗时间更长，且在一定范围内疗效与剂量增加呈相关性。虽然不同的 SSRI 类药物在 5- 羟色胺转运体的选择性和效力上并不相同，但目前并没有足够证据支持这几种 SSRI 类药物在治疗强迫症上存在疗效差异。氟西汀的半衰期长、停药反应小，可用于治疗依从性欠佳患者，如冲动性较高的个体。氟西汀和舍曲林对体重增加的影响较小。如果考虑到细胞色素 P450 对药物的影响，舍曲林与这些酶的作用较少，可能更安全。

2. 二线治疗药物 包括三环类抗抑郁药氯米帕明，以及 SSRI 中的西酞普兰和艾司西酞普兰。

三环类抗抑郁药氯米帕明对 5- 羟色胺再摄取的抑制作用更强，具有高亲和力及其他受体和再摄取位点结合的能力，是第一个明确显示对强迫症有益的药物，于 1989 年被 FDA 批准用于治疗强迫症。大量循证证据支持氯米帕明治疗强迫症的疗效（1/A），且有荟萃分析结果提示氯米帕明的疗效优于 SSRI，但优效性微弱。

但在临床实践中，必须平衡氯米帕明的疗效及不良反应。氯米帕明具有显著的抗胆碱能作用（如口干、便秘）、抗组胺作用（如镇静、体重增加）以及 α 肾上腺素受体拮抗作用（如直立性低血压），而且氯米帕明还可能导致心律失常、诱发癫痫发作等风险。FDA 推荐氯米帕明治疗强迫症的最大剂量为 225mg/d，并需要定期监测血药浓度，保证氯米帕明及去甲氯米帕明的浓度不超过 500ng/ml。目前氯米帕明作为强迫症的二线治疗药物，主要用于 SSRI 类药物治疗失败的患者。需要注意的是，氟伏沙明作为 CYP2C19 强抑制剂，应避免与氯米帕明合用，可导致氯米帕明的血药浓度显著升高，从而增加癫痫发作或心律失常等副作用出现的风险。

西酞普兰和艾司西酞普兰虽然未被 NMPA 批准用于强迫症的治疗，但系列证据支持西酞普兰（2/B）和艾司西酞普兰（1/A）对急性期强迫症的治疗疗效，而长期治疗（24 周）时西酞普兰（2/B）和艾司西酞普兰（1/A）的治疗有效率增加，并可降低强迫症患者的复发风险。西酞普兰对心脏及心电图存在一定影响，FDA 于 2011 年发布黑框警告，禁止西酞普兰的使用剂量超过 40mg/d，不建议老年人使用超过 20mg/d 的剂量，建议 Q-Tc 间期 >500ms 或有心律失常倾向的个体避免使用该药。

3. 其他药物 2003 年一项开放试验提示 SNRI 对难治性强迫症治疗有较高的获益（有效率为 76%），但随后研究并未发现有超过 SSRI 类药物的疗效，目前也不作为强迫症的单药治疗推荐。

小规模 RCT 及开放性研究揭示奶蓟草（2 级证据）、缬草根（2 级证据）及圣·约翰草（3 级证据）等可能对强迫症治疗有效，但遗憾的是这些制剂的标准化程度较低，不同产品中的活性成分差异很大，目前不能广泛推荐。

（三）换药或联合用药

如果单一药物治疗效果欠佳，可以考虑换为另一种一线或二线治疗药物（1/A）、联合药物治疗和心理治疗（1/A），或者联合增效治疗药物或物理治疗。

1. 换药 如果患者使用第一种 SSRI 类药物足剂量、足疗程治疗后疗效欠佳或不能耐受，换用另一种 SSRI 类药物可使 40%～50% 的患者获益，或换用三环类抗抑郁药氯米帕明。美国精神病学协会（APA）建议，换用另一种 SSRI 的前提是第一种药物已经服用 10～12 周，且其中 6 周达到最大治疗剂量。当换用另一种抗抑郁药时，建议交叉换药，逐渐减少无效或不能耐受的药物剂量，同时逐步增加新药的剂量，除非突然出现严重不良反应（如氯米帕明所致的心律失常），否则不允许突然停药。如第二种 SSRI 类药物仅部分疗效，可考虑换用第三种 SSRI 类药物或氯米帕明。

2. 联合用药 如果初始治疗对患者有部分疗效,此时推荐联合治疗方案而非换药。联合治疗方案包括 SSRI 类药物联合抗精神病药、谷氨酸能药物或抗炎药。如果患者尝试所有治疗方案后效果仍不好,建议回顾病史、重新评估及诊断,可以考虑难治性强迫症的治疗方案或尝试某些新的治疗方案技术,但要注意风险和获益的评估以及合法性。联合用药方案如下:

(1) 抗精神病药:自 20 世纪 90 年代后期,有临床研究支持小剂量第一代或第二代抗精神病药可以增强 SSRI 类药物对强迫症的疗效,并加快抗强迫药物的起效时间。2015 年有学者对 14 项 RCT 研究进行荟萃分析,结果支持抗精神病药具有增效作用,阿立哌唑、利培酮及氟哌啶醇优于安慰剂,约 1/3 的难治性强迫症患者在接受抗精神病药增效治疗后症状有所改善。

在短期获益方面,利培酮(0.5mg/d)及阿立哌唑(10mg/d 或可能更低)的证据最多,增效治疗可明显改善强迫症状,且有单盲头对头研究显示利培酮对强迫症的增效作用优于阿立哌唑,但增效作用似乎在第 4 周进入平台期。目前大多数专家建议合并使用低至中等剂量的抗精神病药,如氟哌啶醇 2~4mg/d、利培酮 1~2mg/d、喹硫平 150~600mg/d、奥氮平 5~10mg/d、阿立哌唑 15~30mg/d。需要注意的是,研究发现第二代抗精神病药本身也可能会引发强迫症状,且抗精神病药的长期不良反应更严重,包括体重增加、血糖升高、镇静、锥体外系不良反应及高催乳素血症等(如停经和性功能障碍),荟萃分析也强调所有抗精神病药增效抗强迫治疗的时长均不应超过 16 周。

(2) 谷氨酸能药物:目前有很多研究提示在强迫症的发生与发展中存在谷氨酸失衡,美金刚是一种低亲和力的 NMDA 受体非竞争性拮抗剂,已有小样本及盲法安慰剂对照研究提示其作为增效剂或单一使用可使成人及儿童强迫症患者获益。由于美金刚是 FDA 批准的药物,在所用剂量(通常 20mg/d)下具有可接受的不良反应,因此即使没有明确研究的情况下,对于难治性强迫症患者的经验性使用也是合理的。N- 乙酰半胱氨酸(NAC)作为增效剂也有助于强迫症状的减少,但其不受美国 FDA 监管,需谨慎使用;谷氨酸调节剂拉莫三嗪(2 项试验,最高 100mg/d)、托吡酯(3 项试验,最高 400mg/d)、利鲁唑(3 项试验,最高 100mg/d)的随机双盲安慰剂对照试验也提示,这些药物在与 SSRI 相结合时,均已对难治性强迫症有疗效。

(3) 抗炎药:目前也有研究认为免疫系统功能异常参与强迫症发病,非甾体抗炎药塞来昔布可抑制环氧合酶 -2,米诺环素同时具有抗炎及抗谷氨酸能效应,两种药物分别与 SSRI 联用增效均显示疗效优于安慰剂。

二、维持期治疗

强迫症是一种慢性、复发性疾病,平均 41% 的患者呈持续状态,约 60% 的患者出现缓解或好转,在治疗后数年的病程中仍有部分患者具有临床或亚临床症状,且共病的普遍性也需要长期维持治疗。长期治疗既可以维持急性期治疗的疗效,也可以促进疾病的进一步康复。根据现有研究证据尚不足以推断强迫症的肯定维持期治疗时间,建议急性期后药物治疗持续至少 6 个月,最好药物维持 1~2 年。长期治疗研究中发现短期(20~24 周)和长期(1 年)维持治疗期间症状均有持续改善,可以显著预防复发。维持期治疗药物应保持与急性期同样的治疗剂量。患者在服用一种 SSRI 类药物 12 个月且病情缓解后,需要定期评估继续治疗的必要性,包括首次发病时的严重程度、持续时间、发作次数、残余症状及社会心理状况。

三、停药及其策略

在综合评估后确定可以停药的患者,根据 2016 年《中国强迫症防治指南》推荐,可采取逐渐减量的策略，如每 1~2 个月减掉药物治疗剂量的 10%~25%。如果监测到症状波动，加回到原来的治疗剂量，延长维持期治疗时间；如果出现停药反应，加回到前一个剂量范围，延长治疗时间。再次减量时，以更缓慢的速度逐渐减量直至停药。有研究证据支持，停止 SSRI 治疗后可以换为 CBT 长期治疗，继续长期治疗可进一步降低复发风险。

四、难治性强迫症的治疗

大约有 40% 的接受 SSRI 类药物治疗的强迫症患者反应欠佳。目前对难治性强迫症并无统一定义，通常认为至少经过 3 种足剂量和足疗程的 5- 羟色胺再摄取抑制剂（serotonin reuptake inhibitor, SRI）（其中 1 种为氯米帕明，SRI 包括 SSRI 和氯米帕明）治疗，联合过至少 2 种第二代抗精神病药作为增效剂，并且在使用足剂量 SRI 治疗的同时接受过 3 个月的认知行为治疗，在以上所有治疗中均无明显效果。足疗程是指服药至少 3 个月，无效是指经治疗后耶鲁 - 布朗强迫量表（Y-BOCS）减分率 <25%。

如果完全无效时，首先需要重新考虑诊断是否正确，同时评估患者的共病情况，早发、症状严重、共病抽动障碍、囤积障碍的患者对药物的反应较差，明确诊断后可考虑更换治疗方案。难治性强迫症患者一般症状较严重、自知力差、呈慢性病程、共病情况多，需要仔细评估，找出可能影响治疗的因素。对于难治性强迫症，可考虑以下治疗选择：

（一）换用高剂量的 SSRI 类药物

需要征求患者及其家属的知情同意。目前已有研究证明超说明书使用 SSRI 是具有临床疗效的。APA 实践指南也建议偶尔处方超说明书的剂量，如艾司西酞普兰 60mg/d、氟西汀 120mg/d、氟伏沙明 450mg/d、帕罗西汀 100mg/d、舍曲林 400mg/d。尽管高剂量的 SSRI 与增加副作用相关，但荟萃分析发现，对于强迫症，较高剂量 SSRI 的疗效优于低剂量或中剂量，需要密切监测不良反应。

（二）SSRI 类药物与氯米帕明联合治疗

一些公开研究证据表明，SSRI 类药物与氯米帕明联合治疗对难治性强迫症有效且耐受性良好，但开始用药时氯米帕明的剂量要小，加药不宜过快。在使用时需要注意以下几个问题：①氟西汀、帕罗西汀可使氯米帕明的浓度明显升高，增加 5- 羟色胺综合征的发生风险；②氟伏沙明与氯米帕明联用时可增加心脏不良事件的风险。因此，可以选择在使用舍曲林、西酞普兰、艾司西酞普兰等药物相互作用轻微的治疗方案时联合氯米帕明，在使用时密切监测氯米帕明的血药浓度。

（三）SSRI 类药物与抗精神病药联合治疗

SSRI 联合抗精神病药，1/3~1/2 的患者会受益。近年来研究提示，利培酮和阿立哌唑是难治性强迫症治疗中重要的增效药物，其中利培酮是首选药，其无论是在降低 Y-BOCS 评分还是改善伴随的抑郁症状上均有显著疗效，且耐受性良好；也有研究提示在 SSRI 治疗中添加极低剂量的利培酮（0.5mg/d）显示出比中等剂量更大的效果，但仍需大样本研究验证。最近的荟萃分析显示，10mg/d 阿立哌唑是最有效的短期选择，具有重要的总体效应，且相比其他抗精神病药，阿立哌唑在体重增加、镇静和催乳素增加方面的风险均较低，但需要随访研究来评估其长期治疗的有效性。此外，联合奥氮平、氟哌啶醇、氨磺必利、齐拉西酮在难治性强迫症的治疗中也显示出一定疗效。

也可以考虑其他联合治疗，如丁螺环酮、拉莫三嗪、圣·约翰草、托吡酯、利鲁唑、苯二氮䓬类药物、锂盐，但是疗效还需要进一步观察和确认。

（四）加强心理治疗

对 SSRI 或氯米帕明部分有效或完全无效的患者，认知行为治疗可作为一种强有力的增效方案，接受简短的、具有指导性的认知行为治疗或是强化认知行为治疗（持续 3 周每日治疗）均可使患者获益。此外，使用动机访谈可能有助于改善症状或加强患者对任何类型治疗的依从性。

（五）物理治疗

1. 重复经颅磁刺激（rTMS） 开放试验显示，对于难治性强迫症而言，联用 rTMS 或许是有潜力的选择。然而，伪刺激对照试验结果并不一致，一些试验提示 rTMS 可显著改善强迫症状，而另一些则显示 rTMS 对难治性强迫症无效（1 级证据，存在冲突）。此外，还有研究提示 rTMS 或可改善强迫症患者共病的抑郁症状。总体来说，rTMS 比较安全，尽管有报道显示高频率的 rTMS 可诱发癫痫发作。

2. 经颅直流电刺激（tDCS） 也被视为强迫症的潜在治疗手段之一。tDCS 治疗中，患者头部通常会放置两个电极，并释放弱电流，主要作用于大脑的补充运动区（supplementary motor area，SMA）及眶额皮质。tDCS 治疗强迫症的研究结果不一致。

（六）侵入性操作

1. 深部脑刺激（DBS） 已被用于治疗帕金森病、肌张力障碍及癫痫，并于 2009 年获 FDA 人道主义豁免用于治疗难治性强迫症。若干项规模很小的研究显示，DBS 或可改善 2/3 的高度难治性强迫症患者的症状及功能（4 级证据）。一项系统综述显示，短期（1.5 年）随访中，60.6% 的患者在接受 DBS 治疗后 Y-BOCS 减分幅度 <35%；然而治疗有效者的比例在长期（>5 年）随访中升高至 70.7%。DBS 治疗的不良事件通常为一过性的，但需注意出血及感染风险。

2. 外科手术 内囊前肢毁损术（3 级证据）及扣带回前部毁损术（3 级证据）或有助于减轻严重难治性强迫症患者的症状。针对 10 项研究的系统综述显示，接受内囊前肢毁损术的患者 Y-BOCS 平均减分幅度为 57%，接受扣带回前部毁损术的患者平均减分幅度为 37%；两种毁损术的不良反应发生率分别为 21.4% 和 5.2%。然而，这些治疗通常被视为孤注一掷的选择。

五、强迫障碍与其他精神障碍共病的治疗

加拿大调查数据显示 56%～83% 的强迫症至少共患一种其他精神障碍，美国数据显示终生共病率高达 90%。强迫症常见的共病包括心境障碍、焦虑障碍（惊恐障碍、广泛性焦虑障碍、社交焦虑障碍）、神经性厌食和贪食症、物质相关及成瘾障碍、抽动障碍或其他强迫谱系障碍。

（一）抑郁障碍

抑郁障碍是强迫症最常见的共患疾病，其终生共病率高达 62%～78%。这类患者的自杀风险高、功能残疾明显、强迫症状更严重、治疗更困难、预后较差，这可能与抑郁特征如低动机、治疗参与度差、绝望感、自杀意念或精神运动性抑制有关。强迫症与抑郁障碍具有部分共同的遗传倾向及互相重叠的有效治疗药物，推荐 SSRI 作为强迫症共患抑郁障碍患者的一线治疗药物。经治疗后，抑郁症状效果不佳的患者参考《中国抑郁障碍防治指南》的治疗推荐，强迫症治疗效果不佳的患者可尝试换用氯米帕明治疗或联合抗精神病药增效治疗。

（二）双相障碍

强迫症共病双相障碍（BD）的比例为 4%～16%。虽然 BD 并不是最常见的合并症，但给强迫症造成巨大的负担，如共病 BD 的强迫症患者临床症状更严重、致残率更高、住院率更高、

冲动及自杀率更高、对多种药物的治疗反应更差。此外，作为强迫症的一线治疗药物，SSRI可能会导致双相障碍患者心境不稳，诱发转躁或快速循环发作，尤其是高剂量长期治疗时，加重 BD 的症状并延长病程，故在药物选择上需要仔细斟酌。共病 BD 的强迫症患者建议停用SSRI，换用以下治疗方案：心境稳定剂、抗精神病药，以及替代治疗方案。如仍有持续的强迫症状，再考虑加用 SSRI 治疗。

（三）焦虑障碍

焦虑障碍是强迫症常见的共病形式，其中以惊恐障碍和社交焦虑障碍的共病率最高。共病焦虑障碍并不影响强迫症患者的药物选择，但焦虑特质本身可能会影响强迫症患者的依从性。因此可考虑从小剂量起始，缓慢滴定剂量；或是在治疗初期联用一些苯二氮䓬类药物改善焦虑及躯体不适症状，但要在 2～4 周后逐渐减量并停用苯二氮䓬类药物。

（四）进食障碍

强迫症与进食障碍的共患率约为 10%，氟西汀正式获 FDA 批准用于治疗神经性贪食，是推荐的一线治疗药物，可作为强迫症共病神经性贪食的治疗选择。也可以选择家庭治疗和 CBT。

（五）抽动障碍

大约有 30% 的强迫症患者合并抽动障碍，临床表现为起病年龄早、男性、病程慢性迁延，常合并冲动控制障碍。共病抽动障碍的强迫症患者在 SSRI 治疗的基础上，使用抗精神病药增效可有效改善强迫及抽动症状，其中利培酮、阿立哌唑和氟哌啶醇等抗精神病药既是强迫症的增效治疗药物，也是抽动障碍的推荐治疗药物，并得到几项 RCT 研究及荟萃分析的证据支持。共病抽动障碍的强迫症患者多为年轻人或青少年，在治疗时需要监测药物的疗效和安全性、潜在的药物相互作用，特别是接受 SSRI 治疗，需要监测青少年或成年早期患者的自杀风险。

（六）精神分裂症

很多精神分裂症患者可在病程的各个时期出现强迫症状，49%～76% 的患者的强迫症状出现在精神分裂症症状发生前，而 23%～25% 的有强迫症状的患者最终会被诊断为精神分裂症。伴有强迫症状的精神分裂症患者的发病年龄更低，认知缺陷更明显、生活质量更差，表现出更严重的阳性症状、阴性症状及抑郁症状，自杀率高且预后不良；反过来，也有少数强迫症患者存在精神病性症状。对于共患精神分裂症或其他精神病性障碍的强迫症患者，2019 年哈佛南岸计划之精神药理学规范（PAPHSS）推荐将认知行为治疗及心理教育作为治疗的必要部分，在抗精神病药的基础上联合 SSRI。需要注意的是，部分抗精神病药如氯氮平及奥氮平等有可能诱发或加重强迫症状，这类患者的强迫症状在短暂存在后有可能逐渐消失，如果症状持续存在，应注意监测药物浓度，调整抗精神病药的剂量，甚至换用其他抗精神病药；也可以加用 SSRI 类药物（首选药物相互作用较小的舍曲林）治疗强迫症状，或者联合 CBT。

六、强迫相关障碍的治疗

（一）躯体变形障碍

躯体变形障碍（body dysmorphic disorder，BDD）患者通常会拒绝接受精神科的诊治，应优先考虑与患者建立牢固的治疗关系。在药物治疗上，SSRI 类药物治疗有效且耐受性较好，应答率在 53%～70% 不等，但需要高剂量、长疗程用药，不同 SSRI 类药物的疗效差异仍有待进一步探索。三环类抗抑郁药氯米帕明也有一定效果。在心理治疗上，认知行为治疗可以改变潜藏在 BBD 和适应行为不良模式下的特殊观念和假设,暴露与反应预防疗法可帮助患者逐渐面对恐惧的情况并抵制寻求"安全"的行为,以消除痛苦的冲动,达到习惯焦虑的目的。

(二)嗅觉牵连障碍

目前的药物治疗研究仍较为有限,SSRI 类药物、抗精神病药及两者联合均有报告,大多数患者对 SSRI 类药物有治疗应答,抗精神病药可用于增效治疗。心理治疗主要是认知行为治疗,用于减轻症状体验导致的抑郁情绪及社交回避行为。

(三)疑病症

认知行为治疗是疑病症最主要的治疗手段,具有较为确切的疗效,针对特定的适应不良假设和信念,去除认知维持因素,纠正疑病的错误观念,控制反复就医及检查行为等。药物治疗上主要采用抗焦虑药及 SSRI 类药物,但目前疗效尚不确切。

(四)囤积障碍

SSRI 类药物和认知行为治疗对囤积障碍的治疗效果并不理想。SNRI 类药物在有限的研究中具有一定疗效,但仍需验证。

(五)聚焦于躯体的重复行为障碍

包括拔毛癖及抠皮障碍。习惯逆转训练是适合所有年龄段的拔毛癖及抠皮障碍的一线心理治疗方法,疗效较为显著。SSRI 类药物、抗精神病药、三环类抗抑郁药可用于拔毛癖及抠皮障碍治疗的尝试,但其效果并不尽如人意。

第四节 抗强迫药物的不良反应及处理

抗强迫药物主要包括选择性 5- 羟色胺再摄取抑制剂、三环类抗抑郁药及其他增效治疗药物。抗强迫药物治疗中的常见不良反应及处理如下。

一、选择性 5- 羟色胺再摄取抑制剂

(一)常见不良反应及处理

选择性 5- 羟色胺再摄取抑制剂(SSRI)的常见不良反应为中枢神经系统与胃肠道 5- 羟色胺能兴奋症状,而抗胆碱能和心血管系统不良反应的严重程度比三环类抗抑郁药轻。常见不良反应及处理如下:

1. 中枢神经系统不良反应 可能出现头痛、头晕、乏力、睡眠障碍、焦虑、紧张、激越、震颤或阵挛发作等,这些不良反应常常表现轻微,随着继续治疗可逐渐耐受。必要时短期服用镇静催眠药,如苯二氮䓬类药物。

2. 胃肠道不良反应 多由激活 $5-HT_3$ 受体引起,多发生在治疗早期,常见恶心、呕吐、厌食、腹泻、便秘等,通常在 2～4 周内可自行缓解。嘱患者小剂量起始、在用餐时服药,均可减少消化道症状的发生风险。对有消化系统疾病的患者,可选用胃肠道反应较小的西酞普兰。

3. 性功能不良反应 由于 SSRI 拮抗 $5-HT_{2A}$ 受体所致,可发生在治疗的各个时期。可以在保证疗效的前提下减量药物,保持最小有效剂量。如果对患者造成的痛苦较大,可以考虑换药,或者加用一种对性功能不良反应小的药物如丁螺环酮或安非他酮。

4. 对造血系统的影响 SSRI 类药物与多种类型的出血有关。一般认为是 SSRI 阻断血小板对 5-HT 的再摄取,导致血浆和血小板中的 5-HT 浓度改变,引起血小板功能异常。

5. 低钠血症与抗利尿激素分泌失调综合征 SSRI 可能会加重利尿药引起的电解质紊乱,

影响肾脏游离水的清除，导致低钠血症，多发于老年患者，表现为流感样症状如头晕、运动失调、出汗、恶心、呕吐等，甚至出现意识障碍。在 SSRI 使用期间应加强患者血清电解质的监测，及时对症处理。

6. 多汗 部分患者可逐渐耐受；未减轻并且感觉难以忍受的患者可加用小剂量抗胆碱药如苯甲托品，也可考虑使用玉屏风散、知柏地黄丸等中成药处理。

（二）罕见不良反应及处理

1. 5- 羟色胺综合征 是中枢和外周的 5-HT 能神经介质被过度激活而产生的一系列症状和体征，临床表现可以从程度轻微的震颤和腹泻到威胁生命的严重谵妄、肌强直和高热。5-羟色胺综合征的预防和早期识别十分重要，需要详细询问病史，对神经系统腱反射、震颤、肌阵挛、瞳孔大小、肠鸣音等做详细检查。应避免 MAOI 与 SSRI、SNRI 或 TCA 联合治疗。处理包括立即停用导致 5-HT 激活的药物，提供支持治疗和对症治疗，控制躁动、谵妄（如苯二氮䓬类药物），使用 $5-HT_{2A}$ 受体拮抗剂（赛庚啶），控制自主神经功能失调和高热。

2. 停药综合征 SSRI 类药物在突然停药或间断服药、减量时可能会出现一系列症状和体征，称为停药综合征。SSRI 类药物中，氟西汀的停药反应最少，而帕罗西汀、氟伏沙明等的急性停药反应较常见，高于舍曲林、西酞普兰或艾司西酞普兰。但几乎所有种类的抗抑郁药都有可能发生停药综合征。

在治疗上，有研究者提出重新用药或换用另一个半衰期更长的 SSRI（如氟西汀）、双曲线减量法等方案，但有效性均需加以验证。在 SSRI 治疗中应对患者进行用药指导，提高患者依从性；当症状获得完全缓解并且经医师评估有停药指征时，采取更加缓慢的停药或减药策略，对预防停药综合征发生十分必要。

3. 代谢综合征 长期使用 SSRI 类药物需要关注体重增加及代谢异常。在 SSRI 类药物中，帕罗西汀对体重的影响要明显高于舍曲林、西酞普兰或氟西汀。临床医师需要在药物使用前告知患者，并督促患者定期监测体重变化，加强患者健康生活方式和运动建议。建议在长期治疗过程中，定期监测代谢指标的变化。

二、三环类抗抑郁药氯米帕明

三环类抗抑郁药通过对突触前单胺类神经递质再摄取的抑制，使突触间隙的去甲肾上腺素和 5-HT 含量升高。三环类抗抑郁药对神经递质作用的选择性不高，对突触后组胺、α 及胆碱受体也有阻断作用。

（一）中枢神经系统不良反应

常见眩晕、震颤、头痛、嗜睡、疲劳、意识模糊、定向障碍、记忆损害、注意力下降、激越及攻击行为。此外，氯米帕明可以降低癫痫发作阈值而诱发癫痫发作，该不良反应具有剂量依赖性，剂量越高，发生率越高。肌内注射或静脉注射毒扁豆碱可以治疗或缓解谵妄症状。

（二）心血管系统不良反应

氯米帕明可引起心律失常或直立性低血压，与其他可直接改变心脏传导（如抗心律失常药或吩噻嗪类药物）或通过引起电解质紊乱间接导致心律失常（如利尿药）的药物合用时需特别注意；所致的直立性低血压可被其他拮抗 α_1 受体的药物以及抗高血压药加重，注意防跌倒。建议从小剂量起始，治疗过程中监测心电图及血浆药物浓度。

（三）自主神经系统不良反应

抗胆碱能不良反应常见口干、便秘、尿潴留、视物模糊、心动过速、闭角型青光眼患者的眼科危象，严重者可出现明显的排尿困难或麻痹性肠梗阻。老年患者更容易发生上述不良反应，合并使用神经阻滞剂会增加其发生频率。临床上从小剂量起始，缓慢滴定剂量，可以减少抗胆碱能不良反应的发生。

（四）其他不良反应

可出现镇静、体重增加、性功能障碍、过敏性药疹等。氯米帕明也可能会导致 5- 羟色胺综合征及停药综合征，此处不再赘述。

三、其他增效治疗药物

（一）抗精神病药

常用药物包括利培酮、阿立哌唑、喹硫平、帕利哌酮、齐拉西酮等，对多巴胺、5-HT$_2$ 受体均有较强的拮抗作用，可能会导致锥体外系不良反应、高催乳素血症、Q-Tc 间期延长等心律失常、体重增加及代谢障碍、其他不良反应（如粒细胞减少、癫痫发作、口干、便秘等）等，具体处理可参阅第三篇抗精神病药章节。

（二）其他抗抑郁药

SNRI 类药物文拉法辛、度洛西汀及其他抗抑郁药如曲唑酮、米氮平、圣·约翰草等均被发现可改善强迫症状，常见不良反应包括嗜睡、头晕、乏力、失眠、紧张和震颤等。文拉法辛及度洛西汀具有潜在的肝脏不良反应风险，建议有肝功能异常的强迫症患者慎用；如出现氨基转移酶升高，可酌情使用保肝药或更换其他药物治疗。

（王　振）

参 考 文 献

[1] HUANG Y, WANG Y, WANG H, et al. Prevalence of mental disorders in China: a cross-sectional epidemiological study[J]. Lancet psychiatry, 2019, 6(3): 211-224.

[2] EISEN J L, MANCEBO M A, PINTO A, et al. Impact of obsessive-compulsive disorder on quality of life[J]. Comprehensive psychiatry, 2006, 47(4): 270-275.

[3] HIRSCHTRITT M E, BLOCH M H, MATHEWS C A. Obsessive-compulsive disorder: advances in diagnosis and treatment[J]. JAMA, 2017, 317(13): 1358-1367.

[4] FINEBERG N A, REGHUNANDANAN S, SIMPSON H B, et al. Obsessive-compulsive disorder(OCD): practical strategies for pharmacological and somatic treatment in adults[J]. Psychiatry research, 2015, 227(1): 114-125.

[5] KOGAN C S, STEIN D J, REBELLO T J, et al. Accuracy of diagnostic judgments using ICD-11 vs. ICD-10 diagnostic guidelines for obsessive-compulsive and related disorders[J]. Journal of affective disorders, 2020, 273: 328-340.

[6] DEL C A, SORICE S, PADOVANO A, et al. Psychopharmacological treatment of obsessive-compulsive disorder(OCD)[J]. Current neuropharmacology, 2019, 17(8): 710-736.

[7] ALBERT U, CARMASSI C, COSCI F, et al. Role and clinical implications of atypical antipsychotics in anxiety disorders, obsessive-compulsive disorder, trauma-related, and somatic symptom disorders: a systematized review[J]. International clinical psychopharmacology, 2016, 31(5): 249-258.

[8] ALBERT U, MARAZZITI D, DI SALVO G, et al. A systematic review of evidence-based treatment strategies for obsessive-compulsive disorder resistant to first-line pharmacotherapy[J]. Current medicinal chemistry, 2018, 25(41): 5647-5661.

[9]　KORAN L M，HANNA G L，HOLLANDER E，et al. Practice guideline for the treatment of patients with obsessive-compulsive disorder[J]. American journal of psychiatry，2007，164（7 Suppl）：5-53.

[10]　BANDELOW B，ALLGULANDER C，BALDWIN D S，et al. World federation of societies of biological psychiatry（WFSBP）guidelines for treatment of anxiety，obsessive-compulsive and posttraumatic stress disorders - version 3. Part Ⅱ：OCD and PTSD[J]. World journal of biological psychiatry，2023，24（2）：118-134.

[11]　司天梅，杨彦春. 中国强迫症防治指南 [M]. 北京：中华医学电子音像出版社，2016.

第九章

创伤后应激障碍的治疗

创伤后应激障碍（posttraumatic stress disorder，PTSD）是指个体在经历创伤性事件（如自然灾害、严重事故、恐怖袭击、战争、性侵或生命被威胁、性暴力、严重外伤）后延迟出现，并持续存在的慢性精神障碍。以侵入性再体验症状、回避、认知和情绪的负性改变，以及警觉性增高为特征。其终生患病率可达到 10% 左右，女性的患病率约为男性的 2 倍。PTSD 及其症状对个体的社交功能和躯体功能均具有广泛的消极影响，并且会导致大量的社会经济损失和精神医疗负担。然而，PTSD 的治疗较困难，许多指南建议把创伤聚焦和非创伤聚焦的心理治疗作为一线治疗方案，不建议首选药物治疗。共病会影响治疗效果及临床预后，PTSD 患者使用药物治疗时需充分评估共病情况，注意积极处理共病。本节重点论述 PTSD 的规范治疗。

第一节　创伤后应激障碍的历史沿革及治疗学发展

在应激相关障碍类疾病中，PTSD 的病情最重，治疗难度极高，预后也最差。PTSD 是严重危害人类健康的重大精神疾病之一，病程经常慢性化并迁延不愈，超过半数的患者存在物质滥用、焦虑障碍、抑郁障碍等多种共病，其自杀率也远高于一般人群。PTSD 还常合并有躯体疾病，如慢性疼痛、炎症、代谢性疾病，其痴呆的患病率也显著高于一般人群，因此 PTSD 造成的疾病负担极高。在公共突发事件或严重自然灾害后 PTSD 的发病率高，患病人数众多，长期治疗会严重影响患者的生活质量，并会过度消耗公共医疗资源。PTSD 的治疗难度大，治疗方法主要包括心理治疗和药物治疗。心理治疗在 PTSD 的治疗过程中疗效显著，不少治疗指南也建议把创伤聚焦和非创伤聚焦的心理治疗作为一线治疗方案，不建议首选药物治疗。但仍有为数不少的 PTSD 患者对心理治疗响应差，仍需合并使用抗抑郁药、抗焦虑药来缓解症状。本节将对 PTSD 的规范治疗进行概括总结。

一、历史沿革

历史上多位学者已注意到个体在经历重大创伤后会出现相似的临床表现，但长期以来并未给予应有的重视。直到第二次世界大战后，大量退伍军人出现侵入性再体验、警觉性增高（hypervigilance）、注意力下降、回避等相似的表现，工作、生活受到严重影响，PTSD 才逐渐引起医学界重视并开始形成完善的诊疗体系。PTSD 曾在第一次世界大战后被称为"炮弹休克"，在第二次世界大战后被称为"战斗疲劳症"。美国每年约有 3.5% 的成人被诊断为 PTSD，其终生患病率可达到 10% 左右，女性的患病率约为男性的 2 倍。患者在创伤性事件后仍存在与他们的创伤性经历有关的剧烈、痛苦的想法和感觉，也会通过闪回（flashback）或梦魇（nightmare）反复体验创伤性事件。诊断 PTSD 的先决条件是病前曾经历痛苦的创伤性事件，这种创伤性暴露可以是间接的,例如个体可能因为详细获悉亲友的暴力相关死亡细节而触发。

二、治疗学发展

(一)心理治疗

尽管 PTSD 是一种涉及脑部生理、生化异常改变的精神障碍,但其药物治疗的疗效并不优于心理治疗,目前心理治疗仍是 PTSD 的一线推荐治疗。表 3-9-1 列出目前 PTSD 心理治疗的主要手段。PTSD 的心理治疗主要有创伤聚焦和非创伤聚焦的心理治疗,包括认知行为治疗、支持治疗、人际关系疗法等。有的治疗方式更倾向于针对具体创伤相关的症状、行为、思维或感知,然而其他干预手段更聚焦于如何应对目前生活中的应激源。总体来看,创伤聚焦的心理治疗的临床疗效更好。

表 3-9-1　PTSD 干预概况

干预方式	干预手段
心理治疗	
创伤聚焦的心理治疗	认知行为治疗、长程暴露疗法、眼动脱敏与再加工疗法、叙述暴露疗法
非创伤聚焦的心理治疗	支持治疗、正念认知治疗、人际关系疗法
药物治疗	
下丘脑 - 垂体 - 肾上腺轴	米非司酮、氢化可的松
多巴胺能系统	利培酮、奥氮平、喹硫平
5- 羟色胺能系统	帕罗西汀、舍曲林、阿米替林、氟西汀、安非他酮、米氮平
内源性大麻素系统	内源性大麻素
神经肽	神经肽 Y 拮抗剂 肠促胰酶肽拮抗剂 P 物质拮抗剂

(二)药物治疗

虽然心理治疗疗效显著,但仍有部分 PTSD 患者病情迁延不愈,长期受到失眠、梦魇、警觉性增高等症状的困扰,这部分患者需要接受药物治疗。直至目前只有两种 SSRI(舍曲林和帕罗西汀)被 FDA 批准用于治疗 PTSD,其他药物的临床应用仍在研究探索中,尚未获得 FDA 批准,如表 3-9-1 所示。一些国家 / 地区的学(协)会根据其本国国情,在国际治疗指南(表 3-9-2)的基础上进行适度修改,使其适应本国的特征。药物治疗首先考虑使用 SSRI,主要原因是考虑 PTSD 经常共病焦虑障碍及单相 / 双相障碍,而后两者使用抗抑郁药治疗效果更好。与此同时,也有相关研究建议使用三环类抗抑郁药和单胺氧化酶抑制剂,但这两类药物的副作用大、脱落率高。根据表 3-9-2,可以发现过去 20 年中对整体诊疗建议有大幅度的修改,尤其是第二代抗精神病药会引起心血管疾病和代谢风险,目前建议应谨慎应用。临床证据推荐使用 SSRI 作为 PTSD 药物治疗的一线方案。随着对 PTSD 病理生理特征研究的深入,研究者开发出一些有前景的新药用于干预 PTSD。CB1(大麻素受体 1)介导的内源性大麻素信号被动物实验证实参与负性记忆的消退过程。杏仁核中的大麻素水平升高可调控短期恐惧消退。研究也证实 PTSD 患者的 CB1 受体水平升高,同时血液中的大麻素水平下降。这些研究提示 PTSD 治疗中可考虑使用大麻类药物,包括四氢大麻酚。

近年来,氯胺酮逐渐受到关注。氯胺酮是一种 NMDA 受体非竞争性拮抗剂,可影响学习和记忆。PTSD 患者在静脉应用氯胺酮后 PTSD 症状迅速缓解。考虑到氯胺酮有滥用风险,因此应用其进行 PTSD 治疗应该进行充分的利弊权衡。此外,神经肽 Y 激动剂等药物可提高抗应激能力,近些年也被用于 PTSD 治疗的探索研究。

表 3-9-2 部分国家 / 地区的学 (协) 会指南的治疗建议

国家 / 地区的学 (协) 会	年份	建议
英国国家卫生与临床优化研究所(NICE)	2005	创伤聚焦的认知行为治疗或眼动脱敏与再加工疗法(EMDR)被建议用于 PTSD 的一线治疗。药物治疗不应用于 PTSD 的一线治疗
加拿大精神病学协会(CPA)	2006	氟西汀、帕罗西汀、舍曲林或文拉法辛缓释制剂均用于 PTSD 的一线治疗。米氮平、氟伏沙明、苯乙肼、吗氯贝胺联合或不联合奥氮平或利培酮用于 PTSD 的二线治疗
国际创伤应激研究学会(ISTSS)	2005—2009	认知行为治疗(暴露疗法、认知治疗、应激预防训练)、EMDR、SSRI 或 SNRI 都被推荐用于 PTSD 的一线治疗。使用第二代抗精神病药作为增效剂的临床证据也较充分
美国精神病学协会(APA)	2004	认知行为治疗、SSRI 或 EMDR 的疗效均有充分的临床证据

第二节 创伤后应激障碍的治疗原则和治疗策略

一、治疗原则

1. 充分了解创伤经历,由于患者通常会回避创伤经历,可向知情人了解相关病史。注意共病其他精神障碍的情况,若合并抑郁障碍、双相障碍,则治疗难度较高。

2. 通常考虑使用 SSRI 或 SNRI 类药物作为 PTSD 药物治疗的一线方案。起始剂量应低,建议逐渐加量,尽量维持最小有效剂量以提高治疗依从性。

3. 积极治疗共患的躯体疾病。

二、治疗策略

开始药物治疗前,应向患者简单介绍 PTSD 的病因、疾病特征、可选择的治疗方案及不同治疗方案的风险和获益情况。告知患者治疗方案的优势和不足,可在一定程度上提高患者的治疗依从性。

(一)药物治疗指征

对于大部分符合 ICD-11 或 DSM-5 中 PTSD 诊断标准的患者,若其症状严重程度影响其社会功能,可考虑启动药物治疗方案。具体的治疗方案选择应考虑患者偏好、疾病严重程度、共病情况、物质滥用情况、自杀风险、既往治疗情况及费用承担能力等。

(二)药物选择

循证证据推荐使用氟西汀、帕罗西汀、舍曲林等 SSRI,以及文拉法辛等 SNRI 作为 PTSD 治疗的一线用药。此外,可根据患者情况选择使用三环类抗抑郁药(TCA)、苯二氮䓬类药物、第二代抗精神病药、抗惊厥药、抗组胺药等,使用非一线药物应注意监测肝肾功能、电解质、心肌酶、心电图等指标。

（三）药物治疗疗程

PTSD 的病程通常迁延，通常建议在患者的全部症状缓解（remission）后持续用药 6～12 个月以降低疾病复发风险。

（四）药物剂量推荐

RCT 中，约 75% 的患者使用低剂量的 SSRI/SNRI 类药物后病情即可缓解。多数研究证实使用高剂量的 SSRI 类药物虽可带来更好的临床疗效，但因为严重的药物副作用导致脱落率高。对于一些特殊人群，推荐用较低的起始剂量。在老年人中使用成人剂量的一半或更低的起始剂量，这样可以减轻如恶心、头晕、头痛等药物不良反应，这些不良反应通常会诱发患者严重的焦虑情绪，反而加重病情。值得注意的是，部分患者并不表现出主观焦虑，但他们可能在使用药物后出现一系列躯体不适。对于三环类药物，建议低起始剂量，每 3～5d 增加 1 次剂量。如果患者对药物一直缺乏响应，则建议将药物剂量加至最大推荐治疗剂量。对于病情缓解后的维持期治疗，通常也建议使用急性期治疗的药物剂量，目前没有证据表明维持期低剂量可预防疾病复发。为了提高治疗依从性，在药代动力学允许的前提下，建议药物每日服用 1 次。

第三节 创伤后应激障碍的治疗

一、成人创伤后应激障碍

近年来，通过诸多学者的共同努力，PTSD 的治疗学取得长足进展。表 3-9-3 总结了成人 PTSD 的治疗建议。

（一）药物治疗

1. 1 线推荐药物 包括氟西汀、帕罗西汀、舍曲林、文拉法辛。2002 年开始，Martenyi 团队通过一系列高质量的临床药物试验证实，氟西汀不仅在 PTSD 急性期疗效优于安慰剂，还能在疾病缓解期预防 PTSD 复发。Marshall 等学者的一项持续 12 周观察帕罗西汀对慢性 PTSD 的有效性和安全性的 RCT 研究发现，帕罗西汀组不仅在 PTSD 症状改善程度上明显优于安慰剂组，其社会功能恢复也更好。Brady 团队于 2000 年在 *JAMA* 杂志上发表一项持续 12 周使用舍曲林干预 PTSD 的 RCT 研究显示，舍曲林组的疗效优于安慰剂组；在时隔 6 年后，Davidson 团队通过 RCT 发现 SSRI 类药物舍曲林与 SNRI 类药物文拉法辛对 PTSD 的疗效无差异。

TCA 中的阿米替林和丙米嗪是可选的二线治疗方案，这类药物的副作用大、过量风险高、依从性差。

2. 2 线推荐药物 包括阿米替林、丙米嗪、苯乙肼、米氮平。阿米替林和丙米嗪因副作用大、过量风险高、依从性差，是可选的 2 线药物。苯乙肼的不良反应大，容易出现药物相互作用，故作为 2 线推荐药物。米氮平目前仅被一项临床试验证实有效，其证据等级不高，也作为 2 线推荐药物。

3. 3 线推荐药物 包括利培酮、喹硫平。PTSD 患者使用低剂量利培酮时，仍会出现静坐不能等锥体外系不良反应，导致其治疗依从性下降，影响预后，故仅作为 3 线推荐药物。喹硫平会引起体重明显增加，同样会影响治疗依从性，故专家也仅将其作为 3 线推荐药物。

4. 其他药物 包括抗惊厥药拉莫三嗪、α_1 受体拮抗剂哌唑嗪、NMDA 受体拮抗剂氯胺酮、奥氮平。抗惊厥药拉莫三嗪会引起严重的皮肤反应，包括史 - 约综合征、中毒性表皮坏死松解症。推荐每周加量 1 次，以降低副作用。α_1 受体拮抗剂哌唑嗪可缓解噩梦，但其是否可改善 PTSD 的其他症状,目前还缺乏相关证据。

难治性 PTSD 可考虑单独使用第二代抗精神病药或联合 SSRI 类药物。两项临床试验提示利培酮增效治疗有效,但另一项试验显示无效。

在经历重大创伤性事件后,可考虑用药物预防 PTSD 发生。但目前在创伤后短时间内使用苯二氮䓬类药物、西酞普兰、普萘洛尔、加巴喷丁及鼻腔内使用催产素均被证实无法预防 PTSD,而静脉使用氢化可的松被 3 项临床试验证实可有效预防 PTSD。

(二)药物治疗联合心理治疗

目前尚缺乏直接对比心理治疗、药物治疗疗效的研究。仅有一项研究直接对比 CBT 和帕罗西汀的疗效,但并未发现存在组间差异。CBT 联合药物治疗的干预研究证据一致性差。有一项研究提示 CBT 联合药物治疗的疗效优于单独使用 CBT。但另一项研究则并未发现在 CBT 的基础上合并帕罗西汀会对疗效有增益作用。有 4 项研究探索 D- 环丝氨酸对暴露疗法 / 虚拟现实暴露的增效作用,其中两项研究发现无增效作用,一项研究发现其有增效作用,另一项研究则发现 D- 环丝氨酸会加重症状。总体来讲,不建议合并使用 D- 环丝氨酸。

表 3-9-3　成人 PTSD 的治疗建议

治疗	建议	证据等级 / 推荐等级
药物治疗		
SSRI	氟西汀、帕罗西汀、舍曲林是一线用药	A/1
SNRI	文拉法辛是一线用药	A/1
TCA 阿米替林	阿米替林治疗 PTSD 有效,但其副作用较 SSRI/SNRI 类药物更明显	A/2
TCA 丙米嗪	在安慰剂对照试验中,丙米嗪被证实有效;一项临床试验提示丙米嗪的疗效不如苯乙肼,另一项研究表明丙米嗪的疗效优于苯乙肼	B/2
MAOI 苯乙肼	在安慰剂对照试验中,苯乙肼被证实有效	A/2
NaSSA 米氮平	在安慰剂对照试验中,米氮平被证实有效	B/2
第二代抗精神病药利培酮	在安慰剂对照试验中,利培酮被证实有效。由于其严重不良反应,仅推荐在常规治疗无效或不能耐受的前提下谨慎应用	A/3
第二代抗精神病药喹硫平	在安慰剂对照试验中,喹硫平被证实有效。由于其严重不良反应,仅推荐在常规治疗无效或不能耐受的前提下谨慎应用	B/3
抗惊厥药拉莫三嗪	根据一项安慰剂对照试验结果,拉莫三嗪治疗 PTSD 有效。由于其严重不良反应,仅推荐在常规治疗无效或不能耐受的前提下谨慎应用	B/3
α_1 受体拮抗剂哌唑嗪	哌唑嗪可缓解 PTSD 的噩梦症状	A/3
NMDA 受体拮抗剂氯胺酮	静脉使用氯胺酮的疗效优于静脉使用咪达唑仑	B/2
PTSD 预防性用药		
氢化可的松	在安慰剂对照试验中,氢化可的松被证实可有效预防 PTSD	A/2
苯二氮䓬类	预防性应用苯二氮䓬类药物并不能有效预防 PTSD	A-/1-
艾司西酞普兰	预防性应用艾司西酞普兰不能有效预防 PTSD	A-/1-
普萘洛尔	预防性应用普萘洛尔不能有效预防 PTSD	A-/1-

治疗	建议	证据等级 / 推荐等级
加巴喷丁	预防性应用加巴喷丁不能有效预防 PTSD	B-/2-
鼻喷催产素	预防性应用鼻喷催产素不能有效预防 PTSD	B-/2-
心理治疗		
认知行为治疗（CBT）/ 叙事暴露疗法（NET）	CBT 和 NET 的临床试验结果不一致，部分试验提示 CBT 和 NET 与对照组无明显的疗效差异。然而，CBT/NET 的荟萃分析证实其疗效优于对照组，并可达到中等效应度。不过由于存在发表偏倚，这个效应度可能被高估	A/1
辩证行为疗法（DBT）	在一项研究中，DBT 的疗效优于 CBT	B/2
基于 CBT 的网络干预（iCBT）	在一些研究中 iCBT 的疗效优于候补名单组，但并不优于活性对照组	B-/2-
虚拟现实暴露（VRE）	VRE 的疗效优于候补名单组，并与想象暴露的疗效等同	B/2
EMDR	部分研究显示 EMDR 的疗效优于候补名单组	A-/1-
心理治疗和药物治疗联合干预		
CBT *vs* 药物治疗	在一项研究中，CBT 与药物干预同样有效	B/2
CBT 联合药物治疗 *vs* CBT	研究结论不一致	D/3
CBT 联合药物治疗 *vs* 药物治疗	研究结论不一致	D/3
D- 环丝氨酸联合暴露疗法	应用 D- 环丝氨酸强化暴露疗法被证实无效	B-/2-
神经刺激		
重复经颅磁刺激（rTMS）	在一项伪刺激对照研究中，rTMS 被证实有效	B/2

注：A，充分的证据支持干预；B，有限的证据支持干预；C，不充分的证据支持干预；D，无证据；A-，充分的证据反对干预；B-，有限的证据反对干预；C-，不充分的证据反对干预。1，强烈推荐干预；2，有限推荐干预；3，弱推荐干预；4，不可能推荐干预；1-，强烈反对干预；2-，有限反对干预；3-，弱反对干预。

二、儿童 / 青少年创伤后应激障碍

表 3-9-4 总结了儿童 / 青少年 PTSD 的治疗建议。目前仅有两项在儿童和青少年中使用舍曲林干预的安慰剂对照试验，一项研究未发现舍曲林的疗效优于安慰剂，另一项研究则发现舍曲林联合 CBT 的疗效优于安慰剂联合 CBT。

表 3-9-4　儿童 / 青少年 PTSD 的治疗建议

治疗	建议	证据等级 / 推荐等级
药物治疗		
舍曲林	证据不一致。一项研究显示舍曲林联合 CBT 的疗效优于安慰剂联合 CBT，但另一项研究则发现舍曲林和安慰剂的疗效无差异	D/4
心理治疗		
CBT	有关 CBT 干预儿童 / 青少年 PTSD 的研究结论不一致。部分研究显示 CBT 的疗效优于等候名单组，但也有一些研究发现 CBT 的疗效并不优于等候名单组或对照组。一项 meta 分析结果显示 CBT 与活性对照组的疗效存在显著性差异	A/1
EMDR	研究结论也不一致。两项研究显示其疗效与等候名单组不同，但一项研究并未发现疗效差异	D/4

三、治疗时应注意的问题

（一）自杀倾向

即使无抑郁症共病的情况下，PTSD 患者的自杀未遂率仍较高，所以对 PTSD 患者的自杀风险评估就显得尤为重要。应考虑以下自杀的危险因素：人格障碍、PTSD 症状严重、抑郁、物质滥用、社会支持系统缺乏。有自杀倾向的患者建议积极住院治疗，应联合药物治疗及心理治疗。

（二）共病

PTSD 经常与多种精神障碍共病，常见的有抑郁障碍、物质滥用及其他焦虑障碍。共病会影响治疗效果及临床预后，PTSD 患者在接受药物治疗时需充分评估共病情况，在治疗 PTSD 的同时注意积极处理共病。

（三）失眠或噩梦

PTSD 的核心症状之一包括失眠或噩梦引起的睡眠紊乱，值得注意的是睡眠紊乱可能在药物治疗过程中持续存在，甚至会恶化。针对这种情形，首先应评估患者的生活模式，如平时是否有饮用咖啡等影响睡眠的饮料或药物。哌唑嗪治疗噩梦的效果好，但存在低血压等心血管系统并发症。目前可选择的药物是抗抑郁药及抗精神病药，如奥氮平、曲唑酮、喹硫平等。苯二氮䓬类药物的使用仍存在争议，这类药物虽可改善睡眠，但对 PTSD 的其他症状并无明显的改善作用，也不会改善 PTSD 的临床预后。

（四）精神病性症状

部分 PTSD 患者可能伴有幻觉、被害妄想等精神病性症状，此时应充分评估精神病性症状是源于 PTSD 本身还是其他精神病性障碍。若为前者所致，可能是 SSRI 类药物疗效欠佳，此时可合并小剂量抗精神病药；若为后者，则应首选抗精神病药治疗。治疗过程应注意药物不良反应。

（五）精神活性物质滥用

PTSD 患者常因症状反复而倍感痛苦，彻夜无法入睡时常会大量饮酒或服用镇静催眠药帮助睡眠，这不但不会改善病情，反而会使病情不断恶化。应在开始 PTSD 规范治疗前建议完全戒除酒精或镇静催眠药。

（王　振）

参 考 文 献

[1] JIANG R F, TONG H Q, DELUCCHI K L, et al. Interpersonal psychotherapy versus treatment as usual for PTSD and depression among Sichuan earthquake survivors: a randomized clinical trial[J]. Conflict and health, 2014, 8: 14.

[2] BISSON J, ANDREW M. Psychological treatment of post-traumatic stress disorder（PTSD）[J]. Cochrane database of systematic reviews, 2007（3）: D3388.

[3] DUNLOP B W, ROTHBAUM B O, BINDER E B, et al. Evaluation of a corticotropin releasing hormone type 1 receptor antagonist in women with posttraumatic stress disorder: study protocol for a randomized controlled trial[J]. Trials, 2014, 15: 240.

[4] CAMERON C, WATSON D, ROBINSON J. Use of a synthetic cannabinoid in a correctional population for posttraumatic stress disorder-related insomnia and nightmares, chronic pain, harm reduction, and other indications: a retrospective evaluation[J]. Journal of clinical psychopharmacology, 2014, 34（5）: 559-564.

[5] JETLY R, HEBER A, FRASER G, et al. The efficacy of nabilone, a synthetic cannabinoid, in the treatment of

PTSD-associated nightmares: a preliminary randomized, double-blind, placebo-controlled cross-over design study[J]. Psychoneuroendocrinology, 2015, 51: 585-588.

[6] FEDER A, PARIDES M K, MURROUGH J W, et al. Efficacy of intravenous ketamine for treatment of chronic posttraumatic stress disorder: a randomized clinical trial[J]. JAMA psychiatry, 2014, 71 (6): 681-688.

[7] DE KLEINE R A, ROTHBAUM B O, VAN MINNEN A. Pharmacological enhancement of exposure-based treatment in PTSD: a qualitative review[J]. European journal of psychotraumatology, 2013, 4.

[8] KUPFERSCHMIDT K. Can ecstasy treat the agony of PTSD?[J]. Science, 2014, 345 (6192): 22-23.

[9] COHEN H, LIU T M, KOZLOVSKY N, et al. The neuropeptide Y (NPY)-ergic system is associated with behavioral resilience to stress exposure in an animal model of post-traumatic stress disorder[J]. Neuropsychopharmacology, 2012, 37 (2): 350-363.

[10] National Collaborating Centre for Mental Health. Post-traumatic stress disorder: the management of PTSD in adults and children in primary and secondary care[M]. Leicester (UK): Gaskell, 2005.

[11] Clinical practice guidelines. Management of anxiety disorders[J]. Canadian journal of psychiatry, 2006, 51 (8 Suppl 2): 9S-91S.

[12] BAJOR L A, TICLEA A N, OSSER D N. The psychopharmacology algorithm project at the Harvard south shore program: an update on posttraumatic stress disorder[J]. Harvard review of psychiatry, 2011, 19 (5): 240-258.

[13] FORBES D, CREAMER M, BISSON J I, et al. A guide to guidelines for the treatment of PTSD and related conditions[J]. Journal of traumatic stress, 2010, 23 (5): 537-552.

[14] LEE D J, SCHNITZLEIN C W, WOLF J P, et al. Psychotherapy versus pharmacotherapy for posttraumatic stress disorder: systemic review and meta-analyses to determine first-line treatments[J]. Depression and anxiety, 2016, 33 (9): 792-806.

[15] URSANO R J, BELL C, ETH S, et al. Practice guideline for the treatment of patients with acute stress disorder and posttraumatic stress disorder[J]. American journal of psychiatry, 2004, 161 (11 Suppl): 3-31.

[16] BERNARDY N C, FRIEDMAN M J. 2010 VA/DOD clinical practice guideline for management of post-traumatic stress: how busy clinicians can best adopt updated recommendations[J]. Journal of rehabilitation research and development, 2012, 49 (5): vii-viii.

[17] FORBES D, CREAMER M, PHELPS A, et al. Australian guidelines for the treatment of adults with acute stress disorder and post-traumatic stress disorder[J]. Australian and New Zealand journal of psychiatry, 2007, 41 (8): 637-648.

[18] BLOCH M H, MCGUIRE J, LANDEROS-WEISENBERGER A, et al. Meta-analysis of the dose-response relationship of SSRI in obsessive-compulsive disorder[J]. Molecular psychiatry, 2010, 15 (8): 850-855.

[19] MARTENYI F, BROWN E B, ZHANG H, et al. Fluoxetine versus placebo in posttraumatic stress disorder[J]. Journal of clinical psychiatry, 2002, 63 (3): 199-206.

[20] MARSHALL R D, BEEBE K L, OLDHAM M, et al. Efficacy and safety of paroxetine treatment for chronic PTSD: a fixed-dose, placebo-controlled study[J]. American journal of psychiatry, 2001, 158 (12): 1982-1988.

[21] BRADY K, PEARLSTEIN T, ASNIS G M, et al. Efficacy and safety of sertraline treatment of posttraumatic stress disorder: a randomized controlled trial[J]. JAMA, 2000, 283 (14): 1837-1844.

[22] DAVIDSON J, BALDWIN D, STEIN D J, et al. Treatment of posttraumatic stress disorder with venlafaxine extended release: a 6-month randomized controlled trial[J]. Archives of general psychiatry, 2006, 63 (10): 1158-1165.

第十章

分离性障碍的治疗

分离性障碍（dissociative disorder，DD）是从古老（至少自希波克拉底时代，约公元前400年）的歇斯底里（癔症，hysteria）的概念中演变而来的。直到20世纪末，在歇斯底里这一共同标签下，歇斯底里、分离、转换、躯体化等概念混合交织了近4 000年，其概念的内涵与外延至今仍有争论。

提供综合评估和积极的态度来作出诊断，对诊断给予合理一致的解释是开始治疗的第一步。治疗通常应由多学科团队来执行，应与患者讨论治疗的利弊并一同制订治疗方案。使用功能性或分离性这样的诊断术语有利于运用生物 - 心理 - 社会医学模式来讨论是什么可能导致症状发展，以及现在需要解决哪些问题才能实现康复。此外，要明确告诉患者，脑功能（相对于脑结构）异常可以通过包括药物治疗、运动治疗和心理治疗等方式得到改善。

除认知治疗和支持性心理治疗外，心理动力疗法在解决核心无意识冲突方面一直是印度和大多数西方机构的标准治疗方法。在治疗过程中应给予患者心理支持，寻找诱发、维持、强化患者症状的心理社会因素，并将心理社会因素与患者的症状进行"分离"。

目前几乎没有任何针对DD的靶向药理学治疗方法，但精神药物在不少国家仍是治疗DD的主要手段，而治疗基本上是经验性对症处理。各种抗抑郁药、抗焦虑药、抗精神病药及心境稳定剂等都有治疗分离性障碍的各种共病的经验，药物治疗的目标是尽快找到最合适的药物来缓解某些特定症状。

第一节　分离性障碍的历史沿革及治疗学发展

一、分离、转换和歇斯底里的历史沿革

分离性障碍的历史是从歇斯底里（癔症，hysteria）的概念中演变而来的。Hysteria 一词源自希腊语 hystera（子宫），至少自希波克拉底时代（约公元前400年）以来，hysteria 就被用来描述那些被认为只发生在女性身上的症状，如哽咽（choking）及游走子宫（wandering womb）对全身影响所导致的症状。

1646 年德国有学者报道一位酒馆女老板具有交替人格（alternate personalities），这是首例对交替人格的明确描述。在其后的2个世纪，类似的案例报道越来越多，其中大多具有明显的歇斯底里特征（戏剧性的躯体和神经精神症状）。交替人格奇特的表现和歇斯底里丰富的症状特征逐渐吸引医学界的注意，17世纪期间有学者将这些歇斯底里症状的根源从游走子宫转移到中枢神经系统上，这不仅是神经解剖学思维的改变，还因为他们发现男性也可以出现同样的症状。1697 年另一位学者将歇斯底里称为"变形怪物（proteus）"，几乎可以模拟任何疾病的表现。

由于越来越多的医师认为这类人群属于医学疾病,治疗方法也有所改变。有人提出人体磁力及其在躯体疾病中的作用的复杂理论,认为行星的潮汐会对人类施加磁力。至 18 世纪,有研究者将磁疗纳入躯体疾病的治疗中,他用磁铁(他知道不是治疗要素)和其他技术(包括心理想象、手势和触摸等)相结合,诱导患者出现麻醉、瘫痪和歇斯底里抽搐来治疗,患者多为女性且大多有明显的歇斯底里特征。批判者认为,该学者在患者身上展示这些戏剧性的状态和治疗方法时,明显就是一个表演者或"骗子",因为暗示和社会渲染在患者症状的出现中起核心作用。这种磁疗后被称为迷幻术(mesmerism),最终演变成催眠术(hypnosis),被广泛用于治疗歇斯底里综合征,这些方法有时会使个体内部出现不同的人格体验。

到 19 世纪,法国有医师对瘫痪、麻木、抽搐、失明等一系列所谓的神经系统症状进行研究,并将歇斯底里定义为一种慢性疾病,以机体多器官系统出现多种医学上无法解释的症状为特征。Briquet 在巴黎对 430 例患者进行详细调查并在 1859 年发表具有里程碑意义的研究报告,这些患者表现出多种躯体功能不适以及遗忘、瘫痪、麻醉、疼痛、痉挛和抽搐等神经系统症状。还有学者对贫困农村的年轻妇女进行研究,这些患者表现出剧烈的躯体症状,如歇斯底里呕吐和感觉缺失、瘫痪、失聪、古怪的行为和抽搐发作。有人对患者使用催眠术,发现只有歇斯底里才能被催眠。有学者通过对歇斯底里症状的研究最先提出分离(dissociation)的概念,认为分离是指心理过程的分裂,导致人格被分割成彼此无法连接的部分,作为理解个体为何会对自主运动缺乏控制的一种方式。认为歇斯底里在很大程度上属于神经退行性变性疾病。

大约在 20 世纪初,人们对分离综合征的兴趣激增,导致多重人格障碍病例的小规模暴发流行,这反过来又引发专业人士的强烈质疑。在 20 世纪上半叶,对分离性障碍(dissociative disorder)的关注逐渐减少到几近灭绝的地步。分离综合征在概念上被归入歇斯底里(癔症),这是近代躯体化障碍诊断的前身。

神经科医师弗洛伊德(Freud)在他职业生涯的早期对歇斯底里抽搐进行研究。1895 年 Freud 在《歇斯底里的研究》一书中描述 5 个通过催眠找回认为与歇斯底里发作相关的回忆(reminiscence)的案例,Freud 的同事 Breuer 治疗的经典案例中患者表现出双重人格和失忆、瘫痪、失音、耳聋、复视、蛇的视幻觉、记忆障碍和丧失说母语的能力。Freud 最先引入歇斯底里转换(hysterical conversion)的概念,强调歇斯底里转换现象是患者过于痛苦的想法或记忆被压抑到无意识中,并被转化为躯体症状,以解决难以忍受的心理冲突。这些最初的案例构成精神分析治疗和转换假说(conversion hypothesis)的基础。随着 Freud 压抑转换理论被普遍认可,有关分离理论在其后 1 个世纪的大部分时间中被相对废弃。尽管 Freud 的思想在很大程度上无法验证真伪,但在其后的 1 个世纪对临床实践产生深远的影响,导致神经科医师可以自信地认为这是精神科的问题而无须理会,而精神科医师感到有义务来尝试治疗,使患者无意识的冲突意识化。时至今日,转换障碍也是 DSM-5 唯一保留的与精神分析有关的术语,尽管这一保留是否明智尚存争议。

总之,上述历史反映歇斯底里、分离、转换、躯体化等概念的混合。直到 20 世纪末,在歇斯底里这一共同标签下,这些概念紧密交织了近 4 000 年,至今仍然是争论不断。正如 Spiegel (2010)所述,分离性障碍从未被舒适地整合到精神病学之中。

二、美国精神障碍诊断系统中的分离、转换和歇斯底里

1909 年英国医师 Savill 再次研究 2 个世纪前关于歇斯底里的概念,将这种综合征描述为"表现为各种神经、神经肌肉、神经血管、感觉和其他症状,这些症状可能涉及躯体几乎任何器

官或部位,并且通常没有任何明显的生理体征或任何大体或微观解剖学的变化"。20世纪后期Savill的概念得到圣路易斯华盛顿大学精神病学研究小组的肯定,该小组基于Savill等的研究开创性建立了一套称为Perley-Guze检查清单的hysteria诊断标准。该标准最终作为对美国精神障碍诊断系统产生强烈影响的Feighner标准的一部分,并用Briquet综合征取代歇斯底里(hysteria)这一充满贬义的古老术语。

Briquet综合征的标准定义为30岁前起病,一生中需要必须有59种症状中的至少25种具有临床意义且医学上无法解释的症状,这些症状表现在10个器官系统中的至少9个。转换症状包含在Briquet综合征的症状标准中,通常在这些患者中可以观察到。然而,仅限于医学上无法解释的神经系统症状的表现被认为是一种概念上相关但独立的疾病,归类为转换障碍。支持将这两种综合征分开的证据是它们有不同的临床表现和非常不同的纵向病程。在其后的几十年中,圣路易斯的疾病标准和Briquet综合征在华盛顿大学被常规使用。

就在圣路易斯大学取得这些历史性发展时,美国精神障碍诊断标准体系也在发展。DSM-Ⅰ在精神神经障碍一节中列出分离反应(dissociative reaction)和转换反应(conversion reaction),其中还包括如焦虑性癔症和抑郁反应。DSM-Ⅱ在神经症(neurosis)一节中将分离和转换列为癔症性神经症(hysterical neurosis)的两种类型,此外还包括人格解体神经症(depersonalization neurosis)和疑病性神经症(hypochondriacal neurosis)的独立诊断类别。

从历史上看,心理动力学理论对区分分离、转换和躯体化的病因学假说起到重要作用,但该理论从DSM-Ⅲ开始被正式抛弃。此后,基于可测量和可靠的疾病特征(包括特征性症状、纵向病程)的诊断方法主导了美国的诊断体系。圣路易斯的Briquet综合征以简化的形式引入DSM-Ⅲ中,并命名为躯体化障碍(somatization disorder),其诊断需满足37种可能症状中的14种(Briquet综合征要求59种症状中的25种),也不要求必须有多个器官系统的症状。DSM-Ⅲ将躯体化障碍归为躯体形式障碍(somatoform disorder)的一个类别,与转换障碍(或癔症性神经症,转换型)、心因性疼痛障碍、疑病性神经症和非典型的躯体形式障碍并列。

DSM-Ⅲ将分离性障碍与躯体形式障碍分开,分离性障碍部分紧跟在躯体形式障碍部分之后,以反映这两组综合征的概念有相近之处;将转换障碍归类于躯体形式障碍以强调躯体症状主诉的现象学关联,这种做法取代精神分析理论的因果假说。DSM-Ⅲ将分离性障碍的基本特征定义为涉及"意识、身份或运动行为的正常整合功能的改变",包括心因性遗忘、心因性神游(psychogenic fugue)、多重人格、人格解体和非典型分离性障碍。DSM-Ⅲ-R将心因性疼痛障碍更名为躯体形式疼痛障碍;增加躯体变形障碍(body dysmorphic disorder);将分离性障碍的基本特征描述为涉及"身份、记忆或意识的正常整合功能的改变",用记忆(中枢神经表现)代替运动行为(周围神经表现)。显然是为了进一步区分分离性障碍与躯体形式和转换障碍。

在DSM-Ⅳ及其修订版(DSM-Ⅳ-TR)中,躯体化障碍的标准进一步简化,仅要求在4类、32种症状中存在8种症状。在假性神经系统(pseudoneurological)症状中包括遗忘,作为一种分离症状,与协调和平衡受损、瘫痪或局部无力、吞咽困难或喉咙梗阻、失音、尿潴留、幻觉、触觉或痛觉丧失、复视、失明、失聪和抽搐发作等转换症状不同。同时,为了更符合ICD标准,将心因性遗忘更名为分离性遗忘。在DSM-Ⅳ中,将感知(perception)添加到意识、记忆、身份中断的列表中,作为分离性障碍的基本特征。心因性神游改为分离性神游;多重人格障碍更名为分离性身份障碍;将做作性障碍(factitious disorder)放在躯体形式障碍和分离性障碍之间。

DSM-5将分离性障碍描述为广泛涉及意识、记忆、身份、情感、感知、身体表征(body representation)、运动控制和行为方面的整合障碍，可能破坏心理功能的每个领域。重新加入运动功能、情感和身体表征；将人格解体障碍改为人格解体 - 现实解体障碍；将分离性神游作为分离性遗忘的一种。

DSM-5 将躯体形式障碍改名为躯体症状和相关障碍（somatic symptom and related disorder），取消躯体化障碍的概念。本节中的主要诊断为躯体症状障碍（somatic symptom disorder），诊断要求有一种或多种导致痛苦或日常生活严重受损的躯体症状，不再要求"医学上不能解释"这一标准；取消疑病症、疼痛障碍和未分化的躯体形式障碍的诊断。

DSM-5 保留转换障碍并增加功能性神经症状障碍（functional neurological symptom disorder，FNSD）的副标题，对转换障碍则保留"医学上无法解释的症状"这一诊断要求，要求有与神经系统检查不一致或与已知的神经系统疾病表现不一致的客观证据；不再要求症状必须与心理冲突或应激源有关；删除"症状或缺陷不是故意产生或假装的"这一要求。DSM-5 指出，有故意或假装的明确证据者将提示做作性障碍或诈病（malingering），DSM-5 将做作性障碍放入躯体症状和相关疾病部分。

DSM 诊断系统关于分离性障碍的分类与 20 世纪后期的 ICD 标准不符。ICD-9 将分离（包括癔症性遗忘、神游和分离性身份障碍）、转换（包括癔症性失明、耳聋、瘫痪、起立步行不能和癔症性转换或反应）和做作性障碍归为一类；将躯体形式障碍（主要为躯体化障碍 /Briquet 障碍）、人格解体障碍（包括现实解体）和疑病障碍作为单独的类别。因此，在 ICD-9 中转换与分离包括在一起，并与躯体化障碍分开。

ICD-10 将分离性障碍（遗忘、神游、木僵和身份）和转换障碍（运动、失音、抽搐、感觉丧失、耳聋和神游 / 附体）作为一个类别。与 ICD-9 一样，将躯体形式障碍（躯体化障碍 /Briquet 综合征、疑病、躯体变型和疼痛）作为单独的类别。因此，ICD-10 保留 ICD-9 关于分离性障碍和转换障碍的分类，与躯体化障碍分开。

ICD-11 将分离性障碍（dissociative disorder，DD）定义为表现以下一个或多个精神过程的正常整合出现不自主的中断或不连续：身份（identity）、感觉、知觉、情感、思维、记忆、身体运动控制或行为。可表现为完全中断或不连续，但多表现为部分中断或不连续。症状变化快，每日甚至每小时都有变化。分离性障碍不是物质或药物的直接生理效应或戒断效应所致，也不能用其他精神行为或神经发育障碍、睡眠 - 觉醒障碍、神经系统疾病或某种健康问题来更好地解释，不是某种被接受的文化、宗教实践（包括通灵）的一部分。分离症状严重影响个人、家庭、社交、学业、职业或其他重要领域的功能。

ICD-11 根据疾病的主要特征表现将分离性障碍分为以下 9 个类别：①分离性神经症状障碍（dissociative neurological symptom disorder），包括视觉障碍、听觉障碍、头晕或眩晕、其他感觉异常、非癫痫性抽搐发作、言语异常、瘫痪或无力、步态异常、运动异常、舞蹈症、肌阵挛、震颤、肌张力障碍、面肌痉挛、帕金森综合征、其他特定的运动异常、未特定的运动异常、认知症状群、其他特定症状、未特定症状；②分离性遗忘症（dissociative amnesia）；③出神障碍（trance disorder）；④附体出神障碍（possession trance disorder）；⑤分离性身份障碍（dissociative identity disorder）；⑥部分分离性身份障碍（partial dissociative identity disorder）；⑦人格解体 - 现实解体障碍（deper-sonalization-derealization disorder）；⑧其他分离性障碍（other specified dissociative disorder）；⑨未特定的分离性障碍（dissociative disorder，unspecified）。ICD-11 将疑病症（hypochondriasis）、躯体变形障碍（body dysmorphic disorder）归为强迫及相关障碍的一种类别，将做作性障碍（factitious disorder）单列为一个疾病类别。

第二节　分离性障碍的治疗注意事项和治疗原则

其他精神疾病不同，几乎没有任何针对分离性障碍的靶向药理学方法。除了认知治疗和支持性心理治疗之外，心理动力疗法在解决核心无意识冲突方面的实用性一直是印度和西方大多数机构的标准治疗方法。

一、治疗注意事项

提供综合评估和积极的态度来作出诊断，治疗通常也应由多学科团队来执行。对诊断给予合理一致的解释是开始治疗的第一步，然后是将患者转诊给有专门经验的治疗者（小组）。传统的做法通常是神经科或综合科医师告知患者没什么问题，然后请精神科会诊或转诊到精神科接受治疗，但这种习以为常的做法常会使患者和医师均感到沮丧。

评估是治疗的基础，也是进一步与患者和照料者发展分享和理解疾病积极关系的机会。评估必须涉及仔细的神经系统检查。一个熟练的神经科医师应能对分离性神经症状障碍作出诊断。精神科评估在确保病史完整和处理精神科鉴别诊断中有重要作用，能发现重要的应激源和阻碍疾病恢复的因素（如索赔），但对涉及与法律有关的推论没必要在病历中注明，应由司法精神病学医师来处理。

询问患者对疾病的看法很重要，但最好不要与患者进行症状究竟是神经科还是精神科的这种徒劳的争论（也许最好是认为两者都可能有）。确定患者是否认为他们的症状是可逆性还是不可逆性损伤（如以计算机的软件和硬件做比喻）可能会更有帮助，因为软件更易修复。在制订治疗方案前，与患者讨论治疗的利弊并征求其意见，对治疗有利。

这类患者可能不愿诉述其心理症状，部分可能是害怕医师把他们的症状都认为是想象出来的。因此，通过询问患者的症状对其情绪和功能的影响来开始交流比直接询问患者有无焦虑、抑郁等情绪会更好。医师要记住，有些患者可能没有明显的心理症状，但这并不意味着患者没有精神障碍；有些患者也没有负性生活事件，但并不一定就不是分离性障碍。

二、治疗原则

（一）解释诊断（ explaining the diagnosis ）

医师（治疗小组成员）给患者对疾病提供前后一致的解释至关重要，包括诊断是如何作出的，以及如何通过治疗来改善症状。尽管对于是否要告知患者他们的疾病是心理原因、功能原因还是转换原因存在争议，但在解释疾病时通常要注意以下问题：①认真对待患者的问题；②给患者的问题给予明确的诊断标签（而不是仅仅告诉患者没有异常）；③向患者展示作出诊断的基本原理和理由（如对功能性瘫痪患者展示他们阳性的 Hoover 征，或他们的震颤如何在携带试验中短暂停止）；④强调疾病具有可逆性潜力，如用计算机的软件、硬件做比喻；⑤告知在某些网站上可以找到此类疾病的相关信息；⑥将患者转诊到合适的治疗机构。

使用功能性或分离性这样的诊断术语有利于医师运用生物 - 心理 - 社会医学模式来讨论脑功能异常，解释是什么可能导致症状发展，以及现在需要解决哪些问题才能实现康复；解释是由于心理上的模式或习惯导致症状持续。此外，要明确告诉患者，脑功能异常（相对于脑结构异常）可以通过包括药物治疗、运动治疗和心理治疗等多种方式得到改善。

（二）心理治疗

在整个治疗过程中应给予支持性心理治疗，要寻找诱发、维持、强化患者症状的心理社会因素，并在治疗过程中将心理社会因素与患者的症状进行"分离"。

心理治疗的重点在于引导患者进行正常生活，增加应对生活事件的能力。医师根据患者分离性障碍的症状特点及自身的技术特点，可以使用催眠、暗示、认知行为治疗、家庭或团体心理治疗。

（三）药物治疗

尽管对分离性障碍的神经生物学机制尚不清楚，但精神药物的使用却从未停止过。由于没有治疗分离性障碍的指南以及心理治疗的可及性不足，在不少国家即使是单纯的分离性障碍可能也只仅仅接受药物治疗。此外，为了逃避药物治疗的伦理困境，医师有可能将分离性障碍诊断为焦虑或抑郁障碍。

理论上，精神药物并非分离性障碍的主要治疗手段，目前有关精神药物治疗分离性障碍的证据也非常有限，治疗基本上是经验性对症处理，对于大多数分离症状的药物治疗的具体建议尚需进一步系统研究。各种精神药物都有治疗分离性障碍的各种共病的经验，如PTSD（特别是过度觉醒和侵入性症状）、心境障碍、焦虑障碍、边缘人格及适应障碍等。

医师在处方药物前应让患者理解药物治疗都是经验性的，治疗目标是尽快找到最合适的药物来缓解某些特定症状。这类患者常会报告药物在一段时间内有效，然后又没效了；还有一些患者在停用某药一段时间后再次使用，又会觉得有效。要注意，分离性身份障碍（DID）患者内部的交替身份可能会告知对同一药物有不同反应。一般来说，如果治疗的目标症状是"整个人"的诉述，而不是一种或几种身份的诉述，药物会更有效。由于不同药物对DID患者都可能产生部分反应，处方者应该警惕DID患者使用多种药物的潜在后果。

有学者对1967—2019年的英文论文进行系统综述，发现有关分离性障碍药物治疗的随机对照研究非常少，作者对符合入组标准的5项RCT（涉及214例患者）的分析提示，药物治疗的疗效高于安慰剂。帕罗西汀和纳洛酮是两种有随机对照试验研究的药物，且发现对创伤后应激障碍及边缘型人格障碍患者共病的人格解体症状和分离症状有一定疗效。

抗抑郁药常用于治疗共存的抑郁或创伤后应激障碍，这也是分离性障碍最常见的共病。SSRI对抑郁和PTSD有效；文拉法辛、安非他酮对抑郁症状、PTSD症状、惊恐症状及焦虑、激越有效；氯米帕明、氟伏沙明可能对有明显强迫症状的亚组患者特别有帮助。

抗焦虑药适用于焦虑的短期治疗，需注意苯二氮䓬类药物（BZD）如劳拉西泮、氯硝西泮、地西泮等有依赖性，有些分离性障碍患者（如DID、伴PTSD的患者）容易滥用药物或能耐受大剂量BZD。一些分离性障碍患者可以成功地维持稳定的BZD治疗方案，有些则需要增加剂量来对抗药物耐受性来取得效果。医师要注意，高剂量BZD使用具有效益递减而不良反应增加的风险，最终需要采用逐步递减法来停药，以防止严重停药症状的出现。

其他有镇静作用的药物如曲唑酮、苯海拉明、米氮平、小剂量三环类抗抑郁药也被用于治疗这类患者的焦虑，特别是失眠。遗憾的是，有些分离性障碍（如DID）患者通常伴有复杂的睡眠障碍，包括PTSD的噩梦和闪回、与心境相关的睡眠问题以及因对既往遭受的虐待的回忆而在夜间引发恐惧反应等。因此，对分离性障碍患者的睡眠问题通常最好在治疗的总体框架中予以解决，如使用症状管理策略来应对DID患者可怕的替代身份、使用认知行为策略来减少PTSD患者夜间反应性增加，同时配合适当的药物治疗。

第二代抗精神病药如利培酮、喹硫平、奥氮平等已成功用于治疗过度激活、思维紊乱、

PTSD 的侵入性症状和慢性焦虑，对 DID 患者的失眠、激越和幻觉也有效。对共病另一种精神病性障碍的分离性障碍，需要接受系统的抗精神病药治疗。抗精神病药有多种可能的不良反应，因此对服药期间的患者要仔细监测。

一些作为心境稳定剂使用的抗癫痫药也被用于治疗分离性障碍，因部分患者常有快速的情绪波动而被精神科医师诊断为快速循环型或双相Ⅱ型障碍。然而，通过仔细询问病史，发现有些患者的情绪波动实际上是创伤性事件的侵入或 DID 患者替代身份的切换或替代身份的干扰所致，所以临床上也发现只有部分患者才会从这些药物治疗中获益。不过在临床实践中发现，不少患者报告在使用丙戊酸钠、拉莫三嗪、卡马西平、奥卡西平、加巴喷丁或托吡酯后，PTSD 症状、焦虑和情绪症状会有所缓解。可以肯定的是，真正共患心境障碍的分离性障碍患者常会从合适的心境稳定剂治疗中获益。

其他如阿片受体拮抗剂纳曲酮也用于治疗 DID，可能对降低自残或自杀行为有一定效果，尤其对自伤风险高的患者。中枢 β 受体拮抗剂普萘洛尔对部分患者有效，用于过度觉醒和惊恐症状。中枢 α 受体激动剂可乐定已用于 PTSD，可能对某些分离性障碍患者的过度警觉和 PTSD 症状（包括噩梦）有效。另一种治疗高血压的药物哌唑嗪也可用于缓解 PTSD 患者的噩梦。

对有急性焦虑、激越，侵入性创伤后应激症状，伤害自己或他人的冲动行为的患者，可根据需要口服或注射使用 BZD（主要有劳拉西泮）。抗精神病药如奥氮平、氟哌啶醇及齐拉西酮也可使用，但治疗前要监测心电图，排除 Q-T 间期延长的患者，以免发生致命性心律失常。

（四）物理治疗

目前的证据表明，只要患者对诊断有一定的相信并有改变的动机，物理治疗应该是功能性运动障碍和肢体无力患者的首选治疗。近年来，物理治疗对功能性运动障碍的疗效已在随机试验中予以证实。物理治疗技术是基于功能性神经症状障碍（FNSD）的症状与过度的异常注意有关，借助物理治疗手段使患者"分心"而改善症状，但用于治疗卒中后遗症的一般物理疗法可能会适得其反。此外，对于伴有难治性抑郁症的分离性障碍，也可以考虑电休克治疗。

第三节　不同分离性障碍的治疗

如前所述，分离性障碍的治疗至今没有规范化治疗指南，治疗大多是经验性的，要结合对患者的综合评估来制订个体化治疗计划。

一、分离性神经症状障碍

尽管有可能通过以内省为导向的支持治疗或行为治疗来改善分离性神经症状障碍的症状，但这些症状通常会自发消失。治疗最重要的是与专业治疗师建立关系。对心理治疗有抵抗的患者，医师可以将心理治疗的重点放在如何应对应激上。如果医师告诉患者他们的症状都是想象出来的，通常会使情况变得更糟。催眠、抗焦虑和行为放松练习对部分患者有效。注射使用异戊巴比妥或劳拉西泮可能有助于获得某些病史信息，特别是当患者最近经历过创伤性事件时。精神动力学方法包括精神分析和以内省为导向的心理治疗，可以探索患者的内心冲突和转换症状之间的关系。也可使用短程心理治疗的简短和直接形式。

某些定制的认知行为治疗（CBT）比常规 CBT 的效果更好。这些疗法通常包括以下要素：关于疾病的教育和目标的设定，针对疾病的发作传授特定的注意力分散技巧，学习在情绪和疾病发作之间建立联系,使用逐步暴露的方法来改变事件对行为的影响,必要时更全面地观察心理诱因或维持因素。

二、分离性遗忘症

(一)心理治疗

1. 认知治疗 或许对创伤所致的患者有效,识别对创伤性事件的认知扭曲可找回丢失的记忆,当患者能够纠正先前对创伤性事件意义的扭曲认知时,可能会唤起与创伤性事件有关的更详细的回忆。

2. 催眠 多种不同的催眠方式可用于分离性遗忘症的治疗。催眠干预可用来控制、调节和调整症状的强度;方便控制分离性遗忘症的恢复;可为患者提供支持和自我强化,最后促进整合分离的记忆碎片。

3. 团体心理治疗 对创伤后应激障碍的退伍军人和遭受虐待虐待的儿童幸存者有效,可帮助患者恢复已经丧失的记忆。团体成员和治疗师共同为患者提供支持性干预,可以促进对分离性遗忘症进行整合和掌控。

(二)药物治疗

除了能促进访谈外,尚未发现对分离性遗忘症特别有效的药物。临床常用的有苯巴比妥钠、硫喷妥钠、苯二氮䓬类药物、苯丙胺等。临床上处理严重遗忘和转换障碍时,多采用静脉注射异戊巴比妥或地西泮。对慢性难治性分离性遗忘症,当其他干预无效时,上述疗法或许有效。需注意,药物干预需在患者的意识状态正常时进行。

三、出神障碍和附体出神障碍

对这类患者常使用折中的精神动力疗法,主要关注患者记忆的恢复,以期获得对自我身份和近期经历的记忆。催眠和药物辅助的访谈是帮助患者恢复记忆的辅助手段。

在因创伤或应激导致的神游早期,患者可能会有自杀、自伤及冲动行为,应注意预防和处理,包括住院治疗和必要的物理约束。家庭、性、职业和法律问题常是患者发病原因的一部分,当患者的身份和生活状况被暴露时,可能会恶化这些问题,此时需要家庭和社会干预来帮助患者解决这些复杂的困难。

当分离性神游涉及一个新的人格身份时,将这一身份概念化对于保护患者的心理起重要作用。创伤的经历、记忆、认知、认同、情感、挣扎、自我认知或这些状况的结合会使患者变得非常冲突,因此只能通过改变身份对他们进行包容才能缓解冲突。在这种情况下,治疗目标既不是压制新的人格特征,也非认可和解释所有人格属性的作用,最理想的治疗结果是通过整合神游的经历与记忆对不同的人格进行融合。

四、分离性身份障碍

分离性身份障碍(dissociative identity disorder,DID)是研究最多的分离性障碍,其特点是两个及两个以上不同的身份或人格同时存在于同一个体中,每个人格都表现出与其他人格不同的感知模式,即每个人格都有不同的个性特征。DID患者常伴有其他分离症状,如遗忘、神游、人格解体、现实解体等。

(一)心理治疗

对此类患者需采取一系列心理治疗措施,并积极构建治疗方案。治疗方式包括精神分析心理治疗、认知治疗、行为治疗、催眠疗法以及精神药物干预。家庭治疗有助于患者主观体验到自我联盟、家庭关系和团体内部的冲突是一个复杂的系统。

其他如团体治疗、自助小组、表达和职业疗法以及眼动脱敏与再加工疗法（EMDR）对某些患者也有辅助作用。

（二）药物治疗

抗抑郁药对抑郁症状、情绪不稳定、PTSD 的某些症状（尤其是侵入性症状和高警觉状态）及强迫症状有效。β 受体拮抗剂、可乐定、抗癫痫药和苯二氮䓬类药物对部分 DID 患者的侵入性症状、高警觉状态和焦虑症状有效。α_1 肾上腺素受体拮抗剂哌唑嗪可能有利于改善 PTSD 患者的噩梦症状。病例报告显示，卡马西平对脑电图有异常的患者的侵入性症状有效。纳曲酮可能有助于改善创伤患者的反复性自伤行为。心境稳定剂对 PTSD 症状、焦虑症状及情绪波动明显的患者有效。

对 DID 患者的严重焦虑和 PTSD 的侵入性症状，第二代抗精神病药如利培酮、喹硫平、齐拉西酮和奥氮平的疗效和耐受性可能比第一代抗精神病药更好。少数严重、慢性、难治性 DID 患者对上述药物疗效不佳，氯氮平可能有效。

（三）电休克治疗

电休克治疗（ECT）对伴有难治性情绪障碍的 DID 有效，且不会加重患者分离记忆的问题。尽管 ECT 也只对部分患者有效，但却是对 DID 最有效的躯体治疗。

五、人格解体 - 现实解体障碍

人格解体 - 现实解体障碍（depersonalization-derealization disorder）患者是一类难治性群体。多种心理治疗方法如精神动力疗法、认知治疗、认知行为治疗、催眠疗法和支持治疗被用于这类患者的治疗，但这些标准化的心理治疗对多数患者没有明显效果。应激管理策略、注意力分散技术、减少感官刺激、放松训练，以及体育锻炼可能对患者有助。

一些证据表明，SSRI 如氟西汀可能对人格解体有效。较近的两项双盲安慰剂对照研究发现，氟伏沙明和拉莫三嗪对人格解体障碍无效。一些常用的精神药物如抗抑郁药、抗精神病药、抗癫痫药等单独或合并使用，可能对部分人格解体障碍患者有效。

（刘铁桥）

参 考 文 献

[1] 郝伟，陆林. 精神病学 [M]. 8 版. 北京：人民卫生出版社，2018.

[2] 陆林. 沈渔邨精神病学 [M]. 6 版. 北京：人民卫生出版社，2018.

[3] SUTAR R，SAHU S. Pharmacotherapy for dissociative disorders: a systematic review[J]. Psychiatry research，2019，281：112529.

[4] NORTH C S. The classification of hysteria and related disorders: historical and phenomenological considerations[J]. Behavioral sciences（Basel），2015，5（4）：496-517.

[5] SADOCK B J，SADOCK V A，RUIZ P. Kaplan & Sadock's concise textbook of clinical psychiatry[M]. Philadelphia: Lippincott Williams & Wilkins，2017.

[6] GEDDES J R，ANDREASEN N C. New Oxford textbook of psychiatry[M]. New York: Oxford University Press，2020.

[7] TRIMBLE M，REYNOLDS E H. A brief history of hysteria: from the ancient to the modern[J]. Handbook of clinical neurology，2016，139：3-10.

[8] LUDWIG L，PASMAN J A，NICHOLSON T，et al. Stressful life events and maltreatment in conversion（functional neurological）disorder：systematic review and meta-analysis of case-control studies[J]. Lancet psychiatry，2018，5：307-320.

[9] DEMARTINI B，BATLA A，PETROCHILOS P，et al. Multidisciplinary treatment for functional neurological symptoms：a prospective study[J]. Journal of neurology，2014，261（12）：2370-2377.

[10] GANSLEV C A，STOREBØ O J，CALLESEN H E，et al. Psychosocial interventions for conversion and dissociative disorders in adults[J]. Cochrane database of systematic reviews，2020，7（7）：CD005331.

[11] WIEDER L，BROWN R J，THOMPSON T，et al. Hypnotic suggestibility in dissociative and related disorders：a meta-analysis[J]. Neuroscience and biobehavioral reviews，2022，139：104751.

[12] MACPHEE E. Dissociative disorders in medical settings[J]. Current psychiatry reports，2013，15（10）：398.

[13] STANILOIU A，MARKOWITSCH H J. Dissociative amnesia[J]. Lancet psychiatry，2014，1（3）：226-241.

第十一章

躯体痛苦及躯体体验障碍的治疗

在综合医院中，患者常因各种躯体症状或躯体不适就诊。其中一部分患者的躯体症状可能是焦虑障碍或抑郁障碍的表现；特别是一些躯体疾病的非特异性症状，即伴有自主神经功能紊乱，可能是无法用医学解释的躯体症状（medically unexplained physical symptom，MUPS），但这些描述过于模糊，所以已被医学界所摒弃。近年来，有学者建议使用躯体痛苦障碍（bodily distress disorder，BDD）来描述这类疾病。据统计，该类疾病在初级医疗机构就诊的患者中占 10%～30%，某些特殊躯体疾病专科门诊中这类患者的比例高达 50%。有研究发现该病发病的危险因素主要有焦虑型人格特征；受教育程度低；社会经济地位较低；近期经历应激性生活事件；对躯体感受高度关注的个体。

ICD-10 中首次使用躯体形式障碍，是一类以显著的躯体症状或躯体不适为主要特征的精神障碍，主要包括躯体化障碍、疑病症、持续性躯体形式疼痛障碍、躯体形式自主神经功能失调等。在 ICD-11 中修订为躯体痛苦及躯体体验障碍，其核心特征为躯体症状的存在使个体感到痛苦，患者过度关注症状；临床检查及医务人员的反复保证不能减轻过度关注；躯体症状持续存在，至少几个月的大部分时间存在；这些躯体症状与个人、家庭、社会、教育、工作或其他重要领域的功能损害相关。修订后有关疾病的概念更清晰；更符合临床实践；更有利于临床医师，特别是综合医院的医师对该类疾病的认识及临床应用。本章还阐述了 ICD-11 中躯体痛苦及躯体体验障碍与 DSM-5 中躯体症状及相关障碍的区别。阐明该病的治疗原则及治疗策略，并在循证证据的基础上，提出认知行为治疗联合药物治疗能提高临床治愈率，提高患者的生活质量。

第一节 概　　述

一、躯体症状及相关障碍

在 DSM-Ⅳ中，躯体形式障碍（somatoform disorder）是一类以显著的临床主诉不适或躯体症状表现为特征的精神障碍，主要包括躯体化障碍、疑病症、持续性躯体形式疼痛障碍（persistent somatoform pain disorder，PSPD）、躯体形式自主神经功能失调（somatoform autonomic dysfunction）等。尽管医师反复说明其症状并无躯体疾病基础，并向患者再三作出保证，但仍不能减轻患者的忧虑和躯体症状。即使从时间及因果联系上看，患者症状的出现与其持续的、不愉快的生活事件、困难或冲突密切有关，但患者仍拒绝承认自身存在心理困扰。这种躯体化表现的心理和精神障碍称为躯体形式障碍。DSM-5 则以"躯体症状及相关障碍"（somatic symptom and related disorder）来命名，取代原来的躯体形式障碍。

DSM-5 中躯体症状及相关障碍的核心症状是有显著的躯体不适,并且造成患者痛苦和社会功能损害。这些患者常常反复就诊于内科门诊,而非首诊于心理精神科。有研究认为,偏焦虑型的人格特质与这些躯体症状有关。此外,受教育程度较低、社会经济地位较低、近期经历应激性生活事件以及对躯体感受高度关注的个体患病风险更高。

DSM-5 中躯体症状及相关障碍这个谱系包括躯体症状障碍(somatic symptom disorder)、疾病焦虑障碍、功能性神经症状障碍(转换障碍)、影响其他躯体疾病的心理因素、做作性障碍、其他特定 / 未特定的躯体症状及相关障碍。

(一)躯体症状障碍

患者至少存在 1 个以上明显的躯体症状,感到功能下降和显著痛苦。患者担忧躯体症状或健康状况,常常焦虑不安,并有以下表现:①超出正常水平思考健康问题或躯体症状;②与健康相关的焦虑情绪明显增高;③在健康状况上花费过多的精力和时间,有躯体症状的病程达到 6 个月以上。

(二)疾病焦虑障碍

DSM-5 用疾病焦虑障碍(illness anxiety disorder)取代原来的疑病症(hypochondriasis)。患者反复担心自己患有某种严重疾病,即使患者之前存在某种躯体疾病,这种过度的担忧也是超出正常水平的。患者对健康状况有明显焦虑和警觉,经常反复检查自己躯体疾病的体征或回避与医师的沟通。疑病先占观念已经存在至少 6 个月,所恐惧的疾病种类可以变化。

(三)功能性神经症状障碍(转换障碍)

患者有数个神经系统症状,临床上有证据可证明这些症状与躯体疾病之间不一致。躯体症状引起显著的功能受损或痛苦。常见的症状类型包括不正常运动、麻痹、吞咽症状、语言症状、感觉丧失、癫痫样发作及混合性症状等。

(四)影响其他躯体疾病的心理因素

患者确实患有某种躯体疾病,而心理或行为因素对该躯体疾病产生不良影响,具体表现为:①心理因素引起躯体疾病加重或影响康复;②心理因素妨碍躯体疾病的治疗;③心理因素增加患病风险;④心理因素影响病理生理,促发或加重症状。心理和行为因素不能用其他精神障碍来更好地解释。

(五)做作性障碍

对自身的做作性障碍表现为假装心理或躯体上的症状,或自我诱导损伤或疾病。患者故意伪装自己患有疾病,从而获得某种心理上的满足感。与诈病不同,做作性障碍没有明显的外部犒赏机制,属于原发性。对他人的做作性障碍表现使他人假装心理或躯体上的症状,或者诱导产生损伤或疾病。患者通过欺骗的行为,让受害者显示出有病的状态,从而使得自己获得心理满足感。

(六)其他特定 / 未特定的躯体症状及相关障碍

其他特定的躯体症状及相关障碍是指具备本章中的典型症状,引起功能损害或痛苦,但未能符合前述任何一种疾病的诊断标准。未特定的躯体症状及相关障碍是指具备本章的典型症状,但是由于信息不全而暂时未能作出特定诊断的情况。

二、ICD-11 的躯体痛苦及躯体体验障碍

ICD-10 首次提出"躯体形式障碍(F45)"这一疾病分类,指出其主要特征:反复出现躯体症状;尽管检查结果多次是阴性,医师反复确认这些症状与躯体疾病无关,仍不断要求进行医

学检查。即使存在躯体化障碍，也不能用其解释这些症状 / 苦痛的性质和严重程度，也不能解释患者的先占观念。ICD-10 中将疑病障碍也归类于躯体形式障碍门类中。其中躯体化障碍（somatization disorder）是躯体形式障碍的主要亚型，主要临床特征包括：①没有合理的躯体疾病可以解释的多种不断变化的躯体症状；②拒绝接受多个医师的无病保证；③造成一定的功能损害；④至少持续 2 年。

国内使用躯体形式障碍筛选表和躯体化障碍评定量表检查内科和神经科门诊患者，共筛查 3 346 例门诊患者，符合 ICD-10 躯体形式障碍诊断标准者估计为 18.2%。其中 135 例患者在过去 1 年中平均就医 13.1 次，经过治疗 60% 的患者自感无变化。筛查结果发现患者对医师的诊断和治疗的不信任最为突出。

躯体形式障碍在 ICD-11 中被修订为"躯体痛苦障碍（bodily distress disorder，BDD）"，和另一种以持续渴望存在某种伴有持续不适感的躯体残疾为特征的"躯体完整性烦恼（body integrity dysphoria）"一同归类在"躯体痛苦及躯体体验障碍"分类中。有研究发现该病发病的危险因素主要有焦虑型人格特征；受教育程度低；社会经济地位较低；近期经历应激性生活事件；对躯体感受高度关注的个体。

ICD-11 对这类疾病的章节划分与 DSM-5 存在较大差异。ICD-11 将 DSM-5 的躯体症状及相关障碍亚型归到不同的章节中，例如将疾病焦虑障碍归为强迫及相关障碍；将转换障碍（conversion disorder）归为分离性障碍（dissociative disorder）；将做作性障碍和影响其他躯体疾病的心理因素独立成章。同时，ICD-11 还包含 DSM-5 未包含的躯体完整性烦恼，它与躯体痛苦障碍都在躯体痛苦或体验障碍这一章中。

（一）ICD-11 的躯体痛苦障碍

躯体痛苦障碍表现为一个或多个躯体症状，导致个体的痛苦感以及对这些症状的过度关注，可表现为反复就诊。如果另一种健康情况能解释这些症状，则要求关注的程度明显超出该症状的性质和进展。这种对躯体不适的过度关注不会因适当的临床检查以及临床医师的保证而得到减轻。躯体的不适是持续性的，在至少数月的大部分时间存在。躯体痛苦障碍通常同时存在多个症状，这些症状可能随时间变化。偶尔也可有一个单独的症状（通常是痛或乏力），且这个症状与躯体痛苦障碍的其他特征相关。躯体痛苦障碍以痛苦的持续存在的躯体症状及个体对这些症状的过度关注为特征。这些症状不会随着医学检查而减轻，并造成明显的功能损害。躯体痛苦障碍的严重程度分为三级：轻度、中度及重度，根据痛苦程度或躯体症状先占的严重程度、病程、损伤程度、反复就医行为进行划分。

躯体痛苦障碍最常见的躯体症状包括疼痛（如肌肉骨骼疼痛、背痛、头痛）、疲劳、胃肠道和呼吸道症状。患有躯体痛苦障碍的个体经常对其躯体症状进行过度解读或灾难化，并且纠结于最极端的消极后果；也可能会对其症状进行一系列归因，包括心理和生理上的解释。

（二）ICD-11 的躯体完整性烦恼

躯体完整性烦恼的表现是对成为某种显著的躯体残疾的持续而强烈的意愿，例如截肢、截瘫、盲。在青少年期起病，伴有持续性不舒适感，或对自己目前非残疾的身体外形有强烈的不适当的感觉。这种成为躯体残疾的意愿导致有害的后果，如对这种意愿的先占观念（包括花费大量时间假装自己是残障人士）显著干扰做事的效率、娱乐休闲活动和社交功能，或导致生命健康处于严重危险中。

第二节　躯体痛苦及躯体体验障碍的治疗原则和治疗策略

一、治疗原则

1. 即使没有找到明确的躯体疾病或其他精神障碍依据,躯体痛苦及躯体体验障碍患者的症状也应被正确对待。

2. 全程评估的原则。应评估患者是否存在创伤性应激源如家庭暴力、药物滥用、诈病,或是否存在诉讼相关问题;应评估患者的主要躯体症状及其严重程度;这些患者大多数在各级医疗机构就诊,并非在精神专科机构,应评估这些患者是否存在躯体疾病,若各种检查结果是阴性,考虑是躯体痛苦障碍,必要时应转诊。

3. 建立良好的医患联盟。应尊重患者的各种感受,和患者一起探讨,并进行深入交流,深入心理感受和心理加工层面。对于该疾病症状产生原因的积极解释,积极应对躯体痛苦动机的强化。鼓励患者积极参与社会活动及体育锻炼。

4. 心理治疗联合药物治疗的原则。改善并减轻患者的躯体痛苦,提高患者的生活质量及社会功能。

5. 长期治疗的原则。避免躯体症状复燃及病情波动。

二、治疗策略

(一)心理治疗

尝试解释现实情境可能是放大患者症状的因素,而不是导致症状产生的原因。

1. 鼓励积极的生活态度和行为,如乐观想法、放松技术、分级锻炼、自助手册和互助小组。

2. 与患者共同设立现实可行的目标;提供评估症状的工具,如疼痛缓解量表等。

3. 如果条件允许,可安排规律的接诊,而不应等患者主动来求助。

4. 若以上措施效果仍不理想,应评估是否存在创伤性应激源如家庭暴力、药物滥用,或是否存在诉讼相关问题。

5. 如果可行,可考虑安排心理治疗师联合干预,要与治疗师共同讨论诊断、目前存在的困难及下一步的诊疗方案。若门诊治疗效果不理想,可考虑住院治疗,住院期间可进行多学科联合治疗,包括症状评估、激活性物理治疗、职业疗法以及心理治疗。对于心理治疗提出以下建议:澄清来访者心理治疗的动机;如果有可能,须明确告知患者,治疗师相信首次访谈时患者描述的症状,虽然这些症状没有躯体疾病基础;仔细倾听躯体方面的不适主诉,以及症状带来的一些人际关系体验(与医师、亲友、同学等)。

(二)药物治疗

考虑到患者的躯体症状变化不定,并常有针对躯体不适的先占观念,在临床用药上需要使用小剂量抗精神病药。若伴有明显的焦虑、抑郁症状,可使用 SSRI、SNRI 类抗抑郁药治疗。

第三节 躯体痛苦及躯体体验障碍的治疗方法

一、心理治疗

认知行为治疗是躯体痛苦及躯体体验障碍首选的非药物治疗，单独应用或联合使用药物治疗均显示卓越的疗效。可以使用技能聚焦的心理治疗，发展出一套应对策略以提高患者的生活质量。根据一项荟萃分析结果，CBT 在躯体痛苦及躯体体验障碍症状减轻程度上的疗效优于对照组。尽管躯体痛苦及躯体体验障碍的发病年龄早，在青少年中常见，但目前 CBT 在青少年躯体痛苦及躯体体验障碍中效果如何还缺乏相关临床证据。一项小样本预初研究中共纳入 30 例躯体痛苦及躯体体验障碍受试者接受简化 CBT 干预，结果显示 CBT 干预组的临床症状缓解程度明显优于对照组。

二、药物治疗

（一）5-羟色胺再摄取抑制剂

目前 CBT 联合药物治疗是躯体痛苦及躯体体验障碍的一线治疗方案，其中 5-羟色胺再摄取抑制剂（SRI）是一线选择药物。SRI 类药物可以改善强迫思维、强迫行为，虽未被 FDA 批准用于治疗躯体痛苦障碍，但研究证据和临床经验均提示 SRI 类药物在躯体痛苦障碍中可作为首选药。也有研究发现三环类抗抑郁药氯米帕明对躯体痛苦障碍的疗效优于地昔帕明，在控制非特异性焦虑及抑郁作用后，氯米帕明具有特异性改善症状的作用。

一项躯体痛苦障碍的 RCT 显示，氟西汀治疗 8 周的疗效优于对照组。另一项躯体痛苦障碍的临床试验显示，坚持服用 12 周西酞普兰的患者有 81.8% 症状及生活质量均明显改善。一项开放标签研究也证实艾司西酞普兰的响应率可达到 73%。临床经验提示为了达到理想疗效，建议使用相对高的药物剂量。SRI 类药物起效较慢，通常要 12~16 周才能起效。SRI 类药物使用前要充分告知患者药物副作用，如过度镇静/烦躁、失眠、恶心、性快感缺失、勃起功能障碍。此外，尤其需要注意在 24 岁以下青年患者中使用会增加自杀风险。当然也有研究显示抗抑郁疗效好，会降低自杀风险。在躯体痛苦障碍人群中，抗抑郁药的获益是远高于自杀风险的。

（二）第二代抗精神病药增效治疗

部分患者对于 CBT 联合 SRI 响应较差。考虑到躯体痛苦及躯体体验障碍带有偏执色彩，使用第二代抗精神病药成为另一种选择。现有研究比较有限，如部分病例报告使用阿立哌唑、利培酮，也有少数临床研究使用奥氮平、喹硫平。虽然证据不够充分，仍有研究报告使用阿立哌唑、利培酮和奥氮平后躯体痛苦及躯体体验障碍症状可得到显著改善。

（王　振）

参 考 文 献

[1] NORTH C S. The classification of hysteria and related disorders: historical and phenomenological considerations[J]. Behavioral sciences（Basel），2015，5（4）：496-517.

[2] World Health Organization. The ICD-10 Classification of Mental and Behavioural Disorders: Clinical descriptions and diagnostic guidelines[M]. Geneva，World Health Organization，1992.

[3] VEALE D, ANSON M, MILES S, et al. Efficacy of cognitive behaviour therapy versus anxiety management for body dysmorphic disorder: a randomised controlled trial[J]. Psychotherapy and psychosomatics, 2014, 83(6): 341-353.

[4] KREBS G, DE LA CRUZ L F, MONZANIET B, et al. Long-term outcomes of cognitive-behavioral therapy for adolescent body dysmorphic disorder[J]. Behavior therapy, 2017, 48(4): 462-473.

[5] HOFMANN S G, ASMUNDSON G J, BECK A T. The science of cognitive therapy[J]. Behavior therapy, 2013, 44(2): 199-212.

[6] IPSER J C, SANDER C, STEIN D. Pharmacotherapy and psychotherapy for body dysmorphic disorder[J]. Cochrane database of systematic reviews, 2009(1): Cd005332.

[7] MATAIX-COLS D, DE LA CRUZ L F, ISOMURA K, et al. A pilot randomized controlled trial of cognitive-behavioral therapy for adolescents with body dysmorphic disorder[J]. Journal of the American academy of child and adolescent psychiatry, 2015, 54(11): 895-904.

[8] HADLEY S J, GREENBERG J, HOLLANDER E. Diagnosis and treatment of body dysmorphic disorder in adolescents[J]. Current psychiatry reports, 2002, 4(2): 108-113.

[9] PHILLIPS K A, ALBERTINI R S, RASMUSSEN S A. A randomized placebo-controlled trial of fluoxetine in body dysmorphic disorder[J]. Archives of general psychiatry, 2002, 59(4): 381-388.

[10] PHILLIPS K A, NAJJAR F. An open-label study of citalopram in body dysmorphic disorder[J]. Journal of clinical psychiatry, 2003, 64(6): 715-720.

[11] HOLLANDER E, ALLEN A, KWON J, et al. Clomipramine vs desipramine crossover trial in body dysmorphic disorder: selective efficacy of a serotonin reuptake inhibitor in imagined ugliness[J]. Archives of general psychiatry, 1999, 56(11): 1033-1039.

[12] PHILLIPS K A. An open-label study of escitalopram in body dysmorphic disorder[J]. International clinical psychopharmacology, 2006, 21(3): 177-179.

[13] PHILLIPS K A, HOLLANDER E. Treating body dysmorphic disorder with medication: evidence, misconceptions, and a suggested approach[J]. Body image, 2008, 5(1): 13-27.

[14] KIM D, RYBA N L, KALABALIK J, et al. Critical review of the use of second-generation antipsychotics in obsessive-compulsive and related disorders[J]. Drugs in R&D, 2018, 18(3): 167-189.

[15] American Psychiatric Association. Diagnostic and statistical manual of mental disorders[M]. 5th ed. Arlington, VA: Amercian Psychiatric Association, 2013.

[16] World Health Organization. International statistical classification of diseases and related health problems[M]. 11th ed. Geneva: World Health Organization. 2019.

第十二章

进食障碍的治疗

　　进食障碍是与心理因素相关的生理障碍,主要包括神经性厌食、神经性贪食和暴食障碍。这类疾病难以自愈,病程容易慢性化和反复发作,是精神科的难治性疾病。近年来,随着全球化和经济快速发展,以及媒体的快速传播,我国进食障碍的患病率正呈现快速增高的趋势。因此,对进食障碍开展规范化治疗尤为重要,可以提高治愈率、减少复发率以及缩短病程。进食障碍的治疗需要多学科合作的综合干预措施,包括营养治疗、躯体治疗、药物治疗和心理治疗,并针对不同患者采用个体化治疗方案。

第一节　概　　述

一、定义

　　进食障碍(eating disorder,ED)是指以反常的进食行为和心理紊乱为特征,伴发显著的体重改变和/或生理、社会功能紊乱的一组疾病。主要包括神经性厌食(anorexia nervosa,AN)、神经性贪食(bulimia nervosa,BN)和暴食障碍(binge eating disorder,BED)。

　　神经性厌食又称厌食症,是指以有意严格限制进食,导致体重明显低于正常,身体功能损害为特征的一类进食障碍。该病多见于青少年和年轻女性,发病年龄为13~20岁,中位发病年龄为17岁。主要表现为强烈地害怕体重增加,恐惧发胖,对体重和体型极度关注,有意造成体重明显减轻,导致营养不良,进而累及全身各大系统,严重者造成多器官功能衰竭而死亡,被认为是最致命的精神障碍。按照"有无规律的暴食或清除行为"将神经性厌食分为两个亚型,即限制型(restricting type,AN-R)和暴食/清除型(binge/purging type,AN-BP)。

　　神经性贪食又称贪食症,是指以反复发作性暴食和防止体重增加的补偿性行为,以及对体型和体重过度关注为主要特征的一类进食障碍。年轻女性多见,发病年龄为12~35岁,中位发病年龄为21岁。多数神经性贪食有神经性厌食病史。

　　暴食障碍又称暴食症,是指以反复发作性暴食为主要特征的一类进食障碍。与神经性贪食的主要区别在于无不恰当的补偿性行为,与其对体型和体重无过度关注有关,故常伴有肥胖。发病年龄稍晚于神经性厌食和神经性贪食,平均为23岁。

二、临床表现

进食障碍的临床表现主要包括心理行为症状和生理症状两个方面。

（一）心理行为症状

1. 过度关注体型和体重、食物　患者过度关注其体型和体重,对自己的体型和体重有不恰当的自我评价，在意别人的看法，总是对自己感到不满意；甚至出现体象障碍，即对身体胖瘦存在感知障碍，即使已经明显消瘦，仍感觉自己很胖。为了追求苗条，患者对食物的兴趣不减反增，常专注于食物的热量及与食物相关的活动，例如喜欢逛食物超市、做烘焙、观看与食物或与吃有关的电视节目或视频等，有相当一部分患者强迫亲人吃东西。

2. 异常进食行为 主要包括限制摄入、暴饮暴食和补偿性行为。患者对"肥胖"的强烈恐惧导致故意减少食物摄入常常是首发症状。而 AN-BP、BN 和 BED 患者会出现伴有失控感的暴饮暴食行为，往往与消极感受、无聊感有关，而非出于身体饥饿。其中，AN-BP 和 BN 患者常常有自我催吐、导泻及滥用减肥药、灌肠剂、利尿药、抑制食欲的药物等补偿性行为来防止体重增加。

3. 情感症状 神经性厌食和神经性贪食患者对于体型、体重的变化往往带有强烈的焦虑、恐惧情绪，有时表现为抑郁、冷漠、情绪不稳、回避社交等，严重时可出现自杀倾向或自伤、自杀行为。

4. 强迫症状 在营养不良和饥饿状态下，神经性厌食患者变得更加刻板、固执，表现出与进食相关的强迫症状，或原有强迫症状的加重。例如患者脑海中反复出现食物画面，控制不住地反复思考吃什么，强迫性地运动、站立、计算食物的热量、照镜子、称重等。

5. 否认病情 患者常否认病情，否认饥饿感、疲劳感，部分患者否认自己想要减肥，将进食少归因为"没胃口""胃胀""胃难受""便秘"等躯体问题。

（二）生理症状

1. 与营养状况有关的躯体症状 神经性厌食患者因严重营养不良导致的躯体并发症可累及全身任一器官、系统，包括低体温、心动过缓、低血压；贫血、白细胞低下，甚至全血细胞减少；低血糖、低蛋白血症；胃排空延迟、便秘；肝功能异常，胰腺病变也很常见；青春前期患者可有性心理发育迟缓和第二性征发育停滞，女性可出现停经或月经紊乱；严重的慢性并发症有骨质疏松、肾衰竭、脑萎缩和脑功能异常等。暴食障碍患者因反复暴食而无补偿性行为，故可导致肥胖、高血压、糖尿病等。

2. 与行为问题有关的并发症 有暴食行为的患者常有恶心、腹痛、腹胀、消化不良，甚至出现急性胃扩张、胰腺炎等。催吐或滥用减肥药、泻药、利尿药、灌肠剂等行为可能导致电解质异常如低钾血症、低钠血症、低氯血症、低镁血症和低磷血症，以及反流性食管炎、便秘或腹泻等，一些患者出现肾功能异常。反复呕吐致龋齿，催吐药如吐根可致心脏传导阻滞和心律失常。呕吐及滥用利尿药和泻药可致代谢性碱中毒和代谢性酸中毒。暴食发作频率高的患者可见腮腺肿大等。

三、治疗原则

（一）多学科协作治疗

采用多学科联合会诊（multidisciplinary team，MDT）模式，包括精神科医师和护士、内科医师或儿科医师、营养师、心理治疗师、心理咨询师和社会工作者等。

（二）全面评估

躯体情况、精神心理状况、进食相关症状和行为的评估与监测。

（三）综合治疗

营养治疗、躯体治疗、精神药物治疗和社会心理干预。

进食障碍的治疗参见本章以下各节。

<h1 style="text-align:center">第二节 神经性厌食的治疗</h1>

一、治疗前评估

（一）病史

需重点关注以下方面：起病诱因；病情演变过程特点；患者的体重、身高情况（体重包括最高体重、最低体重、目前体重、理想体重、停经时体重）及变化过程如何；是否存在对体重的过度关注和体象障碍；是否存在节食、禁食、运动、暴食、呕吐或滥用药物（减肥药、导泻剂、利尿药、灌肠剂等）等行为；饮食方面有何特殊习惯（进食的量和速度、进食场合、饮水量、挑食、处理食物、藏食、偷食等）；既往是否存在其他基础性疾病；个人史（喂养史、成长史、受教育史、工作史、婚恋家庭史）；家族史；既往接受治疗情况。

（二）躯体评估

重点评估患者的营养状况和躯体并发症风险。以下躯体症状和体征需关注：体型、面容、口腔及消化道情况、毛发与指甲及皮肤情况、脂肪分布、腹部形态、第二性征、体温、血压及心率、肌力、月经、大小便及睡眠情况，以及是否存在停经、水肿、骨折等情况。

（三）精神心理评估

需要了解患者的感知觉、情绪、行为等方面的症状，仔细排除抑郁障碍、双相障碍、焦虑障碍、强迫障碍、物质滥用等其他精神障碍，同时需要关注患者是否存在冲动伤人或消极自伤、自杀行为的风险。还需要了解患者的性格、家庭关系特点和社会功能水平，发现患者的优势和资源。

（四）辅助检查

包括血常规、肝肾功能、电解质、血糖、血脂、血清淀粉酶、甲状腺功能、性激素、心电图及24h动态心电图、B超、骨密度等，以及心理测试量表如抑郁自评量表（self-rating depression scale，SDS）、焦虑自评量表（self-rating anxiety scale，SAS）、90项症状自评量表（symptom checklist 90，SCL-90）、明尼苏达多相人格调查表（Minnesota multiphasic personality inventory，MMPI）、进食障碍调查量表（eating disorder inventory，EDI-1）、进食态度自评问卷（eating attitudes test，EAT-26）、进食障碍检查量表6.0版（eating disorder examination questionnaire，EDE-Q 6.0）、耶鲁-布朗强迫量表（Yale-Brown obsessive-compulsive scale，Y-BOCS）等。

二、治疗目标

神经性厌食的治疗目标是体重恢复，以及治疗各种躯体并发症，去除异常进食相关行为和情绪，改变患者对体重、体型、食物的病理性关注和歪曲认知等。

三、治疗方法

治疗场所分为门诊治疗和住院治疗。住院治疗的指征包括躯体情况差，需要紧急医学干预的患者，即评估存在躯体高风险或再喂养风险的患者；治疗依从性差，门诊疗效不佳的患者；出现自伤、自杀等危及生命安全的情况。

治疗方法主要包括营养治疗、躯体治疗、心理治疗和药物治疗。

（一）营养治疗

营养治疗（包括饮食监管及禁止暴食和呕吐行为）被各国指南一致推荐作为促进神经性厌

食患者体重增加的一线治疗，是神经性厌食最主要、最紧急、最基本的治疗。一般遵循经口进食、起始少量、逐渐增加的原则。以每周体重增加 0.5～1.0kg 为宜，目标体重临床上通常取正常体重低限，如 BMI 18.5kg/m² 或 19kg/m²，对儿童和青少年人群应用 BMI 百分位数更为准确。肠内 / 肠外营养只是用于严重病例抢救生命的短期治疗方法。再喂养如果过快或过猛可能会引起有潜在致命危险的再喂养综合征，在营养治疗过程中需小心监测。

（二）躯体治疗

治疗方式以支持治疗及处理各种并发症为主，可以请内科医师、儿科医师、营养学家协助治疗。

（三）心理治疗

青少年患者以家庭干预——基于家庭的治疗（family-based treatment，FBT）效果最佳。成人常用的心理治疗包括认知行为治疗、精神动力性心理治疗等。

（四）药物治疗

神经性厌食药物治疗的循证基础非常有限，目前为止尚无明确证据显示药物对神经性厌食患者体重增加或核心症状有显著的改善作用，不建议作为治疗神经性厌食的单独或主要方法。

目前针对神经性厌食的精神药物随机对照试验（RCT）主要集中在成年患者中，至今尚无在未成年神经性厌食患者中开展 RCT 研究。

1. **抗抑郁药** 能缓解神经性厌食患者的抑郁、焦虑、强迫等症状，然而情绪症状在体重增加后往往能缓解，因此使用药物时需谨慎。对于轻至中度抑郁、焦虑情绪症状，建议首先营养治疗、增加体重，如果体重增加、接近或达到目标体重，而情绪症状仍未改善时，考虑加用抗抑郁药；对于严重抑郁、焦虑症状，建议在营养治疗的同时再使用抗抑郁药。但大多数抗抑郁药并不能有效增加体重。

（1）三环类抗抑郁药及单胺氧化酶抑制剂：对神经性厌食患者体重增加及症状改善与对照组相比无统计学差异，且易出现癫痫发作阈值降低、Q-T 间期延长、直立性低血压和胃肠道症状（如便秘和胃轻瘫），并可加重神经性厌食患者的胃肠道和心血管疾病风险，因此临床已较少使用。

（2）选择性 5- 羟色胺再摄取抑制剂：由于副作用发生率较低，因此常用于改善神经性厌食患者的抑郁症状。关于氟西汀的研究结果不一，大多数结果并未发现对体重增加及焦虑或强迫症状有改善作用，对缩短康复的神经性厌食患者的复发时间也与对照组无统计学差异。有 meta 分析提到，氟西汀能够改善 AN-BP 患者的预后并减少复发。舍曲林及西酞普兰治疗神经性厌食的研究较少，但一项 meta 分析提示均可改善神经性厌食患者的抑郁症状、无助感、自我感知能力缺乏及完美主义，而对于体重增加则无显著效果。SSRI 在神经性厌食患者中使用的注意事项包括除一般常规禁忌证外，为减轻胃肠道刺激性，通常建议在餐后服用；因为营养不良患者对 SSRI 的副作用往往更敏感，所以对神经性厌食患者使用 SSRI 时应从最小剂量开始，缓慢增加剂量，并严密监测并及时处理患者对药物的早期不良反应，且宜在患者规律进食的情况下服用。

（3）米氮平：研究表明米氮平在加快体重恢复方面似乎优于 SSRI，且依从性优于 SSRI，但在改善抑郁和焦虑症状上与 SSRI 没有显著性差异。由于该药可能引起中性粒细胞减少，且神经性厌食患者因营养不良本身就有血细胞减少的风险，所以不建议作为治疗神经性厌食的一线用药。

（4）度洛西汀：对神经性厌食的临床研究，仅在近期有学者研究发现度洛西汀对成年神经性厌食患者的情绪异常及焦虑有所改善，但尚未在青少年患者中开展临床研究。

总之，抗抑郁药对神经性厌食患者的抑郁、焦虑、强迫等症状可能有一定的治疗效果，但研究结果不一致；而其对体重增加或维持的影响则并不显著，对进食症状或精神病理学的影响也尚不明确。大多数国际指南均提出对神经性厌食患者慎重使用抗抑郁药。

2. 抗精神病药 用抗精神病药治疗神经性厌食的基本原理与药物作用机制有关。首先，神经性厌食中对体重和体型的痴迷类似于精神分裂症的妄想症状，可能与神经性厌食中的多巴胺受体过度反应有关，因此希望通过抗精神病药调节多巴胺能系统的异常功能达到治疗作用；其次，多巴胺 D_2 受体和 $5-HT_{2A}$ 受体拮抗剂可增强前扣带回皮质和腹侧注意网络的反应性，修复神经性厌食中受损的腹侧注意网络，恢复神经性厌食异常的食物奖赏通路；此外，第二代抗精神病药具有缓解抑郁和焦虑症状的作用。

综上所述，抗精神病药也被作为神经性厌食的潜在治疗药物。第一代抗精神病药常导致神经性厌食患者出现严重不良反应，因此临床应用较少。常用的是奥氮平等第二代（非典型）抗精神病药。

（1）奥氮平：是治疗神经性厌食选择中被广泛研究的第二代抗精神病药。奥氮平对于神经性厌食患者体重增加具有显著效果，且能够改善患者的强迫、抑郁、焦虑症状，并能缓解患者对于食物的抗拒心理。但有临床研究表明奥氮平的使用容易导致过度镇静，并有部分受试者出现 Q-T 间期延长。尽管如此，大多数研究结果均推荐奥氮平作为神经性厌食的治疗药物。

（2）喹硫平：相较于奥氮平，低剂量（100～400mg/d）喹硫平也有一定疗效，相关副作用最小，镇静作用较弱，安全性风险较低，但对神经性厌食患者体重增加的效果较差。

（3）利培酮：一项系统综述提及利培酮（4mg/d）对缓解焦虑症状有一定疗效，且安全性良好。

（4）阿立哌唑：对害怕体重增加的门诊患者，因为阿立哌唑不增加体重，服药依从性更好，安全性较好。

尽管第二代抗精神病药比第一代抗精神病药的副作用小，但身体虚弱的神经性厌食患者发生不良反应的风险可能高于预期。通常患者的耐受剂量低于治疗精神分裂症的常用剂量，因此如果使用这些药物，建议低剂量开始，逐步加量，并仔细监测患者的不良反应，采用副作用最小的最低耐受剂量。

3. 其他药物

（1）苯二氮䓬类药物：可减少神经性厌食患者对进食及体重、体型的焦虑，从而降低患者进食时的恐惧、抵抗心理及罪恶感。但一项关于阿普唑仑的临床研究发现，餐前小剂量阿普唑仑的使用对于患者的焦虑及进食行为无明显改善，反而会增加患者的疲劳感。

（2）碳酸锂：近年来研究表明，锂盐能够显著改善神经性厌食患者的体重及情绪，但对患者体型的不满、体重增加的恐惧等症状则无明显效果。同时由于神经性厌食患者常伴随体液丢失及和电解质失衡，可能会降低锂盐清除，加之神经性厌食患者的肾脏并发症风险较高，因此应监测锂中毒的风险，在临床中已较少使用。

（3）催产素：是在下丘脑合成的神经肽激素，在情绪反应和进食行为的调节中发挥重要作用。鼻腔内使用催产素可明显降低神经性厌食患者的唾液皮质醇含量，并可部分改善神经性厌食患者关于进食的焦虑及自责情绪。鼻腔内使用催产素可以促进食欲并增加进食行为，因此对神经性厌食患者体重增加有明显作用。但也有研究发现，催产素的使用对于注意偏倚和情绪识别及其他症状无明显改善。

总之,当使用药物治疗神经性厌食时,应认真考虑药物治疗的副作用,特别是心脏方面的副作用。对有心脏并发症风险的神经性厌食患者应避免使用可能损害心功能的药物;如必须使用,则应进行心电监测。

第三节 神经性贪食的治疗

一、治疗前评估

在临床干预前需进行全面评估,包括病史采集、躯体评估和精神状况评估,这是判断疾病严重程度、制订治疗计划的前提和基础。评估的基本原则参见本章"第二节 神经性厌食的治疗",神经性贪食患者的特异性和需要重点关注的评估内容如下。

（一）病史

详见本章"第二节 神经性厌食的治疗"。

（二）躯体评估

对有清除行为的患者,首先需急查电解质和心电图,注意低钾血症和 Q-Tc 间期延长等潜在的心律失常风险;其次需常规复查血细胞计数、肝肾功能、内分泌、甲状腺功能等指标,以及骨密度、头颅 CT 或 MRI 等以全面评估患者的躯体情况。

（三）精神心理评估

详见本章"第二节 神经性厌食的治疗"。

（四）辅助检查

详见本章"第二节 神经性厌食的治疗"。

二、治疗目标

神经性贪食的治疗目标:①尽可能去除严重影响躯体健康的异常进食相关行为,治疗躯体并发症,恢复躯体健康;②治疗相关精神问题,包括情绪低落、焦虑、情绪不稳、强迫观念和行为、自伤和自杀等问题;③帮助患者重新评估和改变歪曲认知、态度、动机、冲突及感受,促进患者主动配合和参与治疗;④提供患者和家属关于健康营养和饮食模式方面的心理教育以获得家庭支持,防止复发和恶化。

三、治疗方法

与神经性厌食的治疗方法相似,神经性贪食也需要采用 MDT 治疗,详见本章第一节中的"治疗原则"部分。

通常对于诊断明确,病程较短,无严重并发症的患者,可选择门诊治疗;如合并物质成瘾,有自杀意念、自残行为,门诊治疗失败的患者,则建议住院治疗。

一般来说,神经性贪食的治疗应该包括营养治疗、躯体治疗、心理治疗和药物治疗等综合治疗模式,并且需要个体化、全病程管理,同时关注躯体和精神状况。

（一）营养治疗

神经性贪食患者一般都有节食、暴食和清除的循环交替进食模式,以及营养紊乱,很多患者仍存在月经紊乱。所以,即使是对于正常体重的患者而言,营养治疗同样是有效治疗手段之一。

营养治疗的目的是帮助患者建立一套规范的饮食计划,有助于减少与进食障碍相关的行为,如减少对食物的限制,减少禁食及由禁食引发的暴食和清除行为,增加食物种类,保证全面的营养摄入,促进有别于强迫锻炼的健康运动模式。

（二）躯体治疗

神经性贪食患者常出现躯体合并症,如水和电解质紊乱、胃肠道功能紊乱、内分泌和代谢紊乱、心血管疾病,需根据内科监测结果对症处理,如病情严重,建议转诊至专科就诊治疗。

（三）心理治疗

目前证据最充分的是认知行为治疗（CBT）,作为一线治疗选择；其次是人际心理治疗和辩证行为疗法。

多数研究认为 CBT 对神经性贪食有效,主要使用行为技术和心理教育技术帮助患者理解疾病发生、发展和维持治疗的机制,开始重建规律的进食习惯,改变对体型和体重的担忧,培养处理日常困难的技能,以免重拾暴食和清除行为。对于青少年神经性贪食患者还可开展基于家庭的治疗（FBT）。如果 CBT 或 FBT 疗效不佳,则可以考虑开展人际关系疗法、辩证行为疗法和精神动力疗法等。

（四）药物治疗

不同于神经性厌食,关于神经性贪食药物治疗的研究证据相对较多,已有证据表明抗抑郁药对大多数神经性贪食患者有效。不过除 SSRI 的证据较强外,其他药物的证据都较弱。另外,由于神经性贪食患者共病多、躯体情况复杂,在药物治疗时需谨慎选择。

1. 针对进食障碍症状的精神药物治疗

（1）抗抑郁药：在神经性贪食的药物治疗中,研究最多的是 SSRI,如氟西汀（60mg/d）,建议治疗 2 年,能减少暴饮暴食次数。使用氟西汀时需注意药物副作用,如嗜睡、恐惧、紧张、不安、头晕、心悸、震颤、关节痛、食欲缺乏、体重减轻、恶心、腹泻、口干、出汗和性欲减退等。氟西汀抑制 CYP2D6,因此与经 CYP2D6 代谢的药物联用时需注意血药浓度增加而导致的严重中毒。另外,尽管氟西汀未被批准用于儿童神经性贪食,但 FDA 已批准氟西汀用于儿童和青少年抑郁症和强迫症,因此对于青少年或儿童神经性贪食需药物治疗时可考虑短期使用,但在使用过程中,尤其在起始阶段应监测自杀、自残或攻击行为。

舍曲林（100mg/d）也可应用于未成年神经性贪食患者。研究表明其他 SSRI（西酞普兰、氟伏沙明）也有较好疗效,对冲动控制差及共病焦虑和抑郁的患者有积极作用。

高剂量阿米替林、丙米嗪、曲唑酮对神经性贪食也有效果,但由于它们各自的药物不良反应,需要平衡效益和风险,不推荐首选。尽管昂丹司琼（一种 5-HT₃ 受体拮抗剂）在一项 RCT 和两项非对照开放性研究中被证明是有益的,但由于存在 Q-Tc 间期呈剂量依赖性延长的风险,因此也不推荐使用。此外,安非他酮在神经性贪食患者中有引起癫痫发作增加的报道,所以也不建议使用。

（2）抗惊厥药：托吡酯（平均剂量为 100mg/d,最大剂量为 250～400mg/d）被证明对神经性贪食有效,研究表明可明显减轻暴饮暴食、自我诱导呕吐、对自己身体不满等症状,但临床上有患者出现找词困难和感觉异常现象,所以只有在其他药物证明无效时使用。另外,由于托吡酯可造成体重减轻,因此不适用于体重正常或偏低的患者。

（3）其他新型药物：目前正在进行 RCT 研究的其他药物包括鼻腔内使用的阿片受体拮抗剂纳洛酮、甲磺酸利地美、芬太尼和托吡酯的复合物、雌孕激素联合制剂和 α 肾上腺素受体拮抗剂哌唑嗪,以期给神经性贪食患者带来更多的药物选择。

2. 共病其他精神障碍的药物治疗

（1）共病抑郁障碍和焦虑障碍：大约45%的神经性贪食患者共病单相抑郁，超过50%的神经性贪食患者共病焦虑障碍。

对于共病抑郁障碍，建议使用SSRI、SNRI、NDRI或NaSSA等作为一线治疗。上述药物的抗胆碱能和心血管副作用较少，然而在治疗期间也需综合考虑其有效性和安全性。其中，NDRI类药物安非他酮会增加癫痫发作的风险，因此不被推荐。

对于共病焦虑障碍，建议使用SSRI或SNRI治疗。苯二氮䓬类药物如劳拉西泮已被证明对惊恐障碍、广泛性焦虑障碍和社交焦虑障碍的急性期治疗有效。然而，苯二氮䓬类药物在短期和长期治疗中会导致镇静和认知障碍，长期使用可能会出现耐受性和依赖性，因此建议短期使用。

（2）共病双相障碍：神经性贪食共病双相障碍的比例高，会进一步加重病情，增加社会经济负担。然而，迄今为止，尚无针对进食障碍患者共病双相障碍的干预研究。因此，药物选择需要基于伦理、禁忌证、临床指南等多个方面考虑。

由于神经性贪食患者通常处于生育期，丙戊酸盐可能导致畸形，因此不推荐使用。锂盐治疗需要稳定的盐摄入量和电解质水平，然而神经性贪食患者暴饮暴食、呕吐或滥用泻药导致电解质紊乱和盐摄入不足，使用锂盐治疗容易导致锂中毒。另外，有研究发现妊娠期服用锂盐与畸胎生成有关，会引起埃布斯坦综合征（Ebstein syndrome），因此不主张在妊娠期服用。此外，患有神经性贪食者可能存在Q-Tc间期延长、电解质紊乱和白细胞减少症等风险，因此应谨慎使用氟哌啶醇和喹硫平。奥氮平尽管对Q-Tc间期的影响较小，但会导致暴饮暴食和体重增加，因此不推荐使用奥氮平。

利培酮可用于神经性贪食合并双相障碍患者的急性期治疗和维持期治疗。对于双相抑郁的治疗，可使用拉莫三嗪或使用阿立哌唑作为治疗方案之一。

需要指出的是，上述建议是基于专家意见，尚缺乏RCT研究证据支持。

（3）睡眠问题：包括入睡困难、睡眠不深或早醒及夜间进食，这些可导致白天疲倦、注意力不集中。苯二氮䓬类药物存在"宿醉"反应、疲劳、注意力不集中和反应性降低等风险，特别是有肝肾功能障碍的患者。因此，推荐使用半衰期较短的非苯二氮䓬类催眠药。

神经性贪食患者常合并复杂的精神障碍和躯体疾病，因此对神经性贪食的有效治疗通常需要采用MDT治疗，药物选择上应该考虑精神药物的活性代谢产物、剂量、给药途径和半衰期。

目前，神经性贪食循证依据的治疗有限，全世界唯一批准的治疗神经性贪食的药物是氟西汀，迫切需要新的治疗方法。鉴于近年来遗传学、免疫学、微生物学、神经影像学和神经认知研究在贪食症中的发展，可望在药理学方面为神经性贪食患者带来希望。

第四节　暴食障碍的治疗

一、治疗前评估

在治疗前需进行全面评估，包括躯体评估和精神状况评估。评估的基本原则参见本章"第二节　神经性厌食的治疗"，暴食障碍患者的特异性和需要重点关注的评估如下。

（一）病史

详见本章"第二节　神经性厌食的治疗"。

（二）躯体评估

评估患者是否因暴食肥胖产生全身多系统并发症，如高血脂、高血压、充血性心力衰竭、糖尿病、胃食管反流和睡眠呼吸暂停综合征等。

（三）精神心理评估

治疗前需对患者进行评估，排除神经性贪食及其他进食障碍，详见本章"第二节　神经性厌食的治疗"。

（四）辅助检查

详见本章"第二节　神经性厌食的治疗"。

二、治疗目标

暴食障碍的主要治疗目标包括减少、停止暴饮暴食行为并养成健康的饮食习惯；治疗伴随的心理健康问题及其他共病精神障碍；对肥胖者考虑减重及治疗肥胖引起的并发症。

三、治疗方法

暴食障碍常共病其他精神障碍，并伴有多种躯体并发症，因此也需要采用 MDT 治疗和综合治疗模式，详见本章第一节中的"治疗原则"部分。具体治疗方法如下：

（一）心理治疗

心理治疗是暴食障碍治疗中的重要干预方法。与神经性贪食的心理治疗相似，首选 CBT，大量证据支持个体或团体 CBT 对暴食障碍的行为和心理症状具有疗效。其次人际心理治疗（IPT）和辩证行为疗法（DBT）也可考虑作为难治性暴食障碍患者的替代治疗，在减少暴饮暴食频率和减轻 BMI 方面都与 CBT 有相似的疗效。对于共病边缘型人格障碍的患者，DBT 是一种可能有效的治疗手段。

（二）躯体治疗

包括针对暴食障碍的肥胖并发症的各种对症治疗，如降血压、降血脂、降血糖、针对消化系统和循环系统的治疗等，以及针对肥胖的外科治疗。

（三）行为减重治疗

行为减重治疗（behavioral weight loss therapy，BWL）聚焦于逐渐改变生活方式，目标是适度限制热量摄入和增加身体活动，以产生逐步的体重减轻。该方法对暴食障碍有一定的治疗效果。一般在暴食障碍未得到治疗前不建议实施，因为过度限制进食可能诱发更严重的暴食行为，建议在医疗监测下实施，确保满足营养需求，并且规律饮食。

（四）药物治疗

1. 抗抑郁药　一系列安慰剂对照研究表明 SSRI（西酞普兰、氟西汀、氟伏沙明、舍曲林）和 TCA（地昔帕明、丙米嗪）可显著减少暴食障碍患者的暴食频率，具体参加本章"第三节　神经性贪食的治疗"。值得注意的是，由于 SSRI 在其他精神疾病患者中有时会导致体重增加，尤其是长期使用这类药物，所以在临床上应注意监测这一副作用。

2. 中枢兴奋剂　右旋苯丙胺被证明可以有效抑制食欲，在治疗肥胖方面有良好疗效；然而，由于显著的心血管系统不良反应导致它停止作为抗肥胖药使用。二甲磺酸赖右苯丙胺（LDX）是右旋苯丙胺分解前的成分，已被美国 FDA 批准用于治疗成人中至重度暴食障碍的唯一药物。对于 LDX 治疗暴食障碍的有效性和安全性，有研究表明服用 LDX 50～70mg/d 可显著减少暴饮暴食频率和天数，减少强迫性暴食行为，预防复发。LDX 最常见的副作用有恶心、出汗、口干、失眠、心率增快、血压升高、便秘和焦虑等，其中严重不良反应尤其是心血管系统不良反应的发生率是3.9%，导致很多患者不能耐受，因而临床用药需谨慎且密切关注。

3. GABA受体激动剂 GABA受体通过多巴胺神经递质参与中枢神经系统奖赏系统的调节。有研究表明巴氯芬可减弱动物对美味食物的摄入量，减弱脂肪和糖的选择性摄入量，而不影响正常食物的摄入量，这可能是由于巴氯芬引起$GABA_B$受体激活导致的。有研究发现巴氯芬对减少暴食障碍患者暴饮暴食和对事物渴求的频率也很有效，可能是治疗暴食障碍的一种可行方法。然而，可能由于镇静作用，限制了该药的临床效用。

4. 抗癫痫药 有研究表明托吡酯（25～600mg/d）可减少暴饮暴食频率，促进体重减轻，疗效显著优于安慰剂，但不良反应发生率相对较高，导致不能耐受，只有16%的患者坚持服用。具体参见本章"第三节 神经性贪食的治疗"。

5. 阿片受体拮抗剂 有研究发现激活阿片受体会增加对美味食物的摄取，其拮抗剂纳曲酮、纳美芬可降低对食物的摄取，也可降低大鼠的强迫性和过度进食行为，在减少暴食方面的疗效与SSRI类抗抑郁药相当，与安慰剂相比并没有明显差异，也没有表现出比单用行为治疗更好的结果。

综上所述，多种药物在短期内可帮助暴食障碍患者减少暴食，但其中不少药物可引起严重不良反应。且在许多关于暴食障碍的研究中，安慰剂的有效率都很高，所以在评估治疗的有效性时需注意剔除安慰剂效应。鉴于长期服用药物的安全性，安慰剂效应及心理治疗对暴食障碍有较好的短期和长期疗效，所以心理治疗应作为暴食障碍的首选治疗。当暴食障碍患者对心理治疗反应不佳或存在严重的精神科共病时，可考虑加用药物治疗，但应注意预防严重不良反应。

（陈 珏 陈 涵 陈 妍 何欠欠）

参 考 文 献

[1] 王向群，王高华. 中国进食障碍防治指南[M]. 北京：中华医学电子音像出版社，2015.

[2] 陈珏. 进食障碍[M]. 北京：人民卫生出版社，2013.

[3] TREASURE J, DUARTE T A, SCHMIDT U. Eating disorders[J]. Lancet，2020，395（10227）：899-911.

[4] GHADERI A, ODEBERG J, GUSTAFSSON S, et al. Psychological, pharmacological, and combined treatments for binge eating disorder: a systematic review and meta-analysis[J]. PeerJ，2018，6：e5113.

[5] RAHMANI M, OMIDI A, ASEMI Z, et al. The effect of dialectical behaviour therapy on binge eating, difficulties in emotion regulation and BMI in overweight patients with binge-eating disorder: a randomized controlled trial[J]. Mental health and prevention，2018，9：13-18.

[6] ROSEN D S. Identification and management of eating disorders in children and adolescents[J]. Pediatrics，2010，126（6）：1240-1253.

[7] FORNARO M, SOLMI M, PERNA G, et al. Lisdexamfetamine in the treatment of moderate-to-severe binge eating disorder in adults: systematic review and exploratory meta-analysis of publicly available placebo-controlled, randomized clinical trials[J]. Neuropsychiatric disease and treatment，2016，12：1827.

[8] VICKERS S P, HACKETT D, MURRAY F, et al. Effects of lisdexamfetamine in a rat model of binge-eating[J]. Journal of psychopharmacology，2015，29：1290-1307.

[9] NOURREDINE M, JUREK L, AUFFRET M, et al. Efficacy and safety of topiramate in binge eating disorder: a systematic review and meta-analysis[J]. CNS spectrums，2021，26（5）：459-467.

[10] REAS D L, GRILO C M. Psychotherapy and medications for eating disorders: better together?[J]. Clinical

therapeutics，2021，43（1）：17-39.

[11] HILBERT A，PETROFF D，HERPERTZ S，et al. Meta-analysis of the efficacy of psychological and medical treatments for binge-eating disorder[J]. Journal of consulting & clinical psychology，2019，87（1）：91-105.

[12] FRANK G K W，SHOTT M E. The role of psychotropic medications in the management of anorexia nervosa：rationale，evidence and future prospects[J]. CNS drugs，2016，30（5）：419-442.

[13] WALSH B T，XU T，WANG Y，et al. Time course of relapse following acute treatment for anorexia nervosa[J]. American journal of psychiatry，2021，178（9）：848-853.

[14] BLANCHET C，GUILLAUME S，BAT-PITAULT F，et al. Medication in AN：a multidisciplinary overview of meta-analyses and systematic reviews[J]. Journal of clinical medicine，2019，8（2）：278.

[15] SOLMI M，FORNARO M，OSTINELLI E G，et al. Safety of 80 antidepressants，antipsychotics，anti-attention-deficit/hyperactivity medications and mood stabilizers in children and adolescents with psychiatric disorders：a large scale systematic meta-review of 78 adverse effects[J]. World psychiatry，2020，19（2）：214-232.

[16] BROCKMEYER T，FRIEDERICH H C，SCHMIDT U. Advances in the treatment of anorexia nervosa：a review of established and emerging interventions[J]. Psychological medicine，2018，48（8）：1228-1256.

[17] LEPPANEN J，CARDI V，NG K W，et al. The effects of intranasal oxytocin on smoothie intake，cortisol and attentional bias in anorexia nervosa[J]. Psychoneuroendocrinology，2017，79：167-174.

[18] RESMARK G，HERPERTZ S，HERPERTZ-DAHLMANN B，et al. Treatment of anorexia nervosa—new evidence-based guidelines[J]. Journal of clinical medicine，2019，8（2）：153.

[19] MURATORE A F，ATTIA E. Current therapeutic approaches to anorexia nervosa：state of the art[J]. Clinical therapeutics，2021，43（1）：85-94.

[20] SPETTIGUE W，NORRIS M L，MARAS D，et al. Evaluation of the effectiveness and safety of olanzapine as an adjunctive treatment for anorexia nervosa in adolescents：an open-label trial[J]. Journal of the Canadian academy of child and adolescent psychiatry，2018，27（3）：197.

[21] KAN C，EID L，TREASURE J，et al. A meta-analysis of dropout and metabolic effects of antipsychotics in anorexia nervosa[J]. Frontiers in psychiatry，2020，11：208.

[22] HIMMERICH H，KAN C，AU K，et al. Pharmacological treatment of eating disorders，comorbid mental health problems，malnutrition and physical health consequences[J]. Pharmacology & therapeutics，2021，217：107667.

[23] HERUC G，HURST K，CASEY A，et al. ANZAED eating disorder treatment principles and general clinical practice and training standards[J]. Journal of eating disorders，2020，10，8（1）：63.

[24] HORNBERGER L L，LANE M A，LANE M，et al. Identification and management of eating disorders in children and adolescents[J]. Pediatrics，2021，147（1）：e2020040279.

[25] COUTURIER J，ISSERLIN L，NORRIS M，et al. Canadian practice guidelines for the treatment of children and adolescents with eating disorders[J]. Journal of eating disorders，2020，8：4.

[26] Eating disorders：recognition and treatment. London：National Institute for Health and Care Excellence（NICE），2020 Dec 16.

[27] JACOBSON S J，JONES K，JOHNSON K，et al. Prospective multicentre study of pregnancy outcome after lithium exposure during first trimester[J]. Lancet，1992，339（8792）：530-533.

第十三章

睡眠障碍的治疗

睡眠障碍（sleep disorder）又称为睡眠 - 觉醒障碍（sleep-wake disorder），是指睡眠起始或维持困难（失眠障碍）、过度思睡（嗜睡障碍）、睡眠呼吸障碍（睡眠相关呼吸障碍）、睡眠 - 觉醒节律紊乱（昼夜节律性睡眠 - 觉醒障碍）、睡眠期间异常运动（睡眠相关运动障碍），或入睡时、睡眠期间或从睡眠中觉醒时发生的问题性行为或生理事件（异态睡眠）。ICD-11 首次将睡眠 - 觉醒障碍作为独立的章节，放在"精神、行为或神经发育障碍"和"神经系统疾病"之间，成为独立的学科。

睡眠障碍有 80 多种，本章着重介绍与精神病学密切相关的失眠障碍、发作性睡病、克莱恩 - 莱文（Kleine-Levin）综合征、昼夜节律性睡眠障碍、异态睡眠、不宁腿综合征等疾病。在简单介绍相关疾病的定义、流行病学及临床特征后，重点介绍治疗原则、治疗方法、具体用药及注意事项等，既包括经典治疗方案，也对最新治疗进展做了介绍，希望能给读者一个整体的概念框架。

睡眠障碍包含一系列复杂的疾病，往往是多个因素综合作用的结果。本章侧重介绍药物治疗，其他相关治疗方法未及详述，需要的读者可参考其他文献或著作。

第一节　失眠障碍的治疗

一、概述

ICD-11 对失眠障碍的定义是指尽管有充足的睡眠机会和适宜的环境，仍持续存在睡眠起始、时长、维持或质量困难，并导致某种形式的日间功能损害。典型的日间症状包括疲劳、心境低落或易激惹、全身不适和认知损害。存在睡眠相关症状，但没有日间功能损害的情况不考虑失眠障碍的诊断。

ICD-11 将失眠障碍分为慢性失眠障碍、短期失眠障碍及失眠障碍未特定 3 类。《睡眠障碍国际分类》（第 3 版）（ICSD-3）仅将失眠分为 2 个亚型，即起始失眠和睡眠维持困难（包括夜间醒来再难入睡，或最后醒来远早于期望起床时间），而没有中段和末段失眠之分。

由于失眠的定义和诊断标准以及调查方法、研究人群各异，研究报道的失眠患病率差异很大。比较一致性的结论是失眠的患病率随着年龄增长而增加，且女性高于男性。2021 年全球 13 个国家的失眠流行病学研究显示，失眠障碍的时点患病率为 11.3%。2017 年一项 Meta 分析结果显示，失眠在中国的患病率高达 15%。

失眠障碍患者的基本主诉是睡眠起始困难、睡眠维持困难或兼而有之。通常睡眠潜伏期或入睡后觉醒时间 >30min 被视为具有临床意义。早醒的诊断通常不太容易，睡眠终止至少要早于期望起床时间 30min。觉醒期间的常见症状包括疲劳、主动性或进取心下降、注意力和记忆功能下降、激惹或情绪低落、日间瞌睡等。某些患者会出现躯体症状，或工作或学习成绩下降，或社交功能损害，更严重的失眠可导致各种差错或者事故。

二、慢性失眠障碍的治疗

ICD-11 对慢性失眠障碍的定义是指尽管有充足的睡眠机会和适宜的环境，仍频繁而持续地存在睡眠起始或维持困难，导致普遍的睡眠不满意和某种形式的日间功能损害。典型的日间症状包括疲劳、心境低落或易激惹、全身不适和认知损害。睡眠困扰和相关的日间症状每周至少发生数次，并且持续至少 3 个月。有些慢性失眠障碍患者可能更多地表现为发作性病程，在数年间反复出现睡眠 / 觉醒困难，每次发作持续数周。没有日间功能损害的睡眠相关症状不考虑失眠障碍。如果失眠是由另一种睡眠 - 觉醒障碍、精神障碍、疾病、物质或药物引起的，则只有在失眠成为独立的临床关注焦点时才能诊断为慢性失眠障碍。由于使用物质或药物引起的失眠应诊断为相应物质所致失眠。

（一）治疗目标

包括：①增加有效睡眠时间和 / 或改善睡眠质量；②改善失眠相关日间功能损害；③减少或消除短期失眠障碍向慢性失眠障碍转化；④减少与失眠相关的躯体疾病或精神障碍共病的风险。

（二）治疗原则

包括：①去除诱发失眠的因素；②改善睡眠状况，具体指标包括总睡眠时间 >6h、睡眠效率≥85%、睡眠潜伏期 <30min、入睡后觉醒时间 <30min、降低觉醒次数或其他失眠症状；③在床与睡眠之间建立积极的明确联系；④改善失眠相关日间功能损害，如精力下降、注意力或学习困难、疲劳或躯体症状、情绪失调等；⑤改善与睡眠相关的心理行为问题；⑥避免药物干预带来的负面影响。

（三）治疗方法

包括心理治疗、药物治疗、物理治疗、中医治疗等，可单独使用，也可综合运用。本章重点介绍药物治疗。

1. 镇静催眠药 理想的镇静催眠药应具有以下特点：①能快速吸收，快速诱导睡眠；②无不良反应，不遗留镇静作用，不影响呼吸及记忆；③具有最佳半衰期，一次用药能维持足够的睡眠时间；④不影响睡眠结构；⑤不与其他药物发生相互作用；⑥不容易产生药物耐受性和依赖性；⑦有特定作用的受体，无活性代谢产物；⑧即使过量使用也不会有生命危险。但迄今尚无一种药物能同时满足上述特点。临床用药应该以患者为中心，从临床、药理、效价比角度出发，谨慎选择个体化治疗药物。

（1）合理用药原则

1）尽量明确失眠的原因：针对病因采取适当的措施。因环境因素影响、服用兴奋剂、身体痒痛等不适引起的失眠，通过去除这些原因即可缓解。在病因治疗及认知行为治疗的同时酌情使用镇静催眠药。

2）了解既往用药史：对于失眠患者要全面了解既往治疗过程，是否用过药物治疗，有无药物过敏及不良反应，有无停药、换药及其原因等。这些可以为下一步治疗提供参考。

3）合理选择药物：选择镇静催眠药常依据药物的血药浓度达峰时间和半衰期。根据患者失眠症状的特点选择相应的药物，既保证充足的睡眠时间，又能在白天保持足够清醒的状态。

短半衰期药物主要用于改善入睡困难，中等半衰期药物主要用于改善睡眠维持困难，长半衰期药物主要用于改善睡眠维持困难和早醒。当然，影响药物疗效时长的因素还有药物的脂溶性、患者的代谢特点等。

4）按"性价比"用药：常用催眠药多为口服制剂，以片剂和胶囊多见，注射剂使用不方便，一般在紧急情况下使用。要综合考虑疗效、安全性、经济学问题，以及对患者恢复社会功能、提高生活质量的作用。

5）严格掌握药物相互作用和禁忌证：对患有多种疾病的失眠患者，选药时要注意药物相互作用，尤其注意药物对细胞色素 P450 的影响。禁忌证是必须掌握的，如艾司唑仑禁用于重症肌无力患者、氯硝西泮禁用于青光眼和肝肾功能不全者。要掌握药物的常见不良反应，如催眠药的依赖性、"宿醉"反应、对肝肾功能的影响等。

6）用药剂量个体化：尽量使用最小有效剂量。镇静催眠药的有效剂量存在显著的个体差异，应当在最短的时间内摸索出适合于个体的最小有效剂量。

7）动态评估疗效，实时调整药物剂量：一般从小剂量开始，逐渐增加剂量，缓慢达到有效剂量。在治疗中对不良反应、治疗效果进行评估，如果常规剂量疗效不佳，要考虑诊断是否正确、剂量是否足够、作用机制是否合适及治疗时间是否足够。通常每20～30d评估1次。

8）短期用药、逐渐减量与停药：连续用药不宜超过 3～4 周，否则容易出现疗效下降或产生依赖性。如果无法停药，可换用另一种作用机制不同的镇静催眠药。达到治疗目标后应巩固治疗，而后逐渐减量至停药，不宜突然停药，否则容易出现反跳性失眠或停药反应。由于短半衰期苯二氮䓬类药物的停药反应较重、出现较快，而长半衰期苯二氮䓬类药物的停药反应较轻、出现较慢，因此可以先用长半衰期苯二氮䓬类药物替代短半衰期苯二氮䓬类药物，然后再逐渐减量。减量方法：可以每日服药，剂量逐渐减少；也可以剂量不变，服药间隔逐渐延长，如由每日服药改为隔日服药，1 周后隔 2d 服药，再过 1 周后隔 3d 服药，之后隔 4d、5d 服药，然后停服。出现反跳性失眠或停药反应时，也可以给予卡马西平、普萘洛尔等对症处理。

9）预防药物依赖性 / 成瘾性：药物依赖性 / 成瘾性倾向的个体差异较大，与遗传、个性特点及药物种类、剂量、使用时间等有关。应避免长期或 / 超剂量使用，告知患者不要随意增加药物剂量，若发现依赖性与成瘾性的早期表现，应积极干预。

（2）药物种类及用药方法：目前，国家药品监督管理局和美国 FDA 批准用于治疗失眠的药物有部分苯二氮䓬受体激动剂、褪黑素受体激动剂（雷美替胺）、抗抑郁药（多塞平）和促食欲素受体拮抗剂（苏沃雷生）等。此外，其他抗抑郁药、小剂量抗精神病药、抗癫痫药、抗组胺药和褪黑素等在临床上也有使用。

1）苯二氮䓬受体激动剂：分为非选择性苯二氮䓬受体激动剂（benzodiazepine，BZD）和选择性苯二氮䓬受体激动剂（selective benzodiazepine receptor agonist，sBZRA），是目前世界上使用最为广泛的镇静催眠药，对失眠患者的睡眠潜伏期、入睡后觉醒时间及总睡眠时间都有一定程度的改善。临床医师可根据患者情况选择适当半衰期的药物，以入睡困难为主的患者宜选择达峰快、半衰期短的药物，以睡眠维持困难或早醒为主的患者宜选择中、长半衰期的药物。

常用 BZD 包括地西泮、奥沙西泮、艾司唑仑、劳拉西泮、咪达唑仑、阿普唑仑、氯硝西泮、硝西泮等；常用 sBZRA 包括唑吡坦、扎来普隆、佐匹克隆、右佐匹克隆。常用镇静催眠药口服吸收和分布的药代动力学特点及适应证见表 3-13-1。

2）褪黑素及褪黑素受体激动剂：褪黑素是由松果体产生的一种胺类激素，其分泌水平受外界光线强度影响，能够发挥诱导睡眠的作用。普通褪黑素制剂对睡眠的改善作用不明显。

表 3-13-1　常用镇静催眠药的药代动力学特点及对失眠的影响

药物名称	生物利用度/%	达峰时间/h	血浆蛋白结合率/%	半衰期/h	代谢酶（CYP450）	对睡眠的影响	推荐剂量
氯硝西泮	>80	1~4	86	24~56	3A4	适用于睡眠维持困难患者	1~2mg 睡前服用，老年人的剂量减半
劳拉西泮	99	2.4	93.2	10~20	—	减少夜间觉醒次数和时间，适用于睡眠维持困难患者	0.5~2mg 睡前服用，老年人 0.5~1mg 睡前服用
奥沙西泮	99	1.5~2.0	94	5~12	—	缩短睡眠潜伏期、减少夜间觉醒次数、改善睡眠质量，适用于睡眠维持困难患者	15~30mg 睡前服用
阿普唑仑	>80	1~2	70~80	11~15	3A4	适用于睡眠维持困难患者	0.4~0.8mg 睡前服用，老年人的剂量减半
艾司唑仑	90	<2	93	10~24	3A4	延长总睡眠时间、减少夜间觉醒次数、改善睡眠质量，适用于入睡困难和睡眠维持困难患者	1~2mg 睡前服用，老年人 0.5mg 睡前服用；服药期间不宜饮酒
咪达唑仑	100	0.5~1	96	1~3	3A4、3A5	失眠	—
唑吡坦	70	0.5~2	92.5	2.5	3A4、1A2	缩短睡眠潜伏期、增加睡眠连续性、增加总睡眠时间，适用于入睡困难患者	5~10mg 睡前服用，老年人、肝损害患者的剂量减半；连续使用时间建议不超过 4 周
扎来普隆	30	1	60	1	—	缩短睡眠潜伏期、延长睡眠持续时间、减少睡眠觉醒时间和次数，主要适用于入睡困难患者的短期治疗	5~20mg 睡前服用，老年人 5~10mg 睡前服用，糖尿病患者、轻至中度肝损害患者 5mg 睡前服用；服药期间禁止饮酒
佐匹克隆	—	1.5	80	5	3A4	改善睡眠连续性、缩短睡眠潜伏期、减少睡眠觉醒时间和次数，而不抑制慢波睡眠和 REM 睡眠，适用于入睡困难和睡眠维持困难患者	7.5mg 睡前服用，老年人、肝肾功能受损、呼吸功能损害患者的剂量减半；连续使用时间建议不超过 4 周
右佐匹克隆	—	1	52~59	6~9	3A4	改善睡眠连续性、延长总睡眠时间、减少夜间觉醒次数，而不抑制慢波睡眠和 REM 睡眠，适用于入睡困难和睡眠维持困难和/或早醒患者	2~3mg 睡前服用，老年人、严重肝功能受损患者 1~2mg 睡眠服用

褪黑素缓释制剂能够补充部分生理状态下褪黑素水平的降低，主要用于治疗年龄 >55 岁的中老年慢性失眠障碍患者。近年来针对褪黑素受体研发的一些药物，如 MT_1/MT_2 受体激动剂雷美替胺（ramelteon）、MT_1/MT_2 受体激动剂和 5-HT$_{2C}$ 受体拮抗剂阿戈美拉汀（agomelatine），能够缩短睡眠潜伏期，同时还具有调整昼夜节律和抗焦虑等方面的作用。

雷美替胺已被 FDA 批准用于治疗失眠。一项包含共有 13 项试验、涉及 5 812 名失眠或失眠症状患者的荟萃分析显示，雷美替胺可缩短睡眠潜伏期、改善睡眠质量，但未增加总睡眠时间。多数研究显示，雷美替胺可缩短睡眠潜伏期，增加 N2 期时间，缩短 N3 期时间，对 N1 期和 REM 睡眠无影响。仅在第 1 周能增加总睡眠时间，继续使用不会对总睡眠时间有进一步改善。适用于以入睡困难为主的失眠患者，以及昼夜节律失调导致的失眠障碍患者。推荐剂量为 8mg 睡前服用。经肝脏代谢，肝功能障碍患者禁用；氟伏沙明可明显增加血中的雷美替胺水平，故使用氟伏沙明者慎用雷美替胺。很少有次日残留镇静作用，停药后很少出现失眠反弹及戒断反应。

3）具有镇静作用的抗抑郁药：抗抑郁药在治疗失眠方面应用广泛，但多为"超适应证"使用。目前唯一被美国 FDA 批准用于治疗失眠的抗抑郁药是多塞平。具有镇静作用的抗抑郁药通常用于治疗失眠共病或伴发抑郁/焦虑症状，或抑郁障碍、焦虑障碍的失眠症状，其剂量较抗抑郁治疗的剂量小，包括曲唑酮、米氮平、多塞平、氟伏沙明，其对睡眠的影响及使用方法见表 3-13-2。

表 3-13-2 抗抑郁药对睡眠的影响及使用方法

药物名称	对睡眠的影响	适应证	推荐剂量 /mg	不良反应及注意事项
多塞平	显著延长总睡眠时间，延长 N2 期睡眠，对 N1、N3、REM 睡眠无显著影响；显著改善失眠患者睡眠的客观指标和主观感受、睡眠质量和白天工作能力	睡眠维持困难、短期睡眠紊乱	3～6	小剂量使用的不良反应少；与 MAOI 联用可能导致儿茶酚胺突然增加和高血压危象；急性酒精摄入可升高多塞平的血药浓度，慢性酒精使用可降低其血药浓度
曲唑酮	改善睡眠质量、延长睡眠时间及增加睡眠深度，不影响正常睡眠结构	其他抗抑郁药引起的失眠	25～150	安全性较高。常见不良反应有晨起困倦、头晕、视物模糊、口干、便秘等；少见直立性低血压、阴茎异常勃起；存在心脏风险，如心律失常、心动过速、心动过缓
米氮平	改善睡眠效率、减少睡眠潜伏期、减少觉醒、改善睡眠连续性、增加慢波睡眠，对 REM 睡眠无影响	可忍受白天嗜睡和体重变化的患者	3.75～15	过度镇静、食欲增加、体重增加、口干，过度镇静与起始剂量无关，也不会因为缓慢加量而减轻；28% 的患者可出现不宁腿综合征
氟伏沙明	缩短 REM 睡眠时间，不增加觉醒次数，提高睡眠质量；并能通过升高内源性褪黑素浓度，改善睡眠结构和醒后行为		50～100	胃肠道反应，如厌食、恶心、消化不良、腹泻、便秘等；头晕、疲乏、震颤、出汗、紧张不安；性功能障碍较少见。是 CPY1A2、CPY2C9、CYP3A4 抑制剂，与氯硝西泮、阿普唑仑、三唑仑、咪达唑仑合并使用应减少 BZD 的剂量，但不影响劳拉西泮、奥沙西泮、替马西泮的代谢

4）促食欲素受体拮抗剂：促食欲素（orexin）是在下丘脑外侧区合成和分泌的一种具有促进摄食作用的神经肽，具有调节与睡眠觉醒周期、摄食行为和能量代谢等多种神经调节功能。促食欲素受体拮抗剂能够阻断促食欲素的功能，起到缩短睡眠潜伏期、延长睡眠时间的作用。苏沃雷生（suvorexant）具有促食欲素受体-1和促食欲素受体-2双重拮抗效果，是该类药物中首个获得美国 FDA 批准用于治疗失眠症的。近年来还有莱博雷生（lemborexant）等促食欲素受体拮抗类药物已获批应用于临床治疗失眠症。

苏沃雷生可缩短睡眠潜伏期，减少入睡后觉醒时间，增加总睡眠时间，其半衰期为 9～13h，可用于入睡困难和睡眠维持困难患者。一项关于苏沃雷生的荟萃分析（共 4 项研究，3 076 例患者）显示，5～20mg 苏沃雷生改善主观睡眠总时间优于安慰剂，且耐受性良好。最常见的药物不良反应是白天嗜睡、头痛、头晕和异常梦境等，呈剂量依赖性。美国 FDA 推荐睡前口服 10～20mg。虽然苏沃雷生 30～40mg/d 的效果比 10～20mg/d 好，但高剂量苏沃雷生会导致部分患者（约 10%）次日出现残留镇静作用，故不建议高剂量使用。

2. 抗精神病药　目前未获批用于治疗失眠，但喹硫平、奥氮平等第二代抗精神病药在临床上常常用于失眠的治疗。

喹硫平能缩短睡眠潜伏期，增加总睡眠时间，提高睡眠效率，改善主观睡眠质量。对于患有严重抑郁症和慢性失眠的围绝经期妇女，喹硫平能显著改善患者的主观睡眠体验和潮热、盗汗症状。喹硫平治疗失眠的剂量为 12.5～100mg/d。常见不良反应包括体重增加、糖尿病风险增加、日间镇静、直立性低血压、口干、甲状腺激素水平轻度降低等。在第二代抗精神病药中，喹硫平最容易引起不宁腿综合征、周期性肢体运动，还可以使睡眠呼吸暂停综合征的风险增加 2 倍，并与睡行症、睡眠相关性进食障碍相关。因此，失眠治疗指南推荐喹硫平只用于共病精神障碍的患者，尚未证实其治疗失眠症的获益超过潜在风险。

奥氮平不影响睡眠结构和连续性，能够增加慢波睡眠、延长睡眠时间、提高睡眠效率，可用于治疗矛盾性失眠。常用剂量为 2.5～5mg/d。常见不良反应包括嗜睡、体重增加、口干、便秘，增加糖尿病和血脂异常风险，还可能出现氨基转移酶升高。

3. 抗癫痫药　加巴喷丁治疗癫痫的机制尚不明确。尽管缺乏临床对照试验的支持，加巴喷丁也可用于治疗失眠，尤其适用于其他治疗反应不佳的患者，如对 BZD 有禁忌者或者合并神经性疼痛、不安腿综合征者。小剂量加巴喷丁（250～500mg/d）能显著增加睡眠时间和睡眠深度；对于有潮热和慢性失眠的围绝经期妇女，900mg/d 加巴喷丁能显著提高主观睡眠效率，降低部分女性的潮热。加巴喷丁用于治疗失眠的剂量为 100～900mg/d。有研究提示，250mg/d 加巴喷丁的耐受性良好，常见不良反应包括白天困倦、头痛、头晕、体重增加和共济失调。

三、短期失眠障碍的治疗

ICD-11 对于短期失眠障碍的定义是指以频繁而持续存在的睡眠起始或维持困难为特征，即使有充足的睡眠机会和适宜的环境，症状依然存在，持续时间少于 3 个月，导致普遍的睡眠不满意和某种形式的日间功能损害。典型的日间症状包括疲劳、心境低落或易激惹、全身不适和认知损害。没有日间功能损害的睡眠相关症状不考虑失眠障碍。如果失眠是由另一种睡眠 - 觉醒障碍、精神障碍、躯体疾病、物质或药物引起的，则只有在失眠成为独立的临床关注焦点时才能诊断为短期失眠障碍。由于使用物质或药物引起的失眠，应诊断为相应物质所致失眠。

短期失眠障碍的发生往往有明确的急性应激事件、时差、作息或睡眠模式改变等。去除这些诱因可使部分患者睡眠正常,但仍有一部分患者会转入慢性失眠障碍。因此,短期失眠障碍的治疗以对症治疗为主,重点在于避免短期失眠障碍发展为慢性失眠障碍。

对于短期失眠障碍,最常用的催眠药为选择性苯二氮䓬受体激动剂如唑吡坦、佐匹克隆、右佐匹克隆、扎来普隆,通常连续使用不超过 7～10d,若超过 2～3 周,需要重新评估失眠情况,最长使用时间不超过 1 个月。若超过 1 个月,需要再次评估,并寻找导致失眠的原因,如持续存在的应激因素、过多的睡眠努力、合并其他睡眠相关疾病、躯体疾病或精神疾病等。

替马西泮(20mg)对夜班工作者的白天睡眠有帮助,不但能改善白天睡眠,还有助于晚上保持清醒的头脑,使工作能力保持在最佳状态。但不推荐轮班工作者长期应用苯二氮䓬类药物。

褪黑素对时差反应有效,并且能提高轮班工作者对变换睡眠时间的适应能力。褪黑素对减轻国际航班机组人员的时差反应同样有效。褪黑素主要存在于松果体内,随着光线减弱而分泌增加,并弥散进入血流,在凌晨 2—4 时达高峰。正常青年人的平均褪黑素水平在白天和晚上分别为 10pg/ml 和 60pg/ml。青年人服用 5mg 褪黑素比服用安慰剂时睡眠潜伏期缩短,可能与褪黑素使体温下降作用有关。褪黑素对某些失眠确有一定疗效,特别是那些昼夜节律经常被干扰者,但应用褪黑素治疗的最佳剂量和最佳服用时间还不清楚。褪黑素对老年失眠患者也有良好疗效。年轻人不主张长期服用褪黑素。

对于轮班、时差变化、昼夜节律变化引起的短期失眠障碍,还可运用光照疗法。光线先作用于视网膜上,经过复杂的通路,包括下丘脑的视交叉上核和交感神经系统作用于松果体,光照可减少褪黑素合成及释放,进而使昼夜节律提前或延迟。昼夜节律提前还是延迟取决于光照于昼夜节律的不同环节。光照在体温节律最低点(醒前 1.5～2.0h)时所起的作用最大,如果光照在体温节律最低点之前,使昼夜节律延迟;在体温节律最低点之后短时间内进行光照,则使昼夜节律提前。依照旅行者的出发地,参照昼夜节律各期对光照反应的曲线,在恰当的时间进行光照,可以使时差反应最大程度减轻。根据在出发地时的体温最低点,在最大的时相进行光照,使昼夜节律提前或延迟,以尽快适应当地的睡眠时间。

光照疗法也可用于轮班工作者。在一项试验中发现,对夜班工作 3～6h 者给予强光(约 5 000lx)照射,昼夜体温节律时相朝着能适应夜班工作的方向转变,时相转变大者能较好地适应夜班工作,表现为精力旺盛、睡眠好、情绪问题少。光照的时点对改变时相非常重要。研究表明,体温节律提前可能是因为光照在体温节律最低点以后进行的缘故,这个时间是使体温节律提前的敏感期。

(苑成梅)

第二节　发作性睡病的治疗

一、概述

ICD-11 中对发作性睡病(narcolepsy)的描述性定义是指以难以抑制的白天嗜睡、陷入睡眠为特征,持续至少数月,伴有快速眼动(REM)睡眠异常。夜间睡眠经常受到干扰,短暂的日间小睡通常会使人精神振奋。

ICD-11 将发作性睡病分为 1 型、2 型和未特定。1 型发作性睡病是一种由于下丘脑分泌素信号不足而引起的过度嗜睡性障碍。除了难以抑制的白天嗜睡、陷入睡眠外,其特征还包括快速眼动睡眠期的分离症状及猝倒。2 型发作性睡病的特征性表现为在下丘脑分泌素信号正常的情况下出现难以抑制的白天嗜睡、陷入睡眠，以及多次小睡睡眠潜伏时间试验/多导睡眠监测（MSLT/PSG）显示的快速眼动睡眠异常，不出现猝倒。

该病是一种罕见病，全球患病率为 0.02%～0.18%，好发于儿童与青少年。国外报道该病患者的发病年龄呈双峰型，其前后高峰出现的平均年龄为 14.7 岁和 35 岁。男性和女性的患病率大致相当，病因不明。

发作性睡病有 4 个经典症状，又称为"四联征"。①白天过度嗜睡（excessive daytime slee-piness，EDS）：是一种难以抑制的困倦欲睡，甚至突然入睡，可以贯穿全天，无论患者前夜是否得到充足的睡眠。②猝倒：是由强烈情绪（如大笑、生气或吃惊）触发，突然、暂时且意识清楚的双侧肌张力消失的表现。猝倒发作后，患者可以回忆起整个事件经过。大多数患者能在猝倒发生前找到支撑物。③入睡前幻觉或醒后幻觉：幻觉通常是怪异的，也可能是恐怖的。幻视是最常见的，其他可能出现幻嗅、幻味、幻听等。④睡瘫：是指睡眠刚开始或睡眠结束后出现意识觉醒与肌肉失张力持续存在的一种分离状态，患者意识清醒，但不能言语，肢体不能活动。50%～60% 的 1 型发作性睡病患者伴有睡瘫和幻觉。

《睡眠障碍国际分类》（第 3 版）对发作性睡病的具体诊断标准见表 3-13-3。

表 3-13-3　《睡眠障碍国际分类》（第 3 版）对发作性睡病的具体诊断标准

1 型发作性睡病（必须满足标准 A 和 B）	2 型发作性睡病（必须满足标准 A ~ E）
A. 每日出现难以克制的困倦欲睡或非预期的白天入睡（lapses into sleep），至少持续 3 个月[1]	A. 每日出现难以克制的困倦欲睡或非预期的白天入睡，至少持续 3 个月
B. 出现下列 1 项或 2 项	B. 依照标准技术流程进行的 MSLT 显示平均睡眠潜伏时间≤8min，出现 2 次或 2 次以上睡眠起始快速眼动期（sleep onset REM period，SOREMP）。前夜多导睡眠图中 SOREMP（睡眠起始 15min 内出现的快速眼动期）可以替代 MSLT 中的一次 SOREMP
1. 猝倒和依照标准技术流程进行的 MSLT 显示平均睡眠潜伏时间≤8min，出现 2 次或 2 次以上睡眠起始快速眼动期（sleep onset REM period，SOREMP）。前夜多导睡眠图中 SOREMP（睡眠起始 15min 内出现的快速眼动期）可以替代 MSLT 中的一次 SOREMP[2]	C. 无猝倒[3]
2. 经免疫反应测定的 CSF 下丘脑分泌素 -1 浓度≤110pg/ml 或小于以同一标准检验正常者平均值的 1/3	D. 或者未检测 CSF 下丘脑分泌素 -1，或者经免疫反应测定的 CSF 下丘脑分泌素 -1 水平或 >110pg/ml 或大于经同一标准检验正常者平均值的 1/3[4]
	E. 嗜睡症状和 / 或 MSLT 结果不能以其他原因，如睡眠不足、阻塞性睡眠呼吸暂停、睡眠时相延迟障碍及药物或物质应用或撤除来更好地解释

注：[1] 幼儿发作性睡病有时表现为夜间睡眠时间过长或先前已消失的日间小睡重新出现；[2] 如果临床高度疑诊 1 型发作性睡病，但未满足 B1 中提出的 MSLT 标准，可能考虑重复进行 MSLT；[3] 如果后来出现猝倒，则此病应重新分类为 1 型发作性睡病；[4] 如果后来检测 CSF 下丘脑分泌素 -1 并发现其水平或≤110pg/ml 或小于以同一标准检验正常者平均值的 1/3，则此病应重新分类为 1 型发作性睡病。

二、治疗

（一）治疗原则

发作性睡病的治疗包括一般治疗和药物治疗。一般治疗为保持规律、充足的夜间睡眠，白天有计划的小睡等，应避免选择驾驶、高空及水下作业的职业，并积极治疗可能伴发的情绪和心理症状。药物治疗需要从白天嗜睡、发作性猝倒、夜间睡眠紊乱三个方面进行针对性的治疗。

（二）药物治疗

1. 白天嗜睡的治疗　白天过度嗜睡的治疗包括充足的睡眠时间、良好的睡眠习惯、有计划地安排日间小睡以及使用促醒药物（兴奋性药物）。

（1）治疗白天过度嗜睡的药物：用于治疗白天过度嗜睡的兴奋性药物包括苯丙胺类药物和非苯丙胺类药物，其中苯丙胺类药物包括苯丙胺（amphetamine）（外消旋体）、右旋苯丙胺（dextroamphetamine）、甲基苯丙胺（methamphetamine）、哌甲酯（methylphenidate）。右旋苯丙胺和哌甲酯是美国 FDA 批准用于治疗发作性睡病的药物。也可使用含量为 25% 的 L 型苯丙胺和 75% 的 D 型右旋苯丙胺的混合药物，即阿迪罗（Adderall）。尽管 D 型右旋苯丙胺对一些患者的治疗效果很好，但容易被滥用。非苯丙胺类促醒药物包括莫达非尼、阿莫达非尼、羟丁酸钠、司来吉兰等。所有兴奋类药物的使用都应该遵循剂量滴定的原则，常用药物见表 3-13-4。

表 3-13-4　FDA 批准用于治疗发作性睡病的药物

药物名称（FDA 批准）	商品名	使用方法	最大日摄入量	半衰期 /h	常见不良反应
速释哌甲酯*	利他林	10～30mg/ 次，每日 2 次；10～20mg/ 次，每日 3 次	100mg	2～4	紧张、颤抖、头痛
哌甲酯 SR	盐酸哌甲酯及其他哌甲酯制剂（Concerta）	每日上午 10～20mg SR ＋下午 10～20mg 短效制剂；每日上午 18～36mg SR ＋下午 10～20mg 短效制剂			
右旋苯丙胺*（C）、苯丙胺 / 右旋苯丙胺 SR	右旋安非他明、苯丙胺、阿迪罗（Adderall）SR	5～60mg，每日 1 次；5～30mg/ 次，每日 2 次；每日上午 10mg SR ＋下午 10～20mg 短效制剂	60mg	10～30	紧张、颤抖、头痛
甲基苯丙胺*（C）	脱氧麻黄碱（Desoxyn）	5～60mg，每日 1 次	60mg	12～34	紧张、颤抖、头痛
二甲磺酸赖右苯丙胺（lisdexamfetamine dimesylate）*（C）	甲磺酸赖氨酸安非他明（Vyvanse）	20～60mg，每日 1 次	70mg	12～13	紧张、颤抖、头痛
莫达非尼+	普卫醒（Provigil）	200～400mg，每日 1 次	400mg	9～14	头痛、紧张
阿莫达非尼+（C）	Nuvigil	每日 150～250mg	250mg	10～14	头痛、紧张
羟丁酸钠（sodium hydroxybutyrate）（B）	Xyrem	4.5～9g，夜间分 2 次服用	9g	1～3	镇静、尿失禁、呼吸抑制
司来吉兰（selegiline）（C）	咪多吡（Eldepryl）	20～40mg，每日 1 次	40mg	9～14	恶心、头晕、意识错乱、口干，需要低酪胺饮食

注：FDA 批准的可用于治疗发作性睡病的 EDS 的药物有莫达非尼、阿莫达非尼、右旋苯丙胺、哌甲酯、羟丁酸钠等。
警告：①兴奋剂易被滥用；②羟丁酸钠易被滥用，不能与酒精或者其他 CNS 抑制剂混用。
*Ⅱ类药物，药物不能重复取药（refill），也不能电话开具处方；+Ⅳ类药物。
CNS：中枢神经系统；EDS：白天过度嗜睡；FDA：美国食品药品管理局；SR：缓释。
B：孕妇用 B 级药物。动物繁殖实验并未证明药物对胎儿有害，尚无充分有力的关于孕妇的研究；或者动物研究表明其有不良反应，但是对孕妇的充足有力的研究未能证明其对于整个妊娠期胎儿有害。C：孕妇用 C 级药物。动物繁殖实验表明药物对胎儿有害，尚未在人类身上进行充足有力的研究。尽管孕妇使用有潜在风险，但治疗有可能获益。

使用兴奋性药物也有一些潜在问题。①患者可能会逐渐产生耐受性，因此要逐渐增加用药剂量，且会导致最大剂量时无效。有些患者的药效在经过停药数日之后会重新恢复，但在停药阶段可能发生严重嗜睡。②会使血压升高，但对血压正常患者的作用并不常见。③常导致失眠，因此睡前不应服用此类药物，特别是甲基苯丙胺和右旋苯丙胺，这 2 种药物的半衰期相对较长。④服用苯丙胺的患者出现会偏执或幻觉。无基础精神疾病时很少出现精神方面的不良反应，但是使用大剂量兴奋性药物会增加不良反应风险。

哌甲酯是使用范围最为广泛的兴奋性药物，不良反应相对较少，但是这种药物的作用时间相对较短，患者在药效消失后会经历警觉性突然下降。有一种治疗方法是清晨服用哌甲酯缓释制剂，在下午或者晚上服用速释哌甲酯。为了帮助某些患者在清晨活动中保持警觉性，还需要额外使用速释哌甲酯。也有个别患者能够耐受缓释药物，却不能耐受速释药物。目前速释哌甲酯已停产。

二甲磺酸赖右苯丙胺（Vyvanse）每日 1 次服用，已批准用于治疗 6～17 岁及成人注意缺陷多动障碍（ADHD）。这种药物前体会在胃肠道中转化为右旋苯丙胺，可以超适应证范围使用，治疗发作性睡病。

莫达非尼和阿莫达非尼（莫达非尼的 R 型异构体）是两种不含苯丙胺的Ⅳ类促醒药物，与苯丙胺类兴奋性药物相比，具有更低的滥用可能性。莫达非尼是 EDS 伴发作性睡病的一线治疗药物，通常每日早晨服用 1 次（200～400mg）。但有些早晨服用该药的患者在午后或者傍晚对嗜睡的控制力较差，这部分人可以分 2 次给药，早晨服用 200mg，下午 1—2 时服用 200mg。尽管该药建议的最大日剂量为 400mg，但仍可根据情况酌情加量，需要充分控制嗜睡患者可能需要大于 400mg 的剂量（上午 400mg，下午 200mg）。莫达非尼的 L 型异构体（3～4h）与 R 型异构体（10～14h）相比半衰期更短。莫达非尼（外消旋型，包含 L 型和 R 型异构体）与阿莫达非尼有相似的半衰期。莫达非尼服用数小时后，只有对映结构体阿莫达非尼残留在血液中。如果在清晨服用相同剂量的莫达非尼和阿莫达非尼，下午血液中的阿莫达非尼含量会相对较高。因此，与莫达非尼相比，清晨服用 150～250mg 阿莫达非尼对下午嗜睡具有更好的控制力。尚无证据表明莫达非尼有耐药性或者影响睡眠质量（如果清晨服药）。其优点较多，如每日服用 1 次，滥用风险低而且不属于Ⅱ类药物。尽管至今尚没有莫达非尼和兴奋剂的头对头对照试验。但是，当比较改善睡眠潜伏时间的作用时，兴奋性药物似乎更有效。因此，尽管莫达非尼是发作性睡病患者白天嗜睡的可选药物，仍有部分患者对兴奋剂表现出较好效果。

莫达非尼通过细胞色素 P450 系统在肝脏代谢，因此与许多药物可能发生相互作用。这种作用主要表现为服用莫达非尼后可能降低口服避孕药的药效，因此服用口服避孕药的育龄期女性患者需要使用额外的（或替代的）避孕措施。与间接拟交感神经药不同，莫达非尼停药不会导致 REM 睡眠和慢波睡眠反弹。患者可以从兴奋性药物直接换为莫达非尼，而不一定需要药物洗脱期。但是由于兴奋性药物有抗猝倒作用，患者在从哌甲酯换为莫达非尼时可能需要加用治疗猝倒的特殊药物。

羟丁酸钠（sodium hydroxybutyrate 或 sodium oxybate，SOXB）、γ- 羟基丁酸盐（γ-hydroxybutyrate，GHB）是两种羟基丁酸盐受体亚型的神经递质，大剂量用药对 $GABA_B$ 受体起作用。足剂量用药会引起快速镇静和记忆缺失，大剂量用药会引发呼吸抑制和死亡。SOXB 是 GHB 的钠盐。已证实 SOXB 对发作性睡病的 EDS 和猝倒有效。由于存在滥用的可能性，SOXB 必须由中心药房发放。在使用 SOXB 治疗发作性睡病的多项研究中，允许患者继续服用促醒药物（莫达非尼）或者兴奋剂。一项为期 4 周的研究表明，服用 SOXB 9g/d 的剂量会使 Epworth 嗜睡量表

（Epworth sleepiness scale）的主观嗜睡评分显著减少。一项为期 12 个月的扩展试验指出，持续服用 SOXB 会进一步改善 EDS，并在 2 个月后效果最突出。一组双盲安慰剂对照试验表明，每晚服用 SOXB 9g 会导致清醒维持测验（MWT）的睡眠潜伏时间高于 10min 的中位数值。有学者发现，莫达非尼与 SOXB 联用在增加 MWT 睡眠潜伏时间方面比单用一种药物更有效。SOXB 也可减少发作性睡病的猝倒、幻觉和睡瘫。似乎治疗白天嗜睡比猝倒需要更高剂量的 SOXB。治疗 EDS 需要数月才能达到最大疗效。SOXB 是美国 FDA 批准用于治疗猝倒的唯一药物。SOXB 减少白天嗜睡的作用机制尚不明确，研究显示其可以减少夜间醒来次数、增加 N3 期睡眠并巩固 REM 睡眠。有学者提出假设，可能是睡眠巩固改善白天嗜睡。

SOXB 有液体剂型（500mg/ml），由于半衰期短，需要睡前服用，2.5～4h 后再服用 1 次。因为药物起效快，所以患者每次服药后应立即卧床。SOXB 在空腹服用时，0.5～1h 到血药浓度达峰值，半衰期为 40～60min。每一剂量药物需以 60ml 水在儿童安全计量杯中稀释，2 份都应在睡前准备好，夜间应该在床上服药。需要指出是，食物可降低 SOXB 的生物利用度。SOXB 的起始剂量为 4.5g/ 夜，分 2 次服用［2.25g 睡前服用，2.5～4h（通常为 3h）后再次服用］；剂量每周增加 1.5g/ 夜，直到达到 SOXB 9g/ 夜的最大剂量。体重轻的患者可能较小剂量就有效。如果无法忍受不良反应，可以暂时减量，之后再尝试加量。常见不良反应是恶心、头晕、遗尿。SOXB 伴高钠负荷，对于充血性心力衰竭的患者来说是个需要重点关注的问题。SOXB、酒精和其他中枢神经抑制药不能同时使用。SOXB 用于阻塞性呼吸睡眠暂停（OSA）患者时需小心，需要严格监测夜间血氧饱和度。

对于不能耐受中枢兴奋性药物的患者，可尝试使用不可逆性 MAO-B 抑制剂司来吉兰（selegiline）。口服 10～40mg/d 司来吉兰，能改善发作性睡病的症状。如果剂量超过 20mg/d，药物会失去 MAO-B 抑制剂的选择性，需要用低酪胺饮食以避免高血压不良反应的危险。司来吉兰代谢成苯丙胺。除了保持患者警醒状态外，该药也有抗猝倒作用。对于不能忍受其他药物引起的不良反应的患者，只要他们能坚持低酪胺饮食，就能从使用该药中获益。

改善夜间睡眠，治疗并发的睡眠障碍对改善白天嗜睡也很重要。苯二氮䓬受体激动剂能改善一些患者的睡眠质量。如果不宁腿综合征 / 周期性肢体运动障碍严重影响睡眠，给予相应治疗有助于患者睡眠。常见发作性睡病并发阻塞性睡眠呼吸暂停，需要先充分治疗阻塞性睡眠呼吸暂停综合征。良好的睡眠卫生、规律的睡眠安排和充分的睡眠对发作性睡病患者很重要。有发现计划好的短暂小睡对患者也非常有好处。

（2）白天嗜睡的治疗选择：美国睡眠医学学会（American Academy of Sleep Medicine，AASM）2023 年 4 月发表关于发作性睡病和中枢性过度睡眠治疗的实践参数（表 3-13-5）。莫达非尼和 SOXB 是治疗白天嗜睡的标准推荐药物。由于使用方便和耐受性好，大部分临床医师开始治疗时选择莫达非尼或阿莫达非尼。如果莫达非尼（或阿莫达非尼）无效，可以换用兴奋剂。短效和长效哌甲酯联合使用对某些患者来说耐受性更好（每日上午使用哌甲酯缓释制剂 20mg，午后使用短效制剂 10～20mg）。如果莫达非尼无效，另一个方法是直接换成 SOXB（尤其是猝倒很明显的患者）。有研究显示，SOXB 可使主观嗜睡指标恢复到正常范围。然而，SOXB 比较贵并且需要患者严格遵守用药方法。不管怎样，如果莫达非尼和兴奋剂均无效，医师有权利处方 SOXB。SOXB 在增加剂量时，通常还继续使用莫达非尼或兴奋剂。如果需要同时治疗白天嗜睡和猝倒，SOXB 尤其有效。一些患者不能忍受治疗猝倒的其他药物，此时 SOXB 也是一个不错的选择。

表 3-13-5　美国睡眠医学学会对治疗发作性睡病相关药物的推荐

症状	药物及证据水平
白天嗜睡	莫达非尼（modafinil）（标准） 羟丁酸钠（sodium hydroxybutyrate）（标准） 苯丙胺（amphetamine）（指南） 甲基苯丙胺（methamphetamine）（指南） 右旋苯丙胺（dextroamphetamine）（指南） 哌甲酯（methylphenidate）（指南） 司来吉兰（selegiline）（可选）
猝倒	羟丁酸钠（sodium hydroxybutyrate）（标准） 三环类抗抑郁药（tricyclic antidepressant）（指南） 选择性 5- 羟色胺再摄取抑制剂（SSRI）（指南） 文拉法辛（venlafaxine）（指南） 司来吉兰（selegiline）（可选）
睡瘫及发作性睡病引起的入睡前幻觉	羟丁酸钠（sodium hydroxybutyrate）（可选） 三环类抗抑郁药（tricyclic antidepressant）（可选） 选择性 5- 羟色胺再摄取抑制剂（SSRI）（可选） 文拉法辛（venlafaxine）（可选）

注：证据水平为标准＞指南＞可选。

2. 猝倒、入睡前幻觉和睡瘫的治疗　治疗药物见表 3-13-6。

表 3-13-6　治疗猝倒、入睡前幻觉和睡瘫的药物

药物	用量	最大日剂量	半衰期/h	选择性不良反应
三环类抗抑郁药				
普罗替林（protriptyline）	5～10mg，每日 2 次或 3 次	30mg	67～89	口干、排尿不畅、便秘
氯米帕明（clomipramine）	起始 50mg，每晚临睡时 75～125mg	250mg	32	口干、出汗、困倦
丙米嗪（imipramine）	起始 50mg，每晚临睡时 75～125mg	300mg	6～20	口干、便秘、困倦
选择性 5-HT 再摄取抑制剂				
氟西汀（fluoxetine）	起始 20mg，每日上午 20～60mg	80mg	48～216	头痛、口干、性功能障碍
5-HT 和 NE 再摄取抑制剂				
文拉法辛（venlafaxine）	起始 37.5mg，每日 2 次（75～100mg）；XL 剂型，起始 37.5mg，每日上午 75～100mg	375mg	3～7	恶心、口干、头痛、血压升高、失眠、神经质、停药综合征（应缓慢减药）
选择性去甲肾上腺素再摄取抑制剂				
托莫西汀（atomoxetine）	每日上午 40mg，3d；然后 40mg，每日 2 次或每日上午 80mg	100mg	5.2	恶心、口干、头痛、血压升高、失眠、神经质

续表

药物	用量	最大日剂量	半衰期 / h	选择性不良反应
其他药物				
司来吉兰（selegiline）	20～40mg	40mg	9～14	恶心、头晕、意识模糊、口干
羟丁酸钠*（sodium hydroxybutyrate）	起始 2.25mg，每晚临睡时，2.5～4h 后重复给药	每日 9g，分次服用	0.5～1	恶心、头痛、意识模糊、遗尿、睡行症

注：*FDA 批准用于治疗猝倒的药物。

抗抑郁药治疗发作性睡病的剂量通常小于治疗抑郁症。三环类抗抑郁药如普罗替林、地昔帕明和丙米嗪抑制 NE 再摄取，氯米帕明更有效地抑制 5- 羟色胺再摄取。这些药物的主要问题是抗胆碱能不良反应，因此不是治疗猝倒的首选药。选择性 5- 羟色胺再摄取抑制剂（SSRI）如氟西汀（fluoxetine）对治疗猝倒也有效。SSRI（氟西汀）通常使用抗抑郁的剂量，起效可能比 TCA 慢。然而，因为 SSRI 更容易耐受，超剂量使用时比 TCA 安全，所以 SSRI 的应用更广泛。5- 羟色胺和去甲肾上腺素再摄取抑制剂（SNRI）如文拉法辛对治疗猝倒尤其有效，通常更容易耐受，但因为文法拉辛的半衰期很短，其缓释制剂更受欢迎。托莫西汀（atomoxetine）通过抑制肾上腺素再摄取来治疗 ADHD，也可治疗猝倒。司来吉兰可用于治疗猝倒，但是由于不良反应和药物相互作用，极少应用。

尽管上述药物都是 2023 年 4 月美国睡眠医学学会（AASM）实践参数为发作性睡病和中枢性过度睡眠治疗推荐的猝倒的有效治疗方法（指南），但没有一个是美国 FDA 推荐用于治疗猝倒的药物。突然停止抗猝倒药物会使症状明显加重，甚至导致近期猝倒持续发作。要坚信增加 NE 的药物对猝倒有效。有报道显示，α_1 受体拮抗剂哌唑嗪使猝倒恶化。一部分发作性睡病患者对传统治疗猝倒的药物反应不佳，或者不能忍受药物不良反应。对于这些患者，SOXB 是一个有效的选择。

SOXB 是唯一经美国 FDA 批准用于治疗猝倒的药物，同时对于治疗白天嗜睡有额外优势。该药减少猝倒发作的机制尚不明确。SOXB 低剂量（每晚 4.5g）时，改善猝倒的作用比改善白天嗜睡明显。

（苑成梅）

第三节　克莱恩－莱文综合征的治疗

一、概述

ICD-11 对克莱恩 - 莱文综合征（Kleine-Levin syndrome，KLS）的描述性定义是指反复发作的严重嗜睡，伴认知、精神和行为异常。典型发作平均持续 10d（2.5～80d），极少数持续数周至数月。发作期间，患者每日睡眠时间长达 16～20h，醒来或起床只是为了吃东西和排泄。在发作期的清醒阶段，大多数患者表现为精疲力尽、冷漠、意识模糊、说话和应答迟钝。发作期间，患者常有暴食、性欲亢进、行为幼稚、抑郁、焦虑、幻觉和妄想等。在发作间歇期，患者的睡眠、认知、情感和饮食均表现正常。

该病极为罕见，估计患病率为 1～2 例 / 百万人群。发病以青少年为主，儿童及成人首次发病者少见，男性的发病率为女性的 3～4 倍。

二、治疗

KLS 尚无特效治疗药物。发作期间应尽量避免打扰患者，创造舒适、安静的环境，以确保患者安全。有报道碳酸锂、金刚烷胺、拉莫三嗪和丙戊酸治疗有效。AASM 关于发作性睡病和其他中枢性过度睡眠治疗的实践参数将碳酸锂列为可能有效药物，锂盐可能会减少发作持续时间和异常行为。哌甲酯和莫达非尼可用于治疗白天嗜睡，但不能改善情绪和认知功能，具体使用方法参照发作性睡病。对于幻觉、妄想等精神病性症状，可使用抗精神病药对症治疗。

（苑成梅）

第四节　昼夜节律性睡眠障碍的治疗

一、概述

昼夜节律（circadian rhythm）是一种生物节律，由中央振荡器和外周振荡器组成，大多具有 24h 的周期性。人类的昼夜节律起搏器位于下丘脑的视交叉上核（suprachiasmatic nucleus，SCN）。可见光作为昼夜节律系统最强的调节因子和授时线索，通过视网膜作用于 SCN 的中央振荡器，启动激素和神经元信号，进而同步外周振荡器来形成 24h 节律。大多数外周组织和器官（肝脏、皮肤、心脏等）也包含昼夜节律振荡器，通常受 SCN 的控制，而在进食受限、时差和轮班时，它们可能会与 SCN 失同步。

昼夜节律性睡眠障碍（circadian rhythm sleep disorder，CRSD）或昼夜节律性睡眠 - 觉醒障碍（circadian rhythm sleep-wake disorder，CRSWD）是由生物节律改变或环境导致的个体睡眠觉醒周期失调的慢性或复发性睡眠障碍。它们发生在内源性昼夜节律系统发生改变或内源性昼夜节律与物理环境或社会或工作时间表所要求的睡眠 - 觉醒时间表不一致时，导致患者在需要睡觉时失眠，而在需要警觉性时犯困，造成严重痛苦和功能损害。在《睡眠障碍国际分类》（第 3 版）（ICSD-3）中，这一组障碍包括睡眠 - 觉醒时相延迟障碍（delayed sleep-wake phase disorder，DSWPD）、睡眠 - 觉醒时相提前障碍（advanced sleep-wake phase disorder，ASWPD）、非 24h 型睡眠 - 觉醒节律障碍、不规则睡眠 - 觉醒节律障碍、轮班工作睡眠障碍、时差相关睡眠障碍。在本节中将重点介绍睡眠时相延迟障碍和睡眠时相提前障碍这两个最常见的昼夜节律性睡眠障碍。

（一）睡眠时相延迟障碍

睡眠时相延迟障碍多见于年轻人群，一般人群中的患病率为 0.17%，青少年的患病率为 6.7%～17%。

睡眠时相延迟障碍通常出现在青春期，症状可持续到成年期。最常见的临床表现为入睡困难、晨起困难和上午疲倦或思睡。患者通常难以在预期的时间入睡，入睡时间通常推迟 2h 以上，典型患者的入睡时间通常在凌晨 2:00—6:00。如果在周末或者无拘束的情况下，患者的觉醒时间一般在 10:00—13:00，但是如果患者需要在晨起工作或参与其他社会活动，就会出现起床困难和上午思睡。这些患者尽管睡眠与觉醒时间延迟，但睡眠时间及睡眠质量正常，这也可以和失眠障碍人群相鉴别。睡眠时相延迟障碍患者由于早睡和早起困难，因此在工作上或上学长期迟到，会承受较多的外部压力，如受到单位、学校或者家长的责备或者批评。此外，白天嗜睡、注意力不集中等可使工作和学习效率下降，影响社交能力等。长此以往，会导致这些患者出现行为或者情绪问题。研究发现，DSWPD 合并抑郁症的发生率很高，并且昼夜节律失调程度越严重，抑郁症状严重程度也就越高。

（二）睡眠时相提前障碍

睡眠时相提前障碍在一般人群中的患病率并不清楚，在中老年人群中的患病率约为 1%，并随着年龄增长而增加。

睡眠时相提前障碍通常在中年发病，老年人多见。主要临床表现为早醒（较期望或通常的睡眠时间提前至少 2h）和午后晚些时间或傍晚持续性不可抗拒的睡意。典型患者通常在 18:00—20:00 睡觉，在凌晨 2:00—5:00 醒来。尽管患者的入睡和起床时间提前，但睡眠时间正常。由于患者早上醒来过早，通常会试图留在床上继续睡觉，但这样反而会增加继发性失眠的发生风险。此外，患者通常会采用酒精或者促觉醒药等来保证日间的工作和社交，也会增加物质滥用风险。

二、睡眠时相延迟障碍的治疗

睡眠时相延迟障碍的治疗目标是重新调整 24h 生物节律，使其与自身工作或社交时间一致。如果患者的睡眠模式与自身工作或社交时间一致，则不需要治疗。根据美国睡眠医学学会（AASM）2015 年治疗指南，推荐治疗如下：

（一）定时口服褪黑素或褪黑素受体激动剂

1. AASM 指南推荐定时口服褪黑素用于治疗患有 DSWPD 同时伴或者不伴抑郁的成人（推荐级别弱，证据级别低） 有三项研究支持以上推荐。一项纳入 11 名患者的随机双盲安慰剂对照研究发现，在 15:00—21:30（微光褪黑素释放前 1.5～6.5h）给予褪黑素 0.3mg 或 3.0mg 治疗 2 周后，睡眠时间提前 1h，但是通过体动记录仪测量的睡眠参数以及微光褪黑素释放时间在两组之间无差异。另外两项研究在研究设计（随机双盲安慰剂对照交叉研究）、纳入人数（20 名）以及平均褪黑素剂量（5mg）上均一致，但在给药时间上不一样。Rahman 的研究在 19:00—21:00 给药并治疗 28d，Kayumov 的研究第 1 周在 19:00 给药、第 2 周和第 3 周在 19:00—21:00 给药、第 4 周在固定时间（通常选 21:00）给药，对这两项研究中的抑郁症患者进行分析发现，褪黑素使总睡眠时间延长 41.44min、睡眠潜伏期缩短 43.52min；对 Rahman 的研究中的非抑郁症患者进行分析发现，褪黑素使总睡眠时间延长 56.00min、睡眠潜伏期缩短 37.70min。

2. AASM 指南推荐定时口服褪黑素用于治疗患有 DSWPD 同时不伴有合并症的儿童和青少年（推荐级别弱，证据级别中等） 有一项随机双盲安慰剂对照研究支持以上推荐。研究纳入 6～12 岁患者，分别在习惯入睡时间前 1.5～2h 给予安慰剂及 0.05mg/kg、0.1mg/kg 和 0.15mg/kg 褪黑素治疗 6d。与安慰剂组相比，0.1mg/kg 和 0.15mg/kg 褪黑素组的睡眠时间分别提前 42.77min 和 63.78min。此外，与安慰剂相比，三组的睡眠潜伏期均缩短，但是微光褪黑素释放时间无显著性差异。

3. AASM 指南推荐定时口服褪黑素用于治疗患有 DSWPD 同时合并精神疾病的儿童和青少年（推荐级别弱，证据级别低） 有两项随机安慰剂对照研究支持以上推荐。两项研究均纳入 6～12 岁患者，在 18:00 或 19:00 给予 3mg 或 5mg 褪黑素速释制剂治疗 4 周。将两项研究合并分析发现,与安慰剂组相比,微光褪黑素释放时间提前近 1h,并且通过体动记录仪测定的睡眠潜伏期也提前 36.57min。

(二)联合治疗

AASM 指南推荐醒后光照疗法结合行为治疗用于治疗患有 DSWPD 的儿童和青少年(推荐级别弱,证据级别低),有一项随机非盲法研究支持以上推荐。研究纳入 13~18 岁青少年,分为治疗组和对照组,共治疗 8 周。治疗组在自然醒来时间前 30min 接受自然光照或 1 000lx 广谱灯照射,时间≥30min,最长 2h,治疗周期为 3~5 周,直到达到目前醒来时间为 6:00;随后将停止光照疗法并让受试者在 6:30—7:30 起床。此外,还将定期给予行为教育和干预(包括避免夜间光照等)。研究发现,联合治疗能延长总睡眠时间、缩短睡眠潜伏期。

(三)其他治疗

根据 AASM 指南,规定睡觉和起床时间、定时运动、避免光照、光照疗法、促睡眠药物、促觉醒药以及口服维生素 B_{12} 由于均缺乏证据支持,所以不推荐用于治疗 DSWPD。

三、睡眠时相提前障碍的治疗

睡眠时相提前障碍的治疗目标与睡眠时相延迟障碍一样,也是为患者重新调整 24h 生物节律。根据美国睡眠医学学会(AASM)2015 年治疗指南,推荐治疗如下:

(一)光照疗法

AASM 指南推荐夜间光照用于治疗 ASWPD(推荐级别弱,证据级别很低),有两项研究支持以上推荐。一项随机平行对照研究探讨夜间光照疗法对 47 名患者的治疗效果,光照时间为 28d,每日持续 2~3h,在习惯入睡前 1h 停止光照。治疗组的光源为 265lx 白色光谱波,对照组的光源为 2lx 昏暗红光。研究发现,两组对睡眠时相提前障碍的改善无差异,但是治疗组的主观感受较对照组更好,同时睡眠潜伏期也较对照组延长。另一项非随机平行对照研究探讨夜间光照疗法对 16 名 ASWPD 患者的治疗效果,光照时间为 12d,在 20:00—23:00 之间接受光照 2h。治疗组的光源为 4 000lx 强白光,对照组的光源为 50lx 昏暗红光。研究发现,治疗组使睡眠时相平均推迟 141min,同时延长睡眠时间 51.3min。

(二)其他治疗

根据 AASM 指南,规定睡觉和起床时间、定时运动、避免光照、促睡眠药物、定时口服褪黑素或褪黑素受体激动剂、促觉醒药以及联合治疗由于均缺乏证据支持,所以不推荐用于治疗 ASWPD。

(唐向东)

第五节　异态睡眠的治疗

一、概述

异态睡眠是指在入睡时、睡眠期间或从睡眠觉醒时出现的不愉快事件或体验,包括睡眠相关的各种异常、复杂的身体活动、行为、情绪、感觉、梦境和自主神经系统活动,可出现在非快速眼动睡眠(non-rapid eye movement sleep,NREM sleep)、快速眼动睡眠(rapid eye movement sleep,REM sleep)或清醒期和睡眠期相互转换阶段。NREM 睡眠相关异态睡眠包括意识模糊性觉醒、睡行症(sleep walking,SW)、睡惊症(sleep terror)和睡眠相关性进食障碍。REM 睡眠相关异态睡眠包括快速眼动睡眠行为障碍（rapid eye movement sleep behavior disorder，RBD）、反复发作的孤立性睡瘫和梦魇。其他异态睡眠主要包括头部爆震声综合征、睡眠相关幻觉、遗尿症等。本节将重点阐述 NREM 睡眠相关异态睡眠中的睡行症和睡惊症。

（一）睡行症

睡行症是指起始于睡眠前 1/3 阶段，从慢波睡眠觉醒时发生的一系列复杂行为，以从睡眠觉醒后呈持续性意识模糊同时伴下床活动为基本特征。

睡行症可发生在任何年龄，但以儿童多见。流行病学研究发现，10%～30% 的儿童至少有一次睡行症发作，2%～3% 的儿童经常有睡行症。睡行症在成人中的患病率较低，为 1%～7%。

睡行症的病因目前尚不明确。由于发热、过度疲劳、压力、饮用含咖啡因的饮料等所致的睡眠剥夺是其发病的重要因素。一些内科疾病，如甲状腺功能亢进症、偏头痛、脑炎、脑卒中等也可促发睡行症。某些导致睡眠 - 觉醒障碍的疾病，如阻塞性睡眠呼吸暂停综合征、癫痫、周期性肢体运动障碍等也可能会诱发睡行症。某些药物如苯二氮䓬受体激动剂和 γ- 氨基丁酸调节剂、抗抑郁药和 5- 羟色胺能制剂、抗精神病药和 β 受体拮抗剂都可能会诱发睡行症，其中唑吡坦和羟丁酸钠最容易诱发睡行症。

1. 发病机制 睡行症的发病机制目前尚不清楚。目前认为睡行症的发生与觉醒障碍相关，患者在发作期间的脑电图活动处于 NREM 睡眠和完全清醒之间。在脑功能成像研究中发现，一些皮质（如背外侧额叶和顶叶联合皮质）处于"睡眠"状态，而一些皮质（运动皮质，岛叶、颞叶和枕叶皮质）处于"清醒"状态。此外，从慢波睡眠觉醒也可能引起易感个体出现睡行症。其他发病机制可能涉及慢波睡眠障碍。

2. 临床表现 典型临床表现多发生在入睡前期 2～3h 的慢波睡眠向清醒期转变时，患者的异常行为可以是简单的、非目的性的，如从床上坐起，伴有刻板而无目的的动作；也可以是复杂的、持续的，如穿衣、进食、外出游逛等。成年睡行症患者，特别是男性可出现暴力行为，暴力对象通常不经挑选。睡行症患者可因暴力行为而被捕。儿童睡行症的表现通常较为平静，表现为朝向光源或父母房间安静行走，有时可能会走出门或窗户。发作时很难唤醒，事后全无记忆。由于意识水平降低，对环境仍可有简单的反应，但清醒后多有遗忘。如于睡行期内强行加以唤醒，可伴随意识模糊。

（二）睡惊症

睡惊症是指突然从慢波睡眠中觉醒，并伴有尖叫或呼喊、表情极度恐惧、自主神经系统兴奋性增加等行为表现，发作时无法安慰。

睡惊症常于青春期前发病，但以 4～12 岁儿童最常见。研究发现，儿童睡惊症的患病率为 1%～6.5%，成人的患病率为 2.2%，15～64 岁人群的患病率为 2.3%～2.6%，65 岁以后降至1%。睡惊症通常以惊恐发声为起始，发作时可见紧张、恐惧，伴有自主觉醒表现如瞳孔散大、心动过速、呼吸急促、出汗等。典型临床症状表现为突然从睡眠中觉醒，并伴有尖叫或呼喊、表情极度恐惧，伴有明显的自主神经功能亢进如心动过速、呼吸急促、皮肤潮红、出汗、肌紧张等行为表现。通常发生在上半夜刚入睡后 1～2h 的 NREM 睡眠，表现为从床上坐起，对外界刺激无反应，无法安抚。尽管成人少见下床奔跑的现象，但一旦出现此类情况，如遇到他人阻拦或制止，可能会伴发暴力行为。症状一般持续 1 至数分钟后自行停止，少数可在数分钟甚至10 分钟内无法平静，且次日不能回忆。在罕见的情况下，睡惊症可以直接发展为睡行症，而没有任何发作间的觉醒。睡惊症可能会造成患者社交困难，损害其人际关系。

二、睡行症的治疗

（一）一般治疗

睡行症的发生可能与过度疲劳、压力过大、服用药物等因素有关，因此应当设法使患者获得充足的睡眠，保持规律的作息时间，创造良好的睡眠环境；一旦发现药物诱发睡行症，应减少或停用可疑药物，或改为日间服用。此外，在睡行症发作时不要试图唤醒患者，应注意保护患者，做好安全保护措施，避免危险和伤害，尽可能引导患者上床休息。

（二）药物治疗

当睡行症发作频繁且给患者造成危害或痛苦时，应使用药物进行干预。中、长效苯二氮䓬类药物常被用于治疗睡行症，可以减少觉醒和焦虑，抑制慢波睡眠。常用药物包括氯硝西泮（儿童起始剂量为0.125mg，推荐治疗剂量为0.125～0.5mg，成人起始剂量为0.25mg、推荐治疗剂量为0.25～2mg）和地西泮（成人推荐治疗剂量为10mg）。对于有神经发育障碍的儿童可能会出现潜在副作用，如流口水和反常的多动，而对于个别患者不能完全控制症状。此外，有报道称三环类抗抑郁药中的阿米替林、丙米嗪或氯米帕明等于睡前服用可有效改善睡行症状。5-羟色胺再摄取抑制剂（如盐酸氟西汀等）和盐酸曲唑酮对睡行症也有一定的改善作用。

（三）心理行为治疗

常用治疗方法包括自我催眠疗法和松弛练习。研究发现，上述方法在年轻患者中效果肯定，且合并药物治疗则效果更加，但对老年患者无明显效果。

三、睡惊症的治疗

（一）一般治疗

睡惊症与睡行症有部分共同的发病因素，包括过度疲劳、睡眠不足等。避免上述因素，可有效避免睡惊症的发生。对于儿童睡惊症患者，可在预期发作时间将其唤醒，以控制发作。

（二）药物治疗

一般不使用药物治疗睡惊症，特别是对于儿童。但是如有必要，使用苯二氮䓬类药物或某些抗抑郁药可能有效。苯二氮䓬类药物中的氯硝西泮、地西泮和阿普唑仑等可显著抑制NREM睡眠，常用于治疗睡惊症，但对老年患者效果欠佳。对于儿童和青少年，应至少在入睡前90min给药，以在睡眠早期达到有效的药物水平。研究发现，三环类抗抑郁药对伴有非典型抑郁症状的老年患者有一定效果，但可能会引起头晕、恶心、嗜睡、乏力等不良反应。5-羟色胺再摄取抑制剂中的帕罗西汀可通过作用于中脑导水管中央灰质的5-HT通路控制惊恐，效果显著，但易诱发睡行症，也可能会引起食欲减退、体重增加、嗜睡、失眠和兴奋、眩晕、震颤等不良反应。

（三）心理治疗

目前有关心理治疗的疗效尚无一致结论。部分研究结果表明，该方法对年轻患者有效。此外，配合药物治疗后疗效更佳。

（四）中医药治疗

中医对于睡惊症的治疗也有其特有的优势，较常用的方剂有归脾汤、温胆汤、泻心汤、交泰丸、天王补心丹等。中成药有朱砂安神丸、当归龙荟丸、柏子养心丸、安神补脑液、人参归脾丸等，根据患者的症状辨证分型，分而治之。针灸、按摩导引对于夜惊症也有很好的治疗效果。

（唐向东）

第六节 不宁腿综合征的治疗

一、概述

不宁腿综合征（restless leg syndrome，RLS）又称为 Willis-Ekbom 病（Willis-Ekbom disease，WED），是一种常见的神经系统感觉运动障碍性疾病。其主要表现为强烈的、几乎不可抗拒的活动腿部的欲望，大多发生在傍晚或夜间，安静或休息时加重，活动后好转。

不宁腿综合征可发生在任何年龄阶段，发病率随着年龄增长而上升，女性的患病率大约为男性的 2 倍。不同国家和地区成人的 RLS 患病率不同，流行病学调查显示，欧美和北美人群中的 RLS 患病率为 5%～10%，亚洲国家的患病率较低，为 0.1%～3%。

RLS 的典型临床表现为强烈的、迫切想要活动肢体的欲望，夜间睡眠或安静时出现或加重，活动后可缓解。患者常伴有肢体的异常感觉，如蚁爬感、蠕动感、灼烧感、触电感、弊胀感、酸困感、牵拉感、紧箍感，撕裂感，有些甚至会出现疼痛。这种异常感觉以小腿最为显著，也可累及大腿及身体其他部位，有 21%～57% 的患者描述有手臂的异常感觉。此外，患者也常伴随其他临床症状，据报道 60%～90% 的 RLS 患者存在睡眠紊乱，RLS 患者的情感障碍和焦虑障碍患病率增加。研究还发现儿童和成人 RLS 患者中，注意缺陷多动障碍的患病率增加。

二、治疗

不宁腿综合征的治疗包括非药物治疗和药物治疗。

（一）非药物治疗

非药物治疗可能适用于轻度或间断发作的 RLS，包括四肢伸展、四肢冷疗或热疗（温水浴）、养成健康的睡眠作息、针灸等。针对继发性不宁腿综合征，去除各种继发性不宁腿综合征的病因，停用可能诱发不宁腿综合征的药物或食物可能终止疾病病程。此外有研究报道，认知行为治疗可能改善部分 RLS 患者的疾病严重程度，推测认知行为治疗可能通过改善患者的不良情绪以缓解疾病严重程度。

（二）药物治疗

根据欧洲神经科学协会联盟（EFNS）和美国睡眠医学学会（AASM）在 2012 年发布的不宁腿综合征治疗指南、国际不宁腿综合征学组在 2013 年发布的不宁腿综合征长期治疗指南以及中国医师协会神经内科医师分会睡眠学组、中华医学会神经病学分会睡眠障碍学组和中国睡眠研究会睡眠障碍专业委员会发布的《中国不宁腿综合征的诊断与治疗指南（2021 版）》，治疗不宁腿综合征的药物主要包括多巴胺能药物（非麦角类多巴胺受体激动剂、多巴胺前体和麦角类多巴胺受体激动剂）、α2δ 钙通道配体、阿片受体激动剂和其他药物（铁剂、镇静催眠药），下面将按照类别对药物的药理作用及推荐等级进行介绍。在 2012 EFNS 中，根据药物有效性和证据等级将推荐等级分为 A 级、B 级和 C 级。在 2012 AASM 中，根据证据等级、药物有效性和不良反应将推荐等级分为标准推荐（STANDARD）、指南推荐（GUIDELINE）和可选择推荐（OPTION）。

1. 非麦角类多巴胺受体激动剂

（1）普拉克索：2012 EFNS 中 A 级推荐，2012 AASM 中标准推荐。普拉克索属于多巴胺 D_1、D_2 和 D_3 受体激动剂，对多巴胺 D_3 受体的亲和力较高。普拉克索可用于治疗中至重度 RLS，是迄今唯一在中国获批用于治疗 RLS 的药物（证据级别：高）。随机对照研究发现，普拉克索 0.25~0.75mg 能有效改善通过国际不宁腿综合征研究组评估量表（IRLS）评估的 RLS 症状严重程度，降低通过多导睡眠监测（PSG）评估的周期性肢体运动指数（PLMI）。普拉克索 0.5~0.75mg 也能缩短睡眠潜伏期，但是对睡眠效率和总睡眠时间无明显作用。普拉克索 0.25~0.75mg 能改善主观睡眠质量、生活质量及情绪障碍。临床试验发现，长期使用普拉克索 6 个月有效，使用 1 年可能有效，有 10%~40% 的 RLS 患者能够耐受药物治疗，治疗效果可能保持 10 年以上。常见不良反应主要为症状恶化、思睡、疲劳、头昏和失眠。一项普拉克索治疗 46 周的研究发现症状恶化的发生率为 4.3%，而另一项持续 30.5 个月的回顾性研究发现症状恶化的发生率高达 22.4%。普拉克索通常从小剂量（0.125mg）开始使用，有效剂量为 0.125~0.75mg/d。

（2）罗匹尼罗：2012 EFNS 中 A 级推荐，2012 AASM 中标准推荐。罗匹尼罗属于非麦角类多巴胺 D_2、D_3 受体激动剂，对 D_3 受体的亲和力较高。罗匹尼罗可用于治疗中至重度 RLS（证据级别：高）。RCT 研究发现，平均治疗剂量 2.1~3.1mg/d 能有效改善 IRLS 评分和 PLMI。有研究发现，罗匹尼罗能改善主观生活质量以及合并焦虑的 RLS 患者的焦虑症状，也能改善主观睡眠质量和睡眠焦虑。长期使用普拉克索 6 个月有效，使用 1 年可能有效，但没有足够证据表明治疗 RLS 超过 1 年后仍有效。常见不良反应包括头昏、头痛、疲劳、眩晕和呕吐，多在用药后 1 个月内出现。一项随访 26 周的研究发现，使用罗匹尼罗后症状恶化的发生率为 4%。罗匹尼罗的推荐起始剂量为 0.25mg/d，有效剂量为 0.25~4mg/d。

（3）罗替高汀：2012 EFNS 中 A 级推荐，2012 AASM 中无推荐。罗替高汀属于非麦角类多巴胺 $D_{1~5}$ 受体激动剂，也可激活 $5-HT_{1A}$ 受体和 α 肾上腺素受体。罗替高汀透皮贴剂用于治疗中至重度 RLS（证据级别：高）。RCT 研究发现，罗替高汀能改善 IRLS 评分和 PLMI。此外，也能提高主观睡眠质量及生活质量。长期使用罗替高汀 6 个月有效，使用 5 年可能有效，43% 的 RLS 患者可耐受药物治疗。常见不良反应为头昏、头痛和疲劳，使用贴剂时可能造成局部皮肤反应；罗替高汀也可能引起症状恶化。罗替高汀的推荐起始剂量为 1mg/24h，有效剂量为 1~3mg/24h。

2. 左旋多巴 2012 EFNS 中 A 级弱推荐，2012 AASM 中指南推荐。左旋多巴是最早用于 RLS 治疗的多巴胺能药物，特别是对于间歇性存在 RLS 症状而不需要每日使用药物治疗的患者。一项大型 RCT 研究发现，左旋多巴 200~300mg 能有效改善原发性 RLS，但是 14.2% 的患者因治疗无效，9.8% 的患者因症状加重而退出治疗。此外，左旋多巴还能降低 PLMI，但对健康相关生活质量、睡眠效率和主观睡眠质量无显著改善。目前研究发现使用左旋多巴 2 年可能有效，有 24%~40% 的患者耐受药物治疗。左旋多巴长期治疗的主要不良反应是症状恶化，持续用药 6 个月症状恶化的发生率高达 40%~60%，因此为了减少症状恶化的发生风险，左旋多巴的剂量不应大于 200mg。左旋多巴的最小起始剂量为 25/100mg 片剂，0.5~1 片；有效剂量为 25/100mg 片剂，1~3 片。

3. α2δ 钙通道配体

（1）加巴喷丁缓释片：2012 EFNS 中 A 级强推荐，2012 AASM 中指南推荐。可用于治疗中至重度 RLS（证据级别：高）。三项 I 级证据研究均发现加巴喷丁缓释片能有效改善原发性 RLS 症状。一项持续 14d 的研究发现加巴喷丁缓释片 1 200mg/d 能降低 IRLS 评分，同时改善主观睡眠质量。主要不良反应为头痛、头晕和思睡。≥65 岁人群需要根据肾功能情况调整剂量，推荐起始剂量为 300mg/d，<65 岁人群的推荐起始剂量为 600mg/d，有效剂量为 300~1 200mg/d。

目前尚无足够证据表明加巴喷丁缓释片治疗 RLS 超过 1 年后仍然有效。

（2）加巴喷丁：2012 EFNS 中 A 级强推荐，2012 AASM 中选择推荐。可用于治疗轻至中度 RLS（证据级别：低）。两项小样本研究发现加巴喷丁能改善 RLS 症状。一项随机开放性临床研究发现加巴喷丁与罗匹尼罗的治疗效果一样有效（IRLS 评分、PLMI 均显著改善）。另一项随机交叉研究发现加巴喷丁治疗 6 周后能改善 IRLS 评分，同时也能降低 PLMI 和改善睡眠结构。加巴喷丁对于伴有疼痛以及继发性 RLS（如继发于慢性肾衰竭）有更明显的效果。常见不良反应为思睡、视觉改变，严重的甚至会出现自杀意念和行为。≥65 岁人群需要根据肾功能情况调整剂量，推荐起始剂量为 100mg/d，<65 岁人群的推荐起始剂量为 300mg/d，有效剂量为 300~2 400mg/d。目前尚无充足证据表明加巴喷丁治疗 RLS 超过 1 年后仍然有效。

（3）普瑞巴林：2012 EFNS 中 A 级强推荐，2012 AASM 中选择推荐。可用于治疗中至重度 RLS（证据级别：低）。一项持续 12 周的研究发现普瑞巴林 150~450mg/d（平均剂量为 337.5mg/d）可有效改善 IRLS 评分，同时能够提高睡眠效率、改善睡眠紊乱（表现为 1 期、2 期和慢波睡眠增加）。另一项持续 6 周的研究也发现普瑞巴林（至少 150mg/d）可降低 IRLS 评分，改善生活质量。常见不良反应为头晕、行走不稳、思睡、疲劳和头痛。≥65 岁人群需要根据肾功能情况调整剂量，推荐起始剂量为 75mg/d，<65 岁人群的推荐起始剂量为 150mg/d，有效剂量为 150~450mg/d。目前尚无充足证据表明加巴喷丁治疗 RLS 超过 1 年后仍然有效。

4. 阿片受体激动剂 2012 AASM 中指南推荐。可用于其他药物治疗无效的 RLS（证据级别：低）。一项小样本研究发现 12 名受试者中的 10 名受试者均认为曲马多比既往使用的药物效果更好。另一项回顾性研究纳入 113 名长期使用阿片受体激动剂的受试者，研究发现阿片受体激动剂对于 RLS 的治疗持续时间较长，但是应该注意是否会出现睡眠呼吸暂停。常用药物包括曲马多、羟考酮、可待因、美沙酮等。阿片类药物的耐受性好，出现恶化的可能性小。主要不良反应为潜在的滥用风险，诱发或加重睡眠呼吸暂停，抑制心血管系统。目前尚无充足证据表明加巴喷丁治疗 RLS 超过 1 年后仍然有效。

5. 铁剂 2012 AASM 中选择推荐。可用于治疗由于铁缺乏引起的 RLS 或难治性 RLS（证据级别：很低）。铁剂能改善 RLS 患者脑内缺铁的病理生理状态，补充铁剂可以促进脑内多巴胺生成、髓鞘合成和能量供应，同时可以增加突触密度。当患者的血清铁蛋白水平 <75μg/L 和 / 或转铁蛋白饱和度 <45% 时，建议补充铁剂。常用的口服铁剂有琥珀酸亚铁、硫酸亚铁、富马酸亚铁和多糖铁复合物等，静脉铁剂包括葡萄糖酸钠铁、蔗糖铁等。常见不良反应是恶心和便秘。推荐首选口服铁剂治疗 3 个月，硫酸亚铁 325mg/ 次（2 次 /d，含有 65mg 元素铁），每次联合使用 100mg 维生素 C 并评估铁蛋白水平；若口服铁剂无效，可考虑将静脉注射铁剂作为替代治疗方案。

6. 其他药物 目前尚无足够证据支持苯二氮䓬类或非苯二氮䓬类镇静催眠药、可乐定、二氧化硒、A 型肉毒毒素、奥卡西平、卡马西平、丙戊酸、左乙拉西坦等用于 RLS 的治疗

（唐向东）

参 考 文 献

[1] 江开达. 精神药理学 [M]. 2 版. 北京：人民卫生出版社，2011.

[2] American Academy of Sleep Medicine. ICSD: 3 international classification of sleep disorders[M]. Darien IL: American Academy of Sleep Medicine, 2014.

[3] ARNULF I. Kleine-Levin syndrome[J]. Sleep medicine clinics, 2015, 10（2）: 151-161.

[4]　张斌. 中国失眠障碍诊断和治疗指南 [M]. 北京：人民卫生出版社，2016.

[5]　赵忠新. 睡眠医学 [M]. 北京：人民卫生出版社，2016.

[6]　LIU J，CLOUGH S J，HUTCHINSON A J，et al. MT1 and MT2 melatonin receptors: a therapeutic perspective[J]. Annual review of pharmacology and toxicology，2016，56: 361-383.

[7]　MURPHY Y P，MOLINE M，MAYLEBEN D，et al. Lemborexant, a dual orexin receptor antagonist（DORA）for the treatment of insomnia disorder: results from a Bayesian, adaptive, randomized, double-blind, placebo-controlled study[J]. Journal of clinical sleep medicine，2017，13（11）: 1289-1299.

[8]　中华医学会神经病学分会，中华医学会神经病学分会睡眠障碍学组. 中国成人失眠诊断与治疗指南（2017版）[J]. 中华神经科杂志，2018，51（5）: 324-335.

[9]　ATKIN T，COMAI S，GOBBI G. Drugs for Insomnia beyond benzodiazepines: pharmacology, clinical applications, and discovery[J]. Pharmacological reviews，2018，70（2）: 197-245.

[10]　陆林. 中国失眠障碍综合防治指南 [M]. 北京：人民卫生出版社，2019.

[11]　MUENLAN C，VAILLANT C，ZENKLUSEN I，et al. Clinical pharmacology, efficacy, and safety of orexin receptor antagonists for the treatment of insomnia disorders[J]. Expert opinion on drug metabolism & toxicology，2020，16（11）: 1063-1078.

[12]　KISHI T，NOMURA I，MATSUDA Y，et al. Lemborexant vs suvorexant for insomnia: a systematic review and network meta-analysis[J]. Journal of psychiatric research，2020，128: 68-74.

[13]　DAUVILLIERS Y，ZAMMIT G，FIETZE I，et al. Daridorexant, a new dual orexin receptor antagonist to treat insomnia disorder[J]. Annals of neurology，2020，87（3）: 347-356.

[14]　BARKER E C，FLYGARE J，PARUTHI S，et al. Living with narcolepsy: current management strategies, future prospects, and overlooked real-life concerns[J]. Nature and science of sleep，2020，12: 453-466.

[15]　刘铁桥，赵敏. 镇静催眠药临床使用指南 [M]. 北京：人民卫生出版社，2022.

[16]　WILSON S，ANDERSON K，BALDWIN D，et al. British Association for Psychopharmacology consensus statement on evidence-based treatment of insomnia, parasomnias and circadian rhythm disorders: an update[J]. Journal of psychopharmacology，2019，33（8）: 923-947.

[17]　AUGER R R，BURGESS H J，EMENS J S，et al. Clinical practice guideline for the treatment of intrinsic circadian rhythm sleep-wake disorders: advanced sleep-wake phase disorder（ASWPD），delayed sleep-wake phase disorder（DSWPD），non-24-hour sleep-wake rhythm disorder（N24SWD），and irregular sleep-wake rhythm disorder（ISWRD）. An update for 2015: an American academy of sleep medicine clinical practice guideline[J]. Journal of clinical sleep medicine，2015，11（10）: 1199-1236.

[18]　NESBITT A D. Delayed sleep-wake phase disorder[J]. Journal of thoracic disease，2018，10（Suppl 1）: S103-S111.

[19]　BJORVATN B，PALLESEN S. A practical approach to circadian rhythm sleep disorders[J]. Sleep medicine reviews，2009，13（1）: 47-60.

[20]　DODSON E R，ZEE P C. Therapeutics for circadian rhythm sleep disorders[J]. Sleep medicine clinics，2010，5（4）: 701-715.

[21]　PALM D，UZONI A，SIMON F，et al. Evolutionary conservations, changes of circadian rhythms and their effect on circadian disturbances and therapeutic approaches[J]. Neuroscience and biobehavioral reviews，2021，128: 21-34.

[22]　赵忠新. 临床睡眠障碍学 [M]. 上海：第二军医大学出版社，2003.

[23]　American Academy of Sleep Medicine. International classification of sleep disorders[M]. 3rd ed. Darien，IL: American Academy of Sleep Medicine，2014.

[24]　STALLMAN H M，KOHLER M，WHITE J. Medication induced sleepwalking: a systematic review[J]. Sleep medicine reviews，2018，37: 105-113.

[25] ARNULF I. Sleepwalking[J]. Current biology，2018，28（22）：R1288-R1289.

[26] BERRY R B. 睡眠医学基础 [M]. 高和，王莞尔，段莹，等译. 北京：人民军医出版社，2014.

[27] American Academy of Sleep Medicine. 睡眠障碍国际分类：第 3 版 [M]. 高和，译. 北京：人民卫生出版社，2017.

[28] 中国医师协会神经内科医师分会睡眠学组，中华医学会神经病学分会睡眠障碍学组，中国睡眠研究会睡眠障碍专业委员会. 中国不宁腿综合征的诊断与治疗指南（2021 版）[J]. 中华医学杂志，2021，101（13）：908-925.

[29] AURORA R N，KRISTO D A，BISTA S R，et al. The treatment of restless legs syndrome and periodic limb movement disorder in adults-an update for 2012：practice parameters with an evidence-based systematic review and meta-analyses：an American academy of sleep medicine clinical practice guideline[J]. Sleep，2012，35（8）：1039-1062.

[30] GARCIA-BORREGUERO D，KOHNEN R，SILBER M H，et al. European guidelines on management of restless legs syndrome：report of a joint task force by the European federation of neurological societies，the European neurological society and the European sleep research society[J]. European journal of neurology，2012，19（11）：1385-1396.

[31] GARCIA-BORREGUERO D，KOHNEN R，SILBER M H，et al. The long-term treatment of restless legs syndrome/Willis-Ekbom disease：evidence-based guidelines and clinical consensus best practice guidance：a report from the international restless legs syndrome study group[J]. Sleep medicine，2013，14（7）：675-684.

第十四章

儿童和青少年精神障碍的治疗

　　在 DSM-5 中，对于儿童和青少年常见精神障碍的分类有了很大的变化。其中，"神经发育障碍"的诊断内包含儿童和青少年常见的"注意缺陷多动障碍"，将"孤独症"归类于"孤独症谱系障碍"之中，突出这些疾病的"发育"性特征。与之相匹配，对这些常见儿童和青少年精神障碍的治疗原则也随之调整。同时，随着药物的研发和应用，常见儿童和青少年精神障碍的药物治疗也更加丰富起来。

　　注意缺陷多动障碍（attention deficit hyperactivity disorder，ADHD）的药物治疗以中枢兴奋剂为其最主要的用药。2002 年非中枢兴奋剂托莫西汀被开发和使用，并成为第一个用于治疗 ADHD 的非中枢兴奋剂。临床应用中，托莫西汀的作用以及其具有的独特优势逐渐被认可，并且累积了重要的应用经验。在我国及其他不少国家，托莫西汀已经成为治疗 ADHD 的一线或二线药物。此外，在过去的十几年间，成人注意缺陷多动障碍的诊断也受到重视，并且在DSM-5 中确立相应的诊断标准，对成人 ADHD 的药物治疗也累积了一定的经验。

　　抽动障碍的经典用药包括硫必利、氟哌啶醇等，临床上将"利培酮"等第二代抗精神病药应用于抽动障碍后取得积极的效果和安全性。虽然利培酮的应用在不少研究中获得肯定，并且常常作为不少临床医师的抽动障碍首选用药。但考虑到副作用等因素，截至 2024 年 8 月，美国 FDA 仅批准将阿立哌唑用于 Tourette 综合征（Tourette syndrome，TS）的治疗中。此外，可乐定作为一种 α_2 肾上腺素受体激动剂，对抽动障碍的疗效也获得更多研究的支持。既往所认识的"孤独症"在 DSM-5 中归入"孤独症谱系障碍"的诊断，属于神经发育障碍。对此类问题的治疗以促进患者能力发展和康复为目标，较多使用教育、训练的手段。而药物治疗仍然作为一种针对伴随症状的对症治疗，而到目前为止，美国 FDA 批准利培酮和阿立哌唑对孤独症谱系障碍患儿易激惹症状的治疗。

　　除了以上这些常见儿童和青少年精神障碍的药物治疗进展外，这些常见问题的共病现象也受到越来越多的研究重视，一些适用于特定共病的药物治疗研究例如 α_2 肾上腺素受体激动剂对于 ADHD 共病孤独症谱系障碍的治疗也越来越充分。本章将重点介绍儿童和青少年常见精神障碍的药物治疗，其他特点在相关章节做介绍。

第一节　注意缺陷多动障碍的治疗

　　注意缺陷多动障碍是最常见的儿童和青少年神经发育障碍，以注意缺陷、多动、冲动为核心缺陷，容易伴发其他神经发育、情绪、行为问题，继发学业损害、同伴关系差、亲子关系紧张等功能损害。起病于学龄前期或学龄期，可持续到成人期。

一、注意缺陷多动障碍的历史沿革及治疗学发展

1937 年，Bradley 报道使用苯丙胺治疗可以改善脑炎后儿童的行为和学业表现。20 世纪 40 年代，随着哌甲酯（一种合成的苯丙胺类似物）的问世，越来越多关于此类药物的治疗结果被报道，显示疗效肯定。由此，关于兴奋剂治疗 ADHD 的研究逐渐开展起来。虽然苯丙胺是最先被开发使用的药物，但在此后的几十年中，美国所有使用的中枢兴奋剂当中，哌甲酯成为更为广泛使用的药物。1960 年，美国 FDA 批准此类兴奋剂类药物用于治疗儿童 ADHD。

1975 年我国湖南和上海等地开始引入和使用"多动儿童"的概念，自此 ADHD 的概念逐渐被推广和传播至全国各地，与之相应的药物的使用和发展也逐渐开展起来。由于哌甲酯的使用提高服药者的学业成就和社会适应能力，哌甲酯也有了"聪明药（arithmetic pills）"的名号。

1999 年美国注意缺陷多动障碍儿童综合治疗研究组合作研究后，发表一项具有重要意义的研究结果。他们对 579 名诊断为 ADHD 的 7～10 岁儿童进行为期 14 个月的随机多中心临床试验，比较 4 种治疗方式即兴奋剂类药物（以哌甲酯为主）治疗、强化行为治疗、药物治疗联合强化行为治疗、常规社区支持治疗。结果显示，药物治疗联合强化行为治疗组的疗效更加显著，虽然单独使用两者对 ADHD 的核心症状都有所改善，但联合治疗方式对非 ADHD 症状如对抗和攻击的效果更好。随着药物技术发展，中枢兴奋剂不再局限于速释制剂，长效、缓释或控释哌甲酯已逐渐进入市场使用，并且疗效更加稳定而持久。

曾经在我国使用过的中枢兴奋剂包括哌甲酯、右哌甲酯、匹莫林、苯丙胺。苯丙胺未在我国上市。右哌甲酯在我国进行上市前研究。匹莫林因其有增加急性肝衰竭等严重不良反应风险，目前已被退市。哌甲酯速释制剂（利他林）由于没有制药厂生产，在我国无法使用。目前最常用的药物是哌甲酯缓释制剂（专注达）。

除了中枢兴奋剂外，另一类常用的药物属于非兴奋剂，即选择性去甲肾上腺素再摄取抑制剂，目前主要有托莫西汀。2002 年托莫西汀成为第一个被 FDA 批准用于治疗儿童和青少年 ADHD 的非中枢兴奋剂。在我国自 2007 年上市以来，已经成为治疗 ADHD 的一线或二线药物。

二、注意缺陷多动障碍的治疗策略和治疗原则

ADHD 的药物治疗机制基于神经递质紊乱的发病机制假设。该假设认为，ADHD 患者存在前额叶皮质去甲肾上腺素能递质和多巴胺能递质功能紊乱，去甲肾上腺素不足导致个体警觉性不足，而多巴胺能递质功能紊乱使个体滤过额外信息的功能受损和动作行为增加。几乎所有治疗 ADHD 的药物无论通过何种神经递质系统，最终都是通过提高中枢多巴胺能和去甲肾上腺素能神经递质发挥其生物效应。

（一）治疗策略

对于学龄前儿童 ADHD 的治疗以行为治疗为最有效的治疗方式，而药物治疗只是一种辅助手段。学龄前儿童 ADHD 并不是药物治疗的禁忌证，在评估明确后，存在中至重度功能失调的学龄前儿童 ADHD 患者可考虑药物治疗。严重水平标准包括症状持续至少 9 个月；在家中和其他场合均有功能失调的表现；行为治疗对功能失调的表现疗效不足。曾有研究对学龄前儿童使用哌甲酯治疗，但总体有效率低于学龄儿童，疗效、合并症和副作用都会影响用药持续性。此外，右旋苯丙胺是 FDA 唯一批准用于治疗 6 岁以下儿童 ADHD 的药物，但没有对学龄前儿童使用药物做首要推荐。

学龄儿童 ADHD 患者是最常见的就诊人群，大部分用药研究是针对这一类儿童开展的。

根据英国国家卫生与临床优化研究所（NICE）指南，学龄儿童 ADHD 的药物治疗根据病情严重程度而定。轻度 ADHD 推荐非药物干预；对于中度 ADHD，药物不作为一线治疗，但对于存在中度水平的社会功能损害，对父母培训/教育课程或团体心理辅导无效时，考虑药物治疗；重度 ADHD 推荐药物治疗。2018 NICE 指南指出，5 岁以上 ADHD 患者在以下情况时需要考虑用药：当环境调整完成后，ADHD 症状在至少 1 个维度上仍然存在持续的、显著的损害；父母和照料者已经讨论过关于 ADHD 的信息；完成基线评估。

研究认为 2/3 的儿童 ADHD 患者进入青春期以后仍存在 ADHD 的问题，仍然是一大部分需要治疗的人群，即青少年 ADHD。青少年 ADHD 患者的治疗依从性是一个需要考虑的问题，青少年阶段的特殊时期使患者有更多服药不依从的行为，有临床研究提示 9～15 岁 ADHD 患者的药物停用率达到 48%。中枢兴奋剂疗效确切，中枢兴奋剂控释制剂可以提高青少年患者的服药依从性，同时不容易产生成瘾性，可作为治疗的优先选择。由于青少年阶段 ADHD 的共病率更高，共病不仅会干扰临床判断，同时也会干扰对 ADHD 的总体治疗。选择性 5- 羟色胺再摄取抑制剂、可乐定等药物适用于共病情绪问题、行为问题的青少年 ADHD。

成人 ADHD 问题逐渐被重视，全生命周期的概念被引入 ADHD 的管理和干预理念中，这对于 ADHD 的药物治疗带来新的问题，不同年龄阶段 ADHD 患者的用药原则有所不同。但是就目前而言，绝大多数药物治疗研究仍集中在儿童和青少年中，成人 ADHD 的药物治疗将另节讨论。

（二）治疗原则

根据 NICE 指南，在进行药物治疗之前，应该对 ADHD 患者进行充分评估。包括确认用药指征；对心理健康状态，例如共病和神经发育状态进行评估；评估患者所处的教育或职业环境；评估物质滥用风险、接受照料的需求；评估身体情况，包括既往病史、目前用药、基本发育情况（身高和体重）、血压和心率等。

在明确需要用药的基础上，临床医师在选择用药时需要了解每种药物的适应证和禁忌证，选择疗效好、副作用小的药物，权衡疗效/风险比。药物治疗遵循单一用药原则，从小剂量开始，逐渐缓慢加量；当单一用药能够控制症状时，不考虑联合用药的策略。在 ADHD 的所有治疗药物中，中枢兴奋剂是一线用药，首选哌甲酯。国内的中枢兴奋剂选择有限，在一些 ADHD 指南中建议可在哌甲酯足剂量、足疗程（6 周）效果不佳之后选用另一种中枢兴奋剂治疗。其次可以考虑选择性去甲肾上腺素再摄取抑制剂托莫西汀，再次选择抗抑郁药或者 α_2 肾上腺素受体激动剂。仅在以下情况下需要考虑联合用药：①单一用药仅能控制部分症状，需要联合另一种药物才能对其他症状有治疗效果；②治疗药物的剂量较大，导致明显不良反应，通过联合用药，降低不同药物各自的剂量，达到控制症状和减少不良反应的效果；③ADHD 患者存在共病，单一用药不能解决问题。

三、注意缺陷多动障碍的治疗和常用药物

在 ADHD 的治疗药物中，中枢兴奋剂的研究最多。中枢兴奋剂也是最安全和最有效的 ADHD 治疗药物，治疗有效率可以达到 70%～80%。美国精神病学协会、美国儿科学会、欧洲儿童和青少年精神病学会、中华医学会精神病学分会均推荐中枢兴奋剂是治疗 ADHD 的一线药物。在一些治疗指南中，托莫西汀也被作为一线或者二线药物。此外，α_2 肾上腺素受体激动剂也被作为重要的治疗用药。其他可选药物还包括抗抑郁药、心境稳定剂等，均被作为二线、三线药物。

目前 FDA 批准用于治疗 ADHD 的药物包括中枢兴奋剂如哌甲酯、苯丙胺，非兴奋剂如托莫西汀、可乐定、胍法辛；而我国批准的药物包括哌甲酯（包括速释制剂和缓释制剂）和托莫西汀。

（一）中枢兴奋剂

中枢兴奋剂（又称为中枢振奋剂）是一类作用于中枢神经系统，能够提高中枢神经系统觉醒度、警觉性和活动水平的药物，包括儿茶酚胺类与非儿茶酚胺类两类。儿茶酚胺类属于拟交感神经药，产生儿茶酚胺样作用，包括哌甲酯、苯丙胺；非儿茶酚胺类包括咖啡因。中枢兴奋剂的主要临床用药包括哌甲酯、右旋苯丙胺和 Adderall，国内主要使用的是缓释哌甲酯（专注达）。

中枢兴奋剂的作用机制目前仍在进一步探索中。总体而言，中枢兴奋剂最终的作用在于提高中枢去甲肾上腺素和多巴胺在突触间隙的浓度，从而增加其生物作用。各种中枢兴奋剂的药理作用略有区别，最终殊途同归。其中，哌甲酯的结构类似于右旋苯丙胺，其也是通过提高去甲肾上腺素和多巴胺活性而发挥药理作用的；也作用于去甲肾上腺素和多巴胺转运体，使其活动减少，从而增加突触间隙的去甲肾上腺素和多巴胺浓度；同时，该药还可以通过抑制单胺氧化酶活性而增加突触间隙的递质浓度，最终起到药理作用。关于中枢兴奋剂的药物作用，详见本书相关章节。

1. 兴奋剂的临床效果　中枢兴奋剂的总体有效率高，但对不同症状、不同年龄和不同环境下的患儿效果也有不同。一般来说，中枢兴奋剂对 ADHD 混合型的效果最好，有效率达到 70%～90%；对以注意缺陷为主型的有效率只有 55%～65%；对以多动、冲动为主型的研究较少。不同年龄组内以儿童期对兴奋剂的效果最好，4 岁以下儿童的有效率 <65% 或更低，5～12 岁儿童的有效率为 70%～95%，青少年的有效率只有 50%。

此外，注意力不集中越明显，对兴奋剂的反应越好；亲子关系越好，对药物的反应越好；活动过度、运动协调性差、年幼、没有明显情绪障碍共病的患儿对药物的反应较好，有焦虑、抑郁症状或伴有认知损害的患儿对药物的反应较差。

（1）对行为的作用：兴奋剂能明显减少儿童 ADHD 患者的冲动性、攻击性、不服从指令等破坏性行为，减少喧哗和躯体活动量。用药后患儿的警觉性增高、冲动控制能力增强，同时也改善精细运动的协调性。

（2）对认知与学习的作用：中枢兴奋剂能提高注意力、集中注意于认知活动上、减少注意力分散、抵御无关刺激的干扰。研究发现，用药后患儿在反应时间测验中的表现和短期记忆改善，对语言与非语言材料的学习能力提高，最终产生短期内学业成绩提高。这些变化主要源自药物改变儿童的注意力、减少和小动作，最终提高学习效率。

（3）对社会交往的作用：兴奋剂可以明显地改善儿童 ADHD 患者与父母、同伴和老师之间的关系，特别是增加他们对父母和老师的命令的服从性，增加交往过程中对他人行为的反应性，减少交往中的负性行为和离开任务的行为，减少对同伴的攻击行为。结果导致父母和老师对儿童的命令和管束减少，增加同伴对他们的接受性。

2. 药物剂量与治疗效果的关系　哌甲酯的剂量与治疗效果之间存在量效关系。哌甲酯在低剂量即 0.3mg/kg 以下时主要改善患者的注意力；随着剂量增加，在 0.3～0.6mg/kg 之间可以改善小动作和改善行为；而当剂量更大，在 0.6mg/kg 以上时则会对患者的学习和认知功能有效。

研究发现，哌甲酯的剂量在 5～20mg 之间时，老师评定的行为、保持在任务上的行为以及学习效率等方面的进步都随着剂量增加而逐渐增加，呈线性关系。在另一项研究中，老师评定的破坏性行为在哌甲酯的剂量为 15～20mg 之间时效果最好，在剂量超过 10mg 时一半患者的学业成绩发生进步，而在中、高剂量时对认知功能的影响才比较明显。

3. 兴奋剂的选择及使用方法　在多项 ADHD 诊疗指南中都明确指出，在选择中枢兴奋剂时，哌甲酯是治疗 ADHD 的首选药。目前国内主要也以哌甲酯的应用最广泛。一项基于儿童和青少年用药安全性的分析提示哌甲酯是治疗注意缺陷多动障碍的药物中安全性最高的。而在国外的可选用药中，其次可选择右旋苯丙胺。再次，虽然该药并未在国内使用，Adderall 可作为第三选择。如果以上药物无效或不能使用时，才考虑其他非兴奋剂类药物，如抗抑郁药、可乐定等。

4. 兴奋剂的不良反应和禁忌证　兴奋剂的常见不良反应包括纳差、胃痛、头痛，这些反应通常轻微而短暂，同时也与药物剂量有关，剂量过高时这些反应更重。失眠也是常见副作用之一，尤其对于晚餐后需要服用第 3 顿药物的患儿来说，由于药物服用时间的关系，容易导致更明显的失眠现象。绝大多数儿童可以耐受以上反应，或者通过调整用药方式而改善。对于这些常见副作用，需要询问患者本人的感受，从而调整用药。

少数患儿在使用高剂量（0.9mg/kg）的兴奋剂后会出现注意力过度集中的现象，甚至表现得类似于刻板、呆滞，失去灵活性，与原本过度活跃的状态形成鲜明对比。兴奋剂可以增加舞蹈样运动、舔口唇和咬口唇等刻板动作。对于过度敏感的患者，或者接受过高剂量药物治疗的患者可能出现情绪问题、过度敏感或者迟钝、思维破裂、幻觉妄想及其他精神病性反应。这些精神系统不良反应可以通过降低剂量来缓解。

中枢兴奋剂与抽动之间的关系一直是临床医师关注的问题之一。既往认为兴奋剂会引起一过性运动抽动症状，或者导致患者的抽动症状加重。有研究发现中枢兴奋剂会引起 1% 以下的患儿发生抽动症状，导致 13% 的已经存在抽动障碍的 ADHD 患儿抽动加重。抽动症状会在停用兴奋剂后的 7～10d 内减轻，少数患儿在停药后仍然持续存在。基于此，中枢兴奋剂需要慎用于 Tourette 综合征（Tourette syndrome，TS）患者及家族史中有此类障碍的患者。但是目前研究又提出新的观点，认为这种诱发和加重抽动症状的不良反应并没有那么严重，建议当使用中枢兴奋剂后发生这种现象时应先降低药物剂量，若抽动症状继续存在就终止治疗，换用其他剂型的兴奋剂或抗抑郁药治疗。

中枢兴奋剂对体重与身高增长有一定影响，这种作用的方式可能与抑制患儿的胃纳有关，也有报道称兴奋剂对血液中的生长激素水平有直接作用。还有一种可能性在于儿童 ADHD 患者原本的体格发育比同龄儿童稍显不足，体格发育不足本身也可能与疾病有关，而非兴奋剂治疗的后果。有研究发现，这种身高、体重增长的不足在服药第 1 年更为明显，右旋苯丙胺发生这种现象的情况比哌甲酯更多，儿童和青少年比成人更常见。在中枢兴奋剂对个体身高、体重的研究中，美国注意缺陷多动障碍儿童综合治疗研究组的结论被广泛引用，该研究认为哌甲酯等中枢兴奋剂虽然会影响 ADHD 患儿的身高、体重发育，但总体在可接受范围内。

使用中枢兴奋剂是否会导致物质依赖或者成瘾不仅是临床医师极为关注的问题，同时也是患儿家长非常关心的问题。虽然使用中枢兴奋剂增加 ADHD 患儿物质滥用风险的结论并不明确，但是作为中枢兴奋剂，其始终存在滥用风险。目前研究认为，随着中枢兴奋剂缓释制剂的推出，这种持续而稳定的药物浓度反而降低成瘾风险。

兴奋剂可能降低抽搐阈值，既往有癫痫史的患儿能否用于此类药物是一个临床关注的问题，结果仍具有不确定性。早期研究显示兴奋剂引起的抽搐很少见，即使在临床上出现这种现象,通过增加抗抽搐药的剂量后就可以使之消失。也有研究认为联合使用抗癫痫药治疗可能有效避免癫痫发作。

哌甲酯禁用于青光眼或对药物过敏的患者,同时禁用于有明显焦虑、紧张和激越的患者,此类患儿对兴奋剂的反应也比较差。禁用于近14d内使用过单胺氧化酶抑制剂(MAOI)治疗的患者。此外,有血压升高或心血管疾病者也需要谨慎使用。

5. 兴奋剂使用过程中需注意的问题

(1)药物选用:虽然中枢兴奋剂是治疗ADHD的首选用药,但对于不同患者仍需要个体化选择,选择用药包括是否用药和怎样选药。

根据NICE指南,只有在ADHD患儿症状严重、功能受到明显损害时才考虑药物治疗,而中枢兴奋剂是一线治疗药物,尤其对单纯ADHD、ADHD共病品行障碍,推荐哌甲酯治疗。例如当患儿的症状严重程度达到中、重度水平,导致明显的家庭、学校功能损害,同时也没有不能耐受的中枢兴奋剂的禁忌证时,兴奋剂可以作为首选治疗。除了药物的禁忌证之外,对于学龄前儿童ADHD建议采用谨慎用药的态度,虽然在学龄前儿童中,中枢兴奋剂也是首选药,但非药物干预仍是首选,只有当非药物干预无效时才考虑药物治疗。注意中枢兴奋剂不适用于4岁以下儿童,此类患者可能存在对药物反应差、对副作用的耐受性差的问题。

家长的态度和家庭环境在开始使用中枢兴奋剂时也是需要考虑的问题。例如当家长无法接受系统的父母训练等非药物治疗手段,家庭无法提供有效的行为管理时,这些非药物手段无法帮助到患儿,任由患儿的症状发展,只会导致进一步的功能损害,此时可以考虑药物治疗的方式。此外,任何儿童精神科的药物治疗都需要家长的理解和配合,在长期用药的过程中充当观察者、信息提供者等角色,从而协助治疗的有效进行。临床医师应该在用药前与父母充分讨论,告知药物的作用和副作用,获得家长的同意,参与服药过程的监管,保持与医师的沟通,告知患儿用药后的反应和副作用,共同参与药物治疗方案的调整。

(2)药物相互作用:兴奋剂与一些常用的精神药物之间存在药物相互作用。兴奋剂可能抑制抗组胺药或苯二氮䓬类药物的镇静作用,加强拟交感神经药的兴奋作用。与杂环类抗抑郁药具有协同作用,在用抗抑郁药的同时小剂量兴奋剂就可以很好地控制ADHD症状,但可能会出现心律不齐和高血压等问题。如果应用单胺氧化酶抑制剂,至少要有2周的药物清除期后才能使用中枢兴奋剂,药物联用可能导致高血压危象。同时服用锂盐,可能抑制苯丙胺的兴奋作用。苯丙胺对苯妥英或苯巴比妥有增效作用,可以增加其抗痉挛活性。

(3)药物监测:在服用中枢兴奋剂的过程中需要全程加强对患儿的疗效和副作用评定,在治疗有效后的维持治疗期间也应定期对效果及不良反应进行评定,并且综合家长、老师、儿童和青少年本人的观察和报告,儿童和青少年对药物不适感的报告可能更加敏感,因此必须听取患儿本人的报告。对家长报告的药物效果变差等问题需要充分考虑是否存在症状加重,或是环境中发生其他扰动因素,不急于通过药物加量解决。对于部分中枢兴奋剂,需要有针对性的副作用监测。

(4)药物假日:是中枢兴奋剂早期使用过程中提出的一个概念,具体是指患儿在周末或寒假、暑假期间停药(药物假日),而在上学期间坚持吃药的形式。利用这一方案主要是为了使中枢兴奋剂在学业等功能需要的时间内发挥作用,改善患儿在社会环境中的行为;而在不需要行为控制时,可以通过停用药物缓解药物副作用,例如对于服药导致的患儿进食、睡眠等问题可能有改善作用。此外,每日用药次数也可以根据药物作用时间长短以及行为问题发生场所来决定。随着研究的深入,ADHD患儿在更多方面存在功能损害,而不仅限于学业场景,例如 ADHD 患儿有更多的亲子冲突、同伴关系不佳等问题，药物假日存在不适用性。因此，当前药物假日的概念也受到挑战，更多的研究者主张连续药物治疗，同时强调连续用药对患儿的获益，直到完全停止药物治疗。

（5）用药疗程：虽然中枢兴奋剂治疗 ADHD 的长期效果并不确切，但是药物能控制核心症状，促进患儿行为的良性循环；而有 1/2～2/3 的 ADHD 症状可能持续到青春期甚至成人阶段，青春期开始也并不代表要停药。因此，使用中枢兴奋剂的疗程是一个需要考虑的问题。研究发现，据估计 20% 的儿童在服药 1 年以后能够停药，而多数患者需要坚持治疗到青春期。关于用药疗程并没有定论，对于长期用药的儿童和青少年可以在用药中途可以进行评估，例如在学期开始的一段时间观察患者情况。

（二）选择性去甲肾上腺素再摄取抑制剂

治疗 ADHD 的典型代表药物是托莫西汀，也是最常用于治疗 ADHD 的非中枢兴奋剂类药物。此外，瑞波西汀也可以改善 ADHD 伴有的焦虑、抑郁症状。此类药物的作用在于选择性作用于去甲肾上腺素能系统，对多巴胺能系统没有影响，抑制去甲肾上腺素再摄取过程，从而提高中枢去甲肾上腺素能的作用。

我国的治疗指南中，托莫西汀主要用于治疗 6 岁以上儿童、青少年和成人 ADHD。该类药物在一些国家的指南中仅次于中枢兴奋剂，作为二线治疗用药；而在另一些指南中，托莫西汀和哌甲酯共同作为 ADHD 的一线治疗药物。作为一类非中枢兴奋剂，托莫西汀治疗 ADHD 有独特的优势。托莫西汀药效持续，可每日顿服，提高依从性；几乎不存在物质成瘾的可能性；对合并抽动障碍、焦虑障碍的患者适用；对中枢兴奋剂无法耐受的患者可使用此类药物。

1. 药物代谢 口服托莫西汀后，药物会迅速地完全吸收，达峰时间为 1～2h。进入体内后主要通过肝脏 CYP2D6 途径代谢，快代谢型者主要通过 CYP2D6 途径代谢，血浆半衰期（$t_{1/2}$）为 5.2h；而慢代谢型者则通过其他 CYP450 代谢，半衰期为 21.6h。主要代谢产物为 4- 羟基托莫西汀和 N- 去甲托莫西汀，前者与原药有相似的药理活性，血药浓度约为原药的 1%；后者则无活性。托莫西汀有 80% 以与葡萄糖苷结合的形式经肾脏排出，而 17% 经肠道由粪便排出，少于 3% 的以托莫西汀原型排出。该药虽然较少受到食物的影响，但食物能降低其吸收速度，使峰浓度（C_{max}）下降 37%、达峰时间（t_{max}）延迟 3h。

2. 用法与用量 每日早上顿服为首选用药方式。体重不足 70kg 的儿童和青少年应从每日总剂量约 0.5mg/kg 开始，在 3d 之后增加剂量，逐渐加到目标剂量。托莫西汀的最佳治疗剂量为 1.2mg/（kg·d），每日总剂量最大为 1.4mg/kg 或者 100mg/d。剂量 >1.8mg/（kg·d）时，核心症状无进一步改善。体重超过 70kg 的儿童和青少年应从每日总剂量 40mg 开始，3d 以后加量，逐渐达到目标剂量，约 80mg/d。一般用药 1～2 周可以观察到症状减轻，用药时间达到 4～5 周后效果达到最大化。停药需逐渐减量。

3. 药物的临床效果 托莫西汀对注意缺陷、多动、冲动的核心症状有效。与中枢兴奋剂相比，托莫西汀对广义上的 ADHD 情绪、行为症状有效。此外，托莫西汀还可以用于严重 ADHD 患者，对中枢兴奋剂无效或者不能耐受其副作用的 ADHD 患者，伴有抽动、情绪不稳、焦虑、对立违抗性障碍的 ADHD 患者。

4. 不良反应 托莫西汀的常见急性不良事件包括疲劳感、嗜睡、头痛、恶心、呕吐、食欲减退、腹痛。其中胃肠道不良事件往往是暂时的，会随着时间推移而减少，进食后服药可以减少恶心的发生率。服药早期会产生体重减轻的现象，随着治疗时间推移（36 个月），患儿体重会增加至预期水平。与中枢兴奋剂相似，患儿在用药早期身高增加速度出现小幅度的减慢，但当治疗5年后,生长速度可以达到正常轨迹。托莫西汀不是中枢兴奋剂,滥用的可能性低。其他副作用包括视物模糊、心动过速、癫痫发作阈值降低等,用药需要定期监测心电图。对托莫西汀过敏者、闭角型青光眼患者禁用;中、重度肝功能不全及CYP2D6代谢酶缺乏者应酌情减量;近2周内服用单胺氧化酶抑制剂者不宜使用本品。

5. 药物相互作用 托莫西汀主要通过CYP2D6途径代谢,因此与CYP2D6抑制剂如氟西汀、奎尼丁、帕罗西汀等合用时会增加药物的血药浓度;与沙丁胺醇合作时会出现心率增快、血压升高。

（三）抗抑郁药

用于治疗ADHD的抗抑郁药主要包括选择性5-羟色胺再摄取抑制剂、三环类抗抑郁药和其他类抗抑郁药。该类药物有明显的抗焦虑作用,同时能促进和改善ADHD患者的自控能力、注意力、情绪不稳定。

在ADHD的治疗过程中,主要适应证包括:①当中枢兴奋剂治疗效果不佳或者由于各种原因导致无法使用中枢兴奋剂时,作为ADHD的二线治疗药物使用,可选用抗抑郁药作为代替治疗,首选三环类抗抑郁药,也可以选用其他类抗抑郁药;②当ADHD共病焦虑、抑郁等情绪障碍,或者存在焦虑、抑郁情绪时,中枢兴奋剂对其疗效不佳,而抗抑郁药正好对此类患者有效;③当患者合并存在抽动症状时,研究表明抗抑郁药可以控制抽动症状;④当ADHD患者同时伴有品行障碍或攻击行为,而使用中枢兴奋剂有导致药物依赖性的可能性时,可用抗抑郁药替代治疗;⑤ADHD共病遗尿等问题。

1. 选择性5-羟色胺再摄取抑制剂 SSRI类药物的安全性高、耐受性好,目前已经成为治疗儿童和青少年典型抑郁症和强迫障碍的药物,但将其用于ADHD治疗的报道较少。有研究将氟西汀用于治疗其他药物治疗不满意的儿童和青少年ADHD,有效率为58%,服药6周的副作用能耐受。其他SSRI类药物,包括舍曲林、氟伏沙明和西酞普兰也可以尝试用于ADHD患儿。此外,随着患者年龄增长,ADHD共病焦虑障碍、抑郁障碍也逐渐增多,将SSRI类药物用于治疗共病情绪障碍的儿童和青少年ADHD,研究也肯定了它的效果。几种SSRI类药物的治疗剂量相当,用药方便,每日1次顿服。SSRI类药物的不良反应主要包括纳差、恶心、呕吐等消化道不适,偶有个案可能出现兴奋症状。

2. 三环类抗抑郁药 对治疗ADHD有肯定效果,药理机制在于阻断突触前膜对NE和5-HT神经递质的再摄取,使突触间隙的神经递质浓度增高。与中枢兴奋剂不同,抗抑郁药改善认知的效果不明显,但是对于控制注意缺陷、多动、冲动具有肯定作用,总体疗效低于兴奋剂,用于儿童和青少年ADHD治疗的耐受性好。对于兴奋剂或者托莫西汀治疗效果不佳的ADHD,三环类药物可作为一种二线选择,尤其适合于共病焦虑或抑郁的ADHD。

用药需要从小剂量开始,逐渐递增,注意个体差异,根据半衰期来确定每日服用次数。有条件的可做血药浓度监测,根据血药浓度、药物效果以及不良反应等情况剂量调整。三环类药物治疗ADHD的剂量小于治疗抑郁症。该类药物一般起效缓慢,服药2周达到最佳疗效,与中枢兴奋剂相比药效持续时间更长。

三环类药物的不良反应较多,对心脏有毒性,因此用药前后需要定期检查血压、脉搏,监测心电图。建议家长保管好药物,误服大剂量药物会出现意识障碍、抽搐和窦性心动过速等中毒表现,抢救不及时可致死。

3. 其他药物 单胺氧化酶抑制剂在临床上较少使用,即使是可逆性单胺氧化酶抑制剂吗氯贝胺,其治疗儿童和青少年ADHD的证据也还不足。其他可以用于ADHD的抗抑郁药包括

5-HT 和 NE 再摄取抑制剂文拉法辛、NE 和 DA 再摄取抑制剂安非他酮等，这些抗抑郁药理论上具有治疗 ADHD 的效果。

（四）α₂ 肾上腺素受体激动剂

由于 ADHD 是一类异质性疾病，中枢兴奋剂与抗抑郁药仍不能有效治疗所有 ADHD，也会有一些患者不能忍受兴奋剂或抗抑郁药的不良反应。因此，α₂ 肾上腺素受体激动剂如可乐定、胍法辛等均可作为备选药物，主要用于一线、二线药物无效时，或者当 ADHD 患者共病睡眠障碍、品行障碍、抽动障碍等问题时考虑使用该药。目前可乐定的使用比较广泛，而胍法辛和普萘洛尔的应用经验相对不足。

可乐定是一种传统的、作用于中枢的抗高血压药，但目前较广泛地应用于精神疾病的治疗中，尤其对 ADHD 和抽动障碍共病患者有效。可乐定的作用机制在于通过刺激蓝斑核 α₂ 肾上腺素受体，恢复蓝斑核刺激诱发反应，或刺激后顶叶皮质突触后膜 α₂ 受体，增加注意力；通过兴奋前额叶皮质突触后膜 α₂ 肾上腺素受体，增加对行为的控制功能，最终改善 ADHD 症状。

可乐定没有明确的改善认知功能的作用，它的主要作用在于降低多动、冲动的频率、强度和严重程度，对运动性活动过多、高觉醒水平、冲动性和攻击性强、有暴怒发作或者合并品行障碍的 ADHD 治疗效果好。可乐定具有镇静作用，缩短第一期睡眠和快速眼动睡眠，增加第二期睡眠，因此能改善 ADHD 患者的入睡困难以及兴奋剂引起的失眠。可乐定能有效改善共病抽动障碍患者的运动抽动、发声抽动的频率和严重程度。

可乐定用于治疗 ADHD 的适应证包括：①作为三线药物治疗对兴奋剂和三环类抗抑郁药效果不好的 ADHD，主要适合于混合型或以多动、冲动为主型；②作为候选药物治疗以高觉醒水平、多动、冲动、攻击行为和暴怒发作为主要表现的 ADHD；③作为二线药物治疗合并抽动症状的 ADHD；④治疗儿童 ADHD 的入睡困难或由兴奋剂引起的失眠；⑤治疗合并冲动障碍的 ADHD。

可乐定的基本剂型是片剂，速释药物从小剂量开始调整剂量，2～4h 达峰浓度。单次用药的疗效持续 3～6h，在儿童中的半衰期为 8～12h，每日口服 3～4 次。一般 2～5 周达到稳定剂量，1 个月左右出现治疗作用。可乐定的镇静作用在开始服药的 2～4 周最明显，之后患者逐渐适应。可乐定缓释片被 FDA 批准用于 6～17 岁 ADHD 患者。可乐定透皮贴片是一种长效缓释制剂，可改善每日多次服药的问题，常见剂型包括 0.05mg、0.075mg 和 0.1mg 三种，根据年龄、体重等因素选用和剂量调整选择不同剂量的贴片，每 5～7d 更换 1 次，可在口服制剂达到稳定效果后换用或者直接使用。建议贴在无毛且难以触及的部位，例如肩胛骨下的位置。总体而言，贴片的副作用比口服制剂轻。目前我国可乐定透皮贴片已经应用于抽动障碍共病 ADHD 的患儿。

可乐定用药后的常见不良反应有口干便秘、镇静、嗜睡、头昏、眼花，剂量增大时可能出现血压降低、直立性低血压、心率降低或心动过缓、房室传导阻滞、QRS 波群增宽。以上副作用 1 个月左右可逐渐消失，用药初始的一段时间需要定时检查心电图、血压和心率。在此后的维持治疗阶段仍需要定期监测，每 2 个月检查脉搏和血压，每 4～5 个月测量身高、体重和心电图。曾有报道 3 例哌甲酯合并可乐定治疗后猝死的儿童病例，虽然这可能是偶然的，但提示临床在药物联用时应引起重视。突然停用可乐定可能会出现去甲肾上腺素反跳的症状，如焦虑、烦躁、腹泻、出汗、血压升高、心动过速、多动或抽动加重等。

可乐定用药前需要了解在运动时有无眼花、呼吸短促、昏厥等主观感觉，进行心电图、血压和脉搏的检测评估。有晕厥史、心血管疾病史以及一级亲属有早年起病的心血管疾病史者不宜用可乐定治疗，严重心血管疾病是相对禁忌证；而有抑郁障碍病史或家族史的儿童和青少年不建议服用可乐定。

（五）共病的药物治疗

单纯 ADHD 在所有 ADHD 患者当中仅占很小的一部分，绝大多数 ADHD 患者存在共病。随着年龄增长，ADHD 的共病现象增加。不同年龄段的 ADHD 患者出现的共病也不同。学龄儿童更容易共病发育障碍，例如抽动障碍、特殊学习技能障碍。随着年龄增长，情绪、行为问题逐渐增加，并且使 ADHD 的核心表现变得更难以识别。进入青春后期甚至成人阶段，更多共病精神病性障碍。对于常见的几类共病，已经有了一定的药物治疗经验。

1. 共病抽动障碍　ADHD 与抽动障碍的共病率可达 25%。有研究认为中枢兴奋剂可能会加重抽动问题或者诱发抽动发生，因此较少用兴奋剂治疗具有抽动潜质或者存在抽动共病的 ADHD。虽然有研究者认为中枢兴奋剂与抽动并没有明确的关系，但是抽动的发生仍然是临床使用中枢兴奋剂治疗需要考量的问题之一。α_2 受体激动剂可有效同时改善 ADHD 和抽动两组症状，因此此类药物单一用药可作为 ADHD 共病抽动障碍的一线药物。另一个治疗选择是哌甲酯和可乐定联合用药，由于这种联用可能引起猝死，应密切关注这两种药物的合用。托莫西汀不会加重抽动症状，被认为改善 ADHD 症状的同时能部分改善抽动症状。

一项 meta 分析显示，哌甲酯、可乐定、胍法辛、地昔帕明和托莫西汀可以减轻抽动障碍儿童的 ADHD 症状。个别情况下，兴奋剂可能会加重抽搐。在这些情况下，用 α_2 受体激动剂或托莫西汀治疗可能是一种替代方法。尽管有证据表明地昔帕明对儿童抽搐和多动症都有效，但出于安全考虑，可能会限制其在该人群中的使用。

另一个对于此类共病的治疗方式是在药物控制 ADHD 症状的情况下，联合使用抗精神病药控制抽动症状，包括阿立哌唑、氟哌啶醇等。这两类药物联用在治疗 ADHD 共病行为问题的患者中作为三线用药方案，药理上则认为部分第二代抗精神病药既能在前额叶中促进释放 DA 来激动 D_1 受体，又能作用在边缘脑区而阻断 D_2 受体，从而改善 ADHD 症状。这种疗法存在争议，仅对于一些单一用药不能改善的患者作为备选方案考虑。当 ADHD 共患抽动障碍的患者同时存在强迫行为时，抗抑郁药也可以作为治疗用药。

2. 共病行为障碍　容易与 ADHD 共病的行为障碍包括对立违抗性障碍（oppositional defiant disorder，ODD）和品行障碍（conduct disorder，CD）。在 DSM-Ⅳ中，ADHD、ODD 和 CD 并称为破坏性行为障碍（disruptive behavior disorder，DBD）。有研究显示，中枢兴奋剂是 ADHD 共患 ODD 的首选药之一，哌甲酯能有效控制共患破坏性行为障碍的 ADHD 患者的冲动和攻击行为。有研究比较高剂量和低剂量药物控制破坏性行为的疗效，结果提示两者效果基本相当。我国虽未引入苯丙胺，但有随机双盲安慰剂对照研究提示苯丙胺长效制剂可改善 ADHD 的 ODD 症状，提示中枢兴奋剂在没有禁忌证的情况下可以同时改善 ADHD 和 ODD 两组症状。一项 ADHD 合并 DBD 治疗的系统回顾认为，一线治疗可以考虑单用中枢兴奋剂；可以考虑中枢兴奋剂合并行为干预的方式的二线治疗考虑；三线治疗考虑抗精神病药联合中枢兴奋剂的方式治疗 ADHD 合并攻击行为。研究证明，这种联合药物治疗是有效的，同时与单一使用其中的任何一种药物相比，副作用并没有更严重。这种用药方式也有逐渐增加的趋势。研究对利培酮的疗效比较肯定，认为利培酮对于控制破坏性行为障碍患者的敏感性高、情绪不稳、发脾气、攻击行为有效，且副作用少。利培酮已经被 FDA 批准用于破坏性行为障碍的治疗。此外，氟哌啶醇、奥氮平也试用于 CD 患儿。

有研究认为托莫西汀也是治疗 ADHD 共病 ODD 的首选药之一，meta 分析显示托莫西汀治疗 ADHD 共患 ODD 症状的依据并不充分。

有研究比较哌甲酯、可乐定和两药联用的治疗效果，结果提示三者对 ADHD 共病其他破坏性行为障碍（ODD、CD）的注意缺陷、冲动、对抗和破坏性行为症状效果好，耐受性可，提示可乐定也可用于共病 ODD、CD 的患儿，但仍需要注意中枢兴奋剂和可乐定联用的风险。

丙戊酸钠缓释制剂作为心境稳定剂，对于 ODD 和 CD 患者的情绪不稳、发脾气和攻击行为有效，能减少对立违抗行为，可试用于此类共病患儿。碳酸锂同样可用于 ADHD 共病 CD 的患者，但是锂盐一般用于 12 岁以上青少年。

3. 共病情绪障碍 虽然有研究证明哌甲酯可以降低 ADHD 患者的焦虑情绪评估得分，但并没有明确的支持依据。托莫西汀则被认为对伴有情绪问题的 ADHD 有效。多项对照研究显示，ADHD 共病焦虑障碍可选用托莫西汀治疗。其中的焦虑谱系障碍包括广泛性焦虑障碍、分离焦虑障碍和社交焦虑障碍。有研究显示，对于伴有社交焦虑的 ADHD，托莫西汀同时能改善注意缺陷与多动以及社交焦虑两组症状。此外，托莫西汀可能具有抗抑郁作用，研究认为托莫西汀在 ADHD 的抗抑郁治疗中，效果并不优于安慰剂。

抗抑郁药同时具有抗焦虑作用，因此对于 ADHD 共病焦虑、抑郁具有同时治疗的效果。SSRI 类抗抑郁药在托莫西汀治疗效果不明显时，可以在控制 ADHD 症状的同时治疗焦虑障碍的共病。虽然没有基于共病患者的药物研究，但是部分 SSRI 已经被批准用于儿童抑郁障碍的治疗，因此可以用于此类共病患者的治疗。例如采用氟西汀治疗时，共病抑郁障碍的 ADHD 患者比非共病者的治疗改善率更高。

安非他酮可能对儿童和青少年多动症的治疗有效，副作用包括胃肠道症状、头痛，如果剂量增加过快，可能会诱发癫痫发作，儿童禁用。开放性研究表明，安非他酮对共病重度抑郁症和多动症的青少年有效。

四、成人注意缺陷多动障碍的治疗

ADHD 是一类神经发育性疾病，1/2 甚至 2/3 的 ADHD 患者症状会持续到成人阶段。2013 年美国精神病学协会颁布的 DSM-5 给出成人 ADHD 的诊断标准，这也是首次公布的诊断标准，从此成人 ADHD 的诊断得以规范。普通人群中成人 ADHD 的患病率为 4%，在 2%～7% 之间。成人 ADHD 患者经历儿童、青少年阶段的困扰，到了成人阶段往往学业成就比普通人群更低，工作成就不足，亲密关系容易受到破坏，人际关系不良；同时他们更容易受到焦虑、抑郁等问题的困扰，混合着物质滥用等问题。

（一）治疗目标和计划

成人 ADHD 治疗的首要目标是改善 ADHD 的主要症状，最大限度地改善患者的功能缺陷，提高患者在社会生活、工作及人际交往中的能力。治疗目标应该是现实的、可达到的和可评价的。具体包括：①改善注意分散，减少冲动和破坏性行为；②提高工作效率和按时完成任务的质量；③改善与家人、同事、上司的关系，提高社交技巧；④改善自尊，减少挫折感；⑤提高生活质量及情绪自我管理能力，合理安排生活。要建立与治疗目标相应的治疗计划和治疗联盟，并由患者、配偶或其他家庭成员、临床医师共同参与形成治疗方案。有效的治疗方案应该是包括药物治疗和社会心理行为干预的综合模式。

NICE 对 ADHD 的治疗指南，对于成人 ADHD 如果在实施环境调整之后，ADHD 症状仍然引发至少一个方面的显著损害，需要提供药物治疗；当服药有利，但症状仍导致至少一个方面显著损害时,推荐药物治疗联合非药物治疗。推荐哌甲酯或者二甲磺酸赖右苯丙胺作为成人 ADHD 的一线药物治疗,足剂量、足疗程治疗 6 周后,如果疗效不佳可互换。两种药物效果均不佳或难以忍受,则考虑托莫西汀。此外,当考虑到患者可能的药物滥用时,托莫西汀可以作为首选药使用。

(二)常用治疗药物

药物治疗是成人 ADHD 的重要治疗方案。目前对成人 ADHD 的药物治疗经验不足,但已经证实对儿童有效的药物同样适用于成人。

1. 中枢兴奋剂 仍是治疗成人 ADHD 的重要药物,甚至是一线药物。对于成人 ADHD,中枢兴奋剂可以改善注意力不集中的症状、减少多动、控制冲动。这些核心症状的改善使成人个体的人际关系、工作状态继发改善,同时减少冲动行为导致的不良后果,例如行为鲁莽、赌博、花钱大手大脚、冲动驾驶等。此外,中枢兴奋剂还可以改善心境波动,使之更稳定,不会出现过度兴奋,忍耐性提高,发脾气减少。还能使个体有条理、有计划地安排工作和生活。

常用的中枢兴奋剂包括哌甲酯、苯丙胺和匹莫林。哌甲酯速释制剂每日剂量在 30～90mg,最高 120mg;苯丙胺每日 15～45mg,最高 60mg;匹莫林由于肝毒性问题,使用非常有限。

在哌甲酯治疗成人 ADHD 的研究中,哌甲酯的治疗反应率高于安慰剂,平均治疗剂量为 1.1mg/kg。一项较大样本量的成人 ADHD($n=401$)治疗研究采用哌甲酯控释制剂,治疗终点时 ADHD 症状明显好转。哌甲酯能改善成人 ADHD 患者的驾驶能力,安全性基本得到肯定。主要副作用包括口干、食欲缺乏、心情不稳定、睡眠障碍、情绪敏感等,还包括月经紊乱、性欲降低。

使用苯丙胺治疗成人 ADHD 的效果显著优于安慰剂组,有效率接近 2/3。苯丙胺长效制剂同样有效。最常见的副作用是口干、食欲减退、失眠和头痛,但药物引发情绪症状导致患者退出研究。右旋苯丙胺治疗成人 ADHD 的效果显著优于安慰剂,但同样由于副作用问题,停药率达到 60%,药物不良反应与苯丙胺相似,但需要额外关注右旋苯丙胺导致的体重减轻。

兴奋剂治疗的问题在于周期短和潜在成瘾性。长效兴奋剂可能减少这方面的问题,但是由于 ADHD 的特征,成人患者仍然存在疾病导致的自我管理困难,导致药物漏服等问题,服药不规则、依从性差。由于对成人 ADHD 患者的功能损害涉及家庭、日常生活、职业工作、人际交往等多个方面,因此对于成人 ADHD 的治疗要求更高,要求在患者每日工作或学习、与家人相处等时间内有效,理想的治疗同样需要联合家人、职业环境等因素共同作用。

2. 托莫西汀 FDA 将托莫西汀批准用于成人 ADHD 的治疗,而英国也批准托莫西汀用于儿童期就诊断为 ADHD 的成人患者。

多项研究考察托莫西汀用于成人 ADHD 的效果和安全性。在这些研究中,成人 ADHD 样本量均达到 200 例以上。结果显示,托莫西汀对改善 ADHD 核心症状的疗效基本肯定,对于成人 ADHD 同样具有改善情绪的作用。此外,托莫西汀治疗可以改善合并社交焦虑的成人 ADHD 的 ADHD 症状和社交焦虑症状。

托莫西汀的副作用包括失眠、口干、恶心、食欲减退、便秘,此外血压升高和心率增快也较为明显,未见严重不良反应。与兴奋剂相比,托莫西汀的作用时间长,成瘾和滥用风险小,同时不会引发或加重抽动障碍或者引发精神病性问题。如果将其突然停药,不会引起严重的停药综合征,反跳风险小。对于成人 ADHD 使用托莫西汀药物治疗的研究中,由于基线症状严重程度高、药物剂量不足、药物副作用等原因,药物治疗有一定的脱落率,需要在今后的研究中加以注意。

3. 抗抑郁药 当兴奋剂或者托莫西汀疗效不佳或者患者不能耐受时,可考虑抗抑郁药治疗。虽然有不同的结论,但总体认为抗抑郁药对于改善注意缺陷、多动、冲动等方面的症状并不如中枢兴奋剂或者托莫西汀。但对于ADHD合并焦虑、抑郁症状的患者,抗抑郁药是首选用药。同时药物具有不容易导致成瘾和滥用的优势。

安非他酮作为去甲肾上腺素和多巴胺再摄取抑制剂,在治疗成人ADHD的临床试验中曾被证明优于安慰剂。同时,尤其适用于成人ADHD伴抑郁或有烟草成瘾的患者。安非他酮的用药剂量大概在每日100~150mg,每日3次服用。该药起效缓慢,需要观察一段时间。药物通常耐受性良好,主要副作用是头痛、胃肠不适、失眠、疼痛、口干和胸痛,此外对血压和脉搏也有显著影响。由于存在诱发癫痫发作的风险,不适用于曾有癫痫发作的患者。

4. 其他药物 α_2肾上腺素受体激动剂如可乐定和胍法辛在儿童和青少年ADHD中有了一定的研究累积,但对于成人的用药经验不足。锂盐可以改善儿童和青少年ADHD患者的冲动,将其用于成人ADHD后,多动、冲动和学习因子得分下降,同时可以减少患者的激惹、攻击性等表现。

(三)社会心理干预

与儿童和青少年ADHD相似,药物治疗仍作用于成人ADHD的核心症状,但基于症状而发展出来的功能损害需要更多的干预方式。有效的成人ADHD治疗无法缺少社会心理干预的成分,其中涉及的成分是更多样性的。

1. 行为治疗 是基于行为主义的干预方法,目的在于通过对患者的行为进行强化和消退的方式,从而增加患者的适应性行为,改善社会功能。有研究证实认知行为治疗对成人ADHD的有效性,研究认为认知行为治疗可以有效改善患者的ADHD核心症状和焦虑、抑郁症状。

2. 团体心理支持 通过团体支持的方式,帮助成人ADHD患者表达和处理情绪,客观看待自己的行为和后果,用更灵活的角度来看待自己,处理现实问题。

3. 家庭及夫妻治疗 成人ADHD患者更容易出现冲动行为而导致与亲密伴侣的冲突和不快,在家庭中遭遇更多的矛盾,他们同样需要处理这些问题;并且成人ADHD患者的配偶、家人需要学习如何支持这些患者的生活功能,这些可以通过治疗来进行改善。

4. 职业功能训练 成人ADHD患者的职业工作需要得到更多的支持。同时,成人ADHD患者仍需要一定的自我管理能力的培训。

第二节 儿童抽动障碍的治疗

抽动障碍(tic disorder,TD)是一组以不自主的、反复的、突发的、快速的单一部位或多个部位的肌肉运动或发声运动,可伴有注意缺陷、多动等症状,或者伴发反复思虑或动作等强迫行为。传统诊断系统中,抽动障碍包括短暂性抽动障碍、慢性抽动障碍、发声和多种运动联合抽动障碍(又称为Tourette综合征,Tourette syndrome,TS)。短暂性抽动障碍是指抽动症状持续2周,但不超过12个月的抽动障碍。慢性抽动障碍包括慢性运动抽动障碍和慢性发声抽动障碍两种情况,此类障碍往往需要有效治疗。TS是运动抽动和发声抽动同时发生的抽动障碍,是抽动障碍当中比较严重的一类问题。抽动障碍的典型起病年龄在4~8岁,症状可缓解或者加重,起伏不定,在10~12岁症状严重程度达高峰。我国的系统综述结果显示短暂性抽动障碍、慢性抽动障碍和Tourette综合征的患病率分别为1.7%、1.2%和0.3%,男性的患病率高于女性。

一、抽动障碍的历史沿革及治疗学发展

抽动障碍是 1825 年由法国医师 Jean-Marc-Gaspard Itard 首先描述的，当时的患者表现为不自主的运动抽动，伴随模仿语言和秽语。1885 年由 Jean-Martin Charcot 医师根据他的住院医师 Georges Gilles de la Tourette 的名字命名为 Tourette 综合征（TS）。后续的临床实践发现更多患者存在不自主抽动而不伴有模仿语言和秽语，据此定义为抽动障碍。TS 代表抽动障碍中最严重的形式。1980 年左右我国也引入关于抽动障碍的诊断，根据我国文献，采用"抽动秽语综合征"的说法，含义与 Tourette 综合征相同，但是这一说法会让患者有一定的羞耻感，目前不太被提及。在我国，为了引起大家对抽动障碍的重视，设定每年的 8 月 3 日为中国儿童抽动症日。近年来，研究抽动障碍的专家们甚至提出"抽动障碍"可以仿效孤独症谱系障碍，构成"抽动谱系障碍"的诊断。

抽动障碍的发病机制认为抽动症状与"皮质 - 纹状体 - 丘脑 - 皮质环路"去抑制有关，涉及多条神经递质通路，包括多巴胺、5- 羟色胺、谷氨酸、γ- 氨基丁酸、乙酰胆碱、去甲肾上腺素等。其中，皮质和纹状体的多巴胺受体增加，基底节的多巴胺转运体异常被认为是最重要的发病机制。因此，早期的抽动障碍治疗药物以多巴胺受体拮抗剂为主，其中硫必利、舒必利等苯甲酰胺类药物是最为常见而有效的用药，对多巴胺受体的选择性强；而氟哌啶醇更被认为是治疗抽动障碍的重要药物。随着第二代抗精神病药的发展，利培酮、阿立哌唑等药物陆续获准应用于治疗抽动障碍，而其他一些第二代抗精神病药如奥氮平、喹硫平、齐拉西酮等也有零星的应用报道。

除了多巴胺能相关药物外，一些新的药物也有所发展。其中，α_2 肾上腺素受体激动剂如可乐定和胍法辛原本用于 ADHD 的治疗，由于 ADHD 与抽动障碍有很高程度的共病，这一类药物被用于治疗此类共病患者后疗效确切，并且逐渐被推广使用，成为目前重要的一类抽动障碍治疗用药。一篇系统综述认为，权衡效果和安全性，α_2 肾上腺素受体激动剂有望成为抽动障碍的最优选择。目前，抗精神病药和 α_2 肾上腺素受体激动剂构成最重要的抽动障碍治疗用药。

一些药物也被试用于抽动障碍的治疗中，其中抗癫痫药、谷氨酸调节剂等均有可能对抽动障碍有效。不少药物仍处于试验阶段，不同的药物治疗机制实际上也体现对抽动障碍发病机制的新理解。

药物治疗并不是抽动障碍的唯一治疗方式，非药物治疗同样在多年的治疗经验中逐渐发展起来。心理教育是抽动障碍重要的非药物手段，也是抽动障碍治疗中必不可少的一部分。疾病基本知识的普及、对病情反复发作特征的解释、积极预防抽动诱因，减少加重和维持因素能够增加患者的自主感和控制感；而对周围环境的调试使患者能够在一个更被接纳的环境中生存，增加患者的适应性，同时也能减少抽动障碍带来的功能损害。此外，习惯逆转训练、放松训练等也都是抽动障碍的行为治疗方案。其中，抽动综合行为干预（comprehensive behavioral intervention for tic，CBIT）是最为常用的行为干预策略，主要作用在于教导患者意识到自己的抽动并采取行为策略来减少抽动，这一治疗被认为是一线治疗。中医中药治疗也逐渐获得关注，并且制定了抽动障碍的中医药诊断和治疗临床指南。随着抽动障碍共病问题逐渐被重视，相应的药物治疗及针对共病的支持性心理治疗、家庭治疗也逐渐普及。抽动障碍的外科治疗也是一种非药物治疗方式，但是总体疗效和手术方式需要进一步研究以证实其可行性和有效性。

二、抽动障碍的治疗策略和治疗原则

抽动障碍包括短暂性抽动障碍、慢性抽动障碍和 Tourette 综合征（TS）三种类型。其中，短暂性抽动障碍有一定的自愈率，部分可发展为慢性抽动障碍，甚至 Tourette 综合征等严重情况。由于这些特点，短暂性抽动障碍已经不再列入 ICD-11 关于抽动障碍的诊断条目当中。抽动障碍的药物治疗研究主要针对慢性抽动障碍和 TS 展开。

（一）治疗策略

抽动障碍的药物治疗目标在于减轻抽动症状本身，进而改善患者的功能。治疗应当基于对病情的评估来建立治疗计划，确定是否同时存在"心理 - 社会 - 行为"问题。抽动通常是治疗的主要目标，但需要在开始治疗前确定对患者生活、学习或社会活动影响最大的目标症状。当抽动症状对生活、学习等不产生影响时，可以不针对抽动症状进行干预。在一些患儿中，目标症状可能是更为突出的共患症状，如多动、冲动、强迫行为等。治疗需要基于个体化需求、可用资源综合考虑。

（二）治疗原则

对于轻度抽动障碍，可以首先或单纯给予医学教育和行为干预，适当观察等待，定期随访。中、重度抽动障碍的治疗原则同样是先尝试非药物干预，应在整个治疗过程中提供医学教育和行为干预。医学教育、单纯行为干预效果不佳、不可行或者难以实施，对患儿的日常生活、学习和社会功能仍造成影响，则考虑单独用药或者药物治疗结合行为治疗的方式。多巴胺受体拮抗剂获得大量证据支持，尤其是结合副作用等因素后，阿立哌唑作为被推荐的药物。

药物治疗采用两级用药和多阶段疗程的方法。对于中至重度抽动障碍采用一线药物，包括硫必利、阿立哌唑、可乐定，以及菖麻熄风片和九味熄风颗粒两种中成药；对于难治性抽动障碍联合二线药物，包括利培酮和托吡酯。抽动障碍的治疗需要分阶段进行：①急性治疗期，逐渐加药，积极控制症状，直到有效；②巩固治疗效果，在症状控制后维持用药 1～3 个月；③维持治疗，预防复发，这个阶段需要 6～12 个月；④逐渐减量停药阶段，这个阶段至少 1～3 个月。治疗药物应从最小剂量开始，根据需要逐步加量，整个过程中不应过早或突然更换药物或停止用药。对于难治性抽动障碍需要重新回顾诊断，评估共病状态，考虑联合用药、使用新药、非药物治疗和共病治疗。

药物治疗是抽动障碍整体治疗中的一部分，有效的治疗还应该包括多种非药物手段。药物治疗需要与来访者有充分的沟通，获得足够的非药物治疗手段的辅助之后开展。同时，有效的药物治疗也为后续的非药物治疗提供基础，使更多的非药物手段得以展开，更好地促进患者康复。

抽动障碍存在共病问题，除了针对核心症状的药物治疗之外，有些抽动障碍的治疗是针对共病进行的。当抽动障碍共病 ADHD 时，α_2 肾上腺素受体激动剂和托莫西汀是一线治疗药物，具体内容在 ADHD 章节中已经做了相关介绍。强迫障碍也是抽动障碍常见的共病之一，暴露反应预防治疗被认为是两者共病时的一线治疗。SSRI 同样可以作为共病者的一线用药，而三环类可以作为二线治疗用药。欧洲临床指南中将利培酮作为共病的一线选择。而多巴胺受体拮抗剂和 SSRI 联用也是治疗两种共病的常用方式。

TS 是抽动障碍中最为严重的形式。在针对 TS 的治疗指南中提出，关于 TS 的用药指征需要考虑多重因素。包括患有 TS 的不同个体在症状上具有高度差异性；抽动症状的发作性波动可能影响用药判断；共病的存在可能干扰抽动的治疗；个体对客观症状导致的功能损害严重程度，主观感受是不同的，有的个体对严重抽动只感觉到轻微损害，而另一些则对于轻微症状感觉严重损害。由于缺乏对反复发作的抽动障碍自然病程的了解，以及药物治疗是否对于整个病程影响的全面依据，临床上采用"等待策略"，即在获得关于疾病健康教育和保证以后能够忍受症状并且减少痛苦感，而暂时不考虑药物治疗。当 TS 患者出现以下问题时需要考虑药物治疗，包括抽动症状导致主观不适，例如疼痛或受伤；抽动症状导致持续的社交问题，例如社交孤立或者霸凌；抽动症状导致社交和情绪问题，例如反应性抑郁；抽动症状导致功能损害，例如学业功能损害等。

三、抽动障碍的治疗和常用药物

基于临床经验和现有研究，硫必利、舒必利、阿立哌唑往往被认为是儿童抽动障碍的一线治疗药物。其中，硫必利、舒必利使用较为广泛，硫必利的有效性和安全性均得到充分肯定。利培酮虽然存在药物安全性问题，包括锥体外系不良反应和体重增加等，但利培酮和阿立哌唑的总体有效性和安全性均得到循证支持，总体较好。氟哌啶醇常被作为一种对照药用于利培酮、阿立哌唑等多种抗精神病药治疗抽动障碍的对照研究中，结果显示两者的疗效基本相当，但该药不良反应突出，存在安全性问题，仅在其他药物疗效不佳时可作为备选。其他一些抗精神病药如喹硫平、奥氮平等也用于治疗抽动障碍，虽然有研究认为其疗效等于或优于氟哌啶醇，但作为多受体药物，其副作用需要考虑。托吡酯、丙戊酸盐等抗癫痫药用于抽动障碍治疗的研究证据不足，不作为常规推荐。抽动障碍与 ADHD 具有一定的共病，对于共病患者，可乐定、托莫西汀和哌甲酯虽然都有一定疗效，但是可乐定更为适用。此外，焦虑、强迫及抑郁障碍等常见共病会增加抽动障碍治疗的复杂性，药物选择涉及 SSRI 类抗抑郁药、TCA 等，需要与临床精神科医师进行多学科协作。

（一）抗精神病药

1. 硫必利 属于第一代抗精神病药，属于苯甲酰胺类。对中脑边缘系统多巴胺能功能亢进有抑制作用，对多巴胺 D_2 受体具有选择性拮抗作用，从而产生抗精神病性症状作用。硫必利目前是广泛应用于儿童和青少年抽动障碍的一线用药，随机对照研究基本肯定了硫必利的疗效和安全性。硫必利的常用剂量为每日 300～600mg/d，分 2～3 次口服。大多数病例的疗效出现于用药后 2 周左右。硫必利的不良反应较轻，仅为轻度头昏、无力、嗜睡，锥体外系不良反应不明显。多数患儿在进行药物治疗的同时还可以坚持上学和进行日常活动，较少受到影响，这也是硫必利被广泛使用的原因之一。硫必利也会造成一过性催乳素水平升高，而催乳素水平升高可能导致闭经和泌乳。

2. 舒必利 与硫必利同属于苯甲酰胺类抗精神病药，也是早期用于治疗抽动障碍的药物之一。在一项纳入近 200 例慢性抽动障碍和 Tourette 综合征患儿的研究中，根据疗效和耐受性，每 2 周进行评估并调整剂量，结果显示经过 6 周的治疗，患儿的运动抽动和发声抽动症状显著减少。舒必利的不良反应以镇静最为多见，未见锥体外系不良反应，总体安全性好。

尽管关于硫必利和舒必利的高质量研究有限，但基于广泛的临床应用经验及较好的获益/风险比，欧洲及国内专家共识均将这两者推荐为儿童抽动障碍用药。

3. 氟哌啶醇 属于第一代抗精神病药，对多巴胺 D_2 受体具有拮抗作用，是最早用于治疗抽动障碍的药物之一，也是治疗 TS 最有效的药物之一，总体治疗有效率达 70%～85%。在一项纳入近 400 例慢性抽动障碍患者的 meta 分析中，氟哌啶醇相比安慰剂能显著降低抽动严重程度。氟哌啶醇的常用剂量为 2～20mg/d，治疗抽动障碍的总体剂量偏小。由于副作用问题，氟哌啶醇应当从小剂量开始逐渐调整剂量,在治疗过程中出现轻微不良反应时应停止加药。有效血药浓度最低为 2.0ng/ml,超过 6.0ng/ml 会出现不良反应。70%~80% 的患者在治疗剂量范围内可出现疗效,此时患者的抽动症状减轻、抽动频率降低、抽动幅度减小。当出现震颤、肌张力增高、静坐不能、急性肌张力障碍等锥体外系不良反应时可加用苯海索,减少副作用,增加依从性。氟哌啶醇的不良反应比较突出,除了锥体外系不良反应之外,还包括镇静、体重增加,副作用问题实际上在一定程度上限制了氟哌啶醇的使用。氟哌啶醇虽然改善抽动的总体有效率高,但由于其不良反应风险,不推荐将其作为一线用药选择,往往可以作为硫必利等一线药物治疗无效后的后备药物使用。

4. 匹莫齐特 又称为哌迷清,属于二苯丁哌啶类抗精神病药,作用与氟哌啶醇相似,但作用较弱且作用时间长,每日顿服 1 次即可,日均剂量为 3.4mg(常用剂量为 2~8mg/d)。该药对多种精神病性症状有治疗效果。有研究比较匹莫齐特和氟哌啶醇的疗效,结果提示两者较安慰剂均有效(氟哌啶醇的 SMD = 0.52 vs 匹莫齐特的 SMD = 0.48),且匹莫齐特的疗效与氟哌啶醇相当。虽然也有研究认为匹莫齐特在减少抽动症状方面略逊于氟哌啶醇,但两者的疗效可以认为接近相当,匹莫齐特的锥体外系不良反应少于后者,耐受性更好。也有研究认为匹莫齐特与利培酮在减少抽动症状和副作用方面没有显著性差异。和氟哌啶醇相似,匹莫齐特也不作为一线用药。

以上药物均为第一代抗精神病药,但是其使用受到诱发迟发性运动障碍风险的限制,尤其对于儿童抽动障碍,更加需要考虑这一点。

5. 利培酮 是 5-HT 和多巴胺的平衡拮抗剂,对 5-HT$_2$ 受体、DRD$_2$、α$_1$ 和 α$_2$ 肾上腺素受体及组胺受体有高亲和力的拮抗作用,对其他受体也有较弱的拮抗作用。在美国和欧洲国家将其应用于抽动障碍的治疗相对较多,临床应用研究证据充分。在欧洲指南中将利培酮作为抽动障碍的首选治疗药物,我国及加拿大则将利培酮列为抽动障碍的二线治疗药物。在多项系统评价中,利培酮能显著改善抽动症状,对 Tourette 综合征的治疗有效。利培酮的起始剂量为每日 0.5~1mg,每隔 3~5 日增加 0.5~1mg,平均日剂量为 2~3mg(药物剂量在每日 1~6mg)。除了治疗抽动障碍本身外,对于共患强迫障碍的抽动障碍,利培酮联合选择性 5-羟色胺再摄取抑制剂治疗的疗效肯定。利培酮单药治疗 TS 和强迫障碍共病比单纯使用匹莫齐特、可乐定治疗的疗效更确切。此外,对于伴有攻击行为的 TS,利培酮也同样有效。利培酮的常见不良反应为镇静、锥体外系不良反应、体重增加、催乳素水平升高,镇静可以通过减量缓解。与氟哌啶醇和匹莫齐特相比,利培酮的副作用更少、严重程度更轻,但其疗效和安全性的远期作用仍有待进一步研究,尤其是对于儿童群体。

6. 阿立哌唑 是 D$_2$ 受体部分激动剂,对多巴胺 D$_2$ 受体和 5-HT$_{1A}$ 受体有部分激动作用,对 5-HT$_{2A}$ 受体有拮抗作用,可根据内源性多巴胺受体活性来调节脑内的多巴胺能神经传导,又称为多巴胺能系统稳定剂,与多巴胺受体的亲和力达到 80%~100%。由于其特殊的受体作用,阿立哌唑表现出显著的治疗作用。美国 FDA 已批准将阿立哌唑用于 Tourette 综合征的治疗,在我国该药仍属于抽动障碍的标签外用药。多项 meta 分析将阿立哌唑与安慰剂及多种疗效肯定的药物对抽动障碍或 Tourette 综合征进行疗效比较,总样本量超过 2 000 例,结果肯定了阿立哌唑的疗效,认为其与氟哌啶醇、硫必利的疗效基本相当,主要副作用包括困倦、头痛、恶心、食欲增加等。阿立哌唑的锥体外系不良反应较氟哌啶醇轻,体重增加的副作用较少,耐受性好。将阿立哌唑与利培酮进行疗效和安全性比较,结果提示两种药物均能改善患儿的生活质量,安全性无差异。基于目前的研究结果,阿立哌唑被认为对于儿童抽动障碍具有较好的应用潜力。

7. 其他抗精神病药 氟奋乃静属于第一代抗精神病药,在美国用于治疗 TS 已经多年了,该药被证明可以减少抽动症状,相比氟哌啶醇、三氟拉嗪患者更能耐受。奥氮平、喹硫平虽然都与 5-HT$_2$ 受体更为密切相关,也有报道显示两者对 TS 的有效性,但样本量小,且需要注意两者特定的副作用,包括对代谢的影响、体重增加等。齐拉西酮被认为没有体重增加的副作用,对 TS 有效,但其 Q-T 间期延长的副作用仍然需要注意。虽然有研究认为氯氮平能改善抽动,但同时需要注意其副作用;同时也有文献认为氯氮平会恶化抽动,导致眨眼、面部抽动和肌阵挛癫痫。

(二)α$_2$ 肾上腺素受体激动剂

α$_2$ 肾上腺素受体激动剂是除了抗精神病药之外,另一大类广泛应用于临床的抽动障碍治疗用药,包括可乐定、胍法辛等。此类药物在抑制抽动的作用上比第二代抗精神病药弱,既往认为它们通常可以用于轻至中度抽动问题合并 ADHD 的患者。但是目前也有研究者分析认为此类药物就有效性和安全性权衡而言,是最优的一类用药。

针对 α$_2$ 肾上腺素受体激动剂的 meta 分析系统比较可乐定、胍法辛的疗效和安全性,结果认为虽然两种药物对改善抽动症状都有效,但是对于不共患 ADHD 的抽动患者的总体获益较小。因此,研究者们又将此类药物用于抽动障碍共病 ADHD 的患者,结果显示 α$_2$ 肾上腺素受体激动剂能明显改善抽动症状(耶鲁大体抽动严重程度量表 [Yale global tic severity scale, YGTSS]评分明显改善]和 ADHD 症状,但存在镇静的不良反应。基于这些研究,α$_2$ 肾上腺素受体激动剂被认为是抽动障碍 /Tourette 综合征共病 ADHD 的一线治疗选择。其中,可乐定的应用相对更为广泛,胍法辛在国内及欧洲的应用并不多,后者在儿童抽动障碍中的疗效和安全性有待进一步验证。

可乐定原本是一类抗高血压药,早期用于治疗原发性高血压,但目前该药对 Tourette 综合征伴 ADHD 的患者有较好疗效。FDA 批准可乐定口服片剂用于治疗抽动障碍和高血压,但是对 12 岁以下人群的安全性和有效性还需要进一步资料补充。对可乐定口服片剂不能耐受的患者可以使用可乐定透皮贴片,从而提高用药依从性。贴片贴于肩胛骨内侧手触不到的部位,每周更换 1 次。常见副作用为镇静、口干、头痛、激惹、直立性低血压等,低剂量可乐定的副作用可耐受,随着药物剂量增加,副作用也可能增加。而对于透皮贴片的 meta 分析肯定了该药对抽动障碍的疗效和安全性,并认为可乐定透皮贴片的疗效与氟哌啶醇、硫必利相当,主要副作用为皮疹、头晕和口干,症状轻微,耐受性好。使用可乐定治疗,在用药前和使用可乐定的过程中需要监测血压和脉搏,注意心血管事件。

胍法辛是另一类 α$_2$ 肾上腺素受体激动剂,可以改善儿童和青少年的抽动和注意力问题。虽然我国使用较少,但国外的随机双盲研究证实其对 ADHD 合并 TS 患儿的有效性(平均年龄为 10.4 岁)。胍法辛的常见副作用包括嗜睡、头痛、疲劳、镇静、眩晕、上腹痛和恶心等,大部分副作用出现在前 2 周并且可以缓解。胍法辛和可乐定对中、重度抽动障碍是否有效,以及两者的疗效优劣还缺乏进一步的研究比较。

(三)抗癫痫药

丙戊酸盐、托吡酯、左乙拉西坦均为临床常用的抗癫痫药,作用机制涉及对 γ- 氨基丁酸、谷氨酸等中枢神经递质的调节,此类药物也被用于抽动障碍的治疗。

在针对托吡酯治疗成人 Tourette 综合征的研究中,抽动症状的评分改善显著。而在一项汇总千余例 2～17 岁 Tourette 综合征患儿的托吡酯治疗效果研究中,提示目前的研究结果不足以支持托吡酯常规用于儿童 Tourette 综合征的治疗,常见不良反应包括嗜睡、纳差、体重减轻和认知损害等。

　　丙戊酸盐也是常用的抗癫痫药，有一项将丙戊酸盐用于儿童 Tourette 综合征的系统评价，样本量也接近 200 例，结果提示丙戊酸盐并不能作为儿童 Tourette 综合征治疗的常规选择，其远期疗效和安全性有待更多高质量的研究来验证。

　　虽然有开放性研究报道肯定了左乙拉西坦对减少 Tourette 综合征抽动症状的效果，但是在另一项系统分析中提示左乙拉西坦对于 Tourette 综合征的抽动症状无明显改善，不良反应包括易激惹、运动过度和失眠等。

　　总而言之，抗癫痫药确实有一些临床应用，但是总体疗效不确切，目前不作为儿童和青少年抽动障碍的用药选择。

（四）其他药物

　　短暂性抽动障碍虽然在 ICD-11 中不再作为抽动的基本类型，但是既往对待短暂性抽动如主要表现为眨眼、口腔运动的患者，有报道采用地西泮治疗，利用药物的抗焦虑作用，这基本属于经验性用药，没有临床试验的证据，并且目前短暂性抽动障碍被认为具有一定的自愈率。

　　除了可乐定和胍法辛外，对于伴有 ADHD 的抽动障碍，哌甲酯、托莫西汀也可作为有效药物，且绝大多数抽动障碍共患 ADHD 的患者没有因为哌甲酯而出现症状加重，这一部分数据还需进一步充实。

　　对于伴有情绪障碍的抽动障碍，如果焦虑、易激惹和抑郁情况严重，可加用多塞平、氟西汀等药物；如果伴有较严重的强迫行为，可考虑氯丙嗪、丙米嗪、氟西汀、氟伏沙明等药物。

　　除了以上药物外，肌苷也常用于抽动障碍患者，并认为其能借助血 - 脑屏障快速进入中枢神经系统，聚集在 DA 能轴突末梢部位，起到 DA 受体拮抗作用并改善能量代谢。在部分难治性抽动障碍患者中，曾使用包括肉毒杆菌毒素、尼古丁类等作为治疗用药，但也不推荐使用。这些药物主要以成人抽动障碍患者作为研究对象，因此结论不适用于儿童患者，更需要谨慎看待。

第三节　孤独症谱系障碍的治疗

　　孤独症谱系障碍（autism spectrum disorder，ASD）是基于 DSM-5 系统和 ICD-11 系统的名称，它将既往的典型 ASD、Asperger 综合征、不典型 ASD 等问题归为一类，与既往的"广泛性发育障碍"概念接近，但更加突出"ASD"的核心特征。根据 DSM-5 的诊断标准，孤独症谱系障碍的诊断需要满足"当前或既往在多种场景中存在社会交往和社交互动的持续的缺陷"以及"当前或既往表现出局限的、重复的行为、兴趣或活动模式"两大核心症状，以上"症状必须在发育早期就出现"，并且"在社交、职业的或该功能起作用的其他重要领域中导致显著的功能受损"。

一、孤独症谱系障碍的历史沿革及治疗学发展

　　最初关注到这一人群是从最初的 Kanner 三联征开始的，Kanner 首先报告了一群儿童，他们以"社会交往障碍、言语与语言发育障碍、兴趣范围狭窄以及刻板僵硬的行为方式"为其三大核心表现，这些儿童往往存在认知能力不足、语言能力差。而随着 Asperger 综合征进入研究者的视野，ASD 的概念被扩充起来。Asperger 综合征是一类在不存在明确的语言发育迟缓或者认知发育延迟的情况下，存在社交互动"质"的损害，存在局限、重复和刻板的行为、兴趣和活动。随着观察的累积，研究者们逐渐认识到这两类疾病共享一些重要特点，那就是在人

际交往上的"质"的缺陷，以及兴趣狭窄和刻板行为。而语言和智能缺陷并不作为核心缺陷特征，而分别属于语言发育和认知发育缺陷的范畴。

对孤独症谱系障碍患者的干预以改善 ASD 的核心症状，促进患者能力发展为主。到目前为止，行为治疗是处理这一类核心问题的主流医学治疗方式。1975 年美国颁布的残疾儿童教育法中提出公立学校必须为每个接受特殊教育的学生提供个别化教育方案，由此"个别化教育方案"在美国的特殊教育中被广泛应用开来，强调因人而异、因材施教的原则，最大程度地反映每个 ASD 儿童的特殊发展需要。针对 ASD 儿童的特殊行为训练方法也逐渐发展起来。1987 年 Lovaas 发表能改善 50% 的 ASD 儿童的智商和教学功能的新治疗方式，即 Lovaas 的"应用行为分析"（applied behavior analysis，ABA）方法，经过多年研究，许多对该类方式的调节和适应模式得到发展，这些方法被应用在多个环境中，并且对 ASD 的核心损害有效。目前的行为治疗种类繁多，可以分为综合治疗和聚焦性干预两种类型。综合干预用于改善 ASD 的语言、认知、社交等多个发展性领域，例如关键反应训练（pivotal response treatment，PRT）、孤独症和相关沟通障碍儿童的治疗和教育（treatment and education of autistic and related communication handicapped children，TEACCH）。聚焦性干预集中在对某一个领域技能的训练，例如训练社交功能的 PEERS® 训练。

根据美国国家孤独症中心 2015 年发布的有效干预方法汇总，有 14 种治疗方式被认可对 22 岁以下 ASD 患儿有效，其中包括行为干预、认知行为干预、儿童综合行为治疗、语言训练、示范法、自然情境教学法、家长培训、同伴训练法、关键反应训练、程序表、脚本法、自我管理法、社会技能训练、以故事为基础的干预。药物在 ASD 治疗中的使用还存在很多实践空间。

二、儿童孤独症谱系障碍的治疗策略和治疗原则

ASD 的病因不明，也是一类异质性疾病。因此，到目前为止，尚缺乏针对此类障碍核心问题的治疗药物。但有数据显示，ASD 与其他心理健康状况的共病率可以达到 70%，其中包括 ADHD 样表现、易激惹、攻击、心境问题和焦虑情绪。56% 处方至少一种精神药物，20% 可以处方 2~3 种药物，这些药物通常是超说明书使用。

药物治疗的总体目标在于改善 ASD 患儿的以上这些精神症状和行为问题，在控制这些问题的基础上，患者才能获得更多的机会接受特殊教育和行为治疗，培训语言、社交等方面的能力，提升日常生活功能。

在 ASD 患儿的用药原则上，建议采纳多来源的信息，除了可以从儿童那里获得信息外，必要时还需要整合各科医师（发育神经学医师、发育和行为儿科医师）、心理学家、特殊教育老师和患儿父母关于教育培训的观点，同时考虑 ASD 患者的行为、症状特点。用药前，需要评估 ASD 患者的发育、行为、躯体和精神状态。全面评估患儿的体格和神经系统状态，包括躯体发育情况、心肺功能、肝功能、神经系统、言语和语言能力、运动和动作发育阶段、认知功能水平，必要时进行神经生化和神经系统影像学检查。

用药过程中需要考虑以下几点：首先，明确患儿需要改善的症状。其次，考虑药物的作用靶点。抗精神病药主要针对思维紊乱、行为冲动的症状；中枢兴奋剂主要处理注意力不集中、冲动行为；抗焦虑药主要处理的是焦虑、抑郁等情绪问题。再次，药物治疗需要达到疗效好、副作用小、便于服用的效果。ASD 患儿对于药物反应可能更敏感，更有可能发生不良反应，用药需要从低剂量开始，做到个体化、单一用药，小剂量缓慢调整剂量。ASD 患儿可能存在某些感知觉如嗅觉尤其敏感的特征，因此所服用的药物剂型决定患儿能否适应和长期服药。最后，

考虑药物的禁忌证。整个用药过程中需要与患者周围的人,包括家长、教师密切配合,从而保证疗效最佳而副作用最小,最终保证患儿的依从性。

治疗 ASD 的药物仍在不断开发当中。基于对 ASD 患者的各种生物性特征的发现,新的作用于其他系统的药物如布美他尼、二甲双胍、洛伐他汀等不断被尝试用于 ASD 患者,而另一些药物仍处于实验室研究阶段。这些药物并没有得到足够的有效性和安全性指征,目前并不会广泛应用于临床。

三、儿童孤独症谱系障碍的治疗和常用药物

无论是孤独症还是孤独症谱系障碍,到目前为止,并没有哪种药物可以非常有效地改善其核心症状,也没有药物可以改善言语、语言能力缺陷。但是当患儿伴随出现一些情绪和行为问题如易激惹及自伤、攻击行为等时,药物治疗确实会带来一定疗效。药物治疗的作用在于使患儿继发的情绪和行为问题得到改善,也为患儿能接受后续的教育训练奠定基础。此外,接近一半的孤独症谱系障碍患儿存在多动、冲动行为,对这些共患问题的治疗也需要药物协助。这些药物包括抗精神病药、抗抑郁药、抗癫痫药、中枢兴奋剂等。其中,除了阿立哌唑和利培酮获得 FDA 关于改善 ASD 易激惹症状的适应证之外,其他药物没有明确的使用适应证。

在一些被认为对改善 ASD 核心症状有效的药物中,催产素是最受到关注的一种药物。但是,到目前为止,还没有明确的循证证据支持这一药物的有效性,至今未获得临床适应证。此外,更多的药物仍在试验阶段。目前众多药物的可能性实际上是与 ASD 的发病机制不明确有关,也和 ASD 的病因异质性有关。不同的研究者从各自不同的研究领域和关于病因的假说提出药物治疗的假设,典型的代表之一就是基于"脑肠轴"提出的饮食治疗方案和相应药物。其他包括神经免疫、内源性大麻素系统、谷氨酸能神经递质系统异常假说,以及基于这些假说发展的药物治疗,实际上大部分此类药物都处于试验阶段。

(一)抗精神病药

常用于孤独症谱系障碍的抗精神病药包括第二代抗精神病药和第一代抗精神病药两大类。抗精神病药的主要作用在于控制严重破坏性行为、攻击行为、自伤行为、刻板行为以及不稳定的情绪。常用于 ASD 的药物包括氟哌啶醇、利培酮和阿立哌唑,其中只有利培酮和阿立哌唑被 FDA 批准用于治疗 ASD 的易激惹症状。

1. 利培酮 属于第二代抗精神病药,也是儿童 ASD 治疗药物中研究数量最多的一个。利培酮是多巴胺和 5-HT 的平衡拮抗剂,与多巴胺 D_2 受体和 5-HT_2 受体有很高的亲和力,从而对中枢神经系统的多巴胺和 5-HT 起平衡拮抗作用。美国 FDA 已批准将其应用于治疗 5～16 岁 ASD 患儿的情绪不稳和易激惹症状,是第一个被 FDA 批准用于 ASD 的治疗用药。

一项纳入 7 个随机对照研究共计 372 名 ASD 患者的 meta 分析发现,在急性期内利培酮组较安慰剂组在 Aberrant 行为列表(Aberrant behavior checklist, ABC)的易激惹分量表的平均得分上显著降低,反应率高;而在长期治疗中,儿童孤独症评定量表(childhood autism rating scale, CARS)的平均得分显著改变。在随访过程中,利培酮组的复发率显著较低。同时,两组因副作用而脱落的患者比例没有差异。在多项针对利培酮治疗 ASD 的有效性探索中,利培酮可以明显改善患者的刻板或重复行为及攻击、多动、冲动、发脾气、激越、自伤行为,同时改善睡眠问题,有效率达到 66%。利培酮治疗 ASD 的最适宜剂量范围在每日 1.8mg±1.0mg。主要副作用是镇静、体重增加、高催乳素血症和锥体外系不良反应。

利培酮可用于 5 岁以上 ASD 患儿的易激惹症状,这部分结论已经得到肯定。而在扩展年

龄使用的一项研究中同样采用随机安慰剂对照方式,针对学龄前儿童治疗维持 6 个月,结果提示两组在治疗期间均有改善,其中低剂量利培酮治疗组的孤独症严重程度显著改善,学龄前儿童对低剂量的耐受性良好。该研究中,参加儿童的最小年龄为 2.5 岁。

虽然对利培酮的药物疗效研究在 ASD 中已经占有不少的比例,但仍然存在样本量小、研究时间短的问题,尤其是跨年龄指征使用的研究不足。此外,有效性评估主要针对某些 ASD 的伴发症状,而对其核心症状如社交缺陷、语言功能等的疗效还需要进一步考察并明确评估结果。

2. 阿立哌唑 是多巴胺受体部分激动剂,在 ASD 的治疗中使用也比较广泛。美国 FDA 已批准将其用于治疗 6~17 岁 ASD 患者的易激惹症状。不少治疗有效性研究结果均显示阿立哌唑能显著改善 ASD 患儿的激越、多动和刻板行为,常用剂量为 5~15mg。副作用主要是镇静、体重增加、流口水和震颤,最严重的不良反应是晕厥、激越。

利培酮和阿立哌唑均被 FDA 批准用于 ASD 的易激惹症状,在随机双盲临床试验 BAART(Biomarkers in Autism of Aripiprazole and Risperidone Treatment)中比较利培酮和阿立哌唑两种药物在孤独症谱系障碍患儿中的效果,结果发现 1 周后两组患儿的 Aberrant 行为列表的易激惹分量表评分均明显改善,虽然在第 3 周和第 6 周时利培酮组的行为改善较阿立哌唑组更显著,但两者的效果均持续至少 22 周。阿立哌唑在治疗第 4 周时,在体重获得上显著低于利培酮组,但是这种差异在 3 个月的治疗期中不再显著。该研究提示两种药物的疗效、安全性均相当,支持 FDA 对两种药物在易激惹症状上的治疗批准。

3. 氟哌啶醇 临床上除了用于治疗精神分裂症外,还可用于 TS,也可用于 ASD 患者的冲动、攻击行为。氟哌啶醇也被认为是治疗儿童 ASD 的疗效研究最多的第一代抗精神病药,多项随机双盲研究肯定了氟哌啶醇对 ASD 的疗效。研究认为该药可以改善刻板、退缩、攻击、多动、坐立不安、违拗、发怒、情绪不稳、对物体的非正常依恋等症状,对社会交往也有增进作用,随着药物改善患儿的注意力,对患儿的学习也起到促进作用。在这些研究中,涉及的患儿的最小年龄为 2.6 岁,用药剂量范围为每日 0.5~4mg,最适宜剂量为每日 0.8~1.1mg。总体认为氟哌啶醇具有长期疗效,主要副作用为明显的锥体外系不良反应、肌张力增高和震颤。有研究比较氟哌啶醇和匹莫齐特的疗效,结果发现两者均有效,但匹莫齐特的疗效可能更优于氟哌啶醇,但此依据并不充分。此外,匹莫齐特可引起过度镇静、锥体外系不良反应、T 波改变等。

4. 其他抗精神病药 其他多种抗精神病药都曾被用于 ASD,但同样存在样本量局限、长期效果不明确的问题。奋乃静是其中的第一代抗精神病药,主要用于精神病性障碍,可用于 ASD 患儿的攻击、多动行为,同时对神经性呕吐有效。在奋乃静治疗 ASD 的研究中,结果提示该药可以较好地控制行为、减少兴奋症状,有利于培训和教育的开展,主要副作用是锥体外系不良反应。硫利达嗪是第一个用于治疗儿童 ASD 和广泛性发育障碍的药物,被认为对患儿的焦虑、激越有较好疗效,对多动、冲动、自语、自伤、刻板行为也有一定疗效,还有可能改善退缩。此外,舒必利也可以改善患儿的孤僻、退缩,使患儿的活动和言语量增多、情绪改善。

喹硫平和奥氮平是多受体作用的抗精神病药,实际使用该类药物治疗的 ASD 患者也不多。有研究将喹硫平用于治疗 6 名年龄在 6~14 岁的患儿,用药剂量在每日 100~350mg,其中 2 名患儿完成 16 周的研究,临床总体印象量表评定为显著进步,其中 1 名患儿从长期治疗中持续获益。也有研究报道称以每日平均剂量为 10.7mg 的奥氮平治疗 6~16 岁 ASD 患儿,患儿的易激惹、过度活动、言语过多现象明显改善,部分交流症状也有进步。同时这两种药物也对睡眠问题和精神病性症状有帮助，主要副作用为过度镇静和体重增加。

氯氮平也是一类多受体作用药，对多巴胺 D_1、D_2 和 D_4 受体及 5-HT$_1$、5-HT$_2$ 和 5-HT$_3$ 受体均有拮抗作用。氯氮平不会作为一线药物治疗儿童和青少年 ASD。但也有研究报告该药可以改善患者的多动不安及自伤、攻击行为，对改善社交技能、依恋非生物体行为、语言和情感平淡症状有用，但是报告率和重复率不高。

（二）中枢兴奋剂和其他治疗 ADHD 的药物

ASD 患者同时出现 ADHD 样症状的比例接近一半。在 DSM-5 诊断系统中，ASD 可以和 ADHD 同时诊断。对于有些 ASD 患儿来说，ADHD 或 ADHD 样症状需要同时治疗。因此，中枢兴奋剂（哌甲酯）和其他治疗 ADHD 的药物（包括托莫西汀、可乐定和胍法辛）可以用于治疗存在注意缺陷、多动、冲动的 ASD，从而使患者获得更多的教育训练可能。其中，中枢兴奋剂是首选药。

苯丙胺和哌甲酯被认为是最重要的两大类中枢兴奋剂，苯丙胺虽然副作用更严重，但可能比哌甲酯更有效。我国主要使用的是哌甲酯缓释制剂（专注达）。将哌甲酯分为 3 个剂量等级，小剂量为低于 0.3mg/kg，治疗效果是集中注意力、不分心；中剂量为 0.3～0.6mg/kg，治疗效果是改善小动作；大剂量为 0.6～1.0mg/kg，主要效果是改善患儿的认知。治疗 ASD 的中枢兴奋剂一般是低、中剂量范围。ASD 伴 ADHD 症状的患儿的注意缺陷、自控力不足改善后，可能对 ASD 患儿的认知、社交行为有继发作用。

托莫西汀是非中枢兴奋剂类治疗用药，研究显示托莫西汀可以显著改善伴有 ADHD 症状的 ASD 患儿的注意力不集中、多动症状，主要副作用是乏力、上腹部不适感。可乐定是 α_2 肾上腺素受体激动剂，具有一定的镇静作用，对控制多动、激惹等症状有效，常用于 ADHD 合并抽动障碍的患儿。在治疗 ASD 时，可以改善患儿的易激惹、攻击行为、刻板行为、不适当言语，同时也可以改善此类患儿的睡眠问题，但对能否缓解社交行为，报告的效果并不一致。不良反应较小，主要为疲劳、困倦和嗜睡。此类药物中，胍法辛也被认为对 ASD 合并 ADHD 症状的患儿有效。

（三）抗抑郁药

在 ASD 患者中可以观察到重复行为和仪式化行为，在临床上与强迫症状有相似之处；部分 ASD 患者也存在中枢和外周 5- 羟色胺异常。抗抑郁药可以改善情绪、缓解强迫症状，因此抗抑郁药能否改善 ASD 患儿的刻板或重复行为是儿童 ASD 药物治疗的一个研究方向。

抗抑郁药是品种众多的一类药物，至少包括三环类抗抑郁药、SSRI、单胺氧化酶抑制剂等。单胺氧化酶抑制剂由于毒性反应较重，尤其不适用于儿童和青少年。SSRI 由于副作用轻，是儿童和青少年首选的抗抑郁药。由于 SSRI 类药物种类众多，要选择合适的药物，例如选择镇静效果强的药物用于伴有激越症状的患者、选择激活作用强的药物用于迟滞患者。最后还需要考虑家族史的影响。

1. 三环类抗抑郁药　具有提高情绪、缓解焦虑、增加食欲和改善睡眠的作用，但该类药物也具有过度镇静、抗胆碱能作用、心血管副作用大的缺点。目前较少用于治疗 ASD。

有学者将丙米嗪、地昔帕明应用于 ASD 患儿中，疗效一般，但副作用较明显。此后，也有研究者将氯米帕明应用于 ASD 患儿，剂量为 25～150mg/d。结果发现与安慰剂相比，氯米帕明能改善患儿的激惹、刻板行为和攻击行为，明显减少重复想法和行为等强迫症状；部分增加目光对视和对语言的反应，但对改善退缩行为效果不明确。也有研究认为氯米帕明会使症状加重，且副作用比较明确，包括镇静、激越、失眠、食欲减退、多尿和尿潴留。

2. 选择性 5-HT 再摄取抑制剂 相比三环类抗抑郁药，SSRI 类药物更安全、副作用更小，是较早运用于治疗 ASD 患者的焦虑、抑郁等情绪症状及强迫、刻板行为的药物。

（1）氟西汀：是 ASD 抗抑郁药治疗中研究较多的药物，是疗效比较受到肯定的 SSRI 类抗抑郁药。有研究对 129 名 2～8 岁 ASD 患儿使用氟西汀治疗，起始剂量为 2.5～5mg，逐渐增加至 10～20mg，药物剂量调整水平在 0.15～0.5mg/kg，治疗时间为 5～76 个月。结果提示，2/3 以上的患儿疗效好，约 1/3 的患儿无明显疗效。氟西汀的主要作用在于减少仪式化行为、刻板或重复行为，改善日常固定行为的模式，但对改善言语障碍、认知异常和社交异常无明显作用。此外，有研究认为氟西汀会影响 ASD 患儿的食欲，限制了它的使用。相比其他 SSRI 类药物，氟西汀在这方面的研究结果还比较充分。

（2）舍曲林：有关于舍曲林治疗 ASD 的小样本研究，结果显示此类药物能改善患者的重复行为、自伤行为和攻击行为，主要作用在于改善环境、固定仪式或生活习惯改变后伴随的焦虑、不安和激越情绪。起始剂量为 25mg，此后每周逐渐增加，目标剂量为每日 50～100mg。此类药物的副作用小，儿童和成人 ASD 患者对该药的耐受性均较好，主要副作用是恶心、口干、失眠、震颤和腹泻。

（3）其他 SSRI 类药物：少量双盲对照研究认为，相比安慰剂，氟伏沙明能改善儿童和成人 ASD 患者的重复思维和行为、攻击行为，改善语言应用的交往能力，副作用较小，包括镇静、恶心等。但根据总体疗效和副作用，并不做特殊推荐。在西酞普兰的研究中，儿童和青少年患者（4～15 岁）以每日 5mg 起始并逐渐调整剂量，治疗 2 个月后，ASD 的核心症状——社会交往障碍和交流障碍并没有明显改善，但患儿的攻击、焦虑、刻板行为明显改善，患儿对该药的总体耐受性良好。关于艾司西酞普兰的研究结果并不一致，需要进一步研究探讨。

尽管 SSRI 改善 ASD 患儿的刻板或重复行为被寄予期望，但是在一项于 2020 年发表的 meta 分析中纳入 14 个随机对照研究和 552 例 ASD 患者，比较氟伏沙明、利培酮、氟西汀、西酞普兰、催产素、丁螺环酮等药物对刻板或重复行为的作用，结果发现药物与安慰剂相比没有显著效果，亚组分析中 SSRI 类药物与安慰剂相比同样没有显著效果。

3. 其他抗抑郁药 文拉法辛是一类 5-HT 和去甲肾上腺素双通道再摄取抑制剂。该药可改善 ASD 患者的多动、注意力不集中和刻板行为，总体耐受性可。米氮平是一类去甲肾上腺素能和特异性 5-HT 能抗抑郁药，具有双重作用机制。在一项研究中，26 名 4～24 岁广泛性发育障碍患者每日服用米氮平 7.5～45mg，持续 4 周。结果显示，部分患儿的攻击和自伤行为、易激惹、过度活动、焦虑、抑郁、失眠均有所改善，而孤独症的核心症状（社会交往障碍、交流障碍）并无改善。

（四）抗癫痫药

有报道认为 ASD 患者中几乎接近一半存在癫痫发作，有一些患者即使没有临床水平的癫痫发作，也存在脑电图异常。ASD 患儿的癫痫发作形式可以包括大发作、部分性发作和失神发作多种形式。抗癫痫药除了治疗 ASD 患者的癫痫外，也可以稳定 ASD 患者的情绪。药物选择需要根据不同的发作类型、频率、年龄、对副作用的耐受程度等因素来共同决定。

通常使用的药物包括苯妥英钠、卡马西平、丙戊酸盐、苯巴比妥、苯二氮䓬类。其中双丙戊酸钠被 FDA 批准用于治疗癫痫、躁狂症和偏头痛，主要作用是加强中枢神经系统中的 γ- 氨基丁酸抑制作用。有研究证实双丙戊酸钠能改善 ASD 患儿的易激惹、情绪不稳定、攻击、冲动行为和重复行为。此外还有拉莫三嗪、左乙拉西坦治疗 ASD 的临床疗效报道，认为其能改善易激惹、刻板和多动症状，总体耐受性尚可。

（五）抗焦虑药

抗焦虑药具有明显改善睡眠障碍、缓解焦虑情绪的作用，对于出现此类问题的 ASD 患者可以短期使用抗焦虑药治疗，症状好转后尽快停用。

1. 苯二氮䓬类药物 此类药物的中枢作用主要与增强 γ- 氨基丁酸（GABA）能作用相关，药物与受体结合后解除 GABA 调控因子对 GABA-I 受体高亲和部位的抑制，从而激活 GABA-I 受体，促进与 GABA 结合，使氯通道开放，增强 GABA 突触后抑制功能。常用药物包括地西泮、氯硝西泮。此类药物的药理作用是缓解焦虑、镇静催眠、抗癫痫发作和肌肉松弛。药物对于年幼或年长者的剂量不可过大，对于有呼吸问题的患者禁用。地西泮口服 1.25～2.5mg，从小剂量开始逐渐加量，每晚 1 次或每日 2 次；对于严重焦虑的 ASD 患者，药物剂量可以达到 7.5mg。氯硝西泮可以用于治疗伴发癫痫的 ASD 患儿，从小剂量开始逐渐加量，5 岁以下儿童口服剂量为每日 1～3mg，5～12 岁儿童口服剂量为每日 3～6mg。氯硝西泮也可用于改善 ASD 患者的睡眠，每次 0.5～2.5mg，每晚 1 次。

2. 5-HT$_{1A}$ 受体部分激动剂 丁螺环酮可以用于治疗伴发广泛性焦虑障碍的 ASD，从每次 2.5mg，早、晚 2 次服用开始，隔日加量 2.5mg，最大剂量不超过每日 15mg。也可以用于改善 ASD 患者的易激惹和焦虑症状，副作用可耐受。同时也有报道认为丁螺环酮在治疗刻板或重复行为中的作用值得研究。

（六）催产素

催产素即缩宫素，是一种由下丘脑室旁核和视上核合成，并由垂体后叶释放的神经肽类激素，由 9 个氨基酸组成。催产素的靶腺是子宫和乳房，在生理上具有刺激子宫收缩、促进乳汁分泌、促进亲子关系的作用。有研究认为催产素异常可能参与 ASD 的发病过程。

外源性补充催产素可以通过鼻喷方式进入大脑发挥作用，催产素对中枢神经系统的作用能增强面孔情绪识别、促进人际交往、减少社会侵犯和焦虑反应。而 ASD 是一类以人际交往困难为主要问题的障碍，催产素的这一效果是否能改善 ASD 的核心问题值得尝试。

动物实验发现，通过鼻腔喷入催产素的方式能让恒河猴更加关注对方。而后将催产素用于 ASD 大鼠模型，能够改善大鼠的交往行为。在儿童中，无论是否患有 ASD，催产素低的儿童有更多的社会交往障碍。将催产素鼻腔内给药，用于 ASD 的研究中发现药物对认知功能、刻板行为及焦虑行为有明显的改善作用，效果甚至可以维持到停药后 3 个月。此外，研究还发现催产素治疗 ASD 能改善社交技能、交往能力和互动行为，治疗可耐受，没有不良事件报道。但是目前催产素并没有得到明确的研究结论，最终的临床应用还需要进一步研究证实。

（七）其他药物治疗

由于 ASD 的发病机制不明确，因此基于各种假说而建立的尝试用药物众多，在此只选取一些常见药物做介绍。这些药物仍不是治疗的主流选择，需要谨慎考察和选择。

纳曲酮是一种阿片受体拮抗剂，曾试用于儿童 ASD 的治疗，对于存在阿片 - 褪黑素异常的患者可能有效。剂量一般为 1mg/（kg·d）[0.5～2.0mg/（kg·d）]。该药可以减轻多动不安，改善注意力，对于易激惹、攻击和自伤行为的效果不明确，对社交能力和认知能力的疗效不明显。

N- 乙酰半胱氨酸是一种抗氧化剂，可以改善兴奋、抑郁不平衡，这种不平衡也可以在 ASD 患者中观察到。

吡拉西坦和多奈哌齐等脑营养药物也被用于 ASD 患者。有研究认为吡拉西坦脑蛋白水解物能改善 ASD 患者的语言能力；多奈哌齐能改善 ASD 患者的易怒和多动症状，改善表达性语言、接受性语言和 ASD 行为。

由于有研究者认为谷氨酸与 ASD 发病有关，因此此类药物也被用于 ASD 的治疗。例如美金刚的主要作用是阻断过量的谷氨酸导致大脑功能障碍、神经炎症过程。研究结果认为，美金刚能改善患者的语言功能、社会行为和自我刺激性行为。

其他研究假设和药物众多，例如促肾上腺素皮质激素、万古霉素、甲硝唑、萝卜硫素等非精神科用药也被用于 ASD 的治疗。

在给 ASD 的药物治疗提供一些有利的循证证据时，存在很多困难。由于使用的评估工具多样且复杂，无法对研究结果进行整理归纳；受到大脑可塑性的影响，不同年龄患者的药物治疗经验无法共享；多数研究样本为男性，而女性患者的临床特征与之差别大；ASD 患者在多个方面的异质性强，例如智商的差异等。因此本部分谈论的药物虽然众多，但大部分缺乏高质量的随机对照研究结果作为依据，是一种经验性使用。

（江文庆　杜亚松）

参 考 文 献

[1] 杜亚松. 儿童青少年临床精神药理学 [M]. 北京：人民卫生出版社，2011.

[2] 卢青，孙丹，刘智胜. 中国抽动障碍诊断和治疗专家共识解读 [J]. 中华实用儿科临床杂志，2021，36（9）：647-653.

[3] 杨玉凤，杜亚松. 儿童孤独症谱系障碍康复训练指导 [M]. 北京：人民卫生出版社，2020.

[4] 郑毅，刘靖. 中国儿童注意缺陷多动障碍防治指南 [M]. 2 版. 北京：中华医学电子音像出版社，2015.

[5] STAHL S M. Stahl 精神药理学精要：神经科学基础与临床应用 [M]. 司天梅，黄继忠，于欣，译. 3 版. 北京：北京大学医学出版社，2011.

[6] AISHWORIYA R，VALICA T，HAGERMAN R，et al. An update on psychopharmacological treatment of autism spectrum disorder[J]. Neurotherapeutics，2022，19（1）：248-262.

[7] POLITTE L C，HENRY C A，MCDOUGLE C J. Psychopharmacological interventions in autism spectrum disorder[J]. Harvard review of psychiatry，2014，22（2）：76-92.

[8] CANITANO R. Mood stabilizers in children and adolescents with autism spectrum disorders[J]. Clinical neuropharmacology，2015，38（5）：177-182.

[9] CERVANTES P E，CONLON G R，SHALEV R A，et al. Trends in ASD pharmacological research：an analysis of clinicaltrials.gov[J]. Review journal of autism and developmental disorders，2023，10（2）：367-382.

[10] CATALÁ-LÓPEZ F，HUTTON B，NÚÑEZ-BELTRÁN A，et al. The pharmacological and non-pharmacological treatment of attention deficit hyperactivity disorder in children and adolescents：a systematic review with network meta-analyses of randomised trials[J]. Systematic reviews，2015（4）：19.

[11] CHAPLIN S. Attention deficit hyperactivity disorder：diagnosis and management. Progress in Neurology and Psychiatry，2018，22（3）：27-29.

[12] DEVANE C L，CHARLES J M，ABRAMSON R K，et al. Pharmacotherapy of autism spectrum disorder：results from the randomized BAART clinical trial[J]. Pharmacotherapy，2019，39（6）：626-635.

[13] FARAONE S V，BUITELAAR J. Comparing the efficacy of stimulants for ADHD in children and adolescents using meta-analysis[J]. European child & adolescent psychiatry，2010，19（4）：353-364.

[14] GARNOCK-JONES K P，KEATING G M. Atomoxetine：a review of its use in attention-deficit hyperactivity disorder in children and adolescents[J]. Paediatric drugs，2009，11（3）：203-226.

[15] MÉSZÁROS A，CZOBOR P，BALINT S，et al. Pharmacotherapy of adult attention deficit hyperactivity disorder （ADHD）：a meta-analysis[J]. International journal of neuropsychopharmacology，2009，12（8）：1137-1147.

[16] WEISMAN H，QURESHI I A，LECKMAN J F，et al. Systematic review：pharmacological treatment of tic

disorders-efficacy of antipsychotic and alpha-2 adrenergic agonist agents[J]. Neuroscience & biobehavioral reviews, 2013, 37(6): 1162-1171.

[17] HONG M, LEE S Y, HAN J, et al. Prescription trends of psychotropics in children and adolescents with autism based on nationwide health insurance data[J]. Journal of Korean medical science, 2017, 32(10): 1687-1693.

[18] JENSEN P S, BUITELAAR J, PANDINA G J, et al. Management of psychiatric disorders in children and adolescents with atypical antipsychotics: a systematic review of published clinical trials[J]. European child & adolescent psychiatry, 2007, 16(2): 104-120.

[19] LAMY M, PEDAPATI E V, DOMINICK K L, et al. Recent advances in the pharmacological management of behavioral disturbances associated with autism spectrum disorder in children and adolescents[J]. Paediatric drugs, 2020, 22(87): 473-483.

[20] LINTON D, BARR A M, HONER W G, et al. Antipsychotic and psychostimulant drug combination therapy in attention deficit/hyperactivity and disruptive behavior disorders: a systematic review of efficacy and tolerability[J]. Current psychiatry reports, 2013, 15(355): 1-11.

[21] MAIA C, CORTESE S, CAYE A, et al. Long-term efficacy of methylphenidate immediate-release for the treatment of childhood ADHD: a systematic review and meta-analysis[J]. Journal of attention disorders, 2017, 21(1): 3-13.

[22] MOUKHTARIAN T R, COOPER R E, VASSOS E, et al. Effects of stimulants and atomoxetine on emotional lability in adults: a systematic review and meta-analysis[J]. European psychiatry, 2017, 44: 198-207.

[23] OSLAND S T, STEEVES T D, PRINGSHEIM T. Pharmacological treatment for attention deficit hyperactivity disorder(ADHD)in children with comorbid tic disorders[J]. Cochrane database of systematic reviews, 2018, 6(6): CD007990.

[24] BRAVACCIO C, MARINO M, SCICOLONE O, et al. Relevant issues in the pharmacological treatment of autism spectrum disorders: a critical review[J]. OA autism, 2013, 1(2): 17.

[25] ROESSNER V, EICHELE H, STERN J S, et al. European clinical guidelines for Tourette syndrome and other tic disorders-version 2.0. Part Ⅲ: pharmacological treatment[J]. European child & adolescent psychiatry, 2022, 31(3): 425-441.

[26] SCHWARTZ S, CORRELL C U. Efficacy and safety of atomoxetine in children and adolescents with attention-deficit/hyperactivity disorder: results from a comprehensive meta-analysis and metaregression[J].Journal of the American academy of child & adolescent psychiatry, 2014, 53(2): 174-187.

[27] SNIRCOVA E, MARCINCAKOVA-HUSAROVA V, HRTANEK I, et al. Anxiety reduction on atomoxetine and methylphenidate medication in children with ADHD[J]. Pediatrics international, 2016, 58(6): 476-481.

[28] SOLMI M, FORNARO M, OSTINELLI E G, et al. Safety of 80 antidepressants, antipsychotics, anti-attention-deficit/hyperactivity medications and mood stabilizers in children and adolescents with psychiatric disorders: a large scale systematic meta-review of 78 adverse effects[J]. World psychiatry, 2020, 19: 214-232.

[29] SIMON V, CZOBOR P, BALINT S, et al. Prevalency and correlates of adult attention-deficit hyperactivity disorder: meta-analysis[J]. British journal of psychiatry, 2009, 194: 204-211.

[30] ZHANG Z, YANG C, ZHANG L L, et al. Pharmacotherapies to tics: a systematic review[J]. Oncotarget, 2018, 9(46): 28240-28266.

第十五章

精神药物在特殊人群中的使用

精神药物的使用常涉及一些特殊人群,如儿童和青少年及老年人群、特定的生理和病理状态如妊娠期和哺乳期女性及躯体疾病患者。在青少年人群中比较多见的问题是部分精神药物并无此年龄段用药的适应证。尽管部分药物有国外适应证、研究文献或相应的专家共识等支持,但扩大适应证仍需慎用。同时,低龄儿童和成年前期患者在药物选择、用药剂量和药物不良反应等方面也有所不同,应注意个体化用药。要重视药品说明书的黑框警告,做好知情告知。

老年人群是躯体疾病和认知障碍的高发人群,需要注意药物对认知功能的影响,更应注意药物安全性和耐受性问题,根据患者的躯体疾病状态谨慎选择药物。对严重或不稳定的重要脏器功能不全患者,治疗方案的确定需要事先征询内科医师的建议,降低精神药物对躯体疾病潜在的负面影响。用药过程中加强内科疾病的干预和不良事件管理,做好药物相互作用评估。如药物相关的跌倒风险,抗精神病药会增加痴呆患者的心肌梗死和死亡风险,均需慎重对待并做好告知。

第一节　儿童和青少年精神障碍的精神药物使用

儿童和青少年精神障碍是指精神疾病初发于 18 岁以前,根据 DSM-5 诊断系统,包括神经发育障碍、精神分裂症、心境障碍、精神活性物质所致精神障碍、情绪障碍等。高达 20% 的儿童和青少年患有某种精神障碍,而超过 50% 的成人阶段精神障碍起病于青少年阶段。

儿童和青少年阶段的精神障碍治疗需要采取综合方法,除了抗精神病药治疗之外,还应包括心理治疗、环境调整和发育性技能训练。在不同的儿童和青少年精神疾病治疗中,药物治疗所扮演的角色和治疗重要性是不同的。①对于注意缺陷、多动、冲动,强迫思维、情绪问题或者精神病性症状,单独使用药物治疗可有效减轻症状;②对于攻击行为、非自杀性自伤行为,需要合并开展心理治疗;③对于特殊学习技能缺陷、运动和语言发育迟缓,则需要技能训练,药物治疗的效果有待商榷。

就多数儿童和青少年精神障碍而言,药物治疗是至关重要的手段,也是主要的临床选择。在一定程度上,药物治疗对非药物治疗尤其是心理治疗能够提供基础保障,起到控制基本症状的作用,为后续的非药物干预提供条件。在有些精神障碍中,没有药物治疗的保障,心理治疗就没有办法进行。

儿童期精神障碍的药物治疗现状:①药物数量和品种比成人少,儿童药物研发少;②适应证疾病治疗范围比成人局限;③6 岁以上儿童才符合药物的适应证范围;④中国药品说明书很多都写慎用或禁止使用(如药品说明书明确写了 18 岁以下人群的安全性和有效性尚未明确);

⑤超适应证使用和超剂量使用存在安全性和伦理、法律方面的问题；⑥临床实践早于临床研究，证据不够充分。

在儿童和青少年中使用的精神药物有大部分是在成人中进行研究，然后推广到儿童和青少年患者的。将儿童和青少年作为使用人群进行药物开发比较局限，因此很大的一个比例存在"超说明书用药"的情况。到目前为止，能批准用于儿童和青少年的精神药物并不多，大部分用药依赖医师的临床经验。有研究表明，这种儿童和青少年的超说明书用药达到50%～90%。超说明书用药包括两种情况，一种是药品说明书上"无儿童用药信息"；另一种是"有儿童用药信息"，但是实际使用超年龄、超适应证、超用药剂量等。儿童和青少年的精神药物超说明书用药现象普遍存在，提示精神药物说明书在儿童用药方面的信息缺失量大；同一药物在不同厂家的用药说明信息需要更加规范。同时，应该尽快制定精神药物儿童和青少年超说明书用药的专家共识和指南等，以规范儿童和青少年精神科药物使用。

一、药代动力学和药效动力学特点

（一）药代动力学

儿童生长发育的不同阶段对药物的吸收、分布、代谢、排泄均有影响。因此，药物在儿童与成人中的药代动力学特点存在较大差异。

儿童和青少年精神科药物大部分是口服用药，儿童的胃排空时间延长不利于大多数药物的迅速吸收起效，但肠蠕动减慢增加一些药物的口服吸收。因此，口服药物的吸收率与成人存在差异。

儿童的血-脑屏障和脑组织发育不完善，某些脂溶性强的药物如镇静催眠药易透过血-脑屏障，使作用增强。此外，儿童体内的脂肪比例在不同的发育时期存在不同，早期脂肪所占的比例较大，在以后的成长过程中逐渐减少，到青春期又增加，从而影响脂溶性药物的体内分布和停留时间。因此，对于体重偏重的儿童，在用药时应考虑体脂率对药物分布的影响，适当调整给药剂量。

肝脏是药物体内代谢的主要器官。由于儿童的肝脏/体重比高于成人，表现出儿童的肝脏代谢能力超过成人，如卡马西平、丙戊酸、地西泮等药物在儿童体内的半衰期短于成人。因此，对于通过肝脏代谢的精神药物，用体重计算给药剂量时不仅需要考虑体重因素，还需结合不同年龄的肝脏/体重比因素。例如2岁儿童的肝脏/体重比要比成人高40%、6岁儿童的肝脏/比重比要比成人高30%，该年龄儿童用药时应适当增加给药剂量。

肾脏是药物排泄的重要器官之一，肾功能决定肾脏排泄药物的能力。6个月以上至20岁的个体其肾功能随体表面积变化而变化，给药剂量应根据不同年龄的肾功能指标——肌酐清除率进行调整。对于肾功能不全的儿童患者，当药物主要以原型（>70%）经肾脏排泄或肾功能下降30%时，药物的消除变慢，生物半衰期延长，对于治疗指数小的药物易引起毒副作用，应考虑调整给药方案。

（二）药效动力学

药效动力学侧重于研究药物对机体的作用原理与规律，对药效的时间过程进行分析，更具有临床实际意义。

儿童和青少年时期由于新陈代谢率高，药物吸收速率快，肝肾功能活跃，药物代谢及排泄较快，导致一定给药剂量方案下效应部位的药物在"浓度-效应-时间"的过程与成人存在明显差异。例如儿童的药物分布容积相对较小，效应部位产生相同药物浓度的给药剂量应低于成人，但儿童的新陈代谢率高，又决定了每千克体重的药物剂量应该高于成人。儿童和青少年阶段虽然神经系统的初级感觉和运动系统已基本发育成熟，但脑的高级认知功能仍处于相对成熟的阶段，去甲肾上腺素能系统成熟较晚，神经递质受体、信号转导系统的表达和敏感性及大脑发育过程中的神经回路仍处于变化模式，导致作用于中枢的药物治疗效果也与成人不同。儿童对药物副作用的反应和耐受性也会因年龄而不同。目前，对儿童和青少年阶段的精神药物代谢酶的研究不足和缺少长期副作用的评价，评估结果往往是基于单一症状的增减，需要发展结合药代动力学、症状评分和功能改善的评估方法，提高药效动力学研究结果的可信性和科学性。

因此，针对儿童和青少年具有独特的药代动力学特点，为优化临床用药剂量、提高疗效和减少毒副作用，发展和建立精神药物的药动学 - 药效学模型（PK-PD），开展对患者的治疗药物监测（therapeutic drug monitoring, TDM）具有重要的临床实际意义。目前不少的抗癫痫药和抗精神病药均可以进行 TDM，对于儿童的 TDM 通常监测血液或唾液中药物浓度的变化。

二、儿童和青少年精神障碍的药物治疗原则

临床医师需要根据症状特征来制订治疗方案和选择药物。用药及剂量须根据儿童的年龄、体格发育、营养状况、病情特点而异，结合药物作用的有效性和安全性来选择药物种类及调整剂量。医师应熟悉所选药物的药理作用、适应证、禁忌证及使用方法和副作用。

儿童和青少年精神障碍的药物治疗需遵循的基本原则如下：

1. 在使用药物前，详细了解患者的病史，明确症状及其严重程度，并明确诊断。

诊断和明确病情需要充分考虑儿童的发育特点，有些症状出现在特定的发育阶段，例如分离焦虑障碍；或者有些症状仅出现在某些场合中或者某个人面前，这些症状是发育过程中生理性的一部分，还是具有功能损害的问题，是需要详细了解、明确判断的。

此外，在用药前还需要了解患者的既往躯体情况，包括严重躯体疾病，如肝、肾、心血管疾病和药物过敏史等；进行全面的身体检查，了解儿童的体质、体重及有无心、肝、肾、血液等躯体疾病。根据以上情况确定药物治疗，从而选择有效的药物。

2. 临床医师应当对所选药物的特点和可能的副作用有清楚的了解。

用药之前，临床医师应充分了解所有可能使用的药物的特点，选择一种对儿童疗效最好、不良反应最少的药物，使药物使用有益且可耐受。对药物的使用途径进行选择，一般儿童和青少年精神科药物的用药途径以口服为主，有时也会用到注射给药。

选用新药时要慎重，尤其是那些只对成人进行过临床试验而没有儿童和青少年临床数据的药物，在选用时更需要慎重。考虑到前文所述的各种儿童和青少年的用药特殊性，不能根据成人资料盲目使用。有时可以通过参考国外研究已经获得的经验探索出适合我国儿童和青少年使用的剂量和用法。

3. 儿童用药应低剂量起始，应该以比成人最小剂量更低的剂量开始缓慢调整剂量，逐渐增加至有效剂量。

在精神科临床上，儿童和青少年所用的药物乃至剂型和成人都是一样的。新药研发不会以儿童和青少年为试验对象，因此儿童和青少年用药本身就是经验性用药，经验性用药的最大缺点是剂量不足容易延误治疗或者剂量过量容易引起中毒。儿童用药剂量本身就应当从低剂量开始调整剂量，对于那些没有被批准用于儿童和青少年的药物，临床给药的起始剂量应低于成人最小剂量。

由于儿童和青少年个体药代动力学的各种特殊考虑，药物吸收、代谢及对药物敏感性的不同，有效剂量的计算不是成人剂量的简单折算。儿童的年龄、性别、体重、疾病种类、病情严重程度与最终的药物剂量没有量化关系，其中年龄、体重对最终的药物剂量有较大的参考价值。一般而言，儿童最终能耐受较成人更大剂量的药物，而不同儿童对不同药物耐受性的差异也很大。同一种药物对年龄、体重、病情均类似的儿童，治疗剂量可能相差很大。又因为每个儿童成长时体重和机体组成在不断变化，例如各个器官相对重量和体液容量的改变可明显影响药物分布和副作用。因此，必须具体摸索每个儿童最合适的剂量，选择疗效最好、副作用最少的剂量，剂量应个体化。

原则上参照相应的年龄，从最小剂量（通常此剂量是无效剂量）开始，密切观察儿童对药物治疗的反应及副作用，每隔 1d 或数日调整 1 次剂量，逐步增加至有效剂量，或当出现明显不良反应时不再加量。药物加量和最终剂量既要避免急于求成，加药速度过快或用药剂量偏高，导致出现较严重的不良反应，或使原有问题恶化；又要避免过分考虑药物副作用，以致用药剂量过小，导致无效用药，又耗时长久。当药物加量过快、剂量过高，出现原有症状恶化时，通过停药或减少剂量观察病情变化的方法，可以帮助鉴别症状恶化是否由于用药剂量过大所致。

4. 治疗期间应给予足够的治疗剂量和治疗时间。

终止用药同样容易引起疾病反复。换药需谨慎，不宜轻易换药。频繁换药、随意增减药量、联合多种药物治疗总体而言弊多利少，应尽量避免。只有在治疗 1 个疗程无效后，或治疗过程中出现严重副作用才考虑换药。

5. 关于停药，药物需要服用多久应根据儿童的具体病情而定，此外还需要联合考虑患儿对药物不良反应的耐受性等因素。

过早停药可能导致病情复发；过晚停药可能增加不必要的负担，药物副作用影响患儿的生活质量。根据不同的诊断和病情，有些儿童用药仅需 1 个月，而另一些儿童可能需坚持数月至数年的药物治疗。原则上，在疾病治愈以后应停用药物，尽量避免长期服用药物。但精神科对于病情好转后需要停药的儿童，应采取逐步减量至停药的策略，不可过快停药。骤停用药可能导致病情反弹。

对于儿童和青少年不良反应的识别，例如锥体外系不良反应中的静坐不能与儿童和青少年"注意缺陷多动障碍"有相似之处，需要相鉴别。而对于年幼儿童，尤其是语言和/或智力发育障碍的患儿，当出现药物所致的副作用时，患儿会直接拒绝服药或者间断服药或者自行减量，且不会主动诉说不适。因此，在没有患儿主诉的情况下，临床医师要能够识别导致这种行为的原因。

由于药物动力学反应因人而异，因此借助血药浓度监测来确定治疗窗、观察药物剂量和治疗效果是最佳选择。相比经验性用药，在血药浓度监测下可以保证患儿达到适宜的血药浓度，减少用药的盲目性；而当患儿在合适的血药浓度下治疗仍然无效时，可以此为依据增加剂量或换药治疗。

6. 由于药物在每个个体中的反应不同，可采用血药浓度监测方法。

儿童和青少年阶段用药，即使是同一药物，与成人相比不良反应也存在差异。儿童和青少年的常见不良反应是中枢和外周神经系统损害，其次是内分泌、心功能副作用和肝胆损害。受到药物影响，儿童和青少年出现脑电图异常更常见，发生癫痫、抽搐的概率也更高。抗精神病药在儿童中容易出现镇静、静坐不能、急性肌张力障碍、PRL 水平升高、体重增加。此外，第二代抗精神病药容易在青少年中引发强迫症状。其中,第二代抗精神病药导致的体重增加风险排序与成人大致相同,儿童体重增加的幅度更大,而这种体重增加可能具有终身的影响。SSRI类药物使用早期在儿童中容易出现焦虑、激越等副作用,导致自杀风险增加。

7. 儿童和青少年的精神科用药需要非常重视患儿家庭环境中家长的态度及配合。

要能坚持长期服药治疗,必须取得儿童本人及其重要关系人的合作与协助,例如父母和老师。临床医师用药前应向儿童及其父母讲清楚用药的目标、治疗时间的长短、注意事项、常见不良反应,让儿童及其父母亲正视这些可能会出现的问题,消除家长对治疗的顾虑。同时需要叮嘱家长加强药物保管,防止儿童自取药物并任意服用,杜绝发生意外。鼓励家庭和孩子坚持服药,定期和医师讨论病情的变化。老师可以协助观察治疗效果,注意症状是否改善,协同老师督促儿童服药。

三、儿童和青少年常见精神障碍的用药注意事项

(一)抗精神病药

抗精神病药包括第一代抗精神病药(first generation antipsychotics,FGA)和第二代抗精神病药(second generation antipsychotics,SGA)两大类。这两类药物在儿童和青少年精神科中除了用于精神病性障碍外,也较多用于双相障碍、抽动障碍、广泛性发育障碍以及各种情绪和行为障碍,尤其是行为障碍的治疗。例如利培酮可以用于5岁以上儿童,有效改善易激惹、冲动和自伤行为。

抗精神病药对儿童和青少年患者的有效性较成人低,尤其0~12岁患者,更容易出现副作用。其中,FGA会引发儿童和青少年的锥体外系不良反应。为了控制锥体外系不良反应,可使用抗胆碱药。而抗胆碱药本身会引起副作用,包括口干、便秘、尿潴留、心动过速和认知障碍,其中认知障碍会影响儿童的心理社会功能。SGA比FGA引发的锥体外系不良反应更少,但是对代谢影响的副作用增加。SGA引起的体重增加、脂质代谢异常和糖尿病样副作用更加多见,而这些问题对儿童和青少年来说将导致之后更严重的躯体疾病。在治疗前体重指数低、年龄小和女性患者中体重增加的风险较高,儿童和青少年也是风险人群。而体重增加也增加患其他代谢性疾病的风险,降低患者的生活质量。患者也会对部分副作用产生耐受性,或者副作用持续存在,这些副作用是父母不愿意给孩子服药的主要原因之一,需要密切监测。在一项对儿童和青少年精神科用药安全性的系统分析中,鲁拉西酮是抗精神病药中安全性最高的药物。从安全事件的发生频率来看,不良事件发生频率最高的是奥氮平。

抗精神病药在儿童和青少年中的适应证见表3-15-1。

(二)心境稳定剂

心境稳定剂在儿童和青少年精神障碍中不仅适用于双相障碍,同时也对注意缺陷多动障碍、破坏性行为障碍或者其他障碍的易激惹、情绪不稳定、冲动和攻击行为有效。锂盐是唯一获准可用于12岁以上儿童和青少年双相障碍躁狂发作和维持治疗的药物。丙戊酸钠、卡马西平、奥卡西平用于躁狂发作的儿童和青少年。在一项对儿童和青少年精神科用药安全性的系统分析中,锂盐是心境稳定剂中安全性最高的药物,而丙戊酸钠的安全性不佳。

锂盐在成人体内的半衰期约为24h,而在儿童体内单次锂盐剂量的半衰期较短,可能是因为儿童的肾清除率相对成人更高。给药频率至少为每日2次;较年幼的儿童如果出现副作用,通常每日服用3次。锂盐的中毒剂量为1.5mmol/L,在某些儿童中产生毒性的浓度较低,应加以注意。锂盐的一些副作用可能更容易困扰青少年,例如体重增加、痤疮或银屑病恶化、震

颤、疲劳和短暂脱发。长期使用锂盐也可能在儿科人群中发生肾损害。锂盐会影响个体的甲状腺功能，偶尔也会对甲状旁腺激素和钙代谢产生影响，对骨骼发育和生长存在潜在影响。

丙戊酸钠最严重的副作用是肝衰竭和胰腺衰竭，丙戊酸钠通常会导致非特异性的良性氨基转移酶升高，而肝衰竭可能是暴发性的，前期可能没有任何可检测到的实验室变化。幼儿（尤其是 2 岁以下）和服用多种抗惊厥药的儿童肝衰竭的发生率最高。也有人认为患有代谢紊乱的儿童可能有较高的肝衰竭发生率。有研究提示 20 岁之前开始服用丙戊酸钠的女性的内分泌系统风险尤其高，以肥胖、高雄激素血症、高胰岛素血症、月经不规律和多囊卵巢为特征，在儿童和青少年中需要加以注意。

心境稳定剂在儿童和青少年中的适应证见表 3-15-1。

（三）抗抑郁药

抗抑郁药种类众多，包括三环类、SSRI、5-HT 与去甲肾上腺素双通道抑制剂等。其中，儿童和青少年较为常用的药物是 SSRI 和部分三环类药物。SSRI 在儿童和青少年典型抑郁发作、心境恶劣障碍、非强迫的焦虑障碍以及进食障碍中的疗效均得到一定验证。其中，SSRI 是儿童和青少年抑郁障碍的首选药。

但是，SSRI 治疗儿童和青少年重性抑郁症的有效性和安全性存在争议。美国 FDA 及英国药品和健康产品管理局（Medicines and Healthcare Products Regulatory Agency，MHPRA）禁止对青少年使用帕罗西汀，认为使用帕罗西汀治疗青少年抑郁障碍的疗效与安慰剂相当，但自杀行为的发生率增加。可能的原因是 SSRI 类药物在儿童和青少年中会引起情绪激动和脱抑制，可能与自杀行为的发生有关。考虑到此项风险，MHPRA 还禁止除氟西汀以外的 SSRI 类药物应用于青少年。

根据美国 FDA 的警告，抗抑郁药可能会增加儿童、青少年和 24 岁以下成人的自杀风险（包括自杀意念和行为），尤其是在治疗初期以及增加用药剂量期间，提醒医护人员、患者家属及看护人应加强对患者日常行为的监测，在医师指导下正确使用此类药物。在批准用于儿童和青少年抑郁症的药物中，氟西汀在多个研究中被证实有效且安全，可用于预防复发。一项研究比较氟西汀、认知行为治疗、氟西汀与认知行为治疗相结合的干预方式的研究发现对于患有典型抑郁障碍的青少年，氟西汀明显优于认知行为治疗和安慰剂，并且氟西汀与联合治疗的效果相同，治疗组的自杀意念都有所降低。

除了 SSRI 带来的自杀风险增加之外，还需要注意儿童和青少年似乎能更快地代谢半衰期较短的 SSRI 类药物，包括舍曲林、西酞普兰和帕罗西汀，这表明至少在较低剂量下这些药物可以考虑每日服用 2 次；而当顿服药物时，儿童和青少年可能会在晚上出现戒断的副作用，这些症状可能会与缺乏反应或药物副作用相混淆。这一儿童和青少年阶段的用药特征需要引起临床注意。

最后，在一项对儿童和青少年精神科用药安全性的系统分析中，就安全事件的发生率而言，艾司西酞普兰和氟西汀是抗抑郁药中安全性最高的药物。三环类药物对于青少年典型抑郁障碍没有明确的有效性，而副作用明显，例如地昔帕明在治疗儿童患者时的猝死率似乎高于儿科人群的基本死亡率，需要引起注意。其他一些抗抑郁药如曲唑酮临床上已成功用于儿童行为障碍、夜惊及抑郁障碍，但仍不推荐使用；米氮平不建议儿童服用；噻奈普汀对于 15 岁以下儿童和青少年禁用；圣·约翰草提取物片对于 12 岁以下儿童禁用。在一项对儿童和青少年精神科用药安全性的系统分析中，文拉法辛的安全性不佳，儿童期慎用。

抗抑郁药在儿童和青少年中的适应证见表 3-15-1。

表 3-15-1　精神科常用药物在儿童和青少年中的适应证和适用情况

分类	药物名称	适应证及适用情况
抗精神病药	氯丙嗪	6 岁以下慎用；过度精神活动伴行为障碍、攻击和或暴发性兴奋行为
	奋乃静	12 岁以下儿童的用量尚未确定
	氟哌啶醇	严重行为问题的二线治疗；Tourette 综合征
	氯氮平	12 岁以下儿童不宜使用；儿童和青少年难治性精神分裂症
	奥氮平	13～17 岁精神分裂症；双相（Ⅰ型）躁狂发作 / 混合躁狂（13～17 岁），双相（Ⅰ型）抑郁（13 岁以上）
	利培酮	13～17 岁精神分裂症；10～17 岁躁狂发作或混合发作；5～17 岁孤独症所致的易激惹
	喹硫平	13～17 岁精神分裂症；双相（Ⅰ型）躁狂发作 / 混合躁狂（10～17 岁）
	阿立哌唑	13～17 岁精神分裂症；10～17 岁双相躁狂发作及混合发作；6～17 岁孤独症谱系障碍的易激惹症状；6 岁以上 Tourette 综合征
	帕利哌酮	12 岁以上精神分裂症
心境稳定剂	碳酸锂	12 岁以下儿童禁用；12 岁以上双相障碍躁狂发作和维持治疗
	丙戊酸盐	除治疗癫痫以外，6 岁以下儿童慎用，10 岁以上儿童可推荐使用
抗抑郁药	阿米替林	6 岁以下儿童禁用
	丙米嗪	12～17 岁儿童和青少年重性抑郁障碍；6 岁以上功能性遗尿症
	氯米帕明	6 岁以下儿童禁用，6 岁以上儿童酌情减量使用，不推荐用于 10 岁以下儿童。适应证包括抑郁症、强迫症、恐惧症、功能性遗尿症
	舍曲林	6 岁以上强迫障碍
	氟西汀	8 岁以上重性抑郁发作；7 岁以上强迫障碍；双相Ⅰ型抑郁发作（10～17 岁）（与奥氮平合用）
	氟伏沙明	8～17 岁强迫障碍
	艾司西酞普兰	12～17 岁青少年重性抑郁症的急性治疗和维持治疗
	度洛西汀	7～17 岁广泛性焦虑障碍

（江文庆　杜亚松）

第二节　老年精神障碍的精神药物使用

2020 年第七次全国人口普查数据显示，目前我国 60 岁及 60 岁以上老年人口已达 2.64 亿，人口老龄化问题加剧。随着年龄增长，受到特定生理、心理和社会因素的共同影响，老年人群不但是躯体疾病的高发人群，同时如认知障碍、痴呆的行为精神症状（BPSD）、抑郁障碍、谵妄等精神障碍也呈现逐年增长的趋势。2015—2018 年进行的一项全国性横断面研究结果显示，我国 60 岁及 60 岁以上人群痴呆的患病率为 6.04%，患病人数为 1 507 万；轻度认知障碍的患病率为 15.54%，患病人数高达 3 877 万；而 65 岁以上人群抑郁障碍的患病率约为 7.3%。鉴于庞大的患者数量，老年精神障碍将带来严重的疾病负担。在疾病预防、早期诊断、医学干预和照护方面也面临诸多挑战,对部分病情严重的老年精神障碍患者常需要使用如促认知药、抗抑郁药、抗精神病药及镇静催眠药等精神药物治疗。

出于伦理学要求和安全性考虑,除促认知药之外,一般很少在老年人群中开展精神药物临床试验,因此常缺乏相关精神药理学资料。在年轻成人参与的临床试验中得出的药物动力学参数、药物不良反应和疗效特点常不能代表老年患者用药的实际情况,因此老年人用药常缺乏足够的循证证据,临床用药需要根据患者实际情况对药物选择、治疗剂量和用法作出更为细致的调整。老年精神障碍患者常共患多种躯体疾病,内科药物的处方量也远远高于其他人群,合并用药的机会更多,需要谨慎对待药物相互作用问题。老年人因衰老与躯体疾病可导致药代动力学和药效动力学变化,对药物疗效反应迟缓,而对药物不良反应比较敏感。除药物的抗胆碱能作用、过度镇静、跌倒和代谢不良反应等常见风险以外,还应特别关注抗精神病药可能增加痴呆患者的死亡率和心肌梗死风险,注重药物安全性管理。

临床医师给老年人处方精神药物应充分权衡利弊,治疗方案应体现老年人的特点和个体化原则,除遵照精神药物的一般用药原则外,应充分考虑老年人的躯体情况、精神障碍疾病特征以及所选药物的特点。首先要明确用药的必要性,做好用药前评估,谨慎制订首治方案,注意用药依从性管理。用药过程中定期监测安全性和疗效并适时调整,做好全病程管理尤其是不良反应监测,必要时减量或停用。

一、药代动力学特点

老年人群的个体差异较大,应充分了解老年人的药代动力学特点,有助于合理用药。

(一) 吸收

老年人的消化系统改变,如胃肠黏膜萎缩、胃肠道血流量减少、胃酸缺乏和胃排空速度减慢等因素均会减少药物的吸收量并降低吸收速度。小肠黏膜是药物的主要吸收部位,胃排空速度会影响药物的吸收,饱食、高纤维和高脂肪饮食以及服用胃肠解痉药、抗酸药、胃黏膜保护药也明显降低药物的吸收。药物的达峰时间延迟、峰浓度降低,可能降低疗效。

(二) 分布

影响药物在体内分布的因素有血流量、机体的组分、体液的 pH、药物与血浆蛋白和组织的结合率等。老年人的体脂多、躯体水分和白蛋白相对低,这可能导致某些脂溶性药物(如地西泮)的分布容积增加及二次分布、作用时间延长。老年人的白蛋白含量降低,可能增加血浆蛋白结合率高的药物如华法林、苯妥英钠的游离血药浓度。锂盐属于水溶性药物,在老年人体内的分布容积减少,血药浓度增高。

(三) 代谢

大部分精神药物在肝脏代谢。随着年龄增长,老年人的肝脏代谢和合成能力虽有所下降,但正常的肝脏储备充分,增龄一般不会导致肝脏细胞色素 P450(CYP450)活性明显下降。如果没有严重肝脏疾病、特殊的药物代谢类型以及受 CYP450 诱导剂或抑制剂的影响,一般对精神药物的代谢影响不大。

CYP2D6、CYP3A4、CYP1A2 和 CYP2C19 等多种肝脏 CYP450 同工酶参与精神药物的代谢。其中 CYP2D6 是 TCA、文拉法辛、部分传统抗精神病药和利培酮的主要代谢酶,其活性受基因型及环境因素影响,如活性明显增高,药物代谢迅速,血药浓度降低。遗传性 CYP2D6 缺乏表现为慢代谢型,导致血药浓度明显偏高,出现严重不良反应。CYP2D6 的活性虽不易被其他药物诱导,但 CYP2D6 在肝内的总量较低易受抑制剂影响,经此通路代谢的药物血药浓度会增高。CYP3A4 约占肝脏 CYP 的 30%,对药物的首过代谢非常重要,约 50% 的临床用药依靠 CYP3A4 代谢。阿普唑仑、氯米帕明、西酞普兰、舍曲林、阿立哌唑、丁螺环酮和氯氮平等精神药物主要通过 CYP3A4 代谢,其活性容易受其他药物诱导或抑制,导致上述精神药物的血药浓度异常变化,影响疗效或安全性。

(四)清除

精神药物主要经过肝脏代谢,并由肠道和肾脏排泄。随着年龄增长,肾小球滤过率逐步下降,如果老年人有肾脏基础性疾病或受高血压、糖尿病和心脏疾病影响,可能加剧肾损害而进一步减少药物排泄,使血药浓度上升、半衰期延长,导致药物药理作用增强并引起更多的不良反应。老年人由于肌肉组织减少、蛋白质代谢减慢及受饮食结构影响,肌酐产生减少。因此需计算肌酐清除率,这比血清肌酐值能更好地反映肾功能实际状况。多数精神药物以无活性的代谢产物形式经肾脏排泄,部分具有活性代谢产物的药物受肾脏清除减慢的影响可能导致药物蓄积。少数精神药物如锂盐、舒必利及氨磺必利直接由肾脏排泄,老年人服用这些药物应根据肌酐清除率和血药浓度调整剂量,监测不良反应。

二、药效动力学特点

受特殊的生理、心理状态影响,多数老年患者对精神药物敏感,不良反应多见,药物起效延迟、疗效不足也较为多见。老年人的个体差异大,服用同种药物和相似剂量其效应迥异。年龄越大,机体功能减退,调节能力更差,这可能使某些药物不良反应风险增加。例如老年人服用抗精神病药的 EPS 较多,TD 风险更高;药物引起的体重增加、糖脂代谢异常会提高心脑血管风险;老年人对抗胆碱能效应更敏感,抗胆碱药、具有抗胆碱能不良反应的药物易导致患者口干、便秘、意识模糊及认知损害;具有较强的外周 α_1 肾上腺素受体拮抗作用的精神药物可导致患者出现直立性低血压;而几乎所有精神药物,甚至不良反应较轻的新型抗抑郁药均会增加老年人跌倒和骨折风险;此外,老年人对苯二氮䓬类药物较成人敏感,易出现过度镇静、共济失调和呼吸抑制等。

三、药物相互作用

老年人常使用多种躯体疾病治疗药物,再服用精神药物,出现药物相互作用的机会增加。药物相互作用主要包括药物代谢和药效层面,如有些精神药物本身就是肝药酶抑制剂或诱导剂,药效的协同或拮抗作用也会影响临床疗效。

如与血浆蛋白结合率高的舍曲林合用,会明显增加华法林的游离血药浓度,导致出血风险。CYP2D6 的活性可以被帕罗西汀、氟西汀、安非他酮、奎尼丁、胺碘酮、塞来昔布、利托那韦等药物抑制,可能导致主要经该酶代谢的药物血药浓度明显上升,包括某些抗心律失常药、卡马西平、TCA 和一些抗精神病药,应避免联用。CYP3A4 的活性可以被利福平、苯妥英钠、卡马西平、巴比妥类和圣•约翰草提取物片等药物诱导,使通过该酶代谢的药物血药浓度降低;相反,CYP3A4 的活性可被西柚汁、克拉霉素、伊曲康唑等抑制,抗抑郁药中的奈法唑酮、氟伏沙明和氟西汀是该酶的强抑制剂,该酶活性也受到环丙沙星、环孢素、克唑替尼等药物抑制。治疗窗窄的药物如常见的地高辛、华法林、茶碱、苯妥英钠和锂盐等,给老年人群使用这些药物时尤其要小心药物相互作用。药物在 CYP450 层面的竞争性代谢更应引起关注,血药浓度升高虽能带来药理作用增强,但因其不可控,故很难临床获益,更易导致不良反应,甚至出现毒性反应,应注意监测血药浓度和不良反应。

药效的协同或拮抗作用也值得关注,如具有外周 α_1 受体拮抗作用的精神药物与抗高血压药叠加会导致血压降低,易出现直立性低血压;如老年患者同时服用银杏制剂或其他活血化瘀药物,此时联用 SSRI 类药物会增加出血风险,部分敏感人群会产生皮肤瘀斑甚至出血;又如治疗帕金森病相关精神障碍时,使用抗精神病药可加重帕金森综合征表现,因为抗帕金森病药和抗精神病药具有相互拮抗作用。老年人多重用药及潜在的药物相互作用风险较高,不应忽视。

四、老年精神障碍患者使用精神药物的原则与注意事项

精神药物应用的一般原则也适用于老年患者,但应更为谨慎,应该将药物安全性和耐受性的考量放在首位。临床医师需明确药物治疗的必要性,评估风险或迫切需要解决的问题,停用一切不必要的药物,尝试其他可替代的非药物干预措施和方法;保持简单的治疗方式,尽可能每日 1 次服药;避免使用具有较强的 α_1 受体亲和力、抗胆碱能活性、镇静作用以及长半衰期和肝药酶抑制作用的精神药物。在应用精神药物时需要谨慎权衡利弊。

（一）用药原则

1. 解释用药的必要性、药物不良反应和疗效特点,尽量与患者共同决策,加强患者教育,提高依从性。

2. 老年人的精神药物治疗方案应简明,尽量避免联合用药,制订个体化治疗方案,谨慎考虑首次治方案及中、长期治疗方案调整。

3. 起始剂量应较低,一般应以年轻人常规剂量的 1/3～1/2 起始,以较小的幅度和较长的间隔缓慢滴定,也应避免治疗剂量不足。密切监测药物不良反应和疗效,必要时监测血药浓度。

4. 药物的处方总量应少,注意药物监管,强调规范用药。

5. 注意药物相互作用,监测药物不良反应。注意适时减量,尤其是对老年人风险较高的药物。

（二）注意事项

1. 重视用药前评估　应评估躯体情况,充分了解患者的心脏、肾脏和肝脏等重要脏器功能,对于严重内科疾病或脏器功能不全患者用药应和专科医师讨论。应详细了解用药史,询问过去 6 个月内的处方药、非处方药、保健品、酒精和物质使用情况及药物过敏史。同时,对精神障碍的严重程度也应评估,最好使用简易智力状态检查量表（MMSE）了解患者的认知功能状况。老年患者常伴多种疾病,多方就诊,多重用药,不应忽略其他科合并用药及潜在相互作用,必要时监测血药浓度或适当调整精神药物的剂量。完整的用药史还有助于了解患者的药物过敏史、依从性及不合理用药等情况。

2. 治疗方案调整及对策　采用谨慎的首治方案,老年人使用精神药物的总体疗效接近,常根据药物的不良反应特点选药。应提前告知患者多数轻度不良反应会随着时间推移而逐渐耐受,患者对此要有心理准备。选药应倾向于安全、应用广泛、医师熟悉的品种。重视老年人合并用药及药物相互作用,对老年人常用的内科药物也要有所了解,特别是多科就诊的患者,应详细询问其服药史,综合考虑病情,针对目标症状及需要迫切解决的临床问题力求用药少而精。

老年人比较难做到"足剂量、足疗程",治疗期不足、剂量不足也比较常见,难取得满意的疗效,初期疗效不佳或不良反应明显时频繁换药也不少见。有时换药未必能获益,首先应复核诊断,梳理影响疗效的因素,例如依从性差或药物剂量不足等问题,可适当坚持原有方案,

调整剂量观察疗效。告知药物可能出现的不良反应。因无法耐受不良反应的停药意味着治疗失败，而反复的方案调整会增加医疗负担，也可能使得病情慢性化，打击患者的治疗信心。

3. 加强药物管理，提高依从性 老年抑郁障碍患者也是自杀的高危人群，临床医师要落实药物的科学管理，减少单次处方总量，避免患者囤药吞服自杀。老年患者尤其是认知障碍患者常难以妥善管理药物，漏服、错服、误用都较为常见，更应加强药物管理。精神障碍人群的服药依从性不佳，老年患者也不例外，依从性差常导致治疗失败。应做好患者教育，提高患者的服药依从性，避免随意减量、停药和加量，提醒患者遵照药物推荐的服用方式和时间服药，以提高疗效、减少不良反应。

精神药物常有多个商品名和不同的剂型、剂量包装。对老年人不宜频繁更改药物，医师如果换药或者处方不同的包装时要特别关照，避免搞错剂量或误服。治疗方案应简明，最好每日 1 次服药。药物由照料者监管，注意存量，尤其对认知障碍患者应做好药物清点，用药日记、提示卡或采用其他提醒方式有助于提高规范服药率。

4. 老年人用药应多做"减法" 尽管目前常用的新型抗精神病药相对安全，但老年人用药还是面临风险，如药物导致的跌倒和骨折，长期用药带来的代谢风险与老年人高发的糖尿病、高血压叠加加剧病情带来的危害等。抗精神病药可能增加痴呆患者的死亡、心肌梗死风险，需强调应在患者的 BPSD 严重、给患者和照料者带来危害且其他措施无效时才选择抗精神病药治疗。由于风险和药物剂量呈正相关，一般在用药初期或者长期用药时风险增加，所以待精神症状稳定或可接受的前提下适时做"减法"，减少药物种类，杜绝不必要的精神药物联用；应逐渐降减量甚至停用，避免老年患者长期暴露的累积风险，减少或停用抗精神病药能使痴呆患者的生存期延长。

老年人对抗胆碱能效应敏感，使用抗胆碱药或具有抗胆碱能不良反应的药物易导致口干、便秘、视物模糊、意识模糊及认知损害。如果患者出现 EPS，提示药物剂量偏大，应首先降低剂量；如果减药后仍有严重的 EPS，则应考虑停药或换药。痴呆患者本身多存在胆碱能功能不足，应禁用苯海索、东莨菪碱等药物，也不需要预防性应用来对抗 EPS，否则将加剧患者的认知损害，诱发意识障碍或谵妄，导致患者的精神行为症状加剧。为避免掣肘，对高龄及患脑血管疾病、路易体痴呆或帕金森综合征的老年人应选用 EPS 风险低的药物，并应谨慎加量。对帕金森病所致精神障碍更应权衡利弊，谨慎选择抗精神病药。

当然也不能一味做"减法"。对年轻发病迁延至老年期的精神分裂症患者，既往有效的治疗方案不宜轻易推翻。维持治疗能降低老年期精神分裂症患者自杀、意外事件导致死亡的风险，也能明显降低复发率和再住院率，即便考虑到药物可能带来的代谢、心肌梗死等风险，整体上仍能获益。针对老年人尤其高龄老人的研究有限，目前无法获得按年龄分层维持治疗或调整用药的清晰指导，也无法回答同样用抗精神病药，精神分裂症和痴呆伴 BPSD 人群的转归（死亡或心肌梗死）有无不同及其影响因素。治疗过程中应根据患者的精神状态、躯体情况、药物获益和风险等因素综合评估，结合医师的治疗风格以及患者意愿，因人而异作出方案调整。一般来说，精神障碍患者到老年阶段病情会趋向稳定，精神分裂症患者的严重兴奋、激越和自杀风险也会降低，即便带有轻度阳性症状，患者仍可正常生活，此时应更多考虑降低长期用药的风险，适当减量或选择更安全的药物交叉换药，可谨慎尝试做"减法"。

老年抑郁障碍，尤其是伴有自伤、自杀风险的复发患者应长期规范治疗。老年抑郁障碍患者的病情稳定性差，尤其是高龄患者更具"脆性"，减药、停药或即便保持原有治疗如遇应激事件也容易复发，多次复发患者的疗效更差，甚至导致病情慢性迁延，故不能轻易减药和停药。新型抗抑郁药总体较安全，也给长期用药提供一定保证。对此人群，也应做好治疗方案梳理，减少合并用药。如 TCA 和 SSRI 联用时逐渐减量或停用 TCA，停用临床获益不明的抗精神病药、心境稳定剂或苯二氮䓬类药物，制订符合循证的简明且安全有效的优化方案长期维持，做好"减法"更能体现临床用药原则的要义。

5. 重视风险评估及告知 老年人使用精神药物的风险较大，应重视药物的安全性把控。强调用药前及用药过程评估，尤其对高龄，本身患严重躯体疾病、重要脏器功能不全的患者使用精神药物更需谨慎。如抗精神病药治疗 BPSD 属于扩大适应证用药，药物可能有增加痴呆患者的死亡、心肌梗死风险；几乎所有精神药物均会增加老年患者的跌倒风险；包括精神药物常见的如胃肠道反应、镇静、头晕及代谢紊乱等不良反应都应详细告知，最好能采用书面知情同意书的形式告知，请患者及其代理人签名存档。在治疗过程中提倡综合评估，临床结合相应评估工具，加强照护人员教育，学会观察患者用药的不良反应，及时汇报给医师并记录在案，并据此作出方案调整。

（三）常见风险及防范

1. 跌倒风险及防范 目前常用的抗精神病药、镇静催眠药，以及新型抗抑郁药均会增加老年人的跌倒风险。短效或强效苯二氮䓬类药物如咪达唑仑、氯硝西泮及 Z 类镇静催眠药的风险更高，速效催眠药和中效苯二氮䓬类药物联用也会增高风险。应该关照老年患者及其照料者，服用 Z 类药物后应安静卧床，大部分具有镇静作用的精神药物推荐晚餐后服用，傍晚前后减少饮水量以避免反复起夜。同理，也需要积极治疗如前列腺肥大、泌尿系统感染等导致尿频的其他内科疾病，减少起夜能避免跌倒。药物导致的 EPS、镇静、肌肉松弛作用与跌倒相关，精神药物联用无疑进一步增加跌倒风险。老年患者的姿态调节能力减退、神经系统病变、运动功能减退、少肌症及其他内科疾病都会增加跌倒风险，应引起重视。对缺乏照料支持的独居老人更应注意预防，老年人应习惯使用辅助器械，保证晚间适当的光线，地面防滑、移走尖利和危险物品都比较关键，最好配备紧急呼救设施。

2. 影响血压调节及心脏传导 具有较强外周 α_1 受体拮抗作用的精神药物可导致直立性低血压，影响老年人的血压调节，特别是年老体弱或患帕金森综合征的患者在服药后容易导致晕厥，应注意缓慢坐起或者站立。部分药物可能与抗高血压药起协同作用，应做好血压监测。胆碱酯酶抑制剂可减慢心脏传导，应尽量选择不明显影响 Q-Tc 间期的药物，定期进行心电图监测。

3. 脏器功能不全用药 多数精神药物经肝脏代谢，精神药物的清除总体受肝肾功能的影响较小，对大部分健康或轻度肝肾功能减退的老年人不必特意调整药物剂量，应常规检测肝肾功能。具有活性代谢产物的药物受肾功能的影响可能使药物蓄积，导致药理作用增强。如服用具有活性代谢产物的苯二氮䓬类药物，次日困倦会更明显。少数精神药物直接由肾脏排泄，老年人应慎用并根据肌酐清除率调整剂量，监测不良反应，依据血药浓度监测调整剂量。

肾功能不全患者慎用抗胆碱药，避免因尿潴留加剧肾损害。也应避免合并用药，某些合并用药、快速加量或停药易导致神经阻滞剂恶性综合征，而随之引起的横纹肌溶解会对老年人的肾功能会带来毁灭性打击。老年人长期使用抗精神病药也应注意药物导致肥胖和糖尿病的风险，这也会加剧肾损害。

4. 其他 如水肿和低钠血症。高龄老人受心功能、肝脏代谢和肾功能的影响易出现水肿，可伴或者不伴低钠血症。此外，脑耗盐综合征、SSRI 引起的异位抗利尿激素分泌、使用利培酮等都可能加重老年患者的水钠潴留。这种水肿一般以下肢和尾骶部等低垂部位为主。如果明确水肿和精神药物有关,可以换药;或者即便判断和精神药物相关,水肿也可能属于多因一果,凡是遇到类似的老年精神障碍患者合并躯体情况,都应建议患者到内科就诊排除其他病因并进行治疗。

（李冠军）

第三节 妊娠期及哺乳期的精神药物使用

一、妊娠期及哺乳期使用精神药物的伦理学相关问题

（一）伦理学问题

1. 妊娠期及哺乳期精神障碍的特点及面临的伦理学问题 妊娠期及哺乳期是女性罹患各种精神疾病或精神疾病波动、复发的高风险时期,因此妊娠期及哺乳期精神药物是否使用、如何使用一直是困扰临床医师的难题。据统计,我国一般人群的自然流产率为10%~15%,可以观察到的出生缺陷约1%,死胎发生率为4‰~6‰。精神疾病本身会增加妊娠不良事件的风险。以挪威7年国家生育登记数据库的大规模流行病学研究显示,患有双相障碍、人格障碍和注意缺陷多动障碍的妇女发生流产、死胎等不良事件的比例比无精神疾病的妇女分别增加35%、32%和27%,精神分裂症患者仅轻微增高(15%);推测精神疾病患者脑内神经营养因子的变化、应激激素的影响,以及营养缺乏等生物因素可能影响胎盘发育和宫内环境,增加流产风险。

精神疾病会影响患者的思维、情绪和行为等各个方面,部分患者可能表现出难以预料的自伤、自杀或伤人、毁物的危险行为,而在妊娠期间由于母亲机体发生巨大变化以及激素水平的变化,导致这种风险的不确定性增加,这些极端行为对社会、家庭和患者本人造成严重的伤害和影响。因此,对于有严重精神疾病的孕产妇,需要充分考虑终止其精神药物治疗或不予以治疗可能带来的危害,权衡利弊后进行医疗决策。另外,精神障碍患者长期以来在世界各地都遭受各种不同程度的偏见与歧视,精神障碍患者在妊娠期普遍缺乏相应的关照和合法权利,加之精神障碍患者妊娠期精神症状恶化、症状复杂多样,而患者缺乏自知力,对治疗依从性差,导致控制病情困难。这些问题给妊娠期及哺乳期精神疾病的治疗带来巨大的挑战。总之,妊娠期精神疾病的治疗和精神药物的使用需要靠专业医务人员、患者及其家属的共同决策、紧密配合,在治疗期间定期随访、密切监测母亲的精神状况及胎儿发育情况,及时发现药物暴露的可能风险并及时处理可能发生的并发症。

2. 关于妊娠期使用精神药物安全性的伦理学问题 迄今为止,关于妊娠期精神药物使用的数据主要来自动物实验、对出生登记数据和发生畸形人群用药情况的回顾性分析、个案报告等。这些数据提供一些显示风险存在的证据,但存在样本偏倚和混杂因素难以控制等多个方面的方法学问题,作为循证证据的力度普遍不高,因此并不能据此对精神药物使用与畸形发生作出肯定的因果推断。此外,进行精神药物对胎儿发育影响的前瞻性试验研究不符合伦理原则,因此难以就某一药物的妊娠期安全性开展临床研究以获得明确结论。临床医师有必要对此保持清醒的认识,在临床实践中始终秉持在获益/风险比的个体化分析的基础上制订个体化治疗方案的思路。在讨论精神药物治疗对妊娠的风险之前,需要向患者及其家属特别说明的一点是,逐渐积累的文献显示精神疾病本身可能是先天畸形和妊娠期胎儿死亡等不良事件发生的独立危险因素,情感障碍还可能增加早产风险。在与患者及其家属就精神药物治

疗进行获益/风险比讨论时，要向患者及其亲属，特别是配偶充分解释对精神疾病不治疗存在的风险，以帮助他们作出相对合理的决定。

（二）精神药物对胎儿生长发育的影响

1. 产科不良结局　主要是指流产、胎儿生长受影响、早产等不良事件。有研究显示，大部分精神药物暴露对自然流产率没有显著影响，苯二氮䓬类除外；精神药物对分娩时的胎龄、Apgar评分和出生体重有影响，但是难以区分是与精神药物治疗有关，还是与精神疾病本身相关。

2. 先天畸形　一些早期研究报告指出妊娠早期精神药物的使用与婴儿先天畸形有关，包括脐膨出、无脑畸形、颅缝早闭、神经管缺陷、消化系统缺陷、呼吸系统缺陷及心脏畸形风险增加，同时也有越来越多的研究在排除一些混杂因素后发现造成先天畸形的风险与精神药物的使用无明显的相关性，关于精神药物致畸的观点无法排除疾病本身的影响。详细的精神药物致畸影响见后面章节。

3. 新生儿持续性肺动脉高压　曾有研究表明，妊娠后期暴露于 SSRI 类药物会增加新生儿持续性肺动脉高压（PPHN）的风险，PPHN 的症状包括轻度呼吸窘迫，可能导致新生儿缺氧，严重时可以发展为呼吸衰竭，其风险可能通过妊娠后期对肺部平滑肌的 5- 羟色胺能作用而增加，可能与抑郁症的血管效应相互作用。但最近一项研究分析了近 380 万名孕妇，其中包括 12 950 名在妊娠期间服用抗抑郁药的女性。在未经调整的分析中发现 SSRI 暴露与 PPHN 之间关联的优势比为 1.51（1.35～1.69），而分析调整潜在混杂因素如肥胖、剖宫产及早产等后的优势比为 1.10（0.94～1.29），表明妊娠晚期暴露于 SSRI 的 PPHN 的风险比以前认为的要低。

4. 新生儿适应不良综合征（PNAS）　即宫内接触一些精神药物，导致新生儿适应不良综合征，临床表现有呼吸窘迫、发绀、呼吸暂停、癫痫发作、体温不稳定、喂养困难、呕吐、低血糖、肌张力降低、肌张力增高、高反射、震颤、紧张、易怒和不断哭泣等，但这些影响不能与伴随未治疗的母亲精神疾病的影响区分开来。大多数 PNAS 病例是轻微的、自限性的，与持久影响无关，SSRI 类药物与苯二氮䓬类药物联用时这种风险会增加。

5. 神经发育异常　传统观点认为产前接触影响神经递质的药物可能对胎儿的大脑发育有潜在影响，如言语障碍、运动发育迟缓、注意缺陷多动障碍（ADHD）、抑郁症和孤独症（ASD）的患病风险增加。然而，也有相当一部分研究显示妊娠期精神药物暴露没有增加婴幼儿不良的神经心理障碍风险。很多因素与胎儿神经发育有关，包括精神疾病、疾病压力、生活环境等，目前的观察性研究难以就这些影响因素得出结论性判断。

（三）常用精神药物的妊娠期危害风险

2015 年美国 FDA 颁布处方药和生物制剂妊娠期及哺乳期用药信息标签最终规则（pregnancy and lactation labeling rule，PLLR），要求以叙述的形式、在现有数据的基础上对药物的妊娠期风险进行概括总结，即所有药品说明书上对药物的妊娠期安全性一定要详细叙述，同时建议临床医师尽可能多地掌握药物妊娠期安全性的最新信息，然后告知患者，让患者自己再作出药物选择，这对精神科医师的临床用药提出很高的要求，告知患者的信息包含三部分。①妊娠期：关于孕妇使用药物的信息（例如剂量、对胎儿的风险），以及是否有收集和保存孕妇受该药影响相关数据的登记；②哺乳期：关于哺乳期使用药物的信息，如乳汁中的药物含量、对母乳喂养的婴儿的潜在影响；③女性和男性的生殖潜能：药物治疗前后或治疗期间的建议和/或要求及妊娠试验、避孕的建议和/或要求，人和/或动物数据提示对生育力的影响等。常用精神药物的妊娠期危害风险总结如下：

1. 抗抑郁药　现有的关于抗抑郁药妊娠期危害风险的研究证据中，大部分受到未控制的混杂变量的影响，包括抑郁本身的效应，其结论并不明确。抑制 5-HT 再摄取的抗抑郁药可能增加产后出血的风险，但其幅度及临床意义仍不清楚。妊娠中、晚期服用抗抑郁药可以增加产妇先兆子痫的风险。大部分研究包括近期两项大规模病例对照研究均显示除帕罗西汀外，其他 SSRI 均不导致先天性心脏缺陷风险的显著增加。关于帕罗西汀的生殖研究动物实验数据中，妊娠早期未发现药物对发育有影响，但妊娠晚期至哺乳期幼崽死亡数量增加。挪威的一项研究显示妊娠期抗抑郁药暴露与子代焦虑密切相关。

2. 抗精神病药 第二代抗精神病药（SGA）的妊娠期安全性证据多于第一代抗精神病药（FGA）。SGA 中，氯氮平、阿立哌唑及齐拉西酮的妊娠期安全性证据相对较少。FGA 中，氟哌啶醇的生殖安全性证据最多。喹硫平透过胎盘屏障的药物剂量相对较低，但其他一些因素也应加以考虑。一旦充分考虑了混杂因素的影响，FGA 及 SGA 对母亲及婴儿造成显著风险的证据很少。显著升高催乳素水平的抗精神病药可损害女性及男性的生育能力。抗精神病药可能增加妊娠糖尿病（gestational diabetes mellitus，GDM）的发生风险。

3. 心境稳定剂 关于锂盐的致畸性，过去有很多相关研究，在最近的病例对照研究和队列研究中，锂盐致畸风险增加的可能性很小，目前数据还存在争议，有待进一步研究。在妊娠晚期接触锂盐，新生儿可能发生锂中毒，导致神经系统、心脏肝脏异常在内的婴儿松弛综合征。动物研究指出，服用锂盐对大鼠胚胎着床有不良影响。在妊娠头 3 个月使用卡马西平与严重先天畸形高风险相关，因此在妊娠头 3 个月禁忌使用卡马西平。丙戊酸钠不仅会影响生殖功能，在妊娠期暴露会导致胎儿严重发育障碍和 / 或先天畸形，故妊娠期禁用丙戊酸钠。

4. 抗焦虑药 苯二氮䓬类药物是否增加婴儿出生缺陷的风险，目前并无令人信服的证据。有研究显示，宫内暴露于苯二氮䓬类药物可能与精神运动发育迟缓相关，但证据有限。妊娠期使用 β 受体拮抗剂可能与一系列潜在风险相关，但这一相关性也可能受到母亲原发病的影响。关于加巴喷丁、普瑞巴林及丁螺环酮的风险，现有证据极为有限。镇静催眠药可导致新生儿停药反应，早期病例报道苯二氮䓬类药物导致唇裂、腭裂、肢体缺陷和肠道狭窄的发生率增加，但控制一些变量后，后续研究未发现类似结果，故目前无法确定镇静催眠药致畸风险的大小及是否增加早产和低体重儿的风险。

二、妊娠期使用精神药物的基本原则

所有生育阶段的一般管理问题中，影响围产期管理的因素包括：①诊断的准确性；②疾病的病程、严重程度、负担和可能的风险；③是否存在精神和躯体共病；④复发的频率和诱因；⑤既往围产期精神疾病发作病史和 / 或严重围产期精神疾病发作的家族史；⑥治疗史，包括其对药物治疗、谈话治疗和其他干预措施的反应和耐受性，以及既往治疗经验；⑦既往自残、自杀企图和伤害他人的风险；⑧用药前后的缓解时间及社会功能；⑨既往停药至复发间隔的时间，以及重新服药后的恢复时间。

充分考虑以上因素后，结合患者自身情况，选择合适的药物治疗，保障妊娠期精神疾病患者与胎儿的安全。原则上妊娠期最好不用药，但如有用药的必要，应注意以下原则。育龄妇女在使用精神药物之前应详细了解其病史，并采取可靠、有效的避孕措施；注意药物与避孕药的相互作用，有些精神病药物可以降低避孕药的浓度。用药过程中发现妊娠且病情不稳定，应首先考虑终止妊娠，待病情完全稳定并咨询精神科医师确认后再怀孕；如来不及终止妊娠且病情稳定，可考虑停药。用药必须有明确的指征和适应证，权衡利弊用药，如非必需，应尽量不用药物治疗。尤其是在妊娠头 3 个月，能不用的药或暂时可停用的药物应考虑不用或暂停使用。如必须使用药物治疗,应在医师指导和监测下使用,尽可能低剂量、短期使用药物;尽量单一用药,避免联合用药;当两种以上药物有相同或相似的疗效时,宜选用对胎儿危害较小的药物。有致畸作用的药物原则上禁止使用,若孕妇病情危重,则在慎重权衡利弊后酌情考虑使用。对确实需要维持治疗的病例,可考虑选用对母体及胎儿毒性最小、最安全的药物,且用量宜减少到最小有效剂量(相当于原药维持剂量的 1/2 或 1/3),尽量选用熟悉的已经证明对胚胎或胎儿无害的药物,谨慎对待新药,咨询时医师可详细介绍有关资料,和患者及其家属充分沟通后共同决策。用药必须注意孕周,严格掌握药物剂量、持续时间。坚持合理用药,病情控制后及时停药。一项关于妊娠对抗抑郁药的药代动力学影响的系统性批判性评价和荟萃分析指出,治疗药物监测(TDM),即对母体血清或血浆中抗抑郁药水平的定量是指导妊娠期用药的宝贵工具,因此推演到所有精神药物在妊娠期使用最好能监测血药浓度,据此调整剂量,既能使靶器官中达到有效药物浓度,又不致使胎儿体内的药物浓度过高。禁止在妊娠期使用试验性用药,包括妊娠试验用药。

三、妊娠期及围产期精神病性障碍

(一)制订治疗方案需要考虑的问题

有研究显示,每年有 50 万名孕妇患有精神分裂症,约有 1/3 的精神分裂症孕妇在妊娠期服用抗精神病药。精神正常的女性在围产期(孕 28 周至产后 1 周)发生精神障碍的比例为 0.1%~0.25%,分娩后 1 个月内的妇女患精神病的相对风险增加 20 倍。既往有产后精神病病史者,再次分娩后的复发概率为 50%~90%。孕妇围产期精神病如不予以治疗,可能导致严重后果。因此,对于病情严重的患者,药物治疗是必要的。

总体来说,抗精神病药多数情况下在妊娠期间使用相对安全,在治疗严重精神疾病时不使用这些药物可能风险更大,包括自杀和杀婴等。但是精神药物的使用可能还是会给妊娠母体和胎儿发育等造成不良影响,对精神病性障碍患者妊娠前、妊娠期间和分娩后的处理是患者、家属和临床医师面临的重大问题。为保障妊娠期精神疾病患者的母体与胎儿安全,制订治疗方案时需要考虑以下问题:

1. 对精神分裂症母亲的影响 ①未治疗的精神疾病对胎儿/婴儿带来的影响;②淡漠退缩等阴性症状会导致妊娠期患者的生活自理能力下降,在妊娠期这个重要时期会导致营养不良问题,妊娠期精神疾病患者的饮食与生活保障问题是需要考虑的重要问题之一;③幻觉妄想等阳性症状可能导致妊娠期激越行为的发生,引起冲动、自伤或伤婴,及时监测并评估该风险及及时选择恰当的干预措施是临床上需要解决的重点问题;④女性对于抗精神病药引起的副作用更加敏感,包括锥体外系不良反应、高催乳素血症等,影响胎儿发育和安全性;⑤妊娠期的性激素水平及生理变化可能影响精神药物的药代动力学参数和效应,需要对抗精神病药及时监测和调整剂量;⑥妊娠期间可能发生与抗精神病药有关的妊娠糖尿病风险;⑦突然终止抗精神病药治疗对母体的影响。

2. 对胎儿生长发育的影响 抗精神病药可以通过胎盘、羊水等途径进入胎儿体内,对胎儿产生影响。目前关于抗精神病药对胎儿致畸作用的研究显示,抗精神病药未增加胎儿致畸风险,但研究证据还不完全充分。关于抗精神病药对妊娠期精神疾病患者的研究,除了致畸风险外,还应研究暴露于新型抗精神病药(SGA)后的产科结局及新生儿转归、长期神经行为转归等。在临床上,需要充分考虑这些问题以保障妊娠期精神疾病患者与胎儿的安全。①精神疾病不治疗对胎儿生长发育的潜在影响;②突然停用抗精神病药对胎儿生长发育的影响;

③精神药物对胎儿致畸、导致早产和流产；④抗精神病药导致的母体妊娠期并发症对胎儿的影响；⑤抗精神病药对胎儿产生的药物毒性问题；⑥抗精神病药导致胎儿停药综合征的问题；⑦抗精神病药或者精神疾病对胎儿行为和心理发育的潜在持久影响。

对围产期精神病性障碍患者如何使用抗精神病药控制症状，如何控制患者的激越行为，如何对患者进行危机干预都是在临床实践中需要关注的问题。还有在急性发作期关于分娩方式、麻醉方式的选择都影响母体与胎儿的安全。抗精神病药可以通过乳汁、胎盘、羊水到达新生儿体内，在妊娠后期服用抗精神病药可能导致新生儿停药综合征、锥体外系不良反应、反射增强、易激惹等，都需要加以关注和考虑。

（二）治疗方案

对妊娠期及围产期有精神病性障碍的妇女，治疗注意事项如下：①确保父母双方都参与所有治疗决策；②药物尽量使用最小有效剂量，选择对孕妇和胎儿危害最小的药物；③尽量单一用药，防止不良反应发生；④由于妊娠期母体生理水平的改变，药物的代谢、分布、排泄也发生改变，应尽可能监测药物浓度，调整药物剂量；⑤可考虑转诊接受围产期医学服务；⑥及时对胎儿生长发育进行监测，对胎儿出生时可能产生的问题做好预案；⑦对患者的所有诊疗决策进行记录。

不同妊娠阶段的治疗方案如下：

1. 妊娠前及妊娠初期 ①对于育龄妇女应注意询问其怀孕的可能性，即使患者不打算怀孕，也应该告知这些药物可能具有致畸作用。②对于患有精神分裂症的育龄妇女，病情痊愈、巩固治疗 2 年以上是妊娠的首要条件。③对新近诊断精神疾病的孕妇，由于妊娠头 3 个月是胎儿主要器官形成期，应避免使用精神药物。④对正在服用抗精神病药且计划妊娠者，如果患者目前情况良好且复发的可能性小，可以考虑停药，并提前讨论计划外妊娠的应急计划，降低突然停药导致病情复发的风险。应在妊娠前 6～12 个月开始准备，以便有足够的时间改变药物，确保妊娠前病情稳定。⑤对病情重且复发风险高的患者不宜停药，可以考虑换用对胎儿影响小的药物，但应告知换药仍可能增加复发风险。⑥对于患有重性精神疾病且复发风险高的患者，综合评价药物对胎儿和母体的危害，考虑是继续妊娠或者人工流产。如果允许，应尽量维持目前有效的药物治疗，不要轻易换药或为减少胎儿的药物暴露量而尽量减药，以免母亲病情恶化。

2. 妊娠期间 妊娠期间精神疾病发作会导致患者出现激越行为，严重幻觉妄想患者可能出现伤害他人、伤害腹中胎儿的行为，及时监测妊娠期患者的精神状态，加大抗精神病药的剂量，在征得家人知情同意后采取保护性约束性干预；予以既可以快速控制精神症状，又对新生儿呼吸中枢抑制作用小的药物，如肌内注射氟哌啶醇。终止妊娠的方法选择无痛人流，常应用丙泊酚和芬太尼麻醉镇静；妊娠中期引产时实行一对一责任制助产护理及产后监护，预防患者意外发生。在分娩时，精神疾病不是剖宫产的绝对指征，对于发作期精神疾病、阴道试产不配合者可以放宽剖宫产的指征。若行阴道分娩应采用无痛分娩，对估计短时间内分娩的患者可以予以快速控制躁动又对新生儿呼吸抑制作用轻的药物。手术当日服用抗精神病药，术后持续镇静。正常产后 2h 及剖宫产后 6h 就可以开始抗精神病药治疗。在护理过程中，术后镇痛很重要，可以避免疼痛引起的产妇躁动，影响切口愈合和术后治疗。在妊娠过程中，任何治疗方案都需要及时与患者家属沟通，告知妊娠期间的疾病发作可能会带来的危害，建立家属与医护之间的治疗联盟。

3. 妊娠晚期及围产期 对服用精神药物的妇女在妊娠后期应监测胎儿大小，抗精神病药有导致巨大胎儿或低体重儿的风险；抗精神病药可能引起臀部发育不良、脑膜突出、睑缘粘连及神经管缺陷等问题；妊娠期使用第二代抗精神病药增加孕妇高血糖的风险，故应密切监测并筛查孕妇妊娠糖尿病。产褥期是精神疾病复发或加重的危险期，在权衡获益/风险比的情况下应及时足剂量地给予孕妇药物治疗，对于停药未进行维持治疗的产褥期妇女应尽早恢复使用足剂量的抗精神病药治疗。

（三）常用抗精神病药的使用注意事项

美国的一项队列研究表明，调整混杂因素后，妊娠早期使用抗精神病药并不显著增加先天畸形的总体风险及先天性心脏畸形风险。宫内暴露于 FGA 与早产风险增加有关。妊娠晚期暴露于抗精神病药与短暂的锥体外系不良反应和停药症状有关，可能导致新生儿在分娩后出现异常的肌肉运动或停药症状，这些症状某些情况下是自限性的，有时需要重症监护病房支持。FDA 发布一份关于所有抗精神病药在暴露婴儿中异常肌肉运动和停药症状潜在风险的药物安全通讯，建议医护人员告知患者使用抗精神病药的风险和益处，并在怀孕期间密切监测新生儿的任何异常症状，另外也强调患者在怀孕期间不应自行停止使用抗精神病药，因为突然停药可能导致治疗的重大并发症。美国儿科学会指南建议使用高效价 FGA，以便减少低效价抗精神病药对母亲的胆碱能、血压和组胺能系统的影响，例如使用低效价抗精神病药由于剂量缺乏灵活性可能会在妊娠中期发生直立性低血压，因此需要密切监测血压。有研究认为 FGA 在妊娠期胎儿致畸的安全性上优于 SGA，但新近研究发现喹硫平、奥氮平和阿立哌唑等 SGA 的安全性数据已大大超过奋乃静等 FGA。

麻省总医院发布的一项基于大型注册信息的分析显示，妊娠期使用 SGA 的胎儿致畸风险在数值上略高于未用药者，提示此类药物的致畸风险轻微，故在权衡妊娠期用药与不用药风险时适当服用抗精神病药以控制精神症状是对妊娠期患者较好的选择。同时需要注意，服用抗精神病药与孕妇体重增加过多、婴儿出生体重增加和妊娠糖尿病风险增加有关。多项研究表明，妊娠期使用 SGA 与低血糖风险增加相关，故在妊娠期间应该加强胎儿超声检测和血糖监测。但最新一项基于亚洲临床数据库的队列研究未发现抗精神病药暴露与妊娠糖尿病（GDM）之间的关联。喹硫平、奥氮平及利培酮的生殖安全性数据相对较多，氯氮平、阿立哌唑及齐拉西酮相对较少。氯氮平与婴儿松弛综合征（floppy infant syndrome）有关，建议宫内接触氯氮平的婴儿在出生后 6 个月每周监测粒细胞缺乏症。考虑到复发风险，通常不建议在妊娠期更换抗精神病药。在使用抗精神病药治疗时还可能引起静脉血栓栓塞，应在治疗前和治疗期间确定所有潜在的静脉血栓栓塞危险因素，并采取预防措施。

综上所述，妊娠期使用 SGA 导致严重致畸和妊娠糖尿病的风险很低，但妊娠期暴露 SGA 后的产科和新生儿转归及长期神经行为转归研究还未完善，仔细考虑个人病史、临床特点和治疗反应、不良反应概况（特别是代谢和镇静）以及患者偏好是至关重要的。对于个别妊娠期患者的实际药物选择必须考虑安全性数据以外的因素，应向准妈妈提供抗精神病药治疗的获益和风险。

四、妊娠期及围产期抑郁症

（一）制订治疗方案需要考虑的问题

抑郁症是导致妇女疾病相关失能的主要原因，育龄妇女的发病率最高。据统计，全球围产期抑郁症的发生率为 7%～23%。妊娠期复杂的生理和心理变化可能使孕妇出现抑郁症状或使原有的抑郁症状恶化或复发，影响对抗抑郁药治疗的反应，母亲可能有自伤、自杀行为，尤其是产后激素水平大幅变化,产后抑郁可能引起扩大性自杀风险,给家庭和社会带来严重不良后果。为防止妊娠期及围产期抑郁症带来的不良影响,需要包括产科医师和精神科专科医师的多学科团队在妊娠期间管理和监测,同时完善围产期抑郁症药物治疗方案。

对妊娠期抑郁症的处理需要考虑以下问题:

1. 对孕妇的影响 ①应根据围产期抑郁症严重程度和妊娠阶段来选择恰当的治疗方案;②患有抑郁症的孕妇意志减退、兴趣缺失,有自伤、自杀风险,也更容易出现妊娠期相关并发症如产后出血,先兆子痫等;③孕妇有停药风险,而停药带来的复发与恶化可能会严重影响母体与胎儿的健康。

2. 对胎儿的影响 有研究提示宫内暴露于抗抑郁药与新生儿持续性肺动脉高压(PPHN)可能有关,但分析调整与抑郁障碍相关的潜在混杂因素后没有发现 PPHN 的风险增加。类似的还有目前正在研究宫内接触抗抑郁药和孤独症、重大先天畸形、新生儿适应不良综合征(PNAS)的关系等。现有研究表明妊娠期使用抗抑郁药对胎儿生长发育的风险远小于精神疾病带来的风险,合理使用抗抑郁药,保证既控制精神疾病又减少药物带来的不良反应是在未来临床实践中需要不断探索的科学问题。若需要药物治疗,应考虑以下问题:①尽管妊娠期使用抗抑郁药的安全性在提高,但是一些药物仍有致畸潜力或器官畸形风险;②宫内药物暴露对行为和心理发育的潜在持久影响;③对胎儿的直接毒性作用,导致早产、流产风险;④突然停药或换药对胎儿的影响。

对于围产期抑郁症,从安全性角度来看,还没有足够证据建议在妊娠晚期逐渐减少抗抑郁药,特别是中至重度抑郁症患者。事实上,许多妇女在妊娠晚期可能需要更高的剂量,因为药代动力学的变化和分布量的增加可能导致药物浓度的降低和再次出现症状。研究数据表明,产前抑郁的发病率高于产后抑郁,但是对产前抑郁的关注远远小于产后抑郁。目前关于产前抑郁的研究较少,产后抑郁与产前抑郁的关系也尚未明确。但是在妊娠期间以及产后密切关注患者的情绪状态、及时检测评估患者的行为风险,根据母体不同时期的代谢特点及时调整药物浓度,有助于控制抑郁症状和相关风险。同时产后抑郁患者意志减退、兴趣缺失,难以建立正常的母婴关系,哺乳可以帮助患者建立正常的母婴关系,使胎儿有良好的身心发育条件。

(二)治疗方案

妊娠期及围产期抑郁症的治疗指导原则:①与患者及其家属讨论妊娠期继续药物治疗、停止治疗、药物剂量调整,以及与分娩和新生儿面临的风险和药物之间的相互作用等问题;②告知患者妊娠期和产后复发风险增加,建议增加精神科就诊次数,及时关注患者的精神状态;③根据患者情况进行评估,尽快制订妊娠期、围产期和产后的书面计划,并需要告知产科医师、助产士、内科医师相关计划;④如果患者正在服用抗抑郁药且病情稳定,但停药将很可能复发,则建议继续服用抗抑郁药;⑤妊娠期或围产期出现抑郁发作要及时采取干预措施,协调护理;⑥根据患者自身状态和服药情况,计划是否母乳喂养。

不同妊娠阶段的治疗方案如下:

1. 妊娠前及妊娠初期 ①妊娠前抑郁症病史是预测妊娠期抑郁症最有价值的单项危险因素,需要对有高危因素的孕妇在妊娠早期进行抑郁症的常规筛查,爱丁堡产后抑郁量表(EPDS)、Beck 抑郁自评量表、患者健康问卷(PHQ-9)等通常都可以用来筛查妊娠期抑郁症。②对所有育龄妇女做好孕前宣教,避免在使用妊娠期禁忌药物的情况下非计划妊娠;同时应考虑药物相互作用,有一些药物可能会降低避孕药的疗效导致意外妊娠。③计划妊娠的妇女如果正服用抗抑郁药,若状态良好或复发风险低,应该考虑终止治疗;对于患严重抑郁症或复发风险高的女性,不宜终止治疗的应尽可能使用致畸风险低的药物,如果考虑换药治疗应考虑换药会增加复发风险。④对于新诊断为抑郁症的孕妇,妊娠头 3 个月尽量避免使用所有药物。如果需要,尽可能使用已证实安全的药物,且采用最小有效剂量。⑤服用精神药物的患者发现妊娠后立即终止治疗是不明智的;相比继续使用有效治疗药物,抑郁症复发对母亲和胎儿的危害更大;继续目前(有效)的药物,同时需要酌情减少胎儿暴露的药物种类。

2. 妊娠期间 轻、中度抑郁症状建议以非药物治疗为主,如自我心理调整、认知行为治疗、光照疗法、睡眠和社会节律调整治疗等,必要时可使用抗抑郁药治疗。如有中至重度抑郁症状(如自杀、精神病性症状、拒食等),或妊娠 3 个月以后症状仍持续存在,宜用药物治疗,建议选择半衰期短、安全性高的药物,需要告知患者潜在风险。对于症状严重或有强烈自杀倾向而药物治疗无效时,可以尝试电休克治疗。一项回顾性研究发现接受电休克治疗的 300 例妊娠期患者中只有 28 例出现并发症,4 例出现早产。光照疗法也是一种治疗妊娠期抑郁症的副作用小且有效的非药物治疗手段。还有研究报道 rTMS 对于妊娠期重度抑郁症的治疗有效率为 40%～70%,缓解率为 20%～40%。

3. 产前 妊娠后期需要密切关注孕妇的抑郁症状,长期处于抑郁状态会导致胎盘血液供应不足而早产。若在分娩前仍服用抗抑郁药,会增加分娩并发症的风险及低体重儿、出生后婴幼儿难喂养的问题。然而,分娩前停药可能增加母亲的复发风险和罹患产后抑郁的风险,故在分娩前是否继续服用抗抑郁药应权衡利弊后决定。对于在妊娠期间停止服用抗抑郁药的妇女和那些患有产后抑郁高风险的妇女,可以在分娩后重新开始服用这些药物。

(三)常用抗抑郁药的使用注意事项

1. SSRI 在既往研究中,妊娠期暴露于 SSRI 类药物有胎儿致畸、妊娠不良结局、新生儿持续性肺动脉高压、新生儿适应不良综合征、神经发育异常等风险。随着研究进展,在调整抑郁相关的混杂因素如母亲吸烟、合并其他精神药物和酒精等物质后,低体重儿以及神经发育和神经行为结局、胎儿致畸的风险没有显著增加。对于妊娠期间是否继续 SSRI 治疗是具有争议的两难选择,目前缺乏评估抗抑郁药用于妊娠期患者的随机对照研究,当前的临床意见依赖观察性研究。目前认为除了帕罗西汀有增加心脏畸形的风险外,氟西汀、舍曲林、氟伏沙明、西酞普兰和艾司西酞普兰等均不增加先天异常的风险,但在使用期间还是应该加以监测。由于暴露于 SSRI 的新生儿有适应不良综合征和肺动脉高压风险,新生儿也应接受监测。

2. SNRI 心脏畸形风险不高,转归与 SSRI 类似。妊娠中期服用 SNRI 类药物可能引起母亲出血风险增加、早产,其他包括新生儿呼吸问题和适应不良综合征等问题。由于妊娠引起生理变化,文拉法辛的药代动力学参数可能发生改变,使用时应检测妊娠期患者的疗效是否下降,监测产后出血风险,应提前做好预防准备。如果在妊娠期间和计划妊娠的女性第一次开始治疗重度抑郁症,应该首选文拉法辛以外的药物;妊娠前接受文拉法辛有效的妇女可以继续接受治疗。

3. 三环类药物 对于该类药物风险评估的研究总体显示其风险较低,但有少数报道妊娠期服用三环类药物可能增加早产风险,妊娠后期可能引起新生儿停药反应,但症状一般轻微,多为自限性,可以通过妊娠晚期尽可能减少剂量来避免。应用三环类药物也可能与新生儿的易激惹、抽搐症状有关。只有合理评估益处与风险后,才可在妊娠期间使用。

4. MAOI 与新型抗抑郁药相比,其毒副作用大、安全性低,在治疗普通抑郁症患者中常作为二线用药,在妊娠期用药的安全性未得到充分评估。基于目前的研究数据表明,MAOI 具有很高的致畸风险,不建议在妊娠期使用。

5. 抗抑郁增效剂 抗精神病药、抗焦虑药、锂盐和抗癫痫药作为抗抑郁增效剂治疗妊娠期抑郁症的注意事项见其他章节。

五、妊娠期及围产期双相障碍

(一)制订治疗方案需要考虑的问题

双相障碍患者在缓解期间一般社会功能都能够保持良好,大部分患者能和正常人一样工作、结婚、生子。然而,由于双相障碍的复发率较高或少数患者残留部分症状,需要继续以药物维持治疗。妊娠是双相障碍发生、复发的重要危险因素之一,停药、内分泌改变、心理社会因素等都可能是导致其发生或复发的诱因。同样,由于伦理等因素的限制,关于妊娠期及哺乳期双相障碍治疗及复发的危险因素的循证证据较少,多为病例总结、个案报道,因此需要进一步研究妊娠期间双相障碍复发的危险因素、可能的机制、药物治疗的利弊等。临床实践中,妊娠期双相障碍患者继续服药和停止服药的风险和获益需要精神科医师、产科医师和患者及其家属充分讨论,慎重决定。需要重点考虑的问题如下:

1. 对孕妇的影响 妊娠期突然停用精神药物,复发风险增加;心境障碍反复发作可能导致疾病慢性化或治疗抵抗,这是支持妊娠期患有双相障碍的妇女使用精神药物的原因之一。母亲情绪不稳定会损害其自我照顾及照顾婴儿的能力,也可能导致一些不良的产科结局。

2. 对胎儿的影响 现有研究很难确定胎儿在宫内接触过精神药物是否会有绝对的危险;但是不对孕妇进行药物治疗,病情波动可能会给母亲和胎儿带来风险,引起胎盘不完整或胎儿中枢神经系统发育不良。然而,目前用于双相障碍治疗的主要药物心境稳定剂大多数对胎儿发育可能存在影响,增加胎儿畸形风险。确实需要药物治疗时,应注意以下问题:①药物的致畸潜力或器官畸形风险;②宫内药物暴露对行为和心理发育的潜在持久影响;③对胎儿的直接毒性作用;④药物对分娩及婴儿的影响;⑤精神药物对母乳喂养婴儿的影响。

3. 对围产期孕妇及婴儿的影响 母亲在妊娠期间可能会出现血容量变化,如果患者正在服用锂盐,分娩时应注意监测血容量及血药浓度,以便适当调整剂量;妊娠最后3个月,特别是产前应减小剂量,以防药物在胎儿体内蓄积,导致新生儿镇静效应。如果患者在分娩时出现严重躁狂或精神病性症状,最好使用抗精神病药,而非苯二氮䓬类药物,且必须与麻醉科医师合作。

(二)治疗方案

治疗的主要指导原则:①与患者讨论妊娠期继续服药和停止药物治疗的风险;②为预防复发,建议增加精神科就诊次数;③尽快制订妊娠期、围产期和产后的治疗计划,并告知产科医师、助产士、内科医师,将服用的药物进行记录;④如果患者正在服用精神药物且病情稳定,建议继续服用并监测血药浓度、体重和血糖;⑤尽量避免选用可能有致畸风险的药物如丙戊酸、卡马西平、锂盐、拉莫三嗪、帕罗西汀,以及长时间服用苯二氮䓬类药物。

不同妊娠阶段的治疗方案如下:

1. 妊娠初期 ①尽快确认是否妊娠。②停止服用丙戊酸、卡马西平、拉莫三嗪。③如果患者在妊娠3个月内且病情稳定,则建议在4~6周逐渐停用锂盐,并告知患者有胎儿先天畸形的风险;若患者继续服用锂盐,则需要每4周检测血锂浓度,并在36周后每周检测直至分娩后24h。锂盐的剂量需要相应调整。④尽可能使用第二代抗精神病药治疗。⑤确认是否继续妊娠,进行合适的筛查和咨询,并检测胎儿的风险。

2. 妊娠期间躁狂发作 ①如果患者正在服用抗精神病药,调整当前药物的治疗剂量;②如果目前未服用抗精神病药,则建议使用抗精神病药;③如果患者对抗精神病药疗效欠佳且躁狂发作严重,可考虑电休克治疗;④如果患者服用丙戊酸或锂盐,则需要告知患者药物可能对胎儿有危害的风险,并建议尽可能用最小有效剂量。

3. 妊娠期间抑郁发作 轻、中度抑郁症状建议以非药物治疗为主,必要时可合并使用抗抑郁药治疗;重度抑郁症状建议药物治疗联合心理治疗。中至重度患者建议单用喹硫平、鲁拉西酮或合用 5- 羟色胺再摄取抑制剂(帕罗西汀除外)。注意严密观察病情变化,如果患者出现躁狂或轻躁狂症状,则建议停止 5- 羟色胺再摄取抑制剂,并且需要告知患者服用抗抑郁药的潜在风险。

4. 产前 妊娠期双相障碍患者如果选择服用碳酸锂、丙戊酸盐、卡马西平等药物,需要在妊娠 20 周前进行神经管发育畸形的相关检查,如血清和羊水 α- 胎球蛋白水平、超声检查等。在妊娠第 16~18 周进行胎儿超声检查,以检测心血管发育情况。由于孕妇的肝脏代谢、肾脏排泄和血容量发生改变,在妊娠期需要进行药物调整,建议定期检测血药浓度。在分娩期,母体的血容量会减少,可酌情减少药物剂量。分娩当日不需要停药。妊娠期服用精神药物,新生儿需要在出生后的最初几周内密切观察,包括药物的作用、药物的毒性和停药反应等。

(三)常用心境稳定剂的使用注意事项

1. 碳酸锂 虽然目前可能高估了胎儿期锂盐暴露所致的先天畸形风险,但妊娠期还是应该避免服用锂盐,最好在妊娠前逐渐减少锂盐的用量并最终停用;但是如果妊娠期间停药后症状加重,可考虑重新用药。曾经有过 1 次以上躁狂和抑郁发作的患者将会面临更大的临床挑战,严重双相障碍孕妇一旦停止治疗将面临疾病恶化的风险,常需要维持锂盐治疗。

锂盐对胎儿危害最大的时期为妊娠第 2~6 周,且此时很多患者可能并不知道她们已经怀孕。妊娠期间服用锂盐可能会导致心脏三尖瓣畸形(埃布斯坦综合征,Ebstein syndrome)、房间隔缺损和室间隔缺损。如果妊娠期持续锂盐治疗,则在妊娠第 6 周和第 18 周应行高分辨超声和超声心动图检查,且剂量应下调 25%~30%。

妊娠后期由于体液总量增加,需要增加剂量才能维持血锂水平,而产后锂盐的需求量会立刻回到妊娠前水平。所以在妊娠期间每月都应监测血锂浓度,且最好在医院生产,以便及时监测并维持孕妇的体液、电解质平衡。须注意服用锂盐可能出现新生儿甲状腺肿、肌张力减退、嗜睡、心律失常等情况。

锂盐在母乳中的浓度是血清浓度的 40%,尽管锂盐相对安全,但潜在风险始终需要注意,建议服用锂盐的产妇应避免母乳喂养。

2. 丙戊酸盐 主要包括丙戊酸钠与丙戊酸镁。有报告指出,宫内暴露于丙戊酸钠的胎儿的智商较低,应尽可能避免在可能怀孕的女性中使用此药。妊娠头 3 个月使用丙戊酸盐,可能产生神经管缺陷(如脊柱裂、无脑畸形),建议在预期怀孕之前停药。然而,双相障碍复发患者需要继续服用丙戊酸钠时,在妊娠早期服用叶酸 1mg/d,并在妊娠第 18~20 周做超声检查以排查胎儿畸形;在妊娠最后 6 周,维生素 K 也要及时补充,以减少过度出血风险。由于产后复发风险增加,一般应该在产后重新开始服药以降低复发风险。

3. 卡马西平 过去认为在所有抗惊厥药中,妊娠期使用卡马西平是最安全的。然而,已经有证据表明卡马西平与头面部缺损、指甲发育不良、神经管缺陷、发育迟缓等的发生率增加有关。此外,有证据表明,宫内暴露于卡马西平可能与幼儿低智商有关。因此,在妊娠头 3 个月如应停用卡马西平;如必须使用,补充叶酸可能会降低卡马西平导致神经管缺陷的风险。

卡马西平能够进入母乳,婴儿的卡马西平血清水平可以高达母亲血清水平的 15%,尽管不清楚这种血清水平的卡马西平对于胎儿发育的影响,故服药期间应停止哺乳。

4. 拉莫三嗪 动物研究表明有胎儿畸形的可能性,但目前还没有人类方面的研究,建议患者在妊娠前停药。

5. 其他抗惊厥药 关于奥卡西平和托吡酯等其他抗惊厥药的妊娠期安全性信息有限,最好在妊娠期间避免使用。

6. 抗精神病药 双相障碍患者联合使用抗精神病药或单用是很常见的,例如奥氮平或喹硫平有助于稳定心境,管理双相障碍患者的失眠、焦虑、躁动等。妊娠期间第一代抗精神病药暴露与先天畸形风险之间没有明确的关联;第二代抗精神病药由于副作用更小,可用于双相障碍患者。抗精神病药在妊娠期及围产期的使用及注意事项见前文所述"妊娠期及围产期精神病性障碍"。

六、妊娠期镇静剂的使用

(一)使用的基本原则

妊娠期间使用镇静催眠药需要与患者及其家属进行充分的风险/获益比讨论。镇静催眠药在妊娠早期有致畸风险,在妊娠晚期较大剂量或长期使用可能导致新生儿出现戒断综合征。在讨论和临床决策时要考虑的因素包括精神病病史、合并用药的风险、胎儿的胎龄,以及患者是否使用其他物质或药物、停药后的潜在风险。需短期或临时使用镇静催眠药时,对患者而言最主要的危险是发生通气失败或吸入性肺炎,对胎儿的风险则包括低氧、早产和先天畸形,但畸形风险相对较小。

(二)常用镇静剂的使用注意事项

1. 苯二氮䓬类药物 对胎儿有不良影响,尤其是在妊娠头 3 个月可能与新生儿唇、腭裂畸形有关。该类药物可能导致婴儿松弛综合征、体温调节障碍、新生儿窒息、喂养困难、运动发育迟缓、肌张力降低等。有研究发现在治疗子痫抽搐时,应用大剂量地西泮出现新生儿肌张力低下和黄疸,偶见皮疹、白细胞减少。地西泮可透过胎盘屏障进入胎儿体内,由于胎儿的排泄功能较差,在胎儿体内的消除期延长,故妊娠期长时间使用易引起药物在胎儿体内蓄积中毒,导致胎儿心率减缓,新生儿的 Apgar 评分降低,高胆红素血症,肌张力降低,吸吮变弱,影响体温调节中枢等。也有研究不支持苯二氮䓬类药物是致畸剂,在结合病情严重程度和患者实际情况后也可谨慎使用该类药物,采用最小有效剂量,且服药时间尽可能短。

2. 非苯二氮䓬类催眠药 关于妊娠期间使用非苯二氮䓬类药物的研究比较少,有研究认为非苯二氮䓬类药物暴露与出生时的不良结局无关,但考虑到这些研究的局限性,仍然需要关注其与先天畸形的关联。对有精神症状的孕妇使用非苯二氮䓬类药物治疗,患者得到的益处可能超过已知的风险。

3. 其他改善睡眠的药物 尽管褪黑素对胎儿发育是必要的,但外源性补充是否必要也引起争议。母体昼夜节律周期的信息是通过褪黑素介导的,并通过胎盘将其传递给胎儿,这种传播有助于胎儿昼夜节律的发展。大多数补充褪黑素对胎儿影响的结果来自动物研究,如发现褪黑素不会对后代造成不良后果,在某些情况下,褪黑素还可能通过其抗氧化特性起到保护作用。但是有研究显示褪黑素暴露的可能风险,例如胎儿出生时体重下降和妊娠期延长,严重者甚至会导致胎儿死亡。妊娠期补充褪黑素的风险尚不明确,建议尽量避免在妊娠期间使用褪黑素。

七、哺乳期精神药物的使用

（一）使用的基本原则

对妊娠期和哺乳期有精神疾病的妇女首先应考虑非药物治疗，例如心理治疗等。如果非药物治疗不能被患者和家属接受或者对患者无效，则需要权衡药物治疗对母婴的利弊。药物治疗方案应综合考虑母乳喂养本身的益处、母亲的期望、婴儿暴露于药物的危险性，以及患病母亲必须进行治疗而又不放弃哺乳的可能性。同时，还应告诉患者和家属其婴儿可能出现的副作用及与其他药物的相互作用。

应根据患者的诊断、临床特征、既往用药史及副作用，以及药物的药代动力学特点等来综合选择药物。如果必须使用药物，应选用短效制剂，且最好应用原型药，即不会代谢成几代活性代谢产物的药物，以减少婴儿暴露于药物的复杂程度，剂量以达到病情缓解的最小剂量为宜。在开始用药前，需评估婴儿的睡眠、饮食、警觉性及其他行为特征，以后需每月随访并监测婴儿的生长发育情况，进行婴儿的血药浓度监测。但是由于婴儿的大脑对药物的敏感性可能更高，婴儿的血药浓度水平低也不一定安全，婴儿的临床状况才是最要考虑的重要因素。精神药物对婴儿大脑的潜在影响迄今尚不清楚，有学者认为如婴儿体内可检测到药物，最好停止哺乳；如检测不到药物，但婴儿有药物副作用迹象，也应停止哺乳。如果患者或家属强烈要求哺乳，虽然可以考虑停药，但必须要对母亲病情复发的可能性，以及母亲病情复发对婴儿可能的影响进行充分评估后再行决定。

（二）常用精神药物的使用注意事项

在服用精神药物期间，必须与患者一起讨论母乳喂养的潜在风险和益处。新生儿在母乳喂养后因接触精神药物后出现严重并发症的案例很少，且目前尚无精神药物对发育中婴儿大脑影响的数据。一般来说，需要精神药物治疗的母亲应谨慎母乳喂养。

1. 抗精神病药 接受母乳喂养的婴儿通过乳汁暴露于抗精神病药，应定期监测临床状况，及时发现抗精神病药的副作用如嗜睡、肌强直或震颤等。

氯氮平可引起成人致命性粒细胞缺乏症，但是在婴儿这方面的临床资料缺乏。国内曾有1例婴儿通过乳汁暴露于氯氮平出现严重的锥体外系不良反应，提示哺乳期应用氯氮平应慎重。氯丙嗪、硫利达嗪和三氟拉嗪虽然可以在母乳中检测到，但它们在母乳中的排泄量不及母体血药浓度的1/3，尽管新生儿可能会出现镇静的迹象，但尚不清楚是否会产生锥体外系不良反应。

一项临床观察性研究显示，34例因接受哺乳而暴露于抗精神病药的婴儿中，25例未见不良反应；1例暴露于氯丙嗪的婴儿出现昏睡；3例暴露于氟哌啶醇及氯丙嗪的婴儿在12～18个月时出现发育延迟，但其中仅1例可检测到婴儿的血浆抗精神病药浓度；1例暴露于氯氮平的婴儿，氯氮平的乳汁/血浆比检测显示氯氮平在乳汁中的浓度较高。

国内报告母乳喂养婴儿发生不良反应的抗精神病药有氯氮平、奋乃静、舒必利、氯丙嗪、三氟拉嗪等，年龄在7～14个月的婴儿哺乳后出现肌张力增高、动眼危象、扭转痉挛等锥体外系不良反应，而停止哺乳后未再发生上述症状；其中2例随访观察，显示婴儿的精神及躯体发育情况与同龄儿无显著性差异。

2. 抗抑郁药 氯米帕明是被美国儿科学会列为唯一适用于哺乳期患者的三环类抗抑郁药。其他三环类抗抑郁药中，有研究报道婴儿通过乳汁接触阿米替林和去甲替林未见临床不良反应；7例接触丙米嗪、5例接触地昔帕明、8例接触氯米帕明的婴儿也报告未发现不良反应；2例接触多塞平的婴儿中，1例出现呼吸抑制，在停止哺乳24h后缓解，另1例未见不良反应。

选择性 5-HT 再摄取抑制剂是一类最常用的抗抑郁药。有临床报告通过乳汁接触氟西汀的婴儿，190 例中有 180 例未见不良反应，所报告的不良反应主要为过度哭闹、睡眠减少、呕吐和腹泻，且这些反应均在停止哺乳后消失。86 例通过乳汁暴露于舍曲林或帕罗西汀的婴儿无明显副作用，且婴儿的血药浓度未检出或较低。舍曲林在母亲服用后 7～11h 血药浓度达高峰，应避免在这一时间段哺乳，可减小婴儿的药物暴露程度。关于氟伏沙明或西酞普兰的相关资料稀少，目前不支持其作为哺乳期患者的首选药。

3. 心境稳定剂 目前常用的心境稳定剂都不同程度地从母乳中分泌，在对产妇用药的过程中应监测其婴儿的发育及躯体功能变化，警惕药物对婴儿的不良反应。

美国儿科学会对服用锂盐的产妇哺乳持谨慎态度。有研究者指出，锂盐增加婴儿甲状腺功能异常、发绀、肌张力低下及心电图异常的危险性，故使用锂盐的产妇不提倡母乳喂养。美国神经科学学会和儿科学会主张，服卡马西平期间可以哺乳，但有临床病例报告显示婴儿通过乳汁接触卡马西平有嗜睡、易激惹、大声哭喊、过度兴奋、癫痫样活动、一过性肝损害和进食差。因此，服用卡马西平并哺乳的情况下应监测母体的血浆和乳汁药物浓度、婴儿的血浆药物浓度，如临床上有任何不良反应，应立即中断哺乳。

由于乳汁中的丙戊酸钠浓度仅为母体血药浓度的 1%～10% 以下，美国儿科学会认为服用丙戊酸钠并不妨碍母乳喂养。但有报道哺乳期间母亲服用丙戊酸钠，新生儿出现血小板减少性紫癜和贫血，停止哺乳后上述症状缓解失。故哺乳期服用丙戊酸钠的产妇能否母乳喂养婴儿仍存争议。

关于哺乳期间使用拉莫三嗪、加巴喷丁的报道较少，对哺乳期应用这些药物应持保守态度，只有当没有其他有效治疗药物可替代时才考虑应用，且应用时须关注婴儿的临床情况，如出现不良反应，应中断哺乳。

4. 镇静催眠药 哺乳期间应用镇静剂可以选择低剂量的短效苯二氮䓬类药物如奥沙西泮，其他大多数苯二氮䓬类药物在哺乳期被认为应慎用。但是有研究发现母亲体内、母乳及婴儿体内的地西泮及其主要代谢产物奥沙西泮在代谢过程中与胆红素之间的竞争可能会导致神经损害，甚至引起胆红素脑病。有报道在宫内及通过乳汁暴露于氯硝西泮的婴儿中，1 例（血药浓度<5ng/ml）在出生时及产后 10d 内持续发绀，到第 10 日呼吸正常，在 5 个月时神经发育正常。另有临床报告显示通过乳汁暴露于地西泮的婴儿，5 例中有 3 例未见副作用；1 例有明显的镇静作用，但发育状况正常；1 例在停止哺乳后出现昏睡及体重下降逆转。故此类药物大多不被推荐用于哺乳期患者，如必须使用，需严密监测母乳和婴儿血中的药物浓度及婴儿的临床表现，如有任何不良反应，需停止使用药物或中断哺乳。

（王高华 王惠玲）

参 考 文 献

[1] 杜亚松. 儿童青少年临床精神药理学 [M]. 北京：人民卫生出版社，2011.

[2] 杜亚松. 儿童心理障碍诊疗学 [M]. 北京：人民卫生出版社，2013.

[3] STAHL S M. Stahl 精神药理学精要：神经科学基础与临床应用 [M]. 司天梅，黄继忠，于欣，译. 3 版. 北京：北京大学医学出版社，2011.

[4] ABIDI S，MIAN I，GARCIA-ORTEGA I，et al. CPA guidelines for the pharmacological treatment of schizophrenia spectrum and other psychotic disorders in children and youth[J]. Canadian journal of psychiatry，2017，62（3）：1-14.

[5] AMERIO A, OSSOLA P, SCAGNELLI F, et al. Safety and efficacy of lithium in children and adolescents: a systematic review in bipolar illness[J]. European psychiatry, 2018, 54: 85-97.

[6] CICHOŃ L, JANAS-KOZIK M, SIWIEC A, et al. Clinical picture and treatment of bipolar affective disorder in children and adolescents[J]. Psychiatria polska, 2020, 54(1): 35-50.

[7] NUTT D J, BLIER P, COUSINS L, et al. Antidepressants and the adolescent brain[J]. Journal of psychopharmacology, 2015, 29(5): 545-555.

[8] KEEPERS G A, FOCHTMANN L J, ANZIA J M, et al. The American psychiatric association practice guideline for the treatment of patients with schizophrenia[J]. American journal of psychiatry, 2020, 177(9): 868-872.

[9] LEE E S, KRONSBERG H, FINDLING R L. Psychopharmacologic treatment of schizophrenia in adolescents and children[J]. Child and adolescent psychiatric clinics of North America, 2019, 29(1): 183-210.

[10] PAPANIKOLAOU K, RICHARDSON C, PEHLIVANIDIS A, et al. Efficacy of antidepressants in child and adolescent depression: a meta-analytic study[J]. Journal of neural transmission, 2006, 113(3): 399-415.

[11] SOLMI M, FORNARO M, OSTINELLI E G, et al. Safety of 80 antidepressants, antipsychotics, anti-attention-deficit/hyperactivity medications and mood stabilizers in children and adolescents with psychiatric disorders: a large scale systematic meta-review of 78 adverse effects[J]. World psychiatry, 2020, 19: 214-232.

[12] 江开达. 精神药理学[M]. 2版. 北京: 人民卫生出版社, 2011.

[13] JIA L, DU Y, CHU L, et al. Prevalence, risk factors, and management of dementia and mild cognitive impairment in adults aged 60 years or older in China: a cross-sectional study[J]. Lancet public health, 2020, 5(12): e661-e671.

[14] LU J, XU X F, HUANG Y Q, et al. Prevalence of depressive disorders and treatment in China: a cross-sectional epidemiological study[J]. Lancet psychiatry, 2021, 8: 981-990.

[15] 陈灏珠, 林果为, 王吉耀. 实用内科学[M]. 14版. 北京: 人民卫生出版社, 2013.

[16] 胡林英. 精神病学、伦理学与法律研究[M]. 北京: 中国社会科学出版社, 2019.

[17] 陆林. 沈渔邨精神病学[M]. 6版. 北京: 人民卫生出版社, 2018.

[18] 陈彦方. 新编临床精神药理学[M]. 北京: 中国协和医科大学出版社, 2005.

[19] MATTISON D R. 妊娠期药理学[M]. 阎姝, 译. 天津: 天津科技翻译出版有限公司, 2020.

[20] 王瀚, 苏允爱, 李继涛, 等. 孕期使用抗精神病药对子代神经发育影响的研究进展[J]. 中华精神科杂志, 2020, 53(4): 347-350.

[21] 洪武, 方贻儒. 妊娠及哺乳期妇女双相障碍的治疗[J]. 中华临床医师杂志: 电子版, 2015, 9(20): 3764-3767.

[22] MCALLISTER-WILLIAMS R H, BALDWIN D S, CANTWELL R, et al. British association for psychopharmacology consensus guidance on the use of psychotropic medication preconception, in pregnancy and postpartum[J]. Journal of psychopharmacology, 2017, 31(5): 519-552.

[23] FUMEAUX C J F, HARARI M M, WEISSKOPF E, et al. Risk-benefit balance assessment of SSRI antidepressant use during pregnancy and lactation based on best available evidence-an update[J]. Expert opinion on drug safety, 2019, 18(10): 949-963.

[24] ZHONG Q Y, GELAYE B, FRICCHIONE G L, et al. Adverse obstetric and neonatal outcomes complicated by psychosis among pregnant women in the United States[J]. BMC pregnancy and childbirth, 2018, 18(1): 120.

[25] ROMAINE E, MCALLISTER-WILLIAMS R H. Guidelines on prescribing psychotropic medication during the perinatal period[J]. British journal of hospital medicine, 2019, 80(1): 27-32.

[26] EDINOFF A N, SATHIVADIVEL N, MCNEIL S E, et al. Antipsychotic use in pregnancy: patient mental health challenges, teratogenicity, pregnancy complications, and postnatal risks[J]. Neurology international, 2022, 14(1): 62-74.

[27] HARDY L T, REICHENBACKER O L. A practical guide to the use of psychotropic medications during pregnancy and lactation[J]. Archives of psychiatric nursing, 2019, 33(3): 254-266.

[28] BYATT N, COX L, MOORE SIMAS T A, et al. Access to pharmacotherapy amongst women with bipolar disorder during pregnancy: a preliminary study[J]. Psychiatric Quarterly, 2018, 89(1): 183-190.

[29] HOGAN C S, FREEMAN M P. Adverse effects in the pharmacologic management of bipolar disorder during pregnancy[J]. Psychiatric clinics of North America, 2016, 39(3): 465-475.

[30] GOODWIN G, HADDAD P, FERRIER I, et al. Evidence-based guidelines for treating bipolar disorder: revised third edition recommendations from the British association for psychopharmacology[J]. Journal of psychopharmacology, 2016, 30(6): 495-553.

[31] DAMKIER P, VIDEBECH P, LARSEN E R. Use of psychotropic drugs during pregnancy and breast-feeding[J]. Acta psychiatrica scandinavica, 2016, 133(5): 429-430.

[32] SINHA S K, KISHORE M T, THIPPESWAMY H, et al. Adverse effects and short-term developmental outcomes of infants exposed to atypical antipsychotics during breastfeeding[J]. Indian journal of psychiatry, 2021, 63(1): 52.

[33] PACCHIAROTTI I, LEÓN-CABALLERO J, MURRU A, et al. Mood stabilizers and antipsychotics during breastfeeding: Focus on bipolar disorder[J]. European neuropsychopharmacology, 2016, 26(10): 1562-1578.

[34] GROVER S, AVASTHI A. Mood stabilizers in pregnancy and lactation[J]. Indian journal of Psychiatry, 2015, 57(Suppl 2): S308-S323.

[35] RAFFI E R, NONACS R, COHEN L S. Safety of psychotropic medications during pregnancy[J]. Clinics in perinatology, 2019, 46(2): 215-234.

第十六章

精神障碍的精准医疗

近百年来，精神疾病的临床分类、诊断及治疗主要基于医师对临床症状/特征的评估。因缺乏疾病相关生物标志物，相比临床医学其他学科，精神科的诊疗显得更具主观性和不确定性。2015年起随着各国的精准医疗（precision medicine）计划相继启动，推动精神疾病从依赖临床症状主观判断的诊疗体系向基于生物标志物的客观的精准诊疗体系转化，最终实现精神疾病临床诊疗精准化、个体化的医学实践模式。精准医疗是在高通量分子组学检测技术、脑影像技术与生物信息学、人工智能、大数据计算等学科交叉的基础上发展起来的新型医学概念。相对于传统临床循证医学，精准医疗更重视基于生物标志物，精准地针对特定人群、特定疾病制订预测、诊断和治疗方案。与传统个体化医学的不同在于，精准医疗是基于客观的生物标志物和生物靶点，而不是基于单纯循证的临床经验实现的个体化诊疗。精神分裂症、双相障碍、抑郁障碍、老年痴呆是重性精神疾病，患病率、复发率及患者的自残率、自杀率高，预后不良，严重损害患者的社会功能，给其家庭和社会带来沉重负担。因这类疾病的临床症状复杂，疾病之间都有较多的临床症状重叠交叉，仅依赖临床症状、症状群与综合征进行判断常常导致误诊或延迟确诊，增加治疗难度，导致患者结局不佳。因此，通过对生物标志物的识别，从而精确寻找疾病诊断和治疗的靶点，并对一种疾病的不同状态和过程进行精确分类，最终实现对患者个体化精准治疗的目的，不仅提高疾病的诊治效益，还能根据精准医学数据进行对健康人群疾病的个体化预防。

第一节 精 准 医 疗

一、精准医疗的概念及发展

（一）精准医疗

精准医疗（precision medicine）是一种以个体化医疗为基础，以分子组学及脑影像学等多模态生物大数据为依据，综合遗传、环境与生活方式等因素而建立的疾病预防、诊断与治疗的新型医学模式。精准医疗的重点在"精准"，注重客观反映疾病状态的生物标志物的开发与应用，侧重于基于生物标志物的精准诊断和精准治疗是精准医疗的主要特征。通过对生物标志物的识别，从而精确寻找疾病诊断和治疗的靶点，并对一种疾病的不同状态和过程进行精确分类，最终实现对患者个体化精准治疗的目的，提高疾病的诊治效益。同时，精准医学数据也能用于对健康人群疾病的个体化预防。相对于传统临床循证医学，精准医疗更重视基于生物标志物，精准地针对特定人群、特定疾病制订预测、诊断和治疗方案。与传统个体化医学的不同在于，精准医疗是基于客观的生物标志物和生物靶点，而不是基于单纯循证的临床经验实现的个体化诊疗。

2015 年美国提出精准医疗计划。精准医疗作为国家重点项目备受关注,我国科学技术部曾召开国家精准医疗战略专家会议,并决定 2030 年前政府将在精准医疗领域投入大量的研究经费。有关政府部门和科研机构正在紧密地实施精准医疗计划,内容包括构建百万人以上的自然人群国家大型健康队列和重大疾病的专病队列;建立生物医学大数据共享平台及大规模研发生物标志物、靶标、制剂的实验和分析技术体系;建立中国人群典型疾病精准医疗临床方案的示范、应用和推广体系;推动一批精准治疗药物和分子检测技术产品进入国家医保目录等。

实行精准医疗包括精确(the right treatment)、准时(at the right time)、共享(give all of us access)、个体化(personalized information)四大要素。精准医疗的应用主要包括精准诊断和精准治疗。

(二)精准诊断

精准诊断是精准医疗体系的一个重要组成部分,是建立在疾病生物标志物基础上的疾病诊断,具有客观性、归因性、精确性和个体化的特点。根据疾病发展的不同阶段,生物标志物可划分为:①疾病起始阶段的倾向性测试(早期识别生物标志物);②疾病发生到临床症状呈现的判断(诊断及分型生物标志物);③预后判断(疾病转归生物标志物)。稳定可靠的生物标志物是精准诊断的基础,而精准诊断又是精准治疗的重要保证。

大数据时代为精准医疗提供强大的技术支持。未来用于大数据存储、共享的精准医疗云平台不仅帮助研究人员上传和共享生物学信息与研究成果,而且临床医师或患者也可以把基于精准检测的临床信息输入云平台,通过计算生物学提供的精准医学诊断规则,获得精准诊断,并据此制订个体化精准治疗方案。

(三)精准治疗

精准治疗是精准医疗的核心组成部分。在精准检测和精准诊断的基础上,制订个体化治疗方案。其特点是在生物标志物的基础上进行的归因性和靶向性治疗。

精准治疗主要包括三个层次:①根据分子水平检测的诊断来设计治疗方案;②通过对免疫细胞的功能强化和缺损修复的细胞水平治疗;③通过对变异基因进行批量改造的基因编辑治疗。

精准医疗是根据在人群大数据基础上获得的生物信息,针对每个患者的具体病情、个体特征及其环境因素,正确选择并精确制订治疗方案,最终目的是以最小化的医源性损害、最适宜的医疗资源耗费去获得最大化的治疗效益。

二、精准医疗在精神障碍中的应用

(一)精准诊断将为精神障碍分类提供新的理念

目前精准医疗在肿瘤、出生缺陷、糖尿病、高血压、心脑血管疾病中都得到一定应用,然而由于精神疾病的症状复杂多样,具有较高的表型异质性和遗传异质性,孟德尔遗传定律不能解释精神疾病复杂的病因,因此精神疾病的精准医疗尚处于起步阶段。大量研究提示,该类疾病是由多个微效基因协同并与环境共同作用所致的复杂疾病。

从 20 世纪 80 年代就开始了精神障碍的生物标志物研究,经历了限制性片段长度多态性(restriction fragment length polymorphism, RFLP)、微卫星(microsatellite, STR)、单核苷酸多态性(single nucleotide polymorphism, SNP)、拷贝数变异(copy number variation, CNV)等多

种基因多态性标志物的研究。在方法学上也经历了连锁分析（linkage analysis）、候选基因关联分析（candidate gene association study，CGAS）、全基因组关联分析（genome wide association study，GWAS）、外显子组测序（whole exome sequencing，WES）、全基因组测序（whole genome sequencing，WGS）、多组学分析（multi-omics study）等多个发展阶段。目前，已发现的精神疾病的分子生物标志物涵盖基因结构、基因表达和基因调控等方面。同时，也涌现出若干脑结构、脑功能及脑网络等方面的脑影像学生物标志物。但目前这些生物标志物尚存在特异性、稳定性以及标准化不足的问题，因此临床应用受到限制。《国际疾病分类》（*International Classification of Diseases*，ICD）和美国《精神疾病诊断与统计手册》（*Diagnostic and Statistical Manual of Mental Disorders*，DSM）是目前最为常用的精神疾病诊断分类系统，但两者均主要基于临床表现描述，具有一定的主观性和滞后性，而且难以避免诊断失误。

基于生物标志物的精准诊断将为精神障碍分类提供新的理念。相似的临床表现不一定是同一种疾病，而同一种疾病也可能表现出不同的临床症状。例如单相抑郁和双相抑郁的临床表现相似，但它们的病因机制和治疗方案却不同。精神障碍之间存在复杂的共病关系，其临床症状、病理机制、治疗靶点存在许多重叠之处。因此，精准医疗提出精神障碍跨疾病诊断的概念，强调不仅以临床症状来划分疾病种类，而是根据共同归因的症状群或中间表型作为诊疗的重点，其中精神障碍间共享的生物标志物可能是跨疾病诊断的依据。

（二）精准治疗在精神障碍中的应用

由于缺乏生物标志物，目前对治疗精神障碍的药物种类和剂量的选择主要靠医师的经验和临床试错。精准医疗要求的精准治疗是根据生物标志物来预测某种药物是否有效和可能出现不良反应的风险。

研究基因多态性与药物作用多样性关系的药物基因组学是精准治疗的重要组成部分，通过对与药物疗效或不良反应相关的基因多态性检测，选择合适的药物及剂量，提高精神药物使用的有效性和安全性。

目前药物基因组学主要围绕精神药物代谢、药效和不良反应相关的遗传标记进行研究，其中研究较普遍、结果较可靠的是代谢酶基因细胞色素 P450（cytochrome P450，CYP450）家族。代谢酶基因变异可能导致代谢活性改变，从而影响药代动力学参数。抗精神病药主要经 CYP1A2、CYP2D6、CYP2C19 和 CYP3A4 代谢。人类 CYP450 的活性主要由基因型决定，根据 CYP450 的活性不同，人可分为正常代谢型、中间代谢型、不良代谢型、超快代谢型 4 种表型。CYP450 基因多态性影响抗精神病药的代谢速度及血药浓度，从而影响疗效。不良代谢型患者因代谢酶活性降低甚至丧失，导致药物在体内蓄积，从而引发不良反应；超快代谢型患者因代谢酶活性较高，会导致药物的清除率加快，血药浓度低而影响药效。CYP2D6 基因检测已被美国 FDA 批准用于识别某些抗精神病药（包括氯氮平、阿立哌唑、利培酮、奋乃静等）治疗的副作用，但我国尚未在临床广泛应用。

此外，多巴胺（DA）和 5- 羟色胺（5-HT）等神经递质受体因是多种抗精神病药、抗抑郁药的作用靶点而受到关注。如抗精神病药对脑内的 DRD_2 都具有不同程度的拮抗作用，研究表明 *DRD$_2$* 基因 SNP rs1800497 和 rs1799732（-141 Ins/Del）与抗精神病药的疗效相关，携带 -141 Ins/Ins 基因型的首发精神分裂症患者对抗精神病药的临床反应较快。HTR_{1A}、HTR_{2C} 及 HTR_{2A} 等也与抗精神病药的作用相关。

基因多态性可能影响药物不良反应。例如 *HTR$_{2C}$* 基因和黑皮质素 4 受体（*MC4R*）基因多态性与体重增加显著关联；巨噬细胞移动抑制因子（*MIF*）基因启动子 CATT 5～8 次重复多态性与奥氮平的代谢不良反应相关,重复次数越高,肥胖及代谢障碍越严重,5次重复纯合子不易发生代谢不良反应; *DRD*₂基因Taql酶切位点A多态性与抗精神病药介导的迟发性运动障碍显著相关,携带*DRD*₃Gly-9等位基因的患者迟发性运动障碍的发生率更高。这些基因多态性可以作为药物不良反应的生物标志物来指导临床用药。

我国学者率先对既往国际上发现的精神分裂症和双相障碍这两大重性精神疾病的生物标志物进行梳理,对重复性好的生物标志物进行甄别,首次出版了《精神分裂症精准医学临床诊疗指南》和《双相障碍精准医学临床诊疗指南》两部专著,抛砖引玉,推动精神疾病生物标志物的临床转化和精神疾病精准医疗的发展。

(江开达 崔东红)

第二节 精神分裂症

一、精神分裂症的生物标志物研究

(一)精神分裂症的分子生物标志物

早在20世纪80年代,分子遗传学就开始探索精神分裂症的遗传标记。GWAS出现之前,精神分裂症(schizophrenia,SCH)的遗传学研究主要采用基于家系的连锁分析和基于假设的关联分析。发现的SCH候选基因主要是神经递质、神经发育假说相关的基因及区域。2005年GWAS技术出现,使得在全基因组范围内寻找精神疾病易感位点的愿望得以实现。2006年第一篇关于精神分裂症的GWAS研究问世,开启非假设的全基因组筛查精神分裂症的分子生物标志物研究。此后,出现大样本量、多中心、多组学联合分析的技术策略,发现的风险因子呈指数增长,发现许多新的风险基因及位点。目前已经发现约700个精神分裂症的易感位点(图3-16-1)。

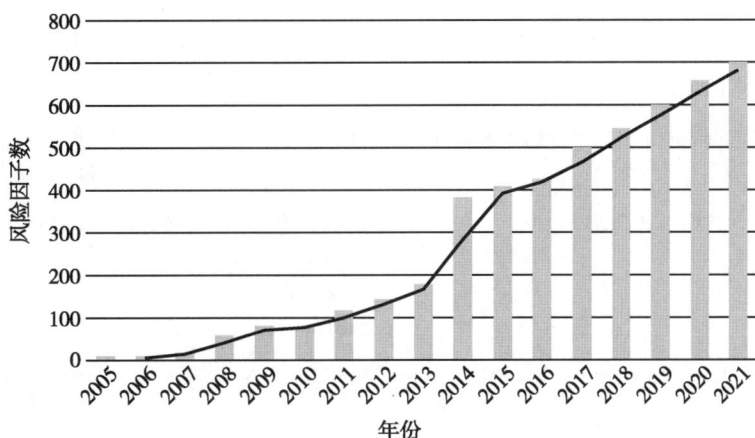

图3-16-1 精神分裂症的风险因子

截至2022年,国际上有代表性的GWAS研究有17项,其中3项是中国学者的研究,其中2项是来自中国人的遗传数据(表3-16-1)。在这些研究中,最具代表性的是2014年国际精神病基因组学联盟(psychiatric genomics consortium,PGC)主导的GWAS研究,筛查阶段的样本量为35 476例病例和46 839例对照,验证阶段的样本量为1 513例病例和66 236例对照,发现 108 个风险 SNP，主要集中在基因增强子和免疫功能相关的基因。PGC 最新的一项 GWAS 研究（2022）纳入更大的样本量，筛查阶段纳入患者 74 776 例、对照 101 023 例，验证阶段纳入病例 1 979 例、对照 142 626 例，结合转录组分析发现 120 个风险基因，主要聚焦在突触形成、分化和传递功能。

表 3-16-1　精神分裂症的 GWAS 研究进展

序号	作者	筛查样本量（病例/对照）	验证样本量（病例/对照）	风险基因/位点	功能
1	Mah，2006	320/325	—	PLXNA2	轴突生长发育和神经再生
2	Shifman，2008	660/2 271	2 274/4 401	RELN	神经元、皮质生成
3	O'Donovan，2008	479/2 937	6 666/9 897	ZNF804A	锌离子和 DNA 结合域
4	Stefansson，2009	2 663/1 3498	10 282/21 093	HIST1H2BJ, NOTCH4, NRGN, PGBD1, PRSS16, TCF4	免疫、大脑发育、记忆认知
5	ISC，2009	3 322/3 587	4 692/15 493	6p22.1, MYO18B, NOTCH4, RPP21	免疫、神经发育
6	PGC，2011	9 394/12 462	8 442/21 397	MIR137, CACNA1C, ANK3, ITIH3-ITIH4	神经发育调节因子
7	Yue，2011	746/1 599	4 027/5 603	TSPAN18, NKAPL, ZKSCAN4, PGBD1	免疫、神经发育
8	Shi，2011	3 750/6 468	4 383/4 539	LSM1, WHSC1L1, FGFR1	免疫、神经发育
9	Stephan，2013	13 833/18 310	7 413/19 762	22 个 SNP	神经元钙信号转导
10	PGC，2014	35 476/46 839	1 513/66 236	108 个 SNP	增强子和免疫功能
11	Singh，2016	1 745/6 789	2 519/2 554	SETD1A	组蛋白 H3K4 甲基化
12	Li，2017	7 699/18 327	35 476/46 839	113 个 SNP	胰高血糖素样肽 -1 调节胰岛素途径
13	PGC，2017	21 094/20 227	—	1q21.1, 2p16.3（NRXN1）, 3q297q11.2, 15q13.3, distal16p11.2, proximal16p11.2, 22q11.2	突触功能
14	Stacy，2017	Icelandic family	Finnish family	RBM12	缺乏 RNA 识别基序的截短蛋白质生成
15	Sathish，2019	1 321/1 771	36 989/113 075	NAPRT1	编码烟酸代谢的关键酶
16	PGC，2022	74 776/101 023	1 979/142 626	120 个基因	突触形成、分化和传递
17	Singh，2022	24 248/97 322	—	SETD1A, CUL1, XPO7, TRIO, CACNA1G, SP4, GRIA3, GRIN2A, HERC1, RB1CC1	突触形成、结构和功能

目前有一篇全基因组拷贝数变异（CNV）研究，纳入的样本量为 21 094 例精神分裂症患者和 20 227 例健康对照者，发现 8 个显著性区域［1q21.1、2p16.3（*NRXN1*）、3q29、7q11.2、15q13.3、远端 16p11.2、近端 16p11.2 和 22q11.2］。疾病相关的 CNV 主要富集于突触功能相关基因。

目前有两项精神分裂症的外显子组测序分析结合 meta 分析研究，来自同一个研究团队（Tarjinder Singh，et al），他们纳入 5 341 例精神分裂症患者和 9 343 例健康对照者，发现 H3K4 甲基转移酶 *SETD1A/KMT2F* 基因变异与精神分裂症显著相关。SETD1A 主要参与表观调控功能，催化组蛋白 H3 中的赖氨酸残基甲基化，与 DNA 损伤修复、免疫相关。2022 年该团队又纳入 24 248 例精神分裂症患者和 97 322 例健康对照者，发现 10 个基因 *SETD1A*、*CUL1*、*XPO7*、*TRIO*、*CACNA1G*、*SP4*、*GRIA3*、*GRIN2A*、*HERC1* 和 *RB1CC1* 超罕见编码变异增加精神分裂症风险，这些基因在 CNS 神经元中富集表达，主要与突触形成、结构和功能密切相关。

截至目前，有一项研究对 1 个冰岛家系进行全基因组测序，纳入 10 名患者（其中 6 名 SCH 患者、2 名分裂情感障碍患者、2 名精神病性双相障碍患者），发现患者都携带 RNA 结合基序蛋白 12（*RBM12*）2377G＞T，导致缺乏 RNA 识别序列的截短蛋白质无义突变。在一个芬兰家系中也发现类似现象。

这些高通量分子生物标志物研究发现大量的精神分裂症易感基因及位点，并根据功能富集分析，主要集中在突触相关功能、神经发育、免疫功能，这与传统的基于药物作用机制假说的候选基因策略发现的神经递质受体基因相比，更加深入地反映精神分裂症的病因机制。这些生物标志物不仅能促进精神障碍精准医疗的发展，而且将对深入认识精神分裂症的发病机制和新药开发具有重要意义。

（二）精神分裂症的脑影像学生物标志物

1. 精神分裂症脑结构异常

（1）结构异常的脑区：无论是首发还是慢性精神分裂症患者都表现为全脑体积显著减小，全脑灰质和白质总体积均显著减小。在慢性精神分裂症患者中，脑室总体积显著扩大，最明显的是左、右侧脑室，其次是第三脑室、第四脑室。在首发精神分裂症患者中也同样发现脑室体积扩大，主要是左、右侧脑室和第三脑室，左侧侧脑室体积扩大 33.7%、右侧侧脑室体积扩大 24.7%，第三脑室体积扩大 25.3%，而第四脑室体积未发现显著扩大。慢性和首发精神分裂症患者均表现为显著且较大范围的灰质减少，如额叶、颞叶、双侧海马旁回、海马、前扣带回、丘脑灰质和白质体积均显著减少，胼胝体正中矢状面面积减少。

（2）脑网络拓扑结构受损：精神分裂症患者脑结构网络的"小世界"属性显著降低，提示精神分裂症患者脑结构网络的拓扑结构遭到破坏。精神分裂症患者脑结构网络的平均路径长度增加、网络全局效率降低，提示网络组织模式的分离性增加，导致脑区之间的信息交流降低。如额叶和颞叶的聚类系数降低、路径长度增加以及全局效率降低；内侧额叶和内侧顶叶的中心性降低；默认网络（default mode network，DMN）中部分脑区的紧密度和介数中心性水平降低，这些脑区在整个结构网络信息交流中的中心作用减弱。有研究发现，精神分裂症患者的全脑网络连接更为稀疏，导致信息传递效率下降。主要集中在额 - 顶 - 枕网络连接强度降低，累及胼胝体膝部、扣带及半球间顶枕束，以及额叶内侧区和顶叶皮质间连接。所有这些证据均提示精神分裂症患者脑结构网络的拓扑组织架构存在异常。

2. 精神分裂症脑功能异常

（1）功能异常的脑区：精神分裂症患者在执行功能、工作记忆、注意力、语言流畅性和情感处理等任务状态下存在功能异常。执行功能、学习、记忆功能障碍在精神分裂症初期表现突出，精神症状缓解后仍没有明显改善，认知障碍是精神分裂症患者的核心症状，与额颞区的异常激活关系密切。fMRI 研究发现，精神分裂症患者在进行记忆和执行功能任务时，腹内侧和上颞叶皮质、前额叶皮质以及边缘结构出现激活异常。首发精神分裂症患者对复杂的感觉刺激，如在受到视觉和听觉相交替刺激时，顶叶、右侧丘脑和前额叶皮质、海马和海马旁回激活减弱。精神分裂症患者完成语言学习任务时额叶激活显著减弱，尤其是前额叶下区。在悲伤时，精神分裂症患者的杏仁核却缺乏激活表现，并且在其未患精神分裂症的兄弟姐妹中也有相似的变化；在恐惧面孔识别中，有明显幻觉及妄想的精神分裂症患者的恐惧与杏仁核、内侧前额叶激活减弱有关。情绪图片分类研究发现在杏仁核 - 海马和皮质 - 基底节 - 丘脑回路的激活减弱。精神分裂症患者在静息状态下同样存在广泛的脑功能异常，存在舌回、楔前叶以及楔叶的低频振幅（the amplitude of low-frequency fluctuations，ALFF）降低和海马旁回的 ALFF 增大及双侧额叶、颞叶、枕叶、小脑后部、右侧顶叶和左侧边缘区的局部一致性（regional homogeneity，ReHo）显著降低。

（2）脑功能连接和功能网络拓扑属性异常：精神分裂症患者的全脑静息态功能连接异常，主要表现为功能连接降低，也有少量脑区之间的功能连接增强。精神分裂症患者 DMN 内部脑区之间的功能连接降低，提示精神分裂症患者整合内部活动的能力降低。DMN- 腹侧注意网络（包含前扣带和脑岛）、DMN- 纹状体回路的效应连接降低，丘脑与额顶网络、腹侧注意网络的功能连接降低，脑岛与背外侧前额叶之间的双向效应连接以及双侧视觉皮质到脑岛的效应连接均受损。慢性精神分裂症患者边缘系统（如海马、海马旁回和后扣带）到丘脑的效应连接异常最为显著。此外，内侧颞叶结构（杏仁核、海马）与前额叶、顶叶之间的功能连接异常。精神分裂症患者的临床症状与特定脑区之间的功能连接异常存在显著关联。例如阳性症状严重性与尾状核背侧和背外侧前额叶之间的功能连接降低有关；视幻觉与杏仁核和视觉皮质之间的功能连接增强有关，听幻觉与颞顶叶之间的功能连接降低有关；阴性症状严重性与全脑广泛功能连接降低有关。

精神分裂症患者的任务态功能连接也存在异常。精神分裂症的认知障碍可能由脑网络内特定的功能连接异常所致。在工作记忆任务条件下，精神分裂症患者前额叶与顶叶之间的功能连接和效应连接降低，且功能连接随着症状严重程度而变化。未服过抗精神病药的高危人群同样表现为额 - 顶功能连接异常，表明额 - 顶功能连接可能是精神分裂症的一种潜在的生物标志物。在上下文处理任务中，未患病的患者亲属同样表现为右侧额 - 顶执行网络内连接异常，表明这种功能异常具有遗传易感性。

精神分裂症患者的脑功能网络拓扑结构受损，脑功能网络的"小世界"属性显著降低，提示精神分裂症患者脑内信息传递紊乱。

3. 精神分裂症脑代谢异常　正电子发射断层成像（PET）、正电子发射断层成像 - 计算机断层成像（PET-CT）、单光子发射计算机断层成像（SPECT）研究发现精神分裂症患者脑内局部血流量、代谢以及特定的生物分子浓度改变，涉及的神经生物分子系统主要包括多巴胺（DA）、5- 羟色胺（5-HT）、谷氨酸、γ- 氨基丁酸（GABA）、内源性大麻素（EC）以及免疫系统等，其中对DA 能系统的研究最为广泛。研究发现精神分裂症患者的 DA 合成、释放能力显著提高。

4. 精神分裂症脑电失匹配负波（MMN）异常　失匹配负波（mismatch negativity，MMN）是一种事件相关电位，近年来作为精神分裂症的生物标志物而备受关注。MMN 幅度降低在精神分裂症患者中普遍存在，无论是首发还是慢性，甚至临床高危人群都存在 MMN 幅度降低。因此，MMN 被认为是精神分裂症的一个脑电生理生物标志物。

二、精神分裂症治疗相关生物标志物

（一）与抗精神病药有关的肝脏药物代谢酶基因

目前大部分在临床广泛使用的抗精神病药主要经过肝脏药物代谢酶 CYP450 进行代谢，服用抗精神病药的药效和个体差异的产生主要与编码这些肝药酶的基因多态性相关。表 3-16-2 列出精神分裂症相关药物代谢酶基因多态性。

表 3-16-2 精神分裂症相关药物代谢酶基因多态性

检测基因	位点	解读	代谢药物	PubMed 唯一标识码（PubMed Unique Identifier, PMID）
CYP2D6	*CYP2D6**3（2549A 缺失） *CYP2D6**4（1846G＞A） *CYP2D6**17（1023C＞T） *CYP2D6**10（100C＞T）	携带 *CYP2D6**17 和 *10 等位基因的个体代谢活性减弱，中间代谢型 携带 *CYP2D6**3 和 *4 等位基因的个体无代谢活性，慢代谢型	地昔帕明、去甲替林、氟西汀、利培酮、氯丙嗪、氯氮平、氟哌啶醇、哌嗪类、利培酮、吩噻嗪类、阿立哌唑	17325735, 22205192, 30093744, 26544071
CYP2C19	*CYP2C19**2（681G＞A） *CYP2C19**3（1075A＞C） *CYP2C19**17（-806C＞T）	*17/*17，超快代谢型 *1/*2、*1/*3 和 *2/*17，中间代谢型 *2/*2、*3/*3 和 *2/*3，慢代谢型	美芬妥英、地西泮、西酞普兰、艾司西酞普兰	29921201, 32103962
CYP2C9	*CYP2C9**2（3608C＞T） *CYP2C9**3（1075A＞C）	携带 *CYP2C9**2 和 *3 等位基因的个体代谢活性减弱，慢代谢型	苯妥英	29921201
CYP1A2	*CYP1A2**1C（-2964G＞A） *CYP1A2**1F（734C＞A）	携带 *CYP1A2**1C 和 *1F 等位基因的个体代谢活性减弱，慢代谢型	奥氮平、氯氮平、氟哌啶醇、阿米替林、茶碱、咖啡因、利多卡因等	29921201, 12670127
CYP3A4	*CYP3A4**4（13871A＞G） *CYP3A4**5（653 C＞G）	携带 *CYP3A4**4 和 *5 等位基因的个体代谢活性减弱，慢代谢型	地西泮、阿普唑仑、咪达唑仑	29921201, 12670127

当基因多态性导致药物代谢不良／超快时，可以进行药物剂量调整以避免血药浓度在治疗参考浓度范围以外。因此，在药物治疗前进行药理遗传学检测具有重要意义，可以避免慢代谢型患者由于血药浓度增加而可能出现意外的药物不良反应和毒性反应，以及超快代谢型患者由于血药浓度低于治疗浓度而可能出现无药物疗效反应。此外，一些药物前体通过 CYP450 代谢激活，如可待因转化为吗啡、曲马多转化为去甲基曲马多。在这种情况下，超快代谢型患者存在药物不良反应增加的风险，而慢代谢型患者则可能出现无法产生具有药理活性的代谢产物的情况。代谢酶基因影响药物清除率，超快代谢型、超慢代谢型等不同人群的药物清除率差异会达到 25%～200%。

（二）精神分裂症的药物基因组学

1. 药物基因组学用于预测临床药物疗效 临床研究显示，传统基于经验的临床试错法的精神分裂症药物治疗早期应答率欠佳,约 66.5% 的精神分裂症患者使用抗精神病药治疗未能获得临床有效(减分率 <50%),约 66.9% 的患者未达到临床治愈。因抗精神病药疗效不佳,中断治疗率为 30%~50%。若能在疾病早期借助精准医疗策略,精准选择疗效好、不良反应低的药物,对患者而言将获益较大。

疗效预测除了关注抗精神病药的药物代谢酶基因外,还应关注抗精神病药的靶标基因。目前受关注较多的基因主要有 DRD_2、DRD_3、$SLC6A4$ 及受体基因 HTR_{2C}、儿茶酚 -O- 甲基转移酶基因($COMT$)、离子型谷氨酸受体基因($GRID2$)、黑皮质素 4 受体基因($MC4R$)、肾上腺素受体基因($ADRA2A$、$ADRB3$)、G 蛋白编码基因($GNB3$)、胰岛素诱导基因($INSIG2$)、$BDNF$、突触传递基因($SNAP25$)等。最新全基因组关联分析发现的基因有代谢型谷氨酸受体基因($GRM7$)、AarF 域蛋白激酶 1($ADCK1$)、蛋白酪氨酸磷酸酶 D 受体($PTPRD$)和嗜乳脂蛋白样 2($BTNL2$)等。

此外,病因机制相关基因也受到关注,如在神经发育过程中起重要调节作用的表皮生长因子样蛋白(MEGF10)、原钙黏着蛋白(PCDH7)、接触蛋白关联蛋白样蛋白 5(CNTNAP5)、电压门控钙通道(CACNA1C)、NMDAR 通路相关基因等。

研究表明,利用 GeneSight、CNSDose、Genecept、Neuropharmagen 等药物基因组学检测工具进行的多基因整合效应预测可提高临床应答率 2.26 倍,提高临床治愈率 2.5 倍,提高患者依从性 6.3%,降低不良反应发生率,显著改善患者的生活质量,降低治疗费用[3 764 美元 /(人•年)]。可以预见,药物基因组学检测在精神科有较好的前景。

2. 药物基因组学用于预测不良反应 大约 30% 的患者服用抗精神病药,尤其是第二代抗精神病药后会发生代谢综合征,氯氮平和奥氮平尤为突出。参与调控黑色素皮质系统及瘦素通路的 HTR_{2C} 基因的 rs3813929(C-759T)C 等位基因得到较多的证据支持,此外 HTR_{2C} 基因的 rs1414334、$LEPR$ 基因的 rs1137101(Q223R 或 A668G)及黑皮质素 4 受体相关基因 $MC4R$ 的 rs489693 A 等位基因、rs17782313 C 等位基因和 rs8087522 A 等位基因均有报道显示与代谢综合征相关。其他基因如 NPY、$GABRA2$ 以及 $NDUFS1$、阿片生长因子样受体 1($OGFRL1$)的 rs9346455、早老素相关基因($CLPB$)、CoA 关联基因 $AC AD10$ 也与抗精神病药所致的代谢综合征关联。巨噬细胞移动抑制因子(MIF)启动子区 CATT 5~8 次重复基因多态性可以作为抗精神病药所致代谢障碍的生物标志物,携带 CATT 5/5 次重复的患者服用抗精神病药后出现代谢障碍的风险低,而 >5 次重复出现代谢障碍的风险高。

高催乳素血症是抗精神病药治疗过程中的常见不良反应,同样受到基因多态性影响。高催乳素血症与 DRD_2、HTR_{2C}、多巴胺转运体($SLC6A3$)、多糖耐药基因($ABCB1$)、单胺氧化酶($MAO-B$)、尿苷 5′- 二磷酸葡糖醛酸转移酶($UGT1A1$)等多个易感基因多态性相关联。

粒细胞减少是限制氯氮平广泛使用的严重不良反应。HLA-DQB1 基因与粒细胞减少相关的结果在独立样本中得到重复验证。两个位于钠离子通路的基因 $SLCO1B3$ 和 $SLCO1B7$ 之间的位点 rs149104283 与粒细胞减少显著关联。

锥体外系不良反应(EPS)也是常见的抗精神病药不良反应,目前能重复验证的与氟哌啶醇治疗所致的 EPS 关联的基因包括 $CYP2D6*4$、$ABCB5$ 基因多态性 rs17143212(Thr131Ile)、多巴胺转运体($SLC6A3$)9/10 基因型以及 $COMT$ Val/Met 基因型。DRD_2 基因的 rs2514218 等位基因 C 与阿立哌唑治疗首发精神病的疗效关联,等位基因 T 与药物所致的 EPS 关联。

迟发性运动障碍(TD)是抗精神病药严重的不可逆性不良反应,表现为躯干、四肢或者口腔面部区域的不自主运动。TD 的发生与年龄、性别及使用抗精神病药的持续时间密切相关。

TD 最具有转化价值的精准靶点是 *SLC18A2* 基因，*SLC18A2* 基因的 rs2015586、rs2015586、rs363390、rs363224 和 rs14240 多态性与 TD 关联，其中 rs363390 C 等位基因导致的基因高表达与 TD 风险及严重程度都密切关联。

神经阻滞剂恶性综合征（NMS）是一种服用抗精神病药后产生的少见却可能致命的并发症。有关 NMS 的遗传关联研究相对较少，样本量也较小。Suzuki 等在 15 例 NMS 患者（13 例精神分裂症患者和 2 例抑郁症患者）及 138 例无 NMS 的精神分裂症患者中发现，*DRD₂* 基因 TaqI A 多态性位点的 A1 等位基因频率在 NMS 患者（56.8%）显著高于非 NMS 患者（35.1%），提示该基因多态性与 NMS 发生风险关联。后续有研究发现 *DRD₂* 基因 -141 C Ins/Del 多态性、*CYP2D6*5* 等位基因携带者的 NMS 风险较高。

（江开达　崔东红）

第三节　双相障碍

一、双相障碍的生物标志物研究

（一）双相障碍的分子生物标志物

1. 易感遗传基因及位点　虽然双相障碍具有较高的遗传度（高于 60%），但其遗传并不遵循简单的孟德尔遗传定律，即不能被一个或一组高度罕见外显性基因以及有限制因素的遗传模型完全解释。迄今为止，有证据支持的双相障碍潜在致病基因变异主要是 DNA 碱基变异及拷贝数变异，而罕见 DNA 碱基变异的作用尚未得到全面证实。

GWAS 发现的钙通道亚基基因与双相障碍的关联得到广泛的证据支持。2021 年 GWAS 研究已经发现 64 个显著性位点（具体位点参考《双相障碍精准医学临床诊疗指南》第五章），将发现的这些位点与来自 PsychENCODE 联盟的脑基因表达数量性状位点（expression quantitative trait loci，eQTL）数据进行关联研究，发现有 15 个位点同时具备基因表达证据，其中 4 个基因包括 5- 羟色胺受体 ₆（5-hydroxytryptamine receptor 6，HTR₆）基因、黑色素浓集激素受体 1（melanin concentration hormone receptor1，MCHR1）、DCLK3（doublecortin like kinase 3）和 FURIN（paired basic amino acid cleaving enzyme）可能作为潜在的药物靶点。

185 个双相障碍先证者及其父母的核心家系研究发现，患者的 CNV 率比对照组高出 4.8 倍，此现象与精神分裂症中报道的风险系数相似。双相障碍中 CNV 的贡献度比精神分裂症低，但 CNV 对于双相障碍中认知功能解释的总体水平较高。CNV 在双相障碍中的作用还没有得到深入研究，相关领域仍然存在较多争议。

双相障碍易感基因研究取得的一些有价值的成果推动了双相障碍遗传标记在临床实践中的应用验证，目前与双相障碍相关的基因位点主要来自候选基因研究如 *CACNA1C*（rs1006737）、*ANK3*（rs9804190、rs1938526、rs10994336、rs10994397）、*MTHFG*（C677T、A1298C）等。

基因检测技术的发展给双相障碍的精准诊断提供了可能性，但仍然存在一定的局限性。由于对双相障碍的病因机制缺乏深入认识以及双相障碍的临床表现有较大的异质性，使目前的基因检测结果尚不能准确预测双相障碍，仅作为临床诊断的参考。

2. 共同的微效风险基因　双相障碍与精神分裂症在遗传学上关联程度最为显著。PGC 精神分裂症与双相障碍协作组联合发表了一篇关于 GWAS 的文章，发现即使与两种精神障碍都有关联的 SNP，在两种精神障碍中也具有不同的效应量，而精神障碍特异性位点则与不同维度的症状有显著关联,甚至可以预测治疗效果。该研究发现的位点对精神分裂症与双相障碍共病或鉴别诊断具有较大的临床价值。

双相障碍与孤独症也存在一定关联,新生突变(de novo mutation)在其中发挥重要作用。目前普遍认为新生突变是父母配子(精子、卵子)生成时产生并携带的变异或在胚胎早期受精卵形成过程中获得的变异遗传给下一代。在双相障碍和孤独症中发现共同的新生突变。

睡眠结构紊乱是双相障碍患者的睡眠特征之一,69%~99% 的躁狂 / 轻躁狂患者存在睡眠需求减少或入睡 / 睡眠维持困难等症状,而 77%~90% 的抑郁症患者则睡眠过多或入睡困难、睡浅、早醒等症状更加突出。许多睡眠障碍的风险基因在双相障碍发病中同样起到重要作用,昼夜节律(circadian rhythm)相关基因与双相障碍发病具有显著相关性。其中较为著名的几个基因如下:*CLOCK*、*ARNTL*、*NR1D1*、*PERIOD*、*CRY2*、*TIMELESS*。Mansour HA 等对双相障碍或精神分裂症家族样本的 8 个与昼夜节律相关的 CLOCK 基因(*BMAL1*、*CLOCK*、*PER1*、*PER2*、*PER3*、*CRY1*、*CRY2*、*TIMELESS*)的 SNP 进行研究,发现共计 44 个 SNP 与双相障碍存在关联。

3. 其他分子生物标志物 甲基化生物标志物也是近几年的研究热点,现有研究中发现的可能作为双相障碍诊断标志物的甲基化位点有 *TCF4* 与 *IL1RAPL1* 基因甲基化谱、基于 *BDNF* 基因 CPG I 的 DNA 甲基化谱、*CYP11A1* 基因甲基化谱。

4. 双相障碍诊断转录组学生物标志物 转录组学涉及时间和空间差异,即全身不同部位、不同功能的细胞基因表达不尽相同,而且同一细胞在不同的生长时期及生长环境下其基因表达情况也不完全相同。因此,仅从基因结构层面上寻找相关生物标志物是不够的,需要进一步从转录层面研究双相障碍相关的分子机制及诊断和治疗靶点。近年来也发现一些双相障碍转录组生物标志物,包括长链非编码 RNA、miRNA 等相关遗传变异,如 TCONS_000191、ENST00000566208、NONHSAT034045、NONHSAT142707、MiRNA let-7b、MiRNA let-7c、趋化因子(CC 基序)、配体 24(CCL24)、miRNA-26b、miRNA-1972、miRNA-4485、miRNA-4498、miRNA-4743 等,具体见《双相障碍精准医学临床诊疗指南》。近年来,蛋白质组学、代谢组学技术为人类重大疾病诊断、治疗及寻找药物靶点提供技术支持。目前发现的可作为双相障碍生物标志物的外周血蛋白质与代谢小分子包括 MIP-Ibeta、Eotaxin、MMP-9、ApoA- I、ApoH、ApoB-100、A2M、ApoA-IV、ApoC-II、CRP、凝溶胶蛋白、触珠蛋白、LRG、载脂蛋白 D、载脂蛋白 B、维生素 D 结合蛋白、铜蓝蛋白、hornerin、profilin 1、3-hydroxykynurenine、xanthurenic acid、vanillylmandelic acid、metanephrine 等。

(二)双相障碍的脑影像学生物标志物

1. 双相障碍脑结构异常

(1)结构异常的脑区:神经影像学研究提示,双相障碍患者可能存在广泛的脑解剖结构受损,脑结构异常可能是双相障碍潜在的神经生物学基础。双相障碍患者的额叶、颞叶及顶叶等脑区皮质厚度降低,病程越长,额叶、顶叶内侧及枕叶皮质厚度下降越明显。此外还发现患者的海马和丘脑体积降低,侧脑室体积增加;患者在胼胝体体部和压部、左侧扣带回、左侧弓状束前部的 FA 值显著降低。上述研究提示,双相障碍患者的脑解剖结构可能广泛受损,尤其涉及认知及情绪调控相关的神经解剖通路。需要重视的是,不同特征的双相障碍患者的脑结构也可能存在一定差异。双相 I 型躁狂发作患者的背外侧前额叶皮质和下额叶皮质体积减小,该研究提示前额叶皮质体积减小可能与躁狂发作相关。另有学者发现双相 I 型和 II 型障碍患者的颞叶、内侧前额叶皮质体积及厚度存在差异,但后续类似研究由于样本量、分析方法及分析指标等不同，该研究结果未被验证。

（2）脑网络拓扑结构异常：双相障碍的发病机制可能是多个大尺度脑网络之间失衡，而不仅是单独的特定脑区结构和功能受损，主要涉及额顶叶网络、默认网络、背侧注意网络、腹侧注意网络（也称为突显网络）及边缘系统等。如双相障碍患者的 DMN 和边缘系统存在功能失衡，颞顶叶区域和皮质纹状体通路受损。与抑郁症和精神分裂症相比，双相障碍可能具有相对特异性的脑结构网络特征。

例如双相障碍患者在前额叶、颞叶、前扣带回的白质纤维各向异性下降，而在胼胝体膝部的各向异性则升高，在眶额和前额叶的平均扩散率升高。白质纤维束连接失调主要在扣带回 - 杏仁核 - 海马连接和勾状束、前丘脑放射冠等脑区。动机与情感相关脑区的白质纤维束受损，主要表现为背侧前额叶 - 边缘脑区的连接性降低，前额叶 - 皮质下脑结构的纤维束完整性降低。皮质脊髓束、胼胝体膝部与后扣带回的白质纤维束各向异性下降，这与双相障碍患者的认知情感调节受损相关，也是双相障碍区别于抑郁症的结构脑网络特征。双相障碍和精神分裂症的对照研究发现，两组疾病均具有额叶白质的连接性改变，而大脑半球间及边缘叶连接改变则为双相障碍所特有。此外，有学者针对双相障碍患者的结构网络拓扑属性研究发现，双相障碍患者的大脑半球结构网络存在拓扑不对称性，右侧顶叶区和左侧枕叶区的聚类系数低于健康受试者，其中双相 I 型障碍患者的全局效能降低，可能与半球之间的连接中断有关，而儿童双相障碍患者的网络枢纽更少、模块之间的交流更弱，从而导致跨脑区的整合信息处理能力下降。双相障碍和精神分裂症患者的慢性化阶段均会发生脑结构网络的"小世界"属性和连接强度下降，这可能与增加的平均路径长度有关。

2. 双相障碍脑功能异常

（1）功能异常的脑区：双相障碍患者的脑功能异常主要涉及前额叶皮质、纹状体、杏仁核、前扣带回及海马等情绪和认知相关的脑区。如双相障碍抑郁发作患者在处理伦敦塔的视空间任务时，其额叶 - 纹状体活动增高，提示患者可能需要启动更多的脑功能活动，以代偿性维持相对正常的任务表现。双相障碍抑郁发作患者在处理自传体记忆任务时，其腹外侧前额叶皮质、纹状体、后扣带回、岛叶前部及海马旁回等脑区的活动增强；在涉及奖赏活动时，伏隔核、尾状核、丘脑、岛叶及前额叶皮质等脑区的活动降低，提示大脑奖赏通路异常可能是其愉快感缺失等症状的内在机制。

（2）脑功能拓扑网络异常：脑功能网络是基于脑结构网络的不同脑节点所记录的神经活动信号之间的动态协调性，其主要测量指标包括功能连接和效应连接。静息态时，急性期双相障碍患者情感网络和默认网络的功能连接降低，而缓解期患者默认网络的功能连接则升高。双相障碍患者的脑功能网络可能存在高级认知网络和低级感知网络之间的动态转换失衡，进而影响其认知和情绪处理加工过程。此外，相较于传统的静态脑特征，动态脑网络特征能更加敏感地预测双相障碍患者的自杀风险，可能更加敏感地识别出双相障碍的脑活动变化。

双相障碍不同发作状态的功能脑网络表现不同。研究表明，抑郁发作时默认网络的频段增高，而感觉运动网络的频段降低，从而表现出冗思、躯体症状及精神运动迟滞等症状；躁狂发作时则相反，表现出思维奔逸、精神运动激越等症状。双相障碍抑郁状态和躁狂状态之间的交替发作可能与腹侧注意网络 - 感觉运动网络之间的波动模式密切相关。抑郁症状与眶额皮质网络失衡有关，而轻躁狂症状与"小世界网络"拓扑特征受损有关，提示轻躁狂发作与抑郁发作之间可能存在不同的脑网络机制。另外，抑郁障碍发作患者的默认网络 - 感觉运动网络之间存在动态功能连接异常，而缓解期双相障碍患者则前额叶 - 纹状体 - 丘脑环路失衡。

3. 双相障碍脑代谢异常 磁共振波谱（MRS）研究发现，双相障碍患者的大脑内存在线粒体功能异常、能量代谢失衡以及生化递质异常等。双相障碍患者前扣带回部位的谷胱甘肽、乳酸水平增高。

4. 双相障碍脑电生理生物标志物异常 目前的大多数研究均已证实，相比健康受试者，双相障碍患者存在显著的脑电图（electroencephalogram，EEG）改变，如 θ 频段及 β 频段的功率显著增高，而 α 频段的功率显著下降；α 频段的额中回 - 中央顶叶功能连接下降等。双相障碍存在特异性 δ/α 频率活动异常模式。P300 是认知处理相关 EPR 的典型特征指数，与高级认知处理密切相关，参与注意、记忆等认知成分的加工。一项荟萃分析研究显示，双相障碍患者在听觉模式中 P3a 和 P3b 振幅均降低，P3b 潜伏期延迟，证实 BD 患者的 P300 异常，而且提示 P300 可能是 BD 的特征标记，而不仅是状态标记。

总之，分子生物学和神经影像学的发现为早期识别双相障碍提供新的候选诊断标志物，但是目前仍未获得稳健性（robustness）好、特异性高的可应用于临床诊断实践的生物标志物。

二、双相障碍治疗相关生物标志物

（一）药物代谢酶相关基因

CYP450 是双相障碍治疗药物的主要代谢酶，其活性会直接影响药物的代谢和清除。另外还有 *ABCB1*、*ABCG2*、*APEH*、*EPHX2* 和 *UGT2B7* 等基因也可能与双相障碍治疗药物的代谢相关。

目前发现的证据等级较高的与双相障碍治疗药物（主要是抗抑郁药）代谢相关的 CYP450 基因多态性有 *CYP2C19*、*CYP2D6*。如证据等级高（1A）的有①*CYP2C19**1/*1 基因型患者使用西酞普兰或者艾司西酞普兰时的药物清除 / 代谢率要高于 *CYP2C19**2、*3 或 *4 等位基因型患者，但低于 *CYP2C19**1/*17 或 *17/*17 基因型患者；②*CYP2C19**1/*1 基因型患者使用舍曲林时有较低的剂量相关血药浓度和较高的清除率；③*CYP2D6**1/*1 基因型患者使用帕罗西汀时可能比 *CYP2D6**1xN、*2xN 基因型患者的清除率低，比 *CYP2D6**3、*4、*5、*6 等位基因型和 *10/*10 基因型患者的清除率高；④*CYP2D6**1/*1 基因型患者使用氟伏沙明时可能比 *CYP2D6**1/*5、*1/*10、*5/*10、*10/*10 基因型患者的稳态血药浓度 - 剂量比（C/D）低，比 *CYP2D6**5/*10、*10/*10 基因型患者的胃肠道副作用风险低，比 *CYP2D6**3、*4、*5、*6 等位基因型患者的 AUC、C_{max} 和半衰期降低；⑤*CYP2D6**1/*1 基因型患者使用三环类抗抑郁药时可能较少因药物副作用而换药，可能比 *CYP2D6**4/*4 基因型患者需要更高的剂量；⑥*CYP2D6**1/*1 基因型患者使用氯米帕明时可能比 *CYP2D6**4 等位基因型患者出现副作用的风险降低，比 *CYP2D6**1xN、*2xN 等位基因型患者的血浆氯米帕明和去甲氯米帕明浓度高，比携带两个无功能的 *CYP2D6* 等位基因型患者的血浆氯米帕明和去甲氯米帕明浓度低。

此外，*CYP2C9* 与丙戊酸钠的血药浓度相关，*EPHX1* 与卡马西平的血药浓度相关。

（二）药物疗效及不良反应相关基因

锂盐是双相障碍的一线治疗药物，可用于预测锂盐的治疗疗效及副作用的基因有 *GADL1*（rs17026688、rs17026651）、*AL157359.3*（rs75222709）、*SESTD1*（rs116323614）。这些基因检测主要来自 GWAS 研究，但达到显著性阈值的位点较少。

卡马西平是治疗双相障碍常用的心境稳定剂，证据等级最强的（1A）有 HLA 的 *HLA-A**31:01:02 基因型患者出现严重皮肤不良反应的风险增加，*HLA-B**15:02:01 基因型患者出现史 - 约合征和中毒性表皮坏死松解症的风险增加。

目前已经发现部分证据等级较高的基因被证实与双相障碍治疗药物的疗效和副作用密切相关，例如 *ANKK1*、*COMT*、*DRD₂*、*FKBP5*、*HLA-A*、*HLA-B*、*HTR₂C*、*HTR₂A* 和 *SLC6A4* 等。通过检测这些基因的单核苷酸多态性，可以预测个体使用某种药物的治疗反应。另外还有 *ADCY1*、*ADRB2*、*AKT1*、*BDNF*、*GADL1*、*FAM177A1*、*NR1D1* 和 *ZNF804A* 等基因也可能与双相障碍治疗药物的疗效和副作用相关。

此外，除了心境稳定剂外，临床用于治疗双相障碍的药物种类较多，如抗精神病药、抗抑郁药等。

（崔东红　江开达）

第四节　抑 郁 障 碍

一、抑郁障碍的生物标志物研究

（一）抑郁障碍的分子生物标志物

抑郁障碍（MDD）的病因及发病机制复杂，遗传因素为该疾病发生的重要因素之一。抑郁障碍的分子遗传学研究早在 20 世纪 90 年代便已开展。GWAS 之前，MDD 的遗传学研究主要采用基于家系的连锁分析和基于假设的关联分析。目前发现的 MDD 候选基因主要是神经递质、生物节律、下丘脑 - 垂体 - 肾上腺素轴和脑源性神经营养因子相关的基因和区域。2007 年由美国国立卫生研究院资助的 GAIN 研究拉开抑郁障碍 GWAS 研究的序幕，抑郁障碍的分子生物标志物研究进入新阶段。通过大样本量、先进的基因组学技术、一系列生物统计方法以及多组学联合分析的策略，研究者们发现许多新的 MDD 风险基因及位点。

截至 2022 年，国际上具有代表性的 GWAS 研究有 11 项（表 3-16-3）。在这些研究中，最具代表性的是一篇研究对当时最大的三个 GWAS 进行 meta 分析，筛查阶段的样本量为 246 363 例病例和 561 190 例对照，验证阶段的样本量为 414 574 例病例和 892 299 例对照，发现 102 个易感位点，主要与突触结构和神经传导相关。MDD 最新的一项跨血统大型 GWAS 研究（2021）纳入更大的样本量（366 434/847 433），发现 183 个易感位点。结合转录组分析发现 MDD 与下丘脑 *NEGR1*（neuronal growth regulator 1）和伏隔核 *DRD₂*（D₂ dopamine）基因表达密切相关。

最近的两项大规模研究评估罕见的 CNV 对 MDD 遗传结构的贡献，由斯坦福大学研究团队在对 4 个队列（患者 5 780 例，对照 6 626 例）的荟萃分析中发现 <100kb 的短缺失在 MDD 患者中显著富集。这些显著富集的缺失主要分布在增强子区域，这表明罕见的 CNV 可能通过改变基因表达来增加 MDD 的发病风险。另一项研究纳入来自 UK Biobank 研究的样本 407 074 例（其中 23 979 例为患者），发现 53 个神经发育相关的 CNV 与抑郁症密切相关。

截至 2022 年底，有两项较有代表性的外显子组测序研究，美国研究团队纳入 259 例患者和 334 例对照，发现与钙信号转导有关的 Cav2 基因集以及 14 个涉及肌动蛋白聚合与树突棘形成的基因中的稀有变异与 MDD 显著相关，为钙信号转导和树突调控可能参与 MDD 发病提供初步证据。另一项研究由西安交通大学团队利用 UK Biobank 新公布的 200 643 名受试者的外显子组数据集进行外显子组关联分析，最终纳入 1 612 例患者和 1 612 例对照，发现 *OR8B4* 基因内 rs4057749 的一个变异具有全外显子组显著阳性，而这个位点与 *OR8B4*、*TRAPPC11*、*SBK3*、*TNRC6B* 基因密切相关。

表 3-16-3　抑郁障碍的 GWAS 研究进展

序号	作者	筛查样本量（病例/对照）	验证样本量（病例/对照）	风险基因/位点	功能
1	Sullivan，2009	1 738/1 802	6 079/5 893	—	—
2	Ripke，2013	9 240/9 519	6 783/50 695	—	—
3	CONVERGE consortium，2015	5 303/5 337	3 231/3 186	*SIRT1*，*LHPP*	蛋白质去乙酰化、抑癌蛋白
4	Power，2016	3 869/9 519	6 107/124 230	rs7647854	—
5	Hyde，2016	75 607/231 747	45 773/106 354	17 SNP	神经发育
6	Li，2018	90 150/246 603	2 659/17 237	*FBXL4*，*RSRC1*	线粒体 DNA、mRNA 剪接
7	Peterson，2018	3 139/3 832	—	*SLC25A37*，*LPGAT1*，*C1ORF95*	编码位于线粒体内膜的铁载体
8	Wray，2018	135 458/344 901	—	44 个 SNP	发育
9	Howard，2019	246 363/561 190	414 574/892 299	102 个 SNP	突触结构和神经传导
10	Giannakopoulou，2021	15 771/178 777	—	43 个 SNP	神经发育、神经元迁徙
11	Levey，2021	366 434/847 433	—	183 个 SNP	神经发育

截至 2022 年底，有一项低覆盖的全基因组测序研究对 5 303 例中国汉族女性抑郁症患者和 5 337 对照进行分析，发现 *SIRT1*（rs12415800）和 *LHPP*（rs35936514）两个基因的两个位点达到全基因组意义上的关联。*LHPP* 是一种蛋白质编码基因，与代谢和焦磷酸盐水解相关。SIRT1 则是 sirtuin 蛋白质家族的一员，是一种负责细胞调控的蛋白质去乙酰化的酶。

自 2007 年欧美国家率先发起抑郁障碍的 GWAS 研究以来，已经发现大量抑郁障碍易感基因及位点，主要涉及突触相关功能、神经发育、代谢。与传统的候选基因关联研究方法相比，这些高通量分子生物标志物研究从全基因组范围进行探索，突破了现有的发病机制假说的局限，有助于抑郁障碍的精准诊疗与新药开发。

（二）抑郁障碍的脑影像学生物标志物

1. 抑郁障碍脑结构异常

（1）结构异常的脑区：前额叶结构异常与 MDD 患者的认知功能和情绪调节异常密切相关，荟萃分析表明 MDD 患者的背外侧和背内侧前额叶灰质体积较小。虽然研究结果存在异质性，但大部分研究表明 MDD 患者的海马灰质体积减小。扣带回与情感整合功能密切相关，多项荟萃分析表明 MDD 患者的双侧前扣带回灰质体积较正常人群小。关于 MDD 患者的杏仁核区域的荟萃分析也显示，与慢性疾病患者及健康对照者相比，首发未用药 MDD 患者的杏仁核灰质体积较小。MDD 患者的颞叶和楔前叶结构存在异常。最近的一项荟萃分析发现，相较健康人，MDD 患者的双侧眶额回、左侧眶盖部、左侧距状裂/舌回皮质厚度较薄，而左侧缘上回皮质则增厚。成年 MDD 患者的扣带回、后扣带回、眶额皮质、岛叶和颞叶皮质灰质明显减少，尤其是首发和成年发病的患者。

（2）脑结构网络拓扑属性异常：全脑神经影像学研究表明，MDD 患者存在广泛的白质异常，涉及额叶、丘脑、右顶叶、胼胝体、小脑和上纵束等。先前的荟萃分析发现，MDD 患者的右下纵束、右下额枕束、右后丘脑辐射以及穿过胼胝体膝和体的半球间纤维完整性存在异常。近年来，两项对 MDD 患者的白质完整性进行探索的荟萃分析也得出相似的结论。

研究发现 MDD 患者的灰质结构网络的聚类系数更小，表明其组织模式分离性减小。前额叶 - 边缘回路（杏仁核和腹侧 mPFC）内区域的连接性增加，这些高度互动的区域在 MDD 的发病机制中可能至关重要。此外，研究还发现 DMN 和 DLPFC 之间区域的连接性降低。关于白质结构网络的研究发现，MDD 患者的整体属性出现异常，包括网络强度降低、路径长度增加。另外，DMN 和额叶 - 皮质下网络的白质连接中断，与情绪调节密切相关的脑网络异常可能是 MDD 患者的功能和行为异常的结构基础。

2. 抑郁障碍脑功能异常

（1）功能异常的脑区：抑郁障碍以显著和持久的抑郁症状群为主，其核心症状是与处境不相称的心境低落和兴趣丧失。fMRI 研究发现，在消极情绪处理任务中，如观看悲伤或恐惧的面孔，MDD 患者的背外侧前额叶区域激活较健康对照组明显减少，而前扣带回皮质激活则增加。面对负面刺激时，边缘系统也发生功能改变，尤其是在杏仁核可以观察到在负面刺激下的过度激活。相比健康人，在积极刺激下，如金钱奖励，MDD 患者与奖赏处理相关的区域（如纹状体）激活减弱。静息态脑功能磁共振成像研究发现，MDD 患者的默认网络（DMN）相对于任务积极网络（TPN）的优势水平上升，且与 MDD 患者更严重的适应不良、抑郁性反刍密切相关；并且在 TPN 活动增加时，MDD 患者的右额岛叶皮质（RFIC）激活增加，而健康对照组则是在 DMN 活动增加时表现出增加的 RFIC 反应。一项荟萃分析表明，MDD 患者的双侧枕核有更高的基线活动。

（2）脑功能网络拓扑属性异常：无论是静息态还是任务态，MDD 患者的功能连接都存在异常，且形式复杂。MDD 患者的静息态功能连接分析发现，患者的认知控制网络、默认网络和情感网络与双侧背内侧前额叶皮质区域的连接性都增加，这与 MDD 患者的反刍、过度自我关注、过度警觉和情绪化等症状密切相关。此外，MDD 患者的双侧前额 - 边缘系统 - 丘脑区域的连接性显著降低。研究还表明，难治性 MDD 患者主要在前额区域和双侧丘脑区域出现功能连接中断。在面部匹配任务中，MDD 患者的背侧前扣带回皮质、楔前叶和小脑与眶额皮质（OFC）的连接性较低，而眶额皮质与右侧背外侧前额叶皮质（DLPFC）、右下额叶盖和左侧运动区之间的功能连接增加。楔前叶和扣带回活动与 OFC 的分离可能与 MDD 患者的自我认识异常有关，而 DLPFC 与 OFC 的连接性增加可能与患者对负面刺激有更高的敏感性相关。

多项研究报道 MDD 患者的功能网络拓扑属性异常，涉及整体、模块和节点属性。MDD 患者的功能网络整体属性发生改变，包括更短的路径长度和更高的整体效率，这表明他们的大脑网络向随机化转变。与冒险、情绪和奖赏处理相关的神经回路中的内在模块结构发生改变，与患者对负面情绪的处理能力受损相关。此外，DLPFC 和枕区区域的连接性下降。这些发现均表明抑郁障碍患者的脑功能网络拓扑组织架构存在异常。

3. 抑郁障碍脑代谢异常 研究表明，MDD 患者脑内局部代谢和神经递质发生改变。迄今发现的神经生物分子有 5- 羟色胺（5-HT）、谷氨酸、γ- 氨基丁酸（GABA）及免疫系统等，其中 5- 羟色胺能系统在抑郁症的精神病理机制中起重要作用。研究发现，MDD 患者的前扣带回皮质、杏仁核、海马体和背外侧前额叶皮质中的 5-HT$_{1A}$ 受体结合率更高；纹状体、丘脑和中脑中的 5- 羟色胺转运体的有效性显著降低，与患者的自杀行为密切相关。

4. 抑郁障碍脑电 P300 潜伏期延长、波幅降低 当个体受到噪声等刺激时，其脑电图（EEG）会以某种特定的方式偏转，P300 是一个发生于某种特殊刺激后（如一种特殊的哔哔声）300ms

左右的正偏转。虽然不同的研究基于不同的任务，但多项研究发现 MDD 患者的 P300 潜伏期增长、波幅降低。

二、抑郁障碍治疗相关生物标志物

（一）与抗抑郁药有关的肝脏药物代谢酶基因

抗抑郁药主要经细胞色素 P450（CYP450）代谢，编码这些酶的基因具有高度基因多态性。肝药酶基因多态性导致人们有不同的代谢能力，而代谢率的差异会造成药物血浆浓度的差异，从而产生疗效的差异。代谢状态可分为慢代谢、中间代谢、广泛代谢和超快代谢（分别为 PM、IM、EM 和 UM）。

抗抑郁药通常经多种 CYP450 代谢，如 CYP1A2、CYP2D6、CYP2C19 和 CYP2C8 等。其中，较为公认的是 CYP2D6 和 CYP2C19 基因型对抗抑郁药治疗效果的影响。携带 CYP2C19 变异的患者由于酶活性降低导致代谢低下，对艾司西酞普兰和舍曲林更敏感。在使用艾司西酞普兰时，患者更容易出现副作用以及依从性降低。在接受文拉法辛治疗时，CYP2D6 慢代谢型的缓解率低于正常代谢型。基于现有研究成果，临床药物基因组学实施联盟（CPIC）根据 CYP2D6 和 CYP2C19 基因型，为 TCA 和 SSRI 的选择和剂量提供指南。包括降低西酞普兰和舍曲林等药物的慢代谢型患者的药物起始剂量或相应的替代治疗方案，以及增加文拉法辛和 TCA 等药物的超快代谢型患者的药物剂量等。

（二）抑郁障碍的药物基因组学

药物基因组学研究将整个基因组中的单核苷酸多态性与抗抑郁药的治疗反应联系起来，这是一种无需假设的解决方法，可以揭示迄今为止由于缺乏证据而被忽视的多态性，有助于抑郁障碍个体化临床治疗的发展。

1. 药物基因组学用于预测临床药物疗效 抗抑郁药疗效个体化相关易感基因中受关注较多的有 5-HT 转运体（5-HTT）及受体编码基因 HTR_{1A} 和 HTR_{2A}、脑源性神经营养因子（BDNF）、FK506 结合蛋白 5（FKBP5）、单胺氧化酶 A（MAO-A）、儿茶酚 -O- 甲基转移酶（COMT）、色氨酸羟化酶（TPH）、谷氨酸红藻氨酸 4 受体（GRIK4）基因等。全基因组关联分析（GWAS）发现的新基因有整合素亚基 α9 基因（ITGA9）、白介素 -11（IL-11）基因、泛素连接素蛋白（UBE3C）基因和瘦素（LEP）基因等。

一项研究在接受 12 周艾司西酞普兰治疗的 MDD 患者中选择疗效好和差的患者各 5 例进行外显子组测序，并在另外两个同样服用艾司西酞普兰进行治疗的独立样本（n_1 = 116，n_2 = 394）中进行验证，发现骨形态发生蛋白 5（BMP5）基因中的 rs41271330 A 等位基因与较差的治疗反应密切相关，表明该基因有望成为抗抑郁药疗效个体差异的预测指标之一。最近，美国斯坦福大学的研究团队对来自 UK Biobank 的 49 702 名受试者的基因分型和外显子组测序数据进行分析，发现 244 个新的有害变异，涉及 Nudix 水解酶 15（NUDT15）、溶质载体有机阴离子转运蛋白家族成员 1B1（SLCO1B1）、硫嘌呤 S- 甲基转移酶（TPMT）等基因。

2. 药物基因组学用于预测不良反应 抗抑郁药的不良反应包括胃肠道症状（恶心、呕吐和腹泻）、性功能障碍（勃起或射精困难、性欲减退和性冷淡）、视物模糊、感觉异常、治疗期间产生自杀意念等。研究发现，EMID2 基因上的位点 rs17135437 与视觉 / 听觉副作用密切相关。日本的一项小样本研究表明，MDGA2 基因上的 11 个 SNP 与 SSRI 或 SNRI 导致的性功能障碍密切相关，其中位点 rs1160351 的关联最为显著。在 STAR*D 研究的试验人群中，SACM1L 基因中的 10 个 SNP 与安非他酮导致的性功能障碍密切相关。一项纳入 397 名服用抗抑郁药的 MDD 患者的研究表明，*ANXA2* 基因的 rs1630535 与治疗期间产生的自杀意念（treatment-emergent suicidal ideation，TESI）密切相关；而另一项研究则发现 GDA 基因的 rs11143230 与服用抗抑郁药后产生的自杀意念相关。STAR*D 研究对 90 名 TESI 患者与 90 名健康对照者进行 GWAS，最终发现 *PAPLN* 基因的 rs11628713 C 等位基因及 *IL28RA* 基因的 rs10903034 T 等位基因在 TESI 患者中的表达明显增加。

（崔东红　黄虹娜　江开达）

第五节　阿尔茨海默病

一、阿尔茨海默病的生物标志物研究

阿尔茨海默病（Alzheimer's disease，AD）是最常见的神经认知障碍类型。调查发现，65 岁以上人群的患病率约为 5%，85 岁以上达 20%，AD 已成为老龄化社会的重要疾病负担。AD 所致轻度认知障碍（mild cognitive impairment，MCI）的主要特征是具有 AD 的病理改变包括老年斑沉积、神经原纤维缠结，呈现轻度认知损害，但社会生活功能基本正常，是 AD 的早期阶段或前驱期。AD 是以大脑 β- 淀粉样蛋白（β-amyloid protein，Aβ）沉积和神经原纤维缠结（neurofibrillary tangle，NFT）为主要病理特征的神经退行性变性疾病，其主要生物标志物有神经影像学标志物和血液生物标志物。

（一）神经影像学标志物

以海马萎缩为显著特征的颞叶内侧结构萎缩是 AD 的常见表现，特殊类型的 AD 可有明显的后皮质萎缩特征。头颅 MRI 检查可以发现脑萎缩，但往往已到 AD 的轻至中度阶段，不能对 AD 的前驱期进行诊断。近 10 年，AD 病理变化的脑影像学研究取得较大进展。^{18}F-PET 老年斑显像剂所具备的长半衰期使其可以较为方便地用于 MCI 的检查。已被美国 FDA 批准上市的 ^{18}F-PET 老年斑示踪剂包括 ^{18}F-AV-45（florbetapir，Amyvid）、^{18}F-3′-F-PIB（flutemetamol，Vizamyl）和 ^{18}F-AV-1 或 ^{18}F-BAY94-9172（florbetaben，Neuraceq）。2020 年批准 Tau 蛋白 ^{18}F-PET 示踪剂 ^{18}F-flortaucipir（Tauvid）。近 20 年来，脑影像作为临床生物标志物的研究表明，利用大脑老年斑成像及脑脊液病理标志物检测，可以在 AD 患者出现明显临床症状前 20 多年就检测到大脑的神经生化和神经病理变化。但是老年斑成像检测非常昂贵且我国还没有批准任何老年斑示踪剂用于常规医疗，目前仅临床研究使用。由于传统观念及相对严重的有创操作使脑脊液检查也不能实际应用于临床的 AD 早期诊断，而且脑结构影像学检查并不能早期发现尤其是 AD 前驱期的特征性变化。因此，实际上国内并无临床上可推广应用的脑影像和脑脊液生物标志物早期诊断方法。

（二）血液生物标志物

在人体生物标本中，血液是最容易获取、操作最简单、创伤最小、患者承担的风险和痛苦最轻的样本之一。血液被认为是最适合用于筛选 AD 高危人群，对 AD 进行早期发现、诊断和治疗干预随访的生物样本。近 5 年外周血病理标志物是 AD 诊断研究领域的热点，主要聚焦于 Aβ 和 Tau 蛋白的外周检测，Aβ 以 Aβ42 和 Aβ40 为主，Tau 蛋白以 P-Tau181 和 217 关注较多。2020 年发表的研究结果显示外周血浆 P-Tau181 和 217 诊断和鉴别诊断 AD 与正常认知老年人以及其他神经变性性痴呆的信效度高达 95% 以上，且 P-Tau217 优于 P-Tau181。但以上标志物的不足在于它们仍聚焦于 AD 的病理标志物，对 AD 更早期阶段如前驱期和临床前期的诊断效力不足,同时检测需要高度灵敏的抗体和检测设备。近年来,针对 AD 病理机制的治疗研究遭遇重大挫折,备受瞩目的药物包括 Aβ 单克隆抗体、β- 分泌酶与 γ- 分泌酶抑制剂及抗 Tau 蛋白药物均以失败告终。以上结果说明 AD 发病机制的复杂性,也提示 AD 的发病机制研究领域存在巨大的机遇。由淀粉样蛋白沉积形成的老年斑导致神经元凋亡而使 AD 发病的结局是客观存在的,以上药物临床研究失败的原因更多地在于对以老年斑或者 β- 分泌酶与 γ- 分泌酶为目标进行干预为时已晚,必须更早期介入 AD 发病的病理过程,而遗传调控是重要的切入点。近年来研究发现,大多数 AD 患者的 Aβ 沉积远早于痴呆症状的产生,非编码 RNA(non-coding RNA)的遗传调控异常是 Aβ 沉积发生的关键环节。miRNA 已被证明在人血浆或血清中能够以非常稳定的形式存在,其结构赋予它免受内源性 RNase 酶活性的影响而被检测到并具有成为稳定的 AD 诊断标志物的潜力。上海市精神卫生中心的研究团队发现,5 种 miRNA 的外周血表达量在遗忘型轻度认知障碍(amnestic mild cognitive impairment,aMCI)和正常对照之间存在显著性差异,用它们的组合鉴别 aMCI 和正常对照的总体正确率达到 80%。然而,以上外周血标志物进入成熟的临床应用还需要做更多的基础及临床研究。

二、阿尔茨海默病治疗相关生物标志物

认知功能评估是阿尔茨海默病治疗相关的核心标志。阿尔茨海默病对因治疗研究的需求推动了 AD 生物标志物诊断的快速进展。以 Aβ、Tau 蛋白和神经退行性变为特征的 AD 病理标志物在早期干预尤其是疾病修饰治疗(disease-modifying treatment,DMT)药物的研发中得到重视。

(一)对症治疗药物的Ⅲ期临床研究

胆碱酯酶抑制剂多奈哌齐针对轻、中度 AD 的双盲对照试验均采用 ADAS-Cog、临床医师对改善的印象评估量表(clinician's interview-based impression of change with caregiver input,CIBIC-Plus)作为主要疗效指标,将简易智力状态检查量表(mini-mental state examination,MMSE)、临床痴呆评估量表(sum of the boxes of the clinical dementia rating scale,CDR-SB)、生活质量评分(quality of life score,QOL)作为次要疗效指标。针对轻、中度 AD 的全球多中心试验采用 ADAS-Cog、CIBIC-plus 作为主要疗效指标,采用 CDR-SB、老年痴呆的日常生活活动访视(interview for deterioration in daily living activities in dementia,IDDD)、QOL 作为次要疗效指标。针对重度 AD 的试验多采用严重障碍量表(severe impairment battery,SIB)评估认知功能,CIBIC-Plus 评估整体功能,改良的 ADCS-ADL-severe(modified Alzheimer's disease cooperative study activities of daily living inventory for severe Alzheimer's disease)评估基本和复杂的生活功能,MMSE、神经精神问卷(neuropsychiatric inventory,NPI)、临床总体印象 - 改善程度(clinical global impression of improvement,CGI-I)作为次要疗效指标。NPI 和日常生活能力评估结果在社区患者和寄居机构患者中差别很大,在对该类患者进行疗效评估时需谨慎选择评估指标。

N- 甲基 -D- 天冬氨酸受体拮抗剂美金刚治疗轻、中度 AD 的研究采用 ADAS-Cog 和 CIBIC-Plus 作为主要疗效指标,ADCS-ADL、NPI、MMSE 和痴呆患者资源消耗(resource utilization in dementia,RUD)作为次要疗效指标。在美国的中、重度 AD 试验中采用 CIBIC-Plus、ADCS-ADL 和 ADCS-ADL-severe 作为主要疗效指标,疲劳评定量表(fatigue assessment scale,FAS)、NPI、RUD 作为次要疗效指标,这些量表评估患者的辅助使用工具能力和日常生活能力。RUD 工具旨在评估照料者的负担,并通过与照料者的结构性访谈提供相关经济卫生学数据。AD

的精神行为症状非常常见，临床试验中挑选基线行为障碍明显（定义为 NPI 总分≥13 分，NPI 的易激惹 / 攻击行为亚分≥1 分）的社区中、重度 AD 患者来评估美金刚的疗效，采用 NPI 评估行为障碍、SIB 评估认知障碍，采用 CIBIC-Plus、ADCS-ADL、Cohen-Mansfield 激越问卷（Cohen-Mansfield agitation inventory，CMAI）作为次要疗效指标。

（二）针对病理机制的新药Ⅲ期临床研究

针对 Aβ 机制的药物 solanezumab 的两项Ⅲ期双盲试验采用 ADAS-Cog11、ADAS-Cog14、ADCS-ADL、CDR-SB、NPI、QOL-AD、MMSE 等作为临床疗效评估指标，结果表明 solanezumab 未能提高轻至中度 AD 患者的认知和整体功能。试验中纳入血清和脑脊液 Aβ 的生物标志物评估。进行连续 MRI 检查，并进行 18F-florbetapir-PET 脑淀粉样斑块扫描，同时获得海马区容积、全脑容积和淀粉样肽沉积的详细信息。在试验组的 APOEε4 基因携带者中观察到脑容积下降和脑脊液中的 Tau 蛋白浓度下降。与对症治疗药物相比，针对 Aβ 机制的药物Ⅲ期临床试验引入生物标志物和影像学指标。针对其药理机制，生物学指标选定为血清 Aβ（Aβ40 和 Aβ42）、脑脊液 Aβ（Aβ40 和 Aβ42）、脑脊液 Tau、脑脊液 p-Tau，而脑影像学检查包括头颅 MRI 和 ^{18}F-florbetapir-PET。在全球范围内合作开展研究的老年斑单克隆抗体 aducanumab 已通过加速审批途径被 FDA 批准上市。Aducanumab 获批的重要依据就是其对 AD 病理标志物的改善，虽然这种改善并未带来肯定的临床获益，且发生超过安慰剂组 20% 以上的淀粉样蛋白相关性影像异常 - 水肿（ARIA-E）以及淀粉样蛋白相关性影像异常 - 含铁血黄素沉着症（ARIA-H）。Aducanumab 研发采用的病理相关生物标志物为老年斑成像，不良反应相关标志物为颅脑 MRI 监测 ARIA-E 以及 ARIA-H。

针对 Tau 蛋白机制已宣告临床试验失败的药物氯化亚甲蓝（LMTM）的为期 15 个月的多中心随机双盲平行对照Ⅲ期临床试验的评估指标与其他 AD 治疗药物的Ⅲ期临床试验相比，增加了 ADCS-CGIC、多项 MRI 评估（测定侧脑室容积、颞叶容积、全脑容积、海马区容积）、脑脊液（测定总 Tau 蛋白、磷酸化 Tau 蛋白、Aβ1-42）。新近进行研究的 PRX005 研究是一款潜在同类最优（best-in-class）的抗 Tau 抗体，通过特异性靶向微管结合区（MTBR）内的特定区域来治疗 AD。多项临床前研究显示，与其他抗 Tau 抗体相比，PRX005 在结合、拦截和阻断致病 Tau 细胞内化以及减轻下游神经毒性方面表现出优越的能力。PRX005 目前已启动Ⅰ期临床研究，选用的标志物为 Tau 标志物。

2019 年 11 月 2 日 NMPA 批准上市的国产多靶点抗 AD 药物甘露特钠的首个Ⅲ期临床试验始于 2014 年。试验采用对症治疗设计方案，采用 ADAS-Cog 作为主要疗效指标，CIBIC-Plus、ADAC-ADL 和 NPI 作为次要疗效指标，同时纳入 FDG-PET 作为探索性生物标志物。鉴于国内的 AD 诊治条件，项目设计时不可能采用脑淀粉样蛋白成像和有创的脑脊液检查作为诊断入组和疗效指标，但首次采用内侧颞叶萎缩视觉评分量表（medial temporal lobe atrophy visual rating scale）评分≥2 级和白质变性评估量表（Fazekas scale）≤2 级作为诊断入组和排除标准，使 AD 诊断的准确率明显提高。

总而言之，对症治疗药物的Ⅲ期临床试验多选用 ADAS、MMSE 等评估认知功能的指标，QOL、ADCS-ADL、NPI、CDR 和 CIBIC-Plus 等日常功能量表，精神行为症状、总体功能评估量表作为次要评估指标。这些指标的改善与临床症状的改善有很好的一致性。对因治疗药物的Ⅲ期临床试验还是以认知功能作为主要疗效指标，但多数采用生物标志物病程改变的客观指标评估相应病理机制和认知功能的改善情况；其他精神行为症状、日常功能、总体功能评估量表也会作为次要评估指标。目前开展的这类药物的临床试验中，生物标志物常可发现一些改变，但因其复杂的机制，不同类型的标志物改变程度不一，因而很难解释研究结果。有的研究者会对生物标志物做一些改良，例如探讨 Aβ 不同亚型在不同部位的改变，但由于患者的认知功能等临床指标未见明显改善而导致研究失败。最近美国 FDA 同时授予两个靶向 Aβ 的单抗——donanemab 和 lecanemab 的突破性治疗认定（BTD），两个 BTD 均基于药物的 II 期临床试验，其中 donanemab 达到主要终点，lecanemab 未达主要终点，但均显著改善 β- 淀粉样蛋白水平且均已开展 III 期临床试验。有迹象表明 FDA 有可能改变阿尔茨海默病治疗药物评审标准，从临床指征转向标志物指征。但是需要指出的是，以标志物指征作为阿尔茨海默病治疗药物评审标准存在风险，作为经过 10 余年缓慢进展到临床显著阶段的疾病，快速地通过清除病理标志物进行治疗干预似乎是"饮鸩止渴"。希望未来有根本性的早期阻止或延缓 AD 进展的治疗方法问世。

（肖世富）

参 考 文 献

[1] 江开达，崔东红. 精神分裂症精准医学临床诊疗指南 [M]. 上海：上海交通大学出版社，2022.

[2] 崔东红，方贻儒. 双相障碍精准医学临床诊疗指南 [M]. 上海：上海交通大学出版社，2022.

[3] MCINTOSH A M，SULLIVAN P F，LEWIS C M. Uncovering the genetic architecture of major depression[J]. Neuron，2019，102（1）：91-103.

[4] KENDALL K M，VAN ASSCHE E，ANDLAUER T F M，et al. The genetic basis of major depression[J]. Psychological medicine，2021，51（13）：2217-2230.

[5] GONG Q Y，HE Y. Depression，neuroimaging and connectomics：a selective overview[J]. Biological psychiatry，2015，77（3）：223-235.

[6] PENG D，YAO Z. Neuroimaging advance in depressive disorder[J]. Advances in experimental medicine and biology，2019，1180：59-83.

[7] CHEN Z Q，HUANG X Q，GONG Q Y，et al. Translational application of neuroimaging in major depressive disorder：a review of psychoradiological studies[J]. Frontiers of medicine，2021，15（4）：528-540.

[8] WISE T，CLEARE A J，HERANE A，et al. Diagnostic and therapeutic utility of neuroimaging in depression：an overview[J]. Neuropsychiatric disease and treatment，2014，10：1509-1522.

[9] GONDA X，PETSCHNER P，ESZLARI N，et al. Genetic variants in major depressive disorder：from pathophysiology to therapy[J]. Pharmacology & therapeutics，2019，194：22-43.

[10] BORCZYK M，PIECHOTA M，RODRIGUEZ PARKITNA J，et al. Prospects for personalization of depression treatment with genome sequencing[J]. British journal of pharmacology，2022，179（17）：4220-4232.

[11] ROY S，BANERJEE D，CHATTERJEE I，et al. The role of 18F-flortaucipir（AV-1451）in the diagnosis of neurodegenerative disorders[J]. Cureus，2021，13（7）：e16644.

[12] HE H，LIU A，ZHANG W，et al. Novel plasma miRNAs as biomarkers and therapeutic targets of Alzheimer's disease at the prodromal stage[J]. Journal of Alzheimer's disease，2021，83（2）：779-790.

[13] BURNS A，ROSSOR M，HECKER J，et al. The effects of donepezil in Alzheimer's disease-results from a multinational trial[J]. Dementia and geriatric cognitive disorders，1999，10（3）：237-244.

[14] HERRMANN N，GAUTHIER S，BONEVA N，et al. A randomized，double-blind，placebo-controlled trial of memantine in a behaviorally enriched sample of patients with moderate-to-severe Alzheimer's disease[J]. International psychogeriatrics，2013，25（6）：919-927.

[15] DOODY R S，THOMAS R G，FARLOW M，et al. Phase 3 trials of solanezumab for mild-to-moderate Alzheimer's disease[J]. New England journal of medicine，2014，370（4）：311-321.

[16] GAUTHIER S，FELDMAN H H，SCHNEIDER L S，et al. Efficacy and safety of tau-aggregation inhibitor therapy in patients with mild or moderate Alzheimer's disease：a randomised，controlled，double-blind，parallel-arm，phase 3 trial[J]. Lancet，2016，388（10062）：2873-2884.

[17] XIAO S F，CHAN P，WANG T，et al. A 36-week multicenter，randomized，double-blind，placebo-controlled，parallel-group，phase 3 clinical trial of sodium oligomannate for mild-to-moderate Alzheimer's dementia[J]. Alzheimer's research & therapy，2021，13（1）：62.

[18] WANG T，KUANG W，CHEN W，et al. A phase Ⅱ randomized trial of sodium oligomannate in Alzheimer's dementia[J]. Alzheimer's research & therapy，2020，12（1）：110.

第十七章

美国国立精神卫生研究所牵头的大型随机对照研究解读

自 20 世纪 90 年代以来，临床医学模式发生重大变化，由以经验为基础的医疗模式逐渐转变为以证据为基础的医疗模式，这种以证据为基础的临床医疗模式也称为循证医学。作为一门新兴学科，循证医学因其科学的理念和独有的视角，借助计算机和互联网技术的蓬勃发展，迅速传播并深刻影响全球医疗卫生领域的方方面面，被誉为"20 世纪医学领域最重要的里程碑之一"。循证医学证据来自各种高质量临床研究所得到的结果和结论，尤其是设计良好的随机对照试验被认为能给临床研究提供最高论证强度的证据。实际上大规模随机临床试验也确实为循证医学提供了大量证据，但随机对照试验可能需要耗费大量资源和人力，同时严格的入组和排除标准虽然提高研究结果的可重复性，但却限制了结果的普及推广。这些高质量的临床研究多以回答科学问题为目的，因而科学性高但可转化性差，因此在"真实世界"中进行的临床研究更多考虑实际医疗环境，其研究结果相比理想状态下的临床试验结果可能更加可靠。

在本章中主要介绍 4 项关于精神科常见疾病的大型临床结果的解读。其中首次精神分裂症发作后康复（RAISE）研究在制订一项全面和综合的干预措施，能够利用当前的资助机制在现实世界中实施，促进患者症状康复、尽量减少残疾、最大限度地发挥社会和职业功能；此外，评估干预措施与当前主流治疗方法相比较的总体临床效果和成本效益。抗精神病药干预有效性临床试验（CATIE）研究的目的在于比较抗精神病药在一般临床环境下的有效性及副作用。与大多数临床药物试验不同，CATIE 研究对评估有效性使用更广泛的结果衡量标准，不仅只关注疗效和耐受性，还同时评估成本效益以及其他环境因素对治疗、依从性和结果的影响。而抑郁症序贯治疗（STAR*D）研究自 2001 年启动，历时 7 年完成，是迄今为止进行的关于抑郁症规模最大、最全面的前瞻性的真实世界研究，该研究系统评估现有抑郁症治疗策略的有效性及现实世界中难治性抑郁症优化治疗措施的可行性。双相障碍系统治疗增强计划（STEP-BD）研究旨在发展和扩大关于 BD 管理和治疗的知识，并评估这种疾病患者的纵向结局；广泛的目标是确定哪些治疗方法或方案对 BD 的主要临床状态最为有效，并且评估急性期治疗和长期治疗后双相障碍患者的生活质量结局和卫生经济学。

以上 4 项大型临床试验虽然均以随机对照试验为基础，但通过尽可能放宽入组和排除标准来提高普适性，不排除共病其他精神障碍、药物滥用或其他疾病的受试者，并重视人口和地理位置的多样性，尽可能为社区和真实世界临床实践提供有益的信息。

第一节 首次精神分裂症发作后康复研究解读

一、研究背景

精神分裂症是一种慢性精神障碍，病程迁延，给患者自身和家庭带来极大的负担。如何在疾病病程早期采取合理的治疗干预，改善患者疾病康复和长期预后是领域内的重要课题。

美国卫生保健政策和研究机构在 20 世纪 80 年代末和 20 世纪 90 年代初为精神分裂症患者疗效研究小组（PORT）提供资金时，认识到许多医学中的治疗决策是在没有任何关于疗效、有效性和成本科学数据的支撑下作出的。在第一组 PORT 建议中，30 项建议中有 18 项侧重于使用抗精神病药进行急性期治疗和维持治疗。建议确定适当的剂量范围，并突出氯氮平的效用。与早期精神病治疗相关，原始建议之一明确指出对于具有更长期病程的患者，经历第一次急性发作时应该使用总体推荐范围的较低剂量。而更新的 PORT 全面总结了当前药物治疗实践的相关文献，为精神分裂症急性期和维持期的药物选择与剂量、各维度症状的药物治疗、抗精神病药物相关不良反应如体重增加等的策略转换、共病物质使用问题或躯体疾病的治疗等提供了建议，从循证角度为第二代抗精神病药的疗效与安全性风险评价提供了支持。这份更新报告继续建议实施至少持续 9 个月的家庭干预，包括疾病教育、危机干预、情感支持以及如何应对疾病症状和相关问题的培训。该更新还详细阐述了团体和个体治疗，包括认知行为治疗（CBT）作为残留精神病性症状的首选疗法。新推荐了社会技能培训。该小组还确定了支持就业作为首选服务，取代了有兴趣获得就业的任何人的职业康复概念。值得注意的是，第二个 PORT 继续澄清未来协调专业护理（coordinated specialty care，CSC）计划的实证基础。

2010 年发布的最后一组 PORT 建议继续强调需要使用较低剂量的抗精神病药，并避免使用氯氮平和奥氮平作为早期精神病的一线治疗。新出现的心理 - 社会治疗证据提供相关人群和预期结果的更准确的信息。此外，这些建议对于精神分裂症与酒精或药物使用障碍共病的患者，应给予针对物质依赖的治疗，治疗的关键要素包括动机强化和行为策略，重点是参与治疗、应对技能培训、复发预防培训及在与精神保健相结合的服务模式中提供。关于减肥，至少 3 个月长的社会心理干预包括心理教育，重点是营养咨询、热量消耗和份量控制，行为自我管理包括动机增强、目标设定、标准重量、每日食物和活动水平的自我监测，建议改变饮食和体力活动。一些初步研究发现家庭干预、CBT 和支持就业在抗精神病药治疗人群中的应用。

2008 年，美国国立精神卫生研究所（National Institute of Mental Health，NIMH）启动了一项名为首次精神分裂症发作后康复（Recovery After an Initial Schizophrenia Episode，RAISE）的大型临床研究项目。RAISE 研究旨在探索不同治疗手段在首发精神分裂症治疗中的价值，实际包含早期治疗（RAISE-ETP）和执行评估（RAISE-IES）两项研究。NIMH 倡议通过以患者为中心的方式结合最先进的药理学和心理 - 社会治疗，并由训练有素、协调一致的多学科团队提供治疗，显著改善社区首发患者的功能结局和生活质量，改变首发精神病（FEP）的轨迹和预后。RAISE 研究的具体目标：首先，制定一项全面的综合干预措施，能够利用当前的资助机制在现实世界中实施，促进患者症状康复、尽量减少残疾、最大限度地发挥社会和职业功能；其次，评估干预措施与当前主流治疗方法相比较的总体临床效果和成本效益，并在现实世界的社区治疗环境中进行这种评估比较。

RAISE 研究希望开发出帮助首发精神病患者的综合干预模式，降低精神病未治疗时间

（duration of unmedicated psychosis，DUP）和采用多元治疗模式改善患者的预后。其中，协调专业护理（CSC）是创造一种新的治疗方法，它有希望改善精神分裂症的病程。RAISE 研究和 CSC 计划的一个重要前提是确定基于证据的实践，在 RAISE 研究中测试的 CSC 的成分几乎完全基于应用于精神病早期阶段证据的干预。

总之，其他国家进行的研究已经证明综合早期干预服务的有效性，RAISE 研究打算进一步获得这些综合早期干预服务可以使首发精神分裂症患者获益的高水平的科学证据。

二、研究方法

研究方案注册信息：http://www.clinicaltrials.gov/ct2/show/NCT01321177。

（一）研究目的

对比联合应用最佳药物治疗（常规治疗）及药物治疗联合多成分心理 - 社会治疗（NAVIGATE）能否显著改善首发精神病患者的功能结局和生活质量。

（二）患者入组标准

入组标准：年龄 15～40 岁，可以参与研究评估，有能力提供知情同意，有精神病性症状，符合 DSM-Ⅳ 中的精神分裂症谱系障碍。

排除标准：可以明确是多次精神病性发作、物质所致精神病性障碍、躯体疾病所致精神病障碍等。

为了可以募集更多患者，过去抗精神病药累计治疗时间最大为 6 个月，住院和门诊患者都可以入组。

（三）研究干预

研究干预根据文献复习和专家咨询会议确定。这个干预项目被命名为 NAVIGATE，它包括 4 个核心干预组分：①个体化抗精神病药治疗方案，由计算机决策系统提供辅助建议（网络程序命名为 COMPASS），剂量比常规治疗减少 20%～50%；②家庭心理健康教育，以及精神卫生治疗相关的训练及知识；③患者个体化复原弹性训练；④针对患者的就业及教育支持项目。每个核心干预组分都有相应的操作手册并在线发布，协调实施 NAVIGATE 计划需要所有团队成员共享治疗方法，包括共同决策、关注优势和弹性、认识到动机增强的必要性、心理教育方法、认知行为治疗方法以及与自然支持性合作，定期召开团队会议至关重要。

对照干预是社区照料，代表该诊所为此类患者提供的常规治疗。除了研究评估和随访外，无须研究团队提供任何额外的培训或督导。

（四）研究设计和实施

RAISE 研究是临床随机对照试验。随机分组不是基于患者个体，而是区组随机，是以参加研究项目的诊所或机构为单位进行随机分组。随机分组有利有弊，主要还是兼顾项目的可行性和科学性。

研究机构由专门的委员会选拔，综合考虑这些机构的资质和地域代表性等。最终项目共纳入美国 21 个州的 34 家诊疗机构，其中的 17 家诊所开展 NAVIGATE 项目，另外 17 家则继续采用常规标准治疗。

研究项目实施研究干预的持续时间为至少 2 年，干预可以间断的，患者因各种原因中断研究干预后仍鼓励他们回到干预中。2 年的干预研究结束后，所有患者仍参加随访评估，随访评估持续到患者入组后 5 年。

因为实施干预的诊所工作人员对于患者的干预分组是非盲的，因此 RAISE 研究的评估采用分中心评估和中央评估相结合的方法。项目提供远程中央人员利用实时双向视频进行诊断 / 评估。中央评估由具有足够临床经验和培训的专业人员进行，持续提供质量可靠的诊断访谈、精神病理学和生活质量等评估，同时他们对患者的干预分组和总体研究设计一直保持盲态。

RAISE 研究由美国著名临床精神病学家 John Kane 牵头，2010 年 7 月—2012 年 7 月研究共招募 404 名年龄在 15~40 岁的首发精神分裂症患者，其中 223 名受试者被纳入 NAVIGATE 组，另外的 181 名受试者则被纳入标准治疗组，所有患者均至少随访 2 年，最后 1 名患者于 2014 年 7 月完成 2 年的干预。研究过程中，接受盲法设计的评分者被集中在一起，通过双向视频进行远程直播评分。RAISE 研究被纽约时报誉为"美国史上最严谨的研究"，初步结果已经于 2015 年 10 月在线发表于《美国精神病学杂志》。

三、研究结果

（一）研究入组患者背景信息

入组患者 404 名，181 名接受常规社区照料（community care，CC）处理，223 名接受 NAVIGATE 干预，基线人口学和临床变量在两组之间均没有显著性差异，参见表 3-17-1。

表 3-17-1 RAISE 研究入组首发精神分裂症患者的人口学和临床变量信息

	常规社区照料组	NAVIGATE 干预组	组间差异显著性（P）
入组例数	181	223	—
男性例数（百分比 %）	120（66%）	173（78%）	0.05
未婚例数（百分比 %）	163（90%）	195（87%）	>0.05
完成高中教育例数（百分比 %）	112（62%）	146（65%）	>0.05
SCID 精神分裂症诊断例数（百分比 %）	101（56%）	113（51%）	
SCID 分裂情感双相诊断例数（百分比 %）	13（7%）	11（5%）	
SCID 分裂情感抑郁诊断例数（百分比 %）	25（14%）	32（14%）	>0.05
SCID 分裂样诊断例数（百分比 %）	24（13%）	43（19%）	
SCID 精神病性障碍（未特别标定）诊断例数（百分比 %）	17（9%）	23（10%）	
终身酒精使用例数（%）	123（68%）	134（60%）	>0.05
终身大麻使用例数（百分比 %）	123（68%）	137（61%）	>0.05
年龄 / 岁（均值，SD）	23.1，4.9	23.1，5.2	>0.05
DUP/ 周（均值，SD）SD	211.4，277.5	178.9，248.7	>0.05
Heinrichs-Carpenter 生活质量评分	54.8，19.0	50.9，18.4	>0.05
PANSS 评分	74.5，14.9	78.3，15.0	0.02
Calgary 抑郁评分	4.7，4.3	4.7，4.3	>0.05
临床总体印象 - 疾病严重程度评分	4.0，0.8	4.1，0.8	>0.05
终身抗精神病药使用天数 /d	48.5，49.0	40.6，42.9	>0.05

注：SCID 为《精神疾病诊断与统计手册》定式临床检查（structured clinical interview for DSM）。

RAISE 研究入组患者的平均年龄为 23 岁，90% 符合精神分裂症谱系障碍诊断，一半以上符合精神分裂症诊断。精神病未治疗时间（DUP）均值和中位数在常规社区照料组和 NAVIGATE 组之间均没有差异。所有患者的 DUP 中位数是 74 周，社区照料组是 88 周，NAVIGATE 组是 66 周。NAVIGATE 组的男性比例高（78%），精神病性症状更显著，PANSS 评分高于社区照料组。

（二）NAVIGATE 组患者接受研究干预的比例高、持续时间长

针对 NAVIGATE 设计的四种干预，NAVIGATE 组患者接受干预的频次远高于常规社区照料组；NAVIGATE 组患者接受干预时间的中位数是 23 个月，常规社区照料组是 17 个月；NAVIGATE 组患者每月接受门诊服务的次数是 4.53（SD 为 5.07），常规社区照料组患者没有接受门诊服务的次数是 3.67（SD 为 5.93）。

（三）NAVIGATE 组患者的生活质量改善、精神症状缓解程度更优

RAISE 研究的主要结局指标是 Heinrichs-Carpenter 生活质量评分总分，干预 2 年后 NAVIGATE 组这一指标的改善显著优于常规社区照料组（组别和时间交互作用，$P < 0.02$），效应值为 0.31，具有临床意义。生活质量量表分量表方面，人际关系、内心建设、日常事务活动投入等改善尤为显著，NAVIGATE 组有更多患者每月去工作或去学校。精神症状改善方面，NAVIGATE 组的 PANSS 评分和 Calgary 抑郁评分改善更明显。每月平均住院百分比，NAVIGATE 组是 3.2%，社区照料组是 3.7%。干预 2 年内患者接受过住院的比例，NAVIGATE 组是 34%，社区照料组是 37%。具体见表 3-17-2。

表 3-17-2　基于评估模型基线到 24 个月的变化以及不同干预组之间的差异

评估指标	干预组	基线到 24 个月的变化			CC 组合 NAV 组 24 个月时的差异性变化			干预时间交互作用	
		均值	E	Cohen's d	均值	E	Cohen's d	t	P
Heinrichs-Carpenter 生活质量评分总分	CC	9.89	1.92	0.53	5.90	2.41	0.31	2.45	0.01
	NAV	15.79	1.62	0.84	—	—	—	—	—
人际关系	CC	3.494	0.76	0.40	2.20	0.94	0.25	2.33	0.02
	NAV	5.691	0.64	0.65	—	—	—	—	—
工具性角色	CC	3.418	0.80	0.52	1.85	1.06	0.28	1.75	0.08
	NAV	5.271	0.69	0.81	—	—	—	—	—
内心建设	CC	2.14	0.62	0.31	1.55	0.74	0.22	2.08	0.04
	NAV	3.69	0.51	0.53	—	—	—	—	—
日常事务活动投入	CC	0.97	0.18	0.42	0.48	0.22	0.21	2.18	0.03
	NAV	1.45	0.15	0.63	—	—	—	—	—
PANSS 评分	CC	−9.99	1.38	−0.67	−4.32	1.79	0.29	−2.41	0.02
	NAV	−14.31	1.14	−0.95	—	—	—	—	—
阳性因子	CC	−2.51	0.39	−0.66	−0.22	0.50	−0.06	−0.45	0.67
	NAV	−2.74	0.32	−0.72	—	—	—	—	—

续表

评估指标	干预组	基线到 24 个月的变化			CC 组合 NAV 组 24 个月时的差异性变化			干预时间交互作用	
		均值	E	Cohen's d	均值	E	Cohen's d	t	P
阴性因子	CC	−2.28	0.53	−0.44	−0.69	0.68	−0.13	−1.02	0.31
	NAV	−2.97	0.43	−0.57	—	—	—	—	—
解体因子	CC	−0.72	0.29	−0.26	−0.69	0.39	−0.25	−1.75	0.08
	NAV	−1.41	0.26	−0.51	—	—	—	—	—
兴奋因子	CC	−0.24	0.31	−0.09	−0.70	0.40	−0.25	−1.74	0.08
	NAV	−0.94	0.27	−0.34	—	—	—	—	—
抑郁因子	CC	−0.89	0.29	−0.27	−0.77	0.38	−0.23	−2.05	0.04
	NAV	−1.66	0.24	−0.50	—	—	—	—	—
临床总体印象量表 - 病情严重程度（Clinical Global Impressions - Severity of Illness，CGI-SI）	CC	−0.61	0.08	−0.74	−0.14	0.09	−0.17	−1.52	0.13
	NAV	−7.46	0.07	−9.12					
Calgary 抑郁评分	CC	−1.196	0.33	−0.28	−0.79	0.37	−0.18	−2.15	0.03
	NAV	−1.981	0.28	−0.46					

（四）DUP 的中介作用

RAISE 研究的一个重要发现是 DUP 是中介干预对生活质量评分、PANSS 评分的重要变量。以 DUP 中位数 74 周将患者进一步分为 DUP≤74 周和 DUP＞74 周组，干预对生活质量评分的效应值，DUP≤74 周组是 0.54，DUP＞74 周组只有 0.07；干预对 PANSS 评分的效应值，DUP≤74 周组是 0.42，DUP＞74 周组只有 0.13。

四、临床意义及述评

美国首次精神分裂症发作后康复（RAISE）研究为首发精神分裂症患者提供 NAVIGATE 整合治疗并随访 2 年，干预内容包括药物治疗、个体心理治疗、家庭教育、职业与教育支持以及个案管理。接受 NAVIGATE 整合干预的患者在随访期内病情和复发风险控制得更好，社会功能及生活质量更高。RAISE 研究对全球精神分裂症的早期干预有深远的影响。

（一）RAISE 研究对首发精神分裂症临床处理的意义

临床实践中，精神分裂症首次发作以抗精神病药治疗来缓解精神病性症状为主。其实，即使针对精神病性症状，也只有 51.9% 的患者经过抗精神病药治疗获得显著缓解。因此，仅仅抗精神病药并不能解决患者的主要问题。

RAISE 研究的主要结局是生活质量评分的改善，它将患者功能康复提到首要位置。对于精神分裂症谱系障碍，仅仅早诊断和早治疗是远远不够的，还必须加上"早康复"。早康复不仅是一种理念，并且正在成为一种被推荐的最佳医疗行为。功能康复针对的是患者潜在残疾的出现和进展，与患者的大脑神经可塑性动态消退过程密切相关。大脑神经可塑性的发生有时间窗，在正常神经系统发育期之外的时间窗主要是在经历创伤之后。首次精神病发作对于精神分裂症患者来说也是一种"创伤性"打击，也存在它引发的神经可塑性时间窗。离开这个时间窗越远，康复就越难以起效或不起效。

离开这个时间窗越远，康复效果可能会比较差，这个观点在 RAISE 研究的 DUP 分层结果中有明确证据。对于 DUP≤74 周的患者来说，干预对他们的效应值远大于 DUP>74 周的患者，而效应值 0.54 是一个比较明显的效应。因此，在患者出现精神病性症状后的 1~2 年这个时间窗，对于患者的多种干预效果都是极为关键的时间窗。DUP 中介患者干预不良以前主要是指药物干预，RAISE 研究将这个干预的范围进一步延伸至其他综合干预技术。

受 RAISE 研究结果鼓舞，近年国内广州医科大学附属脑科医院早期干预团队已经引进 NAVIGATE 干预，并组织多家单位参与实施，在实践中也已经取得不错的效果；他们还进一步整理了 NAVIGATE 干预手册，即将出版。随着国内首发患者中 NAVIGATE 干预的深入开展，他们的短期和中、长期预后都会获得显著改善，尤其是获得更好的功能结局。最近研究报道，患者的 5 年随访结局，NAVIGATE 干预组也明显优于对照组。

（二）RAISE 研究对开展临床复杂干预研究的意义

RAISE 研究是设计严谨的临床科学研究，多中心随机对照试验和对结局指标的盲法评估等都保证了它的科学性，使 RAISE 研究结果令人信服。此外，NAVIGATE 干预措施及方式都是基于手册操作的，具有很好的可重复性和可推广性。

NAVIGATE 整合的 4 个核心干预组分包括个体化抗精神病药治疗方案、家庭心理健康教育、患者个体化复原弹性训练、针对患者的就业及教育支持项目，它们都是复杂的临床干预，对于如何在影响因素众多的临床实景中去科学研究它们的有效性，RAISE 研究的设计和实施堪称领域内的典范，值得希望进行临床研究的医师认真学习。第一是对照组设计和研究受试者分组，NAVIGATE 干预效应必须是在常规社区处理的基础上增加的效应，因此必须设计对照组。研究受试者分组这一点上，RAISE 研究提出在研究分中心水平上进行随机分组，针对复杂干预、无法保证干预处于人员盲态、参与项目分中心数量较大的情形，这确实是比较巧妙的设计。这虽然难以保证研究组、对照组在个体化水平上众多变量的完全一致，但是这让整体项目的可行性有显著提升。分组的随机化尽量让每个受试者有同等机会进入研究组或对照组，这是临床干预研究最核心的元素。有很多临床干预如心理治疗、认知训练等对于实施干预的研究人员来说是不可能保持盲法的，这时就更需要做到随机分组。第二是盲法评估。对于主要依据行为观察作为干预结局指标的研究来说，盲法评估是保证研究观察不出现偏倚的重要保证。RAISE 研究应用远程视频中心评估法，评估中心的人员具有相应的评估资质，对分中心的分组信息完全不知情。第三是长期干预实施技术。RAISE 研究的干预时间长达 2 年，如何让受试者能坚持参与是很大的挑战。项目设计时，项目组就已经预估到这一挑战。为此，在方案中设计了允许受试者无理由中断干预、允许受试者中断后再参加干预、不预设主动停止患者干预的标准等。另外，患者参与干预的频次等也作为结局指标来观察。

RAISE 研究带来的最重要的启示有两点。第一，精神病性障碍一旦明确诊断后开始治疗，不要仅仅考虑抗精神病药治疗，需要同时整合实施 NAVIGATE 干预，以获得更优的临床转归和功能结局；第二，缩短精神分裂症的 DUP 仍然是一个重要课题，DUP>74 周的患者从 NAVIGATE 干预中获益很小，这就意味着一个更有效的策略是尽量减少 DUP>74 周的患者人数，这可以通过社区疾病知识教育等来推进。

（王继军）

第二节 抗精神病药干预有效性临床试验研究解读

一、研究背景

精神分裂症是一种临床表现复杂、异质性高的疾病,其特征性临床症状包括显著而持久的幻觉、妄想等阳性症状,情感淡漠、思维贫乏、意志减退等阴性症状,言行紊乱,焦虑与抑郁情绪等。患者通常意识清晰、智力水平处于正常范围,但常伴随认知损害。抗精神病药是治疗精神分裂症的基石,然而其造成的不良反应也不容忽视。部分药物不良反应与精神分裂症的临床症状非常类似,例如认知功能下降、动作迟缓和情感淡漠等,这些症状也可能是抗精神病药所致的类帕金森综合征的一部分。除此之外,药物不良反应还包括溢乳、性功能障碍或过度镇静等。在某些情况下,药物不良反应造成的主观痛苦和功能障碍可能与精神分裂症的症状相同,甚至更为严重。

第一代"传统"抗精神病药是多巴胺 D_2 受体的高亲和力拮抗剂,对控制精神病性症状最有效,但往往伴随较为严重的神经系统不良反应,如锥体外系不良反应和迟发性运动障碍。随着非典型或第二代抗精神病药出现以及其使用率逐步增长,药物治疗精神分裂症在有效性和耐受性方面明显改善。第二代抗精神病药的药理学机制与前不同,它们对多巴胺 D_2 受体的亲和力较低,对 5- 羟色胺(1A、2A、2C、3、6 和 7)和去甲肾上腺素(α_1 和 α_2)等受体的亲和力较高。然而,关于第二代抗精神病药的疗效和安全性证据并不一致。相较于第一代抗精神病药,没有确凿证据表明第二代抗精神病药可以降低发病率和住院率并改善社会功能。同时,第二代抗精神病药由于容易导致体重增加和糖脂代谢异常,其安全优势也受到一定质疑。尽管如此,这些药物依然被广泛使用并导致成本不断提高,这一趋势导致人们对第二代抗精神病药的临床优势和成本效益提出疑问。

现有的关于第一代和第二代抗精神病药对精神分裂症的相对有效性证据主要是基于短期研究,没有充分回答长期有效性和成本效益问题。此类研究大多由制药公司赞助,旨在根据有效性和安全性证据以获得监管部门批准。研究通常持续 4~12 周,研究中使用的评估措施有限,研究对象多限定在首次发病、没有内科疾病或共病其他精神疾病的患者,而且很少允许同时服用其他药物。较短的研究设计及严苛的入组和排除标准限制了这些研究的普适性,不能反映第二代抗精神病药在"真实世界"中的治疗效果,也难以充分反映这种高异质性、慢性疾病的全面信息。临床医师需要更多信息来了解第二代抗精神病药在"真实世界"中的治疗作用和可能发生的不良反应。

因此,美国国立精神卫生研究所(NIMH)制定针对精神分裂症的抗精神病药干预有效性临床试验(Clinical Antipsychotic Trials of Intervention Effectiveness,CATIE)研究,目的在于比较抗精神病药在一般临床环境下的有效性及不良反应。与大多数临床药物试验不同,CATIE研究对评估有效性使用更广泛的结果衡量标准,不仅只关注疗效和耐受性,还同时评估成本效益以及其他环境因素对治疗、依从性和结果的影响。通过尽可能放宽入组和排除标准来提高普适性,不排除共病其他精神障碍、药物滥用或其他疾病的受试者,并重视人口和地理位置的多样性,尽可能为社区和真实世界临床实践提供有益的信息。

二、研究方法

（一）研究目的

目的1：确定第二代/非典型抗精神病药相对于奋乃静（第一代/经典抗精神病药）的长期有效性和耐受性。假设与奋乃静治疗相比，使用第二代抗精神病药治疗的长期有效性和耐受性更佳。

目的2：确定第二代抗精神病药在成人精神分裂症中的长期疗效和耐受性。假设第二代抗精神病药在治疗精神分裂症方面同样有效，但出现不良反应的风险不同。

目的3：在初始分配的第二代抗精神病药治疗失败的患者中，确定换用其他第二代抗精神病药相对于换用氯氮平的长期有效性和耐受性（精神病理学症状缓解不充分或锥体外系不良反应较明显的患者进入这项第Ⅱ阶段试验）。假设与使用患者最初接受的第二代抗精神病药以外的其他第二代抗精神病药治疗相比，氯氮平治疗具有更佳的长期有效性和耐受性。

目的4：在初始分配的第二代抗精神病药治疗失败的患者中，确定换用其他第二代抗精神病药相对于换用齐拉西酮的长期有效性和耐受性（体重增加、高血糖或高脂血症患者进入这项第Ⅱ阶段试验）。假设与患者最初接受的第二代抗精神病药治疗相比，使用齐拉西酮治疗具有更好的长期有效性和耐受性。

（二）研究对象

参加这项研究的受试者为慢性或反复发作的精神分裂症患者，排除首次发作的患者和难治性患者。首次发作的患者被排除在外，是由于他们对相对较低剂量的抗精神病药的反应率很高；难治性患者被排除在外，是由于这类患者的治疗有效性与其他患者存在有统计学意义的显著性差异。为了使研究结果在慢性精神分裂症、合并内科或其他精神疾病的患者以及需要同时服用其他药物的患者中依然具有普适性，研究没有设置合并症和合并用药方面的排除标准。

大量的精神分裂症患者参加这项研究，包括症状得到部分缓解的患者以及症状明显恶化的患者。部分缓解的患者是指接受抗精神病药治疗，但仍有部分症状（因为缺乏疗效或无法耐受有效剂量）或遭受显著不良反应，通常会考虑更换药物；病情恶化的患者通常也需要更换药物。那些看起来在目前的药物治疗中表现良好，但希望考虑改变药物以获得更大改善或更好耐受性的患者也加入该研究。

研究的入组和排除标准如下：

1. 入组标准

（1）受试者的年龄必须在18～65岁。

（2）受试者目前必须符合或过去曾符合DSM-Ⅳ中关于精神分裂症的诊断标准。

（3）在与医师充分沟通后，进入研究的受试者必须满足适合口服药物治疗的条件。

（4）患者必须具有足够的决策能力，充分了解并提供知情同意才能参与这项研究。

2. 排除标准

（1）诊断为分裂样情感障碍、精神发育迟滞、广泛性发育障碍、谵妄、痴呆、遗忘障碍或其他认知障碍的患者。

（2）对治疗药物中的任意一种有明确记录的、与药物有关的严重不良反应的患者。

（3）首次发作的精神分裂症患者。如果患者在过去12个月内首次开始抗精神病药治疗，并且出现精神病性症状不足3年，将被视为第一次发作。

（4）对治疗药物中的任意一种有明确记录的、治疗反应不佳的患者。治疗反应不佳的标准为患者在适当的时间内坚持适当剂量的药物治疗，但仍存在明显的精神病性症状。具体剂量和持续时间标准为奥氮平的剂量≥30mg/d，持续 6 周；喹硫平的剂量≥800mg/d，持续 6 周；奋乃静的剂量≥32mg/d，持续 6 周；利培酮的剂量≥6mg/d，持续 6 周；齐拉西酮的剂量≥160mg/d，持续 6 周。

（5）排除目前或过去因对治疗抵抗而接受氯氮平治疗的患者，因治疗抵抗以外的原因服用氯氮平的患者符合条件。

（6）目前正在使用癸酸氟哌啶醇或癸氟奋乃静、病情稳定的患者，以及需要长效注射药物来维持治疗依从性的患者。

（7）孕妇或哺乳期妇女被排除在外，有生育能力的女性必须同意使用适当的避孕措施才能参加这项研究。

（8）迟发性运动障碍患者被排除在第一代抗精神病药治疗组之外。

（9）对任何可能被分配到的药物有禁忌证的患者。

（10）病情严重且极不稳定的患者。

（11）有以下心脏疾病的患者：①近期心肌梗死（< 6 个月）；② Q-T 间期延长（男性的 Q-T 间期 >450ms，女性的 Q-T 间期 >470ms）；③先天性 Q-T 间期延长病史；④持续性心律失常或既往存在持续性心律失常病史；⑤失代偿性充血性心力衰竭；⑥完全性左束支传导阻滞；⑦P-R 间期≥0.22s 的一级房室传导阻滞。

（12）同时使用多非利特、索他洛尔、奎尼丁、其他 I a 类和Ⅲ类抗心律失常药、美索达嗪、硫利哒嗪、氯丙嗪、氟哌利多、匹莫齐特、司帕沙星、加替沙星、莫西沙星、卤泛群、甲氟喹、戊烷脒、三氧化二砷、左醋美沙朵、甲磺酸多拉司琼、普罗布考或他克莫司的患者。

（13）在基线访谈后 30d 内服用了任一种研究药物的患者。

（三）研究药物与研究方案

研究包括三个治疗阶段和一个随访阶段。使用被分配的药物治疗效果良好的患者在 18 个月的治疗期内继续接受该治疗。如果第 I 阶段分配的药物治疗被认为是失败的，患者将进入下一阶段的研究，视情况重新接受药物分配或者开放标签治疗。

在研究的第 I 阶段，患者被随机分配到口服奋乃静、奥氮平、喹硫平、利培酮或齐拉西酮的双盲治疗中。共病迟发性运动障碍（TD）的患者被随机分配到口服奥氮平、喹硫平、利培酮或齐拉西酮治疗中（ I A 阶段）。在第 I 阶段停止使用第一代抗精神病药（口服奋乃静）的患者被随机分配到奥氮平、喹硫平或利培酮的双盲治疗中（ I B 阶段）。

在第Ⅱ阶段，第 I、第 I A 或第 I B 阶段停止接受第二代抗精神病药治疗的患者根据他们停止治疗的原因选择两种治疗分配路径之一。因对之前的治疗方案不耐受（如体重增加）而停止使用第二代抗精神病药的患者将优先进入齐拉西酮与其他第二代抗精神病药（奥氮平、喹硫平或利培酮）之一的随机双盲对照研究中；因疗效不佳而停止先前第二代抗精神病药治疗的患者将优先进入氯氮平与其他第二代抗精神病药（奥氮平、喹硫平或利培酮）的随机对照研究中。由于使用氯氮平需要定期监测白细胞计数，因此氯氮平是开放标签；其他所有研究药物在治疗的第 I 和第Ⅱ阶段都是双盲的。

第Ⅲ阶段是针对停止第Ⅱ阶段分配的治疗的患者。研究人员检查第 I 和第Ⅱ阶段分配的治疗失败的原因。在此回顾的基础上，根据治疗指南推荐，并在第Ⅲ阶段跟踪研究临床医师和患者共同选择的开放标签治疗。后续阶段是针对不再愿意继续服用研究药物或在最初随机时间过去 18 个月前停止第Ⅲ阶段药物治疗的患者。后续阶段的患者不提供研究药物，但对他们选择的治疗进行自然跟踪。

主要研究设计如图 3-17-1 所示。

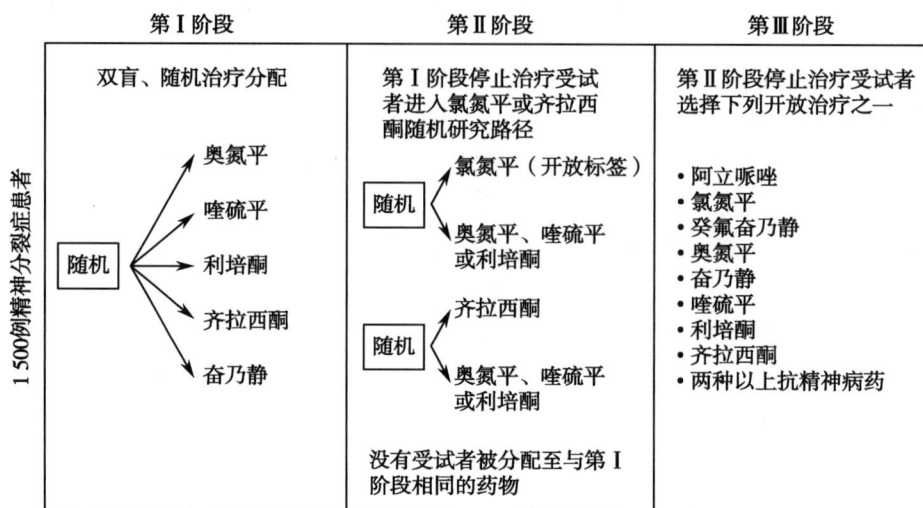

图 3-17-1 CATIE 研究设计

患者在 18 个月的治疗期内接受指定的药物治疗。ⅠA 阶段：迟发性运动障碍患者没有被随机到接受奋乃静治疗；ⅠB 阶段：对奋乃静无效的患者在有资格进入第Ⅱ阶段之前随机接受非典型药物（奥氮平、喹硫平或利培酮）治疗。

在研究的第Ⅰ阶段，研究药物包括奥氮平、喹硫平、利培酮、齐拉西酮及奋乃静。奋乃静作为第一代抗精神病药入选是因为它是一种中等效力药物，锥体外系不良反应（相对于高效力药物和其他中等效力药物）和镇静（相对于低效力药物）的发生率中等。只有 TD 的患者在分配给第一代抗精神病药的研究范围内被排除。长效注射剂与口服药物的比较不是本研究的主要目标，因此长效注射剂被排除在研究之外。在第Ⅱ阶段的研究中加入氯氮平作为研究药物。2002 年 11 月阿立哌唑获得 FDA 批准，随后仅作为一种开放标签治疗被添加到研究的第Ⅲ阶段。

治疗药物采用标准胶囊，内含各种药物剂量，分别为奥氮平 7.5mg、喹硫平 200mg、利培酮 1.5mg、齐拉西酮 40mg 或奋乃静 8mg。临床医师可以根据患者的治疗反应和不良反应，每日处方 1～4 粒胶囊。

喹硫平和齐拉西酮每日需要服用 2 次（b.i.d.），而奋乃静、奥氮平和利培酮可以每日服用 1 次（q.d.）。在整个研究过程中，被随机分配到奋乃静、奥氮平和利培酮的患者有一半被分配到 b.i.d. 剂量，另一半被分配到 q.d. 剂量。所有被随机分配到喹硫平和齐拉西酮的患者都接受 b.i.d. 剂量治疗，除非他们被确定每日只需要 1 粒胶囊。

第Ⅱ和第Ⅲ阶段开放标签的氯氮平的推荐剂量范围为每日 200～600mg。在第Ⅲ阶段研究中氟奋乃静注射的推荐剂量范围为每 2 周肌内注射 12.5～50mg，阿立哌唑的推荐剂量范围为每日 10～30mg。

临床医师可以在 1～4 个标准研究胶囊的范围内调整分配的抗精神病药的剂量。临床医师可以在他们认为有适应证时开具辅助和伴随药物，但必须记录使用的适应证。不允许服用指定研究药物以外的抗精神病药。在未认定治疗失败的情况下，不能停止或更换抗精神病药。交叉滴定完成后不能处方额外的抗精神病药，除非在紧急情况下或在第Ⅲ阶段患者要求选择抗精神病药联用的治疗方案。

（四）结局指标

1. 主要结局指标 以中止治疗为标志的全因治疗中止时间（time to all-cause treatment discontinuation）作为主要结局指标。虽然症状好转、不良反应、功能恢复、费用等都是重要的考量因素，但该研究仍然选择中止治疗为指标，因为它反映总体疗效和不良反应。全因治疗中止是一个临床上有意义的结果，它反映患者和临床医师共同决定的结果。在患者的治疗过程中，需要更换药物反映治疗效果或耐受性不足，以及认为另一种治疗方法会更好的可能性。

2. 次要结局指标 CATIE 研究中的次要结局指标为精神分裂症患者的临床和社会功能结局评估，用于评估精神分裂症的诊断可靠性、临床症状的变化、社会功能改变和治疗过程中可能出现的药物相关不良反应。主要临床症状及功能评估工具如表 3-17-3 所示。

表 3-17-3 临床症状及功能结果测量

精神病理症状	临床总体印象 - 疾病严重程度和自我报告版本
	阳性和阴性精神症状评定量表
	Calgary 抑郁评定量表
不良事件 / 不良反应	Barnes 静坐不能评定量表
	Simpson-Angus 锥体外系不良反应评估量表
	异常不自主运动评定量表
	不良事件 / 不良反应表格
社会心理表现	Heinrichs-Carpenter 生活质量量表
	Lehman 生活质量访谈 - 选择项目
	MacArthur 暴力风险评估工具
	医疗结局研究简表 -12
	治疗态度问卷调查
	吸毒态度调查表
家庭经历	家庭经历访谈（改编）

治疗过程中出现的不良事件和药物不良反应通过直接询问患者是否存在常见抗精神病药的不良反应，确定常见不良反应的相对频率和严重程度，这些不良反应包括直立性低血压、口干、便秘、流涎、月经不调、女性乳房发育 / 溢乳、性欲减弱、性唤醒阈值增高、达到性高潮的可能性降低、大小便失禁 / 夜尿、排尿迟疑、皮疹、嗜睡、体重增加、失眠、静坐不能和运动障碍。参与研究的临床医师和患者对药物不良事件和不良反应的严重程度评估都需记录下来，患者还会被问及不良反应对继续服用研究药物的意愿的影响。患者自发报告的对所服用药物的负性评价也会被记录，它们可能是潜在的药物不良反应。

定期监测药物对代谢造成的影响，包括定期评估每个患者的脉搏、血压和体重，定期记录腰臀比（WHR）和体重指数（BMI），并收集空腹血糖水平、糖化血红蛋白 A1c、血脂（总胆固醇、高密度脂蛋白胆固醇、甘油三酯）、全血计数和血清催乳素数值。

对精神活性物质使用情况的检查有多种方式，包括每个季度询问患者毒品和酒精使用情况、每个季度进行 1 次尿液药物筛查、收集患者头发样本用于检测物质滥用情况。

使用神经认知成套测试评估患者的神经认知功能,并且对为患者提供的保健服务及成本效益进行评估。

三、研究结果

(一)第 I 阶段研究结果

74% 的患者在第 I 阶段研究过程中停止服用研究药物(奥氮平 64%、奋乃静 75%、喹硫平 82%、利培酮 74%、齐拉西酮 79%)。奥氮平组停止治疗的时间长于喹硫平组(HR=0.63,$P<0.001$)、利培酮组(HR=0.75,$P=0.002$)、奋乃静组(HR=0.78,$P=0.021$)及齐拉西酮组(HR=0.76,$P=0.028$)。然而在进行多重比较校正后,奥氮平组与奋乃静组、奥氮平组与齐拉西酮组之间的差异并不显著。

奥氮平组患者因疗效不佳而停药的时间最长,成功治疗的时间最长;同样,奥氮平组因精神分裂症恶化而住院的患者比其他 4 组少(11% vs 15%~20%,$P<0.001$)。随着时间推移,所有组别的 PANSS 总分都有所改善。最初,奥氮平组的改善最大,但随着时间推移,其优势逐渐减弱。CGI 量表得分变化规律相似。

有研究探讨在第 I 阶段检查使用新的药物或换药对结果造成的影响。在被随机分配到奥氮平组或利培酮组的患者中,那些在研究开始时服用相同抗精神病药的患者比那些在研究开始时服用不同抗精神病药的患者停止治疗的时间会更长。当这一部分患者从研究中移除时,第 I 阶段得到的差异被减弱,但统计学意义仍然存在。因此在比较治疗效果时,使用新的药物还是继续之前的治疗需要纳入分析之中。

不同的治疗方法之间因无法耐受不良反应而停止治疗的比例不同($P=0.04$),利培酮的停药率最低(10%),奥氮平的停药率最高(18%)。此外,有更多患者因体重增加或代谢影响而停用奥氮平(9% vs 1%~4%,$P<0.001$),奥氮平更易出现体重大幅增加及对糖化血红蛋白、总胆固醇和甘油三酯的更大不良影响。而因锥体外系不良反应而停用奋乃静的比例更高(8% vs 2%~4%,$P=0.002$)。

关于神经认知测试的结果,有研究比较在 2 个月的治疗过程中 5 种治疗药物对精神分裂症患者神经认知功能改善效果的差异,发现所有抗精神病药治疗组都对神经认知方面有轻微但有统计学意义的改善;然而在治疗 2 个月后,各组之间没有差异。对于在最初分配的药物上完成 18 个月治疗的患者来说,奋乃静组的神经认知改善比奥氮平组($P=0.001$)和利培酮组($P=0.038$)更好,但与喹硫平组无统计学差异;齐拉西酮组与任何其他治疗组相同。这项结果与既往研究认为与第一代抗精神病药治疗相比,第二代抗精神病药在改善神经认知功能方面具有优势有一定差异。研究者认为首先 CATIE 研究的样本量较大,具有更为广泛的入组标准和较低的排除标准,使结果具有更好的稳定性和可推广性;其次与大多数既往研究中使用的较高剂量第一代抗精神病药(通常为氟哌啶醇)不同,本研究以奋乃静作为第一代抗精神病药的代表,同时剂量也经过严格审查。奋乃静是一种中等效力的第一代抗精神病药,在所选剂量范围内仅引起轻微的镇静作用和锥体外系不良反应。奋乃静虽然从未被认为是第二代抗精神病药,但其代谢产物之一 N-脱烷基吩嗪对 5-HT$_{2A}$ 受体具有相对较高的亲和力,具有一定的非典型特性,可以减少锥体外系不良反应和抗胆碱药治疗对认知的影响。

(二)第 I B 阶段研究结果

在第 I 阶段停止使用第一代抗精神病药(口服奋乃静)的患者被随机分配到奥氮平、喹硫平或利培酮的双盲治疗中。有 77 名（68%）患者在研究完成前停止治疗，疗程中位数为 5.8 个月。喹硫平和奥氮平治疗组的全因治疗中止时间明显长于利培酮；奥氮平组与喹硫平组比较差异无统计学意义。各个治疗组由于缺乏疗效、无法耐受不良反应或患者决定而停药的时间总体上没有差异。

进一步的研究发现，对 55 名因无效而停止服用奋乃静的患者进行进一步的治疗后，全因治疗中止率在奥氮平组最低（25%，5/20）。而在因无法耐受不良反应而停用奋乃静的 37 名患者中，第 I B 阶段全因治疗中止的患者比例为喹硫平 40%（4/10）、奥氮平 71%（10/14）、利培酮 85%（11/13）。此外，在这组被分配到喹硫平治疗组的 10 名患者中，没有人因为无法耐受不良反应而停用；相比之下，奥氮平组 64%（9/14）、利培酮组 69%（9/13）因无法耐受不良反应而停用药物。

在 PANSS 总分的比较中未发现统计学差异。喹硫平组因精神分裂症恶化而住院的次数为 0.19 次 /（人·年），而利培酮组和奥氮平组分别为 0.44 次 /（人·年）和 0.54 次 /（人·年）。除了体重和代谢变化外，其余不良反应在三个药物组之间没有统计学差异。奥氮平与体重增加、总胆固醇和甘油三酯水平大幅增加有关。

（三）第 II 阶段与氯氮平相关研究结果

在研究的第 I 或第 I B 阶段，99 名因为疗效不佳而停止使用奥氮平、喹硫平、利培酮或齐拉西酮治疗的患者被随机分配到氯氮平开放标签治疗中（$n = 49$），或另一种以前没有在试验中接受过的新的第二代抗精神病药［奥氮平（$n = 19$）、喹硫平（$n = 15$）或利培酮（$n = 16$）］的盲法治疗中。结果发现 69%（$n = 62$）的意向治疗患者在研究结束前停止治疗（治疗持续中位时间为 5 个月），其中氯氮平组、奥氮平组、喹硫平组和利培酮组的全因治疗中止中位时间分别为 10.5 个月、2.7 个月、3.3 个月和 2.8 个月，氯氮平明显优于喹硫平（$HR = 0.39$，$P = 0.01$）和利培酮（$HR = 0.42$，$P < 0.02$），但不优于奥氮平；11% 的接受氯氮平治疗的患者（$n = 5$）、35% 的接受奥氮平治疗的患者（$n = 6$），43% 的接受喹硫平和利培酮治疗的患者（$n = 6$）因无效而停止治疗，氯氮平明显优于奥氮平（$HR = 0.24$，$P < 0.02$）、喹硫平（$HR = 0.16$，$P = 0.004$）和利培酮（$HR = 0.16$，$P = 0.003$）。由于无法耐受不良反应或患者决定导致停止治疗的时间上在各个治疗组之间没有统计学差异。

在 3 个月的评估中，氯氮平组患者的 PANSS 总分（$mean = -11.7$，$SE = 3.2$）比喹硫平组（$mean = 2.5$，$SE = 4.8$，$P = 0.02$）或利培酮组（$mean = 4.1$，$SE = 1.9$，$P < 0.03$）患者减分更多。在 PANSS 一般精神病理学分量表上也看到类似结果。与奥氮平组（$mean = 0.1$，$SE = 0.2$，$P < 0.02$）和喹硫平组（$mean = 0.2$，$SE = 0.3$，$P = 0.003$）相比，氯氮平组患者在 3 个月后的临床总体印象 - 疾病严重程度（$mean = -0.7$，$SE = 0.1$，$P < 0.02$）的减分更明显。

由于进入该阶段的患者总人数较少，且所有参加这阶段研究的患者都在基线上接受了另一种第二代抗精神病药治疗，这可能降低检测到所有使用的抗精神病药或"新"出现的不良事件发生的可能性。失眠在利培酮治疗中最为常见（31%），最少见于氯氮平（4%）治疗。喹硫平（47%）和氯氮平（20%）的抗胆碱能症状（排尿困难、口干、便秘）最为常见。用氯氮平治疗时流涎最常见（33%）。在代谢指标或降血糖或降血脂治疗的使用率方面，各个治疗组之间没有显著性差异。在接受利培酮治疗的患者中，催乳素水平上升；而在其他三个治疗组中，催乳素水平下降。在氯氮平组中，1 名患者出现严重的嗜酸性粒细胞增多症，1 名患者出现粒细胞缺乏症，这两起事件都导致治疗中断。

对于预期用第二代抗精神病药改善无效的精神分裂症患者，氯氮平比改用另一种较新的第二代抗精神病药更有效。同时，由于氯氮平可能导致严重不良反应，定期的安全检测和管理是很必要的。

（四）第Ⅱ阶段与齐拉西酮相关研究结果

在研究的第Ⅰ或第ⅠB阶段，停止使用第二代抗精神病药治疗的患者（$n=444$）被随机分配到另一种第二代抗精神病药[奥氮平（$n=66$）、喹硫平（$n=63$）、利培酮（$n=69$）或齐拉西酮（$n=135$）]的盲法治疗中。各个治疗组在因任何原因停药的时间总体上存在差异（$P=0.004$）。奥氮平和利培酮的治疗持续中位数时间分别为6.3个月和7.0个月，比喹硫平和齐拉西酮的中位数（4.0个月和2.8个月）长。两两比较显示奥氮平与喹硫平、奥氮平与齐拉西酮、利培酮与喹硫平、利培酮与齐拉西酮之间存在统计学差异。各个治疗组因无效停药的时间总体上存在差异（$P<0.05$），但在进行多重比较校正后，两组之间的差异无统计学意义。各个治疗组之间由于无法耐受不良反应而停药的时间没有总体上的差异。

在因无效而停用先前抗精神病药的患者（$n=184$）中，奥氮平比喹硫平和齐拉西酮更有效，利培酮比喹硫平更有效。在因无法耐受不良反应而停止先前治疗的患者（$n=168$）中，抗精神病药组之间的结果没有统计学差异。

奥氮平组对PANSS总分的改善优于喹硫平组（mean$=-6.8$，SE$=2.4$，$P=0.005$）及齐拉西酮组（mean$=-5.9$，SE$=2.1$，$P=0.005$），但未能优于利培酮组。PANSS阳性症状子量表的结果与总分结果相近。奥氮平组与齐拉西酮组、喹硫平组和利培酮组两两比较，差异均有统计学意义。利培酮组较齐拉西酮组的改善更明显（差值$=-1.5$，SE$=0.6$，$P<0.03$）。PANSS阴性症状量表及CGI量表在各个治疗组之间没有发现统计学差异。

奥氮平组因精神分裂症恶化而住院的次数（0.28）显著低于利培酮组（0.40）、齐拉西酮组（0.48）或喹硫平组（0.70）。奥氮平组患者的失眠发生率（13%）最低。利培酮组则与更高的女性乳房发育率或溢乳率（5%）以及性功能相关不良反应发生率（29%）有关。接受喹硫平治疗的患者出现立位晕厥的比例（13%）更高。接受喹硫平治疗的患者也自发报告了比其他治疗组更多的其他不良事件（34% vs 25%～28%）。各个治疗组之间的锥体外系不良反应、静坐不能或异常运动发生率没有差异。接受奥氮平的患者比接受任何其他药物的患者有更多的体重增加，平均为每月1.3磅；接受齐拉西酮治疗的患者平均每月减重1.7磅。服用利培酮和喹硫平的患者在第Ⅱ阶段的体重平均变化可以忽略不计。奥氮平与总胆固醇和甘油三酯显著增加有关，而利培酮和齐拉西酮与这些参数下降有关。只有利培酮与催乳素水平显著增加有关。

（五）其他研究结果

CATIE研究中所有患者都采用生活质量量表来评估患者的心理社会功能。该研究评估第Ⅰ和第Ⅱ阶段各个治疗组之间的心理社会功能改善是否存在统计学差异。在研究的第Ⅰ阶段中，尽管各个治疗组都有轻微改善，但各个治疗组之间没有统计学差异，任何抗精神病药在改善心理社会功能方面也没有明显优势。根据组内比较，在包括存在迟发性运动障碍的奥氮平（0.19）和利培酮（0.26）治疗组中，这一指标的改善达到统计学意义；奋乃静（0.19）和齐拉西酮（0.26）治疗组的改善情况类似，但喹硫平（0.09）治疗组的改善则相对较少。然而，喹硫平治疗组在6个月和18个月时的改善仍然接近其他药物组。在基线上，整个队列中79%的患者独立生活。在12个月后保留在第Ⅰ阶段的患者中，88.7%的患者居住状态从基线到12个月没有变化，6.9%的患者有所改善，4.4%的患者有所下降。同样，在就业、社交或休闲活动方面也几乎没有变化。各个治疗组在12个月时这些心理社会功能指标中的任何一项指标的变化与基线相比没有差异。

对于 144 名选择进入第Ⅱ阶段疗效途径的患者，初步分析仅限于在治疗约 12 个月时（$n=24$）和治疗 6 个月时（$n=50$）获得生活质量量表评估的相对较少的患者。结果发现，氯氮平治疗的患者与包括奥氮平、喹硫平和利培酮在内的所有其他患者进行比较，在 6 个月和 12 个月时氯氮平组与其他组的生活质量量表变化得分没有统计学差异，氯氮平组的生活质量量表变化与奥氮平组和利培酮组在第Ⅰ阶段的变化相当。同样，对于进入耐受途径的 444 名患者而言，各个治疗组之间的生活质量量表变化得分没有统计学差异，且与第Ⅰ阶段的变化相似。所有阶段的所有抗精神病药治疗组在心理社会功能方面都有适度改善，但各个治疗组之间的区别不大。更实质性的改善可能需要辅助性心理社会康复措施。

关于成本 - 效益分析的研究中发现最初分配给奋乃静的患者的总药物成本比分配给 4 种第二代抗精神病药的患者的总药物成本低 200～300 美元 / 月（40%～50%）。按时间分组的显著统计交互作用（$P<0.0001$）反映前 8 个月总药物成本差异的缩小，此后奋乃静的成本一直较低（$P<0.0001$）。每月接受住院护理的患者比例没有统计学差异，住院护理是精神分裂症患者的最大费用来源。其余各组之间的平均每月住院和住院治疗总费用以及门诊医疗服务费用之和（即所有非药品成本）也没有统计学差异。这些费用按时间分组的交互作用在统计学上没有显著性意义，这表明随着时间推移，这些非药物卫生服务费用在各组之间持续相等。

从基线（所有组的平均评分为 0.683）到 18 个月（所有组的平均评分为 0.747），质量调整生命年（QALY）评分均有显著改善。与其他药物相比，奋乃静与更好的 QALY 评分有关，但只与利培酮相比具有统计学差异。奋乃静和第二代抗精神病药在 PANSS 总分和其他生活质量测量方面的差异没有统计学意义，因此奋乃静治疗比第二代抗精神病药治疗的成本更低，在有效性衡量标准上没有显著性差异。然而，这项结果受到高退出率的限制，长期神经系统和代谢相关不良反应需要进一步研究。

四、临床意义及述评

CATIE 研究再次表明对于慢性精神分裂症而言，使用抗精神病药对患者的症状均具有改善作用，这与既往的其他研究一致。然而，无论是在研究的第Ⅰ阶段还是第Ⅱ阶段，各个治疗组的患者均存在较高的停药率。这一结果表明，抗精神病药虽然对改善症状有效，但对慢性精神分裂症的有效性有很大局限。

在研究的第Ⅰ阶段，奥氮平组的停药率最低，该组患者的临床症状改善最明显，持续治疗的时间更长，以及因精神分裂症恶化而住院的比例较低。除奥氮平之外的其他第二代抗精神病药和具有代表性的第一代抗精神病药奋乃静在大多数评估疗效指标的结果方面是相似的。这些结果可能会导致奥氮平被认为是所研究的药物中疗效最佳的，然而奥氮平组和奋乃静组之间只存在微小差异。此外，对于刚停止使用第一代抗精神病药奋乃静的患者来说，换用喹硫平可能是较好的选择。虽然喹硫平在部分药物不良反应方面与奥氮平相似，但在停用奋乃静治疗的患者中耐受性较好。这可能是由于在锥体外系不良反应和抗精神病药导致的高催乳素血症方面，喹硫平与奋乃静的差异最大。

在与代谢紊乱有关的不良反应方面，与其他治疗方法相比，奥氮平的使用与体重增加、糖脂代谢指标异常密切相关。虽然奋乃静组中有更多患者因为无法耐受锥体外系不良反应而停用，但在接受第一代和第二代抗精神病药治疗的患者中出现锥体外系不良反应的患者比例没有统计学差异。利培酮的使用与高催乳素血症有关，这与既往研究一致。此外，研究中并没有发现关于齐拉西酮和喹硫平的使用与 Q-T 间期延长相关。

在成本效益方面，奋乃静治疗的总效应与奥氮平、喹硫平、利培酮和齐拉西酮相比无统计学差异。在此基础上，奋乃静治疗所需的经济成本更低。然而受 CATIE 研究的时限所限，由抗精神病药导致的迟发性运动障碍、糖尿病和心血管代谢性疾病等远期不良结局无法被纳入，也无法记录这些不良反应随时间变化的差异。同时，研究将存在迟发性运动障碍患者排除在奋乃静的分配之外也可能导致一定的偏倚，这些原因限制了目前可以得出的关于成本效益的结论。

CATIE 研究第 II 阶段的结果则表明，再次作出治疗选择时考虑患者既往的停药原因更有助于治疗。与既往研究一致，在大部分因治疗无效停止使用第二代抗精神病药的患者中，氯氮平的疗效明显比换用其他第二代抗精神病药治疗更佳。值得注意的是，接受氯氮平治疗的患者终止治疗的可能性明显低于接受喹硫平或利培酮治疗的患者。此外，与接受重新分配的第二代抗精神病药治疗的患者相比，接受氯氮平治疗的患者因疗效不佳而中断治疗的可能性较小。氯氮平被证实是对既往使用其他抗精神病药治疗疗效不佳的患者最有效的药物。在这部分研究中可能存在的部分局限性来源于氯氮平是开放标签，这可能会导致临床医师对第 I 阶段后中止治疗的决定产生一定偏见，他们会将氯氮平视为患者康复的最后一剂良药，从而让患者使用氯氮平的时间更长。此外，氯氮平可能引起一系列严重不良反应，包括粒细胞缺乏症、心肌炎、其他炎症反应、癫痫、肥胖、糖尿病和其他代谢异常，在临床上使用时需要广泛监测以避免这些不良反应造成的后果。

在第 I 阶段停药并进入齐拉西酮途径的患者中发现只有利培酮在这一阶段更有效，与 CATIE 研究第 I 阶段的结果高度一致。在这一阶段中，奥氮平对于那些因无效而停止先前治疗的患者是最有效的药物，但对于因无法耐受不良反应而停止先前治疗的患者则不然。利培酮对因无法耐受不良反应而停止先前治疗的患者和因无效而停止治疗的患者同样有效。尽管齐拉西酮与体重减轻和血脂参数的有利变化有关，但在这一阶段停药前的服药时间在 4 种药物中较短。

既往研究认为锥体外系不良反应和迟发性运动障碍的风险降低是第二代抗精神病药的一个重要优势，然而 CATIE 研究发现在不同的治疗组中迟发性运动障碍的风险没有差异。既往一项纳入 31 项随机对照试验的荟萃分析得到一致的结果，发现第一代抗精神病药与除氯氮平以外的第二代抗精神病药相比没有更大的锥体外系不良反应风险。第二代抗精神病药在锥体外系不良反应和迟发性运动障碍方面的优势仍有可能被夸大或与所有抗精神病药剂量更适中的长期处方趋势混为一谈。

研究中使用的治疗药物剂量也可能影响结果。喹硫平、利培酮和齐拉西酮可能未达到最佳剂量范围，而奥氮平的平均剂量可能高于普遍的剂量范围。尽管剂量高于最佳剂量的药物在有效性衡量方面可能具有优势，但剂量较低的药物在不良反应方面可能具有优势，不能排除其他给药方案可能导致不同结论的可能性，但 CATIE 研究中的这些不确定性与其他使用灵活剂量的第二代抗精神病药的双盲试验是一致的。

综上所述，精神分裂症患者需要长期治疗才能获得具有临床意义的生活质量提高和功能改善，各类抗精神病药在疗效和不良反应上各有不同。在药物选择上，临床医师需要与患者仔细评估各类药物的疗效和不良反应，根据患者的既往用药史、耐受性和代谢紊乱等特征选择合适的药物。使用疗效好且耐受性好的药物能使患者坚持服药的时间更长、依从性更好，以达到最佳治疗效果。

（王　强）

第三节 抑郁症序贯治疗研究解读

一、研究背景

抑郁症（major depressive disorder，MDD）是一种常见的、反复发作的慢性疾病，其致残率、自杀率高。美国的两项以社区为基础的大型流行病学研究显示抑郁症的终生患病率为 4.9%～17.9%，女性的患病风险是男性的 2 倍，且在青少年或成年早期人群及合并躯体疾病的人群中更常见。绝大多数抑郁症患者表现为终身反复发作的病程特征，平均每 5 年发作 1 次，更重要的是近 20%～35% 的抑郁症患者表现为慢性持续性病程。WHO 报告显示至 2020 年，抑郁症已成为全球第二大致残性疾病。

未达到临床治愈的症状常会导致功能残疾及预后不良，所以抑郁症的急性期治疗应该以临床治愈为目标，而非仅仅是症状减轻或者有效。虽然目前已有很多疗效确切的药物治疗措施及非药物治疗措施，但无论是初始治疗的设置，还是对初始治疗反应不佳的后续治疗决策均缺乏经过客观、全面评估过的临床优化方案，以至于仍有相当多的抑郁症患者对治疗反应不佳或达不到临床治愈，使得难治性抑郁症已经成为一项重大的公共卫生挑战。同时，现有的抑郁症治疗指南对如何优化初始治疗决策，以及当初始治疗未达到临床痊愈目标时如何进一步决策最佳治疗方案等均缺乏明确定义。

为了填补抑郁症药物治疗临床指南存在的这些信息空白，进一步评估现有抑郁症药物治疗指南的理论原则及临床推荐的有效性，迫切需要基于真实世界（real world）开展系统的、大规模的、评估指标更加客观的、具有广阔推广前景的临床研究。在此背景下，美国国立精神卫生研究所（NIMH）资助了抑郁症序贯治疗（Sequenced Treatment Alternatives to Relieve Depression Trial，STAR*D）研究。该研究自 2001 年启动，历时 7 年完成，共耗资 3 500 万美元，是迄今为止针对抑郁症进行的规模最大、最全面的前瞻性真实世界研究。该研究系统评估现有抑郁症治疗策略的有效性及现实世界中难治性抑郁症优化治疗措施的可行性。

STAR*D 研究弥补了此前关于抑郁症治疗领域临床研究的不足，具体体现在三个方面：第一，STAR*D 研究的样本具有更广泛的代表性。此前的临床研究通常都会选择没有合并躯体疾病的或者首次发作的患者，而慢性病程、合并躯体疾病和具有自杀意念的患者等都被排除在外，虽然这有助于提高样本一致性，但这样的研究样本并不符合大多数抑郁症患者的实际情况。第二，抑郁症治疗策略选择更符合真实世界临床实践，如选择开放标签治疗的研究设计、基于评估的治疗决策、允许研究者及患者在一定程度上自主决策治疗方案、允许研究者根据病情需求及耐受性灵活调整药物治疗剂量等。而此前关于抑郁症临床疗效的研究常对入组患者进行双盲设计、固定的药物剂量、短期紧密的随访和评估，这不仅不能代表真实世界临床实践，而且也限制了研究结果的临床推广。第三，以临床治愈作为主要结局目标，对于初始治疗疗效不佳或未达到临床治愈目标的患者进一步给予序贯治疗的策略，有助于评估难治性患者的临床优化策略的可行性，解决抑郁症目前临床治愈率低的困境。

二、研究方法

（一）研究设计

STAR*D 研究的主要目的是评估在初级医疗服务机构及精神专科诊疗环境下诊断为中度

抑郁症的患者接受抗抑郁治疗的有效性，并寻找初始抗抑郁治疗策略疗效不满意时下一步的有效治疗方案。

基于上述目的，STAR*D 研究为一项随机、多中心、前瞻性、序贯干预策略、真实世界研究，研究设计具有以下特点：纳入研究的受试者更宽泛，研究对象既有来自社区医疗机构的患者（18 个社区医疗机构），也有来自精神专科医疗机构的患者（23 个精神专科医疗机构）；患者病情严重程度不局限于重度抑郁症，中度抑郁症也被纳入研究中；开放标签的治疗干预策略，允许患者有一定的治疗选择权，允许研究者根据临床需求调整药物治疗剂量等；纳入合并有躯体疾病的患者，例数约占总研究样本的 2/3 以上，这部分患者平均合并 3 种或 3 种以上躯体疾病；基于临床评估的治疗选择，与真实世界临床实践保持一致；以临床治愈为主要疗效评估指标，未达到临床治愈目标的患者给予序贯干预策略，且治疗策略的设计与当前的临床实践一致。

（二）研究对象

共有 41 个临床中心参与研究（其中社区医疗机构 18 个、精神专科医疗机构 23 个）。从 2000 年 7 月开始招募患者，至 2006 年 9 月完成所有患者的临床随访，共计纳入 4 041 例受试者。研究对象的具体入组和排除标准见表 3-17-4。

表 3-17-4　受试者的主要入组和排除标准

（一）入组标准
1．年龄 18～75 岁
2．签署书面知情同意书
3．HAMD-17 评分≥14 分
4．符合 DSM-Ⅳ* 标准的单次或复发性非精神病性 MDD 的标准
a．至少有 1 个症状是情绪低落或丧失兴趣和愉悦感
b．至少在过去 2 周内有 5 个或更多的症状同时出现，并且与以前的功能相比有变化
（二）排除标准
1．双相障碍病史（Ⅰ、Ⅱ、不详）（终身）
2．精神分裂症、分裂样精神病或未特定的精神病病史（终身）
3．目前有厌食症或暴食症
4．目前有原发性强迫症
5．有明确的不耐受或对充分治疗（如 60mg 氟西汀，持续 6 周）缺乏效果的历史，在当前的抑郁发作中至少有对一种药物治疗明确不耐受或缺乏效果
6．当前发作的抑郁对 SSRI（西酞普兰、氟西汀、帕罗西汀和舍曲林）的充分治疗缺乏应答（如西酞普兰至少 40mg/d，持续 6 周或 60mg/d，持续 6 周）
7．目前正在服用西酞普兰，并且已经服用 7d 以上
8．在当前的 MDD 发作中，对 16 次或更多的认知治疗没有效果
9．在当前的 MDD 发作中，对 7 次或更多的电休克治疗没有效果
10．一般健康状况不符合第一或第二阶段治疗方案
11．正在服用第一或第二阶段治疗方案中禁忌的药物
12．需要立即住院接受药物 / 酒精解毒或治疗
13．因精神障碍需要立即住院治疗或日间治疗
14．需要服用抗精神病药或心境稳定剂
15．孕妇

（三）标准化的疗效及安全性评估工具

STAR*D 研究应用标准化的抑郁症疗效及不良反应评定工具，采用的量表包括 17 项汉密尔顿抑郁量表（HAMD-17）、16 项抑郁症状快速调查量表（16-item quick inventory of depressive symptomatology，QIDS-C16）、患者报告的抑郁症状快速调查表（the patient self-report version，QIDS-SR16）、不良反应评估量表（frequency，intensity，burden of side effects rating，FIBSER）。

临床医师以流程 / 监督为指导，在每次临床随访时（第 2、4、6、9 和 12 周）通过电话进行症状 / 不良反应评定。尽管通过电话访谈收集的 HAMD-17 评分是用于确定治疗是否有效的主要标准，但决定进入下一阶段治疗还是继续随访则取决于临床医师对当前治疗疗效的判断。由临床医师在不知晓主要研究结果（如 HAMD-17 评分）的情况下在每次治疗随访时评估 QIDS-C16 评分，根据临床医师的判断（而不是 HAMD-17 评分）决定受试者是否进入下一阶段治疗。临床判断包括不耐受、无效、治疗有效和临床治愈。如果受试者在前 4 周内因任何原因或之后由于无法耐受不良反应而停止治疗，则考虑患者不耐受，与症状是否改善无关；无效是指受试者退出时 QIDS-C16 评分较基线下降 < 50%（在退出不是由于不耐受的情况下）；治疗有效是指 QIDS-C16 评分相比基线降低 ≥ 50%，但 QIDS-C16 评分在退出时 > 5 分（在退出不是由于不耐受的情况下）；临床治愈（无抑郁症状）定义为 QIDS-C16 评分 ≤ 5 分。

临床医师根据患者症状严重程度（通过临床判断和 QIDS-C16 总分进行评估）以及不良反应作出是否进入下一阶段治疗的决策。有明显不耐受或相对于基线症状严重程度减轻不明显（例如在第 6 周 < 15% 或在第 9 周 < 25%）并接受足够的药物剂量，以及在一个阶段结束时治疗无效的受试者被鼓励进入下一阶段治疗。临床治愈者可以进入随访。治疗有效但没有临床治愈者也可以进行随访，但强烈鼓励他们在达到足够的剂量和治疗时间后进入下一阶段治疗。

在所有治疗水平的第 0、2、4、6、9 和 12 周都需要进行治疗访视，访视的时间窗较灵活（例如第 2 周访视可在第 2 周的 ±6d 内进行）。如果临床需要，可进行额外的访视。如果受试者仅在第 12 周治疗有效或临床治愈，则可以再进行 2 次随访，以确定这种状态是否持续。

STAR*D 研究的治疗有效率和临床治愈率计算基于完全意向性（intention-to-treat，ITT）分析，即根据所有入组患者在每一步的治疗结局来计算，这种分析方式是无偏倚的，同时更贴近临床实际情况，符合真实世界研究的特点。

（四）四阶段序贯治疗流程的设置

所有纳入研究的患者首先接受"西酞普兰"治疗，最少治疗 8 周，如果有效，鼓励患者持续治疗到 12 周，目的是评估接受"西酞普兰"治疗的临床治愈最大化程度。当药物方案改变时，将询问患者对药物治疗方案的可接受程度，当某级治疗方案无法使患者病情达到临床治愈时，由患者决定下一级治疗方案。具体如下：

1. 第一阶段 治疗方案："西酞普兰"前 4 周的起始剂量为 20mg/d，第 5~6 周增加至 40mg/d，第 7~12 周增加至 60mg/d。分别在第 0、2、4、6、9 和 12 周进行访视，访视次数及时间窗可灵活调整。如果治疗有效（较基线 QIDS-C16 评分降低 ≥ 50%），但没有临床治愈（QIDS-C16 评分 > 5 分）则再继续治疗 2 周，以确定该状态是否持续。使用"西酞普兰"未达到临床治愈或对该药明显不耐受的患者鼓励进入第二阶段治疗，达到临床治愈的患者被纳入 12 个月随访阶段。

"西酞普兰"被选为第一阶段选择性 5- 羟色胺再摄取抑制剂（SSRI）的代表药物是因为 SSRI 为常用药物，并且医疗卫生系统鼓励使用 SSRI 作为一线用药。因此，定义 SSRI 无效后的"下一个最佳用药"具有很重要的公共卫生意义。此外，"西酞普兰"的药物相互作用少、半衰期短（32～35h），因此转换为另一种药物时将不需要在下一阶段治疗的前几周考虑两种药物之间的相互作用；同时，半衰期短意味着"西酞普兰"不需要逐渐减量以避免停药反应，可以直接转换为另一种用药方案，既不需要逐步减量，也不需要清洗期。所有没有临床治愈的受试者都符合第二阶段换药和增效治疗的条件，而那些"西酞普兰"不耐受者只符合第二阶段换药治疗的条件。

2. 第二阶段

（1）换药方案：停用"西酞普兰"，随机接受以下4种方案之一，即"安非他酮缓释片""舍曲林""文拉法辛缓释片"或认知治疗。"安非他酮缓释片"的起始剂量建议从150mg/d开始，1周后增加至200mg/d，第4周300mg/d，第6周400mg/d；"舍曲林"从50mg/d开始，持续1周，在第2周增加至100mg/d，在第4周增加至150mg/d，在第9周增加至200mg/d；"文拉法辛缓释片"从37.5mg/d开始，并逐渐增加至1周后150mg/d，第4周225mg/d，第6周300mg/d，第9周375mg/d。

其中认知治疗设置为每周2次，持续1～4周；然后每周1次，持续8周。在第12周（16次治疗）之前至少连续3周临床治愈的受试者，可以在不完成所有16次访视的情况下进行随访。如果在第16次就诊时仍未治愈，治疗师可继续进行认知治疗，为期4周。如果这样的患者获得治愈，他们可以接受额外的4次每隔1周的治疗和6次每隔1个月的治疗，总共30次治疗。如果认知治疗在第16次随访时（第12周结束时）没有治愈，或持续用药至第14周或认知治疗至第20次随访后仍无临床治愈，则受试者可进入2a阶段，改为"安非他酮缓释片"或"文拉法辛缓释片"治疗。

（2）增效方案：在西酞普兰的基础上随机添加一种治疗方案，即安非他酮缓释片、丁螺环酮或认知治疗。安非他酮缓释片从200mg/d起始，第4周增加至300mg/d，第6周增加至400mg/d；丁螺环酮自起始剂量15mg/d开始，1周后增加至30mg/d，第4周增加至45mg/d，第6周增加至60mg/d。

（3）2a阶段：在第二阶段中接受认知治疗，但治疗效果不佳或未治愈者停止认知治疗，随机接受"安非他酮缓释片"或"文拉法辛缓释片"。

3. 第三阶段

（1）换药方案：停用目前的治疗，随机接受"米氮平"或"去甲普林"治疗。"去甲替林"的起始剂量为25mg/d，3d后加量至50mg/d，并在6周内逐步滴定至150mg/d；"米氮平"的推荐起始剂量为15mg/d，可在6周内逐步增加剂量至60mg/d。

（2）增效方案：在第二阶段治疗方案的基础上加用锂盐或者甲状腺激素（T_3）。锂盐的起始剂量为450mg/d，在第2周增加至推荐剂量900mg/d；如果受试者不能耐受起始剂量，可将其减至225mg/d，持续1周，然后增加至450mg/d。T_3的起始剂量自25μg/d开始，持续1周，然后增加至推荐剂量50μg/d。如前所述，该治疗方案是灵活的，允许对症状和不良反应进行临床判断和评级。

4. 第四阶段　换药方案：停止目前的治疗，随机接受单用"反苯环丙胺"或联合"文拉法辛缓释片"+"米氮平"治疗。"反苯环丙胺"的推荐给药方案为前2周10mg/d，然后每周增加10mg/d，直至达到最大剂量60mg/d。分配到"反苯环丙胺"组的受试者需要在第三阶段治疗后进行为期2周的清洗期。对于联合治疗，"文拉法辛缓释片"的剂量为第1周37.5mg/d，第2周75mg/d，第3～5周150mg/d，第6～8周225mg/d，之后为300mg/d；"米氮平"在前3周开始为15mg/d，随后8周为30mg/d，之后为45mg/d。

（五）研究方案实施过程中的质量控制

临床医师严格对照临床研究手册，根据每次随访时所获得的症状和不良反应进行评估，以指导每次药物治疗的起始剂量和调整剂量，提供基于标准评估的治疗。

临床研究协调员（CRC）负责治疗流程及治疗方案标准化监测，确保每个临床医师都遵守研究规定的治疗策略，并在关键决策点选择适当的治疗方式。CRC 使用临床研究手册中规定的治疗策略，根据受试者的疗效和对治疗的耐受性提供适当的治疗建议，并协助每个临床研究中心的临床医师和受试者完成研究方案设计的标准化评估和治疗选择流程。

STAR*D 研究设置在线警报系统协助研究质量控制，避免偏离研究方案。在线警报系统基于录入的网报信息，向 CRC 及临床医师快速反馈每次随访时违背方案的情况，包括：①继续使用相同的药物，并且在推荐时没有进入下一阶段治疗；②剂量过高（研究药物的加量速度比推荐的更快）；③存在药物不良反应（不良反应量表评分显著，当需要调整药物或随机分配到下一阶段治疗时没有作出任何改变）；④剂量过低（即需要增加药物剂量）；⑤在完成充分治疗之前转移到下一阶段治疗；⑥过早进入长期随访（当方案建议转移到下一阶段治疗时，受试者已被转移到长期随访）。这些报告及对报告的反馈每周更新 3 次，有助于提醒临床医师及 CRC 及时根据违背方案报告作出调整。该监测系统还提供研究期间治疗依从性的信息汇总，供临床医师和研究者使用。

三、研究结果

STAR*D 研究各个阶段的疗效评价指标统一为临床治愈是指 HAMD-17 评分≤7 分；QIDS-C16 评分≤5 分；有效是指 QIDS-SR16 评分自基线水平下降≥50%。

（一）第一阶段研究结果

共有 2 876 名受试者完成第一阶段治疗，"西酞普兰"的平均剂量为 41.8mg/d。在治疗 14 周后，临床治愈率分别为 28%（依据 HAMD-17 评分结果）和 33%（依据 QIDS-SR16 评分结果）；总体治疗有效率为 47%（依据 QIDS-SR16 评分结果），其中包括达到临床治愈标准的患者；在社区初级医疗机构和精神专科医疗机构接受治疗的患者中，临床治愈率和治疗有效率及治疗时间没有显著性差异。在 14 周内临床治愈的患者，平均治愈时间为 6.7 周，大约一半的患者在治疗 6 周后达到临床治愈标准，平均起效时间为 5.7 周，约 1/3 的患者在第 6 周时达到有效的标准。其中白色人种、女性、有职业者、教育水平较高、收入水平较高的患者的临床治愈率更高，而抑郁发作时间较长、同时伴有其他精神疾病（如焦虑、物质滥用）、生活质量低的患者的临床治愈率偏低。

（二）第二阶段研究结果

经第一阶段治疗后，1 475 例达到临床治愈的患者进入 12 个月随访期。共有 1 439 例"西酞普兰"治疗无效者进入第二阶段治疗，50.5%（727/1 439）的患者接受换药方案，而 39.3%（565/1 439）的患者接受增效方案，只有 10.2%（147/1 439）的患者接受西酞普兰联合认知治疗或单用认知治疗的方案。受教育程度较高或有情绪障碍家族史的人更倾向于接受认知治疗；社区初级医疗机构中的受试者和使用"西酞普兰"出现明显不良反应或症状严重程度较低的患者更倾向于接受换药，而不是选择增效治疗；复发且合并滥用药物的抑郁症患者更容易拒绝接受换药治疗。

1. 换药治疗 "安非他酮缓释片""舍曲林"文拉法辛缓释片"在临床治愈率、治愈时间和起效时间上均没有显著性差异，临床治愈者的平均临床治愈时间为 5.4～6.2 周。另外，研究结果显示治愈率和有效率低可能是因为 STAR*D 研究纳入共病慢性躯体疾病或病程较长的抑郁症患者。对于"西酞普兰"（第一阶段）不耐受的患者对"舍曲林"和"安非他酮缓释片"的耐受程度相同，"西酞普兰"的治疗疗效差并不会预示着换用"舍曲林"后疗效也差，而"文拉法辛缓释片"作为双通道药物并没有显示出更高的治愈率。

2. 增效治疗 两种增效治疗似乎都有一定帮助，但"安非他酮缓释片"在治疗上略有优势。大约 1/3 的患者使用"安非他酮缓释片"或"丁螺环酮"，两组在临床治愈率、有效率或治愈时间上均没有显著性差异。接受"安非他酮缓释片"增效治疗的患者较基线症状改善更明显，退出治疗时疾病严重程度更低，因不能耐受而退出试验的人更少（分别为 12.5% 和 20.6%）。

3. 认知治疗 在第二阶段中换用西酞普兰联合认知治疗（85 例）和单用认知治疗（62 例）的患者的治疗时间相同（8 周），并且两者在临床治愈率、有效率或治愈时间上没有显著性差异。但换用药物治疗的患者中近 50% 报告有中等程度的不良反应，而换用认知治疗的患者没有报告不良反应。

（三）第三阶段研究结果

共 377 人进入第三阶段治疗。

1. 换药治疗 依据 HAMD-17 和 QIDS-SR16 评分结果，"米氮平"的临床治愈率分别为 12.3% 和 8.0%，"去甲替林"的临床治愈率分别为 19.8% 和 12.4%。"米氮平"和"去甲替林"依据 QIDS-SR16 评分结果的临床治愈率分别为 13.4% 和 16.5%，治疗有效率和临床治愈率没有显著性差异，并且这两种治疗在耐受性或不良事件方面也没有显著性差异。

2. 增效治疗 包括在第二阶段或 2a 阶段的基础上加用锂盐（69 例）或 T_3（73 例）。结果显示，在治疗平均 9.6 周（SD = 5.2）后两种方法的临床治愈率较低；锂盐强化治疗的临床治愈率为 15.9%，T_3 强化治疗的临床治愈率为 24.7%，并且组间比较没有显著性差异。但服用锂盐的患者更容易出现不良反应，并且更容易因无法耐受不良反应而退出研究。T_3 可能是首选的增效治疗方法，因为它的不耐受率较低，并且没有必要行血常规检查。

（四）第四阶段研究结果

前三阶段药物不耐受或未治愈的患者被随机分为"反苯环丙胺"组（58 例）或"文拉法辛缓释制剂"+"米氮平"组（51 例）。治疗后依据 HAMD-17 和 QIDS-SR16 评分结果，"反苯环丙胺"组的临床治愈率分别为 6.9% 和 13.8%，"文拉法辛缓释制剂"+"米氮平"组的临床治愈率分别为 13.7% 和 15.7%，两组的临床治愈率均非常低且无显著性差异。然而，"反苯环丙胺"的平均剂量约为 36.9mg/d，未达到方案建议的最大剂量 60mg/d。两种药物在临床治愈时间、有效率或不良反应方面没有显著性差异，尽管服用"反苯环丙胺"的患者更有可能因为药物不良反应而提前退出研究。

（五）STAR*D 研究结果总结

依据 QIDS-SR16 评分结果，在第一、第二、第三和第四共四个急性期治疗阶段的临床治愈率分别为 36.8%、30.6%、13.7% 和 13.0%，累计临床治愈率为 67%。总的来说，那些需要更多治疗步骤的患者在自然随访阶段的复发率更高。此外，在随访开始时达到临床治愈的受试者的复发率低于那些在前三个治疗步骤后没有达到临床治愈的受试者。

四、临床意义及述评

（一）STAR*D 研究的特点

STAR*D 研究是迄今为止最大的、针对更广泛抑郁症患者的前瞻性、随机、开放标签（第二、第三、第四阶段）的真实世界研究，目的是评估在社区初级医疗机构及精神专科治疗环境下诊断为抑郁症的患者接受抗抑郁治疗的有效性，并寻找对于初始抗抑郁治疗不满意时下一步的有效治疗方案，更重要的是旨在解决具有重大公共卫生意义的难治性抑郁症的治疗问题。STAR*D研究针对既往研究的不足，在 6 个关键方面有所改进，前 3 个方面涉及研究入组，即更宽松的入组条件、患者的治疗选择权和开放标签治疗；后 3 个方面则与改进治疗策略有关，即基于评估的治疗选择、将临床治愈作为主要结局指标，以及序贯治疗方法包括替代、增强和联合策略。该研究从症状、功能、满意度、不良反应、卫生保健利用和成本估算等方面评估抑郁症治疗决策的理论原则和临床理念，填补此前的抑郁症治疗指南在这方面的空白。具体特点如下：

1. 在临床工作中，患者在选择疗效相似的多种治疗方法时会体现出个人偏好，允许患者参与他们的治疗选择可能会增加患者对治疗的信任感或主导权而带来更好的结果。然而，大多数随机对照试验采用的完全随机设计没有考虑受试者的选择权，因此可能会限制随机对照试验研究结果的普遍适用性。而 STAR*D 研究通过使用均衡分层随机化方法解决了这一问题。这种方法根据患者愿意接受或不愿意接受治疗分组，这样既允许进行随机比较（在选择相同治疗的患者组之间），同时又允许患者根据自己的喜好进行选择。

2. 使 STAR*D 研究更接近真实世界的另一种方式是开放标签治疗。根据定义，传统的随机双盲对照试验对患者和医师都隐瞒治疗选择。此外，如果随机对照试验有安慰剂对照，那么患者和医师都无法确定患者接受的是否为一种积极的治疗。这可能会对参与随机对照试验的患者的治疗有效率和临床治愈率产生负面影响。STAR*D 研究处理这一问题的方法是让患者和治疗医师都知晓选择的治疗方法，就像在正常的临床实践中一样；然后通过非治疗团队且不知晓治疗选择情况的人员对治疗结局进行评估，将偏倚降至最低。

3. 在改进治疗策略方面，STAR*D 研究旨在满足更连贯、更循证的治疗方法的需求。标准有效性试验的目的是在现实条件下评估治疗策略。然而，研究人员指出，在临床实践中仅考虑抗抑郁药的剂量和 / 或持续时间通常是不够的。实验者不仅应该在临床实践中检查治疗的有效性，而且还应该尝试以标准化、可重复的方式优化这些治疗。针对这个问题，STAR*D 研究提出一种基于评估的医疗策略，即在每次就诊时对症状和不良反应进行评估，临床医师将收到反馈，以确保患者得到充分且安全的治疗。

4. 使用临床治愈作为 STAR*D 研究的主要结局指标则反映研究人员转向更为严格的结局指标测量，以期最大限度地发挥其研究结果的临床效用。临床研究中，抑郁症状完全消退被定义为"临床治愈"，而症状减少被定义为"治疗有效"。研究表明，临床治愈是一种比治疗有效更可靠的结局。与那些治疗有效的患者相比，临床治愈的患者的功能更好、自杀率更低、复发的可能性更小。使用临床治愈这一指标比较治疗结局提供了一个更严格的标准。与此同时，为了丰富研究结果和研究角度，研究团队也测量了一些更容易实现的结局，如临床有效、功能改善和 / 或生活质量，作为次要结果衡量标准。

5. 有关抑郁症治疗的文献中，大多数研究仅考察单一治疗策略，而在日常临床实践中许多患者往往需要 2 次或 2 次以上的不同药物尝试才能治愈他们的症状。因此，研究人员希望通过一种序贯性四步疗法策略，试图确定在不同的治疗阶段中，经过先前 1 次或多次药物尝试而未能临床治愈的患者的最佳治疗方法。

总之，通过以上研究设计的创新，STAR*D 研究可评估现阶段指导抑郁症用药的理论基础和临床经验的合理性与有效性，探究最佳的难治性抑郁症的治疗方式，为推广抑郁症规范诊疗提供坚实的基础。

（二）STAR*D 研究结果指导及更新抑郁症临床治疗实践

1. 第一阶段　STAR*D 研究指出，在那些不能耐受或对最初的 SSRI 治疗无效的患者中大约 1/4 在换用"安非他酮缓释片""舍曲林""文拉法辛缓释片"后达到临床治愈，临床治愈率在三种药物之间没有显著性差异。不能耐受"西酞普兰"的患者和能够耐受"西酞普兰"的患者之间的临床治愈率无显著性差异。这一结果提示，对一种 SSRI 类药物不耐受或缺乏疗效并不意味着对另一种 SSRI 类药物也不耐受或缺乏疗效，换用另一种 SSRI 类药物可增加达到临床治愈的机会。≥65 岁的人群和 <65 岁的人群对单用"西酞普兰"的治疗有效性相似，患者报告的抑郁症状严重程度、功能和生活质量均有显著改善。STAR*D 研究也建议初次选择抗抑郁药治疗时应考虑：①以后治疗是否会考虑合并用药；②长期治疗的安全性；③ 1～3 个月的时间可能是微调抗抑郁药治疗的最关键的时期，这可能会产生更快、更好的治疗效果，并减少 3 个月以上频繁就诊的需求。

2. 第二阶段　不同药物之间药理机制的差异并未转化为临床疗效的实际差异，选择"安非他酮缓释片"或者"丁螺环酮"作为增效剂并没有疗效上的不同（依据 HAMD-17 评分结果）。药物的类内转换（如"西酞普兰"到"舍曲林"）或类外转换（如"西酞普兰"到"安非他酮缓释片"），以及转换为双通道药物（如"文拉法辛缓释片"）都是有效的。作为换药或增效治疗的认知治疗与作为换药或增效治疗的药物治疗之间没有根本区别，加用药物治疗比加用认知治疗可以使"西酞普兰"更快速地起效，而换用认知治疗比换用不同种类的抗抑郁药耐受性更好。然而，认知治疗适用于对药物治疗没有效果的患者群体。

3. 第三阶段　STAR*D 研究表明在连续两次抗抑郁药治疗后，换用第三种抗抑郁药单药治疗会导致抑郁症患者的治愈率低（<20%）。即使抗抑郁药的药理学特点与以往药物明显不同，对多次治疗无效的门诊患者换用这两种治疗方法中的任何一种都没有明显优势，而且连续使用单一疗法的治愈率不高。与先前的抑郁症疗效试验相反，虽然一些抑郁症治疗指南建议使用三种单一序贯治疗方法，但 STAR*D 研究结果表明这种疗法产生的效果相当有限。

对于锂盐和 T_3 强化治疗，STAR*D 研究指出，对于之前两次药物治疗效果不理想的非精神病性抑郁症患者，使用锂盐和 T_3 的治愈率不高，两个治疗组在有效率或治愈率、治疗时间方面没有显著性差异。然而，T_3 组似乎比锂盐组的耐受性好。锂盐组由于不良反应而退出增效治疗的受试者几乎是对照组的 2 倍。两组的严重不良事件少。虽然此前锂盐强化治疗的证据更多，而新一代抗抑郁药强化 T_3 的随机试验很少，但 STAR*D 研究中观察到的 T_3 强化治疗的疗效比预期的要好。总体而言，如果临床医师可以在锂盐和 T_3 强化之间进行选择，STAR*D 研究结果表明 T_3 有轻微优势，特别是对于已经接受过两次失败治疗的患者，T_3 在有效性和耐受性方面略优于锂盐，并且 T_3 还具有易于使用和不需要监测血药浓度的优点，因此 T_3 较锂盐有轻微优势。

4. 第四阶段　在三次抗抑郁药治疗失败后，"反苯环丙胺"与"文拉法辛缓释片"+"米氮平"比较的研究指出两组之间的治愈率无显著性差异，但"反苯环丙胺"的耐受性较差、脱落率较高。"文拉法辛缓释片"联合"米氮平"的不良反应较低、耐受较好，可能比"反苯环丙胺"更适合用在既往几次治疗中未获益的难治性抑郁症患者。在三次连续的抗抑郁药治疗中都未能达到治愈的患者，更换抗抑郁药后的治愈率不高。

（三）STAR*D 研究的意义

STAR*D 研究提供了一系列可供探讨的研究主题，包括评估不同阶段治疗方案的选择、"难治性抑郁症"的临床特征、疾病复发的危险因素、治疗策略、改善医疗质量的工具和方法，以及方法学的改进（如开发心理评估和临床评估量表）等。这项研究对于社区初级医疗机构和精神专科诊疗机构临床医师均具有以下重要的指导意义：

1. 坚定临床医师和患者战胜抑郁症的信心，并以临床治愈作为治疗目标。通过 STAR*D 研究结果可以发现，经过第一阶段治疗，大约 33% 的患者达到临床治愈；经过第二阶段治疗，大约 53% 的患者达到临床治愈；经过第三阶段治疗，大约 63% 的患者达到临床治愈；经过第四阶段治疗，最终有 67% 的患者达到临床治愈。医师和患者应坚持治疗，即使初始治疗未获得临床治愈，也不应放弃治疗。STAR*D 研究结果表明，患者达到治疗有效或者痊愈所需要的时间较长，对于那些在前 6 周内几乎没有治疗收益的患者停止药物治疗是不明智的，1/3 的患者是在 6 周后治疗有效。部分患者在治疗前 6 周可能有效，但治疗 10~12 周才能获得完全临床治愈，在此期间医师应与患者共同努力调整剂量，直至达到最佳水平，避免中断治疗。

2. 在抑郁症的综合治疗中，采用疾病管理的方法有明显优势。强调医师要更频繁地和患者接触，提供更有力的心理社会和教育支持，提高患者监测自己的症状的能力，并帮助患者了解其抑郁症的性质和治疗需求。在 STAR*D 研究中患者脱落率很高，有必要采取一些方法让患者继续接受治疗，如关于抑郁症的科普教育，帮助患者了解疾病发作或复发的过程，改善患者对治疗的期望，帮助患者了解客观评估病情改善的重要性，以及了解中途退出治疗的后果等。也有研究表明，治疗依从性差和身体健康状况差似乎是导致治疗无效和较长时间起效的共同危险因素，这突显了综合护理模式的重要性，这种模式既能满足医疗和精神保健需求，又能改善治疗依从性。

3. 治疗过程中，采用基于抑郁症状和药物不良反应的客观测量工具是有益处的。基于评估的治疗（measurement-based care，MBC）可以识别症状的严重变化，在每次治疗访问中使用可以提高医疗质量的可行性、安全性、耐受性和有效性。MBC 使用 QIDS-C16 和 FIBSER，在基于研究手册的指导和临床研究协调员的支持下，当发现治疗剂量偏差时，使用治疗监测网络系统来跟进参与研究的临床医师。这些程序确保了针对每位患者有效，并可耐受的个体化治疗剂量调整。与标准治疗组相比，基于评估的治疗组在 6 个月时的有效率和治愈率显著增高。此外，接受 MBC 的患者的治疗有效时间和临床治愈时间均显著短于标准治疗组。在基于评估量表的评估指导下，实验组获得更多的治疗调整机会、较低的脱落率和药物不良反应率，而较高的治愈率和较短的治愈时间可以转化为较低的症状负担、预期复发率和自杀率，患者可以更好地恢复正常的心理社会功能。

STAR*D 研究结果证实了 MBC 方法对中至重度抑郁症门诊患者的可行性和有效性，提示该方法可以应用于抑郁症患者的临床治疗实践中。MBC 可以帮助医师根据精神疾病状态和不良反应的变化对抑郁症患者作出个体化治疗决定，帮助医师决策适当的治疗策略，从而提高临床治愈率、减少治疗耐药性和提高医疗质量。

综上所述，基于包括自我监测的临床评估可以提高患者监测自己的症状和不良反应的能力，并帮助他们了解其抑郁症的性质和治疗的复杂性。所有这些因素都有利于提高疾病管理的可接受性，并可能有助于制定具有明确缓解目标的共同决策。在临床实践中，对患者进行定期随访，根据评估结果施以治疗和调整治疗措施对患者获益更大。

4. STAR*D 研究表明所有抗抑郁药的安全性和耐受性均良好，在这项研究中比较的任何一种药物在临床治愈率、有效率、治愈或有效时间方面没有显著性差异。与"丁螺环酮"相比，"安非他酮缓释片"作为第二阶段的增效治疗有一些优势，包括症状得到更大的改善，以及由于不耐受而导致退出的情况较少。T₃ 作为第三阶段的增效治疗，由于不良反应较少而优于锂盐。"文拉法辛缓释片"联合"米氮平"作为第四种增效治疗,由于不良反应较少且不需要饮食限制而优于"反苯环丙胺"。

在 STAR*D 研究中,第二阶段药物药理机制的差异并不能引起临床疗效的实质性差异。那些在前一阶段治疗有效且表现出最小不耐受的人倾向于接受增效治疗,而那些几乎没有受益或对先前治疗不耐受的人倾向于改变治疗方案。STAR*D 研究发现增效剂的耐受性几乎和认知治疗增效一样好。在治愈速度方面,增效药物治疗更加有优势。认知治疗作为增效和转换的策略与药物增效没有差异,尽管认知治疗增效"西酞普兰"的治愈速度比药物增效"西酞普兰"慢,但认知治疗可能更适用于那些对药物治疗无反应的患者。在选择药物时,临床医师必须考虑疗效、不良反应负担、耐受性、给药的便利性、药物相互作用和患者的配合度。

5. 焦虑性抑郁患者的疗效、预后均较差,此类患者可能是一种重要的抑郁症临床亚型。比较焦虑性抑郁与非焦虑性抑郁治疗结果差异的报告指出,在 STAR*D 研究的第一阶段治疗中,与非焦虑性抑郁患者相比,焦虑性抑郁患者接受"西酞普兰"治疗的有效率或治愈率更低、时间更长。焦虑性抑郁患者的不良反应频率、强度、严重不良事件和负担均高于非焦虑性抑郁患者。此外,焦虑性抑郁患者组的脱落率更高,这可能是伴有焦虑症状的患者对治疗期间发生的身体变化更敏感,更可能在遇到不良反应时退出治疗。在 STAR*D 研究的第二阶段治疗中,无论是换药还是增加药量,焦虑性抑郁患者也比非焦虑性抑郁患者更不容易达到治愈。在抑郁症的急性期治疗中,需要额外强调对焦虑症状的评估,特别是那些症状治愈缓慢及在适当的抗抑郁药治疗后仍表现出残留症状的患者。

6. 在抑郁症的长程治疗中,医师应追求临床治愈(remission)而不仅是有效(response)。达到临床治愈的患者将有更好的预后,因此应该将临床治愈设定为抑郁症治疗的目标。另外,在每个治疗步骤中,很大一部分受试者在第 6 周或第 8 周时的疗效并不充分,一些患者在第 14 周或更晚时治愈。因此,在可接受不良反应的情况下,临床医师可能需要考虑至少 8 周的治疗后再考虑是否改变治疗方案,以治愈为终点的临床试验也需要超过 8 周的研究期。

一些基线特征与较高的临床治愈率相关,包括较低的基线疾病严重程度、白色人种女性、较高的教育水平、较高的收入水平、有效的社会支持、较少的共病、更好的身心调整能力、更高的生活满意度、更短的病程等。对于慢性病程和有复发史的患者,即使达到临床治愈,再次复发的风险依然较高,因此对于这类患者建议特别警惕。没有慢性病程或复发史且达到临床治愈的患者预后最好,这强调在病程早期的临床治愈可能是最有效的。STAR*D 研究中,第三和第四阶段的治愈率较低且呈下降趋势,实现治愈的概率随着治疗干预次数增加而降低,这使得人们猜测联合治疗在治疗早期可能更有价值。但如果第一阶段治疗并未收到良好效果,换药或者增效治疗都是可行的,并且在患者可以耐受不良反应的基础上倾向于首先选择增效治疗。换药的话,无论同类或者其他种类的药物都是有效的。有必要对这种策略的有效性进行前瞻性评估,对成本、药物不良反应和药物 - 药物相互作用进行前瞻性研究,通过研究确定个体化的、多步骤的治疗序列,开发广谱的有效药物。

7. STAR*D 研究不仅有较多的创新性发现,同时研究也为后续的研究者们提供了依据和更广泛的思路。在对 STAR*D 研究的第一阶段治疗中的 2 280 名成年抑郁症患者的数据进行分析后发现相对于没有达到临床治愈的抑郁症患者,达到临床治愈的患者的生活质量和社会功能有更大的改善,同时发现充分的患者教育可能是抑郁症的一个保护因素。STAR*D 研究的数据也被用于通过机器学习等人工智能算法建立预测模型,发现在所有特征中,第 2 周的早期治疗反应或症状严重程度可以较好地预测难治性抑郁症。对于 STAR*D 研究的二次分析结果表明,难治性抑郁症患者的生活质量、工作效率和社会功能较非难治性抑郁症患者差。类似地,最近研究也发现,更严重的失眠降低抑郁症临床治愈的可能性,失眠症状的改善独立于抑郁症状的治愈。基线失眠症状越严重,抑郁症临床治愈的可能性越低。失眠可能是抑郁症治愈的重要挑战。另外,使用 STAR*D 研究的数据结合其他研究数据库可以发现很多 STAR*D 研究未能发现的结果,如更多地坚持家庭认知治疗与更明显的药物反应和抑郁症状治愈率有关,自我报告的活动障碍动态变化水平可以预测长期临床结局,活动损伤减少程度越小,治愈的可能性越低。

(四) STAR*D 研究的局限性

虽然 STAR*D 研究已经回答了有关真实世界中抑郁症及其治疗的具体问题,但仍存在一定的局限性,主要包括:

1. 研究中只包括一部分抗抑郁药,一些特定的药物组合是否在急性期或长期内最有效仍然是一个有待进一步研究的问题,包括如电休克治疗也没有被考虑到,临床上对于药物治疗或心理治疗反应不佳的患者,电休克治疗仍然是一种有效的治疗选择。

2. 研究缺乏安慰剂对照。如果在每一步都没有安慰剂对照,则无法确定所看到的改善程度是由于治疗的"非特异性"方面还是自发改善。一方面,STAR*D 研究更希望比较的是各种可能积极治疗的结果;另一方面,研究设计者担心患者在得知可能的安慰剂治疗后会退出研究,所以没有设计安慰剂对照组。

3. 使用基于评估的治疗管理进行治疗,这可能提高了常规实践之外的医疗质量。在临床实践中可能并没有使用基于评估的治疗管理,因此 STAR*D 研究的结论可能并不完全适用于这些情况。

4. 从治疗角度来看,研究结果提出了一个问题,即联合治疗或增效治疗是否可能比几个有序的单一治疗步骤更加有效。尽管 STAR*D 研究发现几种组合或增效方案的安全性和耐受性非常合理,但除了第四阶段外,它并没有将这些方案与不同步骤的单一疗法进行比较。

5. 尽管在第二和第三阶段治疗中可以使用换药和增效策略,但绝大多数患者只选择这两种策略中的一种。在第二和第三阶段中同意随机化两种策略的小样本排除了对这两种策略进行有意义的比较。因此,我们不知道哪种策略更受患者欢迎,以及什么样的患者更喜欢选择换药或者增效治疗。

综上所述,STAR*D 研究在提高医疗质量、开发以患者为导向研究的新方法和新工具的同时回答了一系列重要的临床问题,也为后续研究提出了挑战。此外,它允许临床医师和患者共同参与到使患者受益的研究中,并确定真实世界研究的可行性和应用价值,具有非常重要的临床意义。

(姚志剑)

第四节 双相障碍系统治疗增强计划研究解读

双相障碍系统治疗增强计划(Systematic Treatment Enhancement Program for Bipolar Disorder, STEP-BD)研究是由美国国立精神卫生研究所(NIMH)出资进行的研究(RFP 98-DS-0001),以探讨治疗双相障碍的有效综合干预模式,希望建立一个公共卫生模式,将所有亚型、严重程度和人口群体的双相障碍患者纳入其中,是 NIMH 资助的最大型的双相障碍(bipolar disorder, BD)治疗研究。

一、研究背景

双相障碍是一种慢性严重精神疾病，在致残性原因中居第 8 位，漏诊率和误诊率高，有相当一部分最初诊断为单相抑郁（unipolar depression）的患者最后诊断为双相障碍。双相障碍作为一种反复发作的慢性疾病给患者及其家人带来巨大的压力和痛苦。双相障碍还常伴物质依赖和自杀行为，大约 25% 的患者有自杀企图，每年约 2% 的患者有自杀行为。双相障碍大约减少 10 年的预期寿命和 9 年的工作时间。BD 在家族中具有遗传倾向，家系、双生子和寄养子等研究表明其遗传度为 63%～79%，且有家族史的患者发作更频繁。这些因素使双相障碍成为疾病负担很重的一种精神障碍。

循证医学相关原则提出，随机对照试验是有关治疗的理想信息来源。然而，从公共卫生角度来看，依赖典型的疗效试验是有局限性的，在这些试验中小样本的所谓的单纯患者接受严格限制的干预。此外，在 20 世纪 90 年代末设计 STEP-BD 研究时，可用的数据特别少。为了解决这一问题，美国国立精神卫生研究所（NIMH）在 20 世纪 90 年代委托开展了一系列有效性研究项目，以便在所谓的真实世界环境中得出治疗效果相关问题的答案，称之为 STEP-BD 研究。从 1999 年到 2005 年，历时 6 年之久，由哈佛医学院、麻省总医院的 Sachs 教授总负责，共招募 4 361 名参与者。STEP-BD 研究独特地将随机对照临床研究和非对照的、以证据为基础的临床护理相结合，具有史无前例的规模、较为宽泛的入组标准以及受试者的种族和社会经济范围。目前根据所收集的资料已发表百余篇相关的研究文献，并且一直有资料在分析和发表中。本文对于 STEP-BD 研究的研究背景、研究方法、研究结果做一阐述，并提出值得思考的临床意义。

二、研究方法

（一）研究目的和实验设计

STEP-BD 研究是一项前瞻性研究，旨在发展和扩大关于 BD 管理和治疗的知识，并评估这种疾病患者的纵向结局；广泛的目标是确定哪些治疗方法或治疗方案对 BD 的主要临床状态最为有效，并且评估急性期治疗和长期治疗后双相障碍患者的生活质量结局和卫生经济学。根据《赫尔辛基宣言》的规定，患者对参与研究给予口头和书面同意。研究对象纳入标准主要是基于有效性研究的目的，并最大限度地提高研究结果的普遍适用性。患者愿意和能够知情同意并登记到当地 STEP-BD 研究认证的精神科医师治疗中，接受持续的临床管理和跟踪随访。患者由训练有素的精神科医师跟踪随访，并根据基于循证医学依据的治疗指南进行治疗。

STEP-BD 研究允许在良好的对照试验中调查问题，也允许这些随机对照试验结束后进一步随访患者的长期预后和相关问题。这样的研究设计有两个直接的优点：其一，患者在随机化研究中脱落后在开放的临床治疗中继续随访，可提供随机化策略中意向治疗的长期数据；其二，急性期和难治性抑郁症随机化治疗研究的随访资料对于评价这些策略预防复发的有效性是一种补充。另外，还可以比较随机化的特殊治疗和标准临床治疗的疾病结局。

（二）研究中心和入组样本选择、资料收集

筛选纳入 STEP-BD 研究中心仅限于管理至少 100 名积极主动治疗的双相障碍患者专科团队，以确保地区平衡和人口多样性。在参与 STEP-BD 研究的 22 个中心中，有 13 个纳入样本总数的 90%，6 个贡献 2/3 的患者。6 个样本入选率较高的中心的共同特点是他们一直保持无限期的临床管理系统，而不是脱离这种管理的临床研究工作。STEP-BD 研究的治疗指南主

要聚焦在 9 个临床状态的"路径"上，例如难治性抑郁症、预防复发。STEP-BD 研究使用临床监测表（CMF）作为关键结局测量的源文件，并在患者的医疗记录中提供病程进展记录。为了获得使用 CMF 和其他关键临床医师评分的认证，所有治疗的精神科医师都完成了标准化培训，并达到与"黄金标准"评分一致的要求。所有精神障碍共病均得到确认，最常见的当前共病依次为焦虑障碍（30.5%）、酒精使用障碍（11.8%）、药物使用障碍（7.3%）、多动症（5.9%）和进食障碍（2.0%）。除了目前有甲状腺疾病外，一般医疗合并症没有确定。因此，STEP-BD 研究可以进一步探讨更复杂情况的双相障碍。

在 STEP-BD 研究的全部样本中，要求年龄在 15 岁以上，平均年龄为 40 岁；56% 为女性，85% 为非西班牙裔白色人种；53% 的人有高中学历，40% 的人获得学士学位或学士学位以上；58% 的人有私人保险。样本主要受限于参与者是否愿意接受 STEP-BD 研究认证医师的诊治，是否同意完成自我评估，以及在治疗前、第 1 年每个季度和此后每半年进行独立的研究评估。排除急性药物使用障碍患者，招募的大部分患者需要医疗保险来支付与医师预约的费用。双相障碍的所有亚型（BD-Ⅰ、BD-Ⅱ、BD-NOS 或环性心境）在任何阶段都被鼓励继续治疗，直到 STEP-BD 研究结束，并被系统监测，即使在缓解期也像在任何常规临床环境中一样。STEP-BD 研究实施一种协作医疗方法，以加强患者、临床医师和他们的家庭成员之间的治疗联盟，通过系统地指导管理压力、改善沟通、针对睡眠障碍和功能失调的认知问题，使患者和他们的家人更致力于实现治疗目标。收集的资料包括由临床治疗医师评估的内容和患者的自我报告。

（三）研究中的挑战与应对方法

与所有有效性研究一样，STEP-BD 研究也面临许多挑战，包括如何做到以下几点：①为研究现成的治疗方法招募有代表性的患者样本；②在不同的环境中实施共同的干预策略；③确定患者在疾病的多个阶段的结局；④为验证尚未确定的新治疗方法作出规定；⑤整合辅助性社会心理干预措施；⑥避免由于受试者退出和末次观测值向前结转的数据分析而产生的偏差。为了应对这些挑战，STEP-BD 研究采用混合设计，患者在真实世界研究和临床随机试验之间进行过渡时收集纵向数据。所有患者在入院时都接受系统评估，并由一名精神科医师（接受过双相障碍诊疗和评估的培训）使用一系列符合专家建议的示范实践程序进行治疗。在每次随访时，治疗的精神科医师都会完成一个标准化评估，并根据 DSM-Ⅳ 标准明确一个可操作的临床状态。该过程通过两种广泛的治疗途径来实现一系列目标：标准治疗路径，所有患者接受为期 2 年的自然治疗；以及随机治疗路径，少数患者在短期内参加特定的临床试验，然后再回到标准治疗路径中。所有患者在 2 年内每 3 个月接受 1 次由评估员实施盲法的标准化评估；参加任何 RCT 研究的患者根据具体研究方案接受额外的评估。因此，这种混合的途径允许在所谓的常规设置中增加对患者的了解及为特殊的试验收集数据，还有一个优点是那些完成 RCT 研究的患者继续通过常规治疗路径接受监测，从而强化治疗和数据的连续性。在整个研究过程中，患者定期接受独立的评估，在随机治疗路径和标准治疗途径之间进行转换时仍由同一个精神科医师治疗和管理。

三、研究结果

（一）情感障碍家族史

双相障碍发病与遗传因素关系密切，患者经常被问及潜在的情感障碍家族史。2013 年 Niki Antypa 和 Alessandro Serretti 应用 STEP-BD 研究收集的数据，选择标准治疗路径的数据进行分析。纳入的患者可以属于任何双相障碍谱系，并根据循证治疗的原则和公布的指南接受药物干预。研究共纳入 2 600 名患者，其中 1 963 人报告至少有 1 名一级亲属患有情感障碍，637 人报告没有这样的家族史。STEP-BD 研究也调查了家族史对社会人口学、临床、人格和生活质量等变量的影响，以及在治疗的第 1 年对症状的影响。结果显示，报告有情感障碍家族史的患者其抑郁或躁狂的发病年龄较早、发病时间更长、发作更频繁、快速循环发作和更多的自杀企图。在不同的评估中，有家族史的患者抑郁症状持续恶化，如注意力和精力较低、自杀意念较高，以及在躁狂症状中有更多的思维奔逸和随境转移。此外，与没有家族史的患者相比，有家族史的患者的生活质量较低、神经质较高，人格障碍得分也较高。总体来说，报告有情感障碍家族史的 BD 患者在接受治疗时表现出更差的临床状况，发病过程中有更多的症状、症状更严重。

（二）共病对疾病结局的影响

双相障碍与焦虑障碍、物质使用障碍等共病比较常见。在 STEP-BD 队列研究中分析进入研究的 1 469 名患者，有 858 名（58%）在随访中获得缓解。但是在 2 年的随访中近 50% 的患者经历复发，其中共病焦虑障碍是复发的危险因素。双相障碍终身合并焦虑障碍是很常见的（超过 50%），并与发病时年龄较小、康复的可能性降低、角色功能和生活质量较差、缓解时间较短以及自杀企图的可能性较大有关。并且合并焦虑障碍对患者的功能产生独立的有害影响，苯二氮䓬类药物治疗的患者的复发风险也相应增加。另外，STEP-BD 研究回顾性分析双相障碍患者首次情绪发作的极性对疾病结局的影响。BD 第一次抑郁发作而非躁狂发作可能预示着随后的病程会出现更大的抑郁症状负担。抑郁发作在女性和发病年龄较早的患者中更为常见，它与更多的终身抑郁症发作以及更高比例的焦虑障碍显著相关。

在 STEP-BD 研究中同样发现 BD 患者中物质使用障碍（substance use disorder，SUD）的高共病率，终生共病率高达 50%，其中目前有药物使用障碍的比例为 12%。对首批进入 STEP-BD 研究的 1 000 名患者进行分析（数据采集于 1999 年 11 月—2001 年 4 月），发现与没有 SUD 的患者相比，目前或既往有 SUD 的患者康复的可能性较小；目前有 SUD 与既往有 SUD 的患者相比，康复状态没有明显差异。使用功能受损度量工具（LIFE-RIFT）纵向随访评估，目前有 SUD 的患者的角色功能最差；既往有 SUD 的患者，两组患者的生活质量均明显低于没有 SUD 的患者，并且患者一生中有更多的自杀企图。既往或目前有酒精使用障碍或药物使用障碍的受试者从重度抑郁症首次发作中康复的维持时间比较短，更易复发。总体上，STEP-BD 研究发现有任何 SUD 病史的患者与没有 SUD 病史的患者相比在功能上是滞后的，SUD 的有害影响是明显的。STEP-BD 研究还探讨了共病 SUD 的双相障碍患者被随机分配到不同精神药物和社会心理干预时的抑郁发作缓解情况，所有患者都是在双相抑郁发作时或发作后不久被纳入研究，逻辑斯谛（logistic）回归和 Cox 比例风险模型被用来评估当前或既往的 SUD 是否调节患者对强化社会心理干预或短程心理教育与协作医疗的反应。研究发现，目前合并的 SUD 显著预测了双相抑郁康复的可能性和康复的时间，而既往的 SUD 并不具有预测效应，但是当前的 SUD 并没有明显调节患者对强化心理治疗与协作医疗的反应。

双相障碍、焦虑障碍和物质使用障碍三者共存的现象也比较普遍，焦虑障碍和 / 或 SUD 的共同发生与 BD 较差的临床结局有关。STEP-BD 研究分析了终身焦虑障碍和 SUD 诊断的存在与否，以及两个潜在因素（即"病理性焦虑"和"物质使用问题"）对 BD 疾病结局的影响，通过结构方程模型（SEM）估计前者与 BD 临床变量之间的关系。研究发现，病理性焦虑与功能障碍、过去 1 年中的快速循环发作和过去 1 年中的焦虑、抑郁时间占比呈显著相关。焦虑障碍和 SUD 对 BD 的影响大多是叠加的，而不是协同的；此外，在 BD 治疗中发作性焦虑的重要性可能被低估,因为它可能会加剧情绪症状、增加功能障碍和随后心境发作的风险。

(三)影响疾病结局的其他危险因素

STEP-BD 研究纳入随访研究的 858 名患者中,30% 处于重度抑郁发作期,10% 处于躁狂或轻躁狂发作期,8% 处于混合发作期,其余患者有亚综合征症状。在 2 年的随访时间内大约 3/4 的患者获得康复,但其中 22.4% 的患者后来又出现新的重度抑郁发作,6.4% 出现新的躁狂、轻躁狂或混合发作。躁狂 / 轻躁狂 / 混合发作复发的危险因素如下(按危险因素的强弱排序):过去 1 年中的快速循环发作、双相 Ⅰ 型障碍、目前有药物滥用、既往躁狂发作次数和残留躁狂症状,以及过去 1 年中的抑郁发作次数。抑郁发作复发的风险因以下因素而增加:饮食紊乱史、过去 1 年中的快速循环发作、目前合并焦虑障碍、既往抑郁发作次数、存在残留的躁狂症状和抑郁症状。残留的情绪增高症状是预测抑郁发作和躁狂 / 轻躁狂 / 混合发作复发风险的最大独立因素,抑郁发作复发率是躁狂、轻躁狂或混合发作复发率的 2 倍多。

STEP-BD 研究还评估了哪些特定的抑郁症状可以预测双相抑郁患者随后的持久康复。研究纳入 18 岁及 18 岁以上、符合 DSM-Ⅳ 诊断标准的双相 Ⅰ 型或 Ⅱ 型抑郁发作患者,患者被随机分配到使用心境稳定剂加辅助抗抑郁药或安慰剂的急性期治疗,主要和次要研究结局分别是持久康复(即连续 8 周症状缓解)和治疗引起的情感转换(即转相到躁狂或轻躁狂)。在可评估的 188 名服用安慰剂和活性药物的参与者中,第 2 周自尊心丧失或精力丧失的改善预示着随后持久康复的机会较高,而第 2 周精神运动迟滞的改善与随后的情感转换之间有显著关联。这些发现意味着关注个体症状对双相抑郁是很重要的,而不是仅仅依靠量表的总分评价,特定症状的早期改善预示着双相抑郁的后续康复效果。

除了个体症状外,研究还发现归因风格(一种解释生活事件原因的认知模式)在双相抑郁发作康复的预测因素和心理治疗反应的调节因素中的作用。1998—2005 年入组 106 名患有 DSM-Ⅳ 双相 Ⅰ 型或 Ⅱ 型抑郁发作的门诊患者,被随机分配到强化心理治疗或协作医疗(后者是一种最低限度的心理教育干预),然后使用临床监测表评估患者的康复状况,归因风格是在基线时用归因风格调查表测量。结果显示,极端的归因预测了较低的康复可能性和需要较长时间获得康复,而与初始抑郁症状严重程度无关。在具有更悲观的归因风格的个体中,初始抑郁症状严重预示着较低的康复可能性和需要较长时间获得康复。在全部样本中,强化心理治疗和协作医疗两组的康复率没有显著性差异。这些结果表明,极端、僵化的归因可能与更严重的抑郁发作过程有关,评估归因风格可能有助于临床医师识别有可能经历更严重的抑郁发作的患者。

发病年龄、双相障碍亚型、治疗依从性及情绪稳定性也是双相障碍复发的重要影响因素。STEP-BD 研究纳入 3 658 名参加多中心临床有效性研究的成人双相障碍门诊患者,实施长达 2 年的自然治疗随访,发现经历过儿童期发病的成年双相障碍患者与 18 岁以后发病的患者 (n = 1 187)相比,13 岁以前发病的患者(n = 1 068)在最初的缓解后复发的时间更早、缓解天数更少,而功能和生活质量损害更大;在 13~18 岁之间发病的患者(n = 1 403)的治疗结局一般介于另外两组之间。2000—2011 年期间转诊到斯坦福大学 BD 诊所的门诊患者在长达 2 年的自然治疗过程中,BD-Ⅱ 型患者相对于 BD-Ⅰ 型患者康复(缓解期≥8 周)较少见,而抑郁发作更常见。在康复的患者中,BD-Ⅱ 型与治疗前不良的疾病特征和抑郁发作更快复发有关。另一项研究纳入 BD-Ⅰ 型和 BD-Ⅱ 型患者并随访 1 年,其中 32% 的患者在入组前 1 年符合 DSM-Ⅳ 的快速循环发作标准。对完成随访的患者(68%)进行分析发现,先前有快速循环发作的患者更有可能复发,随访期间使用抗抑郁药与更频繁的情绪发作有关,表明循环发作可能是一个连续的过程,预防复发需要早期干预和限制使用抗抑郁药。另一项研究依据患者既往发作次数分为少于 5 次、5~10 次和 10 次以上三组进行分析,评估基线残疾、1 年内康复天数、抑郁和躁狂症状评分变化及生活质量和功能,结果显示既往多次发作的患者的疾病结局一直较差、功能和生活质量更差、残疾更常见、症状更慢性和严重。

STEP-BD 研究 1999—2005 年的两个队列研究探讨了不坚持用药与功能预后的基线相关因素和纵向预测因素,使用逻辑回归法评估至少 25% 的药物剂量缺失有关的临床和社会人口学特征,并建立和验证了一个风险分层模型。结果发现在 3 640 名受试者和 48 287 次随访中,871 人(24%)报告在 20% 或更多的研究访问中没有坚持服药,与治疗依从性差明显相关的临床特征包括快速循环发作、自杀企图、较早发病及当前的焦虑障碍或酒精使用障碍。在随访的前 3 个月中不坚持治疗与 12 个月随访时功能改善较少有关,也就是说更严重的基础性疾病预示着较差的治疗依从性,而这又预示着 1 年后的功能改善较差。另一项随机研究还发现抑郁症状和躁狂症状的情绪不稳定程度预示着较低的康复可能性和需要较长时间达到康复。

（四）对双相障碍类型的认识

在 STEP-BD 研究招募的 4 107 名患者中,有 1 380 人在纳入时符合双相 I 型或 II 型抑郁发作的标准,评估其伴随的躁狂症状,从而在双相障碍患者中比较单纯双相抑郁发作患者和混合性抑郁发作表现患者的疾病特征。结果发现,2/3 的双相抑郁患者同时具有躁狂症状,最常见的躁狂症状是注意力分散、意念飘忽或思维奔逸及精神运动性激越。具有任何混合特征的患者明显比单纯双相抑郁发作患者更有可能具有发病年龄早、过去 1 年中的快速循环发作、双相 I 型障碍、自杀企图史,以及前 1 年中有更多天数处于易激惹或情绪高涨状态。并且,心境不稳定可能是影响双相抑郁病程的一个临床相关特征。因此,双相 I 型或 II 型抑郁发作期间的亚临床躁狂症状比单纯双相抑郁更常见、更严重,心理病理上表现更复杂,值得作为一个独特的病理学实体来认识。DSM-5 正是基于这些临床研究提出“伴混合特征”的特定标注类型,以及相应的诊断标准。

（五）双相障碍患者的睡眠特征

在双相障碍患者中睡眠障碍很常见,既是危险因素,也是情绪发作的症状。为了解患者的睡眠与临床特征、功能和生活质量之间的关系,STEP-BD 研究纳入 2 024 名 BD 患者,分析睡眠障碍的流行病学特征、持续时间和变异性,以及它们与情绪、功能和生活质量的关系。结果表明,31.7% 的患者被归类为短睡眠者,37.5% 为正常睡眠者,23.1% 为长睡眠者,7% 不符合这三种中的任何一种。总的来说,与正常睡眠者和长睡眠者相比,短睡眠者表现出更高比例的心境高涨、发病年龄更早、病程更长。与正常睡眠者相比,短睡眠者和长睡眠者都有更多的抑郁症状,生活功能和生活质量更差。因此,睡眠障碍可能是双相障碍的特质标志,不过需要进行纵向研究,以评估 BD 患者睡眠障碍的潜在因果关系和长期影响。

睡眠障碍在 BD 情绪发作期间和两次发作之间是很常见的。STEP-BD 研究中被斯坦福大学 BD 诊所诊断为 BD 的康复期患者(至少 2 个月的缓解期),使用临床监测表(CMF)和匹兹堡睡眠质量指数(PSQI)随访评估 1 年以上,并与健康对照者比较。结果显示,康复的 BD 患者与健康对照者相比睡眠质量较差(PSQI 总分高),与残留的情绪症状相关,睡眠障碍治疗药物使用较多,睡眠潜伏期较长,日间功能障碍较差,并能预测较早的情绪症状复发。由于样本量小,统计能力有限,需要进一步的研究来证实。如果得到证实,在对康复的 BD 患者进行干预时关注睡眠质量对情绪有潜在的好处。睡眠障碍是 BD 的一个重要前驱症状,应被视为药物或社会心理维持治疗的目标。

（六）自杀等严重不良事件（SAE）的相关因素

STEP-BD 研究在一项大型 BD 患者队列研究中观察自杀等 SAE 的预测因素，逻辑斯谛（logistic）回归被用来确定基线与 1 年内 SAE 发生有关的变量。结果显示，118 名参与者报告了 161 种 SAE，其中最常见的 SAE 是因自杀意念而住院（44 例患者）。在随访不到 1 年的患者中，以往服用精神药物的种类越多，就越容易发生 SAE。在完成 1 年随访的患者中，精神病病史、当前物质滥用、较低的家庭收入和基线情绪状态符合综合征全部表现与 SAE 发生有关，也就是说基线疾病严重预示着 SAE 发生。因此，病情较重的患者需要特别注意 SAE，尤其是因自杀而住院的风险。

自杀虽然在临床实践中很常见，但很难预测。STEP-BD 研究试图评估在自杀行为发生前的数月，BD 门诊患者的哪些临床症状会更明显。参与者在每次访问时使用临床监测表（CMF）对以下潜在的自杀行为危险因素进行评估：自杀意念、兴趣丧失、焦虑、精神运动性激越和高风险行为。结果发现上述 5 种症状在有自杀行为的患者中总体上都有所上升，在自杀行为发生前的数月自杀意念、兴趣丧失和焦虑的严重程度明显增加。吸烟在 STEP-BD 队列研究的 BD 受试者中也明显增加，并且似乎与自杀企图、自杀实施和冲动的风险增加有关。与不吸烟的群体相比，吸烟群体的自杀企图更频繁，当前吸烟是 BD 患者当前和 9 个月自杀意念与行为的预测因素，冲动性可能发挥中介作用。

（七）抗抑郁药使用争议

抗抑郁药仍被广泛用于治疗双相抑郁，包括急性期和维持期，但治疗指南不建议在双相混合状态或烦躁型躁狂中使用抗抑郁药。为了解阈下躁狂症状与抗抑郁药治疗后转躁风险之间的关系，STEP-BD 研究观察 BD 患者使用心境稳定剂与抗抑郁药联合治疗伴有 2 个或 2 个以上躁狂症状的双相抑郁效果，Kaplan-Meier 生存曲线和 Cox 回归模型被用来比较康复的时间，一般线性模型分析开始时使用抗抑郁药或躁狂症状负荷与 3 个月随访时躁狂症状或抑郁症状严重程度之间的关系。结果显示，抗抑郁药的辅助性使用与明显的躁狂症状严重程度有关，基线抑郁症状较严重的患者 3 个月后的康复率较低，抗抑郁药既不会加快也不会延缓康复的时间。因此，在伴有躁狂症状的双相抑郁患者中，在心境稳定剂的基础上使用抗抑郁药并不能促进患者更快康复，反而可能会导致躁狂症状加重。这些发现在 STEP-BD 随机对照试验，以及与其他队列研究中得到验证。STEP-BD 研究还发现在服用三环类抗抑郁药（OR = 7.80）、5- 羟色胺再摄取抑制剂（OR = 3.73）或安非他酮（OR = 4.28）的患者中，情绪极性转换的风险明显增加。基于 STEP-BD 研究等临床研究提示，国内外的双相障碍治疗指南建议抗抑郁药应避免使用或慎用于既往有抗抑郁药所致的躁狂或轻躁狂史、当前存在混合特征或整个病程中以混合特征为主或近期快速循环型患者；在一线治疗应答不佳时，在锂盐 / 丙戊酸盐 / 第二代抗精神病药充分治疗的基础上联合抗抑郁药（如 SSRI 或安非他酮），维持治疗期及时停用抗抑郁药；SNRI/MAOI 因诱发转躁及导致心境不稳的风险相对较高，建议其联合治疗作为三线选择；双相 I 型抑郁发作不应采用抗抑郁药单药治疗；患者及其照料者应接受相关宣教，了解心境转相及循环加速的早期信号，一旦出现及时停用抗抑郁药。STEP-BD 研究对于 2 166 例重度抑郁发作期的双相 I 型和 II 型障碍患者使用生存分析来研究向躁狂、轻躁狂或混合状态过渡的时间，以及与转相相关的基线临床和社会人口学特征、与抗抑郁药治疗的交互作用。共有 21.3% 的重度抑郁症患者（461/2 166）在病情缓解前过渡到躁狂 / 轻躁狂或混合状态，包括 19.6%（289/1 475）的在发作期间接受抗抑郁药治疗的患者。与转相最相关的临床特征包括过去的抑郁发作次数较多、最近或一生中的快速循环发作、酒精使用障碍、既往自杀企图，以及在接受抗抑郁药治疗期间的转相史。无论接受或未接受抗抑郁药治疗，更严重的躁狂症状也与转躁风险相关。另外三个临床特征，即自杀未遂史、发病年龄较小和双相亚型在接受抗抑郁药治疗和未接受抗抑郁药治疗的人群之间表现出不同的影响。BD-Ⅱ与BD-Ⅰ相比抗抑郁药的使用率更高（BD-Ⅱ 46.9% *vs* BD-Ⅰ 30.5%），BD-Ⅱ使用抗抑郁药的比例在缓解期（44.0% *vs* 28.0%）和亚症状期（56.1% *vs* 28.6%）也更高。这些结果表明，某些临床特征可能增加从抑郁转相到躁狂或混合状态的风险，但它们中的大多数并不是抗抑郁药治疗的患者所特有的。因此，在考虑抗抑郁治疗之前需要充分评估患者的转躁风险，包括患者的发病年龄、自杀企图史、抑郁发作特征及频率、双相障碍亚型、共病、既往抗抑郁药治疗转相史等诸多因素。

（八）心境稳定剂和抗精神病药的疗效与安全性

STEP-BD研究的一项前瞻性观察性研究评估药物治疗对双相障碍患者自杀和自杀未遂的影响，研究纳入182名白色人种或高加索人受试者，发生270起自杀事件（8起完成自杀、262起企图自杀），至少完成1次治疗后随访，并在自杀事件发生后30d内有处方信息，使用条件逻辑回归模型评估药物处方与自杀企图/完成的关系。结果显示，锂盐的使用与自杀企图或完成之间没有相关性，丙戊酸钠、卡马西平、拉莫三嗪和第二代抗精神病药也没有相关性的结论，但选择性5-羟色胺再摄取抑制剂（SSRI）处方和自杀事件之间存在关联。由于治疗药物、疾病严重程度和自杀之间的复杂关系，自杀事件和SSRI处方之间的联系需要谨慎解释。STEP-BD研究还评估了莫达非尼（一种低亲和力的多巴胺转运体抑制剂）和普拉克索（一种多巴胺D_2/D_3受体激动剂）辅助治疗BD门诊患者的耐受性，躯体/精神不耐受停药率为26.0%，在治疗前12周由于恶心和镇静引起普拉克索的更多躯体不耐受而停药。

尽管缺乏支持其安全性、耐受性或有效性的数据，但临床医师经常将2种或更多的第二代抗精神病药（SGA）用于双相障碍患者。STEP-BD研究的一项研究评估SGA联合治疗与单药治疗的安全性和耐受性，1999年11月—2005年7月共招募4 035名BD患者，其中1 958名患者至少接受1种SGA治疗。服用SGA的患者中，有近10%接受SGA联合治疗。在控制病程、年龄、基线疾病严重程度和药物剂量等混杂因素后，与单药治疗相比，SGA联合治疗的患者表现出更多的口干、震颤、镇静、性功能障碍和便秘，并且更频繁地使用医疗服务。尽管SGA联合治疗在双相障碍中相当普遍，但它与副作用和医疗服务使用增加有关，可能会产生重要弊端而获益不明显，因此在进行这种干预之前需要谨慎考虑。STEP-BD研究的另一项研究发现，1.1%的患者曾使用氯氮平治疗，在随访期间使用氯氮平的患者的躁狂和抑郁症状明显减少，氯氮平可能对难治性双相障碍有效，氯氮平组也没有死亡事件发生。此外，肥胖与非肥胖的BD患者前瞻性比较研究发现，对于肥胖患者齐拉西酮联合治疗的有效性（包括疾病严重程度和整体功能改善）更明显，而且停药率较低、体重减轻更多（联合治疗组 −20.7磅 *vs* 对照组 −0.6磅）。

（九）社会心理干预

STEP-BD研究发现，强化社会心理治疗（认知行为治疗、家庭聚焦治疗或人际社会节奏治疗）作为药物治疗的辅助手段比简短的心理教育（协作医疗）更有利于提高双相抑郁的稳定性。一项1年期随机对照试验纳入293名患有双相Ⅰ型或Ⅱ型抑郁发作的门诊患者，被随机分配到强化心理治疗（$n=163$）或协作医疗（$n=130$），结果显示接受强化心理治疗的患者的年终康复率明显高于接受协作医疗的患者，康复所需要的时间也更短。进一步分析发现，接受强化心理治疗的患者的总体功能、人际关系功能和生活满意度评分均优于接受协作医疗的患者。强化心理治疗可能最适用于病情较严重的BD患者，对于病情不太严重的患者较简短的心理治疗可能是足够的。

临床试验设计也需要考虑社会心理干预效果评价的预测因素和影响因素。例如抑郁症状是生活质量的一个强有力的预测因素，对双相抑郁患者的干预措施应包括对生活质量影响的评估。双相障碍患者大多数经历较高比例的肥胖，这些与健康有关的问题是情绪发作后康复的障碍，并与药物治疗的不良反应有关。STEP-BD研究的一项事后分析评估医疗负担和体重指数是否预测和/或调节强化心理治疗与协作医疗两种方法中患者康复的可能性，以及从抑郁发作到康复的时间。在两种治疗条件下，较高的医疗负担预示着双相抑郁康复的可能性较低，与协作医疗相比强化心理治疗对体重指数正常的患者的康复率明显高（OR = 2.39），但在超重或肥胖的人群中差异不明显。

（十）种族差异

在STEP-BD研究开始实施时，非洲裔美国人报告的药物处方较少，西班牙裔美国人报告的专科治疗次数也比其他白色人种对照对象少；非洲裔美国人的精神病性症状发生率较高，而西班牙裔美国人报告当前和既往的酒精使用共病率较高。尽管存在这些差异性，但是非洲裔美国人、西班牙裔和非西班牙裔白色人种在结果上的差异并无显著性。使用最终的STEP-BD数据集（n = 4 107）前瞻性地比较非洲裔美国人（n = 155）和西班牙裔白色人种（n = 152），结果显示非洲裔美国人和西班牙裔白色人种比非西班牙裔白色人种更有可能在第1年内中断STEP-BD研究，而非洲裔美国人和西班牙裔白色人种在抑郁症状缓解情况方面与非西班牙裔白色人种相似；非洲裔美国人的大体功能评定（GAF）分数较低，总体临床状态有恶化趋势，其中精神病性症状是预测非洲裔美国人双相抑郁不良结局的因素之一。这些结果表明，虽然在治疗计划中应考虑结果的差异性，但在提供基于循证依据的治疗时，不同种族群体的结果是相似的，从而弥补基础性疾病严重程度的差异性。

（十一）照料者的负担

一项双相障碍患者的照料者对精神疾病病耻感的相关因素研究中，共有500名照料者接受横断面设计的访谈，内容包括污名、情绪、负担和应对措施。由于患者的临床状态差异很大，研究对过去1年中至少有3/4的时间缓解的患者（良好组）和过去1年中至少有1/4的时间符合心境发作标准的患者（不良组）进行单独的模型分析，逐步多元回归法被用来确定与照料者病耻感相关的患者、疾病和照料者特征。结果发现，在不良组中病耻感较严重与双相I型障碍（相对于II型）、照料者的社会支持和社会互动较少，以及西班牙裔有关；在良好组中，病耻感较严重与照料者是父母患有双相障碍的成年子女、受过大学教育、社会互动较少，以及照顾女性患者有关。总之，精神疾病的病耻感在急性期或缓解期双相障碍患者的照料者中普遍存在。为了确定有可能受到与照料有关的不良健康影响，STEP-BD研究在基线、6个月和12个月时对500名主要照料者的压力、应对、健康和服务使用进行评估。负担沉重组的照料者的负担和回避应对水平较高，控制能力和社会支持较低；被污名化组的照料者报告的病耻感最高；在随访期间，治疗有效组和被污名化组的照料者比负担沉重组的照料者有更好的健康结局和更少使用医疗服务；被污名化组的照料者比治疗有效组的照料者的自我照顾更差。研究结果也提示，照料者的负担越重，患者越容易抑郁发作，而且在过去1年中好转天数越少，无论在患者的症状明显时或症状缓解时照料者都会感觉到受歧视。

（十二）遗传基因与生物特征

STEP-BD研究收集了超过2 300名参与者的DNA，开展双相障碍的病因及发病机制、药物基因组学等相关研究。一项研究纳入523名双相I型障碍患者、527名精神分裂症患者和

477 名健康对照者，对 21 个昼夜节律基因的 276 个"标签"单核苷酸多态性（SNP）进行检测分析，并与 2 个已发表的全基因组关联分析（GWAS）的结果进行比较。虽然发现数个基因 SNP 和双相Ⅰ型障碍之间有提示性关联，但在多重比较校正后，没有任何关联性保持显著性。STEP-BD 研究还开展了锂盐治疗反应及复发风险的第一个全基因组关联分析，纳入 1 177 名双相障碍患者，包括 458 名接受锂盐治疗的患者。队列研究发现了最大关联证据的 SNP（染色体 10p15 上的一个区域 rs10795189，p = 5.5 × 10^{-7}）与锂盐治疗反应的关联性，此外有 5 个区域（p < 5 × 10^{-4}）也与锂盐治疗反应相关，包括染色体 4q32 上跨区域编码谷氨酸 /α- 氨基 -3- 羟基 -5- 甲基 -4- 异噁唑丙酸（AMPA）受体 GRIA2 基因上的 SNP，该基因表达受锂盐治疗的调节。虽然没有一个基因位点达到全基因组关联分析的显著性阈值，但这些结果为今后的锂盐疗效预测提供了可能性，包括与谷氨酸能神经递质有关的基因。另一项研究对 5-HT$_{2A}$ 受体和 5- 羟色胺转运体基因上的 12 种多态性进行了连锁和关联分析，在个体多态性或单倍型水平上没有发现明显的关联，可能需要对双相障碍患者进行进一步的亚组分析。

公认的用手习惯差异性可能会使我们更深入地理解大脑组织偏侧化或功能障碍是双相障碍的病理因素之一。STEP-BD 大样本队列研究评估双相障碍患者的非右利手特征和临床相关因素，受试者完成 10 个项目的爱丁堡利手问卷（Oldfield 量表）评估，对 10 项任务的手部偏好进行评分，评估利手时的情绪状态和用药情况没有标准化统一。在首批入选的 1 000 名患者中，有 796 人被诊断为双相Ⅰ型或Ⅱ型障碍，并有完整的利手数据。研究确定了非右利手的比例以及与人口社会学、临床变量的关系。结果发现，15% 的双相障碍患者是非右利手（高于一般人群 50%），利手特征与人口社会学（性别、种族）或临床因素（双相障碍亚型、发病年龄、家族史、精神病病史、自杀企图、酒精和药物滥用、注意缺陷多动障碍、广泛性焦虑障碍）之间没有显著相关性。然而，当前研究对双相障碍的神经病理学中偏侧化作用的兴趣仍在继续，并得到一些报告的支持，这些报告表明在感知、单胺类物质的大脑分布和大脑激活方面的不对称性异常与情绪状态有关，并受到治疗的调节，今后需要进一步调查评估非右利手是否与双相障碍患者的生物或功能半球不对称性参数有相关性。

（十三）隐马尔可夫模型对于双相障碍情绪状态的预测

隐马尔可夫模型（hidden Markov model，HMM）是一种潜在的纵向混合建模方法，比较容易适应临床研究中的混沌特性和减少测量误差对参数估计、标准误差的影响。尽管双相障碍从根本上说是一种周期性疾病，但自 20 世纪 80 年代以来，强调极性而非周期性的 BD 分割模型一直主导着现代精神病学诊断系统。然而，由于新出现的支持性数据，关注纵向病程的 BD 概念又逐渐恢复了，纵向统计方法的进展有望进一步推动该领域的发展。STEP-BD 研究的最近一项研究应用 HMM，尝试从纵向观察数据揭秘源于经验判断的躁狂和抑郁状态，跨越 5 个时间点使用杨氏躁狂状态评定量表（YMRS）和蒙哥马利 - 艾森贝格抑郁评定量表（MADRS）评估躁狂和抑郁症状，估计受试者随着时间推移而在这些状态之间转换的概率（n = 3 918），并评估临床变量（如快速循环发作、药物依赖性）是否能预测受试者的状态转换（n = 3 229）。结果显示，HMM 最优支持 STEP-BD 研究样本中 3 种潜在情绪状态的存在（"正常""抑郁""混合"）。相对而言，"正常"和"抑郁"状态比较好定义、跨时间稳定和概念清晰；"混合"状态虽然受试者经历较少，但是比较复杂，跨时间更不稳定（"混合"状态的 2/3 的受试者在下一次随访时间点会转换成"正常"或"抑郁"状态），而且与快速循环发作、物质使用和精神病有独特的联系。在基线被分配到"混合"状态的患者相对来说不太可能被诊断为 BD-Ⅱ（相对于 BD-Ⅰ），更可能表现为混合或（轻）躁狂发作，患者报告更频繁地经历易激惹和情绪高涨。本研究的结果代表了双相障碍情绪状态定义及确定纵向演变特征的重要一步,这种源于经验判断的情绪状态可用于形成客观的、经验性尝试的基础,从而依据临床病程来定义有意义的情感性疾病亚型。

(十四)项目反应理论对于躁狂和抑郁症状评定量表的评价

项目反应理论(item response theory,IRT)也称为潜在特质理论或潜在特质模型,是一种现代心理测量理论,其意义在于可以指导项目筛选和测验编制,以建立具有恒久性特点的项目参数。IRT 假设受试者有一种"潜在特质",其在测验项目上的反应和成绩与他们的潜在特质有特殊的关系。YMRS 和 MADRS 是 BD 治疗药物临床试验中最广泛使用的结局测量指标,STEP-BD 研究使用 IRT 评估这两个评定量表的测量特征。纳入基线数据可用于分析的 3 716 名受试者,分级响应模型(graded response model,GRM)分别应用于 YMRS 和 MADRS 项目反应,通过对所有测试条目和各个量表的潜在症状严重程度维度的各种临床相关协变量(如性别、物质依赖)进行回归分析,以检查项目功能差异(differential item functioning,DIF)。结果显示,YMRS 和 MADRS 两个量表包含几乎没有提供心理测量信息的数个条目;效率低下,因为大多数条目的反应分类没有提供递增的心理测量信息;在狭窄的严重程度范围之外对受试者的测量不恰当;几乎所有条目都存在 DIF,表明条目反应部分是由症状严重程度以外的因素决定的。由此可见,YMRS 和 MADRS 等量表存在明显的测量问题,今后需要重新定义和评价这些测量工具,并为临床试验研制合适的 BD 症状学替代测量工具。

(十五)多维度方法评估情绪状态连续谱

双相障碍的情绪状态异质性导致诊断和治疗策略的混乱,尤其是对临床上双相抑郁伴躁狂症状现象的重视明显不足。基于双相情绪状态从抑制到激活状态变化的连续性,STEP-BD 研究研制了一个有效的自评量表——情绪状态多维度评估量表(multidimensional assessment of thymic states,MATHYS),量化评估认知、动机、精神运动性激越或迟滞、感知觉等传统维度,试图从激活/抑制和情绪反应性两个方面的 5 个维度改善与躁狂和抑郁症状相关的双相状态评估。MATHYS 评定过去 1 周患者的感受,由 20 个条目的视觉模拟标度构成,评分包括评定激活/抑制水平的总分和情绪反应性(情绪强度)得分。研究纳入 189 名 BD 患者和 90 名健康对照者,BD 患者被区分为无躁狂症状的重度抑郁发作、有躁狂症状的重度抑郁发作、混合状态和躁狂状态。结果证明,BD 患者存在一个从抑制到激活的连续变化过程(从无躁狂症状的重度抑郁发作到躁狂状态),激活的严重程度是逐渐增加的。关于情绪反应性结果呈现两极,仅无躁狂症状的重度抑郁发作是以情绪低反应性为特征,而有躁狂症状的重度抑郁发作、躁狂和混合状态则表现为情绪高反应性。MATHYS 评估抑制/激活过程和情绪反应性,显然有助于区分无或有躁狂症状的双相抑郁发作(后者似乎属于广义的混合状态)。

四、临床意义及述评

迄今为止,STEP-BD 研究在双相障碍临床研究领域中是规模最大、历时较久、多中心、真实世界的队列研究和开放平台,包括随机对照试验与自然状态开放性研究、横断面观察与纵向随访、急性期治疗与巩固维持期治疗、药物干预与非药物干预等多种方法相结合,涉及双相障碍流行病学(社会人口学)特征、不同类型的识别与诊断、疗效与功能结局评估、卫生经济学评价以及病理机制和遗传药理学探究等非常丰富的内容,陆续取得众多的一系列成果,有力推动了双相障碍的基础与临床研究,对于双相障碍基于证据的临床诊治实践、优化疾病治疗结局具有重要的指导意义。

第一，需要重视双相障碍的全面充分评估。STEP-BD 研究提示情感障碍家族史、焦虑障碍或物质使用障碍共病、躯体疾病存在、合并用药、自杀风险、种族等社会人口学因素和临床特征对于双相障碍的疾病结局产生明显影响，发病年龄早、病程长、发作频繁或快速循环发作、共病或混合状态、有残留症状和心境不稳定、饮食与睡眠节律紊乱、患者极端僵化的认知模式及缺乏家庭和社会支持、治疗依从性差等是疾病复发的重要预测因素，甚至照料者的负担（如病耻感）也会影响疾病复发，不能仅仅依靠症状量表评分判断疾病严重程度。

第二，基于双相障碍的多维度症状和临床亚型分类优化治疗方案。例如精力减退、精神运动性迟滞等个体症状早期改善可能预示着双相抑郁良好的治疗结局，睡眠紊乱也是 BD 的一个重要前驱症状或复发的危险信号，应被视为药物或社会心理维持治疗的目标。双相障碍特定亚型的准确识别和精准诊断是实施个体化治疗的重要前提，STEP-BD 研究发现有阈下躁狂或明显躁狂症状的双相抑郁在临床上常见，狭义或广义的混合状态的识别和诊治需要予以重视，值得作为一个独特的病理学实体来研究。不过，双相障碍的发病机制和药物遗传学生物标志物研究至今未获得突破性进展，精准诊疗任重而道远。

第三，双相障碍的治疗需要权衡疗效与安全性，加强全病程管理。锂盐、丙戊酸盐等经典心境稳定剂仍旧是双相障碍治疗药物的基石，尽管 SGA 单药或联合治疗在临床上越来越普遍，但其长程治疗带来的安全性和医疗服务成本增加的弊端需要综合考量（尤其是联合治疗）。莫达非尼和普拉克索等不同作用机制药物的辅助治疗效果需要进一步研究评价，对于难治性双相障碍氯氮平也许是选择之一，而对于肥胖患者齐拉西酮联合治疗可以考虑。

第四，抗抑郁药在双相障碍治疗中的价值仍存在较多争议。从 STEP-BD 研究证据来看，BD-II 型患者使用抗抑郁药比较普遍。但是在伴有躁狂症状的双相抑郁患者中须避免使用抗抑郁药，因为它不仅不能促进患者康复，而且容易引起躁狂症状恶化。当然，双相抑郁转躁并不是使用抗抑郁药的患者所特有的，也与既往抑郁发作次数及自杀企图、快速循环发作、酒精使用等多种因素有关。

第五，由于双相障碍临床现象学的复杂性，心理测量及统计方法需要不断完善。HMM 可以很好地模拟双相障碍的纵向症状数据，它与定义两极化症状的传统方法（例如专家共识、横断面数据的潜在类别分析）不同，可以识别潜在情绪状态跨时间的连续变化，这对于伴混合特征心境发作的最佳定义、理解其病理机制和选择最恰当的治疗具有重要价值。虽然 YMRS 和MADRS 两个症状量表在双相障碍中被广泛使用，但从 IRT 研究来看它们存在不少局限性，今后需要研制更合适的心理测量工具。STEP-BD 研究研制的 MATHYS 评估抑制／激活渐进性过程和情绪反应高低两极，有助于识别疾病连续谱及混合状态。

总体而言，STEP-BD 研究已经为当前的双相障碍临床实践和研究提供较多有价值的重要线索，今后它还会陆续发表更多成果，让我们拭目以待。

（汪作为　李瑞丽）

参 考 文 献

[1] KANE J M，SCHOOLER N R，MARCY P，et al. The RAISE early treatment program for first-episode psychosis: background，rationale，and study design[J]. Journal of clinical psychiatry，2015，76（3）：240-246.

[2] KANE J M，ROBINSON D G，SCHOOLER N R，et al. Comprehensive versus usual community care for first-episode psychosis: 2-year outcomes from the NIMH RAISE early treatment program[J]. American journal of psychiatry，2016，173：362-372.

[3] ROBINSON D G, SCHOOLER N R, MARCY P, et al. Outcomes during and after early intervention services for first-episode psychosis: results over 5 years from the RAISE-ETP site-randomized trial[J]. Schizophrenia bulletin, 2022, 48(5): 1021-1031.

[4] NAGENDRA A, WEISS D M, MERRITT C, et al. Clinical and psychosocial outcomes of black Americans in the recovery after an initial schizophrenia episode early treatment program(RAISE-ETP)study[J]. Social psychiatry and psychiatric epidemiology, 2023, 58(1): 77-89.

[5] MUESER K T, MEYER-KALOS P S, GLYNN S M, et al. Implementation and fidelity assessment of the NAVIGATE treatment program for first episode psychosis in a multi-site study[J]. Schizophrenia research, 2019, 204: 271-281.

[6] SWARTZ M S, PERKINS D O, STROUP T S, et al. Assessing clinical and functional outcomes in the clinical antipsychotic trials of intervention effectiveness(CATIE)schizophrenia trial[J]. Schizophrenia bulletin, 2003, 29(1): 33-43.

[7] LIEBERMAN J A, STROUP T S, MCEVOY J P, et al. Effectiveness of antipsychotic drugs in patients with chronic schizophrenia[J]. New England journal of medicine, 2005, 353(12): 1209-1223.

[8] STROUP T S, LIEBERMAN J A, MCEVOY J P, et al. Effectiveness of olanzapine, quetiapine, and risperidone in patients with chronic schizophrenia after discontinuing perphenazine: a CATIE study[J]. American journal of psychiatry, 2007, 164(3): 415-427.

[9] STROUP T S, LIEBERMAN J A, MCEVOY J P, et al. Effectiveness of olanzapine, quetiapine, risperidone, and ziprasidone in patients with chronic schizophrenia following discontinuation of a previous atypical antipsychotic[J]. American journal of psychiatry, 2006, 163(4): 611-622.

[10] ROSENHECK R A, LESLIE D L, SINDELAR J, et al. Cost-effectiveness of second-generation antipsychotics and perphenazine in a randomized trial of treatment for chronic schizophrenia[J]. American journal of psychiatry, 2006, 163(12): 2080-2089.

[11] GOFF D C, FALKAI P, FLEISCHHACKER W W, et al. The long-term effects of antipsychotic medication on clinical course in schizophrenia[J]. American journal of psychiatry, 2017, 174(9): 840-849.

[12] CITROME L, VOLAVKA J. Optimal dosing of atypical antipsychotics in adults: a review of the current evidence[J]. Harvard review of psychiatry, 2002, 10(5): 280-291.

[13] FAVA M, RUSH A J, TRIVEDI M H, et al. Background and rationale for the sequenced treatment alternatives to relieve depression(STAR*D)study[J]. Psychiatric clinics of North America, 2003, 26: 457-494.

[14] TRIVEDI M H, RUSH A J, WISNIEWSKI S R, et al. Evaluation of outcomes with citalopram for depression using measurement-based care in STAR*D: implications for clinical practice[J]. American journal of psychiatry, 2006, 163: 28-40.

[15] RUSH A J, TRIVEDI M H, WISNIEWSKI S R, et al. Bupropion-SR, sertraline, or venlafaxine-XR after failure of SSRIs for depression[J]. New England journal of medicine, 2006, 354: 1231-1242.

[16] FAVA M, MCGRATH P J, SHEU W P. Switching to reboxetine: an efficacy and safety study in patients with major depressive disorder unresponsive to fluoxetine[J]. Journal of clinical psychopharmacology, 2003, 23: 365-369.

[17] TRIVEDI M H, FAVA M, WISNIEWSKI S R, et al. Medication augmentation after the failure of SSRIs for depression[J]. New England journal of medicine, 2006, 354: 1243-1252.

[18] THASE M E, FRIEDMAN E S, BIGGS M M, et al. Cognitive therapy versus medication in augmentation and switch strategies as second-step treatments: a STAR*D report[J]. American journal of psychiatry, 2007, 164(5): 739-752.

[19] MCGRATH P J, STEWART J W, FAVA M, et al. Tranylcypromine versus venlafaxine plus mirtazapine

following three failed antidepressant medication trials for depression: a STAR*D report[J]. American journal of psychiatry, 2006, 163: 1531-1541.

[20] WARDEN D, TRIVEDI M H, WISNIEWSKI S R, et al. Predictors of attrition during initial (citalopram) treatment for depression: a STAR*D report[J]. American journal of psychiatry, 2007, 164(8): 1189-1197.

[21] GAYNES B N, RUSH A J, TRIVEDI M H, et al. Primary versus specialty care outcomes for depressed outpatients managed with measurement-based care: results from STAR*D[J]. Journal of general internal medicine, 2008, 23(5): 551-560.

[22] RUSH A J, FAVA M, WISNIEWSKI S R, et al. Sequenced treatment alternatives to relieve depression (STAR*D): rationale and design[J]. Controlled clinical trials, 2004, 25(1): 119-142.

[23] STEINER A J, RECACHO J, VANLE B, et al. Quality of life, functioning, and depressive symptom severity in older adults with major depressive disorder treated with citalopram in the STAR*D study[J]. Journal of clinical psychiatry, 2017, 78(7): 897-903.

[24] GUO T, XIANG Y T, XIAO L, et al. Measurement-based care versus standard care for major depression: a randomized controlled trial with blind raters[J]. American journal of psychiatry, 2015, 172(10): 1004-1013.

[25] FAVA M, RUSH A J, WISNIEWSKI S R, et al. A comparison of mirtazapine and nortriptyline following two consecutive failed medication treatments for depressed outpatients: a STAR*D report[J]. American journal of psychiatry, 2006, 163(7): 1161-1172.

[26] NIERENBERG A A, FAVA M, TRIVEDI M H, et al. A comparison of lithium and T(3) augmentation following two failed medication treatments for depression: a STAR*D report[J]. American journal of psychiatry, 2006, 163(9): 1519-1530.

[27] UNUTZER J, KATON W, CALLAHAN C M, et al. Treatment, collaborative care management of late-life depression in the primary care setting: a randomized controlled trial[J]. JAMA, 2002, 288(22): 2836-2845.

[28] RUSH A J, KRAEMER H C, SACKEIM H A, et al. Report by the ACNP task force on response and remission in major depressive disorder[J]. Neuropsychopharmacology, 2006, 31(9): 1841-1853.

[29] STEINER A J, BOULOS N, WRIGHT S M, et al. Major depressive disorder in patients with doctoral degrees: patient-reported depressive symptom severity, functioning, and quality of life before and after initial treatment in the STAR*D study[J]. Journal of psychiatric practice, 2017, 23(5): 328-341.

[30] DIBERNARDO A, LIN X W, ZHANG Q Y, et al. Humanistic outcomes in treatment resistant depression: a secondary analysis of the STAR*D study[J]. BMC psychiatry, 2018, 18(1): 352.

[31] FISFALEN M E, SCHULZE T G, DEPAULO J R J, et al. Familial variation in episode frequency in bipolar affective disorder[J]. American journal of psychiatry, 2005, 162(7): 1266-1272.

[32] PARIKH S V, LEBLANC S R, OVANESSIAN M M. Advancing bipolar disorder: key lessons from the systematic treatment enhancement program for bipolar disorder (STEP-BD)[J]. Canadian journal of psychiatry, 2010, 55(3): 136-143.

[33] SACHS G S, THASE M E, OTTO M W, et al. Rationale, design, and methods of the systematic treatment enhancement program for bipolar disorder (STEP-BD)[J]. Biological psychiatry, 2003, 53(11): 1028-1042.

[34] NIERENBERG A A, OSTACHER M J, CALABRESE J R, et al. Treatment-resistant bipolar depression: a STEP-BD equipoise randomized effectiveness trial of antidepressant augmentation with lamotrigine, inositol, or risperidone[J]. American journal of psychiatry, 2006, 163(2): 210-216.

[35] OSTACHER M J, PERLIS R H, NIERENBERG A A, et al. Impact of substance use disorders on recovery from episodes of depression in bipolar disorder patients: prospective data from the systematic treatment enhancement program for bipolar disorder (STEP-BD)[J]. American journal of psychiatry, 2010, 167(3): 289-297.

[36] NIERENBERG A A, MIYAHARA S, SPENCER T, et al. Clinical and diagnostic implications of lifetime

attention-deficit/hyperactivity disorder comorbidity in adults with bipolar disorder: data from the first 1000 STEP-BD participants[J]. Biological psychiatry, 2005, 57(11): 1467-1473.

[37] BOWDEN C L, PERLIS R H, THASE M E, et al. Aims and results of the NIMH systematic treatment enhancement program for bipolar disorder(STEP-BD)[J]. CNS neuroscience & therapeutics, 2012, 18(3): 243-249.

[38] PERLIS R H, OSTACHER M J, MIKLOWITZ D J, et al. Benzodiazepine use and risk of recurrence in bipolar disorder: a STEP-BD report[J]. Journal of clinical psychiatry, 2010, 71(2): 194-200.

[39] PERLIS R H, DELBELLO M P, MIYAHARA S, et al. Revisiting depressive-prone bipolar disorder: polarity of initial mood episode and disease course among bipolar Ⅰ systematic treatment enhancement program for bipolar disorder participants[J]. Biological psychiatry, 2005, 58(7): 549-553.

[40] VAN ZAANE J, VAN DEN BRINK W, DRAISMA S, et al. The effect of moderate and excessive alcohol use on the course and outcome of patients with bipolar disorders: a prospective cohort study[J]. Journal of clinical psychiatry, 2010, 71(7): 885-893.

[41] GOLD A K, PETERS A T, OTTO M W, et al. The impact of substance use disorders on recovery from bipolar depression: results from the systematic treatment enhancement program for bipolar disorder psychosocial treatment trial[J]. Australian and New Zealand journal of psychiatry, 2018, 52(9): 847-855.

[42] PRISCIANDARO J J, MELLICK W, MITARO E, et al. An evaluation of the impact of co-occurring anxiety and substance use disorder on bipolar disorder illness outcomes in STEP-BD[J]. Journal of affective disorders, 2019, 246: 794-799.

[43] MIZUSHIMA J, UCHIDA H, TADA M, et al. Early improvement of specific symptoms predicts subsequent recovery in bipolar depression: reanalysis of the systematic treatment enhancement program for bipolar disorder (STEP-BD)data[J]. Journal of clinical psychiatry, 2017, 78(2): e146-e151.

[44] STANGE J P, SYLVIA L G, DA SILVA MAGALHÃES P V, et al. Extreme attributions predict the course of bipolar depression: results from the STEP-BD randomized controlled trial of psychosocial treatment[J]. Journal of clinical psychiatry, 2013, 74(3): 249-255.

[45] DELL'OSSO B, SHAH S, DO D, et al. American tertiary clinic-referred bipolar Ⅱ disorder versus bipolar Ⅰ disorder associated with hastened depressive recurrence[J]. International journal of bipolar disorders, 2017, 5(1): 2.

[46] PARK D Y, DO D, CHANG L, et al. Episode accumulation associated with hastened recurrence and delayed recovery in bipolar disorder[J]. Journal of affective disorders, 2018, 227: 657-664.

[47] MAGALHÃES P V, DODD S, NIERENBERG A A, et al. Cumulative morbidity and prognostic staging of illness in the systematic treatment enhancement program for bipolar disorder(STEP-BD)[J]. Australian and New Zealand journal of psychiatry, 2012, 46(11): 1058-1067.

[48] STANGE J P, SYLVIA L G, DA SILVA MAGALHÃES P V, et al. Affective instability and the course of bipolar depression: results from the STEP-BD randomised controlled trial of psychosocial treatment[J]. British journal of psychiatry, 2016, 208(4): 352-358.

[49] PERLIS R H, OSTACHER M J, UHER R, et al. Stability of symptoms across major depressive episodes in bipolar disorder[J]. Bipolar disorders, 2009, 11(8): 867-875.

[50] GRUBER J, HARVEY A G, WANG P W, et al. Sleep functioning in relation to mood, function, and quality of life at entry to the systematic treatment enhancement program for bipolar disorder(STEP-BD)[J]. Journal of affective disorders, 2009, 114(1-3): 41-49.

[51] CRETU J B, CULVER J L, GOFFIN K C, et al. Sleep, residual mood symptoms, and time to relapse in recovered patients with bipolar disorder[J]. Journal of affective disorders, 2016, 190: 162-166.

[52] SYLVIA L G, DUPUY J M, OSTACHER M J, et al. Sleep disturbance in euthymic bipolar patients[J]. Journal of psychopharmacology, 2012, 26(8): 1108-1112.

[53] BALLARD E D, VANDE VOORT J L, LUCKENBAUGH D A, et al. Acute risk factors for suicide attempts and death: prospective findings from the STEP-BD study[J]. Bipolar disorders, 2016, 18(4): 363-372.

[54] GOLDBERG J F, PERLIS R H, GHAEMI S N, et al. Adjunctive antidepressant use and symptomatic recovery among bipolar depressed patients with concomitant manic symptoms: findings from the STEP-BD[J]. American journal of psychiatry, 2007, 164(9): 1348-1355.

[55] FRYE M A, HELLEMAN G, MCELROY S L, et al. Correlates of treatment-emergent mania associated with antidepressant treatment in bipolar depression[J]. American journal of psychiatry, 2009, 166(2): 164-172.

[56] HOOSHMAND F, DO D, SHAH S, et al. Differential prevalence and demographic and clinical correlates of antidepressant use in American bipolar I versus bipolar II disorder patients[J]. Journal of affective disorders, 2018, 234: 74-79.

[57] MARANGELL L B, DENNEHY E B, WISNIEWSKI S R, et al. Case-control analyses of the impact of pharmacotherapy on prospectively observed suicide attempts and completed suicides in bipolar disorder: findings from STEP-BD[J]. Journal of clinical psychiatry, 2008, 69(6): 916-922.

[58] COSTA M H, KUNZ M, NIERENBERG A A, et al. Clozapine and the course of bipolar disorder in the systematic treatment enhancement program for bipolar disorder(STEP-BD)[J]. Canadian journal of psychiatry, 2020, 65(4): 245-252.

[59] MIKLOWITZ D J, OTTO M W, FRANK E, et al. Psychosocial treatments for bipolar depression: a 1-year randomized trial from the systematic treatment enhancement program[J]. Archives of general psychiatry, 2007, 64(4): 419-426.

[60] MIKLOWITZ D J, OTTO M W, FRANK E, et al. Intensive psychosocial intervention enhances functioning in patients with bipolar depression: results from a 9-month randomized controlled trial[J]. American journal of psychiatry, 2007, 164(9): 1340-1347.

[61] GONZALEZ J M, THOMPSON P, ESCAMILLA M, et al. Treatment characteristics and illness burden among European Americans, African Americans, and Latinos in the first 2, 000 patients of the systematic treatment enhancement program for bipolar disorder[J]. Psychopharmacology bulletin, 2007, 40(1): 31-46.

[62] PERLICK D A, ROSENHECK R A, MIKLOWITZ D J, et al. Caregiver burden and health in bipolar disorder: a cluster analytic approach[J]. Journal of nervous and mental disease, 2008, 196(6): 484-491.

[63] FERREIRA M A R, O'DONOVAN M C, MENG Y A, et al. Collaborative genome-wide association analysis supports a role for ANK3 and CACNA1C in bipolar disorder[J]. Nature genetics, 2008, 40(9): 1056-1058.

[64] PERLIS R H, SMOLLER J W, FERREIRA M A R, et al. A genomewide association study of response to lithium for prevention of recurrence in bipolar disorder[J]. American journal of psychiatry, 2009, 166(6): 718-725.

[65] NOWAKOWSKA C, SACHS G S, ZARATE C A, et al. Increased rate of non-right-handedness in patients with bipolar disorder[J].Journal of clinical psychiatry, 2008, 69(5): 866-867.

[66] PRISCIANDARO J J, TOLLIVER B K, DESANTIS S M. Identification and initial validation of empirically derived bipolar symptom states from a large longitudinal dataset: an application of hidden Markov modeling to the systematic treatment enhancement program for bipolar disorder(STEP-BD)study[J]. Psychological medicine, 2019, 49(7): 1102-1108.

第十八章

精神药物治疗与心理治疗的关系

第一节　概　　述

　　精神疾病表现为情绪、思维、行为和人格方面的异常,自古以来,精神疾病一直被视为心灵的疾病。到了 19 世纪终末期,伴随着医学的发展,"精神疾病是大脑的疾病"这一观点一度成为欧洲学术界的主流观点。精神医学向躯体医学的回归有力地推动了精神医学的进步,但由于对心理学以及社会文化影响的忽视,加之对大脑的认识仍然十分有限,使得精神医学的发展缺乏实质性突破。以弗洛伊德(Freud)为代表的精神分析学家从心理动力学理论假设出发来解释精神疾病,开发出一整套治疗方法,为理解精神疾病的成因提供了有力的补充,并在半个世纪内成为支配精神医学的主要理论和实践。遗憾的是,精神疾病的精神动力学理论最终走向另一个极端,使得精神医学再次远离自然科学的阵营,成为"无脑"的医学。一直到 20 世纪 70 年代始,分子遗传学研究突飞猛进,有力地推动了生物精神医学的进步。对于精神疾病生物学原因的探明以及药物的开发,极大地改变了人们对精神疾病的理解以及临床实践的样貌。随着医疗保险制度的变革以及其他社会因素,越来越多的精神科从业人员成为生物医学模式取向的医师,药物治疗成为目前精神医学临床实践的主要手段。尽管在 20 世纪 70 年代就有学者强调生物 - 心理 - 社会模式对于理解疾病的重要性,然而由于生物精神医学来势凶猛,在一定程度上遮蔽了从心理社会文化角度理解精神疾病的探索。一直到今天,生物精神病学仍强有力地支配着精神医学的理论与实践,从研究议题到对疾病的认识,从临床诊断到药物治疗,精神医学中"脑"的成分日益增大,而"心"的成分相对来说仍然很薄弱。

　　然而,近几十年来依赖神经科学的发展,人们对大脑有了全新认识。其中最重要的研究成果之一就是发现大脑具有应对外部环境刺激的可塑性,大脑并非"铁板一块"、一成不变。研究表明,大脑自开始形成之日起,就不断地为适应外部环境而进行自我调节。越来越多的研究显示,个体早期生活中来源于环境的不良刺激可能导致大脑神经功能和结构的改变,从而成为成年后发展成精神疾病的主要原因。表观遗传学研究成果也表明,环境应激可以改变大脑的基因产物,从而导致神经网络功能紊乱以及心理行为异常。此外,研究还发现包括心理治疗在内的积极的心理社会刺激能够促进大脑发生有益的改变,从而消除或缓解精神症状。这些新的研究发现为整合精神疾病的生物学维度和心理 - 社会维度提供了新的思路,也促使精神医学发生转变。

　　美国哥伦比亚大学教授、神经生物学家、精神科医师、2000 年诺贝尔生理学或医学奖获得者 Eric Kandel 曾经提出"精神医学新的思维框架",通过对近年来重要的神经科学研究进展的回顾,指出指导精神医学未来发展以及关于大脑与环境关系的几个重要的思考原则:①所有精神过程,哪怕是最复杂的精神活动都是大脑运作的结果;②基因及其产物是大脑中神经元相互连接方式的重要的决定因素；③基因本身并不能解释所有精神疾病的不同表现方式，学习和经验能够改变基因表达；④通过学习而产生的基因表达的改变影响神经元连接的类型；⑤心理治疗产生长期的行为变化，这种改变是通过学习发生的，它使基因表达产生变化，其结果影响突触结合的强度，导致大脑结构的改变。

综上所述，神经科学对大脑的研究发现以及带来的新的启示为我们理解药物治疗和心理治疗的关系提供重要的科学基础。大脑和心灵不再是相互分离和割裂的，药物治疗和心理治疗可以殊途同归，在同一个患者身上发挥不同的治疗作用。

心理治疗是指一个受过专业训练的治疗师通过与来访者建立一种职业性的关系，进而帮助来访者解决情绪上的困扰、纠正其错误认知、改变其不良行为、促进其人格成长和发展的过程。尽管心理治疗已经经历了漫长的发展史，但是从实证角度证明心理治疗对精神疾病的有效性还是最近十几年的事情。例如通过科学的研究方法，人们发现认知行为治疗、行为激活疗法以及人际关系疗法能够有效治疗轻、中度抑郁症，而且心理治疗合并药物治疗比这两种治疗方法中的任何单一治疗都更有效、疗效也更持久。此外，越来越多的证据显示，家庭治疗、正念认知治疗、辩证行为疗法以及作为后现代心理治疗流派的叙事疗法、焦点解决疗法等都对多种精神症状和疾病具有良好效果。即便是针对比较严重的精神障碍如精神分裂症或双相障碍，心理教育或者认知行为治疗也能增加患者的服药依从性，从而减少患者住院的频率。令人欣喜的是，近年来心理治疗的研究与实践发展迅速，具有循证医学证据的心理治疗方法逐渐成熟起来。同时，越来越多的年轻医师愿意学习和实践心理治疗，并将这两种治疗方法整合到自己的临床实践中。

第二节　从神经可塑性看大脑与心灵的相互影响

一、神经可塑性与神经再生

近数十年的研究显示，成年期大脑依然具有产生新的神经细胞的能力，这一发现打破了固有的成年脑细胞一旦丧失便不可逆转的陈旧观念。研究表明，即便在成年期，海马和嗅球等部位仍然会产生新的神经细胞，而且这一现象可以在所有哺乳动物大脑中发现。另外，环境刺激能够调节成年大脑的神经再生，例如自发性运动、与海马有关的学习活动、丰富的环境等"积极的体验"以及抗抑郁药等都能够增加海马的新生细胞的数量；相反，严重的或慢性持久的应激、生命早期的创伤体验以及很多精神疾病都可能破坏大脑的神经再生的能力。从这个意义上讲，环境可以引起大脑神经可塑性的变化。神经可塑性是指由于经验而引起的大脑结构和功能的改变。近年来，不良的环境刺激对大脑的消极影响的研究已经越发深入，同时人们也认识到良好的环境、积极的心理体验以及适度的情绪挑战也可以作为对大脑的良性刺激而优化神经可塑性。心理治疗包括对一个人的信念、情绪状态与行为的影响，其核心机制是学习的过程。有研究表明，心理治疗的学习过程可能引起大脑突触活性和相关的神经生理活动的改变，因此有学者曾把心理治疗定义为"神经生物学意义上的有关学习的一个特殊例子"。

二、心理治疗对大脑的影响机制

尽管心理治疗在临床上广泛使用，并且对多种精神障碍具有显著效果，然而我们对心理治疗的神经生物学机制仍然所知甚少。心理治疗如何作用于大脑，心理治疗通过大脑内的哪些神经生物学机制影响个体的认知信念、情绪情感和意志行为,心理治疗是否与药物治疗作用于相同的脑区,如何把心理治疗与药物治疗整合到临床实践中去等问题充满未知,也极具挑战性。

几十年来,神经影像技术获得长足发展,使我们可以无创性地研究大脑结构和功能的改变。这些技术包括磁共振成像(MRI)、正电子放射断层成像(PET)、单光子发射计算机断层成像(SPECT)等。利用这些技术,研究者对心理治疗产生的大脑神经可塑性的变化进行了一系列研究,增进了我们对心理治疗效果的神经生物学机制的理解。限于篇幅,以下只对这方面的研究做一简要介绍。

以往诸多研究显示,强迫症与眶额皮质、前扣带回及尾状核代谢亢进相关。在大量针对强迫症心理治疗的脑影像学研究中,Baxter 第一个证实行为治疗和药物治疗一样,可以改变上述脑区的活性。该研究利用 FDG-PET 检测 18 例患者在接受行为治疗(9 例)或氟西汀治疗(9 例)前后静息状态下脑代谢率的变化,同时该研究还设计了 4 名未接受过任何治疗的健康受试者作为对照组。研究者发现,在行为治疗和氟西汀治疗有效者中,右侧尾状核的糖代谢率与治疗前相比是下降的,而在治疗无效者和健康受试者中并没有发现这种改变。此外,在氟西汀治疗有效的患者中,强迫症状的改善程度与右侧尾状核代谢率的改变具有显著相关性;在行为治疗有效的患者中也可发现类似的倾向性,虽然未达到统计学差异。在另一项研究中,Apostolova 等使用 PET 比较 16 例诊断为强迫症的患者采用盐酸帕罗西汀(9 例)或认知行为治疗(7 例)在静息状态下及症状活跃期的脑局部糖代谢率。研究显示,随着治疗进展,两种治疗有效者右侧尾状核的糖代谢率增加,并且增加的程度与症状的改善程度相关。随后一项研究也得到类似结果,研究者使用 PET 联合事件相关设计分析 10 例强迫症患者及 10 例健康受试者在认知行为治疗前后,在概率反转学习任务中脑区活性的变化。结果显示,与健康受试者相比,强迫症患者在认知行为治疗后眶额皮质及右侧壳核的活动反应性降低,而右侧尾状核的活性增高;与部分改善的患者相比,有明显改善的患者在苍白球区域的激活程度上有小幅度的增加。Yamanishi 等采用 SPECT 联合静息状态范式探索有效与无效的认知行为治疗对强迫症患者脑区代谢的改变,这些患者在入组前至少 3 个月使用 SSRI 类药物治疗但无明显疗效。研究结果发现,在认知行为治疗前,治疗有效者与无效者的脑区代谢无明显差异;在治疗后,有效者左侧内侧前额叶皮质及双侧额中回的活性降低。而且,有效者在认知行为治疗前双侧眶额皮质的相对血流量与强迫症状的改善程度显著相关。作者推测,认知行为治疗可能改变内侧和中部额叶皮质的相对血流量,治疗前眶额皮质的激活程度可以预测认知行为治疗的预后效果。

大量的基础研究和临床研究都表明,杏仁核在恐惧和焦虑反应中扮演重要角色,同时海马也是焦虑和恐惧的神经回路中的重要组成部分,参与创伤记忆的巩固和恢复、行为抑制及痛苦情境的分析。大脑杏仁核和海马是传统抗焦虑药治疗的主要目标,对焦虑症心理治疗的神经影像学研究显示,心理治疗改变这些脑区的活性。影像学研究还表明,心理治疗同时也影响其他一些脑区,如前脑岛、背侧和喙侧前扣带回皮质、躯体感觉区及枕顶叶等。Furmark 等研究了 18 例社交恐惧症患者,观察认知行为治疗或西酞普兰治疗对局部脑血流量变化的影响,两组治疗后症状的改善程度与双侧杏仁核、海马及海马旁皮质激活的减弱具有相关性,表明心理治疗和药物治疗作用于共同的与疾病相关的重要脑区。另一项研究也得到类似结果,Goldin 等采用正念减压疗法(mindfulness-based stress reduction)治疗 16 例社交焦虑障碍患者,发现经过治疗后患者的症状明显改善,且右侧杏仁核的激活程度显著降低。

此外，还有一些研究报道心理治疗在惊恐障碍治疗中的研究结果，例如 Prasko 等利用 PET 联合静息状态范式研究认知行为治疗或抗抑郁药治疗惊恐障碍引起的患者脑区糖代谢的变化。在这项研究中 12 例惊恐障碍患者被随机分为认知行为治疗组（6 例）和抗抑郁药治疗组（6 例），治疗后两组患者的症状明显改善，且两组之间的改善程度无显著性差异。两组脑区糖代谢的改变结果也类似，包括右侧后扣带回、左侧前额叶、左侧颞顶叶及左侧枕叶的糖代谢率升高，与之相对，双侧额叶、右侧颞叶及右侧枕叶的糖代谢率降低。在随后的一项重复研究中也得到类似结果，Sakai 等同样采用 PET 联合静息状态范式研究认知行为治疗对 12 例惊恐障碍患者成功治疗后，发现双侧内侧前额叶皮质的活性增高，而右侧海马、左侧腹侧前扣带回皮质、左侧小脑及脑桥的活性降低。由于这两项研究缺少正常对照组，在一定程度上影响结果的解释。此外，Beutel 等采用心理动力疗法治疗惊恐障碍，并用 fMRI 联合内隐联结测验进行 GO/NO-GO 的范式研究。在治疗前，惊恐障碍患者（9 例）由负性词汇引起的海马与杏仁核的激活程度高于健康受试者（18 例），而前额叶的激活程度低于健康受试者。作者推测，在危险情境下边缘系统功能亢进及额叶皮质功能低下导致的额叶 - 边缘系统回路功能失调可能是造成情绪和行为调节失常的基础。在治疗后，惊恐障碍患者的恐惧相关症状显著改善，前额 - 边缘系统的激活模式恢复正常。上述这些研究结果表明，心理干预的机制主要是减弱焦虑症患者边缘系统的活动水平，增加前额叶皮质的活动。

Brody 等在 2001 年第一个采用脑影像学研究心理治疗对抑郁症患者脑功能的影响，并报道帕罗西汀或人际关系疗法对抑郁症患者脑区糖代谢的变化。他们使用帕罗西汀或人际关系疗法对抑郁症患者治疗 12 周，结果表明两种方法对抑郁症均有效，而帕罗西汀治疗的改善程度更大。研究还发现，抑郁症患者治疗前前额叶皮质、尾状核及下丘脑的活动水平比健康受试者高，使用上述两种方法治疗后患者前额叶皮质（帕罗西汀改善双侧，人际关系疗法主要改善右侧）、左侧前扣带回的活动水平降低至正常，而左侧颞叶的代谢水平升高至正常水平。另外，Goldapple 等采用认知行为治疗也报道了类似结果。在该研究中，抑郁症患者被分为认知行为治疗组或帕罗西汀治疗组。在认知行为治疗干预后，患者背侧、内侧及腹侧前额叶皮质的活性降低，海马、背侧扣带回皮质的活性增加。Kennedy 等在一项认知行为治疗与文拉法辛对抑郁症患者大脑糖代谢率影响的随机对照研究中得到类似结果。该研究使用认知行为治疗和文拉法辛分别治疗 12 例抑郁症患者，并持续 16 周。结果显示，认知行为治疗有效者的比例为 7/12，文拉法辛为 9/12。PET 结果表明，治疗有效的患者在治疗后减少双侧眶额回以及左侧内侧前额叶皮质的糖代谢率，增加右颞顶叶的糖代谢率。作者推测，认知行为治疗主要调整皮质 - 边缘系统联合区的糖代谢率，而文拉法辛还调整其他皮质区及纹状体区的糖代谢率。相比之下，在 Martin 等关于人际关系疗法（13 例）或盐酸文拉法辛（15 例）对抑郁症患者脑区血流变化影响的研究中没有发现治疗后前额叶皮质活性的改变。该研究采用上述两种方法并持续治疗 6 周，结果表明两种治疗方法对抑郁症患者均有效，但文拉法辛治疗后的症状改善更多。文拉法辛治疗后激活右侧后颞叶和右侧基底核，而采用人际关系疗法后激活右侧后扣带回和右侧基底核。此外，Buchheim 等报道了 15 个月长期心理治疗对抑郁症患者前额叶 - 边缘系统功能的影响。他们采用心理动力疗法治疗抑郁症患者 15 个月，fMRI 结果显示，治疗后与治疗前相比，抑郁症患者前部海马、杏仁核、膝上扣带回、内侧前额叶皮质的激活减少，尤其是内侧前额叶皮质活性的下降与抑郁症状的改善呈密切相关。再有 Yoshimura 等研究表明，认知行为治疗改变抑郁症患者与自我参照加工过程相联系的内侧前额叶皮质和腹侧前扣带回的活性，他们采用认知行为治疗（抑郁症患者 23 例、健康受试者 15 例）治疗患者 12 周，采用

fMRI 观察情绪特征词语的自我参照加工任务。结果发现，认知行为治疗对抑郁症患者普遍有效。在治疗前，抑郁症患者的内侧前额叶皮质在自我参照加工"消极词语任务"中比正常人的激活程度高；在治疗后，抑郁症患者的内侧前额叶皮质及腹侧前扣带回在自我参照加工"积极词语任务"中比正常人的激活程度高，而对消极词语则激活程度降低。

上述研究表明，心理治疗的改变具有神经生物学基础。目前关于心理治疗究竟是通过什么机制来影响大脑的研究才刚起步，我们尝试将心理治疗与脑功能改变机制的关系进行一些假设。Louis Cozolino 曾经提出心理治疗影响神经生长和整合的一些机制，尽管心理治疗种类繁多、理论和技术各异，但都包括以下要素：心理治疗中安全和信任关系的建立；在整个认知、情绪、感觉和行为维度上获得新的信息和体验；整合不充分或解离的神经网络；在平和安全的环境中，中等水平的应激或情绪唤起；通过与治疗师共同构建的叙事过程，将概念性知识与情绪和身体体验整合到一起；形成获得和组织新的经验的方法，持续成长并在治疗环境之外融会贯通等。从神经科学角度，它们都可以归结为以下两个更基本的要素，即学习以及通过学习作出的适应和改变，这两个概念既可以是心理学的，也可以是神经科学的。正如前文所述，在应对外界环境刺激时，大脑处于不断学习与适应改变的过程中，这个过程包括一系列生化学和电生理学改变，如神经元突触强度的增大、神经元棘突的强壮和长度的增强、神经元之间信息流通的增强及胶质细胞、神经生长激素、中枢神经递质、囊泡活性、基因表达等方面的积极的适应性变化。同样，所有心理治疗的改变也无一例外地是通过个体自觉或不自觉、有意识或无意识的学习，以及通过学习作出的适应性调整来达到治疗目的。这两个概念在心理治疗和神经科学中表达的一致性不仅是语义学的，同时它们也可以在更微观的层次上相互转化。例如神经生物学的改变（即神经可塑性）进一步促进大脑神经网络的整合和神经细胞的成长，由此进一步改变大脑的结构和功能，这些结构和功能的改变在人的认知、情绪以及行为等方面发挥重要作用，使得一个人能够应对挫折和压力、改变既往对自己和他人及世界的认知方式、激发积极的情绪并作出行为上的努力，而所有这些心理行为上的变化又进一步促进大脑神经生物学水平的正向调整，从而形成一个良性循环。

第三节 药物治疗与心理治疗的整合实践

一、药物治疗与心理治疗的选择

有相当多的研究和临床经验支持药物治疗和心理治疗相结合要优于单独使用这两种方法中的一种。然而，临床上医师对大部分患者采用的是药物治疗，一方面是近年来精神疾病的生物学取向占据支配和主导地位，相关研究和新型药物的研发为更多患者带来福音，也极大地增进临床医师对药物治疗的兴趣与信心；另一方面是心理治疗的资源在任何国家都相对缺乏，耗时且费用相对昂贵，影响心理治疗的可及性。上述原因同样限制了药物治疗与心理治疗在中国临床精神医学实践中的整合与应用，这种现状需要改变。

当临床医师面对就诊的患者时，是采用药物治疗还是心理治疗，并不是一个很容易就能判断的事情。在中国，大部分精神科医师缺乏心理治疗的培训与经验，如果临床医师认为患者需要心理治疗，可能会给患者介绍到他／她认为能够胜任的精神科医师或心理治疗师那里，这种情况可称为分治治疗（split treatment）；如果同一个精神科医师既对患者采取药物治疗又实施心理治疗，可称为整合治疗（integrated treatment）。这两种情况都需要临床医师在对患者评估的基础上,具有决定患者是采取单一治疗还是两种治疗相结合的专业判断能力。生物学取向的临床医师可能过度相信药物的治疗效果,怀疑心理治疗的有效性;相反,心理治疗师同样可能对药物治疗持有偏见,妨碍心理治疗与药物治疗相结合。现实情况是,对于什么样的患者采取心理治疗或采取药物治疗并没有明确的循证医学证据或指南指导。没有明确证据显示可以根据患者不同的症状、诊断以及性别或年龄来决定采取心理治疗或药物治疗。然而,近来的一些研究试图寻找神经病理学标志物,以便能够把更适合药物治疗或更适合心理治疗的患者加以区分,这些发现对于指导未来的临床实践具有重要意义。一般来说,没有明确证据显示心理治疗对于重性精神疾病(如精神分裂症、双相障碍)具有决定性效果,然而支持性的以及认知行为取向的心理治疗仍然可以更好地帮助重性精神疾病患者加强对药物治疗的依从性、改善人际关系和社会功能。除此之外,有一个基本原则,就是是否采用药物治疗不应该以患者的病情是否具有潜在的生物学原因或心理社会原因为依据。换句话说,具有明确心理社会原因的疾病同样可以采用药物治疗;相反,对于具有明确生物学病因的精神疾病,心理治疗同样也能够发挥一定作用。另外,采取什么样的治疗方法也应该充分听取患者意愿,有些患者不接受药物治疗,而有些患者则对心理治疗持有疑义。在相对少部分的情况下,采取单一治疗(要么药物治疗,要么心理治疗)是可行的;而在更多的情况下,如果条件具备(时间、经济),两种治疗结合可能会更好。医师在尊重患者意愿的前提下,应该和患者讨论采用单一治疗和联合治疗的必要性。

二、整合治疗与分治治疗

(一)整合治疗

如果同一个精神科医师决定对患者既采用药物治疗又同时进行心理治疗,就可以称为整合治疗(integrated treatment)。采用整合治疗模式的医师应该具备以下能力:首先,医师应该能够从生物-心理-社会模式的框架来理解患者疾病的多重原因,并能够对患者疾病的产生和发展从生物学与心理社会的多重角度来进行分析和把握;同时,能够认识到生物学原因和心理社会因素并非各自独立的,精神疾病通常是这些因素相互作用的结果。其次,医师应该能够明确药物治疗和心理治疗分别所要解决的靶症状或机制,同时告知患者药物治疗和心理治疗分别发挥什么作用。这就要求医师熟悉药物的药代动力学和药效动力学机制并具有充分的临床经验,同时也具备相关的心理治疗的知识和实践经验,特别是医师至少应该在1~2种心理治疗的方法上具有相应的资格和经验积累(如认知行为治疗或家庭治疗)。医师应该告诉患者所要采用的药物治疗和心理治疗的基本原理,并向患者解释这两种治疗方法通常是相互影响的。例如药物治疗可以更好地促进患者情绪和躯体症状的改善,而这些变化会进一步增加患者的社会功能,从而增进患者的积极自我认同以及在工作、学习和家庭中的成就感,更进一步增加情绪的改善。同时,心理治疗可能帮助患者更好地接受自己的问题,减少自我责备,化解人际关系的矛盾,促进认知和行为的改变,这些变化同样能够促进积极的情绪与行为、加强患者对药物治疗的依从性,从而使药物治疗达到更理想的效果。另外,进行整合治疗的医师需要决定这两种治疗的顺序,在有些情况下心理治疗可能在先,而在另一些情况下则可能相反,在某些情况下这两种治疗方法可以同时进行。此外,医师还应该向患者说明这两种治疗需要维持的时间以及何时终止治疗。

(二)分治治疗

如果医师给予患者药物治疗,同时将患者转介到其他医师或心理治疗师进行心理治疗,就可以称为分治治疗（split treatment）。遗憾的是，很多医师要么不具备心理治疗的知识与经验、要么对心理治疗持怀疑的态度、要么没有精力和时间实施两种治疗，更常见的是医师手头没有转介给相应的心理治疗师的相关信息，这些都影响患者接受更全面的治疗。如果医师决定在给予药物治疗的同时又把患者介绍到心理治疗师那里进行治疗，就应该向患者交代为什么要采取两种治疗方式而不是一种。医师还要向患者说明转介的必要性与意义，以及医师和治疗师在患者的治疗中分别承担的不同角色。医师应该和患者充分讨论这一决定，以避免患者认为医师已经对药物治疗不那么有信心。另外，心理治疗通常相对昂贵，两种治疗方法无疑进一步加重患者的经济负担，医师应该向患者解释和说明两种治疗结合的必要性。在理想的情况下，医师和治疗师应该能够定期沟通，让治疗师了解患者的医学诊断和使用的药物。如果不能够及时与治疗师沟通，医师在患者复诊时也应该询问患者接受心理治疗的感受以及带来的变化、心理师的意见与期望。医师应该认识到，药物治疗和心理治疗既可能带来积极的协同作用，也可能带来相反的阻碍作用（如药物治疗的副作用或心理治疗师对药物治疗的怀疑）。同时，医师也应该认识到药物治疗本身会对患者产生心理和社会文化的影响（例如很多患者会认为服药意味着自己的病情更严重，或者认为药物可以解决所有问题而回避进行心理上的探索和改变）。医师还应该清楚，药物治疗和心理治疗都具有各自的局限性。此外，和整合治疗一样，以什么样的顺序开展这两种治疗、何时结束治疗，既要和心理治疗师进行沟通，也应该与患者进行讨论。

（三）小结

从理论上讲，所有精神疾病患者都适合不同深度的心理治疗或心理干预，药物治疗和心理治疗相结合通常能给患者带来更大的临床收益。然而，现实情况是心理治疗的临床资源（治疗师的人数、资质等）相对缺乏且心理治疗的费用相对昂贵，可能更重要的是精神科医师缺乏对心理治疗的价值以及必要性的正确认识，上述原因加在一起，使得应该同时进行药物治疗或心理治疗的精神疾病患者未能得到相关的医疗服务。近几十年来，神经科学研究已经为我们提供了确凿证据，证明心理治疗和药物治疗一样，可以作用于大脑，帮助改变患者的精神心理问题。基于这些研究成果，精神医学的诊疗模式也应该与时俱进，增加对心理治疗有效性的科学研究，临床医师应该加强心理治疗的学习与培训，并善于与心理治疗师沟通和合作，让患者获得更大的收益。

（李晓白）

参 考 文 献

[1] RIBA M B, BALON R. 药物治疗与心理治疗：整合与分治 [M]. 黄继忠，译. 北京：人民卫生出版社，2010.

[2] 李晓白，翁史旻，中川伸，等. 成年期大脑的神经再生：一个理解精神疾病的新机制 [J]. 上海精神医学，2005, 17（5）：301-303.

[3] KANDEL E R. A new intellectual framework for psychiatry[J]. American journal of psychiatry, 1998, 155（4）：457-469.

[4] KANDEL E R. Psychiatry, psychoanalysis, and the new biology of mind[M]. Washington DC：American Psychiatric Publishing, 2005.

[5] COZOLINO L. The neuroscience of psychotherapy：building and rebuilding the human brain[M]. New York：W. W. Norton & Company, 2002.

[6] BAXTER L R, SCHWARTZ J M, BERGMAN K S, et al. Caudate glucose metabolic rate changes with both

drug and behavior therapy for obsessive-compulsive disorder[J]. Archives of general psychiatry，1992，49（9）：681-689.

[7] APOSTOLOVA I，BLOCK S，BUCHERT R，et al. Effects of behavioral therapy or pharmacotherapy on brain glucose metabolism in subjects with obsessive-compulsive disorder as assessed by brain FDG PET[J]. Psychiatry research，2010，184（2）：105-116.

[8] FURMARK T，TILLFORS M，MARTEINSDOTTIR I，et al. Common changes in cerebral blood flow in patients with social phobia treated with citalopram or cognitive-behavioral therapy[J]. Archives of general psychiatry，2002，59（5）：425-433.

[9] GOLDIN P R，GROSS J J. Effects of mindfulness-based stress reduction（MBSR）on emotion regulation in social anxiety disorder[J]. Emotion，2010，10（1）：83-91.

[10] GRAMBAL A，PRASKO J P，HORACEK J，et al. The change of regional brain metabolism（18FDG PET）in panic disorder during the treatment with cognitive behavioral therapy or antidepressants[J]. Neuroendocrinology letters，2004，25（5）：340-348.

[11] SAKAI Y，KUMANO H，NISHIKAWA M，et al. Changes in cerebral glucose utilization in patients with panic disorder treated with cognitive-behavioral therapy[J]. NeuroImage，2006，33（1）：218-226.

[12] BEUTEL M E，STARK R，PAN H，et al. Changes of brain activation pre-post short-term psychodynamic inpatient psychotherapy：an fMRI study of panic disorder patients[J]. Psychiatry research，2010，184（2）：96-104.

[13] BRODY A L，SAXENA S，STOESSEL P，et al. Regional brain metabolic changes in patients with major depression treated with either paroxetine or interpersonal therapy：preliminary findings[J]. Archives of general psychiatry，2001，58（7）：631-640.

[14] GOLDAPPLE K，SEGAL Z，GARSON C，et al. Modulation of cortical-limbic pathways in major depression：treatment-specific effects of cognitive behavior therapy[J]. Archives of general psychiatry，2004，61（1）：34-41.

[15] KENNEDY S H，KONARSKI J Z，SEGAL Z V，et al. Differences in brain glucose metabolism between responders to CBT and venlafaxine in a 16-week randomized controlled trial[J]. American journal of psychiatry，2007，164（5）：778-788.

[16] MARTIN S D，MARTIN R M N，RAI S S，et al. Brain blood flow changes in depressed patients treated with interpersonal psychotherapy or venlafaxine hydrochloride：preliminary findings[J]. Archives of general psychiatry，2001，58（7）：641-648.

[17] YOSHIMURA S，OKAMOTO Y，ONODA K，et al. Cognitive behavioral therapy for depression changes medial prefrontal and ventral anterior cingulate cortex activity associated with self-referential processing[J]. Social cognitive and affective neuroscience，2014，9（4）：487-493.

第十九章

神经调控治疗

第一节　神经调控治疗概述

精神障碍的治疗分为三大领域，即药物治疗、神经调控治疗和心理治疗。神经调控治疗历史悠久，是目前发展最为迅速的一个领域，这主要得益于神经科学及神经调控技术的快速发展。神经调控治疗或者非药物躯体治疗分为无创和有创两大亚类，无创治疗主要包含电休克治疗、重复经颅磁刺激和重复经颅电刺激等，它们可以按照是否需要通过引起抽搐或痉挛来达到治疗目的；有创治疗需要进行外科手术，主要包含深部脑刺激（deep brain stimulation，DBS）和迷走神经刺激（vagus nerve stimulation，VNS）。目前，还有不少新型神经调控治疗技术正处于研发中，例如磁抽搐治疗、经颅交流电刺激和经颅超声刺激等，它们的临床应用前景都很值得期待。表 3-19-1 总结了它们的主要特征。

表 3-19-1　常用神经调控治疗技术的主要特征及适应证

技术名称	英文简称	外科手术	麻醉	引起抽搐	主要适应证
改良电休克治疗	MECT	不需要	需要	是	抑郁症、双相障碍、精神分裂症等
磁抽搐治疗	MST	不需要	需要	是	研究开发中
重复经颅磁刺激	rTMS	不需要	不需要	否	抑郁症、疼痛等
深部经颅磁刺激	dTMS	不需要	不需要	否	抑郁症、强迫症等
经颅直流电刺激	tDCS	不需要	不需要	否	抑郁症等
经颅交流电刺激	tACS	不需要	不需要	否	研究开发中
深部脑刺激	DBS	需要	需要	否	运动障碍、强迫症等
迷走神经刺激	VNS	需要	需要	否	难治性抑郁症、癫痫等
经皮耳迷走神经刺激	taVNS	不需要	不需要	否	研究开发中
经颅超声刺激	TUS	不需要	不需要	否	研究开发中

一、电休克治疗和磁抽搐治疗

（一）电休克治疗

电休克治疗（electroconvulsive therapy，ECT）是精神障碍最早应用的神经调控治疗技术。电学最早应用于临床医学始于古罗马人用电鱼来治疗头痛，治疗时仅需将电鱼放在痛点处即可。16世纪时,瑞士内科医师Paracelus使用口服樟脑酊使患者产生全身抽搐来治疗精神错乱。1935年,Manfred Sakel使用胰岛素诱发低血糖性昏迷,Lazlo Meduna运用戊四氮化合物引发患者抽搐发作治疗精神障碍。1938年,意大利人Ugo Cerletti和Lucio Bini第一次把电休克治疗应用于人类,并发现电休克治疗安全有效、操作简便,可替代其他方法诱发抽搐发作。1980年后,ECT同时使用心肺功能及脑电图监测、麻醉药的应用、合理选择短脉冲的刺激,使ECT的安全性有了进一步改善,称为改良电休克治疗(modified electro-convulsive therapy,MECT)。

1. 治疗原理 ECT设备通过连接在患者头皮外的一对电极传递出双向的(交流电)、短脉冲、方波刺激,通过电刺激刻意诱导患者出现广泛性强直阵挛发作。目前,这种治疗的生物学机制还没有完全被科学研究阐释清楚。

(1)抗抽搐学说:ECT对神经系统的作用主要是抽搐的诱导和终止。1个疗程的ECT后,抽搐阈值会有所提高,抽搐发作持续时间会相应减少,抽搐阈值的高低与临床疗效也有关。此外,抗抽搐学说也获得一些实验支持。

ECT可改变脑内的某些神经递质如γ-氨基丁酸(GABA),它是中枢神经系统最主要的抑制性神经递质,临床发现许多抗抽搐药(如巴比妥类、苯二氮䓬类等)的药理作用与对脑内GABA含量的调控有关。抑郁症、精神分裂症患者接受ECT干预后,磁共振磁波谱检测可以发现脑内的GABA升高。ECT的抗抽搐机制还可能与谷氨酸能系统有关,抽搐发作后常伴随谷氨酸的快速释放。

(2)大脑神经可塑性:ECT干预引起精神障碍患者大脑内的脑源性神经营养因子(BDNF)等变化,并进一步引起部分脑区神经可塑性增加,与治疗效果相关。影像学研究观察到抑郁症、精神分裂症患者经ECT后海马体积的动态变化,这些变化和临床疗效也可能有一定关联。

(3)脑连接改变:神经影像学研究发现,ECT干预致使精神障碍患者的脑连接发生重组,病理性增强的连接被削弱,正常的脑功能连接得到加固。

2. 治疗方法

(1)治疗前评估:精神科医师必须确保在ECT前对患者情况进行全面评估,包括躯体、精神病学评估和基线认知筛查等。还必须完成对正在使用药物的评估,目的是优化药物,以减少对抽搐的干扰,最大限度地提高ECT的安全性。术前要完成全血检查、尿素和电解质检查(U/E)、心电图(ECG)和胸部X线检查,必要时进行神经影像学检查;应该进行麻醉复查和严重合并症的专科医学检查。此外,必须向患者或家属获得ECT的知情同意。

(2)治疗实施:患者接受ECT前应保证禁食、禁水6h以上,以免治疗过程中发生呕吐,导致呼吸道阻塞。治疗前测量血压、体温和心率。排空小便,使膀胱空虚。取走义齿、义眼、发夹、眼镜及珠宝首饰等。尽可能停用锂盐及解痉药。

电休克治疗的操作程序如下:

1)绑上血压带,记录基础血压。绑好的血压带在注射氯化琥珀胆碱前再次充气,以便阻断药物注射后从肌肉的一端向血压带远的方向扩散,可以观察到该肢体的抽搐发作。

2)安放心电图电极。

3)安放脑电图电极,在电休克治疗时可引记录脑电波电信号。如采用单侧式,导联应放在治疗的对侧。

4)建立静脉通道。

5)安装ECT电极。

6)快速静脉注射硫酸阿托品0.5～1.0mg。

7）静脉注射麻醉药，可选用丙泊酚（一般用量为 1～2mg/kg）、依托咪酯等。

8）血压带充气。

9）快速静脉注射肌松药氯化琥珀胆碱 2ml（甘油制剂内含 100mg），静脉注射 30～60s 后患者的面部及肢体肌肉出现肌纤维呈束收缩，待肌纤维呈束收缩停止后，这是肌肉松弛的最佳时刻。在给肌松药前后应用面罩人工通气，并注意气道通畅和反流误吸。

10）通电治疗前用生理盐水针筒替换肌松药注射针筒，保持静脉通道，以备抢救时用。

11）按上牙垫，给氧。正压给予 100% 的氧，给氧持续到治疗结束，待自主呼吸恢复后停止供氧。

12）实行电休克治疗，观察患者的面肌、眼肌、口轮匝肌出现痉挛现象，或两下肢趾端呈痉挛或抽搐状态，持续时间 20s 以上，这是有效发作。

13）通气。通电结束后，局部痉挛仍有发作，即用活瓣气囊（连接氧气）做加压人工呼吸，评估包括气道通畅、胸廓活动、呼吸音听诊等，直至自主呼吸完全恢复。患者完全清醒后再撤除静脉通道，将患者送入复苏区。

（3）电极放置部位和刺激电量设定：ECT 常用的电极位置有右单侧（RUL）、双颞（BT）与双额（BF），也有报告将电极放置于左前右颞（LART）。ECT 的刺激电量主要参考抽搐阈值。抽搐阈值是指会诱发抽搐发作的最低电量，这可在脑电图（慢波活动）和 / 或肉眼可见的自主运动中见到。有 3 种方法可估算或测定抽搐阈值，即依据经验实施电量滴定、依据年龄或年龄减半的方法来滴定。在双侧电极放置（BT、BF）中，等于此阈值或恰好超过 1.5 倍阈值的刺激是有效的，此情况可能适用于 LART。对右单侧 ECT 来说，如果想取得较好疗效，需使用超出阈值数倍的电量。刺激电量还需要参考刺激波的脉宽来决定。

（4）疗程：在急性发作期，ECT 的疗程一般为 8～12 次。一般前 3～6 次每周 3 次，以后每周 2 次至治疗完成。有学者认为根据病情，ECT 可以做 20 次以上。急性期治疗有效者根据病情需要可以考虑巩固治疗，频率为每周 1 次至每 2 周 1 次，巩固数月。

（5）合并药物治疗：在 ECT 时使用苯二氮䓬类等药物会干扰抽搐发作和影响疗效，临床治疗过程中应尽可能减少这类药物使用。在 ECT 期间，原来使用的抗精神病药、抗抑郁药等临床疗效不理想的药物应注意更换，同时注意它们对抽搐阈值的影响。有基础性疾病的患者在治疗当日早上应限制其他药物摄入，例如利多卡因、氨茶碱、胆碱酯酶抑制剂等。

3. 适应证和禁忌证

（1）适应证：①严重抑郁，有强烈的自伤、自杀行为或明显的自责、自罪者；②极度兴奋躁动、冲动伤人者；③拒食、违拗和紧张木僵者；④精神药物治疗无效或对药物治疗不能耐受者。

（2）禁忌证：有些疾病增加治疗危险性，但是并非绝对不能进行 ECT，应根据具体情况掌握。ECT 的禁忌证主要有：①急性全身性感染性疾病；②颅内高压，包括颅内占位性病变、脑血管意外、颅脑损伤和炎症等情况所致的颅内高压；③严重心血管疾病，包括冠心病、原发性高血压、高血压心脏病、主动脉瘤、严重心律失常等；④严重肝脏疾病、营养不良或先天性酶缺陷，可能会造成血清假性胆碱酯酶水平下降或缺乏，导致琥珀胆碱的作用时间延长而发生迁延性呼吸停止；⑤严重肾脏疾病；⑥严重呼吸系统疾病；⑦严重消化性溃疡等；⑧严重电解质紊乱、内分泌疾病；⑨严重青光眼和先兆性视网膜剥离；⑩其他严重躯体疾病，或对丙泊酚等过敏者。

4. 不良反应及处理

（1）心血管系统不良反应：老年患者不管既往伴有或不伴有心血管疾病，ECT 都可能会增加老年患者心血管系统并发症的危险性。

（2）认知功能改变：近年，电休克治疗患者的认知功能改变被高度关注，认知功能不良反应的发生率和严重程度与电极放置方式、电波类型、电刺激强度及 ECT 的频率等有关。另外，还与患者既往脑结构改变、疾病、年龄和合并抗精神病药等因素有关。

认知改变中以记忆障碍较常见，包含顺行性遗忘和逆行性遗忘。大多数患者的顺行性遗忘在治疗后即刻发生；逆行性遗忘可能是长期性的，会延伸到治疗前数年。遗忘与电极放置方式有关，双侧治疗的发生率高于单侧。治疗次数、高刺激强度也会影响记忆。单侧治疗时，刺激电量达到抽搐阈值的 8~12 倍也会影响患者的认知功能。正弦波比短脉冲刺激波更易引起记忆障碍。对认知的影响，ECT 每周 2 次比每周 3 次小。

ECT 可引起谵妄，在老年患者中更常见。一旦发现谵妄，应积极给予治疗，同时在以后的 ECT 中减少频率和降低刺激电量。谵妄的危险因子有阿尔茨海默病、帕金森病和有脑结构改变等。

（3）其他并发症：部分患者经 ECT 后存在头痛，可以给予解热镇痛药。

（二）磁抽搐治疗

磁抽搐治疗（magnetic seizure therapy，MST）是指通过磁刺激诱发抽搐发作达到治疗效果的一种新的物理干预技术。和电休克治疗相比，所有治疗流程完全相同，只是在诱发抽搐发作这个环节应用的是磁刺激。

磁抽搐治疗时，刺激频率可以选择低频 25Hz、中频 50/60Hz 或高频 100Hz，输出功率都设为 100%，通过调整刺激持续时间来确定抽搐阈值和诱发抽搐发作的磁刺激量。例如应用 MagPro X100 磁刺激器时，使用 50Hz 刺激，输出功率为 100%，抽搐诱发由 4s 开始滴定，如果诱发效果不理想，下次设为 8s，逐渐延长，但是每次刺激持续的最长时间为 20s。连续 2 次诱发不出抽搐，应当暂时停止当日干预。

目前，有研究报道显示磁抽搐治疗具有与 ECT 类似的抗抑郁或抗精神病疗效，同时它认知损害的副作用明显轻于 ECT。这可能是因为 MST 的直接刺激部位主要局限于皮质，而 ECT 对海马、间脑等深部脑结构有直接电刺激。

二、重复经颅磁刺激

经颅磁刺激（transcranial magnetic stimulation，TMS）开始于 1985 年，Tony Barke 等发明了一台聚焦性电磁仪器，能量可以在脊髓上诱发出感应电流。他们很快用它直接而非创伤性地刺激人类大脑，仅能刺激大脑表面，因为磁场强度随着与线圈的距离增加而减弱。目前，已经开发出能量更强的 TMS 设备，使得刺激大脑深部成为可能。

（一）治疗原理

TMS 是一种在人头颅特定部位给予磁刺激的新技术，用于阐明、调节和干预大脑功能。治疗原理是将一绝缘线圈放在头皮特定部位上，当 TMS 仪的电容器瞬间放电的电流通过这个线圈时，在线圈周围就会产生强度为 1.5~4T（特斯拉）的局部磁场，它会以与线圈垂直的方向透过头皮和颅骨，进入皮质表层并达到一定深度，这个脉冲磁场又会导致在皮质表层的神经组织中产生感应电流，这个继发性电流可影响神经细胞兴奋或抑制功能。

磁刺激和电刺激的一个重要的不同点在于由于颅骨具有高电阻率，大多数电流不能进入颅内，是通过头皮组织在两个电极之间传导，而颅骨对磁场相对是可通透的。另外，电场的产生需要阳极和阴极，而磁场的产生单极就可以。这些特点使磁场的能量比电场的能量更集中，可局限在直径为 5mm 的范围内。因此，源于 TMS 的电流可以集中在某个脑区，精确地定位在某个皮质处。TMS 有时也称为"无电极电刺激"。尽管磁场对组织确实具有生物学影响，但 TMS 的绝大部分效果是来自感应电流对大脑产生的影响而不是来自磁场。

重复经颅磁刺激（rTMS）是指在某一特定皮质部位有规律地给予重复刺激。由于电磁转换的瞬间性特点，出现继发性感应电流的频率等同于刺激线圈的磁场变换频率，rTMS 可引起神经细胞长时程增强（long-term potentiation，LTP）或长时程抑制（long-term depression，LTD）效应。高频刺激（≥3～5Hz）可以易化局部神经元活动，提高大脑皮质兴奋性；低频刺激（≤1Hz）可以抑制局部神经元活动，降低大脑皮质兴奋性。rTMS 是重塑局部大脑皮质和整体神经网络功能的大脑刺激技术，不仅影响刺激局部大脑皮质功能，还影响远隔脑区功能，实现脑网络功能重建。rTMS 的生物效应在刺激停止后仍将持续一段时间。

（二）治疗方法

1. 刺激参数 主要包含刺激部位、刺激强度、刺激频率和刺激脉冲数等。

（1）刺激部位：是指磁刺激线圈放置在头颅上的具体位置，它对应于颅内实际被刺激的脑区。刺激部位特异性是 rTMS 的重要特征。刺激部位主要根据临床希望改善的靶症状而确定，抑郁症状选择左侧背外侧前额叶皮质（DLPFC）、右侧 DLPFC、内侧前额叶皮质（mPFC）等脑区，幻听通常选择左侧颞顶区等。

（2）刺激强度：主要参照运动阈值（motor threshold，MT）而确定，为 80%～120% MT。在这个范围内，在患者可以耐受的前提下，强度越大，效果越好。

（3）刺激频率：是指每秒发放几个刺激脉冲，1Hz 或低于 1Hz 为低频刺激，3Hz 以上为高频刺激。目前还有新 rTMS 范式，θ 短阵刺激（theta burst stimulation，TBS）也称为双频刺激模式。TBS 的基本短阵刺激频率为 5Hz，属于 θ 频段，而被包埋在一个刺激短阵中的 3 个脉冲以 50Hz 的频率呈现。常用的 TBS 模式主要有持续性 θ 短阵刺激（cTBS）和间断性 θ 短阵刺激（iTBS）。

（4）刺激脉冲数：是每次治疗时设置的脉冲总数，例如每次治疗给予 3 000 个刺激脉冲，具体实施时需要结合刺激频率和刺激强度等参数。TBS 为每次治疗的脉冲总数是 600 个。

2. 磁刺激器和刺激线圈 选择磁刺激器时，需要关注最高刺激频率。有的磁刺激器需要增加配件才能保证双脉冲或配对脉冲的有效发放。

TMS 的刺激线圈有多种形状，如圆形、蝶形（也称为"8"字）、锥形和 H 形等。圆形线圈的作用面积比较大；8 字线圈的作用面积小，聚焦性更好。除了线圈形状外，线圈半径对刺激效应也有很大影响，半径越大，刺激深度越深，但聚焦性能相对减弱。锥形线圈与 8 字线圈相比，2 个圆形不在同一平面上，而是向内呈一定角度，以增加刺激深度。H 形线圈是可以增加刺激深度的特制线圈。

刺激线圈按照可以到达的脑内深度，分为浅表线圈和深部线圈，绝大部分线圈都是浅表线圈。深部线圈主要是指 H 形线圈，外形是头盔形状，内部线圈排列有不同组合，特点是刺激深度可以达到皮层下 6～7cm。H 形线圈有不同型号，对应脑内的不同刺激部位，例如 H1 线圈主要针对左侧 DLPFC、H7 线圈主要针对内侧前额叶皮质和前扣带回等。由 H 形线圈发挥的 TMS 也称为深部 TMS（dTMS）。

3. 治疗方案 按照一套刺激参数来设定刺激部位、刺激强度、刺激频率和每次治疗的总脉冲数，每日治疗 1 次，每周 5 次，持续 4～6 周，完成 1 个疗程的治疗。一般来说，1 个疗程包含 20～30 次 rTMS。与改良电休克治疗不同，rTMS 不需要全身麻醉，在门诊很容易操作，安全性高，不良反应少。

（三）适应证和禁忌证

1. 适应证

（1）抑郁症：美国 FDA 先后批准浅表 rTMS 和深部 TMS 用于治疗抑郁症。rTMS 作为抑郁发作的一种非药物治疗手段，被推荐用于对一种抗抑郁药治疗抵抗和不能耐受药物的患者，常用治疗方案参见表 3-19-2。Blumberger 等学者报道无论是用传统的 10Hz 刺激还是用 iTBS 刺激，治疗 4 周左右，抑郁症患者的 HAMD-17 评分均从 23 分降为 13 分，临床疗效显著。2016 年，美国临床经颅磁刺激学会（Clinical TMS Society）推荐：①rTMS 作为缓解抑郁障碍患者抑郁发作的急性期治疗手段，患者可以是抗抑郁药治疗临床效果不佳或耐受不良的群体，治疗时采用标准高频刺激，刺激部位选择左侧前额叶，其他治疗参数可视患者实际情况而调整；②对于急性期 rTMS 治疗有效的患者，如有复燃迹象，可以应用 rTMS 进行巩固和维持治疗；③ rTMS 在合并或未合并应用抗抑郁药或其他精神药物的情况下均可进行；④在 rTMS 期间，任何用药调整时均需重新测量患者的运动阈值，以保证治疗参数的准确；⑤对于既往 rTMS 治疗有效的抑郁症患者，如果出现抑郁复发，可以重新导入 rTMS。

表 3-19-2　rTMS 治疗抑郁发作的常用治疗方案

	治疗部位	刺激线圈	刺激强度	刺激频率	每日刺激脉冲总数	持续时间和总治疗次数
高频刺激	左侧 DLPFC	8 字线圈	120% MT	10Hz	3 000	6 周，30 次
低频刺激	右侧 DLPFC	8 字线圈	120% MT	1Hz	1 200	4 周，20 次
双侧刺激	双侧 DLPFC	8 字线圈	120% MT	左侧 10Hz；右侧 1Hz	左侧 2 000，右侧 1 200	2 周，20 次
快速 iTBS 刺激	左侧 DLPFC	8 字线圈	120% MT	iTBS	600	4 周，20 次
深部 TMS	左侧 DLPFC	H1 线圈	120% MT	18Hz	1 980	5 周，20 次（后续每周 2 次持续 12 周维持）

（2）强迫症：近年来，美国 FDA 也批准应用深部 TMS 治疗强迫症，应用 H7 线圈，刺激 mPFC 和前扣带回，刺激频率为 20Hz，每日 2 000 个脉冲，刺激强度为 100% 的腿 RMT，治疗 6 周。rTMS 治疗强迫症时需要维持原来的药物治疗，治疗时最好诱发患者的焦虑症状。

（3）精神分裂症：针对精神分裂症的阴性症状和幻听症状，也有不少临床研究报道 rTMS 的增效作用，用高频 rTMS 刺激左侧 DLPFC 辅助改善阴性症状，用低频 rTMS 刺激左侧颞顶区（脑电图 T3 导联和 P3 导联的中点）辅助改善幻听。但是，这些刺激方案还需要进一步积累临床证据。

2. 禁忌证　关于 rTMS 的禁忌证，主要是指患者在刺激线圈或刺激磁头附近有金属异物存在（如颅内金属植入物），如人工耳蜗、内置脉冲发生器（如脑起搏器、心脏起搏器）等。在这种情形下，rTMS 将容易导致内置脉冲发生器出现工作故障。严重躯体疾病患者、正在使用明显降低癫痫发作阈值的药物的患者或者严重酒精滥用者等需要谨慎应用 rTMS。

（四）不良反应及处理

rTMS 的安全性高，不良反应轻微且呈一过性，患者一般都能耐受。

1. 头痛　这与头部皮肤神经和肌肉受到刺激有关，发生率在 10% 左右，持续时间多较短暂,多可自行缓解。对于开始治疗时头痛感觉明显的患者,建议在第 1 日和第 2 日将 rTMS 的刺激强度逐渐调节至治疗时需要的强度。

2. 意外抽搐 一般发生在 rTMS 治疗过程中或者治疗刚结束时,是 rTMS 的严重不良事件,发生率 <1‰,与刺激频率过高、刺激强度过大、刺激串间隔过短或者患者正在服用降低抽搐阈值的药物等因素有关。

3. 听觉不适 儿童的外耳道短,应注意听力保护,治疗时建议佩戴耳塞。患者有听觉不适的主诉时,也建议佩戴耳塞。

三、经颅直流电刺激

经颅直流电刺激(transcranial direct current stimulation,tDCS)是一种通过置于头皮的两个或者多个电极产生微弱的直流电(通常为 1~2mA)调节大脑皮质兴奋性的非侵入性神经调控技术。

(一)治疗原理

通过调节电流刺激强度、持续时间以及刺激次数,单次 tDCS 的效果可以维持几秒甚至长达 90min。治疗时一般每日 1 次,持续 2 周以上。

tDCS 的治疗原理主要可能与以下脑功能机制有关。①改变皮质兴奋性:tDCS 的阳极电流促进神经元去极化,阳极刺激提升大脑皮质兴奋性;tDCS 的阴极电流促进神经元超极化,阴极刺激降低大脑皮质兴奋性。②改变局部脑血流量:tDCS 的阳极刺激增加作用区域的脑血流灌注,阴极刺激诱导作用区域的局部脑血流量可逆性降低。③增加突触可塑性:tDCS 刺激促进皮质神经元的 N- 甲基 -D- 天冬氨酸受体表达、γ- 氨基丁酸和多巴胺等释放等,介导长时程增强及长时程抑制,增强突触效能。④调节皮质兴奋 / 抑制平衡。⑤调节局部皮质间的脑网络连接。

(二)治疗方法

tDCS 的治疗参数包括刺激部位、电流强度、刺激时间、疗程等。

刺激电极放置部位根据治疗的病种而确定,目前常用部位有运动皮质、初级感觉皮质、背外侧前额叶皮质、眶额皮质、视觉皮质、听觉皮质等。阳极和阴极刺激部位一般选择不同的脑区,刺激电流在阳极和阴极之间流动。tDCS 的刺激脑区定位多采用国际脑电图 10-20 电极安放系统进行定位。

tDCS 的刺激电极一般选择 5cm×7cm 或 5cm×5cm 电极片。刺激电流范围为 1.0~2.0mA,属于安全范围,不适感也比较轻。

tDCS 每次治疗持续 20~40min,每日 1 次或 2 次;急性期每周治疗 5d,连续治疗 2~6 周。tDCS 的疗效经常延迟出现;副作用轻微,一般不需特殊处理。

(三)适应证和禁忌证

1. 适应证 tDCS 的阳极刺激左侧背外侧前额叶、阴极刺激右侧背外侧前额叶或右侧眶上区,可以显著改善抑郁症患者的抑郁症状。值得注意的是,针对药物治疗抵抗的抑郁症患者,tDCS 的效果可能并不令人满意。tDCS 的阳极刺激左侧背外侧前额叶、阴极刺激左侧颞顶区,可用来改善精神分裂症患者的幻听、阴性症状。tDCS 刺激背外侧前额叶等脑区,能有效降低物质依赖患者对物质的渴求。

2. 禁忌证 tDCS 很安全,禁忌证较少。颅内有金属植入物、大面积脑梗死或脑出血急性期、刺激区域有痛觉过敏或损伤以及体内有金属植入物(如心脏起搏器)者慎用。

四、深部脑刺激

深部脑刺激（deep brain stimulation，DBS）是一种侵入性的、利用立体定向手术将微电极植入大脑特定区域进行电刺激的一种神经调控技术，通过外部控制器操纵植入的电极在特定脑区发放电脉冲，调节大脑功能，改善患者的症状。相较于传统脑神经外科手术，DBS 技术具有可逆、可控等特点，被视为立体定位脑区损毁手术的替代疗法之一。美国 FDA 已相继批准 DBS 技术用于治疗帕金森病、强迫症、特发性震颤和原发性肌张力障碍。

（一）治疗原理

DBS 治疗常采用高频电刺激（high frequency stimulation，HFS），频率为 100Hz 或高于 100Hz，引起与损毁手术类似的效应。不少学者认为 DBS 抑制神经元活动，减少来自刺激部位的输出。DBS 对所刺激的核团产生功能性损毁效应，抑制复杂的神经结构网络。这种快速的电生理效应可能主要涉及以下机制：①去极化阻抑，即刺激改变电压门控离子通道活性而阻滞刺激电极周围的神经信号输出；②突触抑制，即刺激通过作用于与刺激电极周围神经元有突触联系的轴突终末，间接调节神经信号输出；③突触阻抑，即高频刺激使得神经递质耗竭，阻碍突触信息传递，从而影响电极周围的神经信号输出；④刺激改变病理性神经网络功能。DBS 可以破坏或抵消病理性神经网络活动振荡模式，从而导致患者的行为表现改善。DBS 引起的这些放电模式变化也可能激活受体和神经营养因子的下游差异基因表达，这些受体和神经营养因子变化能够保护神经元免受程序性细胞死亡。

（二）治疗方法

DBS 主要包含三部分：①埋藏式脉冲发生器（implanted pulse generator，IPG）；②探头（lead）；③延长线（extention）。IPG 是一个装在钛合金盒子中的神经刺激脉冲发生器，由电池供电，向大脑靶点区域发射各种参数可调的方波刺激。刺激脉冲是可调节方波，脉宽一般为 60～450μs，振幅范围为 0～10.5V，脉冲频率范围为 2～250Hz。探头由涂有绝缘材料的线圈连接数个铂铱合金电极构成，电极可以放置到大脑的不同部位。探头通过植入皮下的延长线，与埋藏在锁骨下的 IPG 相连。刺激电极根据所要治疗的疾病种类不同，而选择相应的刺激靶区。

这三个部件通过外科手术植入人体。首先通过核磁共振成像或者正电子发射断层成像确认病灶点，局部麻醉后，通过立体定向手术在患者颅骨上钻开 1cm 左右的小孔，将刺激电极植入靶点区域，并通过患者反应来确定最佳位点。IPG 和探头的植入需要全身麻醉手术。根据患者的具体治疗需求，可以选择单侧或者双侧同时植入 DBS。

（三）适应证

1. 强迫障碍 1999 年 Nuttin 等首先报道 DBS 刺激内囊前肢治疗强迫障碍，接受手术的 4 例强迫障碍患者有 3 例症状明显改善。2009 年美国 FDA 批准 DBS 用于药物治疗和心理治疗抵抗的强迫症，作为人道主义装置豁免获批，不是基于其临床疗效而是基于其风险较低。此后，DBS 治疗强迫障碍的临床疗效证据逐渐增加。Denys 等报道 70 例大样本开发研究中，DBS 刺激内囊前肢腹侧 12 个月后 Y-BOCS 评分平均降低 40%，有 36 例被判定为有效，有效率达到 51%。目前，已经有 2 个随机对照研究报道。Luyten 等应用 DBS 刺激终纹床核，比较 DBS 开期和关期的疗效，真刺激期的 Y-BOCS 减分率达到 37%；Denys 等学者应用 DBS 刺激伏隔核，与伪刺激比较，真刺激的 Y-BOCS 减分率达到 25%。这些证据支持 DBS 很可能是强迫障碍的一种新治疗技术。

目前，DBS 治疗强迫障碍选择的刺激脑区主要有腹侧内囊 / 腹侧纹状体（ventral internal

capsule/ventral striatum，VC/VS)、丘脑底核(subthalamic nucleus，STN)、内囊前肢(anterior limb of internal capsule，ALIC)、终纹床核等。

2. 其他精神障碍 针对难治性抑郁症，不少学者选择 DBS 刺激内囊前肢、胼胝体扣带回(subcallosal cingulate，SCC)、伏隔核(nucleus accumbens，NAC)、丘脑下脚、缰核或前脑内侧束等脑区;神经性厌食选择内囊前肢、SCC 和伏隔核等;物质依赖选择伏隔核等。大多数临床研究验证了患者对 DBS 的耐受性和安全性，临床疗效得到部分开放性研究的支持，但是目前普遍缺乏大样本随机伪刺激对照临床试验提供的确证性疗效证据。

(四) 不良反应及处理

DBS 手术是微创手术，但对手术操作的精细程度要求较高，不良反应的发生与手术操作、电极和刺激本身有关。手术操作相关不良反应有颅内出血、出血后偏瘫、癫痫、感染、伤口不愈合等，DBS 手术导致 0～10% 的患者颅内出血、0～15% 的患者感染。电极相关不良反应有电极移位、断裂、腐蚀、排斥反应、刺激器意外关闭等，约 1.5% 的患者电极发生位置变化和 3% 的患者植入系统出现故障。刺激相关不良反应有复视、头痛、麻痹、感觉异常、癫痫、谵妄、情绪改变等，甚至出现自杀倾向。术后癫痫发作和术后谵妄的发生率分别为 1% 和 15%。这些不良反应大部分短暂可逆。感染通常需要移除全部或部分装置，并给予一段时间的抗生素治疗。

五、迷走神经刺激

对于迷走神经，很多人熟悉它的传出功能，就是它作为大脑将信号传递给内脏的信使。它的传入功能在传统文献中没有得到足够重视，其实它是一条混合神经，包括 80% 的传入感觉纤维将来自头部、颈部、胸部、腹部的信息传递给大脑。研究者已经证明迷走神经经其在孤束核的感觉传入纤维连接传递到不同的脑区，例如中脑的蓝斑核、背侧中缝核、臂旁核、终纹床核、下丘脑、杏仁核和岛叶等，很多区域和抗抑郁药的作用靶区相同。Jake Zabara 在狗的痉挛实验中发现迷走神经刺激(vagus nerve stimulation，VNS)能产生抗痉挛的效果。1988 年 Penry 和其他人领先在临床运用现代的 VNS，用植入装置来治疗癫痫。2000 年 Elger 等注意到 VNS 可以改善癫痫患者的心境，而且这个效果独立于抽搐的改善。

VNS 类似于植入一个心脏起搏器，位于皮下的电脉冲发生器通过一个植入的电极向迷走神经发出电刺激信号。VNS 通过一个植入式、多程序、双脉冲发生器(约一块手表大小)植入左侧胸壁内，通过一个双极导联向左侧迷走神经传导电信号，选择左侧是为了减轻对心脏的影响。电极包绕在颈内的迷走神经上，与皮下的脉冲发生器相连。双极刺激电极一般阳极在远侧、阴极在近侧，这样刺激动作电位向中枢传播。VNS 植入手术由神经外科医师进行操作，VNS 的启动和刺激参数设置由工作人员通过手持式电脑在体外进行。VNS 的刺激参数主要包含刺激电流强度(mA)、频率(Hz)、波宽(μs)和工作周期(刺激持续开关时间)等，它们反映 VNS 的剂量。VNS 通常从低电流 0.25～0.75mA 开始，然后逐渐增加。频率一般选择 20～30Hz，50Hz 以上或更高的频率有可能会损伤迷走神经。波宽和工作周期通常会分别选择 250μs，30s 开 /300s 关。

基于临床开放性研究，美国 FDA 于 2005 年批准 VNS 用于治疗药物难治性抑郁症，强调患者经过 4 种或 4 种以上药物治疗抵抗。在一项为期 10 周的开放性研究中，VNS 治疗难治性抑郁症的有效率为 30%～40%。Rush 等学者实施的 VNS 治疗抑郁症的大样本随机对照临床试验中，经过为期 10 周的干预，真刺激组的有效率为 15.2%，对照组的有效率为 10%，两组之间的差异没有达到显著性，这提示 VNS 治疗抑郁症的临床疗效仍需要进一步研究。最近研究发现，VNS 起效比较慢，需要数月，随着使用年数增加，疗效有稳步提升。有学者随访数百例患者 5 年，报道接受 VNS 的难治性患者的生活质量明显优于接受常规治疗者。VNS 的耐受性良好，常见副作用有嗓音改变或声音嘶哑等，研究观察中的脱落率只有 1%。

基于 VNS 的临床治疗价值和外科手术的创伤性，目前有不少学者正在研发经皮耳迷走神经刺激（transcutaneous auricular vagus nerve stimulation，taVNS）。迷走神经耳支在耳甲区可以实施刺激，无创、便捷、经济，国内外均有学者报道 taVNS 针对轻至中度抑郁症的疗效。

第二节　精神药物治疗与神经调控治疗的关系

一、药物治疗抵抗级别

根据患者的药物治疗抵抗级别，选择不同的神经调控治疗。经颅直流电刺激治疗抑郁症可以选择药物治疗不抵抗的患者，重复经颅磁刺激治疗抑郁症一般选择 1 种抗抑郁药治疗抵抗的患者，电休克治疗或磁抽搐治疗用于治疗抑郁症要选择至少 2 种抗抑郁药治疗抵抗的患者，迷走神经刺激治疗抑郁症则要选择至少 4 种抗抑郁药治疗抵抗的患者。这样的选择主要是考虑到不同神经调控治疗技术的实施难度和风险程度。

二、神经调控治疗过程中的药物选择

在多数情况下，因为主要治疗药物疗效不佳，才考虑选择神经调控治疗。因此，开始神经调控治疗后，尤其临床症状开始缓解后，要考虑对原有疗效不佳的药物进行更换。神经调控治疗效果良好者，可以考虑应用神经调控治疗进行巩固和维持治疗。

电休克治疗、磁抽搐治疗需要刻意诱发抽搐，因此对显著提高抽搐阈值的药物需要进行调整。将意外抽搐视为重复经颅磁刺激最严重的副作用，因此对降低抽搐阈值的药物的使用需要谨慎。最近，还有学者发现，重复经颅磁刺激时如果合并应用苯二氮䓬类药物，可能会影响早期起效。

（王继军　刘登堂）

参 考 文 献

[1] 王继军. 精神障碍的物理治疗 [M]. 北京：人民卫生出版社，2012.

[2] ABRAMS R. Electroconvulsive therapy[M]. New York: Oxford University Press，1997.

[3] ABRAMS R. Stimulus titration and ECT dosing[J]. Journal of ECT，2002，18：3-9.

[4] American Psychiatric Association Task Force on Electroconvulsive Therapy. The practice of electroconvulsive therapy：recommendations for treatment，training and privileging[M]. Washington DC：American Psychiatric Association，2001.

[5] DASKALAKIS Z J，DIMITROVA J，MCCLINTOCK S M，et al. Magnetic seizure therapy（MST）for major depressive disorder[J]. Neuropsychopharmacology，2020，45（2）：276-282.

[6] JIANG J L，LI J，XU Y H，et al. Magnetic seizure therapy compared to electroconvulsive therapy for schizophrenia：a randomized controlled trial[J]. Frontiers in psychiatry，2021，12：770647.

[7] BLUMBERGER D M，VILA-RODRIGUEZ F，THORPE K E，et al. Effectiveness of theta burst versus high-frequency repetitive transcranial magnetic stimulation in patients with depression（THREE-D）：a randomised non-inferiority trial[J]. Lancet，2018，391：1683-1692.

[8] LEFAUCHEUR J P，ALEMAN A，BAEKEN C，et al. Evidence-based guidelines on the therapeutic use of repetitive transcranial magnetic stimulation（rTMS）：an update[J]. Clinical neurophysiology，2020，131：474-528.

[9] ROSSI S，ANTAL A，BESTMANN S，et al. Safety and recommendations for TMS use in healthy subjects and patient populations，with updates on training，ethical and regulatory issues：expert guidelines[J]. Clinical neurophysiology，2021，132：269-306.

[10] LEFAUCHEUR J P，ANTAL A，AYACHE S S，et al. Evidence-based guidelines on the therapeutic use of transcranial direct current stimulation（tDCS）[J]. Clinical neurophysiology，2017，128（1）：56-92.

[11] AUM D J，TIERNEY T S. Deep brain stimulation：foundations and future trends[J]. Frontiers in bioscience-landmark，2018，23（1）：162-182.

[12] DENYS D，GRAAT I，MOCKING R，et al. Efficacy of deep brain stimulation of the ventral anterior limb of the internal capsule for refractory obsessive-compulsive disorder：a clinical cohort of 70 patients[J]. American journal of psychiatry，2020，177（3）：265-271.

[13] WU H，HARIZ M，VISSER-VANDEWALLE V，et al. Deep brain stimulation for refractory obsessive-compulsive disorder（OCD）：emerging or established therapy?[J]. Molecular psychiatry，2021，26（1）：60-65.

[14] CARRENO F R，FRAZER A. Vagal nerve stimulation for treatment-resistant depression[J]. Neurotherapeutics，2017，14（3）：716-727.

[15] RUSH A J，MARANGELL L B，SACKEIM H A，et al. Vagus nerve stimulation for treatment-resistant depression：a randomized，controlled acute phase trial[J]. Biological psychiatry，2005，58（5）：347-354.

[16] CONWAY C R，KUMAR A，XIONG W，et al. Chronic vagus nerve stimulation significantly improves quality of life in treatment-resistant major depression[J]. Journal of clinical psychiatry，2018，79（5）：18m12178.

[17] RONG P J，LIU J，WANG L P，et al. Effect of transcutaneous auricular vagus nerve stimulation on major depressive disorder：a nonrandomized controlled pilot study[J]. Journal of affective disorders，2016，195：172-179.

中英文对照索引

52检